医療機関の実務・マネジメントに必須な医事・医学用語事典　**改訂新版**

最新・医療用語4200
A New Guide to the Vocabulary of Healthcare
●編著　日本病院事務研究会

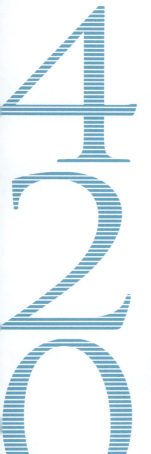

- ノロウイルス
- ALK阻害薬

- 個人情報保護法
- 地域包括ケア病棟入院料
- トロンビン時間
- 国家戦略特区
- 石綿健康被害救済法
- 働き方改革関連法
- ベンチマーク分析
- 医療機関別係数
- 東北メディカル・メガバンク
- 日本版 EHR
- 無過失補償制度
- P4P
- 不活化ポリオワクチン(IPV)

- CAR-T療法
- 発症前 Rankin Scale
- レセプト病名
- サービス付き高齢者向け住宅
- オプジーボ
- バイオ医薬品
- ゲノム解析
- 社会保障審議会
- エピソード払い
- コンプライアンス

- DMAT

- iPS 細胞ストック
- BMI
- リビングウィル
- マグネットホスピタル
- 鳥インフルエンザA（H7N9）

- 要介護認定
- アルツハイマー型認知症
- ガストロカメラ
- 患者紹介ビジネス
- 日本版 NIH
- セカンドオピニオン
- がん登録推進法

- 栄養サポートチーム
- 総合特区
- 悪性腫瘍特異物質治療管理料
- 遠隔トリアージ
- サブアキュート・ポストアキュート
- 医療・介護総合確保推進法
- ラジオアイソトープ
- 総報酬割
- オーダーメイド医療
- ヘルスケアリート

- 医療ブロックチェーン
- 質調整生存年(QUALY)
- 保険外併用療養費制度
- ロボット支援手術

- 尊厳死
- 機能性ディスペプシア（FD）
- ロコモティブシンドローム
- 患者申出療養
- リニアック
- 分子標的薬
- TQM 活動
- 病床転換
- デバイス・ラグ

- 地域医療ビジョン
- 睡眠時無呼吸症候群
- GAF尺度
- PA(フィジシャンアシスタント)
- ICF(国際生活機能分類)
- 公認心理師
- クリニカル・インディケーター
- ナースプラクティショナー
- 危険ドラッグ
- エボラ出血熱
- 量子メス

- テスラ
- JCI認証
- 地域医療連携推進法人
- ライフ・イノベーション
- ウロビリノゲン
- サーベイランス
- 未妥結減算ルール
- フェーズ1〜6
- 植込型補助人工心臓
- 画像支援ナビゲーション手術
- ケアプラン

- 国際先端スーパー特区

- SOFA スコア
- 評価療養
- チームナーシング
- デング熱
- 控除対象外消費税問題
- セルフメディケーション
- 医療ツーリズム特区
- プロセスベンチマーク
- OTC医薬品

- 産科医療補償制度
- メタボリックシンドローム
- EFファイル
- 社会保障と税の一体改革
- 麻薬及び向精神薬取締法
- 黄色ブドウ球菌
- 先進医療A・B
- 薬価基準収載医薬品コード
- SWOT分析
- ダ・ヴィンチ

- ABC 分析
- ダブルコーディング
- バイオシミラー
- 機能評価係数Ⅱ

医学通信社

序

　現代の医療機関は，医師，看護師，パラメディカル，医療事務，診療情報管理士，医師事務作業補助者，MSW──など，多職種によるチーム医療・協働作業により成り立っています。

　そのチーム医療・協働作業を円滑に機能させるためには，医療機関のすべてのスタッフが，多職種のそれぞれの専門分野に関するひととおりの知識（＝共通言語）を共有することが必要となります。

　臨床医学，看護，リハビリ，放射線，薬剤，医療機器・材料等に関する基礎知識，各種の医療関連法制度や保険診療・保険請求に関する基礎知識──などはもちろん，チーム医療・協働作業に必要不可欠なコンピュータ等の情報システムに関する基礎知識，基本的な財務・会計・統計知識は，仕事をするうえで必要不可欠な「共通言語」として位置づけられるのではないでしょうか。

　本書では，医療機関のチーム医療・協働作業に必要な「共通言語」を広く網羅しています。

　上記の臨床医学から医療事務関連知識にいたるまで，その意味・概要・要点をわかりやすく記述し，特に重要な用語については詳細に解説しています。また，関連用語・同義語・略語についても丁寧に網羅し，医療専門用語などの難読語には読み方も付記してあります。さらに巻末には，人体解剖図，検査・画像診断・処方せん・カルテ等の略称も付録として掲載してあります。

　本書刊行にあたっては，前書『最新・医療実務用語3600』に新たに600の最新・必須用語を加えて充実させるとともに，すべての内容を2019年4月現在の最新の情報・制度に準拠させています。

　本書を，医療機関のすべての職種の「共通言語事典」として，医療事務スタッフの「必須用語事典」として，また新たに医療機関で働く新入職員や学生の「医療関連用語入門書」として，お役立ていただければ幸いです。

2019年4月

日本病院事務研究会
会長　中林　梓

目　次

医療用語（五十音順）……………………………………………3

　　　　英字略語（アルファベット順）………………………286

付録　1. 検査・画像診断・処方せん・カルテ等の略称 …………312

　　　2. 人体解剖図 ……………………………………………318

索引 ……………………………………………………………327

凡　例

1. 見出し語に関連した参照用語は，矢印で表示しています。
2. 五十音順（英字略語についてはアルファベット順）で配列しています。五十音配列については，拗音・促音は固有音として配列し，長音符（ー）は読みを無視して配列しています。
3. ローマ字やギリシア文字が用語中にある場合，その慣用的な読み方に従って配列しています。

あ

アイソザイム

酵素はその働きによって分類されるが，同じ働きをするにもかかわらずその分子構造が異なる酵素のこと。例えば，同じLDH（乳酸脱水素酵素）でも，心臓では好気的条件に適したLDH1が，骨格筋では嫌気的条件に適したLDH5が多く組織に含まれている。これを使えば同じ酵素が異常値を示したとき，さらに各アイソザイムの比率の変化を見ることで疾患臓器を推定することができる。

アイバンク

角膜移植のため死後に眼球を提供する献眼者を登録・斡旋する機関（**眼球銀行**，**角膜銀行**）。斡旋は原則無料で，眼球の売買も禁止されており，慈善事業的な運営が行われている。

しかし，移植希望者に対する提供角膜数ははるかに不足している。アイバンクは国内からの提供を前提にしているため，医療施設が独自に角膜を輸入する例が増え，角膜移植の30〜40%が輸入角膜に依存していると言われる。提供角膜の移植希望者への配分，コーディネーター育成など，解決すべき課題も多い。

アウトカム

手術や投薬，リハビリテーションなどの医療行為が患者にもたらす最終結果であり，医療の質を評価する場合に用いられる視点の一つ。アウトカム評価は，治療成績をクリニカル・インディケーター（臨床指標）によって提示する方法で，指標として従来の罹患率，死亡率，治癒率などに加え，近年ではADL（日常生活動作），QOL（生活の質）などがある。

なお，医療評価の視点として，他にストラクチャー（構造）とプロセス（過程）がある。ストラクチャーは，病院設備，医療機器，医療従事者など，医療サービスを提供するための資源をいう。プロセスは提供される医療の内容を指す。プロセスに視点を据え，医療の質を向上させる活動に，EBM（根拠に基づいた医療）やクリティカル・パスなどがある。

アウトカムマスター

アウトカムマスターとは，アウトカム（成果，達成目標）の用語概念を整理して定義を明確にし，表現を標準化することで，電子的な情報収集・分析を可能とする構造化データのこと。日本クリニカルパス学会の用語・出版委員会が既存のアウトカムを整理し，標準用語でマスターを作成，「ベーシックアウトカムマスター」というCD-ROM版として市販している。

用語の整理としては，①簡潔であること，②曖昧さを排除することが原則で，同義で使用されている述語の統一，使われていないアウトカム用語の削除などに取り組んでいる。アウトカムマスターを電子カルテに組み込めば，クリニカルパスのバリアンス（逸脱事項）の収集が容易となり，DPCデータとパスからの情報を組み合わせれば，診療プロセスやコストなどの様々な分析に応用できるという。

アウトソーシング

業務の一部を外部に委託（外注）すること。総務・経理をはじめ，物流，清掃，施設管理，臨床検査など，広範な分野が対象となる。

病院等の業務のうち，政令（医療法施行令第4条の7）で定める業務を委託する場合は，その水準を確保するため，厚生労働省令に定める基準（医療法施行規則第9条の8〜第9条の15）に適合する業者に委託しなければならない。

政令で定められた業務は，①検体検査，②医療用具等の滅菌または消毒，③患者等の食事の提供，④患者用寝具等の洗濯，⑤施設の清掃など。また，省令で定める基準は，業務の内容に応じて，人員，構造設備，運営，その他の事項について設定している。

外部委託によって，人的資源の有効活用やコスト削減を図り，外部の高度なスキルを取り込むという効用もある。しかし，業務によっては専門的ノウハウが内部に蓄積しないなどの弊害もあるため，最近では全面的な外部委託ではなく，業務の運営を外部スタッフと職員が共同で行い，ノウハウを共有化するコソーシングという形態も増えているという。

アウトライヤー

outlier，はずれ値のこと。主要部分からはずれている値，異常値といった意味。

医療分野では，例えば，同一の疾患群症例のうち在院日数や医療コストなどの値が極端に平均±標準偏差からはずれている（極端に少ないまたは多い）例のことを指す。

アウトリーチ

アウトリーチとは「手を伸ばす」「手を差し伸べる」という意味。介護・福祉・医療の分野においては，その実施機関が潜在的な利用希望者へ積極的に手を差し伸べ，利用を実現させるような取組みのことをいう。

秋疫 （あきやみ）

レプトスピラによる感染症。収穫期に多い。悪寒，発熱，頭痛，筋肉の圧痛，眼球充血，黄疸などを示し，出血傾向に陥る。死亡率は10%程度で腎不全によるものが中心。媒介動物（ほ乳類の多く）の尿やその混入した水，または直接接触で感染する。

（ペア血清を含む）血清診断を行うが，発病後4，5日以上経過して開始された治療は有効性が劣るとされ，臨床的に早期から診断し抗菌剤（アミノグリコシド，テトラサイクリンなど）を投与する。

亜急性期

病状がある程度安定し，回復しつつある急性期の最終段階の病期。患者の自宅復帰や社会復帰を目指して，ADL（日常生活動作）の改善や自立を促すリハビリテーション等を行う医療を亜急性期医療と呼ぶ。

亜急性期入院医療管理料

亜急性期医療を必要とする患者に対して，在宅復帰等を目的として行う入院医療管理を評価する特定入院料。2004年4月の診療報酬改定で新設されたが，2014年4月改定により同年9月末をもって廃止された。

亜急性期病床

急性期病床と慢性期病床の中間（移行期）に位置付けられる病床。2004年4月の診療報酬改定で導入された「亜急性期入院医療管理料」により診療報酬上で位置付けられたが，2014年4月改定により同年9月末をもって同管理料は廃止された。

アクシデント

診療現場で，患者に障害を及ぼすにはいたらなかったが，医療事故に発展する可能性をもった出来事をインシデントというのに対し，実際に事象が発生してしまった場合をアクシデントという。

悪性関節リウマチ

通常，関節リウマチは直接生命を危険にさらすことはない。まれに心内膜炎，心外膜炎，壊死性血管炎の合併により生命予後不良な症例があり，わが国では悪

性関節リウマチと呼んでいるが，欧米ではリウマチ様血管炎または血管炎を伴うリウマチと呼ばれることが多い。指定難病の一つ。

悪性高熱症

揮発性吸入麻酔薬および脱分極性筋弛緩薬によって引き起こされる麻酔合併症の１つ。全身麻酔症例10万に１～２例のまれな疾患であるが，遺伝性骨格筋疾患であることから，潜在的な素因者は相当数に上ると推察されている。

症状の進行は極めて早く，致死率も高い。救命されたとしても歩行障害などの筋肉障害や意識障害などの後遺症が残る。初発症状に説明のできない呼気終末二酸化炭素分圧の増加，原因不明の頻脈，筋強直，また急速な体温上昇速度が認められる。

悪性黒色腫

神経堤由来のメラノサイトが悪性化したもので，内臓悪性腫瘍，白血病を含めたあらゆる腫瘍のなかで最も予後の悪いものに属する。日本人は白人の10分の１程度の発生頻度にとどまるが，増加傾向にある。

皮膚原発のものは①悪性黒子型②表在拡大型③末端黒子型④結節型の４型に分類されるが，ほかに口腔・鼻腔粘膜，結膜，眼球脈絡膜，脳軟膜などを原発とするものもある。

悪性腫瘍特異物質治療管理料

悪性腫瘍であると確定診断がなされた患者に対して，腫瘍マーカー検査を行い，その検査結果に基づいて計画的な治療管理を行った場合に算定する医学管理料。月１回に限り算定する。

悪性症候群

薬剤の副作用のなかには，生命の危険にかかわるような重篤なものがあるが，悪性症候群は抗精神病薬で発症する最も危険な副作用である。発熱（38～40℃の高熱），発汗，流涎（よだれを流すこと），言語・嚥下障害，筋硬直や振戦，頻脈等の症状を特徴とし，肺炎，呼吸障害，循環障害，腎不全等の合併症を併発すると命を失うこともある。

悪性新生物

悪性腫瘍。生体自身の細胞が体内に異常に増殖・転移した状態，またはその細胞によって構成された組織。上皮性組織から発生する**がん**（厳密には「癌」）と，非上皮性組織（間葉）から発生する**肉腫**がある。

その細胞は異形性をもち，生育が早く急速にその体積を増し，細胞自体や周囲を破壊し，浸潤する傾向がある。増殖は生体の生理的支配を受けず，発生原因を除去しても自立的な増殖を行う。宿主は局所障害として出血・壊死を起こし，全身障害として悪液質（全身状態の著しい衰弱をきたす状態）を起こし，死に至る。

発生因子として化学物質，放射線，ウイルス等があり，発生機構として突然変異説，ウイルスによる細胞がん化機構等がある。治療には，外科手術，化学療法，放射線療法，内分泌療法等がある。

悪性リンパ腫

リンパ球が悪性化（がん化）した疾患で，大きくは，ホジキンリンパ腫と非ホジキンリンパ腫に分かれる。

リンパ節，脾臓，胸腺，扁桃などを含むリンパ組織に腫瘤を形成するが，リンパ組織は体中に存在するため，消化管，肝臓，甲状腺など，全身のあらゆる臓器にも発生する。

症状は，リンパ節にできたときは，首やわきの下，足の付け根などに痛くないしこりができる。体の内部にできたときは，何も症状がないことがある。また，発熱やだるさ，体重の減少が起きることがある。

治療は，抗がん剤と副腎皮質ステロイド剤，モノクローナル抗体を組み合わせて行われる。

アクティブカルテ

患者が通院中の場合など，使用頻度の高いカルテのこと。逆に使用頻度の低いカルテを**インアクティブカルテ**と呼ぶ。

アクリノール湿布

消毒薬であるアクリノールをガーゼなどに塗布した布。黄色。消毒効果だけでなく，この布の一端を傷の陥凹部に，他端を外部に残置することで傷と外界を交通させ，排膿を促すドレナージ目的でも使われる。

アジア健康構想

アジア地域に日本の介護関連技術サービスを輸出する官民連携のプロジェクト。

政府がまとめた「アジア健康構想に向けた基本方針」では，アジア地域へ進出する民間の介護事業者が円滑に資金調達を行えるよう，官民ファンドからの融資を受けやすくするとしている。

アジア全体の高齢者比率は，2010年の７％から2035年には14％に達する見込みで，各国では介護施設の整備が課題となっており，介護市場創出による事業者の収益向上が期待されるほか，日本型介護の普及による日本への介護留学生の増加などもその狙いとされる。

アシストロボット

医療・介護分野におけるアシストロボットとは，身体の不自由な方や要介護者・高齢者の身体機能を補助するロボット器具の総称である。ロボット技術の進歩によって，歩行をアシストするロボットスーツ，介護用ロボットハンドなど，様々なアシストロボットの研究開発が製造業界等で進められている。

アジュバント

アジュバント（adjuvant）とは，ラテン語のadjuvare（助ける）に由来する言葉。医学的には，①がん患者に行う補助療法（一般的には術前・術後の化学療法），②不活化ワクチンに添加して免疫効果をより増強させる免疫賦活剤──の２つの意味がある。

後者の免疫賦活剤としては，海外では例えばインフルエンザワクチンなどでアジュバントが添加されている製品が多い。

預り金

診療報酬の算定によらず，医療機関が定めた金額を患者から預る一種の保証金。診療報酬算定後に精算する。時間外診療で，①医療保険に加入していない，あるいは保険証を持参していない場合，②当日，会計処理ができない場合など，また，入院医療において，正常分娩や美容形成などの自費診療や差額室料に対して徴収することが多い。

アスピリン

バファリンなどの商品名で知られる解熱・消炎鎮痛剤。血液中の血小板の凝集を抑える効果もあり，心筋梗塞後の再発予防薬，脳梗塞における血栓抑制薬としても認可されている。

長期間服用すると消化管出血などの胃腸障害が生じる。また，肝障害のほか再生不良性貧血やライ症候群，アスピリン喘息などの副作用も報告されている。

アスピレータ

→ 吸引器

アセッサー

シルバーサービス振興会が運営する「キャリア段位制度」の認定のために，介護サービス事業所で，介護職員の実践的なスキルの評価を行う職員のこと。同制度の認定を受けるには，同振興会に登録されたアセッサ

ーが事業所ごとに必要となる。

アセッサーになるためには，同振興会開催の講習を修了する必要がある。

アセトアミノフェン

非ステロイド系，非ピリン系鎮痛解熱剤。副作用は比較的少ないが，アルコール飲用が加われば肝臓障害が強い。インフルエンザにも使用できる。

アセトン体

ケトン体。脂肪酸から産生されるアセチルCoAの代謝物。飢餓時や糖尿病で血糖のコントロールが著しく悪いときは脂肪酸がエネルギー源として動員され，血中，尿中にケトン体が増加する。このようなとき血液は代謝的に酸性となり（**ケトアシドーシス**），呼気に特有の臭いがする。

アダリムマブ

遺伝子組換えによるヒト型抗ヒトTNF-αモノクローナル抗体製剤の一般名（商品名：ヒュミラ）。免疫調整を作用機序とする生物学的製剤であり，日本では関節リウマチ，尋常性乾癬，関節症性乾癬，強直性脊椎炎，若年性特発性関節炎，クローン病が適応症となっている。

DPCでは「手術・処置等2」に本剤が設定されている区分がある（2019年4月現在）。

アップコーディング

カルテに記載された診断病名を国際疾病分類（ICD）に基づいてコード化（コーディング）する際，複数の分類に割り付けることが可能な場合に，診療報酬点数（診断群分類別包括点数）の高い分類を選ぶこと。

アッペ

虫垂炎。大腸の一部である虫垂に生じる炎症。

症状・経過によって急性虫垂炎，慢性虫垂炎，間歇期（急性期が過ぎ，疼痛もなく，体温，白血球数が正常化した時期）虫垂炎を区別する。

症状として上腹部，臍部，回盲部の激痛があり，血液検査では白血球の増多がみられる。

原因としては，細菌説，ウイルス説，アレルギー説などがあるが，粘膜下リンパ濾胞（リンパ節の小さな結節状の集合）の増殖，糞石，異物などによる内腔の狭窄・閉塞が血行障害を起こし，腸内細菌の感染が加わり発症するものと考えられている。

虫垂切除術，抗生物質投与などが行われる。

アデノイド

咽頭リンパ組織の一つである咽頭扁桃，またはその肥大。幼少期に肥大し，6～7歳に最大となり，思春期以降は退縮していく。

肥大すると，後鼻腔を塞いで呼吸障害，授乳障害を引き起こす場合がある。鼻閉，いびき，口呼吸などの症状から独特の顔貌（アデノイド顔貌）を呈することもある。急性・慢性咽頭扁桃炎より耳管炎を起こし，急性・慢性中耳炎，耳管狭窄症，浸出性中耳炎をきたし，小児難聴の一因となる。

鼻閉，頻繁に繰り返す急性上気道感染，慢性副鼻腔炎，中耳炎などでアデノイド切除術が行われる。

アデノウイルス

子どもに好発する感染症の原因の一つとなるウイルス。流行性角結膜炎，プール熱（咽頭結膜熱），肺炎，胃腸炎，出血性膀胱炎などを引き起こす。伝染力が強いが55℃，30分の加熱で失活する。迅速診断キットで診断できる。

アテローム

粉瘤。毛穴部分の毛包が皮下に袋状構造を作り，皮膚の角質と皮脂がその嚢内に貯まったもの。良性腫瘍であり，軟らかく痛みを伴わないが感染を起こすこともあって，外科的に切除することが多い。

鑑別すべき疾患は皮様嚢腫，側頸嚢腫，外歯瘻，その他の皮膚または皮下の腫瘍。

アドバンス・ケア・プランニング（ACP）

もしもの場合に備えて，今後の医療や療養について，患者・家族と医療従事者が事前に話し合い，受けたい医療・受けたくない医療などについて決定するプロセスのこと。「もしもの場合」とは，大きな病気や事故などによって意思決定能力が低下した状態になることを意味する。

ACPは1995年頃に始まった活動で，欧米やオーストラリアで組織化されてきた。

日本では，患者本人の意思を最大限尊重するとした終末期医療のガイドライン策定を受け，2014年，厚労省が「人生の最終段階における医療体制整備事業」にACPの要素を取り入れた。

アドバンス助産師

日本助産評価機構が2015年に作った，助産師の実績や能力を統一基準で評価する全国初の制度において認証を受けた助産師の通称。

受験には，出産の介助100例以上などの実績条件があり，認証は，「助産実践能力習熟段階（クリニカルラダー）レベルⅢ認証制度」に基づいて，書類審査とWeb上での試験により行われる。

同機構は，新制度によって，「院内助産」（医師との連携を前提に，正常なお産は助産師だけで対応する方法）の拡大を目指しており，これにより産婦人科医の負担軽減も期待されている。認証は5年ごとの更新制。

アトピー性皮膚炎

遺伝的素因も含んだ多病因性の湿疹性疾患。本来乳幼児がかかる代表的な皮膚疾患であったが，1980年代から16～25歳までの成人のアトピー性皮膚炎が増え，重症化や慢性化する傾向もあると指摘されている。

皮疹は加齢とともに乾燥化する傾向があり，搔破，摩擦によって疼癬化しやすい。年長児・成人の典型例では肘窩，膝窩，項部などに特有の疼癬化病巣ができることが多い。原因・悪化因子としては，環境因子，食物，接触抗原（かぶれの原因），ストレス，スキンケアなどが挙げられる。

薬物治療は，ステロイド外用剤やタクロリムス軟膏（免疫抑制剤）による外用療法が主となる。

アドヒアランス

患者が積極的に治療方針の決定に参加し，その方針に従って治療を受けること。

アドミニストレーター

病院・診療所の経営管理者。医療法には「病院又は診療所の開設者は，その病院又は診療所が医業をなすものである場合は医師に，歯科医業をなす場合は歯科医師に，これを管理させなければならない」という規定があり，経営管理者・院長は医師でなければならない。

アメリカなどでは病院長が医師とは限らず，経営・組織運営の専門教育を受けた者がアドミニストレーターに就くことが多い。日本でも医業経営環境の悪化に伴い，診療と経営管理の分離を図る動きが出てきている。

アドレナリン

別称はエピネフリンであり（英語圏ではエピネフリンと表記されることが多い），副腎髄質から分泌され

るホルモンの一つ。興奮，緊張，闘争，逃避のときに増加することで，皮膚血管の収縮，瞳孔散大，心拍数増加などを引き起こすほか，グリコーゲンの分解を促進して血糖量を増加させる効果もある。

薬剤としては，心停止時には強心剤として投与されるほか，アナフィラキシー反応に対する治療などに使用される。なお救急救命士は2006年4月から，救急現場や救急車内で意識がなく心臓機能が停止している傷病者に対し，救命上必要と判断した場合，医師の指示に基づいてエピネフリンが投与できるようになった。

アナフィラキシーショック

何らかの抗原曝露によるIgE抗体を介した即時型アレルギー反応によるショック。抗原曝露あうとそーしんぐから数秒〜数分で起こるが，まれに1時間ほど経ってから起こるものもある。

急激な経過で毛細血管拡張，毛細血管透過性亢進，気管支平滑筋収縮，粘膜浮腫（喉頭浮腫）などを起こし，その結果循環不全や呼吸不全に陥る。アドレナリンの皮下または経静脈的投与，あるいはアミノフィリンやβ₂刺激薬などを投与する。

アナムネ（アナムネーゼ）

既往症。既往歴。広義には，診察時までの患者の経過すべて。

次のものを含む。①出生状況，母体の妊娠合併症，②幼・小児期の発育状況・疾患・予防接種，③結婚歴，女性では月経・妊娠歴，④生活歴，職業，生活および職業の環境，食生活，嗜好品，⑤現症発病以前に経験した疾患，外傷，⑥常用薬——など。

アニサキス

鮭，鯖，イカなどの寄生虫であり，その生食によってヒトの消化管に感染する数cm程度の白い線虫。小腸，大腸回盲部などに腫瘤を形成することや腹水を呈することもある。

強烈な腹痛を引き起こす。酸を好み主に胃の胃底腺粘膜に迷入するが，内視鏡で除去できる。

アノマロスコープ

色覚異常の種類と程度を判定する検査器械。単なるスクリーニングとしては石原式色覚検査表が用いられる場合が多いが，アノマロスコープはさらに精査するときに用いる。被検者には，赤色光と緑色光を混合した色が見えるが，その混合色を基準となる黄色光に一致させたときの赤色光と緑色光の光量の比率によって，被検者の色覚異常の程度を診ることができる。

アバタセプト

免疫が誤って自分の身体を攻撃しないよう，免疫を司るTリンパ球という細胞（T細胞）の働きを抑える生物学的製剤の一般名（商品名：オレンシア）。T細胞の働きが抑えられると，関節の痛みや腫れを引き起こすサイトカイン（蛋白質）が過剰に作られなくなり，関節の痛みや腫れが和らげられる。

T細胞選択的共刺激調節剤として，日本では関節リウマチが適応症となっている。DPCでは「手術・処置等2」に本剤が設定されている区分がある（2019年4月現在）。

アフターケア制度

労災保険では，すでに症状固定と診断されたあとでも，後遺症上・後遺障害に関係する疾病が発症（再発）する可能性がある。そのため，業務災害や通勤災害による傷病が治癒した後に，アフターケア制度として予防その他の保健上の措置が行われる。

対象傷病は，症状が固定した後も後遺症状に動揺をきたしたり，後遺障害に付随する疾病を発症させるお

それがあるもので，脊髄損傷，慢性肝炎，虚血性心疾患，サリン中毒など，20傷病が定められている。対象者には健康管理手帳が交付され，労災病院や労働局長の指定病院で，診察，保健指導，保健のための処置，検査が支給される。

アブミ骨

耳小骨の一つで，馬具のアブミ（鐙）の形をしている。その底面が内耳の卵円窓に接し，他端がキヌタ（砧）骨の長突起と接している。他の2つの耳小骨であるツチ（槌）骨，キヌタ骨とともに振動を内耳へと伝える役割をもつ。アブミ骨筋が付着しており，大きな音の際はこれが収縮して振動を抑え内耳を保護することがある。顔面神経麻痺の際は，この筋が弛緩して聴覚過敏を起こすことがある。

アポトーシス

多細胞生物における，個体をより良い状態に保つために引き起こされる，管理・調節された細胞の自滅，すなわち細胞のプログラムされた死（apotosis）。細胞の「壊死」（ネクローシス）とは区別される。

抗がん剤や放射線治療にはがん細胞をアポトーシスに誘導する作用がある，という言い方もできる。

アポモルヒネ

ドパミン受容体刺激作用によりパーキンソン病におけるオフ症状の改善に使用されるレスキュードーズ。投与後，20分程度で効果が発現し，120分で効果が消失する短時間作用型製剤。

同薬には他にも多様な作用が存在すると考えられており，2015年日本認知症学会学術集会においてはアルツハイマー病の発症に関与する脳神経細胞のインスリン抵抗性の上昇を改善することで，同薬がアルツハイマー患者の認知機能を回復する可能性が報告されている。

アポリポ蛋白質

アポ蛋白質と同義。脂質は血中ではアポ蛋白質と結合し，リポ蛋白質と呼ばれるかたちで移送，代謝される。アポ蛋白質はA群からE群に分類される多種の蛋白質であり，これ自体脂質代謝に関与する補酵素である。脂質はリン脂質，中性脂肪，コレステロールから成るが，これらの構成比率とアポ蛋白質群の組成によりリポ蛋白質はVLDL-C，LDL-C（悪玉コレステロール），HDL-C（善玉コレステロール）などに分類される。

アミノ酸

蛋白質の構成源。蛋白質は20種のL-アミノ酸が多数重合してできた巨大分子である。分子の両端にアミノ基とカルボキシル基をもつ。蛋白質を構成しない天然のアミノ酸もあり，それらのなかに旨み成分となるもの，薬物作用を持つものなどが多数ある。

アミラーゼ

膵臓または唾液腺から分泌され，デンプンやグリコーゲン等を分解する消化酵素。膵臓や唾液腺の炎症や腫瘍等で増加し，尿検査または血液化学検査で測定される。腎臓での排出が速やかなので，例えば急性膵炎などでは，尿中に排出されたアミラーゼ量を測定するほうが診断は早い。

アミラーゼには膵型（P型）と唾液腺型（S型）の2種類のアイソザイムがあり，アミラーゼアイソザイムを測定することで膵臓由来か唾液腺由来かを鑑別することができる。

アメニティ

療養環境の快適性。

医療は長く治療第一で，医療施設も医療機器などの

設備の拡充に力を入れてきたが，その反面，狭い病室，冷めた食事など，患者にとっての療養環境の質は低い状態が続いてきた。その反省から，療養環境の快適性が改善されるようになった。近年では，日常生活施設の設置，病棟・病室のインテリアの充実，絵画や植物の配置など，患者サービスの一つとして病院により様々な工夫が凝らされている。

アライメント

alignment。配列，整合性。医療の場合，関節の骨と骨の配列具合をアライメントという。整形外科領域で，エックス線撮影などで骨折や骨のずれなどの有無を確認することを「アライメントを評価する」などと言う。

粗付加価値（あらふかかち）

売上高から原材料費や仕入原価などの変動費を差し引いたもの。

粗付加価値は，製造経費や人件費，営業利益，賃借料，租税公課，支払利息，減価償却費などを合わせたものでもある。

アリバイガイド

医療機関内で診療以外に診療録を使用する場合には，本来診療録があるべきところに診療録番号，患者姓名，貸出先などを記入したカードを挿入し，所在を明らかにしておく。これをアリバイガイドといい，診療録と同等以上の大きさで，目につきやすい色を使用する。返却時には，これと引き換えに所定の位置に診療録を戻す。

アルガトロバン水和物

選択的抗トロンビン薬の一つ。トロンビンの作用を阻害し，フィブリン生成阻害，血管収縮抑制，血小板凝集抑制などの効果を発する。

主な適応としては，脳血栓急性期，慢性動脈閉塞症，先天性アンチトロンビンⅢの欠乏または低下患者，ヘパリン起因性血小板減少症（HIT）Ⅱ型などがある。

DPCでは「手術・処置等2」に本剤が設定されている区分がある（2019年4月現在）。

アルカリホスファターゼ（ALP）

肝臓，骨，胎盤，小腸などで産生される酵素。肝臓疾患（特に肝腫瘍，胆道閉塞など胆道閉塞機転の起こる疾患），骨疾患（骨折，骨粗鬆症，骨腫瘍など骨再生機転の起こる疾患），生殖器腫瘍などの診断に，ALPの検査が使われる。疾患臓器の鑑別にはアイソザイムが使われる。

アルキル化剤

細胞障害性抗がん剤の代表的な薬。アルキル基という原子の固まりをがん細胞のDNAに付着させ，その増殖・分裂を抑制する。アルキル化剤は体内で一定の濃度に達すると作用し，白血病や悪性リンパ腫などに特に効果が認められるが，骨髄抑制などの副作用も強い。〔→骨髄抑制〕

主な薬剤として，エンドキサン，イホマイド，テモダール，ニドラン，ダカルバジン，塩酸プロカルバジン，サイメリン，アルケラン，ブスルフェクスなどが挙げられる。

アルツハイマー型認知症

もの忘れや認知機能の低下，人格の変化などを主症状とする認知症の一種。一般的にはアルツハイマー病と呼ばれる。初老期・老年期に発症することが多いが，若年性もある。記憶に関わる神経伝達物質アセチルコリンの量が減少して起こるとも考えられているが，まだ詳しい原因は解明されていない。

病理学的には，脳の著しい萎縮，脳室拡大，アルツハイマー神経原線維変化，顆粒空胞変性（主として海馬の錐体細胞の細胞質中に形成される，脳の老人性変化）などの神経細胞変性や，老人斑などの著しい出現を特徴とする。

臨床症状では，記憶障害を主体として，失語，失認，失行，そのほかの高次脳機能障害などがみられる。認知障害はほぼ進行性に経過し，根治療法はないが，対症療法によって症状の悪化や進行を抑えることができる。

薬物治療としては，アセチルコリンを分解するアセチルコリンエステラーゼという酵素の働きを抑えるアセチルコリンエステラーゼ阻害薬（ドネペジル塩酸塩，商品名：アリセプト），NMDA受容体拮抗薬（メマンチン塩酸塩，商品名：メマリー）などが使われる。

アルドステロン

副腎皮質から分泌されるステロイドホルモンの一種（鉱質コルチコイド）。尿から血中へのナトリウムイオン再吸収を促進させると同時に，カリウムイオンの尿中への排泄を促す作用がある。つまり，血中のナトリウムとカリウムのバランスを調節する働きがある。

アルドステロンの分泌は，ACTH，アンギオテンシンⅡ，カリウムなどで促進される。高値のときは腫瘍を含む原発性アルドステロン症，肝硬変，ネフローゼ，高血圧など，低値ではアジソン病，薬剤による偽性アルドステロン血症などが多い。

アルブミン製剤

蛋白質の一種であるアルブミンは肝臓で合成され，血液の浸透圧の維持，栄養の保持に大きな役割を果たす。しかし，消耗性疾患では合成能力が低下して低蛋白血症となり，浮腫や腹水，血管内脱水を引き起こす。これらを防ぐために直接アルブミンを輸注する。血液製剤であり，高価でもあるため，保険診療においてその使用は限定されている。

アルブミン定量

尿中のアルブミンを定量する検査で，糖尿病性腎症の早期診断に有用である。

アルミニウム

金属元素の一つ。記号はAl。腎臓から排出される。腎不全の患者などでは，排出障害によって血液中で高濃度となり，アルミニウム脳症を引き起こす。ほかに，アルミニウム製剤，閉塞性黄疸などでも血中濃度上昇がみられる。アルツハイマー病の原因物質ではないかと一時疑われたが，現在では否定的な意見が多い。

アレルギー性疾患

広義にはⅠ型，Ⅱ型，Ⅲ型，Ⅳ型のアレルギー反応によって発症する疾患すべて。

Ⅰ型はIgE抗体の関与する即時型，Ⅱ型は抗体による直接細胞傷害型，Ⅲ型は抗原抗体複合体によるアルサス型，Ⅳ型は細胞による遅延型である。通常，アレルギー性疾患と言えばⅠ型アレルギー反応が多く，花粉や卵などによってアレルギー反応（抗原抗体反応）を起こし，さらに生体に異常反応を起こす。この疾患には，主に気管支喘息や蕁麻疹，アレルギー性結膜炎，アレルギー性鼻炎などがある。

アレルゲン

アレルギー素因のある人にアレルギーを引き起こす物質。厳密には，症状の有無を問わず抗原として働く物質である。吸入性アレルゲンとしては花粉・ハウスダスト・化学物質など，食物性アレルゲンとしては卵・牛乳など数多くのアレルゲンがある。

食物であっても，体内に入ると直ちに即時型アレル

ギーを引き起こし，重篤となる場合がある。

アレルゲン刺激性遊離ヒスタミン

アトピー性疾患患者から採取された全血と抗原を反応させ，症状の発現物質であるヒスタミンが遊離することをみる検査で，原因となるアレルゲンを同定する検査。

アンギオ（アンギオグラフィー）

血管内に造影剤を注入し，その流れをエックス線撮影することで，血管自体の形状や病変などを観察する血管造影法。心臓の異常や大動脈瘤，四肢血管の狭窄，脳の腫瘍や血管障害などの診断に使われる。

注入方法には，血管をエラスター針などで穿刺し直接注入する方法，血管を直接切開してカテーテルを挿入する方法もあるが，現在一般的なのは，セルディンガー法と呼ばれる経皮的カテーテル挿入法である〔→セルディンガー法〕。

アンギオ室

血管造影をする場所のことをいう。ギリシャ語の「angeion」（血管）に由来するが，「angeion」と「graphein」（記述・記録）を由来とし，アンギオグラフィー（血管造影検査法）とも呼ばれる。血管造影は，脚のつけね，肘や手首から細い管（カテーテル）を血管内に挿入して，エックス線を通しにくい造影剤を目的の血管に注入して連続的に撮影を行い，血管を描出する検査法で，動脈造影法と静脈造影法に分けられる。

アンギオテンシン

血圧を上昇させる生理活性物質の一つ。前駆物質のアンギオテンシノーゲンにレニンが働き，アンギオテンシンⅠが作られる。アンギオテンシンⅠはアンギオテンシン変換酵素（angiotensin converting enzyme：ACE）によって最も昇圧作用の強いアンギオテンシンⅡとなる。

ACE阻害薬はアンギオテンシンⅠからアンギオテンシンⅡの生成を抑制することで，降圧剤として働く。

アンギオテンシンⅡ受容体拮抗薬は〔→ARB〕，アンギオテンシンⅡの作用部位つまり受容体を占拠して，アンギオテンシンⅡの受容体との結合を抑制し，昇圧作用を起こさせないことで降圧剤として働く。

安静度

医師が患者に指示する療養中の身体活動制限の度合い。その度合いによって，全身の安静，特定部位の安静，絶対安静，床上安静などに区別されている。

病院や病棟で基準が作られていて，疾病の種類，症状の程度に応じて適用される。例えば，入院患者に対して，重度の安静が必要な場合には身体をベッド上から絶対に起こしてはいけないとか，人と話をしてはいけない，軽度の安静ならば車椅子で病室を出てもいい──などというように，行動の範囲を段階的に決める。安静の程度によって患者の活動内容が異なり，それが安静度生活基準表に示されている。

安全な血液製剤の安定供給の確保等に関する法律

血液法。血液製剤の安定供給を目指し，国内自給の確保を基本理念とした法律。「採血及び供血あっせん業取締法」が改正されたもので，2003年7月から施行。

血液事業の運営指針として，①安全性の向上，②国内自給の原則，安定供給の確保，③適正使用の推進，④公正の確保と透明性の向上を挙げ，血液事業に携わる関係者の責務を明確にしている。これによって，生物由来の血液製剤は，安全対策については薬事法，安定供給と適正使用については血液法に基づいて施策が講じられる。

アンチエイジングドック

心身の衰えをできるかぎり防ぎ，高い生活の質を保ちつつ人生を全うしようというのが「アンチエイジング」。その考え方から老化を治療可能な病態としてとらえた抗加齢医学が提唱され，更年期障害や白内障などの原因追及，効果的な治療法等の研究が進められている。抗加齢医学の成果に基づき，老化度を客観的に判定するのがアンチエイジングドック。

血管の動脈硬化度や体脂肪率・骨密度・ホルモンの血中濃度など，加齢により変動する数値の分析や，判断力や反射神経を調べる高次脳機能検査など多くの検査項目がある。検査結果から，1日の摂取カロリー，有酸素運動の回数と時間，ストレスや睡眠対策などの指導も行われる。

アンチトロンビンⅢ

血液凝固が進みすぎないよう抑制する作用をもつ生理活性物質。肝臓で産生され，凝固の第Ⅱ因子（トロンビン），第Ⅸ因子，第Ⅹ因子，プラスミン，カリクレインなどを不活化する。この作用は血管内皮表面の糖鎖と結合して起こるため，ヘパリンの存在下でより強く作用する。播種性血管内凝固症候群（DIC）など凝固物質が消費される病態のときは低値を示す。

DPCでは「手術・処置等2」に本剤が設定されている区分がある（2019年4月現在）。

アンプル

1回分の量の注射液などを密封した容器。薬液量により12種類ある。通常の保存状態において，異物，気体，微生物が侵入せず，内容医薬品が損失，風解，潮解または蒸発するおそれのない容器である。ほとんどが，無色ないし淡褐色透明で気泡のないガラスやプラスチックで製造されている。

形状は上部が細長くなっており，その上部のくびれ部分をアンプルカッターと呼ばれるやすりで傷を付けて上部を折り，中に入っている液を注射器で吸い上げて使用する。ただし近年は，傷を付けなくても頭部が折れるよう加工されたワンポイントカットアンプルも多い。

罨法（あんぽう）

身体の一部に温熱刺激あるいは寒冷刺激を与えて，病変の治癒の促進，疼痛の緩和，局所の安静などに効果を上げる方法。温罨法と冷罨法がある。

温罨法には湿性温罨法と乾性温罨法があり，前者に温湿布と巴布が，後者に湯タンポやカイロなどが含まれる。

冷罨法には冷水罨法と氷罨法があり，前者に冷湿布が，後者に氷枕，氷嚢が含まれる。

湿布は，温（冷）水に湿した湿布材料（ガーゼ）を，よくしぼって患部に直接貼付する。罨法使用時には，強い刺激によって局所の皮膚に熱傷または凍傷を起こさないよう特に注意しなければならない。

罨法薬

湿布剤。罨法で使用される湿布。

打撲，炎症などで表皮に欠損のない場合の収斂・冷却用には1〜2％酢酸，消炎用には4〜8％酢酸アルミニウムなどが用いられる。他に1〜2％タンニン酸は収斂，35〜70％エタノール，0.1〜0.2％アクリノールは殺菌用に用いられる。

あん摩マッサージ指圧師，はり師，きゅう師等に関する法律

あん摩マッサージ指圧師，はり師，きゅう師に関する免許資格，業務範囲，広告制限などを規定した法律。

医師以外の者が，あん摩，マッサージ，指圧，はり，きゅうなどを業とする場合，厚生労働大臣からそれぞれあん摩マッサージ指圧師，はり師，きゅう師の免許を受けなければならない。また，これらの施術者が外科手術や薬品投与を行うこと，あん摩マッサージ指圧師が医師の同意なく脱臼や骨折の患部に施術をすることを禁じている。

あん摩マッサージ指圧療養費

あん摩マッサージ指圧師が行う施術に対する療養費のこと。あん摩・マッサージ・指圧は古くからある東洋医学の一つで，国家資格者が施術を行うが，医師資格ではないため，療養の給付の対象にはならない。ただし，筋麻痺や関節萎縮等の場合，医師の発行した同意書または診断書があれば健康保険等（療養費）の対象になる（費用はいったん支払うが，保険者に請求すれば現金で支給される）。なお，健康保険等の扱いで，施術を継続して受ける場合は3カ月に1度，同意書等が必要になる。

アンモニア

生体内では食物のアミノ酸が腸管内細菌によって分解されたり，尿素が分解されることで産生される。肝臓で尿素に代謝され尿中に排出される。したがって，肝臓の代謝機能の低下や門脈体循環シャントの形成，腎臓の排出機能の低下のときに血中で高値となる。呼気に特有の尿臭をもたらす。重症肝不全などのときに重症度の指標となるが，必ずしも常に病態に一致するわけではない。

安楽死

患者の自発的な要請に基づき，医師が不治の傷病者を安楽に死なせること。消極的安楽死と積極的安楽死に分けられる。

消極的安楽死は，死を目的とした積極的行動や処置を一切採らない安楽死で，法的には不作為の安楽死である。患者本人が望まない延命処置を行わないことで安楽死させる方法であり，尊厳死と呼ばれている。

〔→尊厳死〕

積極的安楽死は，患者の明示あるいは黙示に従って医師が作為的に行う安楽死をいう。オランダなどでは法的に認められているが，日本では違法とされている。

い

胃悪性腫瘍手術

胃がんを取り出す（摘出する）外科手術のこと。胃がんの状態によって手術方法や摘出範囲が異なる。

胃がんが胃粘膜内に留まっている場合は内視鏡的に切除することもできる。粘膜下層以上に進展している場合は，開腹手術または腹腔鏡手術によって病変や周辺のリンパ節等を切離摘出する。

胃の一部を切離する術式としては，幽門側部分切除あるいは噴門側部分切除等がある。胃全体を摘出する術式は胃全摘術と呼ばれる。

胃液

食べた物を消化するために胃内に分泌される液体。胃底腺粘膜のある胃の壁細胞からは塩酸と内因子が，主細胞からはペプシノーゲンが分泌される。副細胞からは蛋白質，ムコ多糖，糖蛋白を含む粘液が分泌され粘膜を保護し，胃壁が自己消化されるのを防いでいる。幽門腺粘膜からはアルカリやガストリンが胃液に分泌される。ガストリン，ヒスタミンによって胃液分泌が誘導される。

胃液検査

ガストリン，ヒスタミン，カッチーカルク液などで胃液の分泌を刺激し，経時的に採取した胃液を調べる検査。胃ゾンデで採取する。

①肉眼的検査，②総酸度，遊離酸度の測定，③分時基礎胃液分泌量，分時最高胃酸分泌量，④細胞診による悪性細胞の発見，⑤細胞の培養——などの諸検査が行われる。細胞診は，内視鏡の発達により最近ではあまり行われない。

胃炎

胃壁の炎症性疾患の総称。主に粘膜の炎症で非特異性のものを意味する。

経過により，急性胃炎，慢性胃炎に分ける。

急性胃炎は成因によって外因性と内因性に大別され，外因性のものとしてはアルコール，薬剤（サリチル酸剤，ジギタリス，抗生物質），腐食剤，放射線照射などが挙げられる。内因性のものとしては伝染性疾患，感染症，アレルギーなどがある。胃粘膜表面に直接物理的，科学的刺激が加わった際，さらに血管内部から刺激が加わった場合に炎症が起こると考えられる。頻度の高い疾患であり，食欲不振，悪心，嘔吐，心窩部不快感などの症状のほか，ときに出血もみられる。原因がなくなれば自然治癒しやすい。

慢性胃炎は，表層性胃炎，萎縮性胃炎，肥厚性胃炎に分けられる。症状は一定せず，個人差が非常に大きい。訴えの強いものには対症療法が行われる。

胃潰瘍

胃壁の粘膜下組織まで損傷した潰瘍。病因は胃液（胃酸，ペプシン）の過剰分泌，組織抵抗の減弱など。

心窩部痛，空腹時痛がみられ，発作は通常食後45〜60分以上たってから生じ，食物摂取，アルカリ剤，あるいは嘔吐によって軽快する。そのほかの症状には胃部膨満感，悪心，嘔吐，胸やけなどがあるが，無症状の場合もある。

出血のある場合は低色素性貧血，潜血便がみられ，胃液検査では刺激後pHは絶えず酸性で，分泌量は正常下限から正常範囲内。上部消化管エックス線検査・胃内視鏡検査で診断される。

食事は規則正しく栄養のあるものを摂り，胃液分泌を刺激するコーヒー，茶，コーラ，アルコールなどは制限する。制酸剤，鎮静剤，副交感神経遮断剤，壁細胞受容体拮抗剤，防御因子増強薬剤を投与する。手術の適応となる場合もある。

医学教育モデル・コア・カリキュラム

医学生（歯学生）が卒業までに最低限履修すべき教育内容をまとめたガイドライン。

各大学の医学教育は，学修時間数の3分の2程度はモデル・コア・カリキュラムを参考とし，3分の1程度を自主的に編成するものとされている。

モデル・コア・カリキュラムは2001年に策定，2007年と2011年に改訂され，最新版は2017年3月に策定された。各大学は新改訂版によるカリキュラムを2017年度中に作り，2018年度から新カリキュラムによる教育を実施している。

医学的に説明困難な症状

患者の診察所見等からは何らかの疾患等が認められそうな身体症状を示しているが，あらゆる検査等で適切な探索を行っても，その原因がわからない状況（MUS：medically unexplained symptoms）。

臨床上では，「心因性」の場合も可能性の一つとし

て，患者の精神心理状態を評価する場合がある。

胃がん

胃に発生した悪性腫瘍。日本のがん死亡の20%弱を占める。男女比は約2：1で男性に多く，40〜60歳代が最も多い。

初期にはほとんど無症状であり，進行するにつれて心窩部の鈍痛，不定の膨満感，胸焼け，悪心，食欲不振などが出現してくる。さらに進行すると貧血，るいそう（皮下脂肪の著明な減少をきたす疾患）をもたらす。下痢・下血・吐血を起こす場合もある。

エックス線検査，内視鏡検査，生検などによって確定診断される。転移を起こす傾向が大で，主として血行・リンパ行を介して所属リンパ節，遠隔リンパ節，肝，肺，骨などへ転移する。

治療は，手術による切除が唯一の根治療法である。早期胃がん（ステージ1）の術後5年生存率は90%以上だが，進行がんではステージ2が61%，ステージ3が47%，ステージ4が6%と病期が進行するほど生存率は低くなる。転移を伴い，通過障害のある例などでは姑息手術（がんを切除しきれない不十分な手術）を行うことがある。放射線療法，化学療法を併用することもある。

易感染症（いかんせんしょう）患者

外科手術，創傷・熱傷，薬剤による作用，がんや後天性免疫不全症候群等の疾病の原因で，感染症に対する抵抗力が低下した患者（**易感染性患者**とも呼ばれる）。日和見感染やMRSA，緑膿菌等に罹患しやすい。

病原微生物は気道や尿道，食物，接触など様々な経路で体内に侵入するため，易感染症患者用病室（清浄度クラス1,000〜10,000）で管理するのが望ましい。また，院内感染を防御するうえで，手袋の着用，手洗いの励行，手指の消毒，予防衣の着用などが奨励される。

医業外収益

医療サービスの提供以外によって生じる収益。受取利息配当金，有価証券売却益，患者外給食収益などがある。医業収益と医業外収益に分けることによって，病院・診療所本来の医業活動による収益力を測ることができる。

医業外費用

医業活動以外によって生じた費用。支払利息，有価証券売却損，患者外給食材料費，診療費減免，貸倒損失などがある。

医業経営コンサルタント

医業を専門とする経営コンサルタント。税制や会計の知識に加えて，医療保険制度や医療法などの法制度，診療報酬請求など，医業に関する専門的な知識が必要である。

医業収益・医業収入

「医業収益」は医療サービスの提供によって得た収益のこと。診療に関わる収益，保健予防活動や医療相談による収益などがある。

「医業収入」とは，病院・診療所を経営することによって得られる収入のことで，医業収益に加え駐車場料金，公衆電話使用料，売店収入などの雑収入が含まれる。

医業収支比率

医療機関の経営状態を示す指標の一つで，医業収益を医業費用で除した値（医業収益÷医業費用×100）。医業収益は入院や外来診療等による収益，医業費用は人件費，材料費，減価償却費，経費等をいう。100%を超えると良好な経営といえる。

なお，同様の指標に**経常収支比率**があり，「経常収益（医業収益＋医業外収益）÷経常費用（医業費用＋医業外費用）×100」の計算式で求める。

医業費用

医療サービスを提供するうえで発生する費用。給与費，材料費，委託費，減価償却費などがある。

医業利益率

医業収益から医業費用を差し引いた額を医業収益で除したもの。利益があったときはプラスで，損失があったときはマイナスで表される。

医局

一般病院では医師の控室，大学附属病院では診療科に所属する医師集団の事務室を指す。後者の場合，教授から研修医に至る医師集団の体制そのものを意味することも多い。教育システムとしての役割や就職斡旋の機能をもち，医師人事に大きな影響力があったが，2004年から始まった臨床研修医制度によって医局の影響力が弱まり，都心部の病院に研修医が集中するといった弊害も出ているとされる。

育児休業給付

雇用保険法に規定されている制度。原則，1歳未満の子を養育するため育児休業を取得した被保険者を対象に，基本給付金として休業前賃金の50%相当額（休業開始後6カ月は67%相当額）が支給される。

育児休業手当金

各種共済組合法に規定されている制度。雇用保険法による育児休業給付に準じた水準とすることが定められており，原則，1歳未満の子を養育するため育児休業を取得した，継続して1年以上勤務している被保険者を対象に，基本給付金として休業前賃金の50%相当額（休業開始後6カ月は67%相当額）が支給される。

育成医療

2006年4月から障害者自立支援法（現在は障害者総合支援法）に基づき，自立支援医療として位置付けられた医療（従来は児童福祉法）。18歳未満の児童で身体上の障害がある者，または現存する疾患を放置すると将来障害を残すと認められる児童で，確実な治療効果が期待できる者に対して，指定医療機関で受けた医療費が助成される。

対象疾患の障害区分は，肢体不自由，視覚・聴覚・平衡機能障害，音声・言語・咀嚼機能障害，先天性内臓障害，免疫機能障害など。医療機関窓口での自己負担は原則医療費の1割（所得等により上限額の設定あり）。ただし，腎機能障害，小腸機能障害，免疫機能障害，または，医療保険多数該当者（申請前の12カ月において，申請者の属する医療保険世帯が3回以上，高額療養費の支給を受けた月があること）に該当する「重度かつ継続」対象者は，自己負担上限額が安くなる。

医原性疾患

医療行為によって引き起こされてしまった，別の新たな疾患のこと。別名，医原病・医原症ともいう。

主な原因として，不適切な薬物治療・検査・手術などが挙げられる。例えば，かつて日本では，乾燥脳硬膜製品の移植によって感染した医原性クロイツフェルト・ヤコブ病などがあった。なお，医師の言動や行動によって患者に治療への不安を与え，神経症を引き起こす場合もあるとされる。

医行為

医師法第17条に規定された「医師でなければ医業をなしてはならない」の「医業」の「医」が医行為であり，「医師の医学的判断及び技術をもってするのでな

ければ人体に危害を及ぼし，又は危害を及ぼすおそれのある行為」と解釈されている。「業」については，反復継続する意思をもって行うことと解釈される。

胃酸

胃底腺の壁細胞から分泌される。主細胞を刺激してペプシノーゲンを分泌させ，さらにそれを活性化して蛋白質分解酵素であるペプシンにする。また，胃酸は十二指腸粘膜から消化管ホルモンのセクレチンを放出させる。食後2時間，就寝後2時間に大量に分泌され，胃十二指腸潰瘍の原因となる。

胃酸はヒスタミンによって分泌が亢進するため，H_2受容体拮抗薬（H_2ブロッカー），胃酸（HCl）の水素原子を細胞の外に出すプロトンポンプの阻害薬（プロトンポンプインヒビター）は，強力な制酸剤として使われる。

医事課

医療機関の経営管理サービス部門の一つ。外来受付，入退院の事務処理，診療報酬計算・請求，窓口応対・トラブル対応などの業務を行う。医療機関特有の業務であるため，医療・保険に関する専門知識が要求される。

意識障害

知覚，思考，注意，認知，判断，記憶などの精神活動の障害で，一過性のものと持続性のものがある。了解（他者の精神的な現象を直観的，内的に把握する行動），見当識（現在の自分の置かれた状況を正しく見当づける能力）が悪く，傾眠，昏眠，昏睡などの症状がある。

精神運動性の興奮が加わってきた状態をを**譫妄**（せんもう）状態といい，その程度が軽く当惑状態にあると**アメンチア**と呼ぶ。意識の広がりの障害（意識野の狭窄）は朦朧（もうろう）状態といい，突然意識が変わった状態となり，暴れたり，一見まともな行動をした後でまったく覚えていない，といった症状を示す。

意識障害の診断には一般的な臨床観察や検査に加えて，注意，領識，見当識，追想の可能性などに対する観察も必要である。

意識障害レベル

意識障害の程度を表す評価法として，JCS（Japan Coma Scale）またはGCS（Glasgow Coma Scale）が日本では使用されている〔→GCS〕。

JCSは，刺激による覚醒状態で大きく3段階に分類し，さらにそれぞれを3段階に細分化して全部で9段階の評価となる。点数が大きいほど意識障害は重症である。

≪Japan Coma Scale≫

Ⅰ．覚醒している（1桁の点数で表現）
　0　意識清明
　1（Ⅰ-1）見当識は保たれているが意識清明ではない
　2（Ⅰ-2）見当識障害がある
　3（Ⅰ-3）自分の名前・生年月日が言えない
Ⅱ．刺激に応じて一時的に覚醒する（2桁の点数で表現）
　10（Ⅱ-1）普通の呼びかけで開眼する
　20（Ⅱ-2）大声で呼びかける，強く揺するなどで開眼する
　30（Ⅱ-3）痛み刺激を加えつつ，呼びかけを続けると辛うじて開眼する
Ⅲ．刺激しても覚醒しない（3桁の点数で表現）
　100（Ⅲ-1）痛みに対して払いのけるなどの動作をする
　200（Ⅲ-2）痛み刺激で手足を動かしたり，顔をしかめたりする
　300（Ⅲ-3）痛み刺激に対し全く反応しない

なお，DPCでは，JCSによる評価値が樹形図に設定されている診断群分類がある。

維持期リハビリテーション

身体の一部に麻痺や筋力低下の機能障害が残り，急性期病床や回復期リハビリテーション病棟等で機能の維持向上を目的とした入院治療を行った患者に対して，在宅・施設で自立や社会復帰を目指して行われるリハビリテーションのこと。日常生活の維持・改善が目的となる。

医師資格証（ICカード）

医師本人の確認や，地域医療連携の認証などに利用可能なICカード。日本医師会の「電子認証センター」によって本格的な運用が開始された。医療分野のIT情報連携の進展と，セキュリティー確保への貢献が期待される。

医師資格証の利用用途は，電子署名と認証の2種類に分けられる。

電子署名は，紹介状，診断書，主治医意見書，処方箋など，医師の署名・捺印の必要な文書をコンピュータで作成した場合に利用される。電子署名をすることで，紙に印刷して署名・捺印せずに済み，その効力は「e-文書法」により保障されている。

認証は，例えば地域医療連携において，カルテや連携パスといった機密性の高い情報を閲覧する際，医師の本人確認に利用される。

医師事務作業補助者

医師の指示のもとで，診断書などの文書作成補助，診療記録への代行入力，医療の質の向上に資する事務作業（診療に関するデータ整理，院内がん登録等の統計・調査，医師の教育や臨床研修のカンファレンスのための準備作業等）並びに行政上の業務（救急医療情報システムへの入力，感染症サーベイランス事業に係る入力等）を行う者のこと。

医科診療報酬では入院基本料等加算として，急性期病院における医師事務作業補助者の配置を評価する「医師事務作業補助体制加算」を設けている。

医師主導治験

GCP〔→医薬品の臨床試験の実施に関する基準〕に則り，医師や医療機関主導で企画・実施される臨床試験。従来，製薬企業の依頼によって治験が行われていたが，2003年7月，改正薬事法の施行によって，医師などの主導による治験が可能になった。

製薬企業は，コスト負担や開発リスクの大きさから抗がん剤や小児薬，稀少疾病薬の治験には消極的な場合も多く，海外では有効性を認められながら，国内未承認の薬も少なくない。医師主導治験により，難病治療薬の開発や海外医薬品治験への期待が広がる反面，依頼者と実施者が同一であるため有利なデータに偏るなど，中立性の課題が残る。

なお，治験医師・医療機関の経済的な負担を軽減するため，保険外併用療養費制度によって，医師主導治験における検査と画像診断の保険給付が認められている。

胃持続ドレナージ

消化管の通過障害が起こったとき，イレウス管を挿入して消化管内容物を持続的に排液（ドレナージ）する方法。通常，経鼻的に挿入し，イレウス管の先端は胃穹隆部に固定しておくことが多い。

医師の裁量権

医学的な専門知識，技能，経験に基づいて，最善と判断した医療行為を自由に行うことができる医師の権利。ただし，現在の医療水準を基準にした注意義務に

あ行

い さ―い し

よって制限を受け，例外を除き患者の自己決定権に優先することはない。

医師の裁量権と患者の自己決定権は，インフォームド・コンセント（説明と同意）による対話と合意によって一体となり，医療方針の決定に至る。しかし，場合によっては両者が対立・衝突を生むことがある。例えば，宗教上の理由による輸血拒否，尊厳死の選択などである。

また，医療のシステム化や標準化が，医師の裁量権に制約を与えている面もある。

医師法

医師の資格（身分）と権利義務について定めた法律。医師の任務，免許資格の要件，業務・名称独占，診療応招義務・診断書交付義務，無診察治療等の禁止，異状死体等の届出義務，処方せんの交付義務，療養方法等の指導，診療録記載・保存義務などを規定している。

医師免許

医師国家試験に合格した者に対して，厚生労働大臣から与えられる免許。2000年の医師法改正により，診療に従事する場合，大学医学部等の附属病院または厚生労働大臣の指定する病院で，2年以上の臨床研修が必修化された。2004年4月から施行。

慰謝料

精神的な損害に対する賠償のこと。医療分野においては，負傷した際の治療・入院や後遺症に対する精神的損害，死亡した場合の精神的損害などが挙げられる。

胃・十二指腸ファイバースコピー

経口的または経鼻的に挿入し食道，胃，十二指腸下行脚までを観察する径1cmほどの軟性内視鏡。それより深部は小腸内視鏡が必要である。現在では，通常内視鏡先端のCCDカメラで撮影した像を電気信号で体外に出し，テレビで観察する。以前は画像をグラスファイバーで体外に取り出し接眼レンズで観察していたので，この名が残っている。

鉗子孔を通して生検，ポリペクトミー，胃食道粘膜切除，胃十二指腸潰瘍出血の止血，食道静脈瘤破裂の止血，食道静脈瘤治療などを行うことができる。

異状死体等の届出義務

医師が死体または妊娠4月以上の死産児を検案して異状があると認めたとき，24時間以内に所轄警察署に届け出ることを義務付けた規定（医師法第21条）。

本来，犯罪の発見といった事件性の有無を検証するための規定だが，医療事故に係る紛争が増えてきたことから，医療事故による死を「異状死」とみなし，届出の義務が適応されるかどうか議論されてきた。現在は，医療の透明性を示し，無用な医事紛争を避けるため，積極的に届けるべき，という意見が強い。

胃食道逆流症（逆流性食道炎）

胃食道逆流症（gastroesophageal reflux disease：GERD）とは，強い酸性である胃液と混ざり合った食物や胃液自体が食道に逆流して，食道の粘膜を刺激する病態。食道と胃の境界部には括約筋があり，胃の内容物が逆流しないような弁の働きをしているが，何らかの理由でこの機能が弱まる等の原因で胃食道逆流症が起きる。胸やけが起きる，みぞおちや喉が焼けるように痛くなり，嚥下時に違和感がある――などの症状を呈する。

臨床症状から診断がつく場合もあるが，エックス線検査や内視鏡検査等が必要に応じて行われる。治療は対症療法が原則であり，生活改善指導や薬物療法が行われる。

移植片対宿主病
→ GVHD

異所性

傷病名における場所に関する修飾語で，本来あるべき場所ではない所に臓器などがある場合のこと（異所性甲状腺，異所性精巣など）。

石綿健康被害救済法

石綿による健康被害の救済に関する法律。石綿（アスベスト）による健康被害を受けた者やその遺族に対して，迅速な救済を図ることを目的に，2006年2月に制定された法律。救済のため支給される給付（救済給付）として，医療費，療養手当，葬祭料，特別遺族弔慰金，特別葬祭料，救済給付調整金があり，独立行政法人環境再生保全機構が支給する。

石綿は繊維状の鉱物で，熱を遮断する不良導体として，主に建築物の耐火材・保温材に使用されてきた。この石綿の吸入が悪性中皮腫や肺線維症，肺がん等の原因となるため，現在では製造および使用禁止になっている。石綿採掘場や建築解体業，製造工場の従事者だけでなく，近隣住民や建物利用者の健康被害も問題化した。潜伏期間が20〜50年と長く，健康被害の広がりが懸念されている。

石綿関連業務の従事者および経験者の健康診断実施義務が事業主に課せられている（労働安全衛生法）。業務上の疾病と労働基準監督署に認定されると，労災保険の適用となる。

胃切除術

胃潰瘍，胃腫瘍，胃を含む外傷などに対して，胃の全部または一部を切除する手術法（胃全摘術，胃部分切除術）。胃がんの場合は，腫瘍の広がりに応じて他臓器も含めた拡大胃切除術，あるいは姑息的バイパス術なども施行される。

切除後の吻合型式は，ビルロートⅠ法とビルロートⅡ法等に大別される。

胃洗浄

胃内に残留している薬物などが吸収されないよう，胃の中を洗浄すること。胃管を胃内に挿入し，微温湯や各種洗浄液の注入・排除を繰り返すことで，胃内の薬物や食物を除去する。排出先は胃より低い位置に置き，サイフォンの原理で流出を誘導する。排出液が透明になるまで繰り返す。

薬物の誤飲，自殺目的による薬物の摂取，胃の運動障害，異常発酵，分泌過多，急性胃拡張，胃内容蓄積などに対して行われるが，飲用後2〜3時間以内が適用の限界とされる。強酸・アルカリなどの腐食毒，上部消化管に狭窄・潰瘍・腫瘍がある場合，キニーネなどの痙攣毒，呼吸抑制強度，全身衰弱，循環障害強度に対しては，禁忌である。

移送費

緊急，その他やむを得ない必要性があって，在宅へ移行または転医する患者を医療機関に移送した場合に要した費用で，保険の支給対象となる。医師・看護師などの付添人の交通費は，原則として1人まで移送費として認められる。

遺族（補償）給付

労働者災害補償保険法に規定されている給付で，労働者が業務上または通勤による事故などによって死亡したとき，遺族に対して給付される。

胃ゾンデ

胃の内容物が何であるか，特に消化管出血の有無などを簡便に確認するための胃管〔→ゾンデ〕。通常は経鼻的に挿入し胃内にあることを確認したのち，軽い

陰圧を加え内容物を吸引する。場合により薬剤を注入する。通常，次の処置まで一時的に留置される。

一患者一診療録

1人の患者がかかったすべての診療に関する事項を一つの診療録に記載すること。患者が複数の診療科を受診している場合，他科での診療内容がわかり，投薬や検査の重複などを防止できる。

一患者一ファイル

複数の科を受診している同一患者の診療録を一つのファイルにまとめて管理すること。

1剤

1回の処方による，服用時点・服用回数が同じ内服薬のこと。①配合不適，②固形剤と内用液剤，③服用方法が違う場合——などは除く。

一次医療

医療を症状によって3段階に分ける考え方がある。風邪や腹痛など日常的な疾病を対象とするのが一次医療。それに対して，**二次医療**は虫垂炎や胃潰瘍など，比較的専門性の高い外来医療や一般的な入院医療を対象とする。**三次医療**は脳卒中や心筋梗塞，交通事故など，緊急入院によって治療を受ける必要がある特殊で専門的な医療を対象とする。

一次救急

初期救急医療機関による救急医療。〔**→救急医療機関**〕

一次救命処置

一次救命処置とは，急に倒れた人や窒息などを起こしている人に対して，その場に居合わせた一般の人々が，救急隊や医師に引継ぐまでの間に行うことのできる応急手当のこと（BLS：basic life support）。倒れている人の安全を確保したのち，気道確保や人工呼吸，心臓マッサージなどを行う。

近年，公共機関等にも配置が進んでいるAEDの使用もBLSの一つである。

1処方

医師が患者に与える薬剤名，使用量，使用法などを決めることを処方といい，1回の診療で医師が処方するものを1処方という。1処方は処方料の算定単位となり，2以上の診療科で異なる医師が処方した場合は，それぞれ1処方となり，それぞれ処方料が算定できる。

1調剤

外用薬の算定単位となるもので，1回の調剤行為で調剤可能な薬剤の総量のこと。例えば，A湿布薬15枚とB軟膏薬30gを投与した場合は，湿布薬15枚＝1調剤，軟膏薬30g＝1調剤となる。

1日平均患者数

医療機関を受診する外来患者，入院患者，退院患者などの1日当たりの平均数。月・年ごとに算定し，その推移から患者の動向をつかむことができる。診療科別や病棟別で計算するのも有効。一般的に，1日平均外来患者数，1日平均在院患者数，1日平均新入院患者数，1日平均退院患者数などが算定されている。

1日平均外来患者数は〔外来患者延べ数÷診療実日数〕で求められ，1日平均在院患者数は〔在院患者延べ数÷暦日数〕で求められる。

1秒率

呼吸機能検査の1秒量を肺活量で補正したもの。閉塞性障害の指標。気道に狭窄があるなど呼出に障害を伴う病態で低下する。事前に予測される1秒率は「％FEV1.0」と表記し，実測値は「FEV1.0％」と％を後ろに付ける。正常値は70％以上とされている。

1秒量

空気を呼出する能力を示す指標の一つであり，呼吸機能検査の努力呼気曲線において，呼気初めから1秒間に呼出される呼気の体積のこと。閉塞性障害の指標となるほか，手術時の耐術能力の重要な指標の一つでもある。FEV1.0と略す。

体格に応じて異なる値をもつため，通常それを肺活量で補正した1秒率も併記する。気道狭窄など呼気排出に抵抗がある場合，または呼吸筋に障害がある場合には減少する。

一部負担金

健康保険法に基づき，被保険者が療養の給付に要する費用の一部を保険医療機関に支払う負担金のこと。被用者保険の家族の場合は家族療養費が支給される扱いなので，医療機関の窓口での支払いは，一部負担金ではなく，自己負担金となる。

一部負担金減免

保険者が，特別の理由のある被保険者で，保険医療機関に一部負担金を支払うことが困難であると認められる場合，一部負担金の減額，支払いの免除などを行うこと（国民健康保険法第44条）。

一部負担金減免の基準は，入院療養を受ける被保険者の属する世帯であり，収入が生活保護基準以下であり，預貯金が生活保護基準の3カ月以下の世帯であるとされている。

一部負担金の減額

一部負担金の減免と同義。

一部負担金の返還

審査支払機関によるレセプト審査で減点査定された場合，患者からすでに徴収した一部負担金を返金すること。

厚労省より，査定減額分が1万円以上となるケースについて，その旨を付記する通知が出され，これにより，保険者が医療費の減額査定のあったことを患者に知らせ，患者から過払いとなっている一部負担金の請求が実質的にできることになった。

一類感染症

感染症法に定める感染症の分類の一つで，感染力や罹患した場合の重篤性など，総合的な視点からみて危険性がきわめて高い感染症。エボラ出血熱，クリミア・コンゴ出血熱，痘そう（天然痘），南米出血熱，ペスト，マールブルグ病，ラッサ熱がある。

感染者は原則として入院し，消毒等の対物措置がとられる。

一過性脳虚血発作

脳の血流障害によって起こった一時的な脳神経障害で，一般的には24時間以内または数時間から数分以内にその症状が消失する病態（transient ischemic attacks：TIA）。原因としては，脳血管に血栓が詰まること，血圧の急激な低下等が考えられている。

突然，手，足，半身が動かなくなったり，言葉の呂律が回らなくなるなどの症状が起こり，しばらくすると血行が正常になり，症状は回復する。一過性脳虚血発作を起こした人は，通常の人との比較では15倍も脳梗塞になりやすいという指摘もある。

一酸化窒素吸入療法

一酸化窒素の吸入装置から，吸入用一酸化窒素製剤を吸入することで，肺の中に投与されると，肺動脈が拡張する。新生児遷延性肺高血圧症の効果があるほか，心臓手術の周術期における肺高血圧症の改善に適応がある。

あ行
いつ―いて

逸失利益
交通事故によって後遺障害が残ると，事故に遭う以前のような収入を得ることがむずかしくなる場合もある。それを賠償するために使われるもの。これによって，健常であったら本来得られたであろう収入や，後遺障害のために減額された収入などを請求することができる。

逸脱
労働者災害補償保険に関連した「通勤」について，通勤途中に業務または通勤とは関係のない目的で，合理的経路を外れることをいう。

一般病院
特定機能病院以外，または精神病・感染症・結核などの特定疾患のみを診療する専門病院以外の病院のこと。

一般病床
病床の種別の一つで，精神病床，感染症病床，結核病床，療養病床以外の病床。2000年の第四次医療法改正（2001年3月施行）で新設された。
人員・施設基準は，看護師・准看護師が入院患者3人につき1人以上，病床面積が患者1人当たり6.4m^{2}以上，廊下幅が1.8m以上などとされた。

一般名処方
医師が処方箋を発行する場合に，薬の商品名ではなく成分名（一般名）で記載すること。患者は薬局薬剤師と相談のうえ，複数ある薬のなかから選ぶことができる。後発（ジェネリック）医薬品の普及に伴い，その使用を促進するねらいがある。

一般名処方加算
医科診療報酬点数表の投薬の部の処方箋料に設けられた加算。後発医薬品のある医薬品について，薬価基準に収載されている品名ではなく，先発医薬品か後発医薬品かといった個別の銘柄にこだわらず，一般的名称に剤形・含量を付加した記載（一般名処方）による処方箋を交付した場合に算定できる。

一般用医薬品
大衆薬。OTC医薬品。医師による処方箋がないと受け取ることができない医療用医薬品とは異なり，一般の人が自らの判断で薬局などから直接購入し，使用する医薬品。日常的な軽度の疾病に対する症状の改善などに用いられる。
2009年6月の薬事法改正によって，リスクの程度に応じて一般用医薬品が第1〜3類医薬品という3グループに分類され，薬剤師など専門家の関わり方や店頭における陳列方法等が変わった。〔→医療用医薬品〕

一般用検査薬
医師の診察や処方箋なしで買える店頭販売の検査薬。一般用（OTC）医薬品の一分類。
2014年12月，厚労省は一般用検査薬について，検体を，すでに認められている尿と糞便に加え，鼻汁や唾液，涙液などにも拡大するという一般原則をまとめた。対象となる検査項目については，①学術的な評価が確立しており，正しい判定ができるもの，②受診につなげていけるもの，③悪性腫瘍や心筋梗塞など重大な疾患の診断に係るものは除く，④感染症に係る検査は個別の検査項目ごとに慎重に検討を行う――との方針を示した。
現在，一般用検査薬は尿糖と尿蛋白，妊娠検査薬の3項目が認められているが，今回の見直しにより新たに十数項目がスイッチOTCの候補となる。

遺伝学的検査に関するガイドライン
日本の遺伝医学関連学会が2003年，遺伝学的検査・診断を行うに当たり医師等が留意すべき基本的事項や原則をまとめたガイドライン。人権的な配慮も踏まえ，スクリーニング以外の通常診療において遺伝性の病気が疑われたとき，またはその病気と診断された後の遺伝カウンセリングについてもあらかじめ考えて検査する必要があることから，ガイドライン策定に至ったとされる。
保険診療上では，遺伝学的検査や遺伝カウンセリング加算の算定要件として，同ガイドラインの遵守が定められている。

遺伝子
遺伝情報を担う最小の機能的単位。体細胞を作る蛋白質の設計図とも言える。遺伝子の役割は自己複製と蛋白質生産の2つであり，ヒトの一つの細胞中には約3万の遺伝子があると推定されている。
本体は細胞核内のDNA（デオキシリボ核酸）という化学物質で，その分子内で2列のヌクレオチド（核酸の構成単位）が二重螺旋を構成し，4種の塩基（アデニン，チミン，グアニン，シトシン）がはしご状に結ばれ，対となっている。遺伝子はこの塩基対の集合体であり，その塩基配列の仕方によって特定の蛋白質が作られる仕組みである。
受精卵から細胞分裂するたびにDNAが複製されるために，ヒトの約60兆の細胞中にはすべて同じDNA，遺伝子がある。
DNAは細胞核内では蛋白質と結合して染色体という形態をとっている。

遺伝子医療
すべての疾病は，遺伝子要因と環境要因が関連することで発生する。①遺伝病は遺伝子要因が100％，②感染症は環境要因が100％，③その他の生活習慣病（糖尿病や高血圧症，広くがんなども含む）や精神疾患は遺伝子要因と環境要因の2因子によって発症する。このように，遺伝子と疾病は深いかかわりをもっている。
遺伝子医療とは，遺伝子解析と遺伝子技術を応用した医療のことで，大きく遺伝子診断と遺伝子治療に分類できる。遺伝子医療の開発によって医療は格段に進歩し，これまで不治の病であった疾病についても治療が可能となることが予想される。
その反面，様々な問題点も指摘されている。①出生前診断による出生前淘汰，②遺伝子差別（保険加入・結婚・就職等の差別），③優生個体・優生人種へのヒトの改造，④市場による遺伝子支配，⑤遺伝子操作による予見し得ない遺伝子変異――の危険性などである。

遺伝子診断
疾病に関連する遺伝子の変質や病原体の遺伝子の有無などを検出することによって，遺伝病や感染症などの診断を行うもの。
単一遺伝子の異常を原因とする遺伝病（単一遺伝病：約6000あるとされる）については，その責任遺伝子を検出し，その情報をもとに出生前診断（胎児や胎芽の染色体異常・遺伝病・形態異常の有無などを診断），発症前診断，保因者診断を行うことができる。
がんについては，は，**がん遺伝子**（細胞の分化・増殖をコントロールする遺伝子で，その異常により細胞が異常増殖する）の活性化と，**がん抑制遺伝子**（細胞の異常増殖を抑える遺伝子）の不活性化が多段階的に組み合わされて発症すると考えられている。このがん遺伝子とがん抑制遺伝子を検出することにより，良性・悪性の鑑別や予後の推定が可能となる。

感染症については，ウイルスや細菌の遺伝子を増幅させて検出するPCR法によって，迅速で高感度な診断が行われている。

遺伝子治療

現時点での遺伝子治療は主に治療用遺伝子を患者体内に導入して，細胞に新しい機能を与えることで治療を行うもの。遺伝子そのものを治療することにはまだ成功していない。

現在行われている最も基本的な遺伝子治療の方法は，患者の細胞（骨髄細胞が多い）を取り出し，そこに治療用遺伝子を組み込み，体内に戻す——というもの。臨床例としては以下のものがある。

①遺伝病患者に対して欠損遺伝子を導入。
②がん患者に対してがん抑制遺伝子p53を導入。
③がん患者の血液幹細胞に，抗がん剤の副作用を防ぐ多剤耐性遺伝子を導入。
④AIDS患者に対してヒト免疫不全ウイルス（HIV）増殖を抑制する遺伝子を導入。
⑤AIDS患者のリンパ球にHIV遺伝子の一部を導入（細胞性免疫を強化するワクチン療法）。
⑥閉塞性動脈硬化症（ASO）の患者に，血管新生作用をもつ血管内皮増殖因子（VEGF）や肝細胞増殖因子の遺伝子を導入。
　※　有効性が確認された治療法は現在のところ，①ADA遺伝子導入や⑥VEGF遺伝子導入など少数に限られている。

遺伝子治療の別の形態としては，ゲノム解読による**ゲノム創薬**と**オーダーメイド医療**がある。これは遺伝子の一塩基多型（SNPs）を解析することで可能となる。SNPsとは遺伝子が個々人によって微妙に異なっている（数百塩基につき一塩基だけ異なっている）ことを意味し，ヒトゲノム約30億の塩基配列のなかに600万〜1000万のSNPsがあると考えられている。この一つの塩基の違いが体質や形質の個人差，人種差などの違いを作り出していて，このSNPsを解析することで，個人差に応じたゲノム創薬やオーダーメイド医療が可能となるのである。

そのため，ヒトゲノム計画の次の段階として，SNPs地図（ゲノム上のSNPsのタイピング）の作成競争が始まっている。

移動円滑化促進法

「高齢者，障害者等の移動等の円滑化の促進に関する法律」の通称で，従来のハートビル法と交通バリアフリー法の2つの法律を統合・拡充させた法律（2006年12月施行）。高齢者や障害者などが移動したり，施設を利用したりする際の利便性と安全性の向上を図ることが目的。

主務大臣（国交相）は移動等円滑化促進のための基本方針を策定，市町村が基本構想を策定する。公共交通機関や道路等の施設設置管理者には，新設時や改良時に上記に基づく取組みが義務化され，既存施設では努力義務となる。基本構想策定時には住民が参加できる制度も設けられている。

医道審議会

医師等医療関係職種の処分，国家試験の実施方法，臨床研修の内容，医療等の指示などについて審議する厚生労働大臣の諮問機関。7つの分科会，30名以内の委員で構成されている。

分科会には，医道分科会，医師分科会，歯科医師分科会，保健師助産師看護師分科会，理学療法士作業療法士分科会，あん摩マッサージ指圧師，はり師，きゅう師及び柔道整復師分科会，死体解剖資格審査分科会

がある。

イブリツモマブチウキセタン

分子標的薬のリツキシマブと併用し，難治性の悪性リンパ腫（低悪性度B細胞性非ホジキンリンパ腫，マントル細胞リンパ腫）に対して投与される抗悪性腫瘍剤（商品名：ゼヴァリン）。β線を放射する放射性同位元素のイットリウム（Y-90）で標識した抗CD20モノクローナル抗体であり，CD20陽性細胞に集積してβ線でその細胞を破壊する。

DPCでは「手術・処置等2」に本剤が設定されている区分がある（2019年4月現在）。

イマチニブメシル酸塩

白血病細胞や消化管間質腫瘍を増殖させるチロシンキナーゼという酵素の働きを阻害することで（チロシンキナーゼインヒビター），がん細胞の増殖を抑える抗悪性腫瘍剤（商品名：グリベック）。保険適用は，慢性骨髄性白血病，KIT（CD117）陽性消化管間質腫瘍，フィラデルフィア染色体陽性急性リンパ性白血病。

DPCでは「手術・処置等2」に本剤が設定されている区分がある（2019年4月現在）。

医務技監

厚労省に2017年度に新設された次官級の医系技官ポスト。

イメージインテンシファイア

極微弱な光（発光体や物体からの反射光など）をいったん電子に変換して電気的に増幅し，光量を増やして再び蛍光像に戻すことでコントラストの付いた像を見ることができるX線検出器のこと。X線透視や撮影において，患者・X線操作技術者の受ける被曝量を減らし，画像をより明確にさせるために開発された。

手術台や透視診断装置等に組み合わせることで，イメージインテンシファイアによる可視画像がX線テレビ等でリアルタイムに見ることが可能であり，各種手術やエーテル治療等において用いられる。ただし近年は，イメージインテンシファイアより高機能を誇る新たなX線検出器として，フラットパネルディテクタ（FPD）の普及が進んでいる。

医薬産業強化総合戦略

「骨太の方針2015」を踏まえ，後発品80％時代に，「国民への良質な医薬品の安定供給」「医療費の効率化」「産業の競争力強化」を三位一体で実現するための戦略。厚労省が2015年9月に発表した。①イノベーションの推進，②質の高い効率的な医療の実現，③グローバルな視点での政策の再構築——を柱とする。

その後，2017年に後発医薬品80％目標の達成や薬価制度の抜本改革などにより，製薬産業を取り巻く環境の劇的変化により，戦略の改訂が行われた。改訂は，ゲノム創薬，核酸医薬，AIや個別化医療，ビッグデータ利活用の進展等の治療・開発アプローチの変化を捉え，バイオ医薬品等においても，有効性・安全性に優れ，競争力がある低コストで効率的な創薬を実現できる環境の整備を進め，海外市場にも展開する「創薬大国」の実現を目指している。

医薬情報担当者

MR。以前はプロパーと呼ばれた。医薬品の製造会社や輸入販売会社に所属し，医薬品の適正な使用と普及のために，医療機関を訪問して，医薬品の品質，有効性，安全性などに関する情報の提供・収集を主な業務として行う。

製薬業界では1997年からMR認定試験を導入し，MRの資質向上を図っている。

医薬品医療機器総合機構（PMDA）

国民保健の向上のため，医薬品による健康被害救済，新薬の承認審査，販売後の安全対策などの事業を行う独立行政法人。2004年4月，医薬品副作用被害救済・研究振興調査機構，医薬品医療機器審査センター，医療機器センターの改編・統合によって設立された。主な事業内容は，①医薬品の副作用や生物由来製品を介した感染等による健康被害に対して，迅速な救済を図る（健康被害救済），②医薬品や医療機器などの品質，有効性および安全性について，治験前から承認までを一貫した体制で指導・審査する（承認審査），③市販後における安全性に関する情報の収集，分析，提供を行う（安全対策）――など。

医薬品医療機器等法

薬事法等の一部改正により，従来の薬事法の名称がこのように改められた。正式名称は「医薬品，医療機器等の品質，有効性及び安全性の確保等に関する法律」。2013年11月に公布され，2014年11月に施行された。これまで医療機器は医薬品の一類型に位置づけられていたが，同法により医薬品とは別立てとされ，独自に規制されることとなった。

同法には，再生医療製品や医療機器について，承認審査の手続きを簡素化し，スピードアップすることで，欧米に先行されている新たな産業を育成する狙いがある。その一方で，一定の安全性を確認した再生医療製品の条件付き承認や，医薬品の副作用を記した添付文書の国への届出を義務づけるなど，安全対策の強化も図られている。

医薬品共同購入

複数の医療機関が共同で同じ医薬品を購入すること。病院の場合，医薬品費は人件費に次いで大きな細目であり，医薬品費の削減は重要な課題であるが，医薬品メーカーと病院との価格交渉は再販売価格維持行為の関係で制約がある。医療機関は医薬品卸業者と交渉することになるが，単体の医療機関では使用量に限度があるため，メーカーが卸業者に仕切った価格の範囲でしか価格交渉ができない。

が，複数の医療機関が共同で価格交渉をすることでスケールメリットが生まれ，単体の医療機関の場合よりも低価格で購入することができる。国立病院機構や都立病院，または厚生農業協同組合連合会（厚生連）などのグループ病院等の医療機関で実施されている。

医薬品再評価

すでに承認されている医薬品について，最新の医学・薬学の学問水準によって，その有効性や安全性を見直す制度。

厚生労働大臣が対象となる医薬品を指定し，企業が提出した資料に基づいて厚生労働省が評価を行う。

医薬品情報管理室

DI（drug information）室。医薬品を適正に使用するため，医薬品情報を集約的に管理する部門。医薬品に関する各種情報を収集，整理，保管，加工して，医療従事者や患者に提供したり，問合せに応じたりする医薬品情報管理業務を行う。

医薬品情報システム（DIシステム）

→　DI

医薬品の臨床試験の実施に関する基準

医薬品の臨床試験の実施に関する基準（GCP：good clinical practice）とは，被験者の人権と安全性の確保，臨床試験のデータの信頼性の確保等を図り，適正な臨床試験を実施するための基準。「医薬品の臨床試験の実施の基準に関する省令」（平成9年3月厚生省令第28号）に基づく。

臨床試験に関わる医療機関，製薬企業，医薬品開発受託機関，その他関係者が，臨床試験の実施においてGCPに違反した場合は，法的に罰せられる。

医薬品費比率

医業収益に占める医薬品購入額。

医薬品副作用被害救済制度

医薬品（医療機関で処方された医薬品のほか，薬局で購入した医薬品も含む）を適正に使用したにもかかわらず副作用による一定の健康被害が生じた場合に，医療費等の給付を行い，被害者の救済を図るという公的制度。独立行政法人医薬品医療機器総合機構（PMDA）が実施主体であり，この医療費等の給付に必要な費用は，許可医薬品製造販売業者から納付される拠出金が原資となっている。

給付請求は，健康被害を受けた本人や家族等が，請求書と医師の診断書等をPMDAに送付することで行う。PMDAは，医学的薬学的判断について厚生労働大臣に判定の申し出を行い，厚生労働大臣は薬事・食品衛生審議会に意見を聞いて判定を行い，その判定に基づいて給付支給の可否を決定する――というのが大きな仕組みである。

医薬分業

医師と薬剤師がそれぞれの専門業務を分担すること，つまり医師が患者の診断と治療を行い，薬剤師は医師が交付する処方箋に基づいて調剤，服薬指導を行う分業体制のこと。

近年，薬価差の縮小や処方箋料の引上げなどによって医薬分業が進んでいる。

医用画像管理システム

CTやMRIなどの画像をデジタルデータで保存し，その配信などを総合的に一元管理する画像情報システムのこと（picture archiving and communication system：PACS）。具体的には，DICOMと呼ばれる標準規格に基づき，DICOM送信機能を持つ医療用画像機器から画像データを受信し，データベースに保存するとともに，クライアント（利用者）からの要請を受け，特定の画像データを探し出してクライアント側に転送すること等が可能である。

医療機関のフィルムレス化を推進することにもつながり，PACSの普及が進んでいるという。

イリゲーター

灌注法を施す際に用いる瓶または袋のこと（灌注器）。原語は「irrigator」であり，英語読みで「イリゲーター」だが，ドイツ語読みの「イルリガートル」という呼称もある。

灌注法とは，体腔など一定の空間へ蒸気・水・空気などを一定の圧力で注入し，その内部を灌流させることで洗浄などの効果を得る方法のことであり，その用途は広い。経管栄養，注腸，点滴浣腸，洗腸，腟洗浄，膀胱洗浄のほか，大量の輸血や輸液を行うときにも用いられる。

医療安全管理体制

患者が安心して安全な医療を受けられる環境を整備した医療機関内の管理体制。2002年10月の医療法施行規則の改正で，医療に係る安全管理のための指針の策定，委員会の管理・運営，職員研修の実施，事故報告等の改善策の立案・実施などが規定された。

2006年度診療報酬改定で体制未整備減算が廃止され，急性期入院医療で医療安全対策加算が新設された。

医療安全支援センター

医療に対する患者や住民の安心・信頼を確保するため，医療法第6条の11の規定に基づき，各都道府県，保健所設置地区ごとに設置されている施設。

主な業務は，①医療に対する住民の苦情や不安，相談に対応するための相談窓口の設置，②医療安全推進協議会の開催，③医療安全の確保に関する必要な情報提供，④研修会の受講等によるセンターの職員の資質の向上，⑤医療安全に関する必要な相談事例の収集，分析および情報提供，⑥医療安全施策の普及・啓発である。

医療安全調査委員会

2007年からの「診療行為に関連した死亡に係る死因究明等の在り方に関する検討会」での議論等を踏まえ，「医療安全調査委員会（仮称）」の設置を中心とする制度案（第三次試案）が厚生労働省から2008年4月に公表された。

試案では，調査委は臨床医を中心として法律家や有識者（患者・遺族の立場を代表する者）から構成される。また，医師法第21条を改正し，調査委員会に届出があった場合は同法に基づく警察への異状死の届出を不要とすること，調査委員会の報告書・調査資料に基づいて行政処分が判断されたり捜査機関へ通知される場合があること等が盛り込まれている。一部の医療団体や医療関係者に反対や懸念の声は根強かったが，医療法の改正に伴い，医療事故調査制度が2014年6月18日に成立した（2015年10月1日施行）。同制度では，医療事故が発生した医療機関で院内調査を行い，その調査報告を民間の第三者機関（医療事故調査・支援センター）が収集・分析することで再発防止につなげる仕組み等を作るとしている。

医療イノベーション

医療イノベーションとは，「新成長戦略実現会議の開催について」（2010年9月7日閣議決定）に基づき，産学官一体で日本の医薬品・医療機器産業の国際競争力を高めるための施策のこと。2010年11月には，内閣官房長官を議長とする「医療イノベーション会議」が設置され，2012年6月に「医療イノベーション5か年戦略」が示された。

医療イノベーション5か年戦略

2012年6月に，政府の医療イノベーション会議（「健康医療戦略室」の設置により2013年2月に廃止）が打ち出した5年間の医療戦略。

①産学官が一体となって，医薬品・医療機器産業を育成し，世界一の革新的医薬品・医療機器の創出国となること，②再生医療や個別化医療のような世界最先端の医療の分野で日本が世界をリードする実用化モデルを作り，医療サービスのイノベーションに向けての検討を併せて進めること——の2点を目的としている。

医療インバウンド事業

医療目的で来日する外国人患者の国内医療機関への受入れを促進する事業。政府の産業競争力会議が進める「日本再興戦略」の一つと位置付けられている。すでに行われている取組み事例としては，中東からの患者に対する再生医療（大阪大学病院）や，クウェート人の乳がん治療（信州大学病院）がある。

政府は，同事業の充実に向けて，受入れ医療機関となる「日本国際病院」の選定を進めるほか（2018年8月現在45施設），外国人患者と受入れ医療機関のマッチングや渡航手配サポート等を行う「医療渡航支援企業」を認証するガイドラインを策定した。

医療介護改革推進本部

厚労省が2014年10月に，地域包括ケアシステムの構築や医療保険制度の安定化を図るために立ち上げた組織。

同本部の取組みとしては，①医療保険制度改革に対する国民の理解を深めるため，「地域包括ケアシステムの構築」及び「医療保険制度改革」に関する広報等を積極的に展開すること，②医療保険制度改革について，地方自治体，経済界及び医療関係者等との協議を進め，理解及び協力を得ること——の2つが挙げられている。

医療・介護総合確保推進法（医療・介護一括法案）

2025年に向けて，地域における医療と介護の提供体制を改革する法律案。正式名称は，「地域における医療及び介護の総合的な確保を推進するための関係法律の整備等に関する法律案」。2014年6月に可決，成立した。主な内容は以下のとおり。

1. 都道府県ごとの新たな基金の創設

病床の機能分化・連携などに対する新たな財政支援制度として都道府県に基金を新設し，国が3分の2，都道府県が3分の1を負担する。2014年4月施行。

2. 病床機能報告制度の創設と地域医療構想

医療機関（一般病床・療養病床対象）が，病棟ごとの医療機能を，①高度急性期，②急性期，③回復期，④慢性期——のいずれかから選択し，「現状」と「今後の方向」，医療の内容等を都道府県に報告する制度。2014年10月施行。報告制度で集めた情報等に基づき，都道府県は一定地域ごとに必要な病床量等を定める「地域医療構想（ビジョン）」を策定し，医療提供体制の過不足を判断する。

3. 医療従事者確保と医療勤務環境改善センター

医療従事者確保の観点から，病院・診療所の管理者の努力義務として「医療従事者の勤務環境の改善その他の医療従事者の確保に資する措置を講ずること」が定められ，都道府県には「医療勤務環境改善支援センター」の設置が求められた。

4. 介護予防給付の市町村移行と自己負担引上げ

介護保険の要支援者への予防給付の一部（通所介護・訪問介護）を市町村による地域支援事業に移行する。また，年金収入ベースで280万円以上の所得がある利用者の負担割合を，1割から2割に引き上げる。2015年8月施行。

5. 看護師等の業務範囲の拡大

チーム医療推進に向け，看護師，診療放射線技師，臨床検査技師，歯科衛生士を対象に，業務範囲を拡大する。看護師については，手順書に基づいて「特定の医行為」（高度かつ専門的な知識・技能が特に必要な行為）の実施を認めるための研修制度を創設。2015年10月施行。

6. 医療事故調査制度の創設

すべての病院・診療所等で発生した「予期しない診療関連死」の原因究明と再発防止体制を構築するため，医療事故調査制度を創設する。病院・診療所等は，医療事故が発生した場合には，厚労省が定める第三者機関「医療事故調査・支援センター」に報告する。2015年10月施行。

7. 持分なし医療法人への移行推進策等

質の高い医療を効率的に提供する体制構築に向けた基盤整備として，持分なし医療法人への移行を促進する「移行計画認定制度」を創設する。2014年10月から3年以内の期間限定の予定であったが，2020年まで延長となった。認定された医療法人には相続税や贈与税

の納税を猶予し，移行後は猶予税額を免除する。

医療介護福祉士

日本慢性期医療協会は2010年2月から，医療の知識を十分にもった介護福祉士を養成する「医療介護福祉士（メディ・ケア・ワーカー）」の認定制度を開始した。介護福祉士としての実務経験が1年以上ある者を対象として，口腔ケアやリハビリテーション介護，胃瘻等の管理，褥瘡の予防・治療など医学的知識に関する講義のほか，施設での実習など全6日間24単位の履修が必要である。

同協会は，医療依存度の高い患者にも対応できる医学的知識と高度な介護技術を併せもった介護福祉士の必要性が高まっていることを受けて，本認定講座を設けたとしている。医療介護福祉士を養成することで，看護師など他職種との連携をさらに深め，より質の高いチーム介護サービスの提供を目指す。

医療過誤

医療行為によって患者に対して有害な結果をもたらした医療事故のなかで，その原因が医療従事者の誤診や誤薬など人為的な診療ミスによるもの。

医療過誤があったかどうかの判断が難しいケースも多く，それについて争うことを医療紛争，さらに訴訟にまで発展した場合に医療訴訟という。

医療観察法

心神喪失等の状態で重大な他害行為を行った者の医療及び観察等に関する法律の略称。〔→心神喪失者等医療観察法〕

医療監視

自治体などが医療機関に対して適正な医療が行われているかどうか監視する制度。医療法第25条に基づき，厚生労働大臣，都道府県知事，保健所を設置する市の市長または特別区の区長は，必要に応じて病院，診療所，助産所に対して報告を命じることや，施設の衛生状況や構造設備，診療録等の帳簿書類について立入検査を行うことができる。

2000年4月からの地方分権推進法の実施で，医療監視は機関委任事務から地方自治体の自治事務へと変更され，一般病院，診療所などの医療監視は各自治体が独自に行い，厚生労働省は特定機能病院だけに立入権限をもつようになった。

医療関連サービス

医療サービスを提供するために必要なサービス，あるいは医療サービスと密接に関連するサービスのこと。寝具等の賃貸，検体検査などの院内業務委託・支援サービス，医療機器・看護用品レンタルリース，成人病食宅配サービスなどの在宅医療支援サービスなどがある。

医療関連サービス振興会

医療関連サービスを提供する企業や関連団体などの連絡調整体制を確立し，医療関連サービスの健全な発展を推進する事業を行い，医療と福祉の向上に寄与することを目的に，1990年に設立された公益法人。

医療関連サービスに関する調査・研究，評価認定制度事業などを行っている。評価認定制度は，良質な医療関連サービスとして必要な要件を認定基準として定め，この基準を満たすサービスに対して医療関連サービスマークを認定するもの。

医療機関コード

保険医療機関の指定を受けたときに付与されるコード。郡市区分番号2桁，医療機関番号4桁，検証番号1桁の7桁からなっている。保険者に医療費を請求する際に，レセプトや診療報酬請求書で使用する。

医療機関債

医療機関を開設する医療法人が，直接金融による資金調達のために発行する債券。地域住民に広く販売する地域オープン型と，銀行が全額買い受ける総額貸付型がある。

厚生労働省による「医療機関債発行のガイドライン」（2004年10月通知，2016年4月改定）では，医療機関債を発行できる医療法人の条件として，①堅実な経営成績（3年以上税引前純損益が黒字であることなど），②公認会計士または監査法人による監査（1回当たりの発行総額が1億円以上，もしくは購入人数が50人以上の場合など）などを挙げている。

また，発行の目的が医療法人の資産の取得（無形固定資産は含まれるが，リースは含まれない）に限られること，債権購入者に対して与える経済的利益が法令の規定に基づく医療に係るもの（保険外併用療養費を含む）であってはならないこと（診療差別の排除），決算期ごとの情報（財産目録，貸借対照表，損益計算書等）の開示——などが定められている。

なお，社会医療法人は自立型経営を持続できるよう公募債（社会医療法人債。証券会社を通して広く募集）を発行することができる。〔→地域医療振興債〕

医療機関ネットワーク事業

参画医療機関から事故情報を収集して再発防止に活かすことを目的に，消費者庁と独立行政法人国民生活センターが共同で2010年末から開始した事業（2018年5月現在，24医療機関が参画）。収集・登録された事故情報の概要は，消費者庁からホームページ等によって情報提供されている。

医療機関別係数

DPC（診断群分類別包括評価）における包括点数の算定式を構成する1項目で，病院の機能や前年度実績を評価したもの。機能評価係数（医療機関ごとの機能に基づいて算定する係数）と調整係数（または基礎係数）からなる。

前者は，臨床研修病院入院診療加算・診療録管理体制加算・医療安全対策加算など医療機関機能を評価した入院基本料等加算を係数化して求める。後者は，診断群分類別延患者数に基づき，診断群分類別係数などから診療報酬額を算出し，「前年度の包括対象範囲の医療費実績÷診断群分類による診療報酬額」で求める。

2010年度改定以降，調整係数は段階的に廃止され，2018年度改定で，機能評価係数Ⅱへ完全移行された。

医療技術評価（HTA）

「医療技術の開発，普及および利用に関する医学的，経済的，社会的，倫理的な問題の情報を透明性を持ち偏見もなく着実にまとめていく学際的な分野で，目的は患者中心の安全と効率的な医療政策を作るために情報を提供して最良の価値を達成しようとするもの」〔欧州HTAネットワーク（EUnetHTA）〕と定義されているが，狭義には「医薬品や医療機器の許認可や価格決定を行い公正な医療を実現すること」と認識されている。グローバリゼーションのもとで，医療においても多くの国が共通の問題に直面するようになったことで，HTAは広汎に拡大した。

我が国では，2012年に中医協・費用対効果評価専門部会が立ち上げられ，医療技術の費用対効果については，2012年度診療報酬改定の答申書付帯意見で「革新的な新規医療材料やその材料を用いる新規技術，革新的な医薬品の保険適用の評価に際し，費用対効果の観点を可能な範囲で導入することについて検討を行う」

と明記された。つまり，医薬品・医療材料・医療者等の技術（手術など）が医療技術と定義され，費用の観点からだけでなく，費用および効果の双方から評価が行われるようになっている。

医療機能情報提供制度

地域の各医療機関に一定の情報を都道府県へ報告させることを義務づけし，都道府県が集約した当該情報を住民にインターネット等でわかりやすく提供する制度。2007年4月から施行された改正医療法で創設された。

一定の情報とは，基本情報（①名称，②開設者，③管理者，④所在地，⑤電話番号，⑥診療科目，⑦診療日，⑧診療時間，⑨病床種別および届出・許可病床数），基本情報以外のすべての情報（①管理運営サービス等に関する事項，②提供サービスや医療連携体制に関する事項，③医療の実績，結果に関する事項）に大別される。

医療機能評価

→ 病院機能評価

医療基本法

医療政策の理念，原則，方針等を示す法律として，近年，日医や全日病などが中心となり，制定に向けた提言等が行われている。

現在，日本には医療政策全体について定められた基本法はない。2012年，日本医師会から，「すべての国民が，安心，安全な医療を等しく受ける権利を有し，医療提供者と患者等の信頼関係にもとづいた医療が実現されること」を目的とし，①医療提供体制を確保するための施策，②医療提供者の責務，③患者等の権利と責務——などについて定めた草案が公表された。

このほか，全日病がたたき台を策定し，日病でも検討委員会を設置し検討を進めるなど，関連各団体により策定に向けた準備が進められている。

医療区分

医療療養病床における，医療の必要性の程度に基づいた入院患者の分類。病名や病態，処置の内容などによって区分1〜3が設定され，区分3が最も重い。

区分3は，スモンのほか，中心静脈栄養，24時間持続点滴，人工呼吸器などを実施している状態。区分2は，筋ジストロフィー，脊髄損傷などのほか，肺炎治療，脱水に対する治療などを実施している状態と詳細に規定されている。

医療クラスター構想

医療クラスターとは，同一地域内または近郊に，異なる機能を有する複数の医療施設や医療関連産業等を集約し，診療や研究等を相互に補完し合うという考え方。クラスター（cluster）とは本来，果実の房など一定の集合体を意味する。

厚生労働省は，以前から医療クラスター構想の検討を進めてきた。2010年4月から独立行政法人に移行した国立高度専門医療研究センターを中心に，産学官が各々の技術を持ち寄り，新規の医薬品や医療機器等の共同開発を行う医療クラスターの整備構想を打ち出している。また，東京都や兵庫県，徳島県など，医療クラスター構想を独自に検討している地域もある。

医療経営士

日本医療経営実践協会による認定資格の名称で，1〜3級までの等級がある。「医療機関をマネジメントするうえで必要な医療および経営に関する知識と，経営課題を解決する能力を有し，実践的な経営能力を備えた人材」の育成が目的とされている。

医療経営人材育成事業

医療サービスを事業として高度化するため，医療実務と経営技術の両方に精通した人材の育成を支援する事業。経済産業省が2005年度から開始し，具体的な施策として体系的教育プログラムを開発した。これは医療経営のスキル標準を明確にし，教育プログラム体系（カリキュラムやテキスト）を整備するもので，教育機関や医療経営の現場で使用するなかで内容を高めていく。標準テキスト（バージョンゼロ）は，大きく一般的な経営理論と医療機関で活用される経営技術で構成され，設備投資やリスクマネジメント，医療安全対策などの実践的事例が盛り込まれている。

対象となるのは，トップマネジメントを担う院長や医療法人理事長等，実務者レベルの事務長や経営企画部門責任者等，金融業界の医療機関への融資担当者等。将来的には，医療経営に特化した「日本版ヘルスケアビジネススクール」の設立が構想されている。

医療計画

都道府県が適切な医療を提供する体制を確保するために必要な事項を定めた計画。1985年12月の医療法改正で，医療資源の地域的偏在の解消，医療施設相互の機能の連携等を推進する目的で制度化され，計画の策定が都道府県に義務付けられた。一定の条件を考慮して病床を整備する単位として区域（医療圏）が設定され，その区域ごとの必要病床数が定められている。

2006年成立の第五次医療法改正では，①有床診療所の48時間規制を廃止して基準病床数制度の対象として追加する，②救急医療等確保事業として救急・災害・へき地・周産期・小児救急医療に取り組む——ことなどが盛り込まれ施行されている。

また，2013年4月から施行されている保健医療計画では，各医療圏における5疾病（がん，脳卒中，急性心筋梗塞，糖尿病，精神疾患）や5事業（救急医療，災害時医療，へき地医療，周産期医療，小児医療）並びに在宅医療に対する医療連携体制の状況について公開している。

2014年成立の第六次医療法改正では，①病床機能報告制度の創設，②地域医療ビジョンの策定，③在宅医療の推進，④医師・看護職員確保対策——などが盛り込まれて施行されている。

医療経済研究機構

医療経済に関する調査・研究，情報の収集・提供を行って，医療サービスの向上，医療政策の発展に寄与する目的で，1993年に設立された一般財団法人。

医療券

生活保護法による医療を受けることが決定されると，要保護者に発行される。医療券は暦月を単位として発行され，毎月，患者が申請し，更新される仕組みとなっている。医療扶助開始後6カ月を超えるときは，医療要否意見書により，継続性の必要を確認して，病院に医療券が送られてくる。

医療圏

医療供給体制を整備する医療計画における地域単位。プライマリ・ケア（一次医療）を支援し，比較的専門性の高い外来医療や一般的な入院医療などの充実を図る区域を**二次医療圏**，先進的な技術や特殊な医療機器を使用する医療，または専門性の高い救急医療などの整備を図る区域を**三次医療圏**としている。

二次医療圏は広域市町村圏などをもとに受診状況や交通事情を考慮して策定され，三次医療圏はおおむね都道府県を単位に設定される。

あ行

いり―いり

医療コーディネーター

診療に関する相談や診察の同席，治療法・医療機関・専門医の調査・紹介などを行い，患者と医師の橋渡しを担う職種。

主治医と満足に話ができない，治療方針に納得できない，セカンドオピニオンを受けたい――など，患者の悩みや要望に応え，患者が納得して医療や病院を選択・決定できるための手助けをする活動で，患者に代わって医療機関や治療法を選ぶわけではない。

2003年2月に任意団体である日本医療コーディネーター協会が設立され，医療コーディネーターの認定，教育研修，機関紙発行，求人情報提供などの事業を行っている。

医療広告ガイドライン

「医業若しくは歯科医業又は病院若しくは診療所に関して広告し得る事項等及び広告適正化のための指導等に関する指針」として，医療法における病院等の広告規制について厚生労働省が定めた基準（平成19年医政発第0330014号）。患者等の利用者保護の観点から，医療法その他の規定に基づき広告内容を制限している。

患者等が自分の病状等に合った適切な医療機関を選択することが可能となるよう，患者等に対して必要な情報が正確に提供され，その選択を支援する観点からまとめられている。従来の医療法や告示のように，一定の性質を持った項目群ごとにまとめて規定する包括規定方式を導入している。

また，従来，ウェブサイトでの広告は医療法の広告規制の対象外だったが，2017年に成立した改正医療法で医療の広告規制が見直され，医療機関のウェブサイトによる情報提供も広告規制の対象となった。厚労省は2018年5月，改正省令と告示を発出し，「医療広告ガイドライン」を改定。ガイドラインでは，禁止される広告として，①虚偽広告，②比較優良広告，③誇大広告，④患者の主観に基づく体験談，⑤術前術後の写真（ビフォーアフター）――などを挙げている。

医療産業研究会

経済産業省は2009年，医療サービスのイノベーションの促進や，新しい医療関連市場を見据えた産業化の方策を検討する「医療産業研究会」を発足させ，9月に初会合が開かれた。医療学識者や医療機関，医療関連産業の代表者等のメンバーによって，①医療関連の新しい市場分野の拡大（医療ツーリズムの促進，医療サービスの海外進出など），②医療サービス分野のイノベーション（ITによる診療支援や遠隔医療・手術支援，先進的な創薬・医療機器の開発環境のあり方など）――を検討した結果，2010年6月末に報告書がとりまとめられた。

医療資源病名

DPCの診断群分類点数表における，入院期間において治療の対象となった傷病のうち「医療資源を最も投入した傷病名」の通称。ICD-10から主治医が選択する。なお，医療資源を最も投入した傷病が確定していない場合は，入院の契機となった傷病名が医療資源病名となる。

医療事故調査制度

医療事故の原因究明と再発防止に役立てることを目的に，2015年10月1日から始まった制度。死亡事故が起きた場合，医療機関は事故を報告するとともに，調査を行い，その結果を医療事故調査・支援センターと遺族へ報告することが義務づけられている。

医療事故防止対策適合品マーク

日本医療器材工業会が定めた業界の自主的マーク。2000年8～9月にかけて厚生省（当時）の医薬安全局が作成した「注射筒型手動式医薬品注入器基準」などの医療事故防止基準に合った「安全器材」を識別しやすくするため，条件をクリアした製品にだけ箱や個別包装にマークを表示できることにした。

事故防止医療器材であることを表示することで，メーカー側の開発のインセンティブになるだけでなく，医療従事者が一目で「安全器材」を区別できるようにすることが狙い。マーク表示について強制的適用は求めず，メーカーの判断にまかせるという。

医療施設

医療を提供する施設で，医療法では病院，診療所，助産所が定義されている。

医療施設調査

統計法に基づき厚生労働省が実施する医療統計の一つ。全国の医療施設（助産所は除く）の分布や整備の実態を明らかにし，医療施設の診療機能を把握して，医療行政の基礎資料を得ることを目的としている。

3年に1回全国の医療施設を対象に行う医療施設静態調査，1年を通じて開設・廃止などのあった医療施設を対象に行う医療施設動態調査がある。

調査事項は，施設名，所在地，開設者，診療科目，設備，従事者の数および勤務状況，許可病床数，社会保険診療の状況，救急病院・診療所の告示の有無，診療・検査の実施状況など。なお，これと併行して病院報告が実施される。

医療情報システム

高度な情報通信技術を医療分野に応用したコンピュータと通信ネットワークによるシステム。大きく，医療機関内で構築する病院情報システム，地域医療を支援する地域医療情報システム，医療機関や医療従事者向けの医療情報サービスシステムに分けられる。

病院情報システム（HIS：hospital information system）：オーダリングシステム，レセプト電算処理システム，電子カルテシステムなど，診療から会計まで病院内の様々な業務を電子化したシステム。また，各病院に共通する情報処理を大型コンピュータによって共同で処理する利用型病院情報システムもある。

地域医療情報システム：在宅医療支援システム，保健活動支援システム，へき地医療情報システム，救急医療情報システムなど，地域医療の多様なニーズに応えたシステム。高度先端技術に支えられた遠隔医療なども期待される。

医療情報サービスシステム：医療関連情報を収集・管理・提供するシステム。医薬品情報や医学文献の検索に利用でき，統計処理機能をもつものもある。

医療情報データベース（MID-NET）

PMDA（医薬品医療機器総合機構）が2012年度より整備を開始したデータベース。東京大学医学部附属病院などの大学病院ほか，全国の協力医療機関（10拠点23病院）の電子カルテ等の情報を統合解析することができ，医薬品の副作用の評価や市販後の安全性監視などに活用できる。

医薬品は販売開始後に，臨床試験では把握できなかった副作用が生じる場合があり，従来は医療関係者の自発的な報告から情報を収集していた。これが，報告を待つことなくリアルタイムで副作用の発生状況等が調査できる。

2018年4月より本格運用が開始されている。

医療審議会

医療法に基づいて設置された都道府県知事の付属機関で，医療計画の設定・変更，推進に関する事項や医療提供体制の確保に関する事項について調査審議する。委員は，医師，薬剤師などの医療関係者，医療を受ける立場にある者，学識経験者から選任される。

なお，厚生労働大臣の諮問機関であった医療審議会は，中央省庁再編に伴い社会保障審議会に統合された。

医療水準

医療技術，医療体制などに関する標準または程度。地域医療においては，その地域における医療体制（医療施設や医療従事者の内容と数，分布，医療機関の連携など）の整備の程度をいう。医療機関においては，医療従事者の配置や設備，診療技術などのレベルが問われる。

医療過誤訴訟では，医療機関側に損害賠償責任があるかどうかを判断する尺度として用いられるが，それは全国一律ではなく個別的判断が求められ，一般の医療慣行とも必ずしも一致しない。

医療生活協同組合

組合員のために医療施設をもつ生活協同組合。生協法に基づく自主的組織で，組合は医療供給のため協同の拠出金で運営に当たる。

医療セプター

セプター（Capability for Engineering of Protection, Technical Operation, Analysis and Response）とは，各インフラ分野における IT 障害に関して，情報共有体制を強化するための「情報共有・分析機能」のこと。内閣サイバーセキュリティセンターからの情報を適切に重要インフラ業者等に伝え，IT 障害を未然防止し，発生時の被害拡大防止・迅速な復旧および再発防止のために情報を共有する。「医療セプター」は，2018年3月に日本医師会が事務局となり，日本歯科医師会，日本薬剤師会，日本看護協会，四病協，オブザーバーとして保健医療福祉情報システム工業会とともに組織された。

医療ソーシャルワーカー

メディカル・ソーシャル・ワーカー（MSW）。各種の医療施設で活動するソーシャルワーカーで，ケースワーカーと呼ぶこともある。

患者が抱える医療費や生活費などの経済的問題，療養に伴う心理的問題，就職や施設入所，在宅復帰など退院後の社会的問題などについて，社会福祉の立場から相談に応じ，公的制度の利用や関係機関との調整など，問題解決のために援助を行う専門職。

医療滞在ビザ

日本において治療等を受けることを目的として訪日する外国人患者等（人間ドックの受診者等を含む）および同伴者に対し発給されるもの。2010年9月に閣議決定された追加経済対策において，医療・介護分野では，検診や病気治療目的の訪日外国人を増やすため「医療滞在ビザ」制度を創設すると掲げられたことを受け，外務省が2011年1月から日本の在外公館において，「医療滞在ビザ」の運用を開始している。

「医療滞在ビザ」は，短期滞在ビザにおいて商用，観光とともに「医療」目的を明示する方法で行う。また，同行者への発給の便宜や，入院目的で長期滞在する者の在留資格を明確化し円滑に入国できるようにするなど，所要措置が講じられている。

医療ツーリズム特区

2013年4月に産業競争力会議で提案された「アベノミクス戦略特区」で示された特区。外国人患者を受け入れる国際医療の拠点として想定されている。

医療的ケア児

日常生活を送るために，痰の吸引や経管栄養などの医療的ケアを必要とする児。

新生児医療の発達に伴い，超未熟児や先天的な病気をもつ子どもの救命が進み，胃瘻や人工呼吸器などを装着していても自宅に帰れるケースが増えている。現状では自宅で受けられる医療や福祉のサポートには限りがあり，介護保険の適用や在宅ケアの適応，また学校での付き添いなど，医療的ケア児の受入れ体制についての課題が挙げられている。

医療等ID

社会保障・税番号制度（マイナンバー制度）とは異なる，他の分野とリンクしない医療等の分野の専用番号のこと。日本医師会・日本歯科医師会・日本薬剤師会が2014年11月の声明でその必要性を表明した。

そして2018年8月，厚労省の医療等分野情報連携基盤検討会で，情報連携の識別子についての議論を取りまとめ，「医療等ID」について，被保険者番号を個人化したものを充てることを正式に明らかにした。それによると，活用イメージは，①公的データベース内での名寄せ，データベース間でのデータ連結，②臨床における情報連携──の2つ。2020年4月から，本人を識別する2ケタの新たな番号を付与した保険証が配布される予定。

医療特区

構造改革特別区域法に基づき，地域経済活性化等のために，地域の特性に応じて規制の特例措置を定めた構造改革特別区域（特区）で，医療分野に特化したもの。特区計画は地方自治体等が策定し，内閣総理大臣の認定を受ける。

2004年5月の改正で，株式会社の医業経営参入に関する医療法の特例措置が認められた。これによって，株式会社は再生医療や遺伝子治療のような「高度な医療」に限り，自由診療による医療機関を開設できる。

医療トレーサビリティ

「トレーサビリティ」は工業製品や食品などの品質・安全管理における概念で，「追跡可能性」あるいは「履歴追跡」などと訳される。物品の製造から消費までの流通経路を追跡・把握できるようにすることを意味する。

現在，日本ユーザビリティ医療情報化推進協議会が，医薬品・医療機器等の効率的な流通や，より安全な医療提供，研究・開発への活用を目指して，医療者や患者にもバーコードのような識別番号を振り当てて，"いつ・どこで・誰が・誰に・何を・どのように"といった形式で医療行為の履歴が確認できるシステム構築のための法整備を求めている。

医療ネグレクト

保護者が病気の子どもに必要かつ適切な医療を受けさせないこと。重い病気やけがでも医療機関に連れて行かない，医療機関で行われる治療を拒否する（宗教上の理由を含む），などの行為を指す。2012年に厚生労働省は小児科のある病院550施設を対象に実態調査を行った（160施設回答）。2008年秋からの1年間で，主治医が医療ネグレクトと判断した事例は452件。このうち，医療ネグレクトによって症状が悪化した子どもは35人に上った。

一般に，ネグレクトとは，保護すべき者が高齢者や児童，障害者等に対して社会通念上行うべき保護を怠ること。栄養不良，極端な不潔，怠慢ないし拒否によ

る病気の発生，学校へ行かせない，などの行為をいう。特に，児童虐待防止法（児童虐待の防止等に関する法律）では，「児童の心身の正常な発達を妨げるような著しい減食又は長時間の放置，…（中略）…その他の保護者としての監護を著しく怠ること」と定義している。医療機関や医師は児童虐待の早期発見に努め，発見した場合は児童相談所などに通告しなければならない。

医療の質の評価

医療が適正に行われているかどうかを測定し，評価すること。以下のような3つの視点で行う。①設備，人員配置，組織体制など医療施設面の評価，②医療が実際にどのような手順で提供されているか，医療のプロセス面での評価，③医療提供によって患者のニーズはどの程度達成されたか，医療の結果の評価。

第三者評価として，日本医療機能評価機構による認定事業や国際標準化機構のISO9000s，ISO14000sなどがある。

医療の標準化

質が高く，ばらつきのない医療を提供するため，個々の疾病の治療行為や医療サービスなどについて標準となる手法や手順，規則を定めること。EBM（根拠に基づく医療）による診療や入退院管理におけるクリティカルパス，病院管理全体の標準化といえる医療機能評価など，様々なレベルで標準化が進められている。

医療廃棄物

医療機関から発生する廃棄物。そのなかで，感染の危険があるため特別に管理が必要な特別管理廃棄物に指定されたものを**感染性廃棄物**という。注射針，点滴セット，血液類，培地，臓器などである。

感染性廃棄物については，医療機関が排出後の一時保管，収集・運搬，中間処理（焼却，溶融，滅菌など）までの直接責任を負う。1992年，厚生省（当時）によって，具体的処理法を明記した「廃棄物処理法に基づく感染性廃棄物処理マニュアル」が作成され，改訂版が公表されている（最新版は2018年3月，環境省より）。

医療費

医療にかかる費用。3種類の概念がある。①医療サービスに対して患者が医療機関の会計窓口で支払う費用，②医療サービスに対して医療保険を通じて（患者負担も含め）支払われる費用，③医療機関の医療サービスに対して1年間に支払われる費用の総額（国民医療費）。

医療費控除

本人，または本人と生計を一にする親族（配偶者やその他の親族）の病気やけがに対して支払いを行った1年間（1月〜12月までの期間）の医療費の合計が10万円を超える場合，確定申告をすることによって税金の還付を受けることができる。

医療費控除の対象は，その年に支払った医療費から保険金等で戻ってきた金額を差し引いて超えた額。ただし，所得金額が200万円未満の者は10万円ではなく，所得金額の5％を差し引く。さらに，医療費控除には最高限度額が定められており，200万円を超える医療費控除はできない。

医療秘書

一般の秘書業務に加え，医学，医療事務，診療録管理などの知識を身に付け，医療機関で仕事をする秘書（MS：medical secretary）。職種によって，個人秘書，医局秘書，病棟秘書などに分類される。

個人秘書は，理事長や院長，教授などに付き，スケジュール調整や文献検索などの一般的な秘書サポートを行う。医局秘書は，医局にあって医局長や医局員のスケジュール管理，出張の手配，学会事務局事務といったサポートを行う。病棟秘書は一般には病棟クラークと呼ばれ，入院部門の事務を行う。

医療費助成制度

患者・家族の経済的負担を軽減するため，国や地方自治体が医療費の全部または一部を援助する制度。公費負担医療制度と公費以外の医療費助成制度がある。

公費負担医療制度は，自立支援医療，養育医療，特定疾患治療研究事業，生活保護，援護措置（児童福祉法等），公害医療などがあり，多くは病名により認定される。患者は医療機関窓口での支払いが免除され，医療機関は患者の一部負担金を国または地方公共団体に請求する。

公費以外の医療費助成制度は，高額療養費，長期高額疾病，家族療養付加金，重度心身障害児医療費助成，母子家庭等医療費助成，乳幼児医療費助成などがあり，支払額や入院期間によって決定される。窓口で支払った一部負担金の全部または一部が，後日，保険者または地方公共団体から払い戻される。

医療費通知

保険者が医療機関に支払った医療費の金額を被保険者，被扶養者本人に文書で通知すること。患者のコスト意識の喚起，医療機関による架空請求の抑止など，医療費適正化の一環として行われている。

医療費適正化計画

国民の医療費の適正化を推進するため，国が定めた医療費適正化基本方針に即して，6年を1期として，都道府県が定める計画。定期的に，進捗状況に関する評価・分析を行い，結果を公表するとされている。

医療被曝

診断・治療の際に，患者および介護者・介助者が放射線に曝露すること。X線撮影やCT撮影などによる診断時や，放射線治療時などが主な場面として挙げられる。診断・治療における患者の便益を損なうおそれがあるため，医療被曝には線量限度が適用されない。

2014年復興省報告によると，日本の医療被曝による一人あたり実効線量は年間3.9mSvと推定され，自然放射線による年間被曝線量2.1mSvを上回る。

医療費抑制政策

少子高齢化に伴って高騰する医療費の抑制を図った政策。医療法の改正，診療報酬体系や薬価制度の見直しなど，様々な面で検討・実施されている。

医療扶助

生活保護法に規定された保護の一つ。困窮のため最低限度の生活を維持できない者に対して，原則として医療の現物給付が行われる。その実施については，「生活保護法による医療扶助運営要領について」という通知で詳細が定められている。

医療ブロックチェーン

ビットコインなどの仮想通貨を支える「ブロックチェーン」の技術を医療分野に応用するもの。電子カルテなど医療情報の共有や医薬品サプライチェーン管理など幅広い用途が期待され，一部の国ではすでに実用化済み。

ブロックチェーンとは，参加者の取引データがブロック単位の台帳に記録され，時系列でハッシュ値と呼ばれる数値で鎖（チェーン）のようにつながっていくもので，「分散型台帳技術」とも呼ばれる。

中央管理者は存在せず，すべての参加者が共有・検

証できるがゆえに，改ざんが極めて困難となる。また，許可されたメンバーのみの参加とすることで，安全性も飛躍的に高くなるとされる。

医療法

医療提供体制の確保等のため，医療施設等について定めた基本法規（1948年制定）。病院・診療所の適切な配置，開設の手続き，人的構成，構造設備，管理体制を定め，運営管理に対する監督，広告の制限，公的医療機関の役割などを細かく規制している。

医療法改正（第一次～第四次）

社会情勢の変化に対応して，医療提供体制の見直しとともに医療法の改正が行われてきた。第四次までの主な改正点は以下のとおり（「第五次」は次項参照）。

第一次（1985年成立）：一人医師医療法人の認可。都道府県に地域医療計画策定を義務付け，医療圏を設置。また，老人保健制度の見直しによって老人保健施設を設けた。1986年6～10月施行。

第二次（1992年成立）：医療提供の理念を示し，医療施設の機能を体系化して，特定機能病院，療養型病床群などの区分を設けた。ほかに，広告規制の緩和，診療科名の規定整備などが行われた。1993年4月施行。

第三次（1997年成立）：地域医療を完結させるため地域医療支援病院制度を創設し，医療と福祉の統合を図って療養型病床群を有床診療所に拡大設置した。また，インフォームド・コンセント規定が整備された。1998年4月施行。

第四次（2000年11月成立）：入院医療の提供体制を整備し，病床の種別を一般病床，療養病床など5つの区分とし，看護配置基準を引き上げた。ほかに，臨床研修医制度の確立，広告規制の緩和など。2001年3月施行。

医療法改正（第五次）

良質な医療を提供する体制の確立を目的に，2006年6月成立（2007年4月施行）。新たに規定された，主な改正項目は以下のとおり。

(1) 医療に関する選択の支援——患者が適切な保健医療サービスを選択できるように，医療に関する情報提供を推進する。
　① 都道府県が医療機関等に関する情報を集約し，住民に対する情報提供・相談等の仕組みの制度化。
　② 入院時の治療計画や退院後の療養に必要なサービス等に関する文書の作成と説明。
　③ 広告できる事項の拡大——予約診療の有無，種別ごとの病床数，員数，設備，医療従事者に関する事項，医療相談・安全確保・個人情報に対する措置，提供される医療の内容，等。
(2) 医療の安全の確保——患者や家族からの苦情への対応，安全確保に関する情報提供・研修実施等の事務を行う医療安全支援センターを設置する，など。
(3) 有床診療所に対する規制の見直し——48時間の入院期間制限規定を廃止する，など。
(4) 医療提供体制の確保——都道府県は救急医療や小児医療，へき地医療等の確保事業に関する医療計画を定め，それぞれの医療ごとに医療連携体制を構築する。計画には目標を設け，5年ごとに調査・評価を行う。
(5) 医療法人制度の見直し
　① 医療法人は業務として有料老人ホームを設置できる。
　② 社会医療法人の創設——医療計画に位置付けられた救急医療，小児医療等の確保事業を担う医療法人類型。〔→社会医療法人〕

医療法改正（第六次）

良質かつ適切な医療を提供する体制の構築を目的に，2014年6月成立（2014年10月施行）。医療・介護制度の関係法律19本を一括で改定した「医療・介護総合確保推進法」として改定された。

医療法の主な改正項目は以下のとおり。

(1) 病床の機能分化・連携の推進
　① 医療機関が担っている医療機能と今後の方向を病棟単位で都道府県に報告する病床機能報告制度を設け，その報告内容を患者・住民に公表する。
　② 国が地域医療ビジョン策定のためのガイドラインを策定する。
　③ 都道府県が，医療計画の一部として，2次医療圏等ごとに地域の医療提供体制の目指すべき地域医療構想（ビジョン）を策定する。
(2) 在宅医療の推進——医療計画への，在宅医療の達成すべき目標や医療連携体制に関する事項の記載を義務づける。
(3) 特定機能病院の承認の更新制の導入
(4) 医師確保対策——都道府県に地域医療支援センター設置の努力義務規定を創設する。
(5) 医療機関における勤務環境の改善——医療機関の勤務環境改善のための自主的マネジメントシステムを創設する，各都道府県に医療勤務環境改善支援センターの設置等を規定する，など。
(6) 医療事故調査制度の整備——医療機関に院内調査の実施を義務付け，調査結果の分析や再発防止策に係る普及・啓発を行うとともに，遺族又は医療機関の求めに応じて医療事故に係る調査を行う第3者機関の設置等を規定する，など。
(7) 臨床研究の推進——革新的医薬品・医療機器の開発等に必要な質の高い臨床研究を進めるため，国際水準の臨床研究や医師主導治験を担う病院を臨床研究中核病院として位置づける。
(8) 医療法人制度の見直し——持分なし医療法人への移行を促進する。

医療法改正（第7次）

2015年9月28日公布。医療法人制度の見直し（①医療法人のガバナンスの強化，②分割等，③社会医療法人の認定等，④賃貸借対照表に係る公認会計士等による監査や広告——に係る規定について），地域医療連携推進法人（原則として一般社団法人）の創設が盛り込まれた。2016年9月1日第1段階施行，2017年4月2日第2段階施行。

医療法改正（第8次）

2017年6月14日公布。検体検査の制度の確保，特定機能病院におけるガバナンス体制の強化，医療に関する広告規制の見直し，持分なし医療法人への移行計画認定制度の延長等の内容が盛り込まれた。2018年12月1日施行。

医療法人

医療法に基づいて法人格が認められた社団または財団。病院，医師・歯科医師が常時勤務する診療所を開設する社団または財団が，医療法人となることができる。

医療法人は都道府県知事または厚生労働大臣の認可を必要とする。また，医療法人の開設するすべての病院，診療所は管理者医師を理事に加えなければならない。医療法に「医療法人は，剰余金の配当をしてはならない」（第54条）とあり，その非営利性が大きな特

徴になっている。

2006年6月の医療法改正によって，医療法人は**基金拠出型法人**と**社会医療法人**に大別され，2007年4月以降新たに許可された医療法人は基金拠出型法人となった（既存の医療法人は従来どおり存続）。基金拠出型法人は，「出資持分の定めのある社団医療法人で，その定款において，社員の退社時の出資持分払戻請求権や解散時の残余財産分配請求権の法人の財産に及ぶ範囲について，払込出資額を限度とすることを明らかにするもの」（2004年医政発第0813001号通知）。出資持分とは，社員（組合員）が法人に対してもつ議決権や利益配当請求権などの権利，また，退社・解散時の払戻請求権や残余財産分配請求権などの権利のこと。

また，より公益性の高い社会医療法人が創設されたことで，従来の特別医療法人は廃止されたが，特定医療法人は租税特別措置法を根拠とするため従来どおり存続する。

医療法人の附帯業務

医療法第42条各号に規定された，診療など「本来業務」（医療法第39条）以外に医療法人が実施できる業務のこと。具体的には，医療関係者の養成や再教育，有料老人ホームの設置などである。なお，附帯業務を委託すること，または本来業務を行わず附帯業務のみを行うことは，医療法人の運営として不適当と定められている。

近年は，厚生労働省医政局が発出する通知「医療法人の附帯業務拡大について」等によって，附帯業務の詳細が規定されている。

医療保険制度

社会保障制度の一分野で，疾病や負傷を保険事故として扱う制度。

被保険者・被扶養者の業務外の傷病などの保険事故に対する医療の現物給付，休業に伴う経済的損失を補うための現金給付，その他疾病予防や健康管理体制の整備など，様々な施策を行っている。

医療保険制度は健康保険法を中心に，それぞれの法律に基づいて規定，運営され，大きく被用者保険（職域保険）と国民健康保険（地域保険）に分かれる。

医療保険福祉審議会

→　社会保障審議会

医療保護入院

精神保健福祉法で規定された入院形態の一つ。精神保健指定医の診察によって，患者本人の判断能力が低く，医療および保護のための入院が必要であると認められた場合，保護者あるいは扶養義務者の同意があれば，本人の同意がなくとも入院させることができる。病院の管理者には，患者の病状等を記入した「医療保護入院者の入院届」と保護者の同意書を添え，入院10日以内に保健所長を経て都道府県知事等へ届ける義務がある。

医療メディエーター

当事者間の対話を促進することを通して納得のいく創造的な合意と関係再構築を支援する「メディエーション」によって，院内での苦情や事故後の初期対応の際，患者側と医療側の対話の橋渡しをする医療対話促進者。医療事故や様々なトラブルに際して，よりよい対応のあり方を模索する一つの試みとして，日本医療メディエーター協会が育成と普及を進め，協会による認定制度が2008年度から開始された。医療機関職員に限定され，専門技法の習得と倫理性が必要とされる。

なお，その対話促進の取組みに当たっては，紛争解決業務に弁護士以外の者が従事することは弁護士法に抵触する恐れがあるため，事実認定や解決案提示はいっさい行わない。

医療面接

患者・家族と医療者（医師や看護師など）が，実際に面会してお互いに話を交わす最初の機会のこと。同様の意味としては従来「問診」が使われてきたが，「問診」は医療者側が一方的に患者から必要な情報を収集するという意味合いが強いため，医療者と患者との対等で良好な信頼関係を重視する目的で，「問診」に代わる言葉として提唱されている。

例えば医学部生のOSCE（客観的臨床能力試験）では，「問診」ではなく「医療面接」と表現されている。

医療用医薬品

医師や歯科医師によって投与され，あるいはこれらの者の処方せんや指示によって使用されることを目的として供給される医薬品。〔→**一般用医薬品**〕

医療要否意見書

生活保護受給者が，保護（扶助）の一つである医療扶助を医療機関で受ける際に必要となる書類。地域を管轄する福祉事務所が患者の病態を把握するために，主治医に意見を記載してもらう。

主治医が必要事項を記載して医療機関が福祉事務所に送付し，福祉事務所の嘱託医が医療の必要性を認めると医療券が発行される。

イレウス

機械的圧迫，腸管の痙攣や麻痺によって腸管の通過障害を起こした状態（**腸閉塞症**，腸不通症）。腹痛，嘔吐，ガス排便の停止を3主徴とする。腸管に器質的な閉塞のある場合を機械的腸閉塞，器質的な閉塞はないが蠕動運動の機能障害により通過障害を生ずるものを機能的腸閉塞と称する。前者は血行障害を伴うか否かによって閉塞性（単純性）と絞扼性（複雑性）に分類され，後者には麻痺性と痙性とがある。

腹部は膨隆し，立位単純エックス線像で腸管内異常ガス像，鏡面像（腔内の液体と気体が作る水平面に平行に入るX線束で撮影して観察される線状影）が見られる。発症後，腸管拡張に伴い，体液電解質の喪失，腸管内毒性物質の吸収によってショック状態に移行するため，早期に診断および治療を行う。

イレウス管

腸閉塞のとき，閉塞部から口側の滞留物を体外に導き出すための中空の柔らかい管。腸閉塞は絞扼性と麻痺性の2種類あるが，どちらにも使用する。通常鼻腔から挿入し，先端を閉塞部の近くまで進め，体外で固定し，排出先は患者より低い位置で流出を誘導する。場合によっては機械的に陰圧をかけて流出させる。

先端近くにバルーンの付いたものが一般的で，それより先端側と口側に排液（ドレナージ）用の穴がいくつか付いている。軽度の症例ならドレナージだけで軽快するので，最初に採られる処置で使用する。

なお，イレウス管のことを「ミラー・アボット管」と呼ぶ場合もある（ミラーとアボットはイレウス管を考案したアメリカの内科医の名前）。

イレッサ

一般名ゲフィチニブの商品名。がんの増殖や転移に関係する分子（上皮成長因子受容体：EGFR）を狙い撃つ分子標的薬の一つであり，手術不能肺がんまたは再発非小細胞肺がんに対する治療薬として使用される。世界に先駆けて日本では2002年7月に承認され，同年8月に保険適用された。

しかし，その後，間質性肺炎など肺障害の副作用が相次いで報告され，2004年末までに600人近くが死亡。

2005年には製造会社が「延命効果が証明できなかった」として，欧州での承認申請を取り下げているが，その後2009年7月に欧州医薬品局は，臨床試験の結果をもとに，成人のEGFR遺伝子変異陽性の局所進行または転移を有する非小細胞肺がんを対象にイレッサの販売承認を行った。

胃瘻（いろう）
胃と体外が交通している穴のこと。まれに病態として起こることもあるが，通常は栄養目的で人工的に設けられる。

口腔，咽頭，喉頭，食道，胃噴門部のどこかに通過障害があるとき，または経口摂食が困難なとき，胃瘻からカニューレなどを通して液体の栄養を注入すれば，胃より先の消化管機能を保つことができる（経腸栄養）ので，患者を在宅で管理しやすい。手術的に瘻孔を形成するためには，開腹する場合と内視鏡で行う場合がある。

胃瘻栄養
胃瘻栄養とは，経口摂取が困難な患者，誤嚥性肺炎の恐れがある患者，胃内容の停滞を呈する患者に対して，胃に穴をあけ，そこに胃瘻カテーテルを留置して，栄養補給を行うことである。

インアクティブカルテ
通院終了あるいは退院後，相当日数を経過し，現在は来院していないためカルテ棚・倉庫等に保管されている診療録（カルテ）。〔→アクティブカルテ〕

陰圧創傷治療システム
局所陰圧閉鎖療法の一つで，感染や壊死を伴う難治性の創傷に対して，創傷を密封し陰圧を付加することで，外部からの汚染防止，適度な湿潤の維持，持続吸引による滲出液貯留の予防，汚染物質の除去などを図ることができ，創傷治癒の促進が可能になる医療機器システムのこと。

陰窩（いんか）
腸管粘膜，咽頭扁桃など粘膜面に生理的に存在するくぼみ。生体の外から侵入した異物を捕捉しやすくしている。したがって，異物による感染，炎症が起こりやすい。扁桃腺で反復する感染によって陰窩膿瘍などを起こすと悪臭が伴い，さらに陰窩膿栓を形成することもある。

院外処方
医療機関で処方箋が発行され，院外の保険薬局で薬剤の処方が行われること。医師法第22条で医薬分業（院外処方）が原則とされている。

院外処方のメリットは，医師と保険薬局の薬剤師が互いに処方をチェックすることで，安全な薬剤治療が期待できること，患者がかかりつけ薬局で処方を受けることで，複数の医療機関や診療科を受診しても，患者単位で包括的・継続的な薬剤管理や服薬指導が可能となることなどが挙げられる。

院外処方箋
患者が院外の保険薬局で薬剤を受けることを前提に発行された処方箋。患者にとって，院内での待ち時間が短くなり，自宅の近くで薬を処方してもらえる，複数箇所から処方された内容を1カ所でまとめて管理してもらえる等の利点がある一方，具合が悪いのにわざわざ保険薬局へ移動しなければならない等のデメリットも指摘されている。〔→処方箋〕

院外処方箋料
院外処方箋を発行したことで発生する診療点数項目。

インキュベーター
未熟児に対して温度，湿度，換気を理想的に調節し，必要に応じて酸素投与や薬剤噴霧などの処置，体位傾斜，体重身長測定などの操作もできる隔離箱（保育器，哺育器）。

開放型と閉鎖型の2種類がある。開放型は加温装置を有するが，自然換気で操作時に蓋を開閉する。閉鎖型は，フィルターで濾過した空気を加温加湿して強制換気を行うので，細菌感染に対して閉鎖されており，多くは閉鎖型が使われている。

陰茎（いんけい）
男性生殖器の一部。ペニス。発生学的には女性の陰核（クリトリス）と相同の器官。尿道を中心に2つの陰茎海綿体と一つの尿道海綿体が取り囲む棒状の器官。先端（亀頭）は小児期包皮に覆われ，成人してからは露出する。性的興奮時は海綿体への血流量が増加し，括約筋が収縮し海綿体に血液が充満することによって勃起が起こる。

インジカン
アミノ酸の一種であるトリプトファンの代謝産物で，尿に排泄される物質。生理学的には，トリプトファンは代謝されて有害なインドールとなり，肝臓で解毒されて無害なインジカンとなり尿中に排泄される。

紫色尿バッグ症候群の原因物質として知られている。長期排尿カテーテル留置患者では尿路感染症が起こりやすく，その細菌がインジカンを分解することで，紫色の色素であるインジゴやインジルビンが作られ，尿バッグを紫色に染める。トリプトファン代謝が活発になる先天性疾患や腫瘍性疾患患者等でみられることがある。

インシデント
偶発事象。日常の診療現場で，患者に傷害を及ぼすには至らなかったが，医療事故に発展する可能性をもった出来事。ヒヤッとしたり，ハッとしたりした出来事という意味で，「ヒヤリ・ハット」という言葉もよく使われる。リスクマネジメントでは，このインシデントをできるだけ報告・分析して対策を立てることが，医療事故を未然に防ぐうえで重要とされる。事象が発生してしまった場合，アクシデントと呼ぶ。

インスリン
膵臓から分泌され血糖を低下させるホルモン。ブドウ糖，アミノ酸，カリウムを骨格筋に取り込み，肝臓の糖新生の抑制，脂肪の合成促進・分解抑制などの働きをもつ。概説的には，エネルギーの貯蔵を促進し異化を抑制する。

糖尿病はインスリンの欠乏または作用不全による疾患なので，インスリンは糖尿病治療薬として使われる。ただし，投与量が多すぎるなどインスリンが相対的に過剰になると低血糖を起こし，昏睡など意識不明状態になる場合もあるので，注意が必要である。

インスリン製剤
糖質代謝や蛋白合成を促進し，糖質を脂肪化するなどの作用がある膵ホルモン製剤。糖尿病の治療薬として，経口血糖下降剤とともに重要である。

インスリン製剤は，ヒトインスリン製剤とインスリンアナログ製剤という2種類に大別できる。ヒトインスリン製剤とは，健康なヒトから分泌されるインスリンと同じアミノ酸の並び方で作られたインスリン製剤。一方，インスリンアナログ製剤とは，インスリンの構造を人工的に変更して薬物動態を改善した薬剤であり，通常のヒトインスリン製剤と比べて血糖値を下げる効果が速く現れる超速攻型や，効果が長く続く持

効型などのタイプがある。

インターフェロン

病原体や腫瘍細胞などの異物の侵入に反応して細胞が分泌する蛋白質。生体の防御機構因子として，ウイルスの感染や増殖の阻止，免疫作用の制御などの働きをもつサイトカインの一種である。

これらの作用を利用して，医薬品としては，B型・C型のウイルス性肝炎や各種悪性腫瘍の治療に用いられる。

DPCでは「手術・処置等2」に本剤が設定されている区分がある（2019年4月現在）。

インターベンション治療

皮膚に開けた数mmの穴から直径2〜3mm程度の細いカテーテルや針を体内に挿入して行う治療法の総称で，「低侵襲治療」「血管内治療」とも呼ばれている。もともとは「介入する，介在する」という意味の言葉である。大きく体にメスを入れる外科治療よりも患者の負担が小さいというメリットがある。

一般的に治療は血管系と非血管系に分かれ，血管系ではステント留置術，血栓溶解術等，非血管系では尿道・尿管のステント留置，バルーン拡張術等がある。心臓・血管・肝臓・脳・消化器・泌尿器等の疾患に幅広く使用されている。

インターロイキン2受容体

リンパ球表面に発現する受容体蛋白質で（interleukin 2 receptor），免疫機構の活性化に関与している。IL-2Rと略される。Sil-2Rはそのうち可溶性の部分で，生態の免疫の病的亢進状態を示す指標として測定されている。自己免疫疾患，川崎病，ウイルス疾患，白血病などで上昇し病態の活動性を示す指標ともされている。

近年血液悪性腫瘍の予後判定の指標とされたり，臓器移植の際に拒絶反応を抑えるため，この受容体をブロックする試みもなされている。

インターン制度

医師の国家試験の受験資格を得るため，医学部卒業後1年以上の臨床実地修練を受ける制度で，1948年に導入されたが，身分の不安定，経済保障の欠如，研修体制の不備などの理由で，1968年に廃止された。〔→臨床研修制度〕

インテリジェント・ホスピタル

様々な院内業務や医療施設が高度に情報化された病院。光ファイバー網による院内LANを中核に，電子カルテシステムやオーダリングシステムの一元化，レセプト電算処理，物流・在庫管理の自動化，電子認証システムによるセキュリティ管理などを実現する。

咽頭（いんとう）

脊柱の前，鼻腔，口腔と喉頭の後ろにある呼吸器系と消化器系に共通の中空性器官。上端は後頭骨体の下面に接する咽頭円蓋であり，長さ約12cmで第6頸椎の高さで食道に連なる。鼻腔が開く部分を鼻部，口腔が開く部分を口部，咽頭の最初の部分が咽頭に突き出ている部分を咽頭部と呼ぶ。

イントラネット

インターネット技術を利用した組織内の情報通信ネットワーク。院内ネットワークとWebサーバーを中核に構築し，ブラウザ（閲覧ソフトウェア）で利用するため，初期導入費用が安く，情報の発信や閲覧も容易にできる。

一般の企業内LANによる分散ネットワークのように閉じたシステムではなく，世界共通のインフラを利用するので内外の情報資源をシームレスに活用できる。

院内DOTS

直接監視下服薬短期療法（DOTS：Directly Observed Treatment Short Course）は，WHOが提唱している結核抑圧のための戦略である。喀痰塗沫陽性患者が服薬するのを医療従事者が目の前で確認して支援するもので，治療の中断や結核菌の耐性化を防ぐことができる結核の標準的な治療方法である。

入院している場合に看護師が服薬の確認を行う「院内DOTS」が実施され，退院後には家族，保健師・ヘルパーによって行われる「地域DOTS」へ移行する。医療機関等が地域と連携して，治療が終わるまで患者の支援が行われる。

院内LAN

病院内にデータ通信網を敷設し，電話，データ処理，ファイル管理，データベースなど種々の情報処理業務を統合する閉域ネットワーク。

LANを通じて端末側（クライアント）に処理機能を提供する装置をサーバーといい，端末同士のアクセスが可能になる。LANはLocal Area Networkの略。

院内学級

入院中の病弱児・身体虚弱児（慢性心臓疾患，小児結核，腎炎などの疾患のため6カ月以上の入院を要する，または生活規制が必要な障害児）に対し，教育を行う教室のこと。学校教育法第75条の3の規定「前項に掲げる学校は，疾病により療養中の児童及び生徒に対して，特別支援学級を設け，又は教員を派遣して，教育を行うことができる」等に基づく。

近隣の小中学校の特別支援学級や特別支援学校の分教室等として，大学病院や公立病院等に設けられる場合が多いという。

院内感染

医療施設内で患者あるいは医療従事者が感染症に感染・発症すること。かつては伝染病などが主要な対象だったが，治療法の発達などによって大腸菌や緑膿菌といった常在菌まで対象が広がり（日和見感染），近年では抗生剤の過剰投与などによって多剤耐性の病原菌が出現し，深刻な問題となっている（MRSA，VRE等）。現在，結核感染の症例も増えている。

耐性菌は，医療従事者をはじめ，患者とその家族，医療器具や食器など，医療機関内のあらゆる人と物が媒介となる（交差感染）。それだけに日常的な予防管理を十分に行わなくてはならない。

院内掲示

来院した利用者に対する情報提供のため，所定の事項を病院・診療所内に掲示すること。医療法で義務付けられている掲示事項は，①管理者の氏名，②診療に従事する医師または歯科医師の氏名，③医師・歯科医師の診療日および診療時間，④建物内部の案内（病院の場合）。

また，療養担当規則等で，入院基本料に関する事項などの掲示が義務付けられている。

院内死亡率

医療機関において，入院中に死亡した患者数の割合。一般に疾病ごとに求められ，医療機関間で治療実績を比較する指標として用いられるが，患者の重症度や手術法などが異なるので一概に優劣は判断できない。なお，一般に，手術後の患者が死亡退院となった割合を入院死亡率といい，退院の有無にかかわらず，手術後30日以内に患者が死亡した割合を手術死亡率と呼ぶ。

院内処方

医療機関で処方箋が発行され，同院の薬局で薬剤の

処方が行われること。

院内託児所

病院職員が安心して業務に就けるように，勤務時間中に乳幼児を預る院内施設。また，入院患者の幼い子どもや，乳幼児患者の幼い兄弟姉妹などを預かる施設もある。

院内肺炎

病院などに入院して48時間以内に発症する肺炎。MRSAなど病原微生物は様々で，呼吸器疾患以外の入院理由でも感染・発症は起こりうる。特に抵抗力が低下している高齢者に多くみられ，人工呼吸器が原因で起こることもあり，人工呼吸器関連肺炎と呼ばれることもある。予防や治療が比較的むずかしく，気づいた時にはすでに重症化していたり，呼吸機能が改善しないまま死に至る場合もある。

院内メディエーター

→ 医療メディエーター

院内倫理委員会

医療における倫理的問題に関して，検討・審査するために設置された院内組織。

臓器移植，人工授精，遺伝子治療など，医療技術の高度化に伴い，医療行為が倫理的問題を提起する例が増えている。そのような問題に対して，医師個人の判断で対処するのではなく，病院としての姿勢や方針を決定することが求められている。

陰嚢（いんのう）

男性生殖器の一部。睾丸，副睾丸（精巣上体），精管を収納する袋状の器官。発生学的には女性の大陰唇に相同する。表面は襞に富み，体温を冷却する働きがある。胎児のとき睾丸は腹腔内にあり鼠径管を通って陰嚢に下降するが，その後も鼠径管が開いたままだと，小腸が陰嚢へ脱出しヘルニアを形成する。同様の機序で腹水などが貯まれば，陰嚢水腫を形成する。

インバウンド医療観光

海外から医療観光（メディカル・ツーリズム）の患者を誘致すること。医療観光はアジアを中心に市場規模が拡大しているが，日本でも，観光庁が2009年に研究会を設置したのをはじめ，2010年に閣議決定された「新成長戦略」では，医療観光が「健康」分野の具体的方策の一つとして位置付けられるなど，振興が図られている。

インヒビター

血液中にできる抗体のことである。抗体とは，自分とは違った異物（細菌やウイルス）が体内に侵入したときに，それらを攻撃して追い出すためにできる対抗物質のことで，異物を排除して健康を保とうとする免疫システムといえる。

インフォームド・アセント

子どもの疾患とその治療法について，保護者に対して説明し同意を得るだけでなく，子ども自身にも説明し了解を得ること。インフォームド・コンセントが自己責任を担える患者に対するものであるのに対し，親の責任の範囲にいる子どもを対象としている。年齢的には6歳から15歳頃までが想定される。

子どもが病気や治療法を理解し，その疾患と前向きに闘う意欲を高めることが目的。言葉だけでなく絵や人形などを利用して五感を通して理解できるように工夫すること，子どもが感じている不安や恐れの内容を予測し，疑問を口に出せる雰囲気を作ることが大切である。

インフォームド・コンセント

医師が病状，治療目的，治療法等について充分な説明を行い，患者の自発的意思による同意を得ること。かつての医師のパターナリズムを改め，医師・患者が対等な関係に立ち，患者の自由意思・自己決定権を最大限尊重するという理念に基づく考え方である。

インプラント

欠損や変形した生体組織を再建するため人工物を体内に埋植すること，またはその材料。歯科では人工歯根（支台）のことであり，顎の骨に人工歯根を埋め込み人工の歯を装着する治療をインプラント治療と呼ぶ。永久歯が抜けた後の処置の一つとして，顎骨に直接，人工歯根器具を埋め込み，その上に人工歯を固定する。

義歯（入れ歯）では不具合の起こることが多く，痛みを伴う場合があるなどの欠点がある。あるいはブリッジでは，周囲の永久歯を削るという欠点がある。

インプラント治療では，咀嚼力が保持され，より自然に近いかたちで噛むことができるといった利点があるとされるが，治療期間が長い，治療費が高額であるといった課題も指摘されている。

インフリキシマブ

抗ヒト TNF-α モノクローナル抗体と呼ばれる生物学的製剤であり，腫瘍壊死因子である TNF-α の働きを阻害する分子標的薬（商品名：レミケード）。保険適用は，関節リウマチ，クローン病，ベーチェット病によるぶどう膜炎，乾癬，強直性脊椎炎，潰瘍性大腸炎など。

DPCでは「手術・処置等2」に本剤が設定されている区分がある（2019年4月現在）。

インフルエンザ

インフルエンザウイルスの上気道感染後，1～4日で高熱を出し，鼻汁，鼻閉，咽頭痛，咳嗽，喀痰などの呼吸器症状，消化器症状，発熱，全身倦怠感，筋肉痛を伴う疾患。主として上・下気道の粘膜障害をきたすが，球菌の混合感染を合併することがあり，純粋なインフルエンザ肺炎はまれである。数日～1週間程度で軽快し予後は良好であるが，高齢者，幼児，病弱者では重篤な転帰となる場合がある。

特に冬季の乾燥期は流行する。

う

ヴィダール反応

細菌の菌体凝集反応の一つであり，細菌に感染した後の抗体反応を調べる検査法として利用される。従来は，チフス性疾患の診断法として，血清中の腸チフス菌やパラチフス菌等を検出するために検査されていたが，正確性に欠けることや検査の意義が乏しいとして，日本では現在ほとんど行われていない。

ウイルス

微生物の一つ。自己だけでは増殖できない。内部に核酸（DNA または RNA）をもち，周囲を蛋白質が取り囲むだけの構造のため，濾過性病原体と呼ばれた。

核酸を他の生物の細胞核に取り込ませ，そこで複製させて増殖し，他の細胞にさらに感染を繰り返す。感染された細胞は本来の能力を発現できず死滅する場合もあるが，感染を持続させたまま長時間経過することもある。

ウイルスを死滅させる薬剤は一般に副作用も強く，その使用機会は限られる。ウイルスが特定されていれば，予防にワクチンが有効である可能性もあるが，す

べてのウイルスで可能とは言えない。

ウイルス検査

種々のウイルス病の診断に用いられる検査。

ウイルスは，ある決まった抗原に反応して増殖するため，その性質を利用してウイルスの種類を判断する。患者の検体から直接ウイルスを採取し分離する方法と，血清のウイルスに対する抗体価（ある特定の抗原に対して対応する抗体の力価）を測定する方法がある。

ウイルスは細菌と異なり人工培地に培養不可能であるから，分離には孵化鶏卵，実験動物への接種，組織培養が行われる。

ウイルス抗体価

ウイルスが感染すると，免疫反応のため抗体が産生される。抗体価はその量を数値で示したもの。感染があったときは数値が高くなる。同一患者でも感染前後，さらには感染後でもその数値は変化するため，時間差をおいたペア血清を採取し，そのウイルスの抗体価の変化をみることで直前の感染ウイルスを同定できる。

ウイルス性肝炎

肝炎ウイルス感染による炎症性疾患。肝炎を起こすウイルスはA型（HAV），B型（HBV），C型（HCV）の3種類が主なものとされている。

A型肝炎は流行性肝炎と呼ばれ，経口感染で生じる。潜伏期間は15～40日。重症化，慢性化することはほとんどない。

B型肝炎は，血清肝炎と呼ばれ，慢性化することが多い。血液や分泌物を介して非経口的に感染する。

C型肝炎も非経口的に感染し，約70％が慢性化して，その一部は肝硬変，肝がんに至る。活動性慢性肝炎はインターフェロンの適応となる。

植込型カテーテル

一般的に「ポート」と呼ばれる。血管内にカテーテル（細い管）を留置し，それに接続して必要なときに外から輸液を投与するための小さな器具（リザーバー）を埋め込んで，皮膚の上からポートの針を刺す場所（シリコーン製の膜）を穿刺して輸液を投与する。通常，Huber針を使用し埋め込むが，対外露出がないため，QOLの維持にも有効である。長く留置が必要な在宅静脈栄養法や癌化学療法に用いられるが，治療の必要がなくなったときには埋め込んだカテーテルとポートを摘出することができる。

植込型除細動器

体内に植え込んでおき，心室細動や心室頻拍などの致死的不整脈が起こったときに，自動的に心腔内へ通電することでペーシングや除細動効果をもたらし，心臓の機能を回復させる装置。一般的に，電池本体部分は胸壁に，電極はリードを通じて心臓の外膜，内膜に留置される。略称は**ICD**（implantable cardioverter defibrillator）。

植込型補助人工心臓

→　人工心臓

ウエルネス

健康を身体面だけではなく，精神的・社会的側面も含めて総合的にとらえる健康観。栄養，運動，休養などのバランスを図り，積極的，創造的な生活スタイルを作り上げていくことを重視する。

ウォーキングカンファレンス

看護師が看護業務の引継ぎをナースステーションではなく，患者のベッドサイドで行うこと。患者の意見や希望を入れ，合意を得ながら，毎日の看護計画の評価，修正を行う患者参加による問題解決型カンファレンス。

右心カテーテル法

心臓カテーテル法は，心血管の血行動態や機能形態を調べる検査法で，先天性心疾患や弁膜症，心筋症，虚血性心疾患などの診断，治療方針の決定をするために行われる。

右心カテ法と左心カテ法があり，右心カテ法は，静脈系からカテーテルでアプローチし，右房，右室，肺動脈，三尖弁，肺動脈弁，心房など，右心系の構成要素を調べる検査である。

右心室（うしんしつ）

心臓を4つに分けた，右前下方の部位。全身を回ってきた静脈血を，右心房から受け取り肺動脈に流す働きがある。

右心房（うしんぼう）

心臓を4つに分けた，右後上方の部位。全身を回ってきた静脈血を，上下の大動脈を通じて受け取り右心室に流す働きがある。

前下方には右心房室口があって右心室に通じている。この部分には右心房室弁（三尖弁）がある。

疑い病名

医師が患者の主訴をもとに診察して，「この病気ではないか」と疑ってつけた病名のこと。検査や画像診断等を施行して確定診断に至るまでの病名である。

内法（うちのり）

建物における床面積の採寸方法の一つで，壁や柱の内側の寸法。療養病棟（床）療養環境加算などの施設基準では，病室の床面積が内法による測定で規定されている。なお，壁の中心線を基準として測定する方法を**壁芯**という。

うっ血性

血栓など様々な要因のため血流が悪くなり，一部分に血液が貯留した状態。うっ血が持続すると局所細胞は低酸素状態となり，変性・萎縮・壊死を引き起こす。

主な疾患としては，うっ血性心不全，うっ血性皮膚炎などがある。

うつ病

感情，意欲，思考などを中心とした精神的活動性の量と速度の著しい低下を特徴とし，著しい苦痛や機能障害を伴う精神疾患。双極性障害（躁うつ病）と区別するために「単極性うつ病」と呼ばれることもある。

ウロキナーゼ

ヒトの尿中に存在するタンパク質分解酵素の一つ。この作用で血液凝固を阻止したり，凝固した血液を溶解する働きがあるプラスミンが生成されるので，血管内にできた血栓を溶かす作用をもつ。

ウロビリノゲン

肝臓から分泌された胆汁色素のビリルビンが，腸内で腸内細菌によって分解されて生じる代謝産物。ウロビリノゲンの大半は便中に排泄されるが，一部は腸管から再吸収されて肝臓に再び戻り（腸肝循環），血液中や腎臓をめぐって尿中に排泄される。

ウロビリノゲン反応

尿中に排泄されたウロビリノゲンを検出する検査法。尿中ウロビリノゲン検出にはエールリッヒのアルデヒド試薬が用いられ，陽性の場合は紅色に着色する。

肝臓病によって肝機能が低下すると，肝臓で処理されるウロビリノゲンが少なくなるので，尿に出るウロビリノゲンの量は正常よりもかなり増えることとな

り，陽性反応を示す。陽性反応ならば，急性肝炎や溶血性黄疸などが疑われる。

一方，陰性反応の場合は，閉塞性黄疸などによってビリルビン自体が腸内に正常に排泄されていないことが考えられるため，閉塞性胆道疾患等が疑われる。

ウロビリン体
ウロビリノゲンが空気などで酸化されたもの。強い黄色〜濃褐色を呈する。採取された尿を放置すると強い褐色となるのは，そのためである。

ウロポルフィリン
骨髄や肝臓に存在するヘム合成系の中間代謝物であるポルフィリン体の一つ。ポルフィリン症や鉛中毒等によってヘム合成の異常が起きると，血液・尿・糞便などでポルフィリンの中間代謝物が異常に増加する。ウロポルフィリンはその一つであり，水溶性が高いため主として尿中に排泄される。

よって，尿中のウロポルフィリンの検査は，ポルフィリン症や鉛中毒等の診断のために行われる。

運動器不安定症
加齢等により運動能力が低下し，とくに歩行能力の低下により，バランス能力・移動能力に影響を与え，転倒しやすくなった状態をいう。運動器不安定症は，運動器の疾患，運動器の加齢現象や身体活動の減少等によりもたらされ，概念や診断方法は，日本整形外科学会など3団体の合議により発表された。

治療は，背景となる原因疾患の治療，歩行・移動能力低下の治療により下肢の筋力改善や，バランスの改善を図る。

なお，当該疾患は運動器リハビリテーション料の対象患者に挙げられている。

運動器リハビリテーション
上肢・下肢の複合損傷，脊椎損傷による四肢麻痺その他の急性発症した運動器疾患またはその手術後の患者を対象に，運動療法や歩行訓練等を行うリハビリテーション。

運動療法
関節拘縮の予防と治療，筋力強化とその耐久性の増大，筋の共同操作の練習，変型や異常姿勢の矯正など，運動機能の維持・増大や回復を目的とした治療方法。脳梗塞や脊椎損傷，関節疾患，外傷後の後遺症をもつ患者などが対象となる。

患者自身が自分で行う運動療法と，理学療法士による指導のもとで行う運動療法がある。具体的には，他動運動，自動介助運動，自動運動，抵抗運動，伸張運動などのほか，やや特殊なものとして筋の等尺性収縮，呼吸訓練，筋弛緩練習なども含まれる。また，ある特定疾患に対する体操，例えば脊柱側彎症，腰痛，五十肩に対する治療体操などに限定して狭義に行う場合もある。

え

エアマット（エアマットレス）
マット内の空気を調節することで，褥瘡（床ずれ）を予防する効果のあるマット（またはマットレス）。在宅で寝たきりの高齢者や要介護者，病院の入院患者などに用いられる。様々な機能の商品が販売されている。

エイズ（AIDS）
後天性免疫不全症候群。ヒト免疫不全ウイルス（HIV）の感染によって引き起こされる病態で，免疫不全のため，主としてカリニ肺炎などの**日和見感染**（宿主側の抵抗力低下などによって，本来は非病原性である微生物によって引き起こされる感染），カポジ肉腫などの悪性腫瘍などが生じる，予後不良の疾患。

感染は，同性間や異性間の性行為，輸血製剤の輸注，汚染された注射器の使用などから起こる。

エイズ治療拠点病院
各地域で選定されたエイズ治療の拠点となる病院。1993年から整備が進められ，2018年現在全国で約380カ所ある。また，全国を8ブロックに分け，それぞれに中核となるブロック拠点病院が選定されている。エイズ治療拠点病院の要件として，①総合的なエイズ診療の実施，②必要な医療機器や個室の整備，③カウンセリング体制の整備，④地域の他の医療機関との連携，⑤院内感染防止体制の整備，⑥職員の教育，健康管理などがある。

衛生検査技師
「臨床検査技師，衛生検査技師等に関する法律」に定められた国家資格で，医師の指導監督のもとに各種の検査を行う専門技術者。検査には，微生物学的検査，血清学的検査，血液学的検査，病理学的検査，寄生虫学的検査，生化学的検査がある。臨床検査技師との違いは，生理学的検査と検査のための採血ができないこと。ただし，2005年の法律改正（施行は2006年）により，新規の衛生検査技師免許は2011年4月以降廃止され，名称も「臨床検査技師等に関する法律」に変更された。

衛生検査所
医療機関などから受託して検体検査業務を行う機関。都道府県知事の登録を受ける。

鋭匙（えいひ）
耳かきに似た形の金属製の医療器具。肉芽の掻爬（こそげとること），異物や骨組織の除去等に用いられるが，用途に応じた様々な鋭匙が市販されている。

栄養カテーテル
様々な要因，病態等によって経口摂取が困難で，必要な水分や栄養または薬剤が摂れない場合に，血管や鼻または腹壁などにカテーテルを留置して補給することをいう。中心静脈栄養法（TPN）で使用する中心静脈カテーテル（CVC），経鼻胃管栄養法での経鼻カテーテル，皮膚から胃のなかにカテーテルを留置する（胃瘻）経腸栄養カテーテルなどがある。

栄養管理実施加算
入院患者ごとに作られた栄養管理計画に基づき，医師，看護師，管理栄養士等が共同して患者の栄養状態などの栄養管理を行った場合に算定する加算。病院の入院基本料においては2012年度診療報酬改定で削除され，入院料算定の要件とされたが，有床診療所入院基本料と有床診療所療養病床入院基本料においては算定可。

栄養管理体制加算
常勤の管理栄養士または栄養士を配置した場合に算定する介護報酬。2005年10月の介護保険法改正で新設されたが，2009年4月の介護報酬改定で基本サービス費へ包括された。

なお，その他の栄養関連加算として，入所者の栄養状態を適切にアセスメントし，その状態に応じて多職種協働により栄養ケア・マネジメントが行われた場合に算定する**栄養マネジメント加算**，経管で食事を摂取する入所者に対して，経口摂取を進めるため医師の指示に基づく栄養管理を行う場合に算定する**経口移行加**

算，医師の発行する食事せんに基づき適切な栄養量と内容をもった療養食を提供する場合に算定する**療養食加算**がある。

栄養ケア・ステーション（ST）

管理栄養士や栄養士が地域や医療機関への栄養支援を行う拠点として，日本栄養士会により2008年4月から設置が進められている機関。現在は各都道府県に1カ所ずつ設置されているほか，同会から認定を受けた事業者が増えている。

2012年度の診療報酬改定で栄養管理実施加算が廃止され，管理栄養士の配置が入院基本料等の算定に必須となった。栄養ケアSTでは管理栄養士・栄養士の登録・紹介を行っており，常勤配置を要件とする病院のほか，非常勤配置が要件の有床診療所などでも，管理栄養士・栄養士の紹介を依頼できる仕組みが整えられていることから，同会は栄養ケアSTの積極活用を提案している。

栄養サポートチーム

→ NST

栄養士

栄養士法で定められた資格で，都道府県知事の免許を受け，栄養の指導に従事する専門職。〔**→管理栄養士**〕

栄養指導

医師の指示に基づいて，栄養士が，患者の食事内容や栄養素，食品の選択，調理，献立を指導すること。患者のみならず，家族の協力も必要な場合は，家族に指導することもある。

栄養情報担当者

NR（nutritional representative）。独立行政法人国立健康・栄養研究所が認定する健康食品の専門家。健康食品等に関する正確な情報・知識をもとに，消費者に対して適切な情報を提供することを主な業務とする。2004年度から認定試験が実施され，受験資格は栄養士，薬剤師，保健師，看護師，医師など専門的な知識をもつこと。

栄養情報担当者によって発足されたNR協会は，ホームページ上に健康食品に関する国の最新情報を掲載するほか，機関紙の発行や講習会の開催など，「民間人の中立な立場」を合言葉に活動を行っている。

営利法人

法人の得た利益を，配当などのかたちで構成員に分配する法人（社団のみ）。株式会社の形態がその代表的なもの。

会陰（えいん）

体表では生殖器と肛門の間。男性は陰嚢の後縁から肛門まで（5〜6cm），女性は腟前庭の後縁と肛門の間（2.5〜3cm）の部分。

分娩に際して裂傷を生じやすく，これを防ぐために会陰保護法という特殊な助産操作が必要である。裂傷の縫合不全は，性感不全や性器脱垂症の原因となる。

腋窩（えきか）

わきの下。下壁は皮膚と筋膜，前壁は大・小胸筋，内側壁は胸郭を覆う前鋸筋，後壁は肩甲下筋，大円筋と広背筋から成る。このなかを，腕神経叢の内側，外側および後神経束に囲まれて腋窩動・静脈が上腕に向かう。これに沿って20〜40個の腋窩リンパ節が散在し，上肢と胸部の浅層（乳房を含む）からのリンパ管が注ぐ。

疫学（えきがく）

人間集団における死亡や傷病，健康に関する事象を対象として，それがどのような原因（病因）で，どのような人々（宿主）に，どのような仕組み（環境）で発生し変動していくかを解明する学問。「人間集団内の健康事象の発現頻度に関する法則性を見いだす科学」とも定義される。従来は伝染病の研究に重点がおかれてきたが，最近ではすべての疾患，公害，健康全般の問題に関して疫学的手法が応用されるようになり，医学的生態学という語も疫学の一面を表す語として使用されている。

液化酸素装置

液体酸素を少しずつ気化させて，酸素ガスを供給する装置である。高濃度，高流量の酸素の投与が可能で，電源を必要としない。親容器より携帯型の子容器に液体酸素を移し，患者は繰り返し外出が可能となる。

月1回程度，親容器に液体酸素の定期的補給が必要となる。

液剤

薬剤の形状（剤型）の一つで，1種以上の薬物を水に溶かした飲み薬。吸収しやすく，効果が出やすい。散剤（粉末状の薬剤。粉薬）よりも味の特徴がはっきり出ること，携帯に不便な点などが短所である。

エキシマレーザー

フッ化アルゴンに高電圧をかけて発生させるレーザー。医療用としては主に，眼科におけるレーシックなどの視力矯正手術で，角膜組織を切除するために用いられる。

波長が非常に短いため，無熱性で衝撃波もほとんどなく，照射された物質を蒸発させることができる。角膜ならば，一回の照射で0.25ミクロンほど削ることができるとされる。

エコーウイルス

エンテロウイルス（腸管ウイルスとも呼ばれる）に属する，一本鎖RNAウイルス。エンテロウイルスには他にポリオウイルス，コクサッキーウイルスなどがある。

ヒトの糞便から分離された当初，疾患との関係が不明であったため，enteric cytopathogenic human orphan virusと命名され，その略称がECHO virusとなった。

エコーウイルスは34の血清型に分けられ，例えばエコーウイルス13型は髄膜炎を引き起こすことが判明している（2001年9月に日本国内で初めて確認された）。そのほか，夏かぜ，胃腸炎などに関与すると考えられているが，病原性が明らかでない型も多い。

壊死（えし）

一部の組織が死亡した状態。主な疾患としては，壊死性筋膜炎，壊死性腸炎などがある。

さらに，壊死に陥った組織に菌が感染して腐敗した状態を**壊疽**（えそ）と呼び，黒色のように変化して異臭を放つ。糖尿病性足壊疽などがある。

エステラーゼ染色

エステラーゼとはエステル全般を加水分解する酵素の総称であり，好中球系細胞で強陽性を示す特異的エステラーゼと，単球系細胞で強陽性を示す非特異的エステラーゼの2種類に大別される。

エステラーゼ染色法にはいくつかの種類があるが，そのうちα-ナフチルブチレートによる染色法は「非特異的エステラーゼ染色法」と呼ばれ，血液塗抹標本や骨髄液塗抹標本から，主に単球系細胞を赤褐色に染め出す方法である。主として急性骨髄性白血病の病型分類に用いられる検査であり，単球系および顆粒球の鑑別に有用とされる。

エストラジオール

エストロン，エストリオールとともに女性ホルモンであるエストロジェンに含まれる。エストラジオールはこれらのうち生理活性が最も高く子宮頸管分泌腺を刺激し，子宮内膜の成長を促し受精準備状態を形成する。発育中の卵胞により排卵前に産生され，排卵後7日目頃から産生は減少する。

不妊あるいは女性ホルモンの減少のために起こるとされる更年期障害に対し，治療的に使用されることもある。

エストロジェン

卵胞ホルモン。脳下垂体から分泌される卵胞刺激ホルモン（FSH）によって卵胞が発育しエストロジェンが分泌され，子宮内膜が増殖肥厚し受精準備状態を形成する。エストロジェンが一定量を超えると，脳下垂体から黄体形成ホルモン（LH）が一時に大量に分泌され（LHサージ），その2日以内に排卵が誘発される。排卵後の卵胞は黄体となりプロゲステロン（黄体ホルモン）とエストロジェンを産生し，FSH，LHにnegative feed backをかけ，その結果エストロジェン，プロゲステロンともに分泌が減少し月経を誘発する。

エストロジェンレセプター

乳癌における内分泌療法の有効性の判定のために，エストロジェンレセプター抗体の判定が行われる病理診断検査。

乳癌のように，性ステロイドホルモンに依存性のある癌における内分泌療法の有効性は，組織中のレセプターの量に相関する。エストロジェンレセプターが陽性であれば，内分泌療法の有効性が高く，かつプロジェステロンレセプターが陽性であれば，さらに高いとされる。

エタネルセプト

関節リウマチにおいて過剰に産生されたTNF（サイトカインの一種）は，細胞表面のTNF受容体と結合して炎症反応を引き起こすため，その結合を阻害させることで炎症を抑える分子標的薬の一般名（商品名：エンブレル）。保険適用は，関節リウマチ，関節に活動性を有する若年性特発性関節炎。

DPCでは「手術・処置等2」に本剤が設定されている区分がある（2019年4月現在）。

エタノールの局所注入

エタノール（エチルアルコールのこと）を組織のなかに直接注入して組織を破壊し，大きな手術侵襲なしに手術的切離と同じ効果を得る方法。対象になる器官は甲状腺，副甲状腺，肝臓などで，それぞれ腫瘍や過形成，機能亢進などで個別に適応が検討される。

一般的には超音波ガイド下で行う手技であり，直視下では行わない。技術的困難を伴う手技でもあるため，施設基準等が設定され，どこの施設でも実施できるわけではない。

エダラボン

効能・効果が「脳梗塞急性期に伴う神経症候，日常生活動作障害，機能障害の改善」である脳保護剤の一般名（商品名：ラジカット，その他後発品多数）。脳梗塞の臨床症状を引き起こすフリーラジカルを消去することで無害化する。

DPCでは「手術・処置等2」に本剤が設定されている区分がある（2019年4月現在）。

エックス線

俗称はレントゲン線。物質透過性のある波長の短い電磁波。電子が物質に衝突するときに発生する。

照射によって電離作用，写真感光作用，蛍光作用，化学作用および生物作用などが起こる。

エックス線装置によって人工的に発したX線は，患者に苦痛を与えることなく人体を透過し，体内の形態的変化を示す。

「エパデール」スイッチOTC薬

2014年10月17日，厚生労働省の薬事・食品衛生審議会一般用医薬品部会において，新たにスイッチOTC薬として製造販売が承認された脂質異常症治療薬。スイッチOTC薬とは，医師の処方でしか使用できなかった医薬品を，薬局で買えるようにしたもの。OTC（Over The Counter）とは市販薬を意味する。

「エパデール」は過去2回，製造販売元の持田製薬からOTC化が申請されていたが，脂質異常症に隠れている糖尿病や脂肪肝の早期発見を妨げるおそれがあるなどの理由により，継続審議となっていた。それらの意見を踏まえ，今回の承認については，「適正使用調査の実施」，「3年間の安全性に関する製造販売後調査」など異例の条件が付けられた。

エピゲノム

DNAの塩基配列を変えることなく，化学装飾（メチル化やアセチル化）によりゲノム上の遺伝子の働きをコントロールし，働く遺伝子と休止する遺伝子を決めて遺伝子の働きを後天的に調節する仕組みをエピジェネティクス，その情報の集まりをエピゲノムという。

エピソード払い

地域包括ケアシステムで行う入院・外来・在宅など1患者の一連の医療全体を1単位とする支払方法。

エビデンス

ある傷病や症状に対して，その治療法が効果のあることを示す証拠，または医療行為において，ある治療法を選択する際の根拠。〔→EBM〕

エピネフリン

→　アドレナリン

エピルビシン

アントラサイクリン系の抗生物質として開発された抗がん剤〔→抗腫瘍性抗生物質〕。細胞内の遺伝物質であるDNA，RNAなどの合成を阻害することで抗腫瘍効果を発揮すると考えられている。急性白血病，乳がん，胃がん，肝がん等に広範な適応があるが，特にリンパ節への転移を起こした早期乳がんの治療薬として，他の薬剤との併用で用いられる（商品名：ファルモルビシン，エピルビシン）。

エボラ出血熱

エボラウイルスによる急性熱性疾患。感染すると，2～21日の潜伏期のあと，突然の発熱，筋肉痛，頭痛，喉の痛み等が現れ，その後は嘔吐，下痢，発疹，肝機能・腎機能の異常を呈し，さらに増悪すると出血傾向となる。2018年8月時点で承認されたワクチンや治療薬はなく，治療は対症療法のみ。集団感染では致死率が90％に達することもある。

エボラウイルスに感染し症状が出ている患者の体液等，またはその体液等に汚染された物質に触れた際，ウイルスが傷口や粘膜から侵入することで感染する。空気感染はしない。

1970年代以降，中央アフリカ諸国でしばしば流行が確認されたが，2014～2016年，西アフリカを中心とした流行では，死者は1万人以上，感染者は約3万人にのぼった。

エラスターゼ

膵外分泌酵素の一つ。結合組織の弾力線維であるエラスチンを特異的に分解する。エラスターゼ1とエラ

スターゼ2がある。

エラスターゼ1は血管壁の破壊に関与しており，膵炎で上昇することから，膵炎の重症度指標として測定される。さらに，特に随伴性膵炎を伴う膵臓がんでも上昇するので，膵臓がんの腫瘍マーカーとしても使われる。

エリスロポエチン
赤血球の産生を誘導する造血因子。主に腎皮質で動脈血の酸素分圧の低下により産生され，赤血球型前駆細胞を直接刺激して分化誘導する。

腎性貧血患者ではエリスロポエチンが十分産生できないため，治療としてエリスロポエチンを投与する。真性多血症では低値を示すが，低酸素血症をとる病態や腫瘍性にエリスロポエチンが産生される病態では高値を示す。

エリテマトーデス
エリテマトーデスとは，皮膚の赤い斑点（紅斑）のことで，皮膚科疾患は紅斑性狼瘡ともいう。症状が紅斑だけのことは少なく，多くの場合は発熱，関節痛，鼻や口の潰瘍，貧血，蛋白尿などの全身症状がみられ，この病状を全身性エリテマトーデス（SLE）という。
〔→全身性エリテマトーデス〕

エリブリンメシル酸塩
アントラサイクリン系抗がん剤やタキサン系抗がん剤による化学療法をすでに施行したことを前提条件として，それでも増悪または再発した乳がんに対して保険適用が認められた抗がん剤（商品名：ハラヴェン）。

DPCでは「手術・処置等2」に本剤が設定されている区分がある（2019年4月現在）。

エルゴメーター
自転車に似たペダル（装置）を踏み回転させて，実際に運動をしているのと同じ負荷をかけて運動している人のトレーニングや体力の測定を行う器具のこと。

エレクトロキモグラフ
「キモグラフ」は，臓器の運動状態を時間的経過に従いエックス線フイルム上に撮影する方法のこと。エックス線透視下で臓器を観察すると，その動態によってエックス線透過率が変化し，それが蛍光板上に光量の変化となって示されるため，蛍光板上に光電変換器を置き，光電の変化を電気信号に変換して波形を曲線として記録することができる。この測定器のことを「エレクトロキモグラフ」という。

遠隔医療
映像を含む患者情報の伝送に基づいて遠隔地から診断，指示などの医療行為および医療に関連した行為を行うこと（テレメディシン）。

遠隔医療の意義として，①医療の地域格差の解消，②医療の効率化，③患者サービスの向上，④特殊環境下での専門医療技術の提供，⑤国際医療協力――などが挙げられる。

遠隔医療には，テレラジオロジー（遠隔放射線診断），テレパソロジー（遠隔病理診断），テレコンサルテーション，テレモニタリング（遠隔医療管理・指導），テレカンファレンス，遠隔在宅医療，遠隔救急相談などがある。

将来的には，患者宅と医療機関をつないでの遠隔診療が実用化される可能性もある。

遠隔医療については，オンライン診療料，テレビ画像等による再診料・外来診療料，画像診断管理加算が診療報酬において評価されている。

遠隔トリアージ
遠隔地から患者情報を送信し，受信した医師が重症度を判断して適切な医療機関などを指示するシステム。

小児科など，過度に受診集中する診療科での取組みが始まっているほか，愛知県では手指切断などの重度手指外傷について，現場の救急隊員がトリアージ担当病院に画像データを電子メールで送信し，トリアージ担当医が重症度を判断し，適切な医療機関のレベルを指示する同システムを導入している。

嚥下（えんげ）障害
摂食機能は，食物を口から消化管へ運ぶ働きと，呼吸器系に入り込むのを防ぐ働きであり，嚥下（食物などを飲み下すこと）は，口腔，咽頭，食道，胃の一連の連続・協調的な運動によってなされる。しかし，口腔，咽頭，食道の障害により，うまく嚥下できない場合を嚥下障害といい，摂食機能療法が行われても改善しない場合，腸瘻，経管栄養等の外科的手術が実施される。

援護寮
精神障害者生活訓練施設のことであり，精神障害者が退院可能にもかかわらず退院後の受け入れ先がない場合に，入所して単身生活に向けての訓練や援助を受けることのできる施設。ホステルとも呼ばれる。家族と共同生活している者が，将来の単身生活に備えるために利用する場合もある。

円座
着座する際に，骨張った部分に起こる圧迫を少なくするため，ドーナツ状の輪に作ったクッション材。材質によって，ゴム製円座と綿製円座等がある。

塩酸バンコマイシン
グリコペプチド系の抗生物質製剤で，MRSA（メチシリン・セフェム耐性の黄色ブドウ球菌感染症）に高い有効性を示す。

塩酸モルヒネ
アヘンに含まれるアルカロイドで，チロシンから生合成される麻薬の一つ。フェナントレン系化合物に属する。運動中枢や知覚にほとんど影響を及ぼさない量で痛覚を低下させ，嘔吐中枢を刺激して吐気を起こす。さらに増量すると催眠作用，次いで呼吸抑制作用を現す。

医療では鎮痛作用を目的に使用されることが多く，がん性疼痛治療薬の主流である。麻薬施用者から麻薬処方せんで処方されるほか，その管理・保管方法には厳しい義務規定がある。モルヒネ製剤は，散剤・水剤・錠剤・坐剤・注射剤と，様々な剤型で処方される。

炎症
人体の組織が外部からの刺激を受けて反応した状態であり，通常は局所的に発熱や赤く腫れるなどの症状を示す。原因は様々だが，細菌やウイルスなどが多い。具体的には，生体内に侵入した病原体や毒素によって何らかの有害な刺激を受けたとき，その病原体等が局所から拡散しないように反応している状態である（免疫応答）。

炎症が原因の病気は，一般的に「○○炎」となる。

炎症性腸疾患
慢性持続性の腸炎（下痢，血便など）を起こす難病。具体的には「潰瘍性大腸炎」と「クローン病」がその代表とされるが，未だ原因は不明である。

潰瘍性大腸炎とは，大腸に限局する慢性非特異的大腸炎で，直腸から口側に全周性連続性の粘膜上皮内びらん，潰瘍を呈する。クローン病は，口腔内から肛門までの全消化管粘膜に全層性の炎症を呈し，裂溝やときに穿孔，瘻孔を形成する。潰瘍性大腸炎，クローン

病は指定難病の一つ。

延髄（えんずい）

脳の下端部で，上が膨れた円錐形をし，上方の橋とは橋後溝，下方の脊髄とは錐体交叉下端部を境とする。運動機能調節，姿勢の保持に関連し，体性感覚の中継核となっている。

延髄網様体は吸収中枢，心臓中枢，四管運動中枢となっており，生命維持に重要な中枢。脳の上部と脊髄を結ぶ運動神経路，感覚神経路の通路となるのみならず，多数の脳神経の起始，終止核等を含む。

エンドトキシン

グラム陰性桿菌の細胞壁外膜の表層を構成するリポ多糖体。生きている細菌が産生して菌体外に放出するエキソトキシンが細胞外毒素と呼ばれるのに対して，エンドトキシンは細菌の死などによって細胞壁が壊れて初めて放出されるため，細胞内毒素と呼ばれる。

細菌感染によってエンドトキシンが血中に入ると，発熱など生体に様々な影響を及ぼし，敗血症やショック，エンドトキシン血症など重篤な病態を引き起こすことも多い。このため，エンドトキシン検査は，グラム陰性桿菌感染症やエンドトキシンショックなどの診断目的で測定される。

エンドトキシンを除去する治療法としては，エンドトキシンと強固に結合する特性をもつ抗生物質ポリミキシンBが吸着材として充填された血液浄化器（商品名：トレミキシン）に血液を灌流させ，エンドトキシンのみ吸着除去する方法などがある。

お

応益負担

所得の多寡に関係なく，自分が受けた利益（サービスの量）に応じた対価（同率）を支払うこと。

横隔神経

主として横隔膜を支配する運動神経。頸神経叢のうち主に第4頸神経から起こる。前斜角筋上を通って下行し，第1肋軟骨の内面に達し，次いで縦隔の中部を経て横隔膜に至る。一部はさらに腹腔にまで達し，腹腔神経叢からの枝と交通する（横隔腹枝）。また心臓へ知覚線維を送っている（心臓枝）。

横隔膜

胸腔と腹腔を分ける円蓋状の筋板。中央部は腱になっている。薄い筋肉様の膜で，胸腔側では胸膜と心膜，腹腔側では腹膜と接している。

横隔神経で支配された重要な呼吸筋である。哺乳類にしかない。

応急入院

精神保健福祉法で規定された入院形態の一つ。ただちに入院させなければ，精神障害の医療や保護に問題が生じるおそれがあり，他の入院形態では対処できない場合に，精神保健指定医の診察・判断のうえ，本人の同意がなくても，72時間まで応急入院指定病院の届出をしている施設に入院させることができる。

精神保健指定医が1名以上在籍する等の施設基準を満たした場合，**精神科応急入院施設管理加算**が算定できる。

横行結腸

上行結腸が肝臓の下面に達して右に曲がったところから始まり，やや左上方に走り脾臓の下端に達して下方に曲がり下行結腸になるまでの結腸の一部。横行結

腸間膜をもって後腹壁に緩やかに固定されている。上方は肝臓，胆嚢，胃の大彎，脾臓に接し，下方は小腸に接している。前方には大網がある。

応召義務（おうしょうぎむ）

診療に従事する医師は，診察治療の求めがあった場合に，正当な事由がなければ拒んではならない，という医師法の規定（第19条）。「正当な事由」としては，「専門外の診療」，「時間外における診療」などのほか，医師本人の体調（アルコール摂取，病気，けが等）があげられる。

ただし，患者の容態との比較で，それらの事由が必ずしも正当化されるとは限らない。

黄色ブドウ球菌

ブドウ球菌は通性嫌気性のグラム陽性球菌である。学名は*Staphylococcus aureus*。他のブドウ球菌とは異なり，コアグラーゼと呼ばれる酵素を産生するブドウ球菌が黄色ブドウ球菌と呼ばれる。

ヒトの鼻腔，皮膚，腸管などに常在し，感染すると化膿性炎症，肺炎，敗血症，腸炎，食中毒などを引き起こす。皮膚における感染症状としては，表皮およびその直下の組織に限局した部位にみられることが多い。また，留置カテーテルや心臓弁，人工関節などの異物に付着して，骨髄炎，関節炎などの深部限局性感染を引き起こす場合もある。〔→**メチシリン耐性黄色ブドウ球菌**〕

往診

突発的な発病や急性増悪で医療機関に行けない患者の求めに応じて，患者の家に出向いて行う診療。通院できない患者を定期的に訪ねて診察を行う**訪問診療**とは区別する。〔→**訪問診療**〕

嘔吐

口から，胃など消化管の内容物を吐き出すこと。消化器系（急性虫垂炎，腹膜炎，イレウス，胃炎，胃潰瘍，膵炎，肝炎等），脳神経系（脳腫瘍，硬膜下血腫，くも膜下出血等），緑内障や薬の副作用など様々な原因によって引き起こされる。

応能負担

支払える能力（本人の収入等）に応じて税金や社会保険料を負担すること。負担能力が高い人は負担率を高くし，負担能力が低い人は負担率を低くする制度で，相互扶助と社会連帯に基づいた社会保障の基本的考え方である。

黄斑（おうはん）

眼で物が見えるのは，光が瞳孔を通して眼球内に入り網膜でピントを合わせて映像になるからである。網膜は場所によって感度が違うが，最も感度の高い一点が中心窩（凹み）である（視力検査の数値はこの部分の感度を表す）。眼底写真を見ると，中心窩を取り囲むように直径1.5〜2mmの濃い黄色い部分があるが，これが中心窩の次に視力に影響を及ぼす「黄斑」である。

悪寒（おかん）

発熱の初期に起きる，体がゾクゾクし，ガタガタと震えるような寒気のこと。症状が強い場合には，暖かくしても体を曲げるくらいにガタガタと震える悪寒戦慄という症状になる。原因としては，強い毒性を持ったウイルスや細菌の感染からの刺激，肺炎・腎盂腎炎・胆嚢炎・急性虫垂炎等の感染症による。

オキサリプラチン

治癒切除不能な進行・再発の結腸がん・直腸がん，または結腸がんにおける術後補助化学療法に用いる抗がん剤（商品名：エルプラット）。白金（プラチナ）

製剤であり，通常は他剤（レボホリナートカルシウム，フルオロウラシル等）と併用して投与される。

DPCでは「手術・処置等2」に本剤が設定されている区分がある（2019年4月現在）。

オキシダーゼ

広義には酸化反応を触媒する**酸化酵素**の総称であるが，狭義には，分子状酸素を直接，水素受容体として基質を酸化する酵素。

各種疾病の診断薬用酵素としては，糖尿病診断に用いられるグルコースオキシダーゼや，コレステロール検査におけるコレステロールオキシダーゼなどがある。

お薬手帳

医療機関や薬局で処方された薬の名称や用法・用量，服用歴などを記録する手帳。薬の重複や複数の薬の相互作用による副作用の危険性などを避けるために，受診や処方箋提出の際，患者が医師や薬剤師に提示する。

悪心（おしん）

気持ちが悪くて吐きそう（嘔吐しそう）な感じ。いわゆる吐き気のこと。〔→嘔吐〕

オストメイト

大腸がん，膀胱がんなどの治療のために手術を受け，肛門や膀胱が摘出された代わりに人工肛門や人工膀胱が造設された患者〔→**人工肛門，人工膀胱**〕。英語でオストミー（ostomy）という瘻設置術または吻合術の意を表す接尾語があり，転じて人工肛門や人工膀胱保有者のことをオストメイト（ostomate）と呼ぶ。さらに，ストーマ（排泄孔）別に，コロストメイト（結腸ストーマ保有者），イレオストメイト（回腸ストーマ保有者），ウロストメイト（尿路ストーマ保有者）と呼ぶこともある。

日本におけるオストメイトの組織としては，公益社団法人日本オストミー協会がある。

オーダーメイド医療

人の全遺伝子情報（ヒトゲノム）が解読されたことで，薬の働き方や副作用を，患者1人ひとりの遺伝子レベルを解析し，それぞれの体質に合わせた医療を進めること。

オーダリングシステム

オーダエントリシステム。医療従事者がそれぞれの部署で発生した注文データを直接入力（**発生源入力方式**）する病院情報システム。データを迅速かつ正確に伝達でき，蓄積されたデータの統計処理を行うなど幅広く活用できる。また，請求漏れの防止などにも有効である。

オーディオメーター

聴力測定や難聴の性質を診断する際，純音を用いて聴力を測定する器具。これから得られた値をグラフにしたものがオーディオグラムである。

音が外耳・内耳を経て中耳に入る気道聴力や，骨を伝わって直接内耳に入る骨導聴力を測定することができ，聴力障害部位の診断も可能である。

オートエンボッサー

新患登録をすることによって自動的に診察券を作成・発行する機械。

オトガイ神経

下歯槽神経の枝。下顎管内で分枝し，オトガイ孔を経てオトガイ（頤）と下唇に至る神経。

オトガイ孔とは，下顎歯の5番の根元の下方にある小さな穴で，この穴から知覚神経と血管が下顎骨から出ている。出てきた知覚神経と血管は歯肉のすぐ下を通って，下唇やオトガイに向かう。下唇部，オトガイ部などの伝達麻酔の点となり，三叉神経痛や歯科治療等の麻酔として行われる。

オートクレーブ

高圧の蒸気によって滅菌する器械。多量の物品を確実かつ経済的に滅菌することができる。

オートノミー

自律性。**裁量権**。用いられる文脈によって概念が異なる。①「医師のオートノミー」と用いる場合は，医師の裁量権のこと。②医療倫理の分野でパターナリズムの対立概念として用いられる場合は，患者の自律性（＝自己決定権）のことを指す。

医療に関わる倫理原則において，「患者に害をなさない」「患者によいことをなす」といった基本原理に，「オートノミーの尊重」と「公正」という考え方が加わってきた。「オートノミーの尊重」とは，「相手が自らの価値観と信念に基づいた意見をもち，選択し，行動する権利を承認すること」を意味し，「患者中心の医療」を行うためには欠かせない概念である。

オートファジー

「オート」は「自己」，「ファジー」は「食べる」の意味で，「自食作用」と訳される。細胞内の古くなったタンパク質や異物をアミノ酸に分解（自食）してタンパク質を合成し直す，細胞のリサイクルシステムのこと。

飢餓への対応，細胞内の浄化，病原菌からの防御——の3つの役割がある。

また，癌や神経疾患などにも関係があると考えられており，オートファジーの活性化や停止による治療の研究も始められている。

その機能を解明する遺伝子を発見した大隅良典氏は，その功績により2016年ノーベル生理学・医学賞を受賞した。

お泊まりデイサービス

通所介護施設が，通常の介護保険によるデイサービスに加え，宿泊や夜間・早朝の介護を提供するサービス。これらのサービスは介護保険の対象外であるため，料金は利用者の全額自己負担となる。

介護保険による宿泊サービスとしては，「ショートステイ」や「小規模多機能事業所」があるが，現状では特に都市部において供給が足りていないため，同サービスを提供する通所介護施設が急増している。

なお，同サービスではサービスの質を担保する基準がないなどの問題が指摘されており，それらの問題を解決するため，「お泊まりデイサービス協会」が設立されている。

オーバーテーブル

オーバーベッドテーブル。就床患者が，ベッド上で坐位をとって食事をしたり，文字を書いたり，読書するときに使用するテーブル。テーブルの4本の足には車輪が付いているので，簡単に移動させることができ，高さもネジで調節できるようになっている。

オーバービューパス

オーバービュー形式（入院から退院に至るまでの経過を時系列に一覧にしたもの）のクリティカルパス。基本フォーマットとしては，大きく「時間軸」「アウトカム（達成目標）」「タスク（ケア介入の内容）」の3つがあり，横を時間軸，縦を項目軸とする。

診療内容が一覧できて流れがわかりやすい，チェックリストの機能も兼ねるため記録や業務の漏れがなくなる等のメリットがある。

オピオイド

ケシを原料とした医療用鎮痛剤の総称で，モルヒネ，コデイン，フェンタニル等を含む。

がんの痛みに効果がある一方で中毒性が高く，アメリカでは，けがや関節痛などにも安易に処方されてきたため中毒者が続発している。

アメリカ疾病対策センターによれば，中毒患者は約200万人，過剰摂取による死者は2016年だけで6万4000人に達するなど，深刻な社会問題となっている。

日本でのオピオイド使用は，激しい痛みのときのみに限定され，かつ，処方医がトレーニングを受けた医師に限られるなど，麻薬依存者を作らないために，厳格に規制されている。

オーファンドラッグ

医療上の必要性は高いが，難病など保険適用となる対象患者の数が少ない医薬品の通称であり，正式には**希少疾病用医薬品**と呼ばれる。なお，同様の意味での医療機器は，希少疾病用医療機器（オーファンデバイス）と呼ばれる。

特殊疾患など患者数が少ない疾患の治療薬は，企業での採算性がとれないため自主努力の開発を期待するのは困難であるとして，厚生労働省は，1993年から希少疾病用医薬品指定制度を始めた。全国で患者数が5万人に満たない疾病を対象に，企業へ研究開発費を助成している。

オプジーボ

悪性黒色腫，肺がんの治療薬として承認された医薬品（一般名ニボルマブ）。

オプジーボは日本で開発された画期的な免疫療法薬だが，2014年の薬価収載時の価格で，患者1人が使うと年に3500万円の薬剤費がかかるとされる。その後も，非小細胞肺がんへの適応拡大で販売が急増したことで医療保険財政への影響を懸念する声が高まり，発売から数年で4回の薬価引き下げが行われ，当初の価格の4分の1となった。また，薬を開発した本庶佑京都大学特別教授は，その功績により2018年ノーベル生理学・医学賞を受賞した。

オマリズマブ

気管支喘息を適応症とする，日本で初めて人工的に作られた抗体医薬であり，ヒト化抗ヒトIgEモノクローナル抗体製剤と呼ばれる（商品名：ゾレア）。高用量吸入ステロイドを使用してもコントロールできない，または複数の喘息治療薬を必要とする難治性の重症喘息患者が適応である。

DPCでは「手術・処置等2」に本剤が設定されている区分がある（2019年4月現在）。

オレンジ手帳

日本精神科病院協会（日精協）が独自に作成した認知症地域連携パス。2012年に商標登録され，同年6月にJAPHネットワークから発行された。

手帳には，①患者・家族の連絡先，②かかりつけ医・介護保険サービス機関等の連絡先，③認知症の進行度，④合併症，⑤服用中の薬剤，⑥検査経過——などが記載でき，手帳を見ることで家族・医療・介護間での情報共有や連携が可能になっている。

オレンジブック

医療用医薬品品質情報集の通称。医療用医薬品の品質再評価の実施に伴い，製剤の溶出性等に係る品質情報を提供するため，その結果等をとりまとめた資料として，厚生労働省医薬食品局が発出する通知を，民間への普及版として出版物にされたものが「オレンジブック」と呼ばれる。

同通知が発出されるたび，原則年4回発行されている。

オレンジプラン

厚労省が2013年度より実施している「認知症施策推進5カ年計画」のこと。①標準的な認知症ケアパスの作成・普及，②早期診断・早期対応，③地域での生活を支える医療サービス・介護サービスの構築，④地域での日常生活・家族の支援の強化，⑤若年性認知症施策の強化——など，認知症ケアを事前対応で行うための施策が計画されている。

温熱療法

局所あるいは全身を加温し，血流増加や新陳代謝を促す物理療法の一つ。疼痛緩和と局所組織の弛緩を目的として行われ，温浴，光線，電気などが主な熱源として利用される。ホットパック，温罨法，パラフィン浴など伝導熱を利用するものと，赤外線療法や熱気浴（電気浴）といった輻射熱を利用するものがある。

オンライン診療料

2018年診療報酬改定で新設された再診料。B000特定疾患療養管理料等を算定する慢性疾患等の患者に対して，リアルタイムでコミュニケーション可能な情報通信機器を用いて，オンラインによる診察を（対面診療と組み合わせて）行った場合に，月1回算定できる。

オンライン請求

→　レセプトオンライン請求

か

開業医

病院・診療所を開設し，医業を営む医師・歯科医師。日本では，医師の開業免許制が採用され，その後医師開業試験規則が定められた。現在，医療法によって，開業を希望する医師・歯科医師は届出のみで自由に開業できる。今日ではプライマリ・ケアの主要部分を担っている。

会計課

会計業務を担当する部署。日常的には，入出金処理，現金の出納，支払業務，銀行取引など，年度末には，損益計算書や貸借対照表などの決算書類の作成や税務処理を行う。経理課とするところもあるが，経理課は一般に会計課より業務が幅広く，給与事務なども取り扱う。

会計検査院

内閣から独立して，国や法律で定められた機関の会計を検査し，会計経理が正しく行われるように監督する憲法上の機関。会計検査活動として，医療費の増大に伴い医療費の検査も毎年行われ，不当な医療費の支払いなどについて報告されている。

介護医療院

長期的な医療と介護のニーズを併せ持つ高齢者を対象とし，「日常的な医学管理」や「看取りやターミナルケア」等の医療機能と「生活施設」という，いわゆる「医療・介護・住まい」の3つの機能を備える介護保険施設。経過措置により2024年3月末が期限とされる介護療養型医療施設の受け皿として，2017年の介護保険法の改正により設けられた。

介護うつ

介護による心理的，身体的，経済的なストレスの蓄積から介護者に生じるうつ病。自宅で介護をする介護者の25％が介護うつとも言われる。

主な症状は一般的なうつ病と同様で，食欲不振，睡眠障害，疲労感や倦怠感，不安感や焦燥感，思考障害などが挙げられる。

介護休業

育児・介護休業法に基づき，要介護の家族を抱える労働者が休業を取得できる制度。

家族（配偶者，父母，子，配偶者の父母）が負傷，疾病または身体上・精神上の障害により，2週間以上にわたって常時介護を必要とする場合に，要介護者1人について1回に限り，連続する3カ月の期間内で休業を取得できる。勤務時間を短縮する短時間勤務制度もある。所得保障はないが，雇用保険の被保険者は介護休業中に介護休業給付金（休業前賃金の40%）を受けられる。

介護給付

要介護認定によって要介護状態と認定された者に支給される保険給付。以下の給付がある（介護保険法第40条）。

居宅介護サービス費，特例居宅介護サービス費，地域密着型介護サービス費，特例地域密着型介護サービス費，居宅介護福祉用具購入費，居宅介護住宅改修費，居宅介護サービス計画費，特例居宅介護サービス計画費，施設介護サービス費，高額医療合算介護サービス費，特例施設介護サービス費，高額介護サービス費，特定入所者介護サービス費，特例特定入所者介護サービス費。

このうち，特例居宅介護サービス費，特例施設介護サービス費，特例特定入所者介護サービス費は，要介護認定を受ける前に，緊急その他やむをえない理由でサービスを受けた場合に，それらの給付に相当する費用について事後的に払い戻しを受けるもの。特例居宅介護サービス計画費は基準該当居宅介護支援を受けたもの。

外国人患者受入れ医療機関認証制度（JMIP）

2010年6月に閣議決定された「新成長戦略」において，国家戦略プロジェクトとして国際医療交流（外国人患者の受入れ）が位置付けられたことに伴い，2012年に開始された認証制度。厚労省の支援事業として実施され，日本医療教育財団がその実施団体。

多言語での診療案内，異文化・宗教に配慮した対応をはじめとした外国人患者受入れ体制を評価することを目的とし，病院機能評価またはJCI（国際的医療機能評価機関）認証を受けている施設が認証対象となる。審査は，「現況調査票」などによる書面調査と，面接などの訪問調査の組み合わせにより行われる。

外国人未払い医療費補填制度

外国人による医療費の未払いについて，医療機関の負担を軽減し，外国人医療の確保を図る制度。補填金は医療機関に支給される。東京都など一部の自治体で実施されている制度。

戒告・注意

保険医療機関への「指導・監査」を定めた「監査要綱」により，診療内容または診療報酬の請求に不正または著しい不当があったことを疑うに足りる理由があるなどにより，監査の対象となった医療機関について，監査が行われた後の措置の1つ。不正・不当な診療または診療報酬の請求を行った場合で，重過失による場合と，軽過失で反復継続して行われた場合は「戒告」，軽過失で行われた場合は「注意」となる。

介護サービス

要介護認定された被保険者に対する，介護保険の給付。居宅サービス，地域密着型サービスなどの種類がある。

介護支援専門員

ケアマネジャー。介護保険制度においてケアマネジメントを行う専門職。保健，医療，福祉分野で5年以上の実務経験があり，都道府県または都道府県指定法人が実施する試験に合格し，実務研修を修了した者が知事によって認定される。

2006年4月の制度改正により，介護支援専門員として登録された者に交付される介護支援専門員証の有効期間が5年とされ，研修を受けて更新しなければならなくなった。また，公正・誠実に業務を行う義務をはじめ，名義貸しや信用失墜行為の禁止，秘密保持などの義務と，それらに違反した場合の罰則（県知事への報告，県知事による指示，命令，登録削除等）が定められた。

ケアマネジメントとは，ケアを必要とする者に対して，その必要に応じたサービスを提供する活動で，介護保険では要介護認定と介護サービス計画（ケアプラン）作成の2段階が設定されている。

ケアマネジャーの具体的業務は，①高齢者や家族の相談に応じて助言を行う，②利用者のニーズを調査する（アセスメント），③要介護認定の申請や更新を本人に代わって行う，④利用者のニーズとアセスメントに基づきケアプランを立てる，⑤ケアプランに基づき提供サービスをコーディネートする，⑥サービス提供状況を把握し継続的に適切なサービスを確保する──など。

外骨腫

骨軟骨腫，軟骨性外骨腫とも呼ばれ，原発性骨腫瘍のなかでは最も多い良性腫瘍である。長幹骨の骨幹端部に軟骨で覆われた骨性隆起を生じ，脛骨近位，大腿骨遠位が好発部位である。単発例と多発例があり，多発例の場合は遺伝的傾向がかなり強いことが知られている。

介護認定審査会

要介護認定のための最終的な審査判定を行う機関で，市町村（特別区）に設置される。医療，保健，福祉の専門家で構成され，コンピュータによる一次判定結果，訪問調査の特記事項，医師の意見書などをもとに給付区分または非該当であることを決定する。

介護費用保険

損害保険会社や生命保険会社が販売する民間の介護保険で，原則として介護に要した費用を補償する。保険会社の介護費用保険は，公的介護保険に対する補完的な役割を担っている。

保険金の種類には，医療費用・介護施設費用保険金（病医院での治療費や介護施設に入所した場合の自己負担費用の補償），介護諸費用保険金（入浴サービス代，介護用品購入費など，諸費用に対する補償），臨時費用保険金（住宅改造費，介護機器購入費など，臨時費用に対する補償）等があるほか，契約形態や給付内容も様々である。

介護福祉経営士

介護福祉事業経営に関する諸制度，財務会計，リスクマネジメント，コンプライアンス，人材育成などについての知識を習得し，その知識や経験を活かして介護福祉分野の経営を担う専門職のこと。日本介護福祉経営人材教育協会が実施する認定資格（1級と2級）となっている。

介護福祉士

ケアワーカー。社会福祉士及び介護福祉士法で定められた国家資格で，日常生活を営むのに支障がある高

齢者や障害者に対する食事，入浴，排泄その他の介護，ならびに介護者への指導を行う専門職。福祉施設における寮母・寮父と呼ばれる介護職，在宅でのホームヘルパー，在宅介護支援センターの相談員などとして活動している。

介護扶助（かいごふじょ）

生活保護法における保護（扶助）の一つ。困窮のため最低限度の生活を維持できないために生活保護を受けている低所得者（被保護者）で，介護保険の要介護・要支援の状態にある人が介護サービスを利用した場合に受けられる。40歳以上65歳未満の医療保険未加入の被保護者（加齢に伴う16の特定疾病により要介護・要支援となった被保護者）も対象となる。介護保険の被保険者の場合，負担は介護保険の給付が優先し（9割分），生活保護で介護費用の1割（自己負担分）を介護扶助として給付する（被保険者以外の場合，介護扶助10割となる）。

介護プロフェッショナルのキャリア段位制度

内閣府が2012年に導入した介護従事者向けの職業能力を評価する仕組み。「知識」と「実践的スキル」の両面を評価して人材育成を目指すもので，介護領域では「介護プロフェッショナル」のレベル認定が行われる。

知識の評価は，原則として介護福祉士養成課程，介護初任者研修等の講義を修了したことで，評価される。実践的スキルの評価は，一定の要件を満たした「アセッサー（評価者）」が，介護サービスを提供している事業所・施設で，介護職員の日頃の仕事の様子や業務の記録等を実際に見た内部評価と，第三者機関が事業所・施設において評価が適切に行われているかを確認する外部評価により判断される。

介護報酬

在宅サービス事業者や居宅介護支援事業者，介護保険施設が，介護保険の給付対象となるサービスを提供した場合の費用の算定基準，または事業者や施設が受け取る報酬。

介護報酬の支払いは，都道府県から委託を受けた国民健康保険団体連合会（国保連合会）が行う。診療報酬に比べて，地域別単価であること，要介護度に応じた包括的な報酬になっていること，上限価格的な設定になっていること，などの特徴がある。

介護保険

要介護状態の高齢者に対して，保健・医療・福祉サービスを提供する社会保険制度。市町村と特別区が保険者，40歳以上の者が被保険者となり，公費と保険料を財源とする。

認定審査により要支援・要介護と認定された被保険者は，7段階の要介護度に応じた給付限度内でケアプランに基づく介護サービスを利用できる。原則として，介護サービス費用の9割は保険からサービス提供事業者に給付され，1割は利用者の自己負担となる。

2006年の制度改革では，①予防重視型システムの確立，②施設給付の見直し（ショートステイの滞在費・食費，通所サービスの食費を保険給付対象外），③新サービス体系の確立（地域密着型サービスの創設等），④サービスの質の確保・向上（介護サービス情報の公表，事業者規制の見直し，ケアマネジメントの見直し等），⑤負担のあり方／制度運営の見直し——などが行われた。

2015年の制度改革では，①中重度の要介護者や認知症高齢者への対応の更なる強化，②介護人材確保対策の推進，③サービス評価の適正化と効率的なサービス

提供体制の構築——などが行われた。

介護（補償）給付

労働者災害補償保険法に規定されている給付。傷病補償年金または障害補償年金を受ける権利を有する労働者が，常時または随時介護を要する状態にあり，随時介護を受けている間に支給される。

介護予防サービス費

要支援，要介護1の軽度の高齢者に対して，残存能力を維持し，介護度の悪化防止を目的に，2005年6月の介護保険制度改正で新設され，2006年4月から施行された給付。

介護予防のサービスには以下の3つがある。①筋力向上——簡単な用具を使ったトレーニングなどで身体機能を高め，転倒予防にも役立てる。②栄養改善——管理栄養士等による定期的な食事指導と合わせ，料理学習会なども行い，健康状態の悪化を防ぐ。③口腔ケア——歯磨き指導などで口の中の衛生を保ち，気道から雑菌が入って病気になるのを防ぐ。また，舌を動かし頬をふくらませる体操などを行って，唾液分泌や食物を飲み込む機能を高める。

介護離職ゼロ

2015年，社会保障政策に関連し掲げられた親などの介護のために離職せざるを得なくなる人をなくすというスローガン。介護休業制度等の周知の徹底や，都市部を中心とした在宅・施設サービスの整備促進，介護人材確保などの対策を総合的に推進するものとされた。

介護療養型医療施設

入院した要介護者に対して，施設サービス計画に基づき療養上の管理，看護・医学的管理のもとでの介護，機能訓練，その他必要な医療を行う施設。2011年度末に廃止される予定であったが，2011年の法改正によって，2018年3月末の廃止まで延長された。

さらに，新たに6年の経過措置期間が設けられ，2024年3月末までが期限となった。

介護療養型老人保健施設

療養病床から転換する介護老人保健施設の通称。2008年2月の社会保障審議会介護給付費分科会で決定され，同年4月の介護報酬や施設基準の告示等に基づき同年5月1日から介護療養型老人保健施設制度が始まった。

100床当たり医師1名・看護職員18名・介護職員18名の人員配置，1人当たり床面積8.0m²以上——などの施設基準が定められているほか，経管栄養または喀痰吸引を実施している入所者の割合が15%以上，あるいは認知症自立度M（最重度）の入所者の割合が20%以上のどちらか一つ以上を満たすことが必要である。

介護老人福祉施設

施設サービス等を行う介護保険施設の一つ。老人福祉法に規定する特別養護老人ホームだけが指定を受けることができる。

常時介護が必要で居宅での生活が難しい要介護者に対し，施設サービス計画に基づいて食事，入浴，排泄等の介護，その他の日常生活上の世話，機能訓練，健康管理および療養上の世話を行う。

介護老人保健施設

施設サービス等を行う介護保険施設の一つで，病院から在宅へ移行するための中間施設という位置付けでスタートした。2000年3月までの従来の老人保健施設は根拠法令が介護保険法に移ったため，すべて介護老人保健施設となった。

入院治療の必要のない要介護者に対し，施設サービ

ス計画に基づいて看護・医学的管理のもとでの介護，機能訓練，その他必要な医療ならびに日常生活上の世話を行い，在宅への復帰を目指すリハビリ施設としての役割がある。

介護ロボット

「情報を感知」し，「判断」し，「動作」する要素技術を要する機械システムをロボットといい，その技術が利用者の自立支援や介護者の負担の軽減に役立つ介護機器を介護ロボットと呼ぶ。移乗や排泄，入浴介助などの一般的な補助ロボットに加え，認知症高齢者の孤独感・不安軽減を目的とした人や動物型のコミュニケーションロボットなどの効果検証調査が進められている。

外耳 （がいじ）

耳介および外耳道から成る音の感受部。音は外耳を通って鼓膜に伝わる。

外シャント

血液透析などの体外循環法で，透析回路と患者の体循環との接続を容易にするため，動静脈間に作るシャントの一種。通常は，2本のカニューレの先端をそれぞれ橈骨動脈と近傍の皮下静脈に挿入し，皮膚の小孔から体外へ出し，テフロン製のコネクターで連結させる。透析の際にはコネクターの接続を外して動脈血を透析回路に導き，静脈側から再び体内に戻す。内シャントに比して造設は容易であるが，血栓閉塞や感染を起こしやすいという難がある。このため，近年は急性腎不全など一部に用いられるのみで，緊急の場合には留置カテーテル法が用いられることが多い。

介助犬

肢体不自由者に対して一定の介助ができるように訓練され，肢体不自由者によって使用される補助犬の一種。2002年に制定された「身体障害者補助犬法」によって，盲導犬，聴導犬とともに法的に位置付けられた。日常生活動作を介助することで，肢体不自由者が自立した生活や社会参加を積極的に行えるようになるなど，生活の質の向上に役立つことが介助犬の役割である。

回診

医師が病室を回って入院患者を診察すること。最近では，チーム医療の観点からチームによる回診を行っている医療機関も多い。代表的なものとして栄養サポートチーム（nutrition support team：NST），感染対策チーム（infection control team：ICT）などがある。

開心術

人工心肺装置を使って体外循環を行いながら，心臓に直接メスを入れる手術（**直視下心臓手術，直視下心内手術**）。通常は患者本人の心臓を停止させた状態で，心臓を開いて内部の病気を外科的に治療する。心室中隔欠損症やファロー四徴症の根治手術などが該当する。

疥癬 （かいせん）

疥癬虫（ヒゼンダニ）の寄生による皮膚感染症。かゆみを伴う丘疹，結節，角質増殖などの症状が現れる。

通常疥癬と角化型疥癬の2タイプに分類される。通常疥癬では1000匹程度だが，身体の免疫力が低下すると100万匹以上のダニが寄生して角化型疥癬となる。通常疥癬は頭部以外の全身に発生するが，感染力は弱い。角化型疥癬は全身に発症し，感染力が強い。

治療としては，疥癬を適応とする駆虫剤などの投与が行われる。

咳嗽 （がいそう）

一般的には「咳」（せき）のこと。咽頭や気管支粘膜の刺激が要因となって起こる症状であり，具体的には，気道に入ったほこり等の異物を喀出させる反応としての場合，痰などの過剰分泌物を排除しようとする防御反応の場合，結核や肺がんなどの初期症状として現れる場合がある。

介達牽引 （かいたつけんいん）

骨折の整復のために用いられる牽引方法の一つ。骨には直接力を加えず，皮膚や筋肉を介して間接的に骨に力を加えることで矯正や骨折部の固定を図る。四肢ではスピードトラック，絆創膏，弾力包帯などを使用し，頸椎ではグリソン牽引，腰椎では布製骨盤ベルトを用いる。牽引力としては重錘を使用する。直達牽引と比較すると簡便であるが，牽引力が弱く，皮膚に水泡等を生じたり，神経麻痺などを起こすことがある。

回腸

小腸のうちで腹腔にあり，腸間膜をもち，小腸の後3/5を占める部分。はっきりした境界はなく，空腸から移行し右の腸骨窩に達して盲腸に開く。だいたい小腸の右下部を占める。

ガイディングカテーテル

冠動脈の入口部にかけて留置し，造影剤や各種薬剤を直接投与するために，またはガイドワイヤー，バルーンカテーテル，ステントを冠動脈の入口まで安全に運ぶために使用される太めのカテーテルのこと。冠動脈用，腹部四肢末梢用，脳血管用があり，血管の太さによって様々なサイズが用いられる。

回転術

人工的に胎児を回転させ，胎位を変化させること。外回転術と内回転術がある。

外回転術は，医師や助産師がお腹の上から胎児を回転させる方法。超音波と分娩監視装置で子宮の収縮や胎児の状態を見ながら行うため，危険はなく，痛みも軽い。妊婦が仰臥位の姿勢をとった状態で，医師や助産師が恥骨に両手を当てて胎児を持ち上げ，その後15分ぐらいして胎児が動き始めたら，頭と足を両手で支えながらゆっくりとでんぐり返しさせる。胎児の頭が下を向いたら，頭を骨盤の中にしっかりと入れて終了する。

内回転術は，子宮腔内に一手を挿入して胎児の片足を把持し，頭位または横位から不全足位に回転させる方法。母体の感染，胎児の仮死，骨折，子宮破裂などの危険性が高く，現在では双胎の第2子の急速遂娩以外ではほとんど行われない。

開頭術

頭蓋内での外科的処置を行うため頭蓋を開く手術方法の総称。脳は柔らかく壊れやすいので，多重の防護がなされており，皮膚，筋膜（腱膜），頭蓋骨，硬膜，くも膜などを開けて脳を露出する。

骨弁をナイロン糸，鋼線，チタンプレートなどで固定整復する骨形成的開頭術と，骨弁を除去したままにしておく頭蓋切除術がある。

ガイドワイヤー

血管造影カテーテルや心臓カテーテル等の先端を，目的とする血管へ導くために，そのカテーテルの内腔に挿入して用いる極めて細い鋼線。

芯になる鋼線を中心にして，極細でスプリングの効いた鋼線が螺旋状に芯を覆い，安全のために先端には非常に弾力性と柔軟性に富む半円球の鋼線が溶接されている。ワイヤー全体にはテフロン加工が施されており，そのため滑りがよく，検査中血管内で折れたり曲がったりして血管壁を傷つけたりすることがほとんどない。先端がJ型，ストレート型などのタイプがある。

血管壁の損傷を防ぐ配慮から，J型は蛇行性血管・動脈硬化・老齢の患者に使用されることが多い。

外反母趾（がいはんぼし）

母趾が中足・趾節間（MP）関節で外側へ傾いたものをいう。第1中足骨頭が内方へ突き出す。原因疾患のない場合と，関節リウマチなどの関節疾患による場合がある。

外鼻（がいび）

鼻の外景。両眼窩間は鼻根，それより下前方に延びる部分は鼻背，その先端は鼻尖，その両側に広がる部分は鼻翼と名づけられている。外鼻の骨格を作るのは鼻骨，中隔鼻軟骨，大・小翼軟骨などで，鼻根筋，鼻筋がある。

外皮用殺菌剤

外側を覆っている皮（外皮）に用いて，病原性がある微生物を殺したり，増殖を抑止する薬剤のこと。外用（皮膚）にのみ用いるものを消毒薬という。手術時の外皮用殺菌剤は手術料に含まれて算定できないが，処置として使用した場合は算定できる。

回復期リハビリテーション

急性期の治療やリハビリテーションを終え，家庭（社会）復帰を目指す患者に対して日常生活動作訓練を中心に行うリハビリテーション。急性期リハビリテーションと維持期リハビリテーションの中間に位置付けられる。

回復期リハビリテーション病棟

脳血管疾患，脊髄損傷，大腿骨頸部骨折等の患者を対象に，ADL能力を向上させ，寝たきり防止と家庭復帰を目的にリハビリテーションを集中的に行うための病棟であり，回復期リハビリテーションを要する状態の患者が8割以上入院している病棟をいう。

構造設備や人員配置，入院適応患者など，所定の要件を満たすことで認可され，回復期リハビリテーション病棟入院料を算定できる。

回復室

手術後の患者を，麻酔が覚め，手術による直接の侵襲から回復するまで収容する部屋。酸素吸入，輸血，輸液，気管確保などの器具，薬品を常備し，必要に応じて緊急処置ができるよう整備されている。

外腹斜筋

第5〜12肋間神経で支配される体幹回旋の主動作筋の一つ。8つの尖頭に分かれて第5〜12肋骨の外側面から起こり，前下方に走って腹直筋の外縁近くで腱膜に移行する。腱膜は腹直筋の前方を通って正中線に達し，対側の腱膜と交錯して終わる。また，一部は腸骨翼の上縁や恥骨結節などにつく。

開放型病院

自院の施設・設備を地域の開業医などにも開放し，診察や検査に利用できる病院。開放する施設単位に応じて，開放型病棟，開放型病床とも呼ばれる。厚生労働大臣が認める施設基準に基づいて，地方厚生（支）局長に届け出る。

1994年の診療報酬改定で，公的病院か医師会立病院という基準が民間病院にも拡大された。

診療所が患者を紹介し，病院に入院させた場合，紹介元の医師が病院に赴き，病院の主治医と共同で患者の診療等を行うことができる（診療所側で開放型病院共同指導料を算定）。地域の病診連携の推進，患者にとっての治療の一貫性と継続性の実現という利点がある。

開放骨折

骨折部が皮膚や軟部組織の損傷によって外界と交通している骨折であり，**複雑骨折**とも呼ばれる。受傷時に，内部で骨折が発生すると同時に，皮膚や軟部組織に開放性の損傷が起こる場合や，骨片の断片が鋭いため軟部組織や皮膚を突き破って外界と連絡する場合などがある。感染の危険性が高く，偽関節を形成しやすいなど，閉鎖骨折よりも問題が多い。

開放点滴式全身麻酔

最も簡単な吸入麻酔。液体の麻酔剤，例えばエーテルをガーゼまたはガーゼで覆った金属製のマスクの上に滴下し，気化したエーテル蒸気を空気とともに吸入させる全身麻酔法である。

外保連試案

外保連〔→外科系学会社会保険委員会連合〕が，日本の医療保険制度のなかの外科系診療に対する適正かつ合理的な診療報酬のあり方について学術的に研究し，診療にかかる人件費や材料・機器のコストなどについて合理的な原価計算を試みてその結果をまとめた資料。1982年に初めて「手術報酬に関する外保連試案（第1版）」を公表して以降，数年ごとに改訂を繰り返し，2019年，手術試案第9.1版，処置試案第7.1版，生体検査試案第7.1版，麻酔試案第1.4版，内視鏡試案第1.2版を公表している。

2010年度診療報酬改定以降，手術料等の見直しの根拠として，厚労省・中医協で活用されている。

回盲部

右下腹部にある盲腸と回腸（小腸）の中間の部位。

潰瘍（かいよう）

粘膜や皮膚，または角膜や結膜などを覆う上皮組織など（体表面）が欠損して，下層部の組織までえぐれてしまっているような状態のこと。潰瘍の代表的な疾患としては，口腔潰瘍，消化管潰瘍（胃潰瘍・十二指腸潰瘍など），皮膚潰瘍，角膜潰瘍等がある。

一方，表面のみがただれている場合は「びらん（糜爛）」という言葉が使われる。

外用薬

人体の外部から吸収させて局所的に用いる薬剤。具体的には，軟膏，坐薬，湿布薬，含嗽薬，噴霧薬，点眼薬，点耳薬，点鼻薬，浣腸，腟剤などを外用薬と呼ぶ。なお，トローチも外用薬扱いとなっている。

外来

診療，検査，リハビリテーションなど，患者が外部から通院する，入院診療以外の部門。

外来化学療法加算

入院していない悪性腫瘍の患者に対して，外来化学療法の専用室で抗腫瘍用薬等を注射した場合に算定できる診療報酬。従来は点滴注射の加算であったが，2008年度診療報酬改定で「注射」の部の通則の加算に移行した。

化学療法には1〜6時間かかり，患者の負担が重い。そのため，当該加算を算定するには，専用のベッド（点滴注射を実施するのに適したリクライニングシート等を含む）を備えた治療室の保有などの施設基準が定められている。

外来管理加算

再診料の加算項目の一つ。外来患者に，慢性疼痛疾患管理，別に厚生労働大臣の定める検査，リハビリテーション，精神科専門療法，処置，手術，麻酔，放射線治療を行わず，計画的な医学管理を行った場合に算定できる。

なお，医学的な必要上，患家の求めに応じて往診を行い，再診料を算定している患者に対しても，計画的な医学管理を行っていれば算定できる。

外来基本伝票（外来指示票）

外来で行われる基本的な診療行為や処置等を，医師から医療スタッフへ簡潔に指示できるようになっている書類。また，医事的には，速やかに診療費用を算定するためにも用いられる。

近年は，オーダリング方式等により，医療機関ごとで様々な様式・形式がある。また，電子カルテに移行すれば，外来基本伝票もペーパーレスで運用されていく。

外来迅速検体検査加算

外来患者に対して行われたすべての検体検査について，当日中に結果を説明したうえで，文書によって情報を提供し，検査結果に基づく診療が行われた場合に，検体検査実施料の各項目（5項目が限度）の所定点数に加算できる診療報酬項目（2006年度診療報酬改定で新設）。患者は重複来院を回避でき，再診料などの負担軽減になる。

外来診療料

200床以上の一般病床をもつ病院が，外来診療に対して算定する再診料。医療機関間の機能分担の明確化，請求の簡素化を目的に設定されたもの。

尿検査・糞便検査・創傷処置等の一部，膀胱洗浄，眼処置，耳処置，鼻処置，口腔咽頭処置，超音波ネブライザー，介達牽引，消炎鎮痛等処置などが包括され，別に算定できない。なお，別に時間外加算や休日加算等の加算項目がある。

外瘻 (がいろう)

創傷部や体腔内に貯留する血液や滲出液を体外へ排出する（ドレナージ）ために留置する，ゴムやシリコンなどの合成樹脂製の管のこと（ドレーン）。

短いドレーンと長いドレーンがある。短いタイプの場合，傷のあるところからドレーンを挿入し，血液や滲出液を吸い出してガーゼで吸収するように使う。長いタイプの場合，先端に排出バッグが接続されており，逆流しないように挿入部から排出バッグを下にするようにして利用する。

カイロプラクティック

腰痛や上肢・下肢の機能障害，内臓の病気などに対して，主として脊椎の歪みを整え，神経機能を正常にし，組織や器官の異常を直すとされる療法（脊椎調整療法，脊柱矯正療法）。神経機能障害に対する民間治療法として19世紀末にアメリカで創始された。

カウンセリング

個人の心理上，性格上の諸問題を面接を通じて明らかにして，解決への援助を行うこと。

カウンターショック

電気（的）除細動。通電によってすべての心筋線維を同時に脱分極させ，心室細動・心室性頻拍・心房粗細動・上室性頻拍などの不整脈を除去する治療法。

脈が不規則になったり，非常に速くなって呼吸困難に陥った場合，心室細動や心室性頻拍，心臓の手術中に心停止になったとき，強力な電気を瞬間的に流して正常な脈拍に戻すために行う。使用する機械を除細動器と呼ぶ。開胸して直接心臓に通電する方法と，非開胸で胸壁から通電する方法がある。使用電源によって直流式と交流式に分けられるが，最近では前者がほとんどである。

科学的介護

科学的裏付けに基づく介護のこと。閣議決定された「未来投資戦略2017」で「自立支援の促進」の手段として掲げられた。

厚労省は，科学的介護の実現に向けて，要介護者に対する「介入」や要介護者の「状態」，けがや疾患などの「イベント」を集める新データベース「CHASE」（Care, HeAlth, Status & Events）を2020年度から本格運用し，2021年度以降の介護報酬改定で評価することを目指すとしている。

新データベースで収集するデータは，「栄養」「リハビリテーション」「アセスメント」「ケアプラン」「認知症」——の5項目。

化学物質過敏症

微量の化学物質が原因で頭痛や倦怠感などが多様に現れる症状で，シックハウス症候群もその一種とされる。厚生労働省と財団法人医療情報システム開発センターが定める病名リスト（MEDIS-DC標準病名マスター）に，化学物質過敏症が2009年10月から掲載された。シックハウス症候群はすでに健保の適用が認められていたが，化学物質過敏症はそれまで病名リストに登録されていなかったため事実上健保扱いになっておらず，患者自己負担や類似病名の診断で保険適用されてきたが，その後は保険請求がしやすくなったとされる。

化学療法

病原菌によって起こる疾患に対して，その病原菌の増殖を抑制する化学物質を投与して治療を行うこと。あるいは，白血病や悪性腫瘍などの異常細胞の増殖を抑制する化学物質を投与して治療を行うこと。

過活動膀胱（OAB）

尿意切迫感を必須とした症状症候群であり，通常は頻尿と夜間頻尿を伴う。切迫性尿失禁は必須ではないとされる。

40歳以上の成人のおよそ8人に1人の割合でみられる頻度の高い疾患であり，QOLに多大な影響を及ぼす。原因として神経疾患，前立腺肥大症に代表される下部尿路閉塞，加齢などが挙げられるが，原因不明の特発性も少なくない。治療は大きく行動療法と薬物療法に分かれる。

OABは，Overactive Bladderの略。

かかりつけ医

家庭医。地域においてプライマリ・ケアや在宅医療支援を担う，主に開業医のこと。

住民の日常の健康管理，一般的な疾病や傷害などに対する診断・治療を行う。介護保険制度のもとでは，在宅患者の主治医としてトータルなケア管理が求められる。また，医療機能の分化によって，専門治療を必要とする患者の紹介元の役割も期待されている。

かかりつけ連携手帳

患者の処方内容や検査結果等の情報を多職種間で共有するための手帳。地域包括ケアシステム構築に向けた取組みの一環として，三師会が2014年に考案・提唱した。

「お薬手帳」のように，患者本人が手帳を管理しつつ，多職種間で処方薬や副作用歴，介護サービスの内容などを確認できる仕組み。

将来的な手帳の電子化・ICT化については，患者自身が診療内容や処方箋，体重・血圧などのバイタルを管理できるアプリの開発とともに，医療機関で情報連携できる仕組みの構築などが構想されている。

核医学診断

放射性医薬品（ラジオアイソトープを含んだ薬）を使用する検査。RI検査または核医学検査と呼ばれる。薬が特定の臓器や骨，腫瘍に集まる特性を利用して，その薬に放射線を帯びさせて注射または服薬させ，一定時間経過後に専用のカメラ（シンチレーションカメ

ラ）で撮影することで，臓器の形態・臓器の機能・物質の代謝の状態などを調べる診断法。

架空請求

不正請求の一つで，診療していない行為を，あたかも診療したことにして，保険者または被保険者に対して診療報酬を請求すること。

核酸

生存のための遺伝を司るDNA（デオキシリボ核酸）と，その情報を読み取って蛋白質を合成するRNA（リボ核酸）とを合わせた呼び方。動植物すべてに含まれる。プリン塩基あるいはピリミジン塩基と五炭糖リン酸の結合したモノヌクレオチドが多数結合した高分子化合物。

核酸は生物の増殖や生命維持に欠かせないものであり，細胞の新陳代謝をスムーズにする成分で細胞の増殖，蛋白質の合成，細胞の活性化を促進する働きをもつ。DNAの損傷によって，がんや糖尿病，動脈硬化といった生活習慣病，あるいは肌や内臓，血液，脳の老化などが起きるとされているが，核酸はがん物質や放射性物質から細胞を守ると同時に，DNAの損傷を修復する働きがあることも認められている。これらから，核酸を継続的に摂取することで，免疫力を高める，体力を強化する，がんや生活習慣病の危険を減少させる，老化のスピードや認知症の進行を緩やかにする，ニキビなどの皮膚疾患を軽減する，などの効果が得られると考えられている。

核酸医薬

核酸（DNAおよびRNA）を構成する塩基配列を人工的に組み換えて作る新しいタイプの医薬品。病気の原因となる遺伝子や蛋白質等の標的物質に結合してそれらの働きを抑えるという薬理作用があり，がんや自己免疫疾患など様々な病気を対象に研究開発が進んでいる。化学的な反応によって人工的に合成できるという利点がある一方，本来は体内にある成分のため，体内に入ると分解されやすく，患部の標的物質まで送達させる技術が課題となっている。

厚労省は2008年7月，加齢黄斑変性症の治療薬であるマクジェン（一般名：ペガプタニブナトリウム）を承認，日本で初めて認められた核酸医薬となった。

覚醒剤

広義では大脳皮質から脳幹の上部にかけて作用し，覚醒・睡眠抑制・疲労感軽減・自発運動亢進などの作用がある薬物。狭義では覚醒剤取締法で指定されている覚醒アミン（**アンフェタミン類**）。常用すると習慣となり，中毒を起こす。鎮痛作用がありモルヒネとの協力作用もある。

覚醒剤取締法

覚醒剤の濫用による保健衛生上の危害を防止するため，覚醒剤および覚醒剤原料の輸入，輸出，所持，製造，譲渡，譲受，使用に関して必要な取締を行うことを目的とした法律。

医薬品としてはヒロポンなどがあり，診療上覚醒剤の施用を必要とする病院や診療所は，覚醒剤施用機関として都道府県知事による指定を受ける。

拡大治験

「人道的治験」ともいう。生命に重大な影響のある疾患であり，既存の治療に有効なものが存在しない疾患について，医療上の必要性が高い未承認薬，未承認機器及び未承認再生医療等製品のうち，国内で治験が行われているものに限り，治験の参加基準に満たない患者に対して，人道的見地から未承認薬等を提供する制度である。

喀痰吸引 （かくたんきゅういん）

何らかの病変により喀痰や滲出液が排泄できない場合に，カテーテルを挿入し，吸引・排除すること。鼻（鼻腔内吸引）あるいは口（口腔内吸引）または切開された気管（気管カニューレ内吸引）から柔らかいカテーテルを挿入し，断続的に吸引したり止めたりして，分泌物（喀痰等）を排除する。

吸引が必要な病態や病気には，反射的な嚥下や弱い咳込みしかできない遷延性の意識障害や高度の脳発達障害のある先天性疾患，脳性麻痺等の重症心身障害児等脳血管障害，低酸素血症による重度の脳障害，嚥下・呼吸機能も二次的に低下した寝たきりの高齢者，嚥下・呼吸機能を一次的に障害する神経・筋疾患として脳梗塞，脳出血，筋ジストロフィー等の筋疾患，進行性のパーキンソン病や筋萎縮性側索硬化症等の神経性疾患などがある。

拡張型心筋症

左室拡大と左室収縮能低下，それに伴う心肥大を基本病態とする心筋疾患。5年生存率は50％とされる予後不良の疾患である。原因は不明だが，ウイルス性心筋炎との関連性や自己免疫，遺伝子異常などの関与も想定されている。左室拡大に伴い僧帽弁閉鎖不全や心房細動，心室細動などを合併することも多い。

確定拠出年金

確定給付型の年金（厚生年金・国民年金）に加えて，2001年に導入された年金。個人または事業者が拠出した資金を原資に，個人が自己の責任において運用の指図を行い，運用成績に応じた額が給付される。

角膜

眼球の前方正面部分の透明な膜で，後方に続く強膜とともに眼球の外壁を構成している。いわゆる黒目に相当する部分で，血管はない。

外側から上皮，ボウマン膜，実質，デスメ膜，内皮の5層から成る。表面は湿潤性を維持するために，常時涙で覆われている。外の光は，この角膜を通って眼球の中に入り眼底の網膜に達して，その信号が脳に送られて初めて物が見える。

角膜移植

角膜の混濁のため視力障害が著しい場合，特に瞳孔領を透明な角膜で置換する手術。角膜の全層を置換することも，表層のみ置換することもある。

移植材料は，自家角膜の位置を置き換えて透明部が瞳孔領に来るようにする場合もあるが，多くは死後の新しい眼球から採取する。角膜は無血管であるため拒否反応は少ないが，血管侵入が存在する場合には組織適合抗原〔→HLA抗原〕を一致させたほうが成功率は高い。

下行結腸 （かこうけっちょう）

脾臓の下面で左結腸曲をもって横行結腸から移行して左の後腹壁を下行し，左腸骨窩に達する結腸の一部。

過誤査定

審査支払機関で一度審査されたレセプトが，保険者の再審査請求に基づき減点されること。過誤の例として，適応外とされる薬剤処方（病名の記載漏れなどによる），過剰な検査，保険変更の未届けなどが多い。支払基金や国保連合会の審査会で減点される場合は，当月査定などとも呼ばれる。

過誤調整

保険者及び公費負担者に対する請求確定額またはサービス事業所等に対する支払額が決定した後に，その決定額に変更が生じたときに訂正を行うこと。

過誤調整の処理として同月過誤と通常過誤がある。同月過誤は，事業所に支払われた報酬額の取り下げと，取り下げを行う分の再請求を同一月内に行うことをいい，通常過誤は事業所に支払われた報酬額の取り下げだけを行うことで，過誤決定通知書を確認した後に再請求を行うことをいう。

過誤返戻（かごへんれい）

審査支払機関で一度審査されたレセプトが，過誤による理由で保険者から戻されること。過誤の例には，氏名や生年月日等の不一致，資格喪失後の受診などがある。支払基金や国保連合会の審査会で疑義が出され返戻される場合は，当月返戻などとも呼ばれる。

下肢静脈瘤

下肢静脈が太く浮き出た状態のことをいう。膝窩内側の表在静脈によく見られる。また，妊娠歴のある女性，美容師，調理師など立ち仕事の人に見られる。

症状は，足の血管が浮き出るほか，足の不快感，緊縛感，疲労感などの症状があり，重くなると，潰瘍や色素沈着が起こる。

治療は，弾性ストッキングを用いた圧迫治療，硬化療法，ストリッピング（静脈抜去）療法，血管内治療（レーザー治療，高周波治療）が行われる。

下肢装具

下肢（足先から股関節まで）に装着させる装具。変形の防止や矯正，関節可動域の制限や固定，失われた機能の代償や保護など，その装着目的は様々である。

短下肢装具，長下肢装具，股装具，内反足装具，膝装具などに分類される。

過失相殺

交通事故の場合，加害者・被害者双方にある程度ずつの過失がある場合が多くみられる。そのような場合はそれぞれの過失の割合に応じて，賠償額が相殺されて算定される（民法第722条第2項）。例えば，交通事故で被害者に1000万円の損害が発生したとき，被害者にも4割の責任があると判断された場合，加害者の賠償額は相殺されて600万円になる。

下肢末梢動脈疾患指導管理加算

下肢動脈の虚血性病変の合併の多い慢性維持透析患者すべてのリスク評価をして，指導管理を行った場合に算定される。

J038人工腎臓の加算項目。

下垂体（かすいたい）

脳下垂体。脳の視床下部から蝶形骨に向かって下垂している小指頭大の内分泌器官。体内の主要ホルモンの分泌を促したり，成長や尿量の調節などの重要な働きをしている。

腺性下垂体・神経性下垂体から成り，前者を下垂体前葉・隆起部および中間部に分け，後者を後葉と呼ぶことも多い。

前葉には6種類のホルモン（成長ホルモン，催乳ホルモン，甲状腺刺激ホルモン，副腎皮質刺激ホルモン，卵胞刺激ホルモン，黄体形成ホルモン）を分泌する細胞と，非分泌性の濾胞星状細胞とが存在し，それぞれのホルモンの分泌は視床下部から下垂体門脈を通じて流入する向下垂体ホルモンによって調節される。中間部には，メラニン細胞刺激ホルモンを分泌する細胞がある。

これに対し後葉は，視床下部の室傍核と視索上核から投射する神経線維，非分泌性の後葉細胞から成り，視床下部で産生されたバソプレシンとオキシトシンとが，神経終末から毛細血管中に分泌される。

下垂体腫瘍

生命維持活動に必要な様々なホルモンを分泌する下垂体にできる腫瘍。

代表的なものは，非機能性腺腫，プロラクチノーマ，先端巨大症，クッシング病が挙げられる。

下垂体にできた腫瘍により，ホルモンが過剰に分泌されたり，抑制されたりすることで，ホルモンに特徴的な症状が発生する。また，腫瘍が大きくなると，頭痛や複視，視野欠損が起こる。

下垂体ブロック

下垂体内にアルコールを注射することによるがん性疼痛の治療方法。広範囲で両側性のがん性疼痛には有効である。また，ホルモン依存性のがんの場合は疼痛治療のみならず，がんそのものにも効果がある。

X線透視下において鼻腔から針を下垂体に刺入，約1 mLのアルコールをゆっくり注入する。尿崩症，眼合併症，頭痛などの副作用がある。初期の頃は死亡例があったが，現在では比較的安全とされている。

ガスクロマトグラフィー

気化しやすい化合物の成分を分離し，定性・定量分析を行う手法。気化する物質のみが分析対象となり，汎用性では液体を用いて行うHPLC（高速液体クロマトグラフィー）には及ばないが，HPLCでは分析困難な炭化水素，アルコール，ガソリンなど沸点の勾配によって分離される物質の分析には適している。醸造，香料，石油化学等の分析によく用いられる。

カスタマイズ

ユーザーの使い方や好みに合わせて，使用ツールのハードウェアやソフトウェアの設定や機能を変更すること。例えば，コンピュータ端末の頻繁に利用する機能を特定のキーやメニュー，ツールバーに割り当てることで，ユーザーにとって使いやすく，能率的な環境を作り上げることができる。

ガストリン

胃粘膜に存在し，胃酸分泌を刺激する消化管ホルモンの一つ。食物が胃および十二指腸内に到達することで化学的な刺激が起こり，幽門前庭部にあるG細胞からガストリンが血中に放出され，胃液の分泌を促進させる。ガストリンには胃粘膜の成長促進作用もあり，食道と胃の移行部の筋に作用して収縮させ，内腔を閉ざす作用もある。

ガストロカメラ

俗称である「胃カメラ」のこと。レンズ光学式であるガストロカメラは現在ほとんど使用されず，胃内視鏡が一般的である。

火葬

死体を葬るために焼くこと。

画像管理伝送システム（PACS）

→ 医用画像管理システム

画像支援ナビゲーション手術

手術ナビゲーションシステムとは，手術中の患者位置と手術器具の位置関係を表示することを目的とした医療機器システムのこと。まず術前にヘッドセットを患者が装着したうえでヘリカルCTを撮影する。このヘッドセットにはマーカーが付いており，これらのマーカーと患者の患部の位置関係がコンピューターに入力される。手術当日にはヘッドセットを装着して手術を行い，モニター上に術前撮影されたCTの画像に重ね合わせて術中の位置が示される。

このシステムによって，術野のオリエンテーションがつきにくい症例でも，病変の存在部位や術野の位置を危険部位と併せて確認できるため，より安全で適切

な手術が施行できる。様々な手術で使われているが，最も多い手術部位は鼻，次いで耳，頭部，頸部であり，顎・顔面外傷や組織検査などにも利用される。具体的には慢性副鼻腔炎（蓄膿症），副鼻腔嚢胞，中耳炎，頭頸部がんの手術で，特に再手術の場合，病変が非常に広範囲に及んでいる場合などに有用とされる。

火葬場
火葬を行うために，火葬場として都道府県知事の許可を受けた施設。

家族介護慰労金
介護保険サービスを受けずに，在宅で要介護者を介護している家族を経済的に支援する制度。要介護度4以上に認定され，住民税非課税世帯であり，介護保険サービスを過去1年間利用していない同居家族に対して，年間10万円を限度として慰労金を支給する。

家族支援のあり方については議論があったため，2000年4月の介護保険施行から2年間の暫定措置となっていたが，各地方公共団体は独自に規則等を制定し，家族介護支援事業の一つとして継続的に施行している。

家族出産育児一時金
被扶養者が出産した場合（妊娠4カ月以上）に，被保険者に支給される給付。産科医療補償制度に加入する医療機関等で出産した場合は42万円，加入していない医療機関等で出産した場合は39万円となる。なお，被保険者に支給されるものなので，被保険者の死亡後の出産や退社後の出産に対しては支給されない。

家族性アミロイドーシス
家系内にアミロイドーシスの発症をみるもの。アミロイドーシスは，アミロイドという蛋白質が全身性あるいは局所性に細胞外に沈着する原因不明の疾患。診断は非常に難しく，生検のみが確定診断となる。治療も特異的なものはなく，病型に応じた対症療法が中心となる。

世界各地に家系はみられ，日本では家族性アミロイド・ニューロパシーとして，熊本県，長野県などから報告がある。遺伝形式としては常染色体優性であり，下肢に始まる末梢神経障害と下痢，便秘が交互にみられる自律神経症状を主徴とする。

加速乳房部分照射
乳がんの乳房温存手術後に行う放射線治療法の一つ（APBI：accelerated partial breast irradiation）。乳房全体を照射せずに，やや強い放射線を短時間だけ切除部位に集中的に照射するのが特徴で，乳房の正常な部分や肺などの周囲臓器に放射線を当てることを避けることができる。

術中または術後に直径2mmほどのチューブを5〜15本，切除した部分に刺し，チューブを通して乳房の内部から放射線照射を行う。

家族埋葬料
被扶養者が死亡した場合に，埋葬費用の一部として被保険者に支給される給付。金額は5万円。なお，死産児に対しては支給されない。

家族療養費
被扶養者の病気やけがに対する給付。給付の範囲，受給方法，受給期間などは，被保険者に対する療養の給付と同様である。

肩腱板損傷
肩を動かす4つの腱が合わさって平らな板のようになった肩の腱板が，外傷によって切れてしまうことをいう。

症状は，肩の関節痛や，患側の腕の上げ下げが困難

になる。

治療は，固定や消炎鎮痛薬などで保存的治療が行われるが，症状が軽快しない場合は，手術が行われる。

カタラーゼ
広く動植物界に分布し，ヒトでは赤血球，肝などに豊富に存在する酵素。過酸化水素を水と分子状酸素に分解する働き（$2H_2O_2 \rightarrow O_2 + 2H_2O$）をもつ。傷口を過酸化水素水で消毒したとき，本酵素の働きによって発泡現象が起きる。分子内に鉄をもつプロトヘミンを含んでいるため，特有の吸収帯を有する。赤血球中に含まれるカタラーゼ活性値が正常値の約半分以下を低カタラーゼ血症，0のものを無カタラーゼ血症と呼ぶ。

喀血 （かっけつ）
咳を伴った，気管支や肺からの鮮血色・泡沫状の出血。呼吸器によるものは，炎症性疾患（結核，気管支拡張症，肺炎），腫瘍，肺梗塞，寄生虫などが原因と考えられる。そのほか，出血傾向，グッドパスチャー症候群，ウェゲナー肉芽腫症，僧帽弁膜症などによる。

喀血が多いときには，ショックや窒息に至る。治療は安静と止血剤によるが，極めて大量のときはバルーンカテーテルによる気管支内タンポナーデ，肺血管塞栓術，肺切除などの外科療法を施行する。

学校医
学校保健安全法に基づき学校に配置されている医師で，生徒と職員の診療や健康相談に従事する。常勤はしていない。

学校保健安全法
学校における生徒と職員の健康保持・増進を図り，学校教育を円滑に実施し，成果を上げる目的で，学校の保健管理と安全管理に関して必要な事項を定めた法律。学校環境衛生，健康診断・健康相談，伝染病予防などについて規定している。それまでの学校保健法から題名改正が行われ，内容の追加とともに国の責務も定められた（2009年4月1日より施行）。

活性化部分トロンボプラスチン時間
血友病などのスクリーニングとして，血液の外因系凝固機能〔→プロトロンビン時間〕を調べる検査法の一つ（activated partial thromboplastin time：APTT）。採取した被検血漿に，血小板や白血球に含まれるトロンボプラスチン（血液凝固第Ⅲ因子）の試薬，および塩化カルシウムを加えることでトロンボプラスチンを活性化させ，血液が固まるまでの時間を測定する。

凝固時間が基準値よりも延長すれば，血液凝固因子の欠損や異常が考えられ，血友病やDICなどが示唆される。また，経口抗凝固療法やヘパリン投与によるモニター観察としても利用される。

合併症
疾患の経過中に併発した疾患のこと。本来，疾患相互に直接的な因果関係が考えられない場合の併発疾患を合併症といい，2つの疾患の発症に因果関係の認められる場合，後から起こった疾患を続発症と呼ぶ。しかし，続発症もこのように区別せず合併症と呼ばれることがある。

滑膜 （かつまく）
関節腔の内側を覆っている膜様の組織。関節液の産生，関節内への栄養補給と老廃物の除去，関節安定性の維持，関節の潤滑性の維持——などの機能をもつ。

関節腔を包んでいる関節包は2層構造である。外層は強靱な膠原線維である線維膜，内層が滑膜である。

滑膜に起きる疾患として，滑膜炎，滑膜肉腫などがある。

カテーテル

心臓血管圧の測定，検査治療用の薬液注入，体腔や管状器官内の貯留物の排出などに使用される管状の器具。材質，太さ，長さ，形態など多種多様である。

カテーテルの種類には，輸液用や静脈圧測定用の中心静脈カテーテル，導尿用の膀胱カテーテル，腹腔・胸腔穿刺用カテーテル，脳室ドレナージカテーテルなどがある。また，診断用にはエックス線不透過性の血管内カテーテルもある。そのほか，小さなバルーンがカテーテル先端に付き，末梢静脈から肺動脈へ進め，心内圧測定や心拍出量を測定する多腔性カテーテル（Swan-Ganzカテーテル）もある。

カテーテルシース

血管造影などで体内にカテーテルを挿入するときに，カテーテルを通すシース〔鞘（さや）〕のこと。

家庭医

→ かかりつけ医

カテコールアミン

化学構造にカテコール核をもった生体アミンの総称。生体内に存在するのは，ドパミン，アドレナリン，ノルアドレナリンの3化合物で，交感神経系伝達物質として生体内で重要な役割を果たしている。副腎髄質交感神経系に分布する。

褐色細胞腫，交感神経芽細胞腫で血中，尿中値ともに上昇する。ラジオイムノアッセイ，クロマト法で定量される。

カーデックス

看護業務を円滑に行うため，患者の個人情報をはじめ，処方，処置，検査，看護援助など，看護計画や医師の指示などを記載したカード。看護計画や指示事項などの転記に手間がかかり，記録の重複や見落としなども発生することから，医療過誤防止のためにも，看護業務専用のソフトウェアを活用し，電子化を進めているところもある。

蝸電図（かでんず）

他覚的聴力検査の一つ。小さな電極を外耳道深部または鼓膜の奥に置き，音刺激を与えることによって発生する蝸牛からの電気反応を測定し，聴力障害の性質や程度を判定する。メニエール病の原因と考えられる内リンパ水腫を調べる検査として有効である。

カニューレ

体腔や血管内などに挿入し，薬液の注入や体液の排出，気管切開での空気の通路とする場合などに用いるチューブ。

様々な大きさや種類があり，例えば，挿入を容易にするため套管針（トロッカー）の付いたタイプがある。また，気管カニューレならば，気道閉塞の予防，下部気道（気管，気管支）における分泌物の貯留の処置と予防を目的として留置される。主な疾患としては，重症筋無力症，意識障害，頭部外傷，重症肺気腫，慢性呼吸不全で使われる。

カニュレーション

体腔に液体または気体を流出入するためのカニューレ（管）を挿入すること。

カバー率指数

DPCにおける機能評価係数Ⅱの一つ。様々な疾患に対応できる総合的な体制を，当該病院で算定している診断群分類の広がり（種類の多さ）によって評価する。計算式は，「当該医療機関で一定症例数以上算定しているDPC数」／「全DPC数」。

過敏性腸症候群

消化管全体の運動性障害によって腹痛や便秘あるいは下痢が起こる病気の総称だが，特に，検査を行っても炎症や潰瘍など目に見える原因や異常が認められない症例に用いられる病名。

消化管が様々な刺激に対して敏感（過敏）な状態のため，ストレス，食事，薬，ホルモン類などのわずかな刺激によって消化管の異常な収縮を起こし，通常は頻繁な下痢症状などを呈する。過敏性腸症候群は，女性のほうが男性の3倍も多く発症すると言われている。

株式会社の医業参入

構造改革特別区域法に基づき，医療法の特例として2004年10月1日から，特区で自由診療に限って高度な医療の提供を目的とする医療機関を株式会社が開設できるようになった。実施について，「構造改革特別区域法第18条第1項に規定する高度医療の提供を行う病院又は診療所の構造設備，その有する人員等に関する基準」（平成16年厚生労働省令第145号），「構造改革特別区域法第18条第1項に規定する高度な医療に関する指針」（平成16年厚生労働省告示第362号）等が定められている。

高度な医療は，①特殊な放射性同位元素を用いて行う陽電子放射断層撮影装置等による画像診断，②脊髄損傷の患者に対する神経細胞の再生および移植による再生医療，③肺がんおよび先天性免疫不全症候群の患者に対する遺伝子治療，④高度な技術を用いて行う美容外科医療，⑤提供精子による体外受精，⑥その他前各号に掲げる医療に類する医療──とされている。

カプセル

通常，ゼラチンと少量の白糖とを原料とする楕円形や卵円形の容器。粉末・顆粒・液状または糊状医薬品をこの中に充填するか，カプセル基剤で被包成型したものをカプセル剤と呼ぶ。

そのまま服用しては悪心を起こすもの，不快臭のあるもの，刺激性の強いもの，潮解性のもの，色素，油状のものなどがカプセル剤として適用される。

カプセル型内視鏡

飲み込むことができるカプセル型内視鏡検査機器のこと。従来の内視鏡では届かなかった消化管の内部を観察できる。特に小腸の病気や原因不明の消化管出血の診断に役立つ。使い方は直径1cmほどのカプセルを水と一緒に飲み下す。カプセルは食道，胃から小腸を通り，約8時間後，排便の際に体外に排出される。カプセルは消化管内を撮影し，患者の腹部に装着されたハードディスク（小さな弁当箱程度の大きさで，データを収集するための記録器）に画像データを送り続ける。医師は記録された画像データで分析を行う。現在，小腸用カプセル内視鏡「ギブン画像診断システム」が保険適用となっている。適用疾患は小腸潰瘍，びらん，アンギオディスプラジア（血管異形成），クローン病，小腸がんなど。

花粉症

植物の花粉が粘膜に付着してアレルギー反応を起こすことにより，くしゃみ，鼻水，鼻づまり，目や喉のかゆみが生じる季節性のアレルギー炎症である。

予防は，外出時にマスクやゴーグルを着用すること，洗濯物は屋内に干す，帰宅して家に入るときは服をよくはたくといった，屋内に花粉を持ち込まないことが大切になる。

治療は，内服薬と点鼻薬による薬物治療のほか，花粉の飛び始めから治療を開始する「初期療法」，アレルゲンを体に少しずつ投与することで過剰な反応を起こさないようにする「減感作療法」，スギ花粉エキス

を舌の下に置いてゆっくり溶かすことにより，スギ花粉によるアレルギーを弱めることを目的とする「舌下免疫療法」が行われる。

がま腫
唾液貯留嚢胞。口底が腫脹し，内容液が青く見透かされ，舌が挙上されるとその外観ががまの喉頭嚢に類似することから，その名が付いた。唾液の流出障害によって生じた嚢胞で，顎下腺や舌下腺およびその導管に生ずる。

一側性のものが多く，青紫色で波動のある膨らみとして認められる。嚢胞が肥大化すると，嚥下障害や呼吸障害を引き起こすこともある。全摘出術が望ましいが，壁が破れることも多く，その場合は開窓術が行われる。

過眠症
睡眠が異常に多くなる睡眠障害の総称であり，日中の過度の眠気，または長時間の夜間睡眠などが特徴とされる。過眠症に関連する症状や病名としては，**ナルコレプシー**や睡眠時無呼吸症候群などが挙げられる〔→睡眠時無呼吸症候群〕。

ナルコレプシーとは，夜に十分な睡眠をとっても日中に激しい眠気が生じ，居眠りしてしまう病気。詳しい原因は不明だが，一定の薬物治療が有効とされ，モダフィニル等のナルコレプシー用治療薬がある。

画面審査（電算機審査）
オンライン請求の普及により，レセプトデータが送信されたあと，審査支払機関（支払基金と国保連合会）側が紙レセプトを出力することなくコンピュータ画面上でレセプトの審査を行うこと。診療行為，傷病名，請求点数やその回数や日にち等が表示され，簡易にレセプトチェックができるようになっている。

カラードプラエコー
超音波診断で，血管内の赤血球の動きから血流を捉え（ドプラ法），その血流分布（血管の走行や血流の方向）を二次元画像でカラー表示するモードのこと。仕組みとしては，生体内血行動態に色を付けBモード画像上に重ね合わせながらリアルタイムで表示する。

特に心臓疾患の診断ではなくてはならない検査法であり，そのほか，肝移植術の術中・術後の血流観察，門脈圧亢進症の病態把握などにも活用されている。

ガラクトース
乳製品や甜菜（テンサイ）などに天然に存在する糖の一つ。ヒトの体内でも合成され，糖蛋白質や糖脂質の糖鎖の一部を形成する。糖質の単糖類に属する。

エネルギーとなる食物で，栄養性の甘味料であると考えられる。グルコースほど甘くなく，またそれほど水に可溶性でもない。名前は，ギリシャ語で乳を意味する（Gara）から由来する。

カリウム
原子番号19，元素記号Kであるアルカリ金属元素。細胞内液に多く存在する陽イオンだが，細胞外液中にも存在する。神経や筋肉の機能を正常に保つ必須ミネラルの一つであり，欠乏すると麻痺，嘔吐，多尿などを生じ，心電図ではT波の平低化やU波の出現といった異常をきたすことがある。また，高カリウム血は感覚異常や筋肉の脱力，心停止を招くおそれがある。

カリウムは人間の体重1kg当たりに約2g含まれ，筋肉細胞に60％，そのほか骨，脳，肝臓，心臓，腎臓などに多く存在している。細胞内液のカリウムは酸塩基平衡，浸透圧，水分保持などの働きがあり，食塩（塩化ナトリウム）の摂取によって体内に増えすぎたナトリウムの排除を促し，血圧を下げる作用がある。

顆粒
薬物を練り合わせて粒状にした剤型の一つ。粉末が口の中に広がらず，刺激が口中に残らないことから散剤より飲みやすく，また錠剤と比較すると粒子が小さいので服用しやすい。

顆粒球
白血球のうち，原形質内に特殊な顆粒を有するもので，染色性によって好中球，好酸球，好塩基球に分けられる。末梢白血球の過半数を占める好中球は，単球とともに生体の防衛に当たり，細菌異物などが侵入した際にこれを捕捉し，酵素作用によって異物を溶解する。好酸球はアレルギーとアナフィラキシーに関与している。顆粒球の著明な減少は，顆粒球減少症として重篤な感染を引き起こす。

仮渡し金制度
自動車による交通事故に遭った場合，被害者保護の見地から，損害賠償金額が確定する前であっても，将来損害賠償として支払われる当座の資金（当面の生活費や医療費等）の支払いとして，加害者の自賠責保険会社に被害者請求できる制度。仮渡し金の支払い金額の上限は，自動車損害賠償保障法第17条1項及び自動車損害賠償保障法施行令第5条に定められている。

カルシウム
原子番号20，元素記号Caであるアルカリ土類金属元素の一つ。体重70kgの男性なら体内に約1200gのカルシウムが存在し，その99％は骨組織に貯蔵されている。体液中には微量のカルシウムがイオン化して存在し，血液凝固，心筋，骨格筋，神経の正常な興奮性の維持，膜透過性などに寄与している。

カルシウムの不足は骨粗鬆症等の原因となるため，一定量の接種が必要である。ビタミンDが特にカルシウムの吸収を助けるとされる。また，血液中のカルシウム濃度の異常によって，高カルシウム血症や低カルシウム血症などが引き起こされる。

カルジオスコープ
心臓の弁膜等の働きを外から観察するために，短い金属製の管または長いグラスファイバーの束でできた管を，末梢の血管から挿入して心臓内を調べる内視鏡のこと。

カルシトニン
甲状腺から分泌される32個のアミノ酸によるペプチドホルモン。カルシウムやリンを骨に沈着させる作用や，血中カルシウム値を下げる作用があり，PTH（副甲状腺ホルモン）と反対の作用を示す。

グルカゴンやCa^{2+}負荷によって血中濃度は増加し，食後の血中高カルシウム状態に拮抗している。

カルテ
→　診療録

カルテ開示
カルテ（診療録）を患者等の求めに応じて開示すること。患者の自己決定権を重視するインフォームド・コンセントの理念等に基づき，「診療情報提供等に関する指針の策定について」（平成15年医政発第0912001号通知）において，カルテなど診療情報提供の取扱いが定められている。

患者等がカルテ開示を求めた場合，医療機関側は原則として応じなければならない。開示した医療機関の管理者は，その患者等から，カルテ開示に要した費用を徴収することができる。

カルテ管理システム
コンピュータと収納ラック，搬送装置をオンラインで結び，カルテの保管・所在管理，検索・搬送を自動

的に行うシステム。受付などの端末からカルテ番号と送付先を指示すると，自動的にカルテを検索・搬送し，診療後返却されると所定の位置に収納される。カルテの入出庫情報はデータベースに蓄積され，診療録管理業務に必要な各種資料の作成に利用できる。

カルテ中央管理

カルテを中央で集中的に一元管理する方法。カルテの保管は，患者数や所要面積との兼ね合いで，中央保管，各科保管，併用保管などの方法で行われている。経営資源として活用したり医療の質を向上させたりするうえで診療情報管理の意義が高くなっている今日，特に入院カルテについては一元的な中央管理が望ましいとされる。

カルテ番号

カルテを保管，整理，検索するために，医療機関独自で患者ごとに付けた番号。

カルテの整理にはいろいろな方法があるが，主に患者氏名の50音順に整理する方法と，カルテ番号で整理する方法がある。後者には，１３・１２方式，受付番号方式，ターミナル方式などがある。

カルボプラチン

白金（プラチナ）製剤の一種であり，頭頸部がん，肺がん，睾丸腫瘍，卵巣がん，子宮頸がん，悪性リンパ腫などが適応である抗がん剤（商品名：パラプラチン，その他後発品あり）。本剤単独投与，あるいは他剤との併用投与が行われる。

DPCでは「手術・処置等２」に本剤が設定されている区分がある（2019年４月現在）。

加齢黄斑変性症

網膜の中心部にある黄斑の加齢による変化により生じる疾患であり，視力低下，中心暗点，変視症などの自覚症状がある。滲出型と萎縮型があり，脈絡膜に異常な血管（脈絡膜新生血管）が発生し，重い視力障害を引き起こす。

近年，著しい増加が見られ，失明原因の上位になっている。今まで治療法がなかったが，近年では，薬物治療（抗VEGF療法）や光線力学的療法，レーザー凝固などがある。

過労死

過重な労働によって過大な身体的・精神的負荷を負い，その結果，主に脳・心臓疾患によって死亡すること。過労による自殺も含まれる。

過労死には労災補償が適用される。なお，脳・心臓疾患を「業務上の疾病」と労災認定するうえでの基本的考え方や要件等を示した認定基準が発出されており（平成13年12月12日基発第1063号局長通知），長期間にわたる疲労の蓄積についても「業務による明らかな過重負荷」として考慮する，といった内容が定められている。

川崎病

急性熱性皮膚粘膜リンパ節症候群。４歳以下の乳幼児を好発年齢とする原因不明の急性熱性発疹性疾患。1967年，川崎富作によって発表された。多くは自然治癒するが，冠状動脈の塞栓や血管の変化による死亡例もある。また，冠状動脈瘤，弁膜症，心筋炎などの心臓後遺症を残すこともある。

がん

→　悪性新生物

がん悪液質

悪液質は，栄養不良により衰弱した状態をさす言葉。がん悪液質は，従来の栄養サポートで改善することは困難で，進行性の機能障害をもたらし，脂肪組織の減少の有無にかかわらず，著しい筋組織の減少を特徴とする複合的な代謝障害症候群と定義される。体重減少は癌患者の30～80％に認められるとされており，患者の活動性やQOLを低下させるだけでなく，がん治療の耐久力を低下させ，予後の悪化につながる。

眼圧測定

目は，房水によって一定の眼球内圧（眼圧）が保たれ，目の形状が維持されるが，その眼圧を測定する検査が眼圧測定である。眼圧が高くなると緑内障になりやすく，緑内障の検査として必須である。

トノメーター（tonometer）と呼ばれる眼圧計で測定する。ノンコンタクトトノメーターという非接触眼圧計は，眼には直接触れず，空気の塊を眼に噴射して眼圧を測定する機器であるが，若干の誤差があるため，スクリーニング目的で使用すべきとされる。一方，アプラネーショントノメーターという圧平式眼圧計では，ゴールドマン圧平式眼圧計と呼ばれるタイプが代表的で精度が高い。麻酔薬と蛍光色素剤を点眼し，ゴールドマン圧平式眼圧計のチップを直接角膜に当てて測定する。

簡易培養検査

尿，脳脊髄液，腹水・胸水など検体中の細菌を培養し，総細菌数を半定量する簡便な培養方法。同定検査（生物学的性状から菌種・菌型までを正確に決定する操作）までは行わず，あらかじめ培養によって菌の有無のみを検索する。

肝炎医療コーディネーター

住民や肝炎患者などに，肝炎に関する知識や情報を提供し，受検や受診の勧奨，制度の説明などを行い，医療機関や行政への橋渡しを担う人材。肝硬変や肝がんへの移行者を減らすことが目的とされる。

想定される参加者は，医師や看護師，薬剤師等の保健医療関係職種に加えて，自治体職員（保健師等），民間企業の健康管理担当者（産業医，衛生管理者等）など。

コーディネーターの養成・活用については，都道府県が主導的な役割を果たすことが求められる。

肝炎インターフェロン治療

免疫系や炎症の調節，ウイルスの増殖の抑制などの効果をもつインターフェロン製剤を用いた治療法。α製剤，β製剤，γ製剤の３種類が医薬品として承認されている。B型肝炎では約３割，C型肝炎では約５割～９割の人が治療効果を期待できるとされているが，副作用が強い，医療費が高額になるなどの課題も指摘されている。

当該治療については現在，B型・C型肝炎のインターフェロン治療については，医療費助成の対象となっている。

肝炎ウイルス検査

経口感染で生じるA型，主として血液を介して伝染するB型，C型などのウイルス性肝炎の検査。検査内容には，HBs抗原・抗体価，HBe抗原・抗体価，HCV抗体価，HCVコア蛋白質，IgM-HBc抗体価，HA抗体価などがある。〔→HBc，HBe，HBs〕

肝炎対策基本法

肝炎対策に係る施策を総合的に推進するため，2009年に成立，2010年１月１日から施行された法律。薬害肝炎事件や，経済的理由などによって肝炎治療を受けない患者も多かった状況を踏まえ，肝炎患者に対する適切な医療の提供，肝炎患者等に対する人権尊重や正しい知識の普及を目指す。

具体的には，肝炎対策の基本理念，国・地方公共団

体や医師等の責務，肝炎対策基本指針の策定，基本的施策などが定められている。

肝炎治療特別促進事業

早期治療の推進の観点から，B型・C型ウイルス性肝炎に対する治療に係る医療費を助成する事業。「新たな肝炎総合対策」の一つとして2008年度から開始された。都道府県が事業の実施主体。

B型・C型ウイルス性肝炎にはインターフェロン治療，あるいはB型肝炎には核酸アナログ製剤治療が奏効すれば肝硬変や肝がんといった重篤な疾病を予防できるが，当該治療にかかる医療費は高額なため，同事業により，世帯の所得に応じて月当たりの医療費を軽減する（全額公費負担対象で医療保険優先）。患者は，肝炎治療受給者証，肝炎治療自己負担限度月額管理票を医療機関に提示して受診する。助成期間は原則として1年間だが，一定の要件を満たす患者については助成期間が延長できる。

感音性難聴

内耳・聴神経に機能障害がある難聴。大きな声で話しかけられてもその内容を上手に聞き取れなかったり，音がどこから聞こえるのかがわかりづらかったり，騒がしい場所で話を聞き取るのがむずかしかったりする。原因には先天的なものと後天的なものがある。先天的原因は遺伝性または胎児期の発達異常がある。妊娠中の母親が風疹にかかることが先天性難聴の最も一般的な原因である。後天的原因は外傷，加齢，特別な疾患（聴神経癌，髄膜炎，メニエール病等）などが考えられる。治療方法に補聴器が一般的であるが，重度の場合は人工内耳を埋め込むこともある。

眼窩（がんか）

眼球やその付属器を入れるほぼ円錐形の骨壁に囲まれた空間で，副鼻洞に接するところに位置する。眼窩内と頭蓋内をつなぐ神経や血管などは視束管，上眼窩裂，下眼窩裂を通っている。

寛解（かんかい）

症状が一時的に改善され安定した状態だが，治癒（完治）はしていない，あるいは治癒したかどうかわからない状態のこと。そのため，特に白血病など悪性腫瘍の診療において使用される場合が多い。「緩解」という表記もある。

なお，白血病では，「寛解導入療法」と呼ばれる治療法がある。この場合の「寛解」とは特別に，「骨髄中の白血病細胞が5％以下などわずかな状態となり，かつ末梢血・骨髄が正常化している状態」を指し，その状態に導くための治療法という意味である。

感覚器

外部環境の変化を刺激として受容する器官。視覚器，平衡覚器，聴覚器，臭覚器，味覚器などが属する。皮膚，粘膜，筋，腱，関節などにも圧覚，触覚，冷温覚，痛覚，深部感覚などを感じる仕組みがあり，これらも感覚器である。

カンガルーケア

出産直後に，母親が赤ちゃんと肌を合わせて抱いて密着すること。もともとはコロンビアの病院で保育器が足りないので行われたと言われているが，母親が赤ちゃんに愛着が湧く，母乳が出やすくなるといった効果があるとされている。

肝がん

肝臓に発生する悪性腫瘍の総称。原発性の肝がんは，肝細胞に由来する肝細胞がん，胆管上皮由来の肝内胆管がん（胆管細胞がん）等に大別され，日本では前者が大部分を占める。また，乳幼児では肝芽細胞腫

もみられる。

発症機序としては，肝炎ウイルスの持続感染によって肝炎や肝硬変等を発症し，遺伝子の変化等の要因も重なり，肝がんへ移行すると考えられている。肝炎ウイルスや腫瘍マーカーなどの血液検査，腹部超音波検査やCT，MRIなどの画像診断，肝生検等を施行する。

内科的治療法としては，経カテーテル肝動脈塞栓療法（TAE），エタノール局所注入療法（PEIT），ラジオ波焼灼療法（RFA），リザーバーを使用した抗がん剤動注療法などがある。外科的治療法としては，肝切除術，生体部分肝移植術などがある。

がん患者リハビリテーション

がん患者が，手術や放射線治療，化学療法などを受ける際，これらによる合併症や機能障害が生じる可能性があるため，治療前あるいは治療後からリハビリテーションを行い，機能低下を最小限に抑え，早期回復を図る総合的なリハビリテーションの取組みをいう。

肝機能検査

複雑な肝臓の機能を測定するため各種項目を組み合わせて行う血液・尿検査。疾病の診断，経過，治療効果，予後の判定に用いる。

胆汁色素代謝検査（血清ビリルビンなど），色素排泄機能検査（BSP，ICGなど），血清酵素検査（AST，ALT，アルカリホスファターゼ，γ-GT，LAPなど），蛋白代謝の検査（総蛋白，蛋白分画，血清膠質反応，HB抗原など），糖代謝の検査，脂質代謝（血清コレステロール，リポ蛋白分画など）の検査，ウイルス関連検査——などがあり，広く臨床的に利用されている。

肝機能障害

重要な肝機能が損なわれた状態。肝臓の機能には，栄養素の処理・貯蔵，中毒性物質の解毒・排泄，血球の破壊，血液性状の調整，血液量の調節，胆汁の分泌，細網内皮系による身体防衛作用などがある。

症状は黄疸，発熱，肝性脳症，腹水，出血傾向など。安静，食事療法および肝細胞機能を促進させる薬物療法などが行われる。

眼球

眼窩内の球形の器官。外層は角膜と強膜で包まれており，中層は脈絡膜，毛様体，虹彩から成る。内層は網膜から成り，内部に水晶体，硝子体，眼房がある。前方にある透明な角膜が光を取り入れる。眼球に入った光は角膜，水晶体，硝子体を経て網膜に達し，視細胞で感受される。

眼球銀行

→　アイバンク

環境基本法

環境の保全について基本理念や施策等を定めた法律。基本理念，国・地方公共団体・国民等の責務を明らかにし，環境の保全に関する施策の基本事項を定めている。公害については，事業活動その他の人の活動に伴って生ずる相当範囲にわたる大気汚染，水質汚濁，土壌汚染，騒音，振動，地盤沈下，悪臭によって，人の健康または生活環境にかかわる被害が生ずること，と定義し，行政的に取り組む対象を規定している。上記7つの公害は一般に「典型7公害」と呼ばれている。

肝クリアランステスト

肝機能検査の一つであり，検査試薬のインドシアニングリーン（indocyanine green：ICG）などによって色素排泄機能を調べる試験。ICGは暗緑色の色素で，血中に投与されると大部分がα_1-リポ蛋白と結合して肝細胞へ取り込まれ，胆汁中へ排泄される。ICGの血

中から胆汁への移行量は，有効肝血流量と肝細胞の色素摂取量に影響されるため，どちらが減少してもICGの血中消失は延長する。

本法は多種の肝障害に反応するため，特に潜在性の肝障害の判定に優れている。異常値を示す主な病態・疾患として，急性・慢性肝炎，肝硬変などがある。肝硬変が疑われる場合，エコー，CT，肝生検などを行い，診断を進める。肝機能テスト（ICG 2回法）の正常範囲は，15分，10％以下。

ガングリオン

関節包や腱鞘の膠原性結合組織が，粘液変性を起こして透明のゼリー状物質となり，嚢腫状になったもの。20〜40歳の成人に多いが，稀に小児にも起こる。

主として手根骨背側，手関節掌側に多く，腱，腱鞘，関節から生じる。緊張の強い硬い腫瘤で，波動（局所への衝撃が液体を伝播して他側に圧の変化として感知されること）を触知することが多い。通常，無痛で障害はないが，ときに神経などを圧迫することがある。穿刺によって小さくはなるが，再発しやすい。嚢壁や柄部を含めて完全に切除すれば再発はしない。

冠血管

心筋に酸素を供給する動脈。心臓を取り囲むように存在し，見た目が心臓の上に冠が乗っているように見える。右冠動脈（RCA），左冠動脈前下行枝（LAD），左冠動脈回旋枝（LCX）に大分される。栄養供給は，右冠動脈（RCA）では洞房結節，房室結節，右心室に，左冠動脈前下行枝（LAD）では心室中隔に，左冠動脈回旋枝（LCX）では心臓の左側壁，左後壁にそれぞれ送り込まれている。動脈硬化等で冠動脈に酸素が供給されないと，重篤な心疾患（虚血性心疾患，心臓弁膜症，鬱血性心不全等）に陥ることになる。

間欠性

傷病名における時間に関する修飾語で，間をおいてときどき起こるような場合に使われる。

間歇注入シリンジポンプ

「間歇」とは一定の時間をおいて繰り返されることを意味し，「シリンジポンプ」とは，固定されたシリンジ（注射筒）内に充填された薬剤について，内筒を機器の力で徐々に押し出すことで点滴静脈注射を行う医療機器のこと。微量な薬剤でも流入設定や積算量を細かく調整できるため，一般的な点滴手技より，さらに精密で安全な点滴静注を必要とする場合に使用される。医療用麻薬，麻酔・鎮静薬，循環器用剤，インスリンなどの点滴静注で使うことが多いとされる。

観血的

手術的に皮膚や内臓等を切開することで出血をみることを表す，医学的専門用語。

間歇的（自己）導尿

脊髄損傷などによる排尿障害に対して，患者自身がカテーテルを挿入して，膀胱に尿が溜まるたびに導尿する方法。留置カテーテルとは対照的に，細菌による尿路感染の危険性が少なく，膀胱機能の回復にも優れている。

観血的手術

医療行為上，皮膚や粘膜にメスを入れたり縫合したりすることによって施行される出血を伴う手術のこと。

観血的整復

手術によって骨折や脱臼などの整復を行うこと。徒手または牽引によって整復する非観血的整復と対になる。非観血的整復では整復できない場合や，関節など正確な整復が必要とされる場合に行われる。

観血的整復では，骨折の場合，多くは整復とともに金属材料によって固定する。確実な整復ができるが，周辺組織の損傷，感染の危険などの欠点がある。

間欠熱

3つの定型的な熱型（稽留熱，弛張熱，間欠熱）の一つで，発熱の経過において，1日のうちで体温差が1℃以上あり，発熱が数時間続き，そのほかはほぼ平熱となるというパターンが隔日または2〜3日ごとに繰り返される熱型のこと。

完結の日

診療の完了した日あるいは最終診療日。「保険医療機関及び保険医療養担当規則」において，患者の診療録や療養の給付の担当に関する帳簿・書類，その他の記録の保存期間を規定する第9条にみられる用語。

がんゲノム医療

第3期がん対策推進基本計画として示された保険診療としてのがんゲノム医療。

国による体制整備の取組みが進められ，ビッグデータやAIを活用したがんゲノム医療等の推進により，個人に最適化された患者本位のがん医療を実現するとともに，がん医療の質の向上及びがんの特性に応じたがん医療の均てん化・集約化で効率的かつ持続可能ながん医療を実現する。さらに，ゲノム情報や臨床情報を収集し分析することで，革新的医薬品等の開発を推進し，がんの克服を目指すとしている。

眼瞼（がんけん）

まぶた。上下の眼瞼から成る。瞼板部と眼窩部が区別される。眼瞼前部は皮膚であり，その後面は瞼板と固く結合する結膜である。

がん検診

がんの早期発見を目的として，特定集団（地域，職場など）を対象に行う集団検診の一つ。健康増進法第19条の2に基づく健康増進事業として市町村が実施。胃がん，肺がん，乳がん，子宮がん，皮膚がんなど，発見しやすい部位のがんが特に対象となる。

問診と併せて，胃がんは胃X線検査，肺がんは胸部X線検査，喀痰細胞診，乳がんは視診，触診，マンモグラフィー検査，大腸がんは便潜血検査，子宮がんは視診，子宮頸部の細胞診および内診によってスクリーニングを行い，がんの疑いのある場合はさらに精密検査を実施する。

肝硬変

肝障害が進行した結果，肝細胞が減少・死滅し（肝実質の萎縮），間質的な線維組織が形成されることで肝臓が硬くなり，肝機能が大幅に低下した状態。慢性肝疾患の終末像であり，原因としては，ウイルス性肝炎やアルコール性肝炎，胆汁うっ帯などがある。

症状は，肝腫，脾腫，肝機能障害による低アルブミン血症，出血傾向，貧血，黄疸，肝性脳症，肝血流障害による門脈圧亢進症とこれによる食道静脈瘤，腹水などが主なものである。

診断は，肝機能検査のほか，肝シンチグラム，腹腔鏡検査，肝生検などによる。

肝硬変は一般に進行性の経過を示すものが多く，肝硬変と診断されてからの5年生存率は50％前後。腹水貯留，静脈瘤破裂，肝性昏睡，肝がんなどを引き起こして死亡に至る。しかし，適切な治療によって長期にわたり症状が進行しない症例もある。

看護学校

看護師を養成する教育機関。高校卒業後，最低3年の課程を経て，看護師国家試験受験資格が得られる。

看護管理

医療機関が組織的に様々な管理手法で看護の質の維持・向上を図ること。看護業務の引継を患者のベッドサイドで行うウォーキングカンファレンス，リスクマネジメント，クリティカルパス，看護方式の改善，看護記録監査などが実施されている。また，看護管理には広く経営的視点も求められてきている。そのため4年制大学では看護管理学が必修とされ，実習も行われている。

看護記録

看護師が患者ごとに看護内容について記録したもの。基本的に，個人情報，看護計画（療養計画），経過記録で構成される。

看護記録は，患者に対する看護の根拠となり，医療従事者間での情報交換の手段ともなる。また，看護の質の評価資料や医療事故・訴訟の際の法的資料ともなるので，その様式の整備が求められる。診療情報の開示に伴い，自主的に看護記録監査を行う病院も多い。

看護記録には法的な規定はないが，医療法施行規則では，看護記録は診療記録に含まれる，とされている。

がん告知

医療者が患者本人にがんであることを知らせること。今日，大部分のがんは早期に発見できれば治る可能性があると言われている。治癒の可能性のある患者は，その可能性について，また予定される治療，治療の副作用などについて情報を得る必要がある。

治療の主体は患者であるという考えに基づき，欧米ではいかなる場合においても，がん告知は一般的である。日本では欧米ほど一般的とはなっていないが，患者自身の意思を尊重する動きもあり，患者にターミナルケア（終末医療）を含めた説明がなされるケースが多くなりつつある。

勧告入院

感染症法第37条に基づく入院で，同居する者などへの感染を防止して，徹底した治療を行うことを目的として，結核療養所等への入院を都道府県知事が勧告するもの。

入院治療に要する費用は，患者又は保護者の申請により公費負担となるが，第37条2項により，患者自己負担額が生じることがある。

看護計画

看護を必要とする患者に対する看護活動の計画。患者の心身の機能・能力を妨げる問題リストを挙げ，それを解決するためのプログラムを記載する。必要に応じて計画の見直しが行われる。

看護師

厚生労働大臣の免許を受けて，患者に対する療養上の世話，または診療の補助などの業務を行う者。病院，診療所，訪問看護ステーションなどに勤務する。

2002年3月施行の保健師助産師看護師法の改正により，これまでの看護婦・看護士は「看護師」に名称変更された。また，准看護婦は「准看護師」となった。

看護師確保対策法

正式には，看護師等の人材確保の促進に関する法律。看護師不足を解消するため，1992年に制定された法律。看護師等の養成，処遇の改善，資質の向上，就業の促進，養成力の強化など，総合的な人材確保の促進，また中央および都道府県ナースセンター設置を定めている。

しかし，看護師不足の状況は依然として解消されていない。

看護室

→　ナースステーション

看護師特定行為

看護師が，医師の判断を待たずに，手順書に則って行うことができる診療の補助行為。保健師助産師看護師法の改正を伴うもので，2014年6月に成立した。

2015年10月より制度が開始され，特定行為は，呼吸器関連（経口・経鼻気管チューブの位置調整），人工呼吸療法に係る行為（人工呼吸器モードの設定条件の変更など），循環器関連（「一時的ペースメーカー」の操作・管理など），腹腔ドレーンの抜去──など38行為。「経口・経鼻気管挿管の実施」と「同チューブの抜管」については，除外された。

看護師特定能力認証制度

高度な知識等が必要な医行為を「特定行為」として明確化し，認証を受けた看護師が「医師の包括的な指示」の下で実施できるようにする制度。認証には看護師の研修が必要なため，「特定行為に係る看護師の研修制度」が法制化されることとなり，2014年6月に保健師助産師看護師法が改正された。特定行為の内容，研修内容などについての検討を経て，2015年10月に施行された。

看護師のお礼奉公

医療機関が准看護師学校生に奨学金を支給し，その条件として学校卒業後の一定期間以上の勤務を課す慣習。卒業後の勤務を辞退したり，途中退職したりすると，奨学金の返還などを要求されることもある。その結果，訴訟に発展した例も多い。

医療機関にとっては安い労働力の確保が狙いで，准看護師制度の問題と密接に関係している。厚生労働省は禁止を指示しているが，完全に改善されたかどうかは疑問である。

看護小規模多機能型居宅介護

2012年介護報酬改定において新設された「複合型サービス」が，2015年介護報酬改定において，普及に向けてサービスの内容がわかりやすくなるように「看護小規模多機能型居宅介護」に名称変更された。従来の小規模多機能型居宅介護に訪問看護を組み合わせた介護保険サービスで，一定の医療行為やリハビリテーション，看護師のアセスメント等を可能にし，今後増加が見込まれる医療ニーズの高い要介護高齢者の在宅療養を支援する狙いがある。

看護職員

資格をもって看護の仕事に携わる職員。狭義には看護師と准看護師を指し，広義にはこの2つに保健師，助産師を加える。

看護師，准看護師は，病院や診療所，訪問看護センターなどで，医師の医療行為の補助，患者の看護などを行う。保健師は保健所や保健センターなどで，地域住民に対する保健指導を行う。助産師は産科・産婦人科において，分娩の介助，母子の健康指導を行う。

看護職員配置は，入院基本料の施設基準で，入院患者数との対比で示される。〔→看護要員〕

看護体制

医療機関が患者看護のために採用している組織・就業体制。看護単位，看護職員の配置，看護方式，看護管理，勤務体制などの要素がある。

2006年度診療報酬改定で，入院基本料等の看護職員配置の表記が改められた。従来は入院患者数に対する看護職員の雇用人数の対比であったが，改定では入院患者数に対して実際に勤務する看護職員数（平均）の対比になった。例えば，「10：1」は従来の「2：1」に

相当する。それぞれの勤務帯で看護職員1人が何人の入院患者を実際に受け持っているか，病棟内に掲示することが算定の要件となっている。

看護単位

看護師が勤務する院内での活動分野。一般病棟の診療科をはじめ，集中治療室，乳幼児病棟，外来，手術部，材料室，採血室など，それぞれの分野を一単位とする。

寛骨 （かんこつ）

椎骨と下肢骨の間にある一対の大きな骨。仙骨，尾骨とともに骨盤を形成している。元々，上方の扇状の大きな腸骨・後下方の坐骨・前上方の恥骨の3つの骨が胎生期に融合してできたものである。この骨のほぼ外側に大きなくぼみがあって寛骨臼と名付けられ，その内側に半円状に月状面と名付けられる平滑な面があり，大腿骨頭と股関節を形成する。なお，この骨の下方には大きな孔があり閉鎖孔と呼ぶ。

看護必要度

入院患者が必要とする看護の量。入院患者の看護内容は，その病態や治療状況などに左右される。それを看護に要する直接的・間接的な時間によって測定し，必要度として指標（ポイント）化する。その指標を参考に，適正な看護配置を割り出し，より質の高い看護を目指す。また，入院料算定の要件にもなっている。〔→重症度，医療・看護必要度〕

看護部門

病院において看護職員を擁する部門。看護業務が円滑に遂行されるよう，医師の指揮・監督のもとから独立して設置されている。

看護方式

各医療機関が組織的に採用している患者に対する看護の提供方式。大きく，看護師が患者を担当する方式と機能（処置，注射等）を担当する方式があるが，その長短を採り入れ（混合型看護），また新たな方法を加味して様々な方式が採用されている。以下が代表的な方式。

固定チームナーシング方式：固定リーダーのもとに看護師，准看護師，看護補助者などでチームを作り，総合的な看護を行う。患者は複数の看護師から看護を受けることになる。看護内容を維持しながら，看護力を平均化できる利点がある。

プライマリナーシング方式：1人の看護師が1人の患者を入院から退院まで一貫して看護する個別看護方式。患者は特定の看護師と信頼関係を作ることができ，責任の所在が明確になる。一方，多忙な病棟では非効率であり，プライマリナースの能力に看護の質が左右されやすい。

機能別看護方式：処置，回診，与薬，注射などの業務を看護師に割り当てる方式。分業化することで時間と労力を節約できるが，患者との関係は薄くなり，看護師の満足度も低い，といった否定的な見解も多い。

看護補助者

看護助手。看護師，准看護師の指示に従い，看護の補助的業務を行う者で，特に資格要件は定められていない。一般に，現場において単純な看護技術の訓練を受けている。

看護要員

看護の仕事をするスタッフで，看護職員（看護師，准看護師）および看護補助者のこと。看護補助者は資格が必要なく，シーツ交換，清掃，ベッドメイキング，患者の付き添いなどの業務を行う。看護要員配置は，入院基本料の施設基準で，入院患者数との対比で示されている。〔→看護職員〕

監査

保険医療機関等の診療内容や診療報酬請求において不正や不当が疑われた場合に，事実関係を把握し，公正・適切な措置を採る制度。不正が疑われ，個別指導によっても改善がみられない場合に対象となる。

監査の実施にあたって，都道府県から実施決定の通知があり，監査の根拠，日時，出席者，準備すべき書類が知らされる。監査結果に基づき，取消，戒告，注意の処分が決定され，不正診療・請求では保険者と被保険者等に対して診療費の返還が求められる。

なお，医療（臨床）監査（クリニカル・オーディット）は診療内容に対する評価で，本項とは無関係。

肝細胞がん

B型肝炎ウイルスやC型肝炎ウイルスによる慢性肝炎，アルコール過剰摂取による慢性肝障害，自己免疫性疾患，非アルコール性脂肪性肝炎など，慢性の肝臓病がある患者の肝臓組織中の肝細胞ががん化して，腫瘍を作る疾患。

症状は，足のむくみや腹水，黄疸，意識状態の悪化，体重減少など。

治療は，手術，局所療法，カテーテル治療，化学療法などがある。

監察医

警察署，保健所などの依頼に応じて，死因が不明あるいは発病や死亡状況が異状な死体について検案・解剖を行い，死因を究明する医師。死体解剖保存法に定められた職名で，東京23区内と大阪，横浜，名古屋，神戸の4市に置かれ，都府県知事が任命する。また，医学教育や研究などへの貢献度も高くなっている。

監査要綱

厚生労働大臣または都道府県知事が，保険医療機関や保険薬局に対して行う監査の実施の仕方について定めた基本的事項（平成7年12月22日保発第117号通知）。保険診療の質的向上や適正化を図ることを目的に，監査方針，審査対象の選定基準，監査担当者，監査の方法，監査後の措置，再指定等が定められている。〔→指導大綱〕

鉗子 （かんし）

ハサミに似た形の金属製の医療器具。器官や組織などを挟んだり，圧迫したり，牽引する。手術でも必需品の一つであり，ケリー鉗子，コッヘル鉗子，ペアン鉗子など様々な種類がある。

カンジダ抗原

深在性真菌症の代表的な起因菌であるカンジダの抗原を検出する検査。カンジテックという検査試薬によって，カンジダ属など真菌類の細胞壁構成成分であるマンナンを血清から検出する方法である。特に深在性カンジダ感染症（カンジダ血症やカンジダ肺炎など）の診断目的で測定される。

カンジダ症

酵母様真菌類の一種カンジダによる疾患の総称。最も病原性の強い菌種が*Candida albicans*である。

カンジダは健康人の口腔，消化管，腟などに常在菌として認められるが，宿主の全身的・局所的抵抗力の減弱によって病原性を発揮する。表在性と深在性に分けられ，表在性は皮膚粘膜に病変を生じる（間擦疹など）。深在性は，カンジダ血症やカンジダ肺炎，カンジダ髄膜炎などである。好発部位は，口腔，歯肉，気管支，肺，食道，胃腸管，胆嚢，腟，爪などである。

発症する要因としては，糖尿病，悪性腫瘍，免疫不全など基礎疾患の存在のほか，ステロイドや抗生物質

の長期投与が挙げられる。

間質性肺炎

肺の間質組織（実質組織を支える部分。肺胞壁や支持組織）の線維化が起こる炎症性肺疾患。肺間質のびまん性な炎症とその後の異常な線維増殖により，肺の伸縮運動やガス交換機能が妨げられ，進行すれば呼吸困難，呼吸不全に至る。原因が放射線，粉塵，薬物，膠原病，サルコイドーシスなど明らかなものと，原因不明な特発性間質性肺炎に大別される。

進行して炎症組織が線維化したものは肺線維症と呼ばれる。

なお，肺の実質組織すなわち肺胞を主座とする炎症性肺疾患は「肺胞性肺炎」と呼ばれ，区別される。

患者ID

医療機関内での患者の識別番号。カルテ管理をはじめ，各種患者情報の管理を電子的に行ううえで必須である。診察券はIDカードとも呼ばれている。

患者紹介ビジネス

在宅医療を行う保険医療機関と民間事業者などが有償契約を結び，事業者から医療機関へ集中的に患者を紹介するビジネス。サービス付き高齢者向け住宅および高齢者施設等で生活する患者や，鍼灸院に集めた患者へ訪問診療等の紹介ビジネスが行われているとの報道があり，中医協などで問題視され，2014年の診療報酬改定では同一建物居住者に対する訪問診療料等が大幅に引き下げられた。

患者状態適応型パス

患者の状態に応じて最適な治療法が提供できるよう，標準的に行われてきた複数のパターンの医療行為を類型化し，可視化できるようにしたパス（patient condition adaptive path system：PCAPS）。

ユニットの連結からなる臨床プロセスチャートと，「医療業務」・「患者状態」・「目標状態」・「条件付指示」から構成されるユニットシートから成る。目標状態ごとにユニットを形成し，患者状態に適応した医療業務を，患者状態が該当のユニットの目標状態に達するまで行う。目標状態に達したら次のユニットに移行する。次々と最適なユニットを渡り歩き，患者がたどった医療プロセスが積み上げられる。

患者属性情報

患者の個人情報。氏名，生年月日，性別，住所など。

患者台帳

入院台帳ともいう。患者が入院した場合に，患者統計や面会者に対する病室の案内などに利用する目的で作成する。患者名，性別，入院年月日，退院年月日などの情報が記される。

患者調査

厚生労働省統計情報部が3年に1回，病院および診療所を利用する患者について行う調査のこと。その傷病状況等の実態を明らかにして，医療行政の基礎資料を得ることを目的とする。

調査期日は，入院・外来患者については10月中旬の決められた3日間のうち1日が病院または診療所ごとに指定される（診療所は，休診の多い木曜日は除外される）。退院患者については，9月1日～30日の1カ月間。

調査内容から，入院受診率，外来受診率や疾病別受診率（年齢階級別含む），推計患者数，平均在院日数等が把握できる。

患者登録

来院した患者の基本情報（氏名，生年月日，住所，保険証番号等）を記録すること。これによって医療機関は自院の患者として認識し，各種の医療サービスや業務処理が行われる。

患者の権利

患者が医療機関において良質の医療を受けるために，患者として尊重されるべき権利。

長く医療の現場ではパターナリズム（父権主義）が支配し，患者にとって医療は"与えられる"ものであった。そのような医療のあり方に対する批判として，患者の人格の尊重，主体性の重視が主張されるようになり，医療に参加する主体としての患者の権利という概念に集約された。

具体的には，治療方法についての自己決定権，診療情報に対する知る権利，プライバシーの権利などが挙げられる。

患者の権利宣言

患者の権利を唱った宣言。各国，各医療機関によって異同はあるが，基本的に個人の尊厳，良質の医療を受ける権利，知る権利，自己決定権，プライバシーの権利などの内容が盛り込まれている。

1981年に世界医師会総会で「患者の権利に関するリスボン宣言」が採択（1995年・2005年修正）された。日本では1991年，日本生協連合会が医療機関としては初めて採択した（患者の権利章典）。

また，アメリカなどでは患者の権利の立法化が進んでいるが，日本では私的に患者の権利法要綱が提案されているに留まる。

患者満足度

PS（patient satisfaction）。医療機関が提供する医療サービスに対する患者の満足度。病院経営がきびしい状況のなか，医業もサービス業という視点から，患者に選ばれる医療機関としてのあり方が求められている。そこで，医療サービス改善の取組みの一環として，多くの医療機関で患者満足度調査が採り入れられている。

調査は，施設面（待合室・トイレ・洗面所・売店・食堂・案内板・掲示等の雰囲気や利便性），接遇面（総合案内・診療科受付・看護職員・医師・技師等の言葉遣いや態度），診療面（診察・処置の内容，医師・看護師の説明，待ち時間）など多岐にわたり，総合的な内容になっている。

患者申出療養

政府の成長戦略の一つとして提案された，新たな保険外併用療養の仕組み。未承認薬などによる保険外診療を患者が希望し，医師が合意した場合に，個別に保険診療との併用（混合診療）を認めるとしたもの。

未承認の診療に関する豊富な知見を有する「臨床研究中核病院」と地域の医療機関が，診療内容に応じて連携協力を図りながら，患者の申し出による診療ができる体制を構築する。リスクの高いものは大学病院や地域の基幹病院，リスクの低いものは地域の病院で受けられるようにすることが想定されている。保険外診療の有効性と安全性の担保などが課題とされ，混合診療のさらなる拡大の危険性も指摘されている。

2015年度通常国会に医療保険制度改革の関連法案として提出され，2016年4月より施行となった。

監視用医療機器

患者の呼吸，心拍，血圧などを継続的かつ自動的に計測し記録する装置。心電図監視装置，血圧監視装置，分娩監視装置などが，主にICU，CCU，周産期病棟などの特殊病棟に置かれる。なお，日本医療機器関係団体協議会は，医療用具の名称として「患者監視装置」に代え，「生体情報モニタ」を採用している。

勧奨接種

予防接種のなかでも，国や自治体が感染率あるいは病気の危険性が高いため接種を強く奨励しているが義務化はされていないもの。対象は，小児のBCG・ポリオ・三種混合・麻疹・風疹，日本脳炎と65歳以上のインフルエンザである。

冠状動脈

心臓の表面を取り囲むように走行し，心筋に酸素を供給する栄養血管。

解剖学的には，上行大動脈から分岐する最初の枝であり，左右一対ある。大動脈起始部には３つの冠状動脈洞（バルサルバ洞）があり，右冠状動脈洞から右冠状動脈（right coronary artery：RCA）が，左冠状動脈洞からは左冠状動脈（left coronary artery：LCA）が起始している。LCAはさらに，左冠状動脈前下行枝（left anterior descending coronary artery：LAD），左冠状動脈回旋枝（left circumflex coronary artery：LCX）に分岐する。実際には，右冠状動脈起始部はほぼ正面に，左冠状動脈起始部は左背側に位置している。

冠状動脈疾患は，心筋の壊死を伴う心筋梗塞，一過性の虚血である狭心症，胸痛などの自覚症状がない無症候性心筋虚血などに分類される。

冠状動脈造影

心臓カテーテル法による諸検査の一つであり，橈骨動脈や上腕動脈，大腿動脈からガイドワイヤーを用いてカテーテルを冠状動脈入口に挿入し，造影剤を注入して冠状動脈を造影する方法。

造影剤の流れ方によって冠状動脈の狭窄や閉塞部位が特定でき，心筋梗塞や狭心症などの診断に役立つ。

肝静脈

肝臓内の血液を集めて下大静脈に送る２本ないし３本の太い静脈。下大静脈が肝臓後面の大静脈溝を通る部分に流入している。

がん診療連携拠点病院

全国どこでも質の高いがん医療を受けられる体制の確保（がん医療の均霑化），という戦略目標に基づき，各地域におけるがん診療の拠点として厚生労働大臣が指定した医療機関。地域がん診療連携拠点病院を二次医療圏に１カ所程度，都道府県がん診療連携拠点病院を都道府県に１カ所程度，整備する制度である。指定を受けるには，診療体制，研修体制，情報提供体制で要件を満たす必要がある。

都道府県がん診療連携拠点病院は，都道府県の中心的ながん診療機能を担い，地域がん診療拠点病院の指定要件に加えて，以下の機能を満たす必要がある——①地域がん診療連携拠点病院等の医師，薬剤師，看護師等を対象とした研修の実施，②地域がん拠点病院等に対する情報提供，症例相談や診療支援の実施，③都道府県がん診療連携協議会を設置し，がん医療に関する情報交換など定められた諸業務の実施。

2019年４月１日現在，都道府県がん診療連携拠点病院は計50病院，地域がん診療連携拠点病院は計339病院となっている。

がん性疼痛

腫瘍細胞の浸潤や増大，転移などが直接の原因となる痛み。①術後の慢性疼痛，②化学療法，神経障害的疼痛などがんの治療に伴う痛み，③リンパ浮腫，長期臥床による腰痛，褥瘡などがん治療に関連した痛み，④変形性脊椎症，片頭痛などのがん患者に併発した痛み——などがある。

関節

骨と骨との間で可動性をもつ連結部。

相対する骨の両端に関節軟骨に覆われた関節面があり，この面のうち凸面を成すものを関節頭といい，凹面を成すものを関節窩と呼ぶ。この両関節面の間には一定の隙間があり，この連結部を包んでいるのが関節包で，この関節包を囲んでいる腔所を関節腔と呼ぶ。

関節可動域（ROM：range of motion）

身体の各関節が，傷害などを起こさず生理的に可動できる範囲（角度）のこと。

各関節は，生理的にそれぞれの運動範囲がほぼ一定しているため，正常な関節ならば，正常な運動が正常な範囲内で行われている。逆に言えば，何か傷害や異常のある関節ではその運動範囲が狭まったりするため，その可動域を調べることで診断の補助となる。

日本では，日本整形外科学会および日本リハビリテーション医学会により決定された「関節可動域表示ならびに測定法」という共通基準が使われている。

間接クームス（Coombs）検査

血液型不適合輸血による副作用は，受血者の血清中に，供血者（健常者）の赤血球の型抗原と反応する抗赤血球抗体（不完全抗体）が存在する場合に起きやすいとされる。そのため，輸血を行う前に，血清中に存在する抗赤血球抗体を検出する方法の一つとして，間接クームス試験が行われる。

試験管内で健常者の赤血球，患者の血清にクームス血清を加えることで，赤血球凝集反応が起きるか否かを調べる（凝集が起きれば陽性）。Rh不適合妊娠，自己免疫性溶血性貧血などで陽性となる。

関節拘縮

関節周囲の皮膚や筋，腱，靱帯，関節包といった軟部組織が，何らかの原因により収縮や短縮をきたし，関節の可動域が減少した状態のこと。先天性と後天性とに大別され，前者では先天性多発性関節拘縮症や先天性内反足などがあり，後者では関節リウマチや変形性関節症などによる炎症や，骨折や熱傷，挫傷といった組織損傷に起因するものがある。また，一定の状態で関節が長期間固定され，周囲組織の線維化が進み，非可逆的な状態に陥る長期固定性後筋性拘縮もある。

関節穿刺

関節腔に針を穿刺して，関節疾患の診断のため関節液を吸引したり，治療のため薬剤を関節内に注入する手技。必要に応じて，エックス線透視下に針尖の位置を見ながら行うこともある。どの関節でも穿刺可能であるが，膝関節で行われることが最も多いとされる。

穿刺針が関節に入ったかどうかは，吸引によって関節液が得られること，あるいは生理的食塩水を圧入してあまり抵抗なく入り，逆に吸引すると注射器内に容易に逆流してくることなどによって確認される。

関節リウマチ

炎症性自己免疫疾患。自己免疫が主に手足の関節を侵し，関節痛や関節の変形が生じる膠原病の一つ。血管，心臓，肺，皮膚，筋肉など全身臓器にも障害が及ぶことがある。

乾癬（かんせん）

慢性的な炎症性皮膚疾患の一つ。原因は不明だが，免疫作用が関係していると考えられている。

皮膚に紅斑という赤い発疹ができて盛り上がり，次第にその表面が銀白色のふけのようなかさぶた（鱗屑）で覆われ，やがて剥けていくといった経過を示し，かゆみを伴う。頭部，膝，肘，臀部などに多く発症する。

治療として，ステロイド外用薬や光線療法，生物学的製剤の投与などが行われる。

感染症

ウイルス，クラミジアやリケッチアなどの細菌，真菌，原虫，寄生虫などの微生物が人体または動物体に進入して，臓器や組織の中で増殖すること。その結果として生じる病気を感染症と呼ぶ。

病原微生物が宿主の抵抗に打ち勝てば，その体内で増殖し種々の病変を起こす。これには病原体の繁殖力，組織親和性，病原体の産生する毒素の強さなどが関係する一方，生体側の防衛力や感受性も問題となる。

感染症指定医療機関

感染症の類型に応じて，良質で適切な医療を提供するため，感染症法に基づき国および都道府県が指定した医療機関。新感染症の所見がある者または一類感染症・二類感染症患者の入院を担当する特定感染症指定医療機関（厚生労働大臣が指定），一類感染症または二類感染症患者の入院を担当する第一種感染症指定医療機関（都道府県知事が指定），二類感染症患者の入院を担当する第二種感染症指定医療機関（都道府県知事が指定）がある。

感染症病床

医療法で定められた病床区分の一つで，以前の伝染病床。感染症法で規定された，一類感染症，二類感染症，新感染症の患者を入院させる感染症指定医療機関に設けられる。

「感染症の予防及び感染症の患者に対する医療に関する法律第38条第2項の規定に基づく厚生労働大臣の定める感染症指定医療機関の基準」（平成11年厚生省告示第43号）に基づき，感染症病床を設置する病室は，第一種病室と第二種病室に分けられる。同基準にそれぞれの基準が定められているが，第一種感染症指定医療機関は第一種病室を，第二種感染症指定医療機関は第二種病室を有しなければならない。

感染症法

「感染症の予防及び感染症の患者に対する医療に関する法律」の略称。旧来の伝染病，性病，後天性免疫不全症候群の各予防法を廃止一本化するかたちで1998年に制定された。感染症の予防と感染症患者に対する医療上の措置を定め，公衆衛生の向上や増進を図ることを目的にしている。

感染力や症状の重篤性などに基づき，対象となる感染症を一類～五類感染症，新型インフルエンザ等感染症，指定感染症，新感染症に分類し，類型に応じて入院や就業制限等の対応を定め，医療費負担については新感染症のみ全額公費で，その他は公費と社会保険の併用（医療保険優先）に改めた。

感染症の範囲と類型については5年ごとに検討される。2003年11月の改正で，動物由来感染症を中心とした分類（新四類）を新たに設け，類型が従来の4分類から5分類となった。

また，2006年12月の改正では，生物テロによる感染症の発生・蔓延を防止するため，病原体等の所持等を規制・管理する制度を創設。さらに，結核予防法の廃止に伴い，結核を感染症分類に取り込み，結核の予防等の施策に関する規定を設けた（2007年4月施行）。

さらに，2013年5月には，H7N9型鳥インフルエンザを指定感染症とし，強制入院や就業制限などの対策を可能にする政令を施行した。

感染制御専門薬剤師

院内感染防止対策の専門知識をもち，消毒薬や抗菌薬の適正使用の責任を担う専門薬剤師。日本病院薬剤師会が定めた資格で，2006年から認定試験が実施されている。受験資格として，①日本医療薬学会などの認定薬剤師である，②5年以上の薬剤師歴，③3年以上感染対策委員会またはICTメンバーとして活動している——などが要件となっている。

なお，専門薬剤師とは，特定の対象や疾病に関連する薬学実務領域で経験と学習を積み，チーム医療に薬剤師として貢献できる能力と適性をもっていることを認証された薬剤師で，他にがん化学療法に関するがん専門薬剤師がある。

がん専門薬剤師

がん薬物療法に関する専門的知識や技能をもった専門薬剤師。2006年度から日本病院薬剤師会によって，認定試験が実施されている。

認定申請時の資格条件として，①日本医療薬学会等の認定薬剤師である，②5年以上の薬剤師歴，③日本臨床腫瘍学会等の認定施設で3年以上，薬物療法に従事している，④薬剤管理指導実績が50症例以上——などを満たすことが求められる。

肝臓

腹腔の右上部，横隔膜に接して存在する人体中最大の腺（分泌機能を営む細胞集団）。赤褐色で，大部分が右下肋骨部にある。横隔膜に接する部分を横隔面といい，下面にあたる部分を内臓面と呼ぶ。発達のよい右葉と，退縮的な左葉に区分される。

内臓面のほぼ中央に肝門があり，固有肝動脈，門脈，左右の肝管，リンパ管，神経が出入している。

機能としては，消化を助ける胆汁の産生，吸収した栄養分の同化・解毒・貯蔵など，生命維持に不可欠な多種多様な役割を果たす。

含嗽 （がんそう）

うがい。咽喉や口腔内の清浄・消毒等を目的に，水や薬液を口内に含み，よくすすぎ，吐き出すこと。

肝臓食

急性・慢性肝炎，肝硬変・胆嚢炎などの肝臓系疾患に対して施行される治療食。疾患や状態により異なるが，一般的には肝臓食は高タンパク，高ビタミン・高カロリー食として，1日2200～2500kcal（タンパク質80～100g，脂肪35～50g，糖質400g）に計算されている。

乾燥ポリエチレングリコール処理人免疫グロブリン

低ガンマグロブリン血症や川崎病急性期などを適応とする免疫グロブリン製剤（商品名：献血グロベニン-I）。乾燥ポリエチレングリコール処理とは，ポリエチレングリコール（PEG）という物質で免疫グロブリンGの凝集体を含む大きな分子（ウイルスも含む）を取り除く方法である。

患側

疾患のある側のこと。対義語は「健側」。

がん対策基本法

癌患者の増加により，よりいっそうのがん対策が求められることから，2007年4月に施行された。

法律は，がん対策に関し，基本理念を定め，国，地方公共団体，医療保険者，国民及び医師等の責務を明らかにし，がん対策の推進に関する計画の策定について定めるとともに，がん対策の基本となる事項について定められている。

がん対策推進協議会

2007年4月に施行された「がん対策基本法」に基づき，政府の策定する「がん対策推進基本計画」の立案に積極的に関与する機関として設置された協議会。が

ん対策推進協議会令に細則が定められている。

「がん対策推進基本計画」の全体目標としては，がんによる死亡者の減少（5年生存率を20％改善），すべてのがん患者・家族の苦痛の軽減，療養生活の質の維持向上——が挙げられている。その重点的な取組みとしては，放射線療法・化学療法の推進，専門医師の育成，治療初期段階からの緩和ケアの実施，がん登録の推進，全二次医療圏でのがん診療連携拠点病院の設置などが掲げられている。

癌胎児性抗原

CEA（Carcinoembryonic antigen）。腫瘍マーカーの一つで，ヒト結腸癌と胎児結腸粘膜に共通する抗原。主に胃，腸，膵臓などの消化器癌などの癌の早期診断，治療効果判定，経過観察に用いられる。

灌注器

→ イリゲーター

浣腸

肛門および直腸を経由して腸内に液体を注入する医療行為。主に，便秘の治療，検査・手術前や出産時の腸管内排泄物除去のために行われ，グリセリン液やクエン酸ナトリウムが薬剤として使用される。〔→高位浣腸〕

がん治療認定医

日常的ながん治療の水準向上を目指し，その共通基盤となる臨床腫瘍学の知識，基本的技術に習熟し，医療倫理に基づいたがん治療を実践すると認定された専門医。2006年12月に発足し，現在は一般社団法人となった「日本がん治療認定医機構」が運営する認定医制度に基づく資格。

2018年4月1日現在，がん治療認定医の総数15,947名，がん治療認定医（歯科口腔外科）の総数459名となっている。

眼底カメラ

眼底検査として，眼底を撮影する器具。眼底を撮影するためには瞳孔が開く（散瞳）ことが必要で，散瞳剤を用いる方法や，暗室内で自然に散瞳した時に撮影する方法がある。

眼底カメラも，機種によって固定式のもの，手持式のもの，立体撮影の可能なものなどがあり，目的に応じて使い分けられる。通常カラーフィルムを用いるが，特殊な目的で撮影する蛍光眼底カメラ，単色光眼底カメラや赤外線眼底カメラなどもある。

眼底検査

眼底とは，瞳孔から入った光が突き当たる眼球の奥の部分。肉眼では見えないが，各種器具を使用して眼底を観察し，網膜や脈絡膜の動静脈病変や出血（眼底出血），あるいは視神経の病変などを調べる。検眼鏡（直像鏡，倒像鏡の2種類に大別される），眼底カメラ，細隙燈顕微鏡などの器具が用いられる。

眼底の異常所見の記録はもちろん，高血圧，糖尿病など成人病検診の際にも利用される。

鑑定入院

刑事事件を起こした被疑者に対し，鑑定その他の医療的観察のために強制的に行う入院。被疑者が心神喪失や心身耗弱の理由で不起訴または無罪等になった場合に，精神障害を改善し，社会復帰を促すため入院治療を受けさせる，という検察官の申立てに対して，裁判所がその決定を行うまでの期間，裁判官は被疑者を鑑定などのために在院させる旨を命じなければならない（心神喪失者等医療観察法）。

冠動脈

心臓の心筋に血液を送る動脈。大動脈の起始部から左右に枝分かれして心臓をとりまき，心臓壁全体に分布する。冠動脈の血流が阻害されると，狭心症や心筋梗塞が起こる原因となる。

冠動脈ステント（冠動脈カニューレ，ステント）

冠動脈ステントとは，狭窄した冠動脈に経皮的に留置し，冠動脈を広げて血流を確保するために用いられる医療機器のこと。従来使用されているベアメタルステント（BMS）と，ステント留置部位の再狭窄を抑制させるための薬剤溶出型ステント（DES）がある。ただし，急性心筋梗塞（AMI）や保護されていない左冠動脈主幹部（LMT）などへの使用はステント血栓症のリスクが高いので，経皮的バルーン血管形成術が主流であり続けている。ステントを冠動脈の狭窄部分まで運ぶ器具が，冠動脈カニューレである。

がん登録

がん患者の診断・治療・転帰などに関する情報を収集・記録管理・分析する仕組みのこと。登録対象や目的等によって，地域がん登録，院内がん登録，その他に大別される。

地域がん登録は，一定の対象地域（基本は各都道府県単位）で発生した全がん患者の情報を収集・登録すること。実施主体は都道府県や市単位の各自治体で，日本では1950年代に広島市，長崎市，宮城県で開始されたのが始まり。1992年には地域がん登録全国協議会が発足し，がん登録に基づく情報提供，調査研究等の活動を行っている。

院内がん登録は，当該医療機関で診断・治療等を受けた全がん患者の情報を収集・登録すること。例えば，全国のがん診療連携拠点病院は院内がん登録の作業を実施し，その登録データは国立がん研究センターで集計されている。

日本国内では従来，国としてのがん登録の位置づけは明確になっていなかったが，2006年に成立した法律「がん対策基本法」に基づき，“がんの予防と治療に役立てるため，がん患者の死亡数，罹患者数・罹患率，生存率といったがんの統計情報を，院内がん登録制度，地域がん登録制度を通して医療機関単位，または自治体単位でがんの診断，治療，生存率等の情報を集める仕組みを整備する”——などとしている。

がん登録推進法

全国の病院にがん患者の情報提供を義務づける法律。2013年12月に公布された（施行は2016年1月から）。

従来は各都道府県が任意でがん患者の情報を収集していたため，データの少なさや地域による偏りが指摘され，統計の精度向上を求める声が上がっていた。同法により，国内のすべての病院に，がんの罹患情報等の国（国立がんセンター）への提供が義務づけられる（診療所は手挙げ方式）。国ががん患者の情報を一元管理することから，がん医療の質の向上やがん対策の充実が期待されている。

また上記の「全国がん登録」の体制整備も兼ねて，病院におけるがんの治療の状況等を当該病院が詳細に把握する「院内がん登録」が推進される。

眼内レンズ

→ 人工水晶体

がんナビゲーター

日本癌治療学会による認定資格。癌に関する的確な情報の入手に悩むがん患者に対し，地域で検診を呼びかけるなどの啓発的活動に携わる「がんナビゲーター」と，正しい知識をもって患者・家族の相談に乗り，がん相談支援センターへのつなぎ役を果たす「シニア

ナビゲーター」の2段階の制度となる。

主な認定ナビゲーターの候補に想定されるのは，調剤薬局の薬剤師，医療スタッフ，がん経験者のピアサポーターらとなる。

がん難民

治療に不満をもち，複数の医療機関を渡り歩くがん患者のこと。

NPO法人の日本医療政策機構が2006年12月に発表した，がん患者団体等に対する調査結果のなかで，医師からの治療説明に不満を感じ，治療方針の選択に納得できなかったがん患者を「がん難民」と定義。その結果，がん患者の53％が「がん難民」に該当し，不満内容の最上位は「治療薬承認」に関するものだった。

間脳

左右の大脳半球の間に位置し，背方の視床と腹方の視床下部からなる脳の一部。内部には第三脳室があり，視床には視覚路に属する外側膝状体と，聴覚路の一部である内側膝状体があり，感覚中枢をなす。視床下部には自立神経の中枢がある。

肝嚢胞（かんのうほう）

肝臓のなかに液体のたまった袋（嚢胞）ができる病気。腫瘍性と非腫瘍性に分類され，非腫瘍性肝嚢胞はさらに寄生虫性と非寄生虫性とに分類される。

肝膿瘍（かんのうよう）

細菌や原虫などが肝組織内に進入・増殖し，肝内に膿瘍（膿が貯留した袋）が形成される感染性の病態。細菌性（化膿性）とアメーバ性に分類される。

カンファレンス

ある事例・テーマについて，関係者が集まって協議する会議。患者の治療方針の検討や症例・実践例の評価・分析（ケースカンファレンス）など目的は様々。

心理的問題を抱える患者に対して精神科医が参加するなど，他科と連携する形態をリエゾン・カンファレンスと呼ぶ。また，介護保険制度でケアプランの作成や見直しのため，ケアマネジャーや各介護サービスの担当者が集まる会議をケアカンファレンス（サービス担当者会議）と呼ぶ。

カンファレンス

主に患者についての問題点を話し合い，検討し，治療方針や看護計画を立て，実践・評価をすること。

冠不全

心筋組織の酸素欠乏状態を総称する言葉。最も多い原因は，冠状動脈硬化による狭窄や，大動脈弁・大動脈起始部の異常，ショックなどによる冠状動脈血流量の低下である。そのほか，動脈血酸素量の減少（一酸化炭素中毒，肺性心など肺疾患による換気障害，高山病など），心筋の代謝性障害（原発性および続発性心筋症，粘液水腫など），心仕事量増加（心臓弁膜症，高血圧性，甲状腺機能亢進症など）がある。

ストレス，労作などが冠状動脈の一時的攣縮（れんしゅく）や心筋酸素消費量の増大を招けば狭心症を生じ，不可逆性変化が生じれば心筋梗塞を発症する。

肝不全

肝機能障害が進行して生体の維持に必要な機能を果たせなくなった状態で，急性と慢性がある。急性肝不全の原因としては，劇症肝炎，アルコール性肝炎，薬剤性肝炎，ライ症候群などがある。慢性肝不全は，肝硬変などの慢性肝疾患が存在し，その経過中に機能を代償できなくなった病態をいう。

がん分子標的薬

癌細胞表面の遺伝子や，癌細胞の増殖に必要なたんぱく質などの分子を標的として破壊する薬剤のこと。

癌細胞とともに正常な細胞も損傷する従来の抗癌剤に比べて，副作用がはるかに少ないとされる。

これまでは入院が必要だったケースでも分子標的薬であれば通院治療が可能になる。従来，血液の癌以外は薬だけでは完治できないとされ，放射線治療などと併用することが一般的だったが，この分子標的薬の進歩によって，固形癌についても薬単独で完治する可能性が出てきた。

鑑別診断

病気を診断するうえで，「これらの病気のどれかではないか」と考えられる複数の病名を挙げ，それらの症候や特徴等を比較検討（鑑別）することで正しい疾患へ特定していく（絞っていく）診断方法のこと。

感冒

かぜ症候群。上気道の粘膜の炎症のこと。くしゃみ，軽い発熱，鼻閉，咽頭痛が主たる症状。

原因は，ライノウイルス，呼吸器合併体ウイルス，アデノウイルスをはじめ多くのウイルス感染によると言われ，幼児・学童を中心に，小規模の流行もみられる。症状は軽微で予後は良好であるが，下気道の細菌感染の誘引となる。

漢方薬

中国で漢時代に発達した，いわゆる漢方医学で用いる医薬品の総称。生薬またはそれらの煎じ薬が主で，鉱物も使用される。

治療に使用する漢方薬は，エキス剤が健康保険の適用となり，西洋医学の視点と併せて用いられている。

看保連

診療報酬体系における，学術的根拠に基づいた適正な看護評価の構築や，社会保険医療・看護のあり方を提言することを目的に2005年7月，看護系学会や全国看護部長会議等が集結し，**看護系学会等社会保険連合（看保連）**を設立，51の学会・団体が加入・運営している。データ収集などの面で内保連・外保連と「三保連」として協力し，診療報酬改定に向けた要望活動を展開している。

ガンマグロブリン

生体内では，ガンマグロブリンは血液中の蛋白質であり，免疫に関与して多くのウイルス，細菌等を中和させる働きがある。感染症が起きると，その病原体を特異的に攻撃する抗体（ガンマグロブリン）として産生され，長期に血液中に残り，それを抽出したものがガンマグロブリン製剤である。

薬剤としては，一般名「人免疫グロブリン」の商品名であり，ヒトの免疫グロブリンGを含む血漿分画製剤である。無または低ガンマグロブリン血症などの治療に用いられる。

DPCでは「手術・処置等2」に本剤が設定されている区分がある（2019年4月現在）。

ガンマ線

放射線同位元素（コバルト60など）の崩解によって放出される電磁波の一つ。エックス線と同様に電離作用，蛍光作用，透過作用をもつ。

波長が極めて短い電磁波で電荷をもたず，物質を透過する能力が大であるため，がん治療などに用いられる。

ガンマナイフ

脳内の一点（病巣部）に，201個の細かいガンマ線ビームを集中照射させる放射線治療。開頭手術をせずに病巣をナイフで切り取るように治療できるため，このように呼ばれており，より侵襲の少ない（周辺の組織を傷めない）治療と言える。

か行

かん―かん

照射時に貫通する頭皮・骨・脳実質・血管・神経への影響は少なく，照射を受けた病巣のみが徐々に凝固・壊死する。従来，手術が困難であった脳の深部にある血管奇形や腫瘍への治療が可能となり，手術に耐えられない患者や高齢者にも適応可能となった。

主な適応疾患として，脳動静脈奇形，脳腫瘍のなかの聴神経腫瘍・髄膜腫・下垂体腫瘍・転移性脳腫瘍などがある。また，三叉神経痛，眼窩内疾患に対しても適応となる。

官民データ活用推進基本法

国や自治体，企業が保有するデータの活用による，地域経済の活性化や新事業の創出，国際競争力の強化を目的とした基本法。ビッグデータ円滑運用のための枠組みを定めたもので，2016年12月9日に公布，施行された。

医療分野では，官民の医療機関や事業者間での患者情報の取扱いルールの違いの解決が求められる。

がん免疫療法

広義には身体の免疫を強めることで癌細胞を排除する治療法のこと。癌治療における外科治療，化学療法，放射線治療に続く治療法として研究が進められる。

保険診療として認められる免疫治療には，体内のT細胞などの免疫を活性化させる免疫チェックポイント阻害剤，体内の免疫を強めるサイトカイン療法や，免疫賦活剤による治療があるが，認められる癌の種類や使用薬剤は限られる。

管理栄養士

栄養士法で定められた国家資格で，栄養士業務のうち複雑または困難な栄養の指導に従事する専門職。厚生労働大臣が管理栄養士名簿に登録することで，資格が得られる。

「複雑または困難」な栄養指導とは，特に傷病者の療養のために行う栄養指導を想定している。従来，栄養士は主に給食の栄養管理に携わってきたが，生活習慣病の増大など疾病構造の変化に伴い，食生活の改善など栄養指導に求められる知識や技能が高度化・専門化してきた。その社会的要請に対応するため，管理栄養士の専門職種としての位置付けが明確にされた。

病院では，常勤の管理栄養士の配置が入院料算定の要件とされている（特別入院基本料等の算定病棟のみの病院を除く）。診療所では，有床診療所入院基本料と有床診療所療養病床入院基本料において，常勤の管理栄養士を配置している場合の加算（栄養管理実施加算）が設けられている。

肝リピドーシス（脂質蓄積症）

脂質代謝障害により，肝臓に過剰な脂肪が蓄積した状態をいう。

灌流（かんりゅう）

生体の血管内や組織・器官の表面に液体を流すこと。血液灌流や表面灌流などの呼び方もある。なお，「灌流」は「潅流」という漢字が用いられることもある。

腹膜灌流ならば，腹腔内に透析液を流して貯留させることで時間をかけて老廃物を濾過する透析方法を示す。皮膚組織灌流圧（skin perfusion pressure：SPP）ならば，皮膚における血液の微小循環を示す指標であり，皮膚レベルの血流評価として測定される。

灌流液

灌流させる液体であり，代表的なものとして血液透析や腹膜灌流などに用いる薬液がある。そのほか，関節鏡による検査・手術時の灌流液（乳酸リンゲル液），眼科手術時に眼灌流や洗浄のために用いる眼灌流液，泌尿器科手術用灌流液など，使用する組織や目的などに合わせた様々な灌流液が市販されている。

寒冷凝集反応

37℃以下でより強く血球や細菌と凝集を起こす抗体（寒冷凝集素）を検出する方法。マイコプラズマ肺炎（原発性非定型肺炎）では血清中の寒冷凝集素価が上昇するため，マイコプラズマ肺炎の診断に利用される。健康人血清でも多少の寒冷凝集素を認めるため，通常32〜64倍以上を陽性とする。

マイコプラズマ肺炎患者の重症例では75〜90％，軽症では30％前後が陽性となる。肺結核，インフルエンザ，肝硬変，妊娠などでも陽性になることがあり，マイコプラズマ肺炎の確定診断には補体結合反応による特異抗体の検出などが必要である。

がんワクチン

特定のアミノ酸が9〜10個ほどつながった小さいペプチドをがん患者に注射することで，患者自身の免疫の力を高めてがんの増殖を抑えるワクチンのこと。がんペプチドワクチンとも呼ばれ，大学病院等で臨床研究が進められている。

がん細胞で活発に働く「WT1」という遺伝子が作る蛋白質の中から，免疫細胞が目印とする部分を特定し，ワクチンとして人工的に合成する。ワクチンを投与することで，免疫細胞に目印を強く認識させて活性化し，この目印を手がかりにがん細胞を見つけて攻撃させる仕組みとなっている。

緩和ケア

治癒を目的とした治療に反応しなくなった疾患の患者に対して行われる，積極的で全人的な医学的ケア（国際的な定義）。痛みその他の症状のコントロール，心理面，社会面，精神面のケアを最優先課題とする。疾患の早い病期においても，がん治療の過程においても適用されるべき，としている。

すなわち，単に身体症状のコントロールだけでなく，心のケアも同時に行い，患者のQOLを総合的に高めることを目的とするものである。在宅，入院，デイケアないしショートステイ，コンサルテーション・サービスなどの方法で行うことができる。

緩和ケア病棟

ホスピス。末期の悪性腫瘍やエイズの患者を受け入れ，緩和ケアを行う病棟。専門家がチームを組んで協力し，治療よりもむしろ，患者の痛みなどの身体症状を緩和し，精神的・社会的な援助を行って，安らかな死を迎えられるようにケアを行う。

ミッション系のホスピスが先駆的に取り組んでいたが，1990年に厚生省（当時）によって施設基準が設けられ，定額制の緩和ケア病棟入院料が導入された。

また，一般病棟においても，2002年4月の診療報酬改定において緩和ケアチームによる診療を評価する加算（緩和ケア診療加算）が設定された。

き

キイトルーダ

一般名ペムブロリズマブ。抗PD-1抗体の免疫チェックポイント阻害薬の1つであり，オプジーボの競合品となる。根治切除不能な悪性黒色腫，PD-L1陽性の切除不能な進行・再発の非小細胞肺癌に対する使用が承認されている。薬価の高さから，患者と医療保険

財政の両方の側面から影響が出ている。

偽陰性

本来は陽性だが，ある検査方法では陰性反応を示してしまうこと（false negative）。感度が鈍い（精度が低い）検査方法や，検体が少ない場合等で起きやすい。

既往歴

→ アナムネ

記憶媒体

一般的に，コンピュータによる処理結果を保存する電子媒体。様々な記録方式があり，ハードディスク，フロッピーディスク，光ディスク，光磁気ディスク（MO），USBメモリーなどがある。

患者との関係では，診察券に磁気カードが用いられているが，近年，診療情報の内容を記録できる光カードやICカードが一部の医療機関で導入されている。

器械出し看護師

手術機器を術者へ直接手渡す看護師。術者が術野から目を離さずに手術をスムーズに進めるため，術者を直接介助するという重要な役割を果たす。また，確実な無菌操作によって術野の無菌状態を維持することも大切な役割である。

通常，手術前には，術式や術者の特徴から考えて機器の不足がないように確かめ，不足があれば早めに補充するなどの準備も行う場合が多い。

期外収縮

早期収縮。心臓が，本来の周期を外れて早く収縮すること。発生部位によって心房性，房室接合部性，心室性の3つに分けられるが，心房性と房室接合部性を合わせて上室性期外収縮と呼ぶ場合も多い。

不整脈の一種であり，心電図測定等で診断される。治療せずに放置して差し支えない場合から，救急処置を要する場合まで，様々である。

器官

生物体を構成し，一定の形態と生理作用を営むものの総称。動物性器官（神経系，感覚系，運動系，骨格系），植物性器官（消化系，呼吸系，循環系，排泄系，生殖系）に分けられる。

気管

喉頭の下から気管分岐部に至る管。呼吸の際に空気の通路となる。食道前面を下行して縦隔に入り，第4〜5胸椎の高さで分岐して左右の気管支に分かれる。

基幹型臨床研修病院

複数の病院が共同で医師臨床研修を行う臨床研修病院群において，他の病院と共同して臨床研修を行うとともに，当該臨床研修の管理を行う病院。「医師法」および「医師法第十六条の二第一項に規定する臨床研修に関する省令」等に基づく。

気管支

気管分岐部から左右に分かれた部分で，左・右気管支がある。さらに，右気管支から肺の上・中・下葉に，左気管支から上・下葉に至る葉気管支があり，さらに左右計20の肺区域に至る区気管支がある。

左気管支は心臓が左にあり肺の容量が小さいために右より細く，より傾斜している。異物を誤飲した場合，ほとんどが右気管支に入るのは，このためである。

気管支炎

気管支の炎症状態。急性気管支炎は，ウイルス，細菌，化学的刺激が原因となり，慢性気管支炎は，喫煙，煤塵（スモッグ，塵埃）などが原因となる。

症状は，咳嗽と喀痰が共通にみられる。大きな気管支から細気管支まで種々の症状を呈し，特に細気管支炎は強い呼吸困難，胸部エックス線上の粒状影を示す。

気管支拡張症

解剖学的に気管支内腔が非可逆的の異常な拡張をした病態のこと。結核や非結核性抗酸菌症，副鼻腔気管支症候群，びまん性汎細気管支炎，アレルギー性気管支肺アスペルギルス症など様々な原因で発症する。

インフルエンザ菌や緑膿菌の慢性下気道感染を起こしやすく，急性増悪を繰り返すことがある。また，非結核性抗酸菌症やアスペルギルス感染症を合併することもある。これらが進行すると慢性呼吸不全となる。

気管支鏡

診断・治療の目的で気管および気管支の内部を観察する管腔状の器具。管が曲がらない直線的な形状をした硬性気管支鏡と，管が柔らかく曲がる軟性気管支鏡がある。通常用いられるのは軟性気管支鏡であり，硬性気管支鏡の使用は異物摘出やステント留置などに限定される。軟性気管支鏡はさらに，気管支ファイバースコープと電子気管支鏡（CCDカメラ搭載方式）に分けられる〔→気管支ファイバースコピー〕。

局所麻酔のうえ，5〜6mmほどの細い管を口または鼻からのどを通して気管内へ挿入することで，咽喉頭，声帯，気管，気管支を直視下に観察したり，病変部の擦過診，生検，洗浄等も行うことができる。診断的検査としては喀血，遷延性咳，局所性喘鳴，肺異常陰影，肺胞蛋白症，遷延性肺炎，無気肺，肺膿瘍などに実施される。

気管支喘息

発作性の呼吸困難を繰り返す呼吸器疾患で，発作時には咳や喘鳴（ぜんめい）等を伴うことが多い。気管支の攣縮や浮腫，過敏性が亢進することが原因と考えられている。原因としては，①外来性アレルゲン，②感染，③心因反応，④物理的・身体的要因（運動時），⑤その他（大気汚染）——が挙げられる。

発作時には誘因を除くこと。そして薬物療法としては気管支拡張剤やステロイド剤，感染には抗生物質を用いる。重症型（発作重積状態）には点滴，酸素吸入，上記薬物を使用する。ほかに減感作療法や非特異的変調療法なども行われる。

気管支ファイバースコピー

気管支ファイバースコープを用いた気管支の検査法。現在は通常，気管支鏡検査と言えば気管支ファイバースコピーを意味する。視野が明るく，病変が詳細に観察でき，深部まで管を挿入できるのが特徴である。

併施されることのある気管支肺胞洗浄法とは，肺の一部に洗浄液として生理食塩水を注入し，陰圧をかけて回収した液を解析することで，びまん性肺疾患の診断や病態を調べるための検査法である。つまり，回収した洗浄液には細胞や細菌なども含まれるので，その回収液を顕微鏡や培養等によって調べることで原因菌や細胞の種類，病気の程度などの情報を得て，診断や治療に活用するものである。

偽関節 （ぎかんせつ）

骨折部の癒合が得られず，異常可動性を示す状態。骨折の重篤な後遺症の一つ。

気管切開

気道を確保し換気を改善させるため，気管を切開する手術療法。術式には，①上気管切開，②下気管切開の2法があるが，現在は気道確保の手技として経口的・経鼻的気管内挿管が普及しているため，気道確保の第一手段として気管切開が行われることはない。

適応としては，①上気道閉塞，②気道内分泌物の長

か行

かん〜きか

期管理，③長期間の気道確保・呼吸管理，④喉頭癌での喉頭全摘除術——などが挙げられる。

気管内挿管

気道を確保するため，気管内にチューブを挿入すること。挿管にあたっては，咽頭や気管の表面麻酔や全身麻酔を行う必要がある。また，頸や下顎の筋を弛緩させる目的で，筋弛緩剤を併用する場合もある。

気管内挿管には経口，経鼻，気管切開という3つの経路があるが，一般的には経口的な挿管が多い。

経口的に挿管する場合は，喉頭鏡のブレードで喉頭蓋を持ち上げ，声門を確認してからチューブを入れる。経鼻的挿管では，喉頭鏡を用いないで盲目的に入れることもある。

気管内チューブ

全身麻酔その他必要な場合に，患者の気道確保のために気管内に挿入する管のこと。蘇生術や全身麻酔の際，非観血的に気道確保を行うために使用する気管内チューブと，長期人工呼吸管理を必要とする場合や上気道閉塞など特殊な状況のために気管切開を施行して留置する気管切開後留置用チューブの2種類がある。

様々なタイプの気管内チューブがある。空気の漏れと誤嚥を防止するためカフという可膨張性のバルーンが付いているタイプや，カフが付いていないタイプ，あるいは痰などの分泌物を吸引する機能を有するタイプや有しないタイプなどに分かれる。

疑義照会

医師が交付した処方箋に疑問や不明点がある場合に薬剤師が処方医に問合せて確認すること。なお，薬剤師法24条では，薬剤師は処方箋に疑義があった場合，処方医に確認しなければならないことが定められている。

気胸

肺から胸腔内に空気が漏れ出して，肺がしぼんだ状態。空気のほかに膿液がある場合を**膿気胸**，血液のある場合を**血気胸**と呼ぶ。

主として若年健康者に突然起こる気胸は，自然気胸（特発性気胸）と呼ばれ，肺表面の嚢胞の破裂などが原因となる。また，肺結核や肺線維症などによって起こるものは続発性気胸，外傷によるものは外傷性気胸と呼ばれる。さらに，吸気時のみに胸腔内に空気が流入し，呼気時に穿孔部が閉鎖される状態になると，胸腔内圧がどんどん高まり循環障害を起こし危険になるが，これを緊張性気胸と呼ぶ。

保存的治療法としては胸腔ドレナージ，胸膜癒着術，気管支鏡下気管支塞栓術などがあり，外科的治療法としては胸腔鏡による手術などがある。

基金拠出型医療法人

2007年4月に創設された医療法人の類型。

出資額限度法人は，社員退社時の出資持分払戻請求権や解散時の残余財産分配請求権の及ぶ範囲を出資額を限度とする社団法人。一方，基金拠出型医療法人は，出資者に拠出金額までしか払い戻されない点では同じだが，社員には出資持ち分がない。

①配当禁止，②法人解散時の残余財産は国・地方自治体等の医療法人に帰属，③社員退社等の基金の払戻は拠出額が上限——などが特徴。

現行の出資額限度法人については「**経過措置型医療法人**」として当分の間存続する。

2007年4月以降の社団医療法人の類型は，「持ち分なし」が①社会医療法人②特定医療法人③基金拠出型法人——の3種類，「持ち分あり」が①出資額限度法人②持ち分あり社団——の2種類で，計5種類となっ

た。

危険ドラッグ

いわゆる「脱法ドラッグ」の新たな呼称。脱法ドラッグ吸引者による事件や事故が相次いだことから，2014年7月，厚労省と警察庁が「危険ドラッグ」という呼称を用いてその危険性を周知していく方針を明らかにした。

危険ドラッグは，主に，乾燥させた植物片に合成化学物質を混ぜたタイプのものが流通しており，パイプなどで煙を吸い込むことで摂取される。覚醒剤に似た「アッパー系」（興奮系）と大麻に似た「ダウナー系」（鎮静系）に大別され，後者は意識障害を引き起こし，吸引者による交通事故が報告されている。依存性はきわめて強く，厚労省の研究によると，危険ドラッグ乱用者には，覚醒剤を上回る4割超の人に幻覚や妄想の症状が出ており，急性中毒で死亡した例もあるという。

記号・番号

医療保険や年金保険の被保険者に付される登録番号。

全国健康保険協会管掌健康保険の場合，記号は事業所ごとに設定した8桁もしくは7桁の数字，番号は7桁以内の数字。

組合管掌健康保険の場合，記号は4桁以内の数字で事業所名を示し，番号は事業所における従業員の採用順に付けられることが一般的である。

義肢

上肢や下肢の全部または一部に欠損のある者に装着して，欠損を補い，失われた機能を代替するための器具器械。上肢に対する義手と下肢に対する義足がある。欠損部位に応じて，義手は肩義手，上腕義手，肘義手など，義足は股義足，大腿義足，膝義足などと呼ばれる。厚生労働大臣の免許を受けて，義肢や装具の装着部位の採型や製作などを行う者を義肢装具士という。

義肢は，療養の過程で傷病の治療のため必要と認められた場合に，療養費として支給される。

義肢装具士

義肢装具士法で定められた国家資格で，医師の指示のもとに義肢・装具の装着部位の採型・製作をする専門職。リハビリテーション分野で社会復帰の促進に重要な役割を担っている。近年，スポーツに参加したいという使用者のニーズが高まり，使用目的の多様化に応じた技能が求められる。

器質性

臓器や組織などに病変が実際にある状態のこと。主な疾患名としては，器質性精神障害（外傷や腫瘍などで脳組織が実際に傷害されたことによる精神障害），器質性便秘などがある。

器質性精神障害

外傷，炎症，血管障害，代謝障害，薬物などの物質中毒，変性にみられる脳障害によって精神症状が惹起される病態の総称。

既収載医薬品

薬価基準に収載されている医薬品。薬価基準とは，保険診療において使用できる医薬品の種類と価格を定めたものである。新医薬品や後発品は，薬事・食品衛生審議会を経て新規承認され，その後薬価収載される。全面的な薬価基準の改定は，概ね2年に1回程度とされている。

基準該当サービス

介護保険サービス事業者としての指定基準を満たさ

ないが，緩和された一定の基準を満たす事業者によって提供される介護サービス。地域に介護サービスが不足するような場合に，市町村（特別区）の判断で保険給付の対象とすることができる。ただし，利用料金は原則として償還払いとなる。

希少疾病用医薬品，希少疾病用医療機器

難病など患者数の少ない「希少疾病」を対象とする医薬品または医療機器は，なかなか研究開発が進まないため，一定の基準を満たす医薬品または医療機器を国が「希少疾病用医薬品，希少疾病用医療機器」に指定し，特別の支援・優遇措置を与えるという制度。薬事法第9章の3（第77条の2～第77条の2の5）等に規定されている。

企業からの申請に基づき，日本国内で対象患者数が5万人未満であることなど指定基準に合致するものについて，薬事・食品衛生審議会の意見を聴いたうえで厚生労働大臣が指定する。指定を受けた企業は，研究開発費の一定額の税額控除，PMDAからの助成金の交付——等の支援・優遇措置が受けられる。

キシロカイン

主成分が塩酸リドカインである局所麻酔剤または抗不整脈剤の商品名。表面麻酔，浸潤麻酔，伝達麻酔，硬膜外麻酔，脊椎麻酔など，ほとんどの局所麻酔で用いられ，静注用，注射液，点眼液，ポンプスプレー，ゼリー，ビスカスなど多様な剤型が用意されている。

投与量は目的，年齢，麻酔領域，部位，組織，体質によって適宜増減する。なお，頻度は非常に少ないが，重要な副作用としてキシロカインショック等を起こす人もいることに注意が必要である。

偽性（ぎせい）

見かけと実態が異なる状態のこと。医学では，見かけ上はある疾患に似ているが，実態は違う疾患である場合などで使用される。病名としては，偽性低アルドステロン症，偽性副甲状腺機能低下症などがある。

寄生虫

ほかの生物の体内または体表に寄生し，その被寄生生物（宿主）から養分等を摂取して生命活動を営む生物のこと。宿主の体内に侵入して寄生生活するものを内部寄生虫，宿主の体表に付着して寄生生活するものを外部寄生虫と呼ぶ。宿主と寄生体との関係性はある程度決まっており，宿主は何らかの病害や損傷を受ける場合が多い。

規則

行為や手続きなどの拠るべき基準として定めた決まり。地方自治法では，地方公共団体がその事務について，国の法令に違反しない範囲で地方公共団体の長が制定する法規。長以外にも教育委員会などの委員会も制定できる。また，各省の大臣の命令である省令は施行規則のかたちをとり，法律に準じる。

基礎係数

DPC制度における調整係数が，2012年度DPC改定以降，段階的に置き換えられる新たな係数の一部。機能評価係数として設定できない部分を評価するものとして検討が進められた結果，大学病院本院群，高診療密度病院群，その他の急性期病院群の3グループに分けて基礎係数が設定されることとなった。

基礎償還点数

DRG/PPS（診断群別定額支払い方式）において，診断群分類に応じた定額報酬算定の基礎となる点数。

相対係数は，診断群分類ごとの医療資源の使われ方を比較するための指数で，すべての診断群分類の平均に対する比率で表される。調整点数は，包括評価の対象外となった加算など特別の費用のこと。

基礎代謝測定

生命維持に必要な最小限の動作（心臓拍動，呼吸運動，体温維持，腎臓機能等）に必要なエネルギーである基礎代謝量を測定すること。基礎代謝とは，夕食後12～18時間経過したあと仰向けになった状態で消費されるエネルギー（kcal）で，体重50kgの人で1日約1200～1500kcalが必要。測定法には直接法と間接法があるが，通常間接法が用いられる。消費された酸素量，発生する二酸化炭素および尿中窒素量を測定し，呼吸商を算出して基礎代謝量を測定する。呼吸商とは酸素の消費量と二酸化炭素の発生量との容積比のことである。

基礎年金

一定年齢に達した国民は誰でも等しく一定額の年金を受けることができるようにするという趣旨から，国民年金を全国民共通の年金として発展させた制度。

どの年金制度に加入しても受けられる。老齢基礎年金，障害基礎年金，遺族基礎年金の3種類があり，1人に一つの基礎年金という原則から，自分が選択した基礎年金が支給される。

キット製品

薬剤とその投与を行う医療機器とを組み合わせた製品をいう。

薬価は，薬剤価格に，キット製品としてのメリットをもたらす部分の原材料費を加算して算出する。有用性の高い製品には，キット加算が算定できる。

種類は，薬液を注射筒内に充填したもの，ペン型注入器にあらかじめカートリッジを内蔵し，複数回使用できるもの，注射剤をあらかじめ輸液等で希釈し輸液バッグに充填したもの，輸液等が障壁を隔てて2層に分けられ，使用時に障壁を開通して混合して使用するもの，医薬品を吸入用の容器内に充填したものがある。

基底細胞癌

最も高頻度にみられる皮膚癌で，顔面に多く発生する。局所破壊性に増殖・浸潤するが，リンパ節転移・遠隔転移することはまれであり，完全な外科的摘出が行えれば，生命予後は良好である。

気道

鼻腔から肺胞に至る呼吸気の通路。鼻腔，口腔，喉頭，気管，気管支などから成り，喉頭を境に上気道と下気道に分けられる。気道系の分岐は23回くらいまで繰り返される。そのうち約16分岐までが導管部，17～19分岐は移行部，20分岐以上はガス交換部である。

キナーゼ阻害薬

癌細胞増殖の際のシグナル伝達に必要な酵素（キナーゼ）を阻害し，癌細胞増殖を抑制する（分子標的薬）。

機能障害

機能が何らかの原因で障害され，本来の機能が弱まっている状態だが，「機能不全」とは異なり，ある程度機能は保たれている状態のこと。病名としては，肝障害，腎障害，聴覚障害など，様々に用いられる。

機能性

傷病名における原因に関する修飾語で，眼で見ても見つからない病変のこと。一方，臓器や組織などに病変が実際にある場合は「器質性」という。

機能性ディスペプシア（FD）

日本消化器病学会ガイドラインでは「症状の原因となる器質的，全身性，代謝性疾患がないのにもかかわらず，慢性的に心窩部痛や胃もたれなどの心窩部を中

心とする腹部症状を呈する疾患」と定義される。その概念が確立されたのはごく最近であり、わかりやすいマーカーがない、画像検査や血液検査での客観的な所見が示されないことなどから、確定診断がされないまま、いわゆる慢性胃炎などとして胃腸薬の処方が続けられていることも少なくない。

機能評価係数 I

医療機関の人員配置や医療機関全体として有する機能など、医療機関単位での構造的因子を評価する係数。すべて出来高評価体系における点数設定を元に設定される。入院基本料等加算などは、DPC包括算定をする全入院患者が算定する加算などについて係数を設定して評価する。特定機能病院入院基本料の届出病院、専門病院入院基本料の届出病院、一般病棟入院基本料の届出病院という3類型ごとに機能評価係数 I の各係数が設定されている。

機能評価係数 II

DPC制度において、入院基本料等加算など届出が必要な出来高点数を係数化したものが機能評価係数 I であるのに対し、機能評価係数 II とは、病院の各種機能を評価して係数化したもの。具体的には、保険診療指数、効率性指数、複雑性指数、カバー率指数、救急医療指数、地域医療指数の計7指数から成り、2010年度から導入された。

DPC提出データに基づき厚生労働省が病院ごとに機能評価係数 I、II を設定し、官報で告示される。

機能不全

機能がほぼ失われ、機能が十分に果たせなくなっている状態のこと。病名としては、「機能」が省略され、心不全、腎不全、肝不全、免疫不全などとなる。

機能別看護

看護業務を業務の種類別（例えば注射係、処置係など）に分担する方式であり（**職分別看護、業務別看護**）、「流れ作業」の考え方に準拠する。看護を「仕事」と考えるならば、極めて能率的な方式であるが、本質的な欠点は患者不在に陥りやすい点。機能別と受持制の長所・欠点を折衷、混合した「混合型看護」もある。

ギプスシーネ

石膏副木。ギプス副木。ギプス包帯を何重にも重ね合わせて作った副子（四肢の固定用具）。主として四肢の骨折や捻挫の治療に用いる。

治療中に、必要に応じ壊すことなく外すことができる利点があるが、固定性ではギプス包帯に劣る。

ギプスシャーレ

ギプス包帯を2つに切り割り、皿と蓋になるようにしてその一方を副子として使用するもの。ギプス包帯をしたあとにマッサージなどの治療が必要になった場合に用いる。

ギプスベッド

患者の身体にピッタリ合うようにギプス包帯でかたどって乾燥させたものに、ストッキネットをかぶせて作ったベッド。

脊椎圧迫骨折、頸椎または腰椎椎間板ヘルニア、脊椎腫瘍などの患者の安静を保つために用い、一般には背部側と胸腹部側の2面を作る。

ギプス包帯

骨折・靱帯損傷などの治療において患部が動かないよう、外から固定・保護し安静を保つために用いる包帯材料もしくは包帯法の略称。整形外科などで使用される。

ギプス包帯は焼石膏粉末と綿布を組み合わせ、それを水に浸すことで生じる水和反応によって凝固する性質を利用したもの。安価であるが、重く、完全硬化に時間がかかる、エックス線を通しにくいという欠点もある。近年は、よりスピーディーな処置と強度が得られることから、水硬性樹脂を含んだグラスファイバー製のものが主流となりつつある。

長期にわたり使用すると、固定された部分の筋肉が萎縮する（廃用性筋萎縮）。また、関節の拘縮や強直、骨の萎縮も起こりうる。使用期間については、損傷部位や年齢などに依るため一概には言えないが、必要最小限に留めることが望ましい。場合によっては装着期間が数カ月に及ぶケースもあるが、近年は積極的に強固な内固定や創外固定を行うことで、ギプスの使用期間を短縮もしくは全くなくしてしまう傾向にある。

気分障害

正常の範囲を超えて気分が上がったり沈んだりする状態が一定期間継続すること。うつ病、双極性障害のカテゴリーに分かれる（DSM-5）。うつ病は気分が落ち込み、抑うつ気分、制止、焦燥、興味喪失、微少念慮、希死念慮等、5つ以上の症状が2週間以上続いた時にうつ病と診断される。双極性障害はうつ状態と躁状態の繰り返し、または軽躁状態になる病気。うつ状態に加え激しい躁状態の場合は双極 I 型障害、軽躁状態だけの場合は双極 II 型障害と呼ばれる。

基本診療料

診療報酬点数表の初診料、再診料、入院料など診療の基礎となる診療料のこと。これら以外の検査や手術など個々の診療行為ごとの点数は特掲診療料と呼ぶ。

基本的検査

日本臨床検査医学会が、初期診療患者に対して診察時に行われる検査として、1989年に提唱した。

それによると、「基本的検査(1)」は、すべての初期診療患者に実施する検査で、①尿検査（蛋白、糖、潜血）、②血液検査（白血球数、ヘモグロビン、ヘマトクリット、赤血球数、赤血球恒数）、③CRP、④血液化学検査〔血清総蛋白濃度、アルブミン（アルブミン・グロブリン比）〕である。

「基本的検査(2)」は、入院時または外来初診時でも必要のあるときに行う検査で、①尿検査、②血液検査、③化学検査、④糞便検査、⑤血清検査、⑥胸部単純X線撮影、⑦腹部超音波検査、⑧心電図検査である。

基本的日常生活活動度

バーセルインデックス（Barthel Index：**BI**）と呼ばれる、日常生活動作（ADL）を機能的に評価する方法のこと。専門職以外でも容易に理解でき、あまり時間を掛けずに比較的正確な評価が可能であるため、日本でも普及している。

評価項目は、食事・移乗・整容・トイレ・入浴・歩行・階段昇降・更衣・排便・排尿の10項目であり、100点満点で採点する。0点＝全介助、40点＝大部分介助、60点＝部分自立、100点＝完全自立を目安に評価する。

保険診療上、リハビリテーション実施計画書などにおいて、その点数を記載する場合がある。

逆ザヤ

商品の買値と売値の差（サヤ）が、買値より売値のほうが安い場合のこと。医療業界では薬価に関して言われることが多い。薬剤の購入価格と在庫管理費等を合わせると、薬価基準価格を上回ってしまい逆ザヤが生じることもある。

逆紹介

広義では、病院で急性期の治療を終えた患者を地域の診療所などに紹介すること。狭義では、紹介元の医

療機関に患者を戻すこと。

逆紹介率

「（逆紹介患者数／初診患者数）×100」で求められる。

キャッシュ・フロー

　会計期間における資金の流れ，およびその結果としての資金の増減。企業の利益を会計上ではなく，現金の収入と支出によって捉える。キャッシュ・フローの計算は，営業活動費，投資活動費，財務活動費などに区分して行い，キャッシュ・フロー（資金）計算書を作成する。会計上の損益は現金収支と一致しないため，必ずしも経営の実態を表すものではないことから，近年ではキャッシュ・フロー重視の経営が注目されている。

　医療機関においても資金調達は大きな問題である。2003年から，厚生労働省が診療報酬改定の前年に実施する医療経済実態調査（医療機関の収支などを把握して点数改定の参考にする）の調査項目に，キャッシュ・フローとして「支払利息」のほかに「借入返済金」が加えられた。医療機関の経営実態を判断する指標の一つとして，キャッシュ・フローの視点が重視されるようになった。

ギャッチベッド

　手動または電動で，枕元と足元の上げ下ろしができるベッド。

キャリアパス要件

　介護職員の処遇改善に取り組む事業者に対して，介護職員処遇改善加算を算定する要件の一つ。「職員の職位，職責または職務内容等に応じた任用等の要件を定めていること」等の要件から成る。

　厚労省は，介護職員が将来展望をもって介護の職場で働き続けることができるよう，能力・資格・経験等に応じた処遇がなされるキャリアパスの仕組みを導入・普及させていくことが必要だとして，2010年10月サービス提供分から介護職員処遇改善交付金事業を開始し，2012年4月から介護職員処遇改善加算を設定している。

キャンサーボード

　キャンサーボード（cancer board）とは，各がん症例に対する治療方針を包括的に議論する場のことで，腫瘍会議とも呼ばれる。従来の縦割りの診療科の垣根を取り払い，外科，内科（腫瘍），放射線科，麻酔科，緩和ケア医療，腫瘍精神科，腫瘍看護学，病理，薬理，リハビリテーション医学，栄養学，心理社会学等の各専門家が一同に集まって開催される。

ギャンブル等依存症対策基本法

　ギャンブル依存症とは，精神疾患の一つで，ギャンブルを自分の意志では止められない状態のこと。

　対策の背景には，2016年12月に成立したIR推進法〔IR（Integrated Resort）：カジノを含む統合型リゾート〕がある。

　ギャンブル等依存症が，本人・家族の日常生活または社会生活に支障を生じさせるものであることから，多重債務，貧困，虐待，自殺，犯罪等の重大な社会問題を生じさせていることに鑑み，ギャンブル等依存症対策を総合的かつ計画的に推進し，国民の健全な生活の確保を図るとともに，国民が安心して暮らすことのできる社会の実現に寄与することを目的として，2018年，ギャンブル等依存症対策基本法が制定された（2018年10月5日施行）。

吸引器

　手術時の出血，浸出液，分泌物などの吸引に用いる器械（アスピレータ）。吸引の目的によって一時的吸引と持続的吸引とがあり，目的に合った吸引器を選ぶ。

　手動式，足踏式，電動式，中央配管式，サイフォン式があり，電動式吸引器のなかには吸引圧が調節できる低圧持続吸引器もある。

吸引留置カテーテル

　24時間以上体内（消化管内を含む）に留置し，血液，濃，滲出液，消化液，空気等の除去及び減量を目的とした排液または排気するための医療器具のこと。この医療器具は薬事法承認または認証上「機械器具（51）医療用嘴管及び体液誘導管」である。

救急安心センター

　消防と医療が連携して市民の救急相談に応じる総務省消防庁のモデル事業。救急車の不要不急な出動を抑えるため，消防庁は重点施策の一つと位置付けている。

　救急車を呼んだほうがよいのか判断に悩む市民が，24時間365日対応する救急安心センターの相談窓口に電話すれば，配置されている救急相談員や看護師・医師等が対応・助言するという仕組み。3地域で実施方法の細かな違いはあるが，基本的には，救急車搬送は必要ないと判断された市民には適切な医療機関を紹介し，緊急性が高い市民には救急車を直ちに出動させるよう指示を出す。

救急医療管理加算

　地域における救急医療体制の計画的な整備のため，入院可能な診療応需の態勢を確保する保険医療機関において，当該態勢を確保している日に救急医療を受け，緊急に入院が必要として入院した重症患者について加算できる診療報酬。入院から起算して7日を限度として所定点数に加算する。

救急医療機関

　通常の診療時間外の傷病者や緊急的に医療を必要とする傷病者に対して，医療を提供する医療機関。1977年から救急告示制度を補完する制度として整備が進められた。機能分担によって初期救急医療機関，二次救急医療機関，三次救急医療機関がある。

　初期救急医療機関：外来診療によって救急医療の最初の段階を担当する医療機関。休日夜間急患センターや在宅当番医制が整備されている。休日夜間急患センターは，休日・夜間の救急患者を受け入れる診療所で，人口5万人以上の市町村に1カ所（40万人を超える場合，20万人ごとに1カ所）の割合で設置されている。在宅当番医制は，各地域の医師会員が担当日を決め，各自の医療施設で休日・夜間の救急医療を行う制度。

　二次救急医療機関：手術などの入院治療を必要とする重症救急患者の医療を担当する医療機関。24時間体制が必要で負担が大きいため，病院群輪番制（病院が輪番で担当）や共同利用型病院（開業医が随時診療できる病院で，その一部を救急医療施設として開放）などの方式で，二次救急医療の確保を図っている。

　三次救急医療機関：二次救急医療機関では対応できない複数の診療科領域にわたる重篤な救急患者に対し，高度な医療を総合的に提供する医療機関。救命救急センターがこれに当たる。救命救急センターは都道府県に1カ所以上，人口100万人に1カ所を目標に整備されている。そのなかで，広範囲熱傷，四肢切断，急性中毒等の特殊疾病患者を受け入れることのできる施設を高度救命救急センターと呼ぶ。

救急医療指数

DPCにおける機能評価係数IIの一つ。緊急入院となった患者は，初期治療や確定診断を行うまでに医療資源投入量が多く，DPCに基づく包括評価では適正な評価が困難とされていた。それを是正するため，入院後2日間までの包括範囲出来高点数について，入院患者全体の平均費用と緊急入院患者の平均費用との差額を，医療機関ごとの実績に応じて評価するもの。

救急医療情報センター

都道府県が整備し，救急医療情報システムの中核を担う機関。救急患者への医療機関の紹介，救急隊への医療機関情報の伝達など，市民，消防署（救急隊），救急医療施設などとの間で情報の収集・提供を行う。

救急医療対策事業実施要綱

救急医療対策の整備事業を推進するための実施要綱（昭和52年7月6日医発第692号「救急医療対策の整備事業について」別添）。主に以下の施設や制度について，その目的，補助対象，運営方針，整備基準等が示されている。休日夜間急患センター，在宅当番医制，第二次救急医療体制，救命救急センター，高度救命救急センター，救急救命士病院実習受入促進事業，救急医療情報センター（広域災害・救急医療情報センター），中毒情報センター情報基盤整備事業。

救急医療体制

救急患者に対応する地域医療システム。日常生活圏である二次医療圏を単位として，救急医療施設，救急搬送システム，救急医療情報システムなどの救急医療の確保を目指している。

救急医療体制は，1964年に救急告示制度の創設，1977年から初期・二次・三次の救急医療機関や救急医療情報センター等の体系化，1991年に救急救命士制度の創設——と整備されてきた。それによって量的な整備は達成されつつある一方，地域格差の解消，救急告示制度と初期〜三次救急医療機関の一本化，休日・夜間の診療体制の強化といった課題が残されている。

このような重症度に対応した救急医療体制に限界があることから，初期〜三次救急患者をすべて受け入れ，救急専門医によってすべての診療科の診断・初期治療を行い，必要に応じて各診療科に紹介する北米型のERシステムを採用する病院も出てきている。

救急救命士

救急救命士法で定められた国家資格。生命が危険な状態にあるか，その症状が著しく悪化するおそれのある傷病者に対して，医療機関に搬送されるまでの間に，医師の指示のもとに気道の確保や心拍の回復などの救急救命処置を行う専門職。傷病者に対する救急救命処置と傷病者の搬送を業務とする消防機関の救急隊に所属するのが一般的である。

近年，その処置範囲が拡大し，2003年4月からは医師の具体的指示のない除細動（包括的指示のもとで），2004年7月からは実習訓練後に認定を受ければ気管（内）挿管が行えるようになった。さらに，2006年4月からは，講習と実習を受けた者に強心剤（アドレナリン）の薬剤投与を行うことが認められた。また，2014年4月からは，心肺機能停止前の重度傷病者に対する①静脈路確保及び輸液，②血糖測定及び低血糖発作症例へのブドウ糖溶液の投与——が認められた。

救急救命処置

症状が著しく悪化するおそれがある，または生命が危険な状態にある重度傷病者を医療機関に搬送する間に，救急救命士が行う処置（救急救命士法）。気道の確保，心拍の回復などの処置を指すが，心肺機能停止（CPA）患者に対する，①厚生労働大臣の指定する薬剤を用いた静脈路確保のための輸液，②厚生労働大臣の指定する器具による気道確保——については，医師の具体的な指示が必要である。

救急救命処置録

救急救命士法第46条に基づき，救急救命士が救急救命処置を行ったあと遅滞なく記載しなければならない記録。記載事項は，救急救命士法施行規則第23条によって，①救急救命処置を受けた者の住所，氏名，性別および年齢，②救急救命処置を行った者の氏名，③救急救命処置を行った年月日，④救急救命処置を受けた者の状況，⑤救急救命処置の内容，⑥指示を受けた医師の氏名およびその指示内容——と定められている。

救急救命処置録は，その記載日から5年間保存しなければならない。

救急告示制度

消防法に規定する救急隊によって搬送される傷病者の医療を担当する医療機関を認定・告示する制度。

都道府県知事は，開設者から協力の申し出があり，所定の基準を満たし，その地域の救急患者の発生状況などを勘案して必要と認定した医療機関について，その医療機関が救急病院・救急診療所であること，その認定が効力をもつ期限などを告示する。

救急蘇生法

救急蘇生法とは，心肺蘇生法と止血法を合わせた考え方で，医療者でなく一般市民が行う救命処置を意味することが多い。すなわち，特殊な器具や医薬品を用いずに行う一次救命処置（BLS：Basic Life Support）である。

心肺蘇生法にはC，A，Bがある。C（Circulation）は胸骨圧迫心臓マッサージ，A（Airway）は気道の確保，B（Breathing）が人工呼吸（口対口呼吸）である。また，119番通報やAED（自動体外式除細動器）の手配・実施も大切であり，気道に異物があれば除去すること，動脈性の出血があれば，止血法として直接圧迫法や止血帯法（間接圧迫法）を行う必要もある。

救急病院等を定める省令

消防法第2条第9項（救急隊が災害による事故等による傷病者を，厚生労働省令で定める医療機関その他の場所に搬送する，とした規定）に基づき，救急病院の基準と都道府県知事による告示について規定した省令（昭和39年2月20日厚生省令第8号）。

救急病院・救急診療所は都道府県知事の認定により，次のような基準が設けられている。①救急医療について相当の知識・経験をもつ医師が常時診療に従事している，②救急医療に必要な施設・設備を備えている，③傷病者の搬送に容易な場所にあり，構造設備が傷病者の搬入に適している，④専用病床または優先的に使用できる病床をもっている。

休業損害

交通事故によってけがをして，仕事を休んだため賃金や収入が減少した損害のことで，損害として請求することができる。また，けがの場合だけではなく，死亡した場合で，事故日から死亡する間に相当の期間がある場合にも該当することがある。

休業（補償）給付

労働者災害補償保険法に規定されている給付で，労働者が業務上または通勤による疾病，負傷によって働くことができず，賃金の支払を受けられない場合に支給される。

救護施設

生活保護法第38条に基づき，「身体上又は精神上著

しい障害のために日常生活を営むことが困難な要保護者を入所させて，生活支援や指導を行うことを目的とした施設」である。医師等の配置義務がある。

球後麻酔（きゅうごますい）
下まぶたの下の眼のくぼみから曲がった針を刺して，眼球の後ろまで進めて痛み止めを注射する方法。術中に眼球が動きそうな患者には有効であり，手術の安全性が高まる。

休日夜間急患センター
救急医療制度において，休日・夜間の救急患者に対応する初期救急医療機関の一つ。市区町村が設置する。ここで休日とは日曜日・国民の祝日および休日・年末年始・週休2日制の土曜日または振替日をいい（午前8時～午後6時の時間帯），夜間とは午後6時～翌午前8時の時間帯をいう。〔→救急医療機関〕

給食課
患者給食を担当する部門で，栄養科とも称される。医師の治療方針に基づいた食事療法や栄養指導などを行う。

丘疹（きゅうしん）
皮膚の一部（直径約10mm未満）が盛り上がった（隆起した）病変部位のこと。発疹の分類の一つ。

急性期一般入院基本料
2018年度診療報酬改定において，7対1～15対1の一般病棟入院基本料が「急性期一般入院基本料」と「地域一般入院基本料」に再編・統合された。急性期一般入院基本料は，従来の10対1を基本とし，実績に応じて「1」～「7」に分類されている。

急性期リハビリテーション
筋力や呼吸機能など身体機能の低下を防ぐために，急性期の段階で早期に行うリハビリテーション。

急性疾患
急に症状を呈する疾患で，感冒のように短期間しか持続しないもの。

急性腎不全
多種の原因で引き起こされ，急激に腎機能が低下して生体内部環境の恒常性を維持できなくなった状態をいう。通常，乏尿と急速に進行する高窒素血症，電解質バランスの破綻を生じる。
急性腎不全の原因は多彩であり，尿路結石，急性腎盂腎炎のほか脱水や循環不全，腎毒性物質や薬物，急性腎炎などによることが多い。

急性膵炎
急性膵炎とは，何らかの機序によって膵酵素が膵内で活性化され膵組織が自己消化される病態をいう。胆石，飲酒，膵外傷，薬物などが成因となるが，日本では胆石性膵炎とアルコール性膵炎がおのおの約1/3を占める。10～15％は重症化し生命に関わる。

急性腹症
急激に発症した腹痛のなかで，緊急手術を含む迅速な対応を要する腹部疾患群。急性発症の腹痛には病態の解釈が困難なことがあり，確定診断が得られぬまま緊急対応となる場合もあることから，急性腹症の概念が導入された。一般的に発症から1週間以内のものであり，病態や原因疾患も多種多彩であることから，基礎疾患を含めた詳細な病歴聴取が必要とされる。
原因となる疾患群は，①腹痛の局在，②炎症・感染，機械的閉塞，循環障害などの病態，③腹部以外の疾患，④初期対応の緊急度により分類される。

旧措置入所者
介護保険制度施行（2000年4月）以前に，特別養護老人ホームに措置入所していた者。介護保険へ移行後は5年間に限り経過措置が適用され，2005年4月改正でさらに5年間（2011年3月末まで）延長され，2010年3月改正で，当分の間延長する旨が示された。

吸着型血液浄化器
吸着剤（活性炭）を充填した浄化器に血液を直接灌流させ，吸着によって物質（クレアチニン，尿酸，アミノ酸など）を除去する医療機器。薬物中毒，肝性昏睡，腎不全等の治療に用いる。
急性腎不全では，血液透析を行うダイアライザー（血液透析器）と併用することもある。

吸入療法
気管支喘息など呼吸器疾患の症状に対する治療法の一つで，微粒子化した薬剤，蒸気などを気道から吸入させる方法のこと。気管支拡張薬，ステロイド剤，去痰薬などを吸入することで，気道に局所的に作用し，呼吸困難の緩解，去痰効果等に速効性がある。吸入療法は気道に直接作用するため，内服療法に比べて少ない量の薬剤で効果が得られるほか，全身性の副作用を軽減するメリットがある投与法とされる。
吸入薬のタイプとしては，微粉末の薬剤を専用吸入器で吸うドライパウダー吸入薬と，薬液を噴霧器で霧状にして吸入するエアゾール吸入薬とに大別される。

給付管理業務
居宅サービスの支給限度額の管理に関して，居宅介護支援事業者が行う一連の業務。
具体的には次のような作業の流れとなる。①ケアプランの原案作成と支給限度額の確認，利用者負担の計算，②利用者への説明と同意確認，③サービス利用票・提供票の作成，④実施状況の把握と連絡調整，⑤給付管理票の作成・提出。
居宅介護支援事業者による月々のサービスの実績管理に基づいて，国保連合会では居宅サービス事業者の給付費の請求に対する審査・支払いが行われる。

給付制限
保険給付の全体または一部について，給付を制限すること。健康保険の給付は，業務上の負傷・疾病のほか，被保険者・被扶養者の偶発的な事故について相互に救済しようとする制度なので，その趣旨に反する場合に制限が設けられている。
健康保険法では次のような場合に給付が制限される。①犯罪行為が原因か，故意の事故，②闘争，泥酔，著しい不行跡による事故，③療養に関する指揮に従わない場合，④詐欺その他不正な行為で保険給付を受けようとした場合，⑤刑務所や少年院に収容されている場合，⑥公費負担などがある場合，⑦保険者の行う調査などを拒否した場合。

給付率（給付割合）
診療費のうち，保険の運営者が負担する割合のこと。被保険者の自己負担分を除いたものである。

救命救急センター
24時間体制で重篤救急患者に対して高度な救急医療を提供する三次救急医療機関。〔→救急医療機関〕

救命救急入院料
厚生労働大臣が定める施設基準を満たし，地方厚生（支）局長に届け出た救命救急センターを有する病院で，重篤な患者に対して救命救急医療を行った場合に算定できるもの。

橋（きょう）
脳幹部のうち，延髄と中脳との間に位置する。左右の小脳半球を腹側でつなぐ橋のような形になっている。複雑な神経線維が存在し，第5～8脳神経の核がある。ここで病変が起こると，交代性麻痺等の上下肢

か行

きゅ―きょ

の麻痺症状が発症する。

教育入院
特定の疾患を悪化させないために，患者を一定期間入院させ，医師，看護師，薬剤師，管理栄養士，臨床検査技師，理学療養士によるチームで治療・指導を行うこと。

例えば糖尿病の場合，患者にあった食事療法や運動療法，薬物治療の指導のほか，合併症の有無や進行上状況を確認するための精密検査等を行う。公的医療保険の対象で，高額療養費制度の利用も可能。

胸郭（きょうかく）
背方正中部の12個の胸椎，12対の肋骨，1個の胸骨から構成され，上に狭く下に広い円錐形で胸部の壁をつくっている骨格。内部は胸腔と呼ばれ，肺臓，心臓などが納められている。

胸管
全身のリンパ管は次第に合流して太さを増し最後は左右両側の2大幹に集まるが，その左側大幹が胸管である。右側の上半身を除いたすべてのリンパは，胸管を経て静脈に入る。

狂牛病
プリオンという異常な蛋白質に感染する病気で，脳がスポンジ状に侵されて死に至る。正式には「牛海綿状脳症」と呼ぶ。1986年にイギリスで発見され，感染したウシが興奮状態になって死ぬことからこう呼ばれる。ウシ以外にもシカ，ヤギ，ヒツジなども感染し，ヒトでのプリオン病である**クロイツフェルト・ヤコブ病**との関連が疑われている。

胸腔鏡（きょうくうきょう）
胸腔内を観察できる内視鏡。胸壁から胸腔内に胸腔鏡を挿入して胸膜や肺などの病変を観察したり生検を行う胸腔鏡検査と，胸腔鏡に関連する他の各種専用器具も用いて病変を治療する胸腔鏡下手術とがある。胸腔鏡下手術の利点は，ほかの内視鏡手術と同様，手術創が従来の開胸法と比べて小さく，手術後の痛みも少なく回復も早いことなどが挙げられる。

近年の胸腔鏡下手術は**VATS**（video-assisted thoracoscopic surgery）とも呼ばれ，直訳すれば「ビデオカメラ補助下に行う胸部の内視鏡手術」であるが，実際には一般的なCCDカメラ方式の胸腔鏡による手術を意味する。対象疾病も，自然気胸から肺がんなど多岐にわたる。

凝固因子
血漿に含まれる血液凝固を引き起こす特定の蛋白質群。フィブリノーゲン（第Ⅰ因子），プロトロンビン（第Ⅱ因子），組織因子（第Ⅲ因子）など12種類が知られている。凝固機序には外因系と内因系の2種類がある。血管が破れたときに，外因系は外から組織液が入り活性化して進むもので，内因系は血液内の凝固因子が活性化して進むものである。外因系凝固因子を測る検査にはプロトロンビン時間測定検査，内因系凝固因子を測る検査には活性化部分トロンボプラスチン時間測定検査などがある。

凝固因子インヒビター
血友病など血液凝固因子欠乏症に対して，その血液凝固因子製剤を投与する治療法があるが，患者によっては投与された血液凝固因子を体が異物とみなす免疫反応で「インヒビター」という抗体が生じてしまうことがある。これが，血液凝固因子の正常な働きを阻害する「凝固因子インヒビター」であり，血液凝固因子製剤による治療効果を悪くするため，第Ⅷ因子インヒビターや第Ⅸ因子インヒビターなどの凝固因子インヒ

ビターの力価を測定することは治療上重要である。

凝固時間測定
血液の凝固機能を調べる検査。**ガラス試験管法**が一般的で，採血後の静脈血が37℃の恒温槽内で流動性を消失するまでの時間を測定する。また，シリコン塗布試験管を用いてガラス面との接触による接触因子の活性化を防ぐことにより，凝固時間が延長し，軽度の凝固異常の検出が可能となる。正常値は5〜15分である。

共済組合
国家公務員，地方公務員，私立学校教職員などを対象とした被用者保険の一つ。健康保険と年金保険の運用を行っている。

共済組合法
公務員の病気，負傷，出産，休業，災害，退職，障害，死亡，またはその被扶養者の病気，負傷，出産，死亡，災害に対して適切な給付を行うため，相互救済を目的とする共済組合の制度を設け，短期・長期給付および福祉事業などに関する必要事項を定めた法律。

国家公務員共済組合法と**地方公務員等共済組合法**がある。前者は各省各庁ごとに，後者は都道府県，市町村，公立学校，警察等の区分ごとに，その所属する職員で組織する共済組合を設ける。共済組合は保険者として，健康保険および年金保険の運営を行っている。

狭窄（きょうさく）
狭窄とは，血管や食道など内部が空洞構造の器官や組織の一部が狭くなり，血液や食物などが通過しにくくなった状態のこと。狭窄の代表的な疾患として，狭心症，食道狭窄症，脊柱管狭窄症などがある。

狭心症
心筋の酸素供給が不均衡に陥ったときに起こる，前胸部や胸骨下の圧迫感，疼痛を主症状とする症候群。冠状動脈血流量の減少（冠状動脈疾患），心筋酸素需要の異常な増加（甲状腺機能亢進症，貧血），両因子の合併（大動脈弁膜症）などが原因となる。

運動，興奮，食事などで誘発され（労作狭心症），また夜間安静時に起こることもある（安静狭心症）。発作の持続は短く，ほとんど5分以内。ニトログリセリンが速効する。

発作が急増したり病型が変化した場合は，特に不安定狭心症と呼ばれ，心筋梗塞に移行する危険性が高い。

胸水（きょうすい）
胸膜腔に液体が異常に溜まった状態。正常な場合，2層の胸膜の間にあるのは薄い液体の層である。過剰に液体が溜まる原因は，心不全，肝硬変，肺炎，がんなど様々である。溜まる液体は，蛋白質を豊富に含む滲出液か，水から成る漏出液のどちらかであり，この違いは原因の特定に有益である。

胸膜腔内に溜まった液体の種類や原因に関係なく，最も多くみられる症状は，息切れと胸痛である。しかし，胸水のある患者の多くには何の症状も現れないことがある。胸部エックス線検査で胸膜腔内への液体の貯留を確認することが診断の第1段階。CT検査では，肺や液体がより鮮明に示されるので，肺炎，肺膿瘍，腫瘍などの存在が確認できることがある。超音波検査は，溜まっている液体が少量でも，その位置を確認するのに役立つ。

偽陽性（ぎようせい）
本来は陰性だが，検査結果では陽性反応を示してしまうこと（false positive）。偽陽性率は，（1−特異度）として計算される。

矯正医官

刑務所・少年刑務所・拘置所・少年院・少年鑑別所・婦人補導院などに勤務し，被収容者の診察や治療，健康管理などを行う医師のこと。

2015年1月現在，全国の293カ所の矯正施設で定員に2割以上の欠員が出ているなど，矯正医官の不足が全国的な問題となっている。

参院法務委員会は2015年4月16日，矯正医官の不足に対応するため施設外の病院・診療所での兼業を認める「矯正医官の兼業及び勤務時間の特例等に関する法律案」について審議し，全会一致で原案どおり可決した。

行政解剖

死体解剖保存法に基づき，監察医の行う解剖。死因などが明らかではない死体で，犯罪性が認められない（事故や感染症，自殺，行き倒れなどで死亡した疑いがある）場合に適用される。監察医制度のない地域で行う場合，遺族の承諾が必要な承諾解剖（準行政解剖）となる。

矯正固定

変形の矯正を目的としてマッサージ等を行ったあとに，副子，厚紙などで矯正固定を行うこと。

強制保険

自動車保険には，自賠責保険と任意保険の2種類がある。このうち，被害者保護を目的として車両の所有者すべてに加入が義務付けられている自賠責保険（自動車損害賠償責任保険）は，強制保険とも言われる。なお，最低限の補償を確保するもので，対人賠償のみである。そのため，加害者にとって自賠責保険でまかないきれない部分の補償をカバーする目的で設けられているのが，任意保険。

胸腺

胸郭内で縦隔の前部にあり，胸骨の後，心臓の前上方にあるリンパ性器官。リンパ球の産生・分化，全身のリンパ性組織への分配を行い，これらのリンパ球を胸腺リンパ球（T細胞）と呼ぶ。

胸椎 （きょうつい）

頸椎，腰椎，仙椎，尾骨とともに脊柱を構成している骨。12個の椎骨で構成されており，上方には7個の頸椎，下方には5個の腰椎を継続している。

共同指導

診療所のかかりつけ医が他の医療機関の医師や看護師と共同で診療や指導等を行うこと。診療報酬上では以下の2つの場合をいう。

①自己が診察した患者を開放型病院に入院させた医師が，開放型病院に赴き，共同で診療・指導等を行う（開放型病院共同指導料を算定）。

②在宅医療を担う医師が，患者が入院している医療機関に赴いて，そこの医師や看護師または連携する訪問看護ステーションの看護師等と共同で，患者の同意を得て，退院後の居宅における療養上必要な説明・指導を行い，文書で情報提供を行う（地域連携退院時共同指導料を算定）。

共同利用型病院方式

救急体制の整備を総合的に推進するための，「救急医療対策事業実施要綱」により進められている「救急医療対策事業」のうち，第二次救急医療体制整備の方式の1つ。

第二次救急医療体制の整備は，地方公共団体等が，地域の実情に応じて，休日・夜間における入院治療を必要とする重症患者の医療を確保するもので，「病院群輪番制方式」と「共同利用型病院方式」がある。

「共同利用型病院方式」は，医師会立病院等が，休日・夜間に病院の一部を開放し，地域医師会の協力により実施するもの。病院は通常の当直体制のほか，重症患者受け入れに対応できる医師等の医療従事者の確保を図る。

強毒菌

菌そのものの病原性が強い菌。腸管内においては，病原性大腸菌を除くすべての大腸菌は無害だが，腸管外では強毒菌となる。また，MRSAは腸管内において有害となりうる〔→メチシリン耐性黄色ブドウ球菌〕。

グラム陽性菌の強毒菌としては，連鎖球菌，肺炎球菌，ブドウ球菌，炭疽菌，破傷風菌，ガス壊疽菌，結核菌，ジフテリア菌，放線菌がある。グラム陰性菌の強毒菌には，大腸菌，赤痢菌，サルモネラ菌，ペスト菌，コレラ菌，百日咳菌，腸炎ビブリオ菌，軟性下疳菌，インフルエンザ菌，淋菌がある。

強皮症 （きょうひしょう）

全身の皮膚が硬くなるほか，内臓にも病変を発症する原因不明の慢性疾患で，膠原病の一つ。通常は全身性硬化症の同義語だが，まったく別の皮膚疾患である局所性強皮症を含めていうことがある。

胸膜

左右の肺の表面と胸郭の内面を覆う2葉の漿膜。肺門を除く肺全面を覆う。

強膜

眼球の一番外側の層で，約1mmの厚さの膜。眼球の外壁は3つの層（強膜，ブドウ膜，網膜）からできている。強膜は透明ではなく白色をしており，眼球の白目の部分にあたる。

矯味剤 （きょうみざい）

矯正剤ともいう。服用しにくい味，臭い，色などをもつ医薬品を服用しやすくするための添加剤。甘味，苦味，酸味などをもつ添加剤として，ショ糖，ブドウ糖，果糖，マンニトール，ソルビトール，サッカリン，クエン酸，コハク酸，シュウセキ酸，グルコン酸などがある。通常その薬理作用は問題にならない。

業務委託

→ アウトソーシング

業務起因性

傷病などが業務に起因して生じたものであることをいい，業務と疾病との間に相当因果関係が存在することをいう。

業務災害

業務に起因する災害（負傷，疾病，障害，死亡）。労働者災害補償保険法に基づき業務災害と認定されると，保険給付が受けられる。保険給付には，療養（補償）給付，休業（補償）給付，障害（補償）給付，遺族（補償）給付，葬祭料・給付等がある。

認定の基準は，①労働契約に基づいて事業主の支配下にある状態か（業務遂行性），さらに，②傷病と業務との間の因果関係があるか（業務起因性）が前提になる。疾病と業務の間に相当の因果関係が認められるものを業務上疾病といい，災害性疾病（突発事故に起因），職業性疾病（職業病。じん肺症，頸肩腕症候群，中皮腫等），作業関連疾患（内在した病気が業務によって発症・増悪，心理的負担から精神障害を発症）の3種類がある。厚生労働省は，腰痛や頸肩腕障害，じん肺，アスベスト肺，難聴，さらに過労死（脳血管疾患及び虚血性心疾患等）など，疾病別の認定基準を作成している。

か行

きよ―きよ

業務独占資格

法令により，資格をもった者でなければ一定の業務活動に従事できないと定められた制度。医療関係では，医師法第17条で「医師でなければ，医業をなしてはならない」とされる医師などがそれに該当する。

協力型臨床研修病院

他の病院と共同して研修医の臨床研修を行う病院のこと。研修医の診療録の記載について指導医が指導及び確認をする体制がとられており，指導医は臨床経験を7年以上もつ医師に限られる。研修医2.5人につき指導医1名以上，研修医が基幹型臨床研修病院又は基幹型相当大学病院において実施される保険診療に関する講習を受けていることなどが条件となる。

許可病床

医療法第27条の規定に基づき，都道府県知事の開設許可を受けた病床。病床数と病床の種別を変更する場合にも，都道府県知事の許可が必要である。

局所灌流（法）

悪性腫瘍に対する方法と，関節炎・骨髄炎に対する方法に大別される〔→灌流〕。

悪性腫瘍に対する局所灌流とは，肝臓がんや骨肉種などの腫瘍存在部位を全身循環から一時的に遮断し，抗がん剤をその部位だけに直接灌流させる処置。抗がん剤の治療効果を強く作用させるとともに，全身的な副作用を抑えること等を目的に行われる。

関節炎・骨髄炎に対する局所灌流とは，局所持続洗浄療法とも呼ばれる処置。感染性の骨髄炎等に対して手術で病巣部位を掻破したのち，術後も確実に病巣の炎症を鎮静化させるため，関節内や骨髄腔内などの当該部位にチューブを挿入・留置し，生理食塩水や抗生物質等を持続的に注入することで病巣部を洗浄する。

局所麻酔

手術野を支配する痛覚伝導路を局所麻酔薬により遮断して，無痛とする方法。全身麻酔に対する語。

神経末梢のほうから順に，表面麻酔，浸潤麻酔，神経ブロック，硬膜下麻酔，脊椎麻酔などに分けられる。

局方名収載品目

「日本薬局方」に収載されている医薬品をいい，「日本薬局方」は，医薬品の品質を適正に確保するために必要な規格・基準及び標準的試験法等を示す公的な規範書である。

銘柄ごとの販売価格の差異が一定の範囲内の場合は，局方名収載（銘柄が異なっても同一価格）となり，一定の範囲を超える場合は，銘柄別収載となる。

極量

日本薬局方で定められた，その量を超えては生命に危険であるという薬の警戒量のこと。

虚血性 （きょけつせい）

動脈血量の減少による局所性貧血であり，乏血あるいは全身性貧血と区別される。虚血が持続すると細胞の変性・萎縮・線維化が生じる。

心臓・腎臓・脳などに起こりやすく，虚血性心疾患などと呼ばれる。

虚血性心疾患

冠血流の供給と心筋の血液需要との間に生ずるアンバランスの結果として発生する心筋障害。狭心症，心筋梗塞，無症状性虚血性心疾患などに分類される。

刺激伝導系に病変が及ぶと，脚ブロック，房室ブロック，洞機能障害を合併し，重篤な不整脈を呈することもある。主として冠状動脈の硬化性病変，ことに粥状硬化症が原因となる。

虚血性脳血管障害

脳卒中のなかで最も多発している脳血管疾患の一つで，脳血管の血流が悪くなることによる脳機能障害。半身運動麻痺，嚥下障害，感覚麻痺，言語障害，意識障害等の症状があらわれる。症状が24時間以内に消失する場合は一過性脳虚血発作（TIA）といい，24時間以上続く場合は脳梗塞という。リスクファクターとしては，高血圧，糖尿病，脂質異常症，喫煙，肥満，睡眠時無呼吸症候群などが考えられている。

居宅

介護を受ける人が自宅にいること。介護保険では，軽費老人ホーム，有料老人ホーム，その他の厚生労働省令で定める施設の居室を含む。

介護保険の居宅サービスには，訪問介護，訪問入浴介護，訪問看護，訪問リハビリテーション，居宅療養管理指導，通所介護，通所リハビリテーション，短期入所生活介護，短期入所療養介護，特定施設入居者生活介護，福祉用具貸与がある。

居宅介護支援

ケアマネジメント。介護保険の給付対象となるサービスの一つで，指定居宅介護支援事業者が実施する。在宅の要支援・要介護者に対して，ケアプラン作成と各種サービス事業者との調整を行う。このサービスに対して，保険給付として居宅介護サービス計画費が支給される。

居宅介護支援事業者（所）

介護を必要とする人が適切なサービスを利用できるよう，介護支援専門員（ケアマネジャー）が，介護保険の認定を受けた本人や家族の希望になるべく沿った介護サービス計画（ケアプラン）の作成や見直しを行う事業者（所）。介護サービス事業者や施設との連絡調整も行う。指定を受けるには，管理責任者1名と介護支援専門員1名以上の常勤，備品や場所の確保，法人登記——などが必要。

居宅サービス

介護保険の給付対象となるサービスの一つで，指定居宅サービス事業者が実施する。大きく，訪問・通所系サービスと短期入所系サービスに分けられ，全部で11種類ある。

介護給付には，ほかに施設サービス，居宅介護支援（ケアマネジメント），地域密着型介護サービスがある。

居宅療養管理指導

医師，歯科医師，看護職員，薬剤師，管理栄養士，歯科衛生士等が，通院困難な要支援・要介護者の自宅を訪問し，療養上の管理・指導を行う居宅サービス。

管理栄養士は，医師の指示に基づき，具体的な献立に従って実技指導を行う。

歯科衛生士や保健師は，歯科医師の指示に基づき，口腔内清掃や有床義歯清掃などを行う。

薬剤師の居宅療養管理指導は，医療保険における在宅患者訪問薬剤管理指導に相当する。

拠点型サ高住

地域の要介護者などの受け皿機能や，地域へのサービス供給拠点機能を併せもつサービス付き高齢者向け住宅（サ高住）。

地域包括ケアとコンパクトなまちづくりが一体的に進められるなか，サ高住は，高齢者等の安心居住の地域拠点となることが課題とされ，2016年4月，国土交通省の有識者会議の取りまとめには，拠点型サ高住の整備の推進が盛り込まれた。

「拠点型」は，「高齢者住宅＋介護施設」の一体型と

いうことである。

取りまとめでは，高齢者居住安定確保計画における拠点型サ高住の供給方針を明示するとし，推進の具体策として，24時間対応の定期巡回・随時対応サービスの事業所など，併設施設の整備への重点的支援等を提案している。

ギラン・バレー症候群

多発性根神経炎のかたちをとる急性発症疾患で，主に筋肉を動かす運動神経が障害され，四肢に力が入らなくなる運動麻痺主体の炎症性脱髄性ニューロパチーである。発病は急性・多発性で，四肢の脱力で始まることが多いが，知覚障害や後根刺激症状としての疼痛で始まることもある。筋脱力は四肢遠位筋に強いことがあり，呼吸筋が侵されると生命が危険となる。知覚障害が四肢末端に見られるが運動障害に比して軽い傾向がある。指定難病の一つ。

起立性調節障害

自律神経系の異常により，循環調節不全から起こる身体疾患で，小学校高学年から中学生に発症することが多い。多くは軽症だが，重症になると不登校を伴う。

症状は，立ちくらみやめまい，起立時や入浴時，嫌なことを見聞きしたときに気持ちが悪くなる，少し動くだけで動悸や息切れを起こす，顔色が青白い，食欲不振，腹痛，倦怠感，頭痛，乗り物に酔いやすいなどが挙げられる。

治療は，症状の程度と心理的環境的な要因により，説明，日常生活の指導，学校との協力，薬物療法，環境調整，心理面への対応——などの治療的対応を組み合わせていく。

筋萎縮性側索硬化症

上位・下位の両運動ニューロンが選択的かつ進行性に変性・消失していく，原因不明の神経難病（amyotrophic lateral sclerosis：ALS）。具体的には，手足・のど・舌の筋肉や呼吸に必要な筋肉がだんだん痩せて力がなくなっていく。患者数は人口10万人当たり4～6人で，大部分は孤発性であるが，5～10％に常染色体優性を示す家族性がみられる。発症年齢は幅広いが，主に50～60歳が好発年齢とされる。男女比は2：1で男性に多い。

構語障害，呼吸障害，運動・歩行障害などが生ずるが，一般的に知能，視力や聴力などの感覚機能，膀胱直腸などの内臓機能は正常であるという特徴がある。病勢の進展は比較的速く，人工呼吸なしでは発症後2～4年で死亡する。

根本的な治療法は未確立であるが，薬物療法としては，症状の進行を遅らせる作用があるリルゾール（商品名：リルテック）が使用される。対症療法としては，筋力低下を遅らせるためのリハビリテーションは有効である。呼吸筋も麻痺するため，人工呼吸器の永続的な装着が必要となる。

指定難病の一つ。

筋炎

筋肉の炎症性疾患の総称。細菌などによる感染性筋炎と，特発性筋炎に大別されるが，がんやサルコイドーシスに伴う筋炎などもある。特発性の代表疾患としては多発性筋炎・皮膚筋炎（自己免疫疾患の一つで，全身の横紋筋に炎症を起こして運動動作等が困難になる病気）が挙げられる。

中高年に多く，男女比は1：2～3。治療には主にステロイド剤が使用されるが，効果がみられない場合にはメトトレキサートやアザチオプリン等，免疫抑制

剤を併用することもある。炎症が治まってきたら，リハビリも開始する。

禁煙治療

2006年の診療報酬改定でニコチン依存症管理料が新設され，ニコチン依存症に対する禁煙治療が保険適用となった。対象となるのは外来患者であり，かつ「禁煙治療のための標準手順書」（日本循環器学会，日本肺癌学会及び日本癌学会の承認を得たものに限る）のニコチン依存症に係るスクリーニングテスト（TDS）でニコチン依存症と診断された者，1日の喫煙本数に喫煙年数を乗じて得た数が200以上である者，直ちに禁煙を希望し，治療について文書により同意している者——というすべての条件を満たす者。また，同管理料を算定するには，禁煙治療の経験を有する医師が1名以上勤務していること，敷地内禁煙などの施設基準を満たす必要がある。満たさない場合には保険適用とはならず，自費扱いとなる。

禁忌 （きんき）

治療で投与した場合に症状の増悪をきたすような薬物，または治療や診断において人体に害を与える，避けるべき医療行為。

禁忌薬

特定の疾患や状態に対して使用できない薬のこと。

緊急措置入院

精神保健福祉法で規定された入院形態の一つで，急を要する場合に所定の手続きを経ないで行われる措置入院。措置入院とは，診察の結果，精神障害があり，医療・保護のために入院させなければ自傷・他害のおそれがあるとき，都道府県知事が精神病院等に入院させることができるというもの。この場合，2名以上の精神保健指定医の診察が一致し，保護者に診察することを通知する必要がある。しかし，急を要する場合に，指定医1名の診察で，72時間以内に入院の決定を行うことができるのが緊急措置入院。

筋ジストロフィー

進行性の筋力低下・筋萎縮を起こす遺伝性筋疾患の総称。発症年齢や遺伝形式，臨床的経過等からデュシェンヌ型，ベッカー型，先天性（福山型など），肢帯型，顔面肩甲上腕型など様々な病型に分類されるが，最も頻度の高いのはデュシェンヌ型とされる。

臨床症状も病型によって異なるが，一般的には歩行困難や上肢挙上困難，呼吸筋麻痺などを示す。検査法として，血液検査では，筋肉の破壊を示すクレアチンキナーゼ（またはクレアチン・ホスホキナーゼ：CK）値の測定，筋電図，筋生検などが行われる。

現在はまだ根本的治療法がなく，対症療法を行う。四肢機能障害にはリハビリテーション，薬物療法にはステロイド剤を用いる。呼吸障害のある患者には人工呼吸も必要となる。

近視レーザー手術

近視を矯正するため，レーザー照射によって角膜を削ったり，角膜の屈折率を変える手術。角膜屈折矯正手術（PRK）や，これを改良したエキシマレーザー生体内角膜切開術（LASIK：レーシック）などの手法が開発されている。

日本では治療機器の製造は承認されたが，レーザー屈折矯正の治療には保険が適用されない。

筋組織

収縮性をもつ筋線維の集まり。組織学的に平滑筋，横紋筋，心筋に分けられる。

筋注麻酔

全身麻酔の投与法の一つで，麻酔薬を筋肉内に注入

か行

きらーきん

67

する方法。幼児の導入麻酔，検査，小手術などに用いられていたが，静脈麻酔技術の発達に伴い，行われることはほとんどなくなった。

筋電図

筋収縮に伴う筋線維の活動電位を導出し増幅して記録する検査法。神経，筋疾患の補助診断などに用いられる。また，電気刺激によって収縮を起こし脊髄機能の検索などを行うものをを**誘発筋電図**と呼ぶ。

筋電図を観察記録する装置を筋電計と呼ぶ。

筋肉内注射

筋肉の筋層内に薬液を注入する方法。皮下注射に比して吸収が速く，薬液の吸収の速さは皮下注射の約2倍である。吸収が容易なため，油性，懸濁液の薬液でも注射可能である。薬液量は皮下注射より多く，5mLまで可能である。

筋層が厚く，血管や神経の少ない部位を選んで行う。通常，臀部（中臀筋），上腕（三角筋）が用いられる。

く

クアハウス

多目的温泉保養館。ドイツで発祥した温泉社交館（kurhaus：kurは療養の意味）と，日本に古来よりある湯治を組み合わせ，温泉医学，運動生理学などの成果を採り入れた健康増進施設。

全身浴，部分浴，気泡浴などの浴槽とトレーニングジムや運動フロアなどの設備を整え，温泉利用指導者や健康運動指導士が健康作りの相談・指導に応じる。

厚生労働省が定めた一定の基準（健康増進施設認定規定）を満たすと，温泉利用型健康増進施設として認定を受けることができる。

区域会議

「国家戦略特別区域会議」のこと。国家戦略特区において，区域計画の作成と，認定区域計画およびその実施に係る連絡調整等を行う目的で，区域ごとに組織されるもの。

国家戦略特区とは，指定された特別区域内に限って規制緩和や税制優遇などを実施し，その効果を調べる社会実験の場で，安倍政権が掲げる「アベノミクスの成長戦略」の柱の一つ。

2014年6月，京都，大阪，兵庫の3府県による「関西圏」において初の「区域会議」が開かれ，その後，東京圏，新潟市，兵庫県養父市，福岡市，沖縄県の5地域でも区域会議が開催されている。

空気感染

空気中の病原体によって感染が引き起こされること。院内感染は，接触感染，飛沫感染，空気感染に大別できるが，空気感染によるものとして結核菌，麻疹ウイルス等がある。

空気感染は，病原微生物を含む飛沫核が長期間空中を浮遊することから，空気の流れによって広範囲に拡大する可能性が高い。そのため，空気感染防止策として，標準予防策（スタンダードプリコーション）に加え，陰圧にした個室等に患者を収容するか，同一病原微生物による感染が発症している患者とともに管理する必要がある。

空腸

十二指腸から第2腰椎の左側で腸腔内に出て，回腸にはっきりした境界なく移行する部分。だいたい小腸の左上部にある。

偶発症

医療上の検査や治療に伴って，一定の確率で発生する有害事象で，因果関係がないか不明なもの。

躯幹（くかん）

人体の外形を区分するもので，頭頸部と四肢を除いた部分。

くすり教育

2008年の学習指導要領の改正に伴い，2012年春から中学校の保健体育で必修化された授業。

中学校ではこれまで薬物乱用を防ぐ「ドラッグ教育」が実施されていたが，「くすり教育」では医薬品の正しい使い方を学ぶため，①用法・用量，②主作用・副作用を中心に学ぶ。これらの内容は高校の授業ですでに採り入れられていたもので，それを前倒しするかたちとなる。高校の授業では，医薬品の承認制度など，より専門的な内容を学ぶ。

「くすり教育」の導入の背景としては，薬事法改正に伴いコンビニエンスストアやインターネット等で薬を入手できるようになり，患者自身による医薬品の適切な選択が求められるようになったことなどがある。

組合管掌健康保険

健康保険組合が保険者として管理運営する保険制度。大企業が単独で設立する単一組合はおよそ700人以上，同業種の複数の中小企業が共同で設立する総合健保は3000人以上の被保険者がいる場合に，厚生労働大臣によって認可が受けられる。

総合健保は一定地域に集まっている異業種の事業者が共同で設立することもできる。

くも膜下腔

硬膜と軟膜の間の血管を含まない薄い膜がくも膜であり，このくも膜と軟膜の間で脳脊髄液を満たす腔をくも膜下腔と呼ぶ。

くも膜下出血

くも膜下腔内に出血が起こり，脳脊髄液に血液が混入した状態。広義には，外傷性のものや脳腫瘍・脳内血腫などによる出血も含むが，通常は，くも膜下腔や脳実質内の血管病変によって，くも膜下腔内へ出血した病態をいう。

症状は，突然に発生する激しい頭痛・嘔吐（頭蓋内圧亢進症状），項部強直・嫌光症（髄膜刺激症状），意識障害をはじめとする種々の神経症状などがある。

クライアント・サーバー・システム

LANによって端末（クライアント）同士で直接，通信や処理ができる分散処理システム。LANを通じて処理機能を端末側に提供し，データを蓄積する機能がサーバー。ホストコンピュータを介した処理よりも弾力的で効率よく作業が行える。

クラウドコンピューティング

クラウドコンピューティングとは，ネットワークを通じて情報処理サービスを必要に応じて提供・利用する仕組みをいう。一般的には，IT事業者などが設置するサーバーに個人や企業が情報等を保存し，インターネット経由で管理・利用することとされる。

経済産業省は2010年8月，クラウドの活用によって国内で2020年までに累計40兆円超の新市場を創出できるとする報告書を公表した。そのうち医療・健康・介護分野では，15兆円の市場が創出できると試算。個人のヘルスケア情報を大量に収集・蓄積し分析・活用して個人にフィードバックすれば，生活習慣病の改善など疾病予防効果の向上が期待できるとしている。

クラッシュ症候群

圧挫症候群／挫滅症候群ともいう。災害時，倒壊した建物などから救出された人々が，数時間を経て腎不全やショックを生じて死亡する病態。手足や体幹・腹部などの筋肉ががれきなどの重量物で長時間圧迫を受けると，圧迫部位の末梢部筋細胞の細胞膜が障害され筋細胞内容物が流出する（横紋筋融解）。その後，圧迫が解除され血流が回復すると，筋肉細胞内に大量に含有されるカリウムやミオグロビンが流出し，急性腎不全や代謝性アシドーシスをきたす。

手足のしびれや膨張，茶褐色の尿，尿量の減少，圧迫部位の腫脹などの症状がみられる。

我が国では，1995年の阪神・淡路大震災で広く認知されるようになり，災害医療のあり方に大きな影響を与えた。

クラミジアトラコマチス

性感染症の病原微生物で，感染経路は主に人から人への接触感染である。抗原検査の検体は，男性初尿，尿道分泌物，頸管粘液，眼脂，鼻咽頭粘膜。抗体検査の検体は血清や髄液であり，抗体検出不能例や検体採取が困難な例に用いられることもある。いずれも，トラコーマ（伝染性慢性結膜炎），尿道炎，新生児肺炎，骨盤内感染症，子宮頸部炎・附属器炎などの診断に用いられる。

グリーフケア

グリーフ（grief）とは，日本語で「不幸や死別などに対する深い苦悩，深い悲しみ，悲嘆等」という意味。近しい人を亡くした人がその悲しみを乗り越えていくため，死別に伴う苦痛や環境変化などを受け入れようとすることを医療者が支援するケア。

クリーンベンチ

調剤業務や研究・実験作業などを行うに当たり，外部からの微生物の進入を阻止して，無菌的に操作を行うための装置・作業台。

クリーンベンチは，周囲の空気を吸気し，専用のフィルターを使って空気浄化を行うことで作業台内部に緩やかなクリーンエアを排出する仕組みであり，外部（周囲空間）から作業台上を局部的に遮断することで周囲からの汚染を防ぐ。

クリアランス

清掃値または浄化値ともいい，通常は腎臓による血漿クリアランスを指す。尿中に排泄される特定の物質について，その物質を含む血漿が腎臓を通過する際に，1分間当たりどのくらい（何 mL/分）の物質を除去したかを表す。

腎クリアランスの代表的な検査として，クレアチニン・クリアランスがある（ただし，保険点数上では同名の検査法は削除されている）。また，肝において特異的に代謝される物質を投与して血中からの消失速度を調べ，肝の除去能を判断することを肝クリアランスと呼ぶ。インドシアニングリーン（ICG）やブロムスルファレイン（BSP）などの色素負荷試験等がある。〔→ICG（indocyanine green）〕

グリコアルブミン

アルブミンとグルコース（ブドウ糖）が結合した糖化アルブミン。アルブミンの半減期が17日間であるため，約2週間の平均血糖値を反映していると判断できる。したがって，過去1～2カ月間の血糖値を反映するヘモグロビンA1cよりも，グリコアルブミンのほうが短期間の血糖コントロールの状態変化を捉えることができる。糖尿病治療開始時期の効果判定や，不安定型糖尿病の治療評価などの血糖コントロール指標として用いられる。

グリコヘモグロビン

高血糖状態が長期間続くと，血管内の余分なブドウ糖がヘモグロビンと徐々に結合し，グリコヘモグロビン（糖化ヘモグロビン）が形成される。そのうち特に糖尿病と密接な関係のあるタイプがヘモグロビンA1c（HbA1c）であり，血糖値に比例してHbA1cの生成量が増加するため，糖尿病の診断や治療効果の判定に用いられる。

血糖値は常に変化するが，ヘモグロビンの寿命は約4カ月であるため，HbA1cの値は過去1～2カ月の平均血糖値を反映していると判断できる。

クリッピング

破裂した血管からの出血を止めたり，破裂が予想される血管病変からの出血を予防するため，目的血管をクリップで挟む手技。主に，開頭術における脳動脈瘤頸部クリッピングがあるほか，出血性胃潰瘍に対する内視鏡的クリッピング術などがある。

クリティカル・パス（クリニカル・パス）

特定の疾患患者に対して実施される，入院から退院までの検査，手術，処置，投薬，注射，リハビリテーション，指導，看護ケア，食事指導，安静度，退院指導などの主たる臨床行為を標準化し，時間軸に沿って効率的に配したスケジュール表のこと。一般的には「特定の疾患をもつ患者に対して達成すべきアウトカム（成果）を含む医療チームの情報を集積した，事前に定められた時間枠（タイムフレーム）の指針」と解釈されており，入院診療計画の策定などに有効な手段となっている。

パス自体は元来，建設業界などで用いられる作業実施手法の一つであったが，医療界では，アメリカの病院で1985年のDRG/PPS導入を契機に医療費適正化対策の一環としてこの手法を応用したのが最初とされ，日本でも続々と採用されている。

クリニカル・インディケーター

臨床指標。医療評価手法の一つで，医療提供のプロセスや効果をガイドラインや結果の指標を用いて評価するもの。

クリニカル・オーディット

臨床監査あるいは医療監査。診断や治療，医療資源の活用とその成果，患者のQOL（生活の質）など，患者に対して質の高い医療が行われているかどうか，多面的・包括的に評価する活動。主にホスピス，緩和ケア分野で用いられる。**メディカル・オーディット**はほぼ同義。

1990年代に英国で，緩和ケアの評価尺度，オーディット・ツールであるSTAS（Support Team Assessment Schedule）が開発され，現在日本語版が活用されている。主要項目として，「痛みのコントロール」，「症状が患者に及ぼす影響」，「患者の不安」，「家族の不安」，「患者の病状認識」，「家族の病状認識」，「患者と家族のコミュニケーション」，「医療専門職間のコミュニケーション」，「患者・家族に対する医療専門職とのコミュニケーション」の9項目がある。

クリニカル・ガバナンス

安全で質の高い医療を提供するため，組織を規律づけて診療を統治する仕組みで，医療の質向上の責任を病院管理者に求めるもの。具体的な方法には，臨床の質をチェックするクリニカル・オーディット（臨床監査），評価指標としてのクリニカル・インディケーター（臨床指標），EBM，医療安全管理などが含まれる。

か行

くら〜くり

69

クリニカルファーマシー

臨床薬学。病棟などで薬剤師が注射薬の調整，服薬指導，治療薬物モニタリング（TDM），薬歴作成などを行いながら薬物療法の質的向上を図るもの。

クリニクラウン

病気療養のため入院生活を余儀なくされる子どもたちの病室を訪問し，笑いや遊び，コミュニケーションを通じて心のケアをする専門家のこと。臨床を意味するクリニカルと道化師を指すクラウンを合わせた造語で，臨床道化師とも呼ばれる。

日本では2005年に日本クリニクラウン協会が設立され，全国の病院へクリニクラウンを派遣している。

グループケアユニット

介護老人福祉施設や介護老人保健施設などで，いくつかの居室や共用スペースを一つの生活単位とし，そのグループごとに食堂や談話スペースなどの設備を備えた小集団単位。

グループホーム

認知症対応型共同生活介護。介護保険で認知症高齢者を対象とした地域密着型サービスの一つ。少人数の認知症高齢者が専門スタッフの援助を受けながら共同生活を営むことで，認知症の緩和を促すことを目的としている。定員は5～9人を1ユニットとし2ユニットまで，設備は居室（個室），居間，食堂，台所，浴室等を備える――などの基準がある。なお，グループホームは施設ではなく，住宅として居宅サービスの位置づけになっている。

グループホームケア実践士

日本認知症グループホーム協会が創設した独自の資格認定制度。利用者の能力に応じたケアの実践力向上を図るとともに，重度化や看取りへの対応など，グループホームケアの特性を活かした認知症ケアの専門性の確立を目指すもの。

同制度は，認知症グループホームでの経験年数をもとに，「初級（ブロンズ級）」「中級（シルバー級）」「上級（ゴールド級）」「最上級（プラチナ級）」――の4段階の資格から構成され，概ね3年以内の更新を義務付ける。また，職員の資格取得状況により，事業所に対してもレベル評価を与えるとしている。

グルカゴン

アミノ酸からなるペプチドホルモン。インスリンと同様の作用で糖代謝血糖値を一定に保つ。インスリンとは反対に，血糖値が下がって糖を必要とするようになったときなどに，肝細胞に作用してグリコーゲンの分解を促進する。また，グルカゴン分泌は低血糖時により促進されて高血糖時には抑制される。

グルコース

天然に多量に存在する六炭糖（別名：**ブドウ糖**）。植物界ではセルロースやデンプンの構成成分として，動物界ではグリコーゲンの構成成分として存在する。

体を動かすエネルギー源として，腸で吸収されて血液中に入る。血液中では血糖として存在し，細胞に運ばれて筋肉や臓器で消費（分解）される。

このグルコースが高値を示す疾患として糖尿病などがある。

クルドスコピー

骨盤腔鏡（クルドスコープ）を用いて，骨盤腔，主に卵巣や卵管などを直接観察する方法。不妊症の原因解明や卵巣腫瘍の性状確認などに用いられる。

患者を胸膝位として腸管を頭部方向に後退させ，後腟円蓋に局所麻酔を行った後，套管針を挿入しその後クルドスコープと入れ換えて骨盤腔を観察する。

くるみん認定

子育てサポート企業として厚生労働大臣が企業に対して行う認定のこと。子育てしやすい社会の実現をめざす「次世代育成支援対策推進法」に基づき，労働時間や男性育休取得率などの雇用環境の整備についての行動計画の策定と届出を行い，その目標達成など一定の要件を満たした場合に認定が受けられる。認定により企業には税制の優遇や採用面でのメリットがあるが，認定基準を維持運営するには育休取得者の代替要員確保や事務所内保育所の設置・運営など，広範かつ継続的にコストが発生する。

クレアチニン

筋肉中のクレアチンの最終代謝物であり，正常ならば腎糸球体でほとんど濾過され尿中に排出される。そのため，腎機能の評価（クレアチニン・クリアランス）に利用される代表的な指標である。また，筋肉量の減少する疾患（筋ジストロフィー，低栄養，廃用性萎縮，多発性筋炎，筋萎縮性側索硬化症等）の診断にも用いられる。

クレアチニン値の上昇がみられる場合として，ショックや心不全など前腎性因子，糸球体腎炎や尿細管障害などの腎性因子，尿路閉塞などの腎後性因子の場合がある。逆に，クレアチニン値の低下がみられる場合は，筋肉量の低下や尿崩症などが挙げられる。

クレアチン

有機酸の一種。クレアチンの多くは筋肉内でクレアチンリン酸として存在し，筋収縮時におけるエネルギー源として利用されるという，重要な役割を果たす。

主に筋萎縮や脱力を主徴とする疾患で高値を示す。

クレアチンキナーゼ

CK（creatine phosphokinase）。心筋や骨格筋などに多く含まれ，筋肉の収縮・弛緩といった運動に関係する酵素（クレアチン・ホスホキナーゼともいう）。

心筋や筋肉，脳が障害を受けると血液中に流れ込むため，血液検査でCK値を測定することが上記部位の疾患の指標となる。基準値は血液1L中に男性40～250単位，女性30～200単位とされ，これより高い場合，急性心筋梗塞，心筋炎，進行性筋ジストロフィーなどが疑われる。

クレンメ

点滴輸液や経管栄養剤などを投与する際に，チューブの途中で注入速度と流量を調節する医療器具。

クローン

単一細胞または個体から無性的増殖によって生じた細胞群または個体群を意味する。無性的増殖のため，同一のDNAをもつ。クローン動物には，胚細胞（受精卵）クローンと体細胞クローンの2種類がある。

1996年にイギリスで，世界初の体細胞クローン動物，羊のドリーが誕生した。これは体細胞（乳腺の細胞）の核を，核を除去した未受精卵に移植したあと，別の羊（代理母）の子宮に移植して誕生させたものである。

こうしたクローン技術によって優良形質の家畜の大量生産や，拒絶反応を抑制した異種間移植臓器用家畜の生産などが可能となった。ただし，クローン人間作りについては倫理的な問題などから世界各国で禁止されている。日本でも2001年6月に「**クローン技術規制法**」が施行され，ヒトクローン胚をヒトや動物の母体内に移植する行為などが禁止された。

クローン規制法

クローン人間づくりを禁止するもので，正式名は「ヒトに関するクローン技術等の規制に関する法律」。

2001年6月に施行された。

具体的には，クローン人間のもとになる胚や，ヒトと動物の細胞を融合させた胚などをヒトや動物の胎内に移植することを禁止するもので，違反した場合は10年以下の懲役もしくは1000万円以下の罰金が科せられる。胎内への移植を行わない研究については禁止されていないが，研究内容等について事前に文部科学省へ届け出る必要がある。

科学研究に対して，初めて懲役刑を盛り込んだ罰則を科すもので，先端技術の悪用に対してきびしい姿勢を示す。各国でも同様の法整備が進んでいる。

クローン病

口腔から肛門までの全消化管に非連続性の慢性肉芽腫性炎症を生じる原因不明の慢性の非特異性炎症性疾患。一般的には回腸に多く，次に結腸に発生しやすい。罹患年齢は平均25歳程度と若年層に多い。指定難病の一つ。

クロイツフェルト・ヤコブ病

脳に異常な蛋白質（プリオン蛋白）が蓄積し脳神経細胞の機能が障害され，脳に海綿状の変化が出現するプリオン病（伝達性海綿状脳症。異常プリオン蛋白の増加による中枢神経疾患の総称）の一つ。全身の不随意運動と急速に進行する認知症を主徴とする中枢神経の変性疾患。

2015年1月から難病法に基づく特定医療費助成制度が施行されたが，クロイツフェルト・ヤコブ病（ヒト由来乾燥硬膜移植によるもの）については特定疾患治療研究事業の対象となる（患者自己負担なし）。引き続き特定疾患治療研究事業の対象となるのは，①スモン，②難治性の肝炎のうち劇症肝炎，③重症急性膵炎，④プリオン病（ヒト由来乾燥硬膜移植によるクロイツフェルト・ヤコブ病に限る），⑤重症多形滲出性紅斑（急性期）——の5疾患（②③については更新のみで，新規申請は不可）。

グロブリン

抗原と結合する抗体として働く蛋白質の総称。分子ごとに変異を作り出し，多様な抗原に結合することで，抗原結合領域と，変異のない定常領域から形成される。構造の違いによってIgG，IgA，IgM，IgD，IgEの5種類のクラスに分類され，クラスごとに異なった特異機能をもっている。

クンケル反応

硫酸亜鉛混濁試験（ZTT：zinc sulfate turbidity test）による血清膠質反応の一種〔→膠質反応〕。血清中の蛋白質に異常がある場合，血清に試薬を加えると蛋白質は混濁したり沈殿するという性質がある。血清蛋白質の大半が肝臓で作られているため，硫酸亜鉛緩衝液という試薬を加えて生じる混濁の程度を測定することが，肝機能障害の検査法の一つとなる。

特に，血液中のγ-グロブリンの量的変化を反映し，慢性肝炎や肝硬変，多発性骨髄腫などで著増する。

け

ケアハウス

1990年に始められた新型の軽費老人ホーム。自炊できない程度に身体機能が低下し（ある程度身のまわりのことはできる），独立した生活が難しく，家族の援助を期待できない60歳以上の高齢者が利用対象。車椅子で生活できるなど，施設は高齢者のケアに配慮した設計になっている。

入所者に介護が必要な場合には，ホームヘルパーの派遣など在宅サービスを利用する。介護保険の特定施設入所者生活介護の指定対象になっている。

ケアプラン

介護サービスの利用計画。居宅サービス計画と施設サービス計画がある。

居宅サービス計画は居宅介護支援（ケアマネジメント）の一環として，利用者の依頼を受けて，介護支援専門員が要支援・要介護者や家族のニーズに応じた居宅サービスの種類や内容を支給限度額の範囲内で組み立て，作成する。

施設サービス計画は，介護保険施設が個々の要介護者に対して作成する義務があり，それに基づいてサービスが提供される。

ケアマネジャー
→　介護支援専門員

ケアミックス

保健・医療，福祉・介護の諸分野，諸段階を組み合わせ，統合的に経営を行うこと。

例えば，一般病床と療養病床（医療型と介護型）を併設させることなどをいう。一般病床と療養病床併設の利点は，急性患者を出来高制の一般病床で，老人慢性期患者を定額制の療養病床で受け入れることで，人員や設備を流動的に配置できるので経営効率が高いこと。一方，急性期病床と慢性期病床（医療型と介護型）の3種類での管理ができる反面，過剰ベッドの削減のため医療機関開設許可の更新制等を導入し，そのつど医師や看護師の定数に応じた病床数を認可することとしているため，自由度が低くなるほか，設備費用として改装費用がかかるといったことが，欠点として挙げられる。

ケアミックス病院

一つの医療施設（病院等）内で，急性期医療を扱う一般病棟と慢性期医療を扱う回復期病棟や療養病棟，精神病棟または介護型の療養病棟を併せもつ施設形態のこと。

経営分析

経営状態を把握するために，経営に関係する内外の事象を分析すること。なお，狭義には，財務諸表によって収益性などを見る財務分析を指す。主に，外部環境分析と内部環境分析に大別される。

医療機関の場合，外部環境分析は人口統計や産業構造，患者数や疾病構造，競合あるいは連携する病院・診療所の状況などを対象とする。内部環境分析は，財務内容や人材・設備などの経営資源を対象とする。

経過措置

法令などの制定・改正によって設けられた規定のうち特定の事項について，法令施行後の一定期間，その適用が減免される特例の措置。

経過措置品目

製造中止や剤型変更等の理由によって薬価基準から削除された医薬品で，医療機関が購入済みである場合の補償として，1年間に限り医療保険での使用が認められたもの。

厚生労働省の告示である薬価基準の別表第○として，経過措置期間が定められる。

鶏眼（けいがん）

通称：うおのめ。外部からの圧迫を受けた皮膚が角質肥厚して硬くなったもの。趾背，趾間，足底などに多くみられ，皮膚深部側へと増殖する。周囲の組織を圧迫するので著明な圧痛がある。

治療方法としては，外部からの圧迫を避けることが第一である。足の裏にみられる場合は，大きめの靴や厚手の靴下を履くことで，軽症ならば1週間程度で改善する。中等度〜重症の場合には，皮膚にサリチル酸絆創膏（商品名：スピール膏）などを貼付したり，角化した部分を外科用ハサミで削りとることもある。

経管栄養

胃・十二指腸または小腸内に細い管を経鼻的に挿入し，この管を通して流動食を与えること（別称：チューブ栄養，経腸栄養，鼻腔栄養）。経口的に栄養を摂取できない患者などに用いられる。

注入物は完全流動食で，必要な栄養素・カロリー・水分・電解質・ビタミン類などを含み，吸収されやすいものでなければならない。また，吐き気・嘔吐・下痢などをきたしやすいので，注入量と注入速度，濃度などを調整し，必要により薬剤も添加する。

鶏眼・胼胝（べんち）処置

鶏眼または胼胝に対して，サリチル酸絆創膏などを貼付したり角質層を削ったりする処置。

胼胝（通称：たこ）は，足で言えば窮屈な靴やサンダルなどによって一定部位（足底・足背など）に加重がかかり，皮膚の下に骨など硬いものがある部位に生じる角質増殖で，鶏眼とは異なり，表皮側への増殖が主である。

経気管肺生検法

エックス線撮影や他の診断によって肺の腫瘍性疾患などが疑われる場合，気管支鏡によって生検鉗子を挿入し肺の病変部位から組織標本を採取する検査方法。出血など合併症のリスクもあるが，病理診断を行うことができ，治療方針の決定に極めて有用である。

蛍光顕微鏡

生体試料または非生体試料に励起光を当て，発する蛍光を観察する光学顕微鏡。蛍光色素で染色された物質や特定の組織構造等が可視化されるため，臨床検査や医学・生物学研究などで広く利用されている。

臨床検査としては，病気の原因微生物を検出する目的等で使用される。例えば，抗酸菌の検出法としてはオーラミン・ローダミン染色法による蛍光顕微鏡検査が行われる。また，特異抗体と蛍光物質を組み合わせて染色する蛍光抗体法に基づく，レジオネラ菌などの迅速検出にも蛍光顕微鏡検査が有用である。

脛骨（けいこつ）

下腿の内側にある大きな管状骨のこと。下腿を支えている。

警察共済組合

警察官の加入する医療保険制度。法別番号は「33」となる。

掲示事項等

患者への情報提供を促進させるため，保険医療機関が施設内に，保険医療機関又は保険医療養担当規則第2条の6等に定められた事項を掲示すること。具体的には，届出された施設基準，保険外併用療養費などである。

憩室（けいしつ）

管腔臓器の壁の一部が，袋状に膨隆したり，周囲から引っ張られて袋状に突出したりするかたちの異常（限局性の拡張）。先天性と後天性，単発性と多発性といった分類法があり，例えば先天性の代表的なものとして，小腸にできるメッケル憩室がある。

無症状のことも多いが，憩室炎になると様々な症状が現れる。食道，十二指腸，小腸，大腸，膀胱などが好発部位である。十二指腸の憩室は，胆道や膵臓の疾患と関連があるとされる。また，大腸憩室は盲腸や上行結腸に多いとされ，憩室炎，穿孔，出血の合併症を伴うことがある。

経常利益

日常的な経営活動による利益のこと。医療機関においては，医業利益に医業外収益（受取利息，補助金収益，患者外給食収益など）を加え，医業外費用（支払利息，患者外給食材料費，診療費減免額など）を差し引いた額で求める。

継続療養

健康保険法において，1年以上被保険者であった者が，在職中から保険診療を受けている傷病や分娩について，退職による資格喪失後に，国保に移ることで自己負担割合が急増するのを緩和する目的で，引き続き健康保険の給付を受けられるという制度であったが，自己負担金が3割に統一されたのに伴い，2003年度末に廃止された。

なお，被保険者が資格喪失後に日雇特例被保険者・被扶養者になった場合は，資格喪失時に受けていた療養の給付について，6カ月を限度に継続して受けられる制度を**特別療養給付**と呼ぶ。

頸椎（けいつい）

体内にある椎骨のうち，一番上方に位置する7つの骨を指す。頸部の脊柱を構成する。第1頸椎は環椎，第2頸椎は軸椎，第7頸椎は隆椎と名付けられている。第3〜7頸椎には椎体，椎弓，棘突起，横突起，上・下関節突起などがあるが，第2頸椎には椎体がなくリング状を呈している。

頸動脈エコー

超音波診断装置（エコー）の超音波探触子（プローブ）により頸動脈を観察する検査。簡便で，視覚的に動脈壁の動脈硬化の程度や頸動脈狭窄の有無等を診ることができる。頸動脈狭窄やプラーク（隆起性病変）があると脳梗塞が起きやすいため，見つかった場合は高血圧・脂質異常等の治療を行い，血流改善剤・抗凝固剤などを内服する。また，頸動脈の内膜中膜複合体厚（IMT）を観察することで，全身の動脈硬化の程度や進行度がわかる。

経皮経肝胆道造影法

局所麻酔のうえ，超音波誘導下に経皮的に肝内胆管を穿刺し，造影剤を注入して胆道を撮影する検査法（percutaneous transhepatic cholangiography：PTC）。胆管の腫瘍，閉塞性黄疸などが本法の対象となる。

造影に引き続いて，ガイドワイヤーを利用して太いカテーテルに置換し，**経皮経肝胆管ドレナージ**（PTCD）を行うことも多い。

経皮的

切開や穿刺などによって，皮膚を通して血管内や消化管内などに薬物の注入，カテーテルの挿入などを行うこと。

経皮的冠状動脈形成術

経皮経管的冠状動脈形成術（percutaneous transluminal coronary angioplasty：PTCA）。冠状動脈の動脈硬化などを原因とする狭心症や心筋梗塞など虚血性心疾患に対して多く行われる，非開胸的治療法の一つ。大腿動脈や上腕動脈等から経皮的にカテーテルを動脈内に挿入し，その先端部を狭窄部位または閉塞部位まで進め，バルーン（風船）を血管の狭窄部位で膨らますことによって，冠状動脈狭窄を取り除く。

経鼻的持続陽圧呼吸療法（CPAP）

機械で圧力をかけた空気を鼻から気道に送り込み，気道を広げて睡眠中の無呼吸を防止する治療法。適応

疾患は睡眠時無呼吸症候群。

CPAP機器本体と，あらかじめ設定した圧力で空気を送るチューブ，鼻に当てるマスクから成り，睡眠中に装着する。圧の設定は常に一定を保つ場合と，無呼吸時に合わせ自動的に圧力が増す場合に分かれ，病状に応じて医師が設定する。

経皮的動脈血酸素飽和度測定

呼吸不全や循環不全，術後等の患者に対し，パルスオキシメーターと呼ばれる医療機器を用いて血液中の酸素の量（SpO_2）を測定する検査。SpO_2：S＝Saturation（飽和），P＝Pulse（脈），O_2（酸素）。正常な値は96％以上。95％未満は呼吸不全や循環不全の疑いがある。

パルスオキシメーターは，指先や耳などに装着したプローブ内のLED部分から光が出て，その透過光をプローブ内のセンサー部分が感知して計測することでSpO_2をリアルタイムに測定する仕組み。注射などの侵襲がなくSpO_2を簡便に計測できるため，手術中の麻酔管理，ICU入室患者のモニタリング，在宅酸素療法などで広く使用されている。

経皮的内視鏡下胃瘻造設術

消化管機能は有しているが，嚥下障害や意識障害のために飲食物の自発的な経口摂取が困難な患者に対し，内視鏡を使用して，外部から栄養剤を入れる穴（瘻孔）を胃壁と腹壁の間に造る手術（**PEG**：percutaneous endoscopic gastrostomy）。

経皮的針生検法

皮膚を通して針を刺し，生体の組織や臓器の一部を検体として採取する方法。この検体を顕微鏡や生化学的方法で検査する。組織を採取するのに外科的に切開をしないことが特徴。代表的な針生検法検査としては肝針生検がある。

軽費老人ホーム

家庭環境や住宅事情等の理由で，独立した生活や家族の援助が困難な60歳以上の高齢者を対象とした老人ホーム。給食，その他日常生活に必要なサービスを提供するA型，自炊を原則とするB型，身体機能の低下した高齢者に配慮したケアハウス型がある。

傾眠 (けいみん)

眠りに陥ろうと，うとうとしている状態であり，叩いたり声をかけたりといった簡易な刺激を受ければ覚醒する。意識障害の中等度。

経理課

→ 会計課

痙攣 (けいれん)

不随意に筋肉が激しく収縮することによって起こる発作状態。

発症部位としては，身体を大きく振るわせる全身性痙攣と，身体の一部を振るわせる痙攣がある。また，臨床的な種類としては，小児が発熱時に発症する熱性痙攣〔→熱性痙攣〕，成人が発症する特発性てんかんや脳血管障害による痙攣などがある。

外科医がいなくなることを憂い行動する会

特定非営利活動法人「日本から外科医がいなくなることを憂い行動する会」（略称：若手外科医師を増やす会）が2009年5月，設立認証された。外科医を志望する学生の減少や，政府の医療費抑制などの影響によって外科医がいなくなるかもしれないという危機を憂い行動するという趣旨のもと，対策の提言などを行う。

設立記者発表会では，外科医不足の解消と外科医療の質的向上を図るため，診療報酬での外科の技術料を大幅に増額するよう厚生労働大臣等に要望書を提出したことを明らかにした。①医学部学生らに外科医の使命を持ってもらうための教育，②広報，③行政対応――を柱にした活動を展開している。

外科系学会社会保険委員会連合（外保連）

日本の外科系診療における適正な診療報酬を学術的に検討することを主な目的として，1967年に外科系の9主要学会が集まって組織された団体（略称：外保連）。2018年現在105の外科系学会が加盟し，手術，処置，生体検査等の分野における適正かつ合理的な診療報酬体系について，技術的難易度，所要時間等の要素に基づき研究・検討を重ねている。そして，その結果を各分野の「試案」として公表し，数年ごとに改訂を続けている。〔→外保連試案〕

劇症肝炎

主に肝炎ウイルスによって急激に大量の肝細胞が壊死し，肝機能が急激に低下する状態。日本では急性肝炎患者の約1～2％に生じる。診断・治療が遅れると高率で死に至る。原因としてB型肝炎が最も多い。

激変緩和係数

DPCの円滑導入を図るため，各医療機関の医業収入水準が改定前後で基本的に維持されるよう設定されてきた「暫定調整係数」が，2018年度改定で廃止されたことに伴い，激変緩和の対応として，改定年度のみ設けられた。

劇薬

用量が少量であっても人体への作用が強く，劇性が強いものとして，特に厚生労働省が指定した薬品。指定基準には，①急性毒性LD50（その薬物を投与された動物の50％が死ぬと推定される用量）の強さ，②慢性・亜急性毒性の強いもの，③安全域の狭いもの，④中毒量と常用量が極めて接近しているもの，⑤副作用発現率の高いもの，⑥蓄積作用の強いもの，⑦常用量において激しい薬理作用を呈するもの――の7つがあり，①～⑦のいずれかに該当する場合に，それぞれの危険度の強弱に応じて毒薬または劇薬に指定される〔→毒薬〕。

取扱い，保存方法は薬事法で指定され，厳重な注意が必要である。薬剤を管理するうえでは，容器の白地に赤枠・赤字でその品目名と「劇」の文字を明示して，他の薬剤と区別して管理しなければならない。

ケースミックス

多様な患者が混在している状態。また，多様な患者から疾患や状態などが同じまたは似ている患者を選び，グループ化する手法をケースミックス区分法という。

ケースワーカー

個人や家族を対象に，社会生活上の様々な困難について相談援助を行う福祉相談員。病院，保健所，福祉事務所などに勤務し，病院では**医療ソーシャルワーカー（MSW）**とほぼ同義。

病院での業務は，外来・入退院の医療の流れに沿って，医療費や生活費の相談，療養の不安，退院後の社会復帰など様々な問題について相談に応じ，公的制度の説明や申請の助言，保健所や福祉事務所などの関係機関との調整など，問題解決のための援助を行う。

血圧

心臓の収縮によって押し出された血液が血管壁に及ぼす圧力のこと。通常，血圧は腕の動脈で測定する。

理論上，血圧は心拍出量と血管抵抗によって規定される。動脈血圧は心拍動によって変動し，心収縮期に最も高く，心拡張期に最も低い。前者を最大血圧また

か行

けい―けつ

は収縮期血圧，後者を最小血圧または拡張期血圧と呼ぶ。

血圧測定

通常，水銀計を用いて上腕で血圧を測定すること。なお最近は，電子血圧計も多用されている。上腕にマンシェットを巻き，橈骨動脈の拍動が消失する圧より20〜30mmHg高い圧まで急速に上げ，1拍ごとに2〜3mmHgの速度で下降させながら肘動脈で聴診して測定する。

最初に拍動音を聴取する点を収縮期血圧（最大血圧），拍動音が消失する点を拡張期血圧（最小血圧）と呼ぶ。

血液

生体の心臓および血管内に存在する血球の血漿浮遊液のこと。流れている血管の種類によって動脈血と静脈血に二分される。また，成分としては，赤血球や白血球，血小板などの血球成分と，これらを除いた血漿成分とに大分される。

主な機能は，①呼吸：酸素および二酸化炭素の運搬，②栄養：グルコース，アミノ酸，脂質などを腸管から組織に運ぶ，③排出：代謝産物，尿素，クレアチニンなどの運搬，④緩衝作用：体内の酸性度を一定に保つ，⑤体温調節：熱の運搬——などである。

血液化学検査

血液に含まれている蛋白質や酵素，脂質類やミネラルなどの化学物質を測定する検査。肝臓，腎臓，膵臓などの機能，糖尿病，脂質異常症，高尿酸血症，電解質異常などの代謝異常の診断に欠くことができない，中心的な検査法である。上記の化学物質は健康状態のバロメーターとして，病気の診断はもちろん，経過や予後の判定に大変重要な意味をもつ。

血液ガス分析

血液中に溶け込んでいる酸素（O_2）と炭酸ガス（CO_2）の濃度を測定すること。動脈血における濃度を圧として表し，動脈血酸素分圧（PO_2），動脈血二酸化炭素分圧（PCO_2）と略す。血液中のCO_2はほとんどが重炭素イオン（HCO_3）のかたちで存在し，血液pHを大きく左右することから，両者を同時に測定する。

肺の種々の換気障害で血液ガスは異常を示し，特に動脈における値が問題となる。また，血管の短絡によっても同様のことが起こり得るし，一酸化炭素中毒などでは，ヘモグロビンが酸素化されないために異常値を示す。

血液型

血液成分の示す遺伝的多形の総称。現在日常検査に用いられる血液型検査は，主にABO式とRh式の2つであり，このほかにもMNS型，Kell型など数多くの血液型の分類方法がある〔→Rh式血液型検査〕。

代表的なABO式ではA型・B型の形をした抗原があり，どちらかだけもつものがそれぞれA型・B型で，両方もつものがAB型，両方もっていないものがO型ということになる。

血液型の臨床的応用として，輸血，臓器移植，遺伝性疾患の研究がある。法医学領域では個人識別に利用される。

血液凝固異常

血液凝固の異常のこと。主に大量出血や血小板・血液凝固因子の不足が原因となり，遺伝性の疾患による先天性と後天性の凝固障害がある。先天性凝固障害の原因は血友病や血小板無力症など，後天性凝固障害の原因はビタミンK欠乏症，ワルファリンによる血液

凝固阻害，肝不全，播種性血管内凝固や自己免疫疾患などがある。

血液凝固因子

血液凝固に関与する血中および組織中の因子。血液凝固因子は12種類ある（第Ⅰ〜ⅩⅢ因子，第Ⅵは欠番）。

血液には凝固と溶解の働きがあり，出血が起きても血液が失われないように止血する能力がある。この働きには血液中の血小板と血液凝固因子が関わっており，複数の蛋白質が連鎖的に働くことで起こる。最も代表的な成分がフィブリノゲン。血小板が傷口に集まって活性化したのを感知すると，フィブリンという粘り気のある網状の線維素になり，血小板や赤血球に絡みついてしっかりとした血栓を形成する。そのため，けがをしても傷口がふさがって止血される。

一方，この血栓をそのままに放っておくと血液が流れにくい状態になる。また，血栓が剥がれ落ちて流れていくと，毛細血管を詰まらせる原因にもなる。そのため出血の心配がなくなると，今度は逆に血栓を形成しているフィブリンが溶ける現象が起きる。これを**線溶**と呼ぶ。

いずれかの遺伝子機能に欠損が起こると，血液凝固に障害が起こる（血友病など）。

血液凝固因子製剤

血漿中の重要な蛋白質成分を精製した血漿分画製剤の一つ。血友病では，血液中の凝固因子が不足しているため，間接出血などの出血症状が繰り返される。その補充として血液凝固因子製剤が投与される。

血液凝固時間測定

採血した血液が試験管内で凝固するのに要した時間を測定することによって，血液凝固因子に異常があるか否かを知る検査。血友病ではその時間が延長し，無フィブリノゲン血症では凝固が起こらない。

血液凝固阻止剤

主に血液を固まらせないようにする凝固系に作用する薬で，血栓塞栓症の治療や人工透析装置の凝固阻止等に用いられる。血液凝固を阻止する薬としてヘパリンやワルファリンなど，静脈内留置ルート内の血液凝固防止薬としてヘパリンナトリウム製剤などがある。

血液形態・機能検査

血液中の血球の数，形態，機能に関する検査を包括した診療報酬点数表上の区分。血球の数や形態の検査は，感染症や血液の悪性腫瘍などの診断に用いるもので，末梢血液一般検査などがある。また，機能検査は溶血性疾患などの診断に用いるもので，赤血球抵抗試験などがある。

採取した血液は，有形成分（赤血球・白血球・血小板）と無形成分（血清・血漿）とに大別される。その有形成分の数や種類などを調べることで，炎症の有無や貧血状態，寄生虫症，白血病などの診断に用いる。

血液交叉試験

輸血を行う際に血液型の適合性を調べるための検査（**クロスマッチ**とも呼ばれる）。輸血を行う前には必ず施行する。

赤血球には凝集原，血清中には凝集素が存在しており，異型の血液が混じり合うと凝集原と凝集素が反応して，赤血球が凝集する。供血者と受血者の血液を混合し，凝集および溶血が起こらないことを確認する。また，どちらかの血液に異常な抗体があるかどうかも調べる。

血液浄化法

血漿交換療法など，血液内の物質を体外に導き出し

て血液内の物質を浄化する療法の総称である。

人工腎臓，持続緩除式血液濾過，血漿交換療法，吸着式血液浄化法，血球成分除去療法，腹膜灌流などが挙げられる。

血液照射
輸血後の移植片対宿主病〔→GVHD〕の発症を予防するため，輸血用血液に対して行う放射線照射のこと。GVHDとは，輸血された者の血液が供血者のリンパ球を拒絶できない場合に，リンパ球が受血者の体内に生着・増殖して，体の組織を攻撃して障害を起こす病態。確実な治療法はまだなく，致死率が高いが，輸血前に供血者血液に放射線を照射するとリンパ球が不活性化し，予防効果があるとされている。

血液照射を実施する際は，「輸血によるGVHD予防のための血液に対する放射線照射ガイドラインⅤ」等を遵守して行う必要がある。様々な血液製剤照射装置が販売され，病院内の血液センターや輸血部等に設置されていることも多い。

血液製剤
ヒトの血液から製造される医薬品。3つに大別される。

①**全血製剤**：血液に抗凝固剤を加えたもので，保存血液と新鮮血液がある。

②**血液成分製剤**：血液を成分ごとに分離したもので，血小板製剤・血漿製剤・赤血球製剤がある。赤血球製剤は慢性貧血や急性出血性貧血などに，血小板製剤は血小板減少症などに，血漿製剤は重症肝障害などに，それぞれ使用される。

③**血漿分画製剤**：血漿に含まれる蛋白質を化学的に分画・精製したもので，血液凝固因子製剤，免疫グロブリン製剤，アルブミン製剤などがある。

血液製剤の使用指針
血液製剤の使用適正化の推進のため1999年に策定された。血小板製剤の使用基準を含めるほか，各領域における最新の知見に基づき，血液製剤の使用適正化のいっそうの推進を図るために，2005年に大改定が行われ，以来，医療の発展にあわせて，一部改正が重ねられている。

概要は，血液製剤使用の在り方として，血液製剤療法の原則，使用指針の考え方に，成分輸血療法や自己血輸血の推進が挙げられている。また，各血液製剤の適正使用・使用指針として，赤血球濃厚液，血小板製剤，新鮮凍結血漿，アルブミン製剤の適応が盛り込まれている。

血液成分分離
人の全血から必要な成分を分離すること。血小板や顆粒球，血漿などの成分輸血療法が主として行われるようになり，これらの成分を効率的かつ大量に採取するために血液成分分離装置（血液成分採取装置）が用いられるようになっている。

血液成分分離装置は，供血者から必要とする血液成分のみを連続的に採取し，利用しない成分を供血者に返血する仕組みになっている。

血液像検査
末梢血液の各血球成分（白血球，赤血球，血小板）の数や形などを調べる形態学的検査法。赤血球ならば形態を（赤血球像），白血球ならば数，血小板の数・形態を観察するとともに，さらに白血球では各分画（好中球，好酸球，好塩基球，リンパ球，単球等）の比率を示す白血球像も測定する。

従来は顕微鏡下による直接観察が基本であったが，近年は自動血球計数装置による計測が一般的になっている。

血液・体液用薬
血液と体液の機能補充に用いられる薬剤。輸液などの**血液代用剤**のほか，**止血剤**，**血液凝固阻止剤**，**造血剤**などが含まれている。

止血剤は，出血を止める目的で用いられる薬剤のこと。血液凝固阻止剤は，血液凝固を抑制する薬剤で，血栓症や輸血時の抗凝血薬として用いられるが，副作用として出血がある。造血剤とは，造血臓器に作用して血液形成，特に赤血球成分を増加させる薬剤で，貧血の治療に用いられる。

血液透析
人工透析。腎機能の代わりとして，体内の血液を体外に導き出し，血液を特殊フィルター内に通過させて，血液中の毒素や水分を除去し，きれいになった血液を体内に戻すこと。週に2～3回程度行い，1回当たり4～5時間程度を要する。

同様の方法として腹膜透析があり，患者自身の腹膜を透析膜として利用する治療方法である。

血液培養
細菌が血液中に存在するために発症する敗血症や菌血症で，血中の病原菌を検出する目的で行われる。推定される起炎菌の種類に応じて，液体培地が使われる。液体培地による増菌培養に続いて，分離培養が行われる。

血液濾過
人工腎臓の一種であり，人工腎臓内を流れる血液に圧力をかけ，濾過の原理で水と一緒に老廃物等を排除する方法（HF：hemofiltration）。この際，血液に補充液を注入し，血液の水バランスを調整する。これに対し，血液透析は透析膜をはさみ透析液と血液との濃度差によって，老廃物等が濃度の低い透析液へ移動する拡散の原理を用いた方法。

分子量の小さな物質を排除するには血液透析が優れ，大きな物質を排除するには血液濾過が優れている。一般に，血液透析が主流で，血液濾過は血液透析が行えない緑内障や糖尿病などの患者に対して行われる。

結核
抗酸菌群に属するマイコバクテリウム・テュバキューローシス（*Mycobacterium tuberculosis*）などの結核菌群によって引き起こされる感染性疾患。結核菌は1882年に細菌学者ロベルト・コッホにより発見された。感染経路は，飛沫や塵埃から生体内に菌が進入する経気道感染（空気感染）がほとんどである〔→肺結核〕。

結核は長い間死因の第1位を占めていたが，化学療法の進歩によって予後は著しく改善され，一時下火になった。しかし近年，薬剤耐性結核菌の発生などにより再び増加傾向にあり，1999年7月には厚生大臣（当時）によって「結核緊急事態宣言」が出された。

感染症法等に基づき，結核に対する医療には公費負担制度などが導入されている。

結核緊急事態宣言
結核の増加を受けて，結核対策の強化のために1999年7月に厚生省（当時）が発表した宣言。世界保健機関（WHO）も1993年に非常事態宣言を出している。

かつて国民病ともいわれた結核は，生活水準の向上や医療の進歩などによって減少してきたが，1999年に数十年ぶりに増加に転じた。若い頃に感染していた高齢者が免疫力の低下によって発病したり，BCG効果が十数年で消えるため未感染の若年層の間で集団感染が発生したりといった現象がみられる。また，多剤耐

性結核の出現が問題を深刻にしている。医療従事者の結核に対する認識が低く院内感染も発生していることから，院内での啓蒙も重要である。

結核検診
感染症法に基づいて全国民を対象に行われる，結核に関する検査・診断と予防接種。問診の後，ツベルクリン反応検査によって感染の有無を判定し，陰性の場合はBCG接種を行い（翌年に再度検査を行い陽転を確認），強陽性の場合は胸部エックス線撮影や喀痰検査によって発病の有無を確認する。

欠格条項
資格・免許または業の許可などの欠格事由として，身体や精神の障害を掲げている法令の規定。無条件に欠格の場合は絶対的欠格事由，条件による場合は相対的欠格事由という。

例えば，これまで医師法第3条には絶対的欠格事由として「目が見えない者，耳が聞こえない者又は口がきけない者には，免許は与えない」という欠格条項があった。しかし，欠格条項が障害者の社会活動への参加を不当に阻む要因となっているとの社会的批判を受け，内閣に設置された障害者施策推進本部によって対象となる60余りの制度について見直しが進められた。その結果，2001年6月の法改正により，厚生労働省関係30制度（医療従事者関連法規）については障害者に対する絶対的欠格条項が廃止された。

結核指定医療機関
結核患者に対する適正な医療を担当される医療機関として，都道府県知事が指定した病院・診療所・薬局のこと。

結核病床
結核患者を入院させる病床。結核病棟では，結核菌飛沫で汚染された空気が室外に漏れないような陰圧管理を行う構造・設備が必要である。

結核予防会
結核の予防事業を広く行うために，1939年に設立された財団法人（現在は公益財団法人）。主な事業として，①教育や広報を通じた普及・啓発，②調査研究と研究施設等の運営，③予防活動に携わる者への教育・研修，④予防事業の助成と資金造成，⑤国際協力活動——などを行っている。近年では，肺がんその他の非結核呼吸器疾患に関する研究へ対象分野を広げている。財源は国庫補助のほか，複十字シール募金などによる。

結核予防法
結核の予防と結核患者に対する適正な医療の普及を図ることを目的に制定された法律。1951年に施行され，2006年度末をもって廃止された。定期健康診断，病院管理者の届出，患者登録・管理検診，家庭訪問・患者指導・服薬等の支援，医師の服薬等の指示，公費負担制度などの対策は感染症法に，予防接種は予防接種法に引き継がれた。

血管拡張術・血栓除去術
閉塞あるいは血栓が生じて狭窄を起こした四肢動脈に対し，バルーンカテーテルを用いて血管の拡張，血栓の除去を行う手術。血管内にバルーン（風船）が付いたカテーテルを挿入して狭窄部に到達させ，バルーンを膨らませて血管を広げる。血栓がある場合は，バルーンを膨らませたあと，そのまま引っ張って血栓を取り除く方法や，血栓を細かく砕いて吸引する方法などがある。

血管形成術
損傷等で切断した血管を吻合する，狭窄した血管を拡張する，他の血管を移植あるいは代用血管を移植する——などの手技で血流を回復させる手術法の総称。

切断している血管を血管用鉗子で止血して，血管の端と端を合わせて端端吻合することを血管吻合と呼ぶ。また，移植血管としては，テフロン等の代用血管や保存血管を使用する。循環器系では，冠状動脈の狭窄部分でバルーン（風船）を拡張させて内腔を広げる経皮的冠状動脈形成術などがある。

血管腫
血管の拡張または増殖によってできる皮膚の良性腫瘍で，母斑の一つともされる（老人性血管腫は例外）。血管のあるところは体中どこにでも発生する。血管腔が著しく拡大し深部筋肉内に発生する海面状血管腫，生下時より顔面や頸部にみられる単純性血管腫，そのほかに毛細血管性血管腫，血管内皮腫などがある。顔面，頭部および四肢に好発するが，腹部臓器，特に肝に発生する場合も少なくない。

血管新生療法
血管増殖因子やその遺伝子などを用いて，新たな血管を形成させて側副血行路として発達させることで，虚血状態を改善する治療方法。閉塞性動脈硬化症（ASO）やバージャー病に対する自家骨髄細胞移植による血管新生療法，重症心不全等に対する冠血管新生療法等が代表的である。

血管性頭痛
血管が拡張することによって起こる頭痛。多くは感染症の部分症状である。そのほかには片頭痛がある。

家族的発生が多く，女性に多い。頭の半分，ときには全体が心臓の鼓動と一致するように脈打って痛むのが特徴である。発作に先立って眼症状を訴えることもある。さらに悪心，嘔吐を伴うこともある。

血管造影
血管内にヨードを含有する造影剤を注入し，エックス線撮影等により診断する方法。血管造影の目的は，血管自体の形態的変化を観察して病変の性質・拡がりの範囲を知ること，経時的観察によって機能的変化をみることなどである〔→アンギオ（アンギオグラフィー）〕。

血管塞栓術
頭部，胸腔，腹腔内血管，脊髄血管に対する手術において，エックス線で透視しながらカテーテルを挿入し，薬剤を使って目的血管の血流を途絶させる方法。悪性腫瘍に対する栄養血管の塞栓，外傷性出血・消化管内出血・肺出血・がん性出血の止血などを目的として行われる。

頭部においては髄膜腫，動静脈奇形，血管腫などが適応とされ，胸部においては喀血に対する気管支動脈塞栓術などが挙げられる。

血管内視鏡検査
血管内視鏡カテーテルを血管内に挿入し，冠状動脈等の血管内腔を直接観察する検査法。内壁病変の色，形，サイズや血栓の性質や状態までも診断できる。主に冠状動脈硬化症や閉塞性動脈硬化症等の診断・治療に用いられる。

血管内手術用カテーテル
血栓除去，血管狭窄部の拡張などに用いられる経皮的カテーテル（血管カテーテル）。血管内でバルーン（風船）を膨らませて血栓を除去する「**血栓除去用カテーテル**」や，冠状動脈の狭窄を拡張する「**経皮的血管形成用バルーンカテーテル**」などがある。

使用目的によって，ガイドワイヤーやシースイントロデューサーなど，各種関連器具を併用する。

血球計算

赤血球, 白血球, 血小板などの数を算定し, その増減を調べること。赤血球については, その数のみでなく, 血色素濃度, 赤血球容積（ヘマトクリット値）を含めた日常検査として行われる。

血球成分除去療法

潰瘍性大腸炎, クローン病, 関節リウマチという自己免疫系疾患に対する処置の一つ。体外循環装置で血液を体外に引き出し, 吸着や遠心分離の仕組みによって, 炎症の原因である活性化された白血球を除去したのち, 血液を体内に戻す。腹痛, 下痢, 血便, 発熱等の炎症の改善を目的として行われる。

血胸 （けっきょう）

胸腔内に血液が貯留した状態。原因として, 外傷, 結核, 悪性腫瘍等が挙げられる。貯留液の採取により診断され, 治療は止血剤の投与, 輸血等を行う。

結紮 （けっさつ）

結紮とは, 血管などの組織を糸で縛ること。いわゆる, 糸結び。

①血管の破れた出血点などを糸で縛って止血するという処置としての結紮, ②血管を切離する前に出血しないよう予め縛るという, 必要な手術操作としての結紮, ③例えば下肢静脈瘤手術において目的血管を高位結紮するという治療方法としての結紮など, 様々な目的から結紮が行われる。

血腫 （けっしゅ）

打撲等で内出血を起こした部位に相当量の血液が貯まり, こぶのように腫れあがったもの。出血部位の血液が固まり, 硬いおできのようになる。様々な原因で様々な場所に起こる。できる場所によって, 皮下血腫, 硬膜下血腫, 硬膜外血腫などの呼び方がある。

血漿 （けっしょう）

血液から血球と血小板を除いた無形成分（液体）。淡黄色で, 血液の約半量を占める。水, フィブリノゲンやアルブミン, グロブリンなどの蛋白質を含む。

体温調節機能, 腸管から吸収された栄養分を組織に運ぶ機能, 組織に生じた老廃物を腎に運ぶ機能などをもつ。

血漿交換療法

患者の血漿から抗原・抗体・免疫複合体などの高分子有害物質を分離除去し, 新鮮凍結血漿やアルブミン液などを補充して血漿を置換する治療法。方法として遠心分離と膜分離に大別される。

血小板

血球成分の一つで, 核を有しない円盤状の細胞。止血促進がその主たる機能である。

血小板は約10日間で崩壊を繰り返し, 骨髄から新しい血小板が再生される。また, 働きとして血液の凝固作用があり直接的に止血する。

血小板凝集能

血小板が凝集する能力のこと。血小板の機能異常を調べたり, 抗血小板薬の投与効果をモニターする目的で測定される。遠心分離で血小板濃度を高くした血漿を作成し, これに凝集惹起物質のADP, コラーゲン, エピネフリン, リストセチンを別々に加え, 継時的に血小板凝集の様子を観察する。

先天性血小板機能異常症, 後天性血小板機能異常症, von Willbrand病などの診断に用いる。

血小板製剤

遠心法によって血液から分離して精製された血小板。血小板濃厚液（PC）は, 血小板製剤を血液成分分離装置を用いてさらに濃縮したものである。

血小板製剤は, 主に再生不良性貧血, 特発性血小板減少性紫斑病（ITP）などの血液疾患, あるいは化学療法後や活動性出血の患者に使用する。

血小板輸血

血液中の血小板が不足し, 出血傾向が非常に高まったときに行われる輸血。通常は血小板濃厚液が用いられる。

骨髄の異常（例えば, 再生不良性貧血, 骨髄異形成症候群, 白血病, 抗がん剤治療後, 血小板機能異常症）やその他急速に血小板が失われた場合（例えば播種性血管内凝固症候群, ITP）などに適応となる。

血漿分画製剤

血漿の中から特定の血漿蛋白質を分離し精製した血液製剤。主に, 血液凝固因子製剤, アルブミン製剤, グロブリン製剤がある。

なお, ヒトの血液を原料とする血液製剤には, ほかに全血製剤, 赤血球製剤, 血小板製剤, 血漿製剤などがある。

血漿輸血

供血者の血漿を患者に輸血すること。血漿とは血液から血球成分（白血球, 赤血球, 血小板）を除いたもの。通常は新鮮凍結血漿（FFP：fresh frozen plasma）として使われる。

FFPにはすべての凝固成分が含まれるので, 複数の凝固成分の欠乏時に適応とされる。観血的処置を除いて予防的には投与されない。

適応となるのは重度肝障害, 播種性血管内凝固症候群, 大量輸血時, 凝固因子欠乏症, クマリン系薬剤などの急速補正, 低フィブリノゲン血症など。一般にPT活性30%以下, またはAPTT活性が基準値の1.5倍以上のとき。

血清 （けっせい）

血漿から凝固蛋白フィブリノゲンと凝固因子を取り除いたもの。血液を試験管などに入れて放置しておくと凝固して血餅となるが, さらに放置すると血餅が収縮して上に黄色の液が溜まる。これが血清である。血清には免疫抗体を含むγ-グロブリン分画が残っているので, 治療に用いられる。

結石

結石には, 主に胆石, 尿路結石等がある。日本人の結石の約9割は上部尿路結石（腎結石, 尿管結石）であり, 男性（青年期～壮年期）の発症率が高い。できた結石が尿管より小さい場合は自然に排出され問題はないが, 大きさが尿管以上の場合, 尿管を塞ぎ, 腎臓と結石の間の圧力が高まることから, わき腹や背中側あたりに激痛が発生する。

結節性

傷病名における修飾語で, 結節（充実性の隆起）ができた状態のこと。例えば, 「結節性の甲状腺炎」とは, 外から甲状腺に硬い塊が触れるものを指す。結節とは発疹の一つで, 丘疹より大きいエンドウ豆大以上の皮膚の限局性隆起のこと。このうち丘疹に近い小さいものを特に小結節といい, きわめて大きいものは腫瘤あるいは腫瘍と呼ぶ。

血栓

血管内や心臓内で血液成分が凝固したもの。

血液は通常, 血管内で凝固しないようコントロールされているが, 血管内皮の損傷や炎症, 血流の変化, 血液凝固機能の亢進などによって血栓が起こりうる。

血栓は, 血管から剥がれると栓子となって毛細血管を栓塞したり, 血栓が大きくなって血管内腔を閉塞すると, その支配領域に壊死（梗塞）を生じさせる。

か行

けつ―けつ

結滞（けったい）

脈拍は規則的に拍動しているが，途中の脈拍が弱く脈が触れないこと。いわゆる不整脈の一種である。

結腸

回盲弁のすぐ上方で盲腸からつながり，直腸に至るまでの大腸の一部分。長さ約1.5mと，大腸の大半を占める。

結腸はさらに，上行結腸，横行結腸，下行結腸，S状結腸の4部位に分けられる。

血糖

血液中の糖を意味するが，通常はブドウ糖（グルコース）を指す。糖尿病では血糖値の慢性的上昇が起こる。血糖はインスリンによって減少し，グルカゴン，ステロイドなどによって増大する。

血糖値を上昇させる病態は，ほかにも膵臓疾患（慢性膵炎，膵切後など），肝疾患（肝硬変など），内分泌疾患（クッシング症候群，甲状腺機能亢進症など），薬剤性（ステロイド，サイアザイド）があり，血糖値を低下させる病態にはインスリン産生腫瘍，下垂体機能低下症，甲状腺機能低下症などがある。

血糖検査

血糖濃度を還元法・酸素法・縮合法などで測定すること。空腹時血糖値は約80〜110mg/dLが正常で，約70mg/dL以下が低血糖，約120mg/dL以上が高血糖とされる。

糖尿病では空腹時の血糖が高く，食後の最高血糖値も異常に高い。糖尿病患者の治療および経過観察のため必要な検査である。

血餅（けっぺい）

血液が凝固した血塊。血漿中のフィブリノゲンが線維状のフィブリンに変わり，血球と絡み合って沈殿したもの。

血便

赤く血の混ざった便。血便の原因としては，炎症による潰瘍，痔出血，憩室出血，腫瘍からの出血などがある。

赤褐色をした便の原因は主に右側の大腸からの出血で，鮮紅色の便の原因は，S状結腸，直腸，肛門部からの出血である。

結膜

眼瞼と眼球を結合する粘膜組織。

結膜には瞼の裏側を覆っている眼瞼結膜と，眼球の表面を覆っている眼球結膜がある。

結膜炎

結膜の炎症疾患。かゆみ，充血，流涙，眼脂，異物感を主症状とし，角膜の変化を伴う場合，羞明（しゅうめい）も起きる〔→羞明〕。

細菌感染，ウイルス感染，アレルギー，全身性皮膚粘膜症，サルコイドーシスなどが原因。

血友病

凝固第Ⅷ因子または第Ⅸ因子活性の先天性の低下のために種々の出血症状を示す遺伝性血液凝固異常症。第Ⅷ因子の先天性欠乏症を血友病A，第Ⅸ因子の先天性欠乏症を血友病Bと呼ぶ。遺伝形式はともに伴性劣性遺伝で，通常保因者の母親から男児へと伝えられる。

ゲートオープナー

患者の状態や価値観も踏まえて適切な医療を円滑に受けられるよう総合的にサポートする，かかりつけ医の機能のこと。

2015年6月に厚労相に提出された「保健医療2035提言書」に，同機能の確立という提言が盛り込まれた。高度医療等の適切なケアへの"ゲートを開ける"役割を意味するとしている。

提言書では，今後10年間程度で総合的な診療を行うかかりつけ医を配置する体制を構築し，それらのかかりつけ医を受診した場合の費用負担については，他の医療機関を受診した場合と差を設けることも検討するとした。

ケトン体

アセトン，アセト酢酸，β-ヒドロキシ酪酸の総称。

インスリンが不足すると，身体はブドウ糖をエネルギー源として利用できない飢餓状態になるため，脂肪をエネルギー源として利用しようと，肝臓が脂肪を分解する。その分解過程で生成されるのがケトン体である。血液内にケトン体が増加した状態をケトーシスと呼ぶ。

このため，ケトン体は，糖尿病を基礎疾患とするケトーシス等が疑われる場合などに検査される。

ゲノム

生命活動を行ううえで必要なすべての遺伝子をもった1組の染色体のこと。ヒトは2セットの染色体をもつため，2ゲノムあることになり，1ゲノムは約30億塩基対から成る。

この30億塩基対の構造と，そのうちの数％の塩基対にあたる約3万の遺伝子（残りの塩基対は遺伝子として機能していないというのが今のところの考え方）を解読しようという国際共同プロジェクトが「ヒトゲノム計画」であり，同計画は2003年4月，ヒトゲノムの全配列の解読終了を宣言した。

ゲノム解読の結果，医療分野ではゲノム創薬（疾患関連遺伝子を同定して発病プロセスを解明し，最も効果的な標的分子を見つけだして医薬品を開発），オーダーメイド医療（遺伝子情報に基づいて個々人の体質や薬剤感受性に応じて投薬，治療を行う医療）などが可能になると言われている。

ゲノム解析

ゲノム（genome）とは遺伝子（gene）と集合を表す（-ome）を組み合わせた言葉。

ゲノム解析とは，DNA分子の塩基配列で構成されたゲノムのもつ遺伝情報を扱い，総合的に生命現象を理解しようとする研究手法。現在，その情報から治療薬開発や，発症に起因する遺伝子の研究等が盛んに行われている。

ゲノム編集技術

ハサミの役割を果たす酵素を使って遺伝子の一部を切り取り，新たな遺伝子を組み込んで改変する技術。ゲノムとは遺伝子を含むDNAが担う「遺伝情報全体」を意味する。

切断箇所に狙い通りに遺伝子を組み込むゲノム編集は精度が高く効率も良いうえ，受精卵や微生物にも応用可能。農水畜産物の品種改良のほか，医学では遺伝子治療や再生医療への応用が期待されている。

ゲーム障害

2018年6月公表の国際疾病分類ICD-11に加えられた疾患の一つ。

ゲームをしたい衝動が抑えられず，生活よりもゲームを優先させ，問題が生じてもゲームを続けてしまうという症状を有し，こうした症状が12カ月以上続くことで，家族や社会，学習，仕事等に重大な支障をきたしている場合に「ゲーム障害」と診断される。一般的には「ゲーム依存症」と呼ばれることもある。

ゲムツズマブオゾガマイシン

抗腫瘍性抗生物質結合抗CD33モノクローナル抗体

と呼ばれる抗がん剤（gemtuzumab ozogamicin）であり，分子標的薬の一つ（商品名：マイロターグ）。保険適用は「再発または難治性のCD33陽性の急性骨髄性白血病」である。

DPCでは「手術・処置等2」に本剤が設定されている区分がある（2019年4月現在）。

ゲームてんかん
テレビゲームやスマホでのネットゲームなどによる光刺激が原因で脳神経細胞が異常に興奮して，けいれん発作などの症状が引き起こされた状態。脳波の異常所見として検出される。

一般人口のてんかん出現率0.8％程度に比べ，ゲーム・ネット依存症／中毒症状のある患者では56％と高い割合で脳波異常の発生が，第49回日本てんかん学会学術集会（2015年）で報告されている。

ケリーパッド
洗髪パッド。就床患者や寝たきりの高齢者の洗髪をするときに頭の下に当てる用具。家庭にあるものを使って，次の手順で代用品を作ることができる。①バスタオルを筒状に巻く，②筒状のバスタオルを馬蹄型に曲げる，③バスタオルを大きめのビニール袋の中に入れて，外側から洗濯バサミで止める。

腱（けん）
骨と筋肉をつないでいる組織。筋肉と同じ線維質から成る。筋肉と違い，色は赤色ではなく白色で非常に弾力性に富む。人体のなかで一番大きな腱はアキレス腱で，下腿の腓腹筋・ヒラメ筋と踵骨をつないでいる。

検案
診療中の患者以外の者が死亡した場合や，診療中の患者が診療対象ではない傷病で死亡した場合に，検査を行って死因等を明らかにすること。

牽引（けんいん）療法
間歇的または持続的に骨・関節を牽引する治療法。骨折の整復・治療，脱臼の整復，関節拘縮の治療，疼痛の軽減を目的とする。

間歇的牽引は頸部脊椎症や腰椎椎間板ヘルニアの外来治療，持続的牽引は入院治療で行われる。

原因療法
原因が明らかにされた疾患に対し，その原因そのものを取り除く治療法のこと。

これに対し，原因が不明な場合，あるいは原因が明らかでもその原因に対する治療法がない場合に，症状を取り除くために行う治療を**対症療法**と呼ぶ。

現役並み所得者（一定以上所得者）
課税所得額が一定（145万円）以上ある後期高齢者医療被保険者，または課税所得額が一定（145万円）以上ある70歳以上の者か後期高齢者医療被保険者と同一世帯に属する後期高齢者医療被保険者。ただし，70歳以上の者もしくは後期高齢者医療被保険者の収入合計が，2人以上の場合520万円未満，1人の場合383万円未満であると申請すると，一般の区分と同様になる。なお，課税所得は所得金額から各種控除を行った金額で，受診月が1月～7月までは前々年，8月～12月までは前年の所得状況で判定を行う。このような一定所得以上の高齢者の医療費の自己負担は，現在3割となっている。

検疫法
国内に常在しない感染症の病原体が，船舶や航空機を介して国内に侵入することを防止する目的で制定された法律。船舶や航空機に関して，侵入防止のために講ずる措置（入港等の禁止，交通等の制限，検疫区域，診察および検査，汚染船舶等の措置，隔離など）が定められている。対象となる検疫感染症は，一類感染症，コレラ，黄熱など。

原価管理
利益効率を上げるために，適正な原価を分析し追求する経営管理手法。一般に，標準原価と実際原価を比較して，その差異の原因を分析する原価差異分析などが用いられる。単なる原価計算に留まらず，原価の無駄を省き，経営の効率を図る利益管理としての機能が重要である。

診療報酬点数の包括化・定額払い方式が増えつつあるなか，医療機関の経営管理にとって，その重要度はますます高くなってきている。

減額査定通知制度
保険医療機関の診療報酬請求に対して，審査支払機関が審査した結果，減額査定を行い，患者の自己負担額が1万円以上の場合に，保険者がその旨を患者に通知する制度。患者は払い戻しを受けられるが，通知する保険者は少ないのが現状とされる。

原価計算方式
製品やサービスの原価を計算する方式のこと。新医薬品の薬価算定において，類似薬のないものについて例外的に原価計算方式が用いられる。具体的には，薬価算定単位あたりの製造（輸入）原価に，販売費，一般管理費，営業利益，流通経費，消費税を加えた額を薬価とする方式である。

減価償却費
設備投資などの巨額の支出を，複数期間にわたり按分して計上する費用のこと。例えば，3年間使える300万円の設備を購入した場合，3年間使用するという実態を反映させるため，いったん300万円の設備を資産に計上したうえで，3年間にわたって100万円ずつを費用に計上する。毎年同程度に価値が減少していくという考え方。

減感作療法（げんかんさりょうほう）
アレルギー症状を起こす原因物質のエキスを，長時間かけ少量ずつ注射し，体を徐々に慣れされていく治療法。治療期間が2～3年と長期間ではあるが，成功すれば，それ以降薬を必要としない生活が期待できることから，注目されている。

嫌気性培養
嫌気性菌（酸素のないところでのみ繁殖する菌）を酸素の供給を遮断して培養すること。ヒトに病原性のある主な嫌気性菌は，破傷風菌，ボツリヌス菌，ガス壊疽菌，無芽胞嫌気性菌などである。

培養方法としては①空気遮断法，②減圧培養法，③酸素吸収法，④還元物質添加法，⑤触媒法——などがあるが，近年，触媒法がもっぱら利用されている。

現金給付
被保険者に対して現金を支給する保険給付。法定給付のなかでは，傷病手当金，出産手当金，出産育児一時金，埋葬料などが該当する。これに対し，療養の給付などを現物給付と呼ぶ。

健検
国民一人ひとりが信頼性の高い健康知識を身に付け，いきいきと暮らしていけるスキル「健康リテラシー」の底上げを目的とする「日本健康マスター検定」の略称。正しい食生活から運動，睡眠，健診結果の見方まで，生活や業務に必要な健康に関する幅広い知識，ノウハウを問うもので，主催は日本健康生活推進協会。

2017年2月に第1回の試験が行われた。合格後4年

間有効で，「健康マスター」の認証を名刺等に記載できる。検定コースは一般市民が対象の「ベーシック」と，健康関連業務に就く方が対象の「エキスパート」の2種類。

健康管理手帳

業務・通勤災害などで負傷し，その後の治療によって医師が，症状固定（治癒）と診断したあとでも，後遺症状，後遺障害に関する疾病が発症（再発）する可能性もある。このような場合の措置としてアフターケア制度がある。対象疾患として20の傷病が定められており，それぞれ医療行為に制限がある。対象者には健康管理手帳が発行され，医療機関への受診のつど手帳内の「アフターケア記録」に記載が必要。

健康経営

従業員の健康管理を経営課題として捉え，その維持・増進によって企業の生産性向上を目指す経営手法。

アメリカ発祥の取組みで，研究によると，企業における従業員の健康問題に関連するあらゆるコストを集計すると，その最大の構成項目は，「出勤はしているが何らかの健康問題によって業務の能率が落ちている状態」であるという認識に基づく概念で，従業員の健康管理を経営課題とみなす。

日本でも浸透し，経産省は健康経営に取り組む企業を「健康経営銘柄」として選定している。

肩甲骨 （けんこうこつ）

肩の背面にある逆三角形の扁平骨。上縁・内側縁・外側縁の3縁と，背側面・肋骨面の両面がある。

健康寿命

一般に，ある健康状態で生活することが期待される平均期間またはその指標の総称。

健康寿命の指標としては，「日常生活に制限のない期間の平均」，「自分が健康であると自覚している期間の平均」，「日常生活動作が自立している期間の平均」等があり，それぞれがその位置づけや特徴によって，保険医療福祉の取組みの計画・評価へ適用される。

厚労省が2018年3月に発表した「2016年健康寿命」によれば，前回調査時（2013年）と比べ，男性は0.95年伸びて72.14歳，女性は0.58年伸びて74.79歳になったという。

健康診査

健康診断と同義。母子健康法と健康増進法などで，健康診査の名称が用いられている。

健康診断

国民の健康管理のために生涯を通じて様々に実施される保健事業。身体の異常を早期に発見する，乳幼児の発育の状態を調べる，健康・体力作りのための指導を行う——などの目的で行われる。

実施時期によって，定期健康診断と臨時健康診断がある。定期健康診断には，学校保健法に基づき児童・生徒・学生や教職員を対象としたもの，労働安全衛生法に基づき就業者を対象としたもの，感染症法に基づき全国民を対象としたものなどがある。また，母子保健法では乳幼児健康診査を義務付け，高齢者医療法では，40歳以上74歳以下の被保険者および被扶養者について，生活習慣病予防の観点から特定健康診査・特定保健指導の実施が，保険者に義務付けられている。

臨時健康診断は伝染病の流行時などに実施される。

健康増進施設

健康増進のため，運動あるいは運動と温泉の利用を提供する施設。前者を運動型健康増進施設，後者を温泉利用型健康増進施設という。厚生労働省が定めた一定の水準を満たすと，健康増進施設として認定される

（健康増進施設認定制度）。

運動型の基準は，①トレーニングジムや運動フロアがある，②健康運動指導士を配置している，③体力測定や運動プログラムの提供設備を備えている，④医療機関と適切な提携関係がある——など。温泉利用型の基準は，①運動型の基準を満たしている，②全身浴，気泡浴など温泉利用の設備を備えている，②温泉利用指導者を配置している——などである。

健康増進法

国民の健康増進の推進に関する基本的事項を定め，栄養の改善その他の措置を講じて，国民保健の向上を図ることを目的とした法律（2002年8月制定）。

国民や国・地方公共団体の責務，国民健康・栄養調査の実施，地方公共団体による保健指導，特定給食施設の栄養管理などの規定のほか，受動喫煙の防止，特定用途表示・栄養表示基準などが定められている。

受動喫煙の防止は，多くの人が利用する施設の管理者に対して，他人のタバコの煙を吸わされることのないよう対策を講じることを促した規定。

また，販売する食品について，乳幼児用，妊産婦用，病人用といった特定用途表示を行う場合には，厚生労働大臣の許可を受けなければならないとし，栄養成分や熱量などの栄養表示をする場合には，厚生労働大臣の定める栄養表示基準に従うものとしている。

健康手帳

健康診査の記録，その他健康の保持のために必要な事項を記載し，自らの健康管理と適切な医療の確保に利用するために交付される手帳。学校，職場，地域で，それぞれの健康手帳が無料で交付されている。

健康手帳を規定する法律として，健康増進法，母子保健法，被爆者援護法などがある。

健康日本21

「21世紀における国民健康づくり運動」の略称。国民総医療費の増大，急速な高齢化，生活習慣病患者の増加などを背景に，2000～12年度まで（第1次）と2013～22年度まで（第2次）の期間で進められている国民健康作り運動。

壮年期死亡の減少，健康寿命（認知症や寝たきりにならない状態で生活できる期間）の延長を目的に据え，生活習慣病対策と生活習慣改善対策に力を入れている。具体的には，9つの領域（①栄養・食生活，②身体活動・運動，③休養・こころの健康づくり，④タバコ，⑤アルコール，⑥歯の健康，⑦糖尿病，⑧循環器病，⑨がん）に70項目の目標値を設定し，生活習慣の改善，危険因子の低減，疾病の減少に向けて取り組む。

健康フロンティア戦略

健康で自立して暮らすことができる健康寿命を延ばすことを目的に策定された政策。2005～2014年までの10年間で2年程度延ばすことを目標に，以下の4本の柱のもとに生活習慣病対策と介護予防の推進を目指した。

①働き盛りの健康安心プラン：がん，心疾患，脳卒中の3大死因と糖尿病，メンタルヘルスへの取組み。②女性のがん緊急対策：乳がん，子宮がんの早期発見・早期治療，マンモグラフィーの導入。③介護予防10カ年戦略：骨折予防，脳卒中対策，認知症ケア等の取組み。④健康寿命を延ばす科学技術の振興：老化・アルツハイマー病，生活習慣病等の研究，リハビリテーション技術の開発等。

2007年には，本戦略に新たな視点を加え，国民それぞれの立場に応じた「**新健康フロンティア戦略**」

（2007〜2016年）が策定された。主な健康対策に，次のようなものがある。①子どもを守り育てる健康対策：食育のあり方，小児救急医療の提供方策等。②女性を応援する健康プログラム：妊婦の健康対策，産科医療の提供方策，女性特有の疾病，乳がん・子宮がんなどへの対応等。③メタボリックシンドローム克服力：メタボリックシンドローム対策等。

健康保険組合連合会

1932年に発足し，1943年に健康保険法に基づいて認可された公法人。全国の健康保険組合が加盟する連合組織で，健康保険組合の活動を支援し，組合員の福祉向上を図り，医療保険制度の充実・発展に寄与することを目的としている。

主な事業として，医療保険制度などの改善活動，組合間共同事業の推進，広報活動などを行っている。

健康保険法

被保険者の業務外の事由による疾病・負傷，分娩・死亡などの保険事故，また被扶養者の保険事故に対して保険給付を行い，被保険者とその家族の生活の安定を図ることを目的として定められた法律（1922年制定）。日本最初の社会保険立法であり，被保険者の資格，保険者と保健事業，保険医療機関・保険医の指定・登録，保険給付の種類，費用負担などについて規定している。

なお，診療報酬点数表は健康保険法の規定に基づき告示されたものである。

医療保険には職域保険（被用者保険）と地域保険（国民健康保険）の2種類があり，健康保険法は職域保険の中核を成している。常時従業員を使用する事業所に使用される従業員を被保険者とし，被保険者と事業主が一定の割合で負担する保険料，国庫負担などによって保険給付事業が運営されている。

保険給付の種類には，①療養の給付，②傷病手当金，③出産手当金，④出産育児一時金，⑤埋葬料——などがある。

なお，後期高齢者医療制度の創設に伴い，2008年4月より健康保険の被保険者・被扶養者から同制度の被保険者が除かれた。

健康マップ

健康診査や検診の受診率，脳血管疾患や肺がんなどの標準化死亡比を市町村ごとに指標化したもの。1984年から，厚生労働省が保健事業の推進のため，市町村の保健事業の進捗状況を把握し，事業推進に当たっての目安を示すことを目的に作成，公表している。

言語聴覚士

言語聴覚士法で定められた国家資格であり，音声，言語，聴覚の機能に障害をもつ者に対して，それぞれの機能の維持向上を図るため，各種の訓練や助言・指導を行う専門職（**ST**：speech therapist）。医師（歯科医師）の指示のもと，診療の補助として嚥下訓練や人工内耳の調整等を行うことができる。

言語療法士，聴能言語士と呼ばれていた時期もあったが，1997年に国家資格制度として成立し，言語聴覚士という名称に統一された。

言語聴覚療法

脳血管疾患等によって起こる失語症や麻痺性構音障害，脳性麻痺や聴覚障害による言語障害，言語発達遅延，吃音等の患者に対し，音声機能・言語機能・聴覚機能の改善を図り，コミュニケーション能力の向上を目指して訓練・指導を行う治療法。多くの場合，医師の指示のもとに言語聴覚士が行う。

検査室

臨床検査技師と検査機器等を配置して臨床検査を行う部屋。従来は，血液検査室，生化学検査室，血清検査室などと，個別的・分散的に設置され効率が悪かったが，検査機器の自動化やオーダリングシステムの普及に伴い，検査業務を中央・集中化し，中央検査室として運営する医療機関が増えている。

検査入院

検査入院とは，検査をするために入院が必要となるケースをいう。例えば，小児食物アレルギー負荷試験や心臓カテーテル法による諸検査等で入院を伴う等が挙げられる。これらは保険診療で認められているが，本人希望による検査入院や一泊ドックは自費診療となり，現在，混合診療は認められていないため，注意が必要となる。

原子爆弾被爆者に対する援護に関する法律

広島，長崎の被爆者に対し，保健，医療，福祉の総合的な援護対策を講じるために1994年に制定された法律。それまでの「原子爆弾被爆者の医療等に関する法律」と「原爆特別措置法」を一本化したものであり，被爆者健康手帳の交付，健康診断，医療の給付，手当等の支給などが定められている。

医療給付には，**認定疾病医療の給付制度**（認定疾病の治療のために必要な医療を給付）と，**一般疾病医療費**の支給制度（被爆者の一般疾病に対して医療費を支給）の2種類がある。

認定疾病医療については，厚生労働大臣の指定する医療機関において全額公費負担（医療保険は適用されない）により現物給付される。やむを得ず指定外の医療機関で受診した場合は，当該医療費が支給される。

一般疾病医療については，都道府県知事の指定する被爆者一般疾病医療機関において現物給付される。費用負担は医療保険優先で，その残りの額が公費負担となる（自己負担はない）。やむを得ず指定外の医療機関で受診した場合は，当該医療費が支給される。ほとんどすべての負傷・疾病（認定疾病，遺伝性疾病，先天性疾病，被爆以前に罹患した精神病，軽度の虫歯等を除く）が対象となる。

研修医

医学部を卒業して医師国家試験に合格し，医師免許を取得のうえ指定病院で実地の臨床研修を受けている医師のこと。過去においては努力義務であった臨床研修制度が，2004年度から新たな医師臨床研修制度となり，指定病院での2年以上の臨床研修が必須となった。

研修協力施設

医師臨床研修制度において，臨床研修病院と共同して臨床研修を行う施設であって，臨床研修病院および医学を履修する課程を置く大学に附属する病院以外の施設。中小病院・診療所，へき地・離島診療所，保健所，介護老人保健施設，社会福祉施設などが該当する。

腱鞘 （けんしょう）

腱の周りにある細長いトンネル状の滑液包のこと。腱が浮き上がらずスムーズに動くようにする役割をもち，このトンネルの中を腱が行き来することで関節が動く。

このトンネルを使いすぎることによって起きる炎症が腱鞘炎で，手指に多くみられる。

検証番号

保険者番号の誤りを検出するために設定されている数字で，末尾の1桁が相当する。

検食

集団給食施設において，施設管理者や栄養士が給食の内容を検査するための試食，または弁当業等における衛生検査用の保存食をいう。

入院時食事療養（Ⅰ）の届出を行っている保険医療機関では，医師，管理栄養士または栄養士による検食を毎食行い，その所見の検食簿への記入が必要とされている。

また，厚生労働省による大量調理施設衛生管理マニュアルにて「原材料及び調理済み食品を，食品ごとに50g程度ずつ清潔な容器（ビニール袋等）に入れ，密封し，−20℃以下で２週間以上保存すること。なお，原材料は，特に，洗浄・滅菌等を行わず，購入した状態で保存すること」とされており，食中毒が発生したときに原因を探すために，出した食事と食材を一定期間保存するよう指導されている。

原子力災害拠点病院

原子力災害発生時に医療体制の中心となる病院。福島第１原発事故を踏まえた原子力災害対策指針見直しで定義された。

専門知識・技能をもつ医師等や原子力災害医療派遣チームの配置，除染室や放射線測定器等の整備などが要件とされ，災害発生時の専門的医療の提供や関連機関との連携支援のほか，災害に備えた研修などを実施する。

原発等施設から30km圏内の地域中核病院１〜３施設程度を道府県が指定する。

健診・検診

健診は健康診断（健康診査）の略。検診は検査と診察を行うこと。健診は一般的な疾病予防を目的に行うもの，検診はがん検診のように特定の疾病予防を目的に行うものとして，使い分けられている。

健診給付病院

通常，二次健康診断等給付を受けられる労災病院および都道府県労働局長が指定する病院もしくは診療所をさす。

原審査

保険医療機関の診療報酬請求に対して，審査支払機関が行う最初の審査。保険医療機関または保険者の請求で行う再審査の対語。

健診団体連絡協議会

健診事業を実施する全日本病院協会と日本総合健診医学会，日本病院会，日本人間ドック学会の４団体が各種健診の質の確保や向上を目指して，発足した連絡協議会。

健診はこれまで，各団体が健診を実施する施設を認定してきたため，①施設基準が団体ごとに異なる，②基本検査項目は同一だが判定区分基準が異なる，③健診結果のフォーマットが統一されていない——などの問題点が指摘されていた。同連絡協議会は，これらの統一や，特定健診の項目やがん検診の内容を踏まえた人間ドック健診検査項目の再検討に取り組む。

原審どおり

診療報酬請求に対する審査支払機関の審査結果に不服があり，保険医療機関または保険者が審査の見直しを請求（再審査請求）したにもかかわらず，再審査も原審査と同じ結果になること。

健側

疾患がない健康な側。対義語は「患側」。

献体

生前の自己の意思に基づき，医学・歯学における人体解剖学の教育・研究に役立たせるため，自分の遺体を無条件，無報酬で提供すること。または，提供された遺体。献体は，大学の解剖学教室で人体の構造を調べるための正常解剖に用いられる。

2017年３月末時点で，献体篤志家団体は62あり，献体の意思のある者は献体したい大学や関連団体に登録しておく。1983年に「医学及び歯学の教育のための献体に関する法律」が制定され，献体の意思の尊重，遺体の引き渡し，記録の作成・保存などが規定された。

検体検査

患者の人体から採取した試料を分析する臨床検査。検体としては血液，尿が多く，検査項目は1000種類以上にも上る。そのほかの体液，分泌物，臓器組織の細片，毛髪など，人体のあらゆる部分が材料となる。

検査データは，生化学，免疫学，血液学，微生物学など細分化された専門分野ごとに分析される。

微量分析の技術が発達した現在では，１回の採血で数十項目の検査が行われる。〔→生体検査〕

検体検査判断料

患者から採取した血液，尿，便，喀痰などのサンプル（検体）を分析する検体検査において，その結果の判断行為に対して算定する診療報酬。測定行為に対しては検体検査実施料が算定される。

尿・糞便等検査判断料，血液学的検査判断料，生化学的検査判断料，免疫学的検査判断料，微生物学的検査判断料があり，検体検査の種類や回数にかかわらず月１回に限り算定できる。

検体測定室

自己採血による血液検査ができるスペースのことで，国の規制緩和を受けて，2014年４月から薬局などでの開設が解禁された。

検体測定室では，指先からの微量の自己採血で，糖尿病の目安となるHbA1cや血糖値，中性脂肪など８項目を簡易測定できる。数分で気軽に測定できることから，生活習慣病の予防や早期発見・治療につなげることが期待されており，2018年６月現在，全国の薬局などで約1600カ所に広がっている。

2015年５月，検体測定室のよりいっそうの普及と質向上を目的として，「検体測定室連携協議会」が発足した。

懸濁（けんだく）剤

液体剤を作るとき成分の粉末薬剤が沈殿するのを防ぐため，懸濁化剤を入れて安定化させた液剤のこと。

見当識障害

人や周囲の状況，時間，場所など自分自身が置かれている状況（見当識）が正しく認識できない状態。脳血管障害，アルツハイマー型認知症，統合失調症の患者などに見られる精神的機能障害の一つ。

限度額適用・標準負担額減額認定証

70歳未満の患者が，医療費が高額になりそうな場合，事前に手続きを行ったうえで健康保険限度額適用認定証と保険証を保険医療機関に提示すると，１カ月分の医療費が自己負担限度額までとなる。

また，市町村税が非課税対象の低所得者が手続きをした場合は，健康保険限度額適用・標準負担額減額認定証にて軽減される。

70歳以上の患者は，保険証および高齢受給者証を提示すれば自己負担限度額までの支払いとなるが，70歳未満の場合と同様に市町村民税が非課税などの低所得者が手続きをすれば，保険医療機関にて低所得者の自己負担限度額に軽減される。

原発性胆汁性肝硬変

肝内の小さな胆管が破壊されて消失し，肝内胆汁う

っ滞をきたした慢性進行性の肝疾患。中年以降の女性に好発する。病理組織学的には慢性非化膿性破壊性胆管炎と肉芽腫の形成を特徴とし，胆管上皮細胞の変性・壊死によって肝内小型胆管が破壊され消失することにより慢性進行性の胆汁うっ滞を呈する。自己抗体の一つである抗ミトコンドリア抗体が90％以上の症例で検出され，診断的意義が高い。慢性肝炎に由来する肝硬変と異なり，細胞癌の発生は多くない。指定難病の一つ。

顕微受精
顕微鏡観察下で，精子を直接卵子に注入する方法。現在は，極細のガラス管に精子を1個だけ吸引して卵の細胞質内に注入する卵細胞質内精子注入法（ICSI：イクシー）と呼ばれる方法が最もよく行われている。
不妊治療の一つとして，重症精子減少症，精子無力症，精子透明帯卵細胞膜通過障害などが適応となる。

現病歴
現在治療中の病気の発病から現在までの経過のこと。過去の病歴は「既往歴」。

現物給付
医療保険における給付方法の一つで，受給者に対して医療行為そのものを給付すること（療養の給付）。
保険医療機関において患者は自己負担分を支払えば，診療，投薬などの医療サービスを受けられる。
これに対して，医療機関で医療費の全額を支払い，後で償還を受ける（その払い戻しを受ける）給付方法を**償還払い**，現金による給付方法を**現金給付**という。

肩峰（けんぽう）
肩甲骨の一部。背面の上部でほぼ水平に走る，隆起した肩甲棘の外側端に位置する。

減免措置
低所得者等を対象とした患者負担の軽減策。例えば，入院時食事療養・入院時生活療養の患者負担（標準負担額）の場合，患者自身があらかじめ申請手続きをして「標準負担額減額認定証」を交付されることによって，1日当たりの負担が少なくなる。

こ

抗VEGF療法
新生血管が発生することで起こる滲出型の加齢黄斑変性などの治療法。
加齢黄斑変性とは網膜の中心部にある黄斑に異常が生じる病気で，視力低下や失明をもたらす。原因は，体内の血管内皮増殖因子（VEGF）の働きで脈絡膜の新生血管が成長することだとされる。
抗VEGF療法は，VEGFに対する抗体を眼に注射して新生血管の成長を抑える治療法。1回の治療は数分で，安全性が高く，視力改善効果が認められた唯一の治療法である。しかし，薬剤費が高額で，約1兆円の眼科医療費における抗VEGF薬の割合が伸び，約700億円となっている（2015年）。

抗悪性腫瘍剤
悪性腫瘍の増殖を抑えるための薬剤で，化学療法で用いられる。白血病や悪性リンパ腫等の手術対象外の病巣に投与して，①病巣を完全に破壊して完治させる，②手術前に投与して病巣を小さくし切除しやすくする，③術後の転移や再発を防止する――などの用途がある。
強い毒性をもつものが多く，癌細胞だけでなく健常な細胞の機能まで抑制，破壊してしまうため，脱毛，悪心，肌荒れ等の副作用が起こることが多い。

高圧酸素療法
→ 高気圧酸素治療

抗アレルギー薬
アレルギー反応によるアレルギー症状を軽減する薬。アレルゲンと抗体が結合した結果放出される化学伝達物質の遊離抑制薬と，個々の化学伝達物質に対する薬とがある。
代表的な例として，抗ヒスタミン剤がある。

高位浣腸
体よりも高い位置から薬剤を結腸内に注入し，排便を促す処置。薬剤は重力の影響で高い圧力がかかり注入されるので高圧浣腸とも呼ばれる。便秘の患者に対して，または大腸ファイバースコピーや注腸エックス線検査の前処置として行われる。
イリゲーターという瓶に薬液を入れ，連結したチューブを通して肛門から結腸内に薬剤を注入する。普通の浣腸と違い，結腸全体に薬剤がいきわたる。薬剤はグリセリン液や石鹸水，微温湯（温度の低いお湯）などを用いる。

広域医療法人
2つ以上の都道府県において病院等を開設する医療法人。許可権限が厚生労働大臣となる。

広域災害救急医療情報システム（EMIS）
災害などでの傷病者に対し迅速な医療と救護が行えるように，搬送可能な医療機関など医療資源情報の共有を行うシステム。阪神大震災での反省を踏まえ，1995年度に厚生省（当時）が開発した。災害が発生した都道府県内での情報共有に加え，厚労省と各都道府県のEMISを連携させることで，都道府県を越えた支援要請や受入れを行うこともできる。しかし，2011年の東日本大震災では，被災地消防本部の救急部隊の84.2％が，患者搬送時にEMISを使用していなかった。

広域連合
地方自治強化の一環として，様々な広域的ニーズに柔軟かつ効率的に対応し，権限委譲の受入れ体制を整備することを目的に，1995年6月に施行された制度。
都道府県，市町村，特別区が設置することができ，これらの事務で広域にわたり処理することが適当であると認められるものに関し，広域計画を作成し，必要な連絡調整を図り，総合的かつ計画的に広域行政を推進するとされる。
ゴミ処理や消防等の事務で活用されている。また，後期高齢者医療制度に関する事務は，都道府県の区域ごとにすべての市町村で構成される広域連合が行っている。

後遺障害
労災や交通事故が原因の後遺症のうち，①原因が労災や交通事故であると医学的に証明されている，②労働能力の低下・喪失が認められる，③所定の障害等級に該当する――の条件をすべて満たしたもの。けがに対する保険金とは別に，逸失利益，慰謝料を損害賠償として請求できる。

抗ウイルス剤
ウイルスの核酸合成過程を特異的に阻害することによってウイルスの増殖を抑制する薬剤。現在臨床的に用いられる主な抗ウイルス剤としては，抗ヘルペスウイルス薬（アシクロビル，ビダラビン等），抗インフルエンザウイルス薬（リン酸オセルタミビル，ザナミビル水和物，アマンタジン等）などがある。

公益法人

不特定多数の者の利益を目的とする法人（社団，財団）。社会福祉法人（済生会，全国社会福祉協議会など），学校法人，宗教法人（公益法人の約85％），財団法人船員保険会，財団法人厚生年金事業振興団，社団法人全国社会保険協会連合会などが該当する。

高エネルギー放射線治療

高エネルギー放射線発生装置から発生した高エネルギーエックス線または電子線を患部に限局的に照射し，腫瘍を縮小または消失させる治療法。主に悪性腫瘍に対して施行されるが，化学療法や手術との組み合わせで治療効果が高まる。特徴としては，臓器の機能や形態の温存が可能なほか，照射中に痛みを伴わないことがある。

構音障害

言語障害には，失語症と構音障害があり，このうち正しく発音できない症状を構音障害という。構音障害はさらに，①音声器官における形態上の異常による発音上の障害（器質性構音障害），②音声器官の運動機能障害による発話の障害（運動障害性構音障害），③聴覚の障害による二次的な発音上の障害（聴覚性構音障害）――等に分類される。

口蓋 （こうがい）

口を開けて見える歯の後ろに広がる内部の上の壁。前方部は硬口蓋，後方部は軟口蓋と呼ばれる。

公害医療

公害による健康被害を受けたと認定された者に提供される医療。**公害健康被害の補償等に関する法律で**は，大気汚染の影響で疾病が多発している第一種地域（喘息など），大気汚染や水質汚濁の原因となった特定の物質による疾病が多発している第二種地域（水俣病，イタイイタイ病など）という区分に基づき，疾病や対策等が指定されている。

被害の申請に基づき，公害健康被害認定審査会の意見を聴いて認定された者に対し，療養の給付をはじめとした補償給付がなされる。療養の給付を取り扱うのは公害医療機関で，診療報酬は公害健康被害補償法で規定された算定方法による。公害診療分の医療費は全額，汚染原因者の負担とされており，患者の自己負担はない。

公害医療機関

公害健康被害の補償等に関する法律に規定される療養の給付を取り扱う医療機関。①健康保険法に規定する保険医療機関，保険薬局，②生活保護法に規定する指定医療機関，環境症例で定める病院，診療所，薬局――が該当する。

公害健康被害の補償等に関する法律

公害による健康被害に対して迅速・公正な保護と補償を行うことを目的に1973年に制定された法律。本来，汚染原因者と健康被害者との間で損害賠償として処理される事柄について，法律で画一的・定型的な要件を定め，制度的に解決しようとするものである。

同法に基づく公害健康被害補償業務および公害健康被害予防事業は，独立行政法人環境再生保全機構が担っている。

公害疾患特掲診療費

公害健康被害の補償等に関する法律で認定された患者に対しては，健康保険による算定方法に準拠した診療報酬を算定するほか，公害疾患相談料，公害外来診療指導料などの独自に規定された点数もある。その独自点数を指す。

口蓋垂

口腔と咽頭の間に下がる小突起。発声や嚥下運動に伴って挙上短縮する。特に，発声時に内部にある口蓋垂筋の短縮が鼻咽喉の閉鎖運動を助ける。

光化学療法

PUVA療法。UVA（長波長紫外線）のエネルギーを光感作物質ソラレンで強力にし，皮膚の深部まで紫外線のエネルギーを届ける治療法。

太陽光線の数％を占める紫外線には，波長の長いUVAと波長の短いUVBがある。

UVBはエネルギーが大きく，日焼けを起こし皮膚がんの原因となるが，ガラス1枚で遮ることができる。これに対しUVAはエネルギーが小さく，遮へい物があっても通過して皮膚の深部まで届くが，発がん性はほとんどないと言われる。免疫系への作用があることから，アトピー性皮膚炎の根本療法として用いられ，少量照射で局所免疫を抑制，大量照射で全身の免疫系を抑制して，アレルゲンに対する過敏な反応を抑える。

口角 （こうかく）

上唇と下唇が合する口裂の両端の部分。体力低下やビタミンB群不足によって亀裂，ただれができることがあり，これを口角炎と呼ぶ。

高額医療・高額介護合算療養費制度

1年間の医療保険と介護保険における自己負担の合算額が著しく高額になる場合に，負担を軽減する仕組み。医療保険各制度（被用者保険，国保，後期高齢者医療制度）の世帯に介護保険の受給者がいる場合に，被保険者からの申請に基づき，高額療養費の算定対象となる世帯単位で，医療保険と介護保険の自己負担を合算した額が自己負担限度額を超えた場合に支給される。自己負担限度額は，被保険者の所得・年齢区分により異なる。

高額介護サービス費

利用者負担（1割）の1カ月の合計額が一定の上限額を超えた場合に，利用者の申請によって市町村から超過分が払い戻される制度。

同一世帯に複数の要介護者がいるときは，世帯単位の上限が設定される。利用者負担の合計額には，食事の標準負担額，保険給付外サービスの利用料，福祉用具購入費，住宅改修費などは含まれない。

居宅支援サービスで負担額が超過した場合は，**高額居宅支援サービス費**が適用される。

高額長期疾病

長期にわたり高額な医療費が必要となる特定疾病について，特例で自己負担限度額が定められ，限度額を超える高額療養費が現物給付される制度。特定疾病とは，①人工透析を実施している慢性腎不全，②血友病，③抗ウイルス製剤を投与している後天性免疫不全症候群。対象者は保険者に申請し，特定疾病療養受療証の交付を受け，保険医療機関に被保険者証と一緒に提出して受診する。

高額治療継続者（重度かつ継続）

障害者自立支援法の自立支援医療に規定されている対象者区分の一つで，①疾病，病状等から対象となる者，または②疾病等にかかわらず高額な費用負担が継続することから対象となる者に区分される。市町村等が認定し，経済的負担を軽減するため，月ごとの自己負担額に上限が設けられている。

高額治療継続者の範囲は次のとおり。①医療保険の多数該当――申請者の属する医療保険の世帯が，過去1年間に3回以上，高額療養費の支給がある。②疾病

・症状から該当――腎臓機能，小腸機能または免疫機能障害，統合失調症，躁うつ病・うつ病，てんかん，認知症等の脳機能障害または薬物関連障害（依存症等）等。

高額療養費

健康保険法において，被保険者や被扶養者の自己負担額が，同一月，同一医療機関等において所定の限度額を超えた場合に，申請に基づいて超過分が支給される制度。自己負担限度額は，所得による区分によって異なり，同一世帯で複数受診した場合は合算される。また，直近1年間に4回以上高額療養費の支給を受ける場合や（多数該当），血友病，人工透析患者のような長期高額疾病患者などには負担が軽減される。75歳以上は高額医療費という。

また，介護保険による高額介護サービス費との合算制度も設けられている。

限度額適用認定証を医療機関に提示することで現物給付の扱いとなる（医療機関での支払いは限度額分までで済む）。

高額療養費資金貸付制度

高額療養費の支給が見込まれる患者に対して，高額療養費が支給されるまでの間に，支給予定額の8〜9割の範囲内（保険者により異同）で資金を無利子で貸し付ける制度。高額療養費がレセプト審査を経て実際に支給されるまでに3カ月程度かかることから，患者・家族負担を軽減するためのもの。

高額療養費受領委任払制度

国民健康保険において，高額療養費が発生する場合に，患者は医療機関の窓口で自己負担分だけを支払い，高額療養費支給分は保険者と医療機関との間で精算する制度。高額療養費の受領の権限を医療機関に委任し，医療機関がそれを受任することが条件である。

高額療養費の現物給付

2012年4月より始まった制度で，患者（被保険者）が保険者に申請した「限度額適用認定証」または「限度額適用・標準負担額減額認定証」や「高齢受給者証」を外来診療時に提示した場合，医療機関での自己負担分を自己負担限度額までの支払いとすることができる。なお，自己負担限度額を超える部分はレセプトに記載され，保険者に請求することにより，後日医療機関には，現物給付の高額療養費相当分と療養の給付分が保険者より支払われる。

高額レセプト

8万点以上のレセプトのこととされており，重点審査の対象となる。また，入院・医科38万点以上，漢方のレセプト件数が過半数を占める医療機関で入院外の投薬料が4000点以上，歯科は20万点以上のものは特別審査の対象となり，特別審査委員会で高度な審査が行われる。

なお，35万点以上のレセプトには，薬剤の使用状況がわかる日計表，診療日ごとの症状や経過および診療内容を明らかにすることができる資料の添付が義務付けられている。

膠芽腫（こうがしゅ）

神経膠細胞から発生する悪性脳腫瘍を神経膠腫（グリオーマ）といい，大きく星細胞腫（アストロサイトーマ）と乏突起膠腫（オリゴデンドログリオーマ）に分けられ，また，その悪性度はグレード（1〜4）で表現される。そのうち最も治療がむずかしく，悪性度の高い星細胞腫グレード4の腫瘍を膠芽腫（グリオブラストーマ）と呼ぶ。

口渇（こうかつ）

口中やのどが激しく乾き，水分を摂取しようとする感覚のこと。循環血液量の減少，血漿浸透圧の上昇など，体内の水分を増やさなくてはならないときに発生する。原因としては，出血・下痢・嘔吐・発汗などによる脱水症状や多尿症，糖尿病などに多く伴うほか，服薬や加齢によってもみられる場合がある。

高カロリー輸液

口から食物が摂取できない患者に対し，静脈から注入させる輸液。高濃度のブドウ糖等から成り，カロリーが高い。高濃度であり，手足などの末梢静脈への注入を行うと血管痛を起こすため，カテーテルを用いて鎖骨下静脈などの太い静脈から注入する。

抗がん剤

がんなどの悪性腫瘍の増殖を阻止・消滅させることを目的とする薬物。直接細胞傷害作用を示す薬剤（狭義の抗がん剤）と，宿主の免疫能を亢進させる薬剤（免疫賦活剤）等がある。

前者のうち，例えばアルキル化剤は遺伝子DNAにアルキル基を付加することで細胞分裂を阻害する。代謝拮抗剤は生体反応の代謝物や核酸に類似しているので，誤って細胞内に取り込まれて細胞分裂を止める。抗生物質はカビなどが産生する物質でDNAの二重らせんの間に架橋し，分裂を阻止するものが多い。

また後者としては，免疫理論を応用した免疫抑制剤やインターフェロン系などがある。

副作用としては，分裂の盛んな骨髄，消化管上皮，毛嚢の正常細胞にまで作用してしまうため，骨髄抑制，悪心，嘔吐，脱毛などが生じる。

抗がん剤は重大な副作用を起こす場合があり，死亡例も報告されている。抗がん剤治療では，しっかりとした設備のある施設において，がん化学療法に習熟した医師が，適応患者を適切に選択し，患者に有効性および危険性等の説明を行い同意を得て，患者の状態を勘案し，レジメン等を的確に運用することが大変重要である。

交感神経

内臓，血管，腺などの不随意性器官に作用し，自律機能を調節する末梢神経の一つ。副交感神経と拮抗性に作用する神経である。交感神経と副交感神経とを合わせて自律神経と呼ぶ。

中枢は脊髄にあり，脊髄の両側から交感神経幹に入る。ここから発した神経は胸・腹部の内臓や血管に分布，あるいは脊髄神経と合流して皮膚に達し，血管や汗腺の働きを調節する。

交感神経は，循環系には機能促進性に，消化器系には抑制性に作用する。

交感神経ブロック

神経ブロックの一つ。交感神経は，内臓器官の調整を行い，神経が緊張（興奮）すると血圧の上昇，心拍数の増加，瞳孔の散大，発汗の亢進，血管の収縮が起こる。

交感神経ブロックは，薬物を使用して交感神経の神経伝達回路を遮断（ブロック）することによって，血管の収縮を緩和し，これが原因によって引き起こされる痛みを中心とした症状を改善させる目的で行われることが多い。そのほか，手術時の麻酔や多汗症（手のひらや足の裏から大量の汗が出る病気）の治療などに用いられる。

交換輸血

有害物を含む血液を抜くと同時に，正常な血液を輸血する方法。血液型不適合による新生児溶血疾患や，

高ビリルビン血症による核黄疸の発生を予防するのに用いられる。

高気圧酸素治療

酸素が欠乏した患者に対して，通常の大気圧より高い圧力で酸素を与え，身体の酸素レベルの上昇を図る治療方法。通常の酸素療法は，血液（赤血球）のヘモグロビンと酸素の結合を促すものであるが，結合の量には限度がある。一方，高気圧酸素治療は，酸素を血液中に溶解させる方法で，圧力が高いほど溶け込む量も増加するのが特徴。

救急的な治療としては，急性一酸化炭素中毒やその他のガス中毒，ガス壊疽，空気塞栓や減圧症，嫌気性菌感染症，急性末梢血管障害などに施行される。救急でない治療としては，悪性腫瘍（放射線療法や化学療法との併用），難治性潰瘍を伴う末梢循環障害，皮膚移植などで施行される。

純酸素や空気で加圧できるよう設計された高圧酸素治療室において，大気圧より高い気圧（2～5気圧）で高濃度の酸素を患者体内に吸入させる。100%酸素を用いるので，火気などに注意を要する。

後期高齢者

75歳以上の高齢者。65歳から74歳までを前期高齢者と呼ぶ。2008年4月から，後期高齢者を対象とした後期高齢者医療制度が施行され，都道府県市町村が加入する広域連合が運営している。

後期高齢者医療広域連合

2008年4月に始まった後期高齢者医療制度の運営主体。全市町村が加入して設立された各都道府県単位の広域連合が財政運営を行い，保険料の決定や医療の給付を行う。一方，保険料徴収と窓口業務は市町村が行う。

後期高齢者医療制度

75歳以上の後期高齢者と65～74歳の前期高齢者で障害のある者を対象とする医療保険制度。高齢化に伴う医療費の増大が見込まれるなかで，高齢者と若年世代の負担の明確化等を図るために，2008年4月から施行された。自己負担割合は原則1割。保険者は，都道府県ごとに置かれた後期高齢者医療広域連合で，保険料は原則として年金から天引きされる。

後期高齢者支援金

後期高齢者医療制度で運営主体の広域連合に納付される，医療保険者からの支援金。従来の拠出金に替わるもの。同制度の財源の一つで，後期高齢者支援金（約4割），高齢者の保険料（1割），公費（約5割）となる。

特定健診・特定保健指導の実施率やメタボリックシンドロームの該当者・予備群の減少率により，同支援金が加減算される。実施率や減少率の基準となる「参酌標準」を国が示したうえで，各医療保険者が特定健診等実施計画を定め，その目標達成の程度によって同支援金の額が変動される仕組み。

合議精算方式

入院患者が他医療機関を受診した場合などにおいて，入院医療機関側が診療報酬を一括請求し，他医療機関と合議のうえ精算する方式のこと。DPC病棟入院患者の他医療機関受診については，この方式で精算する。

抗菌スペクトル

微生物に対する薬物の有効範囲を示したもの。

狭帯域抗菌薬とは，グラム陰性菌と一部の陰性菌に作用するものをいい，広域性抗生剤は，有効範囲がグラム陰性桿菌までに広がったものをいう。さらに，広範囲抗菌薬は，リケッチアウイルス，原虫にも有効なものを指す。

抗菌薬

病原体に殺菌的または静菌的に作用する薬剤をいう。

微生物によって作られ，他の微生物の発育・増殖を防ぐ働きをもつが，現在では，化学的に合成されるものも多い。抗菌作用のみでなく，抗真菌，抗ウイルス，抗がん作用のあるものもある。

口腔（こうくう）

消化管の入口の部分。歯列の前列を口腔前庭といい，左右は頬粘膜，上は硬口蓋，下は下顎粘膜，後ろは軟口蓋と口蓋垂によって囲まれており，後ろは咽頭につながる。

口腔ケア

口腔の疾病予防，リハビリテーションによりQOLの向上を目指した技術。具体的には，検診，口腔清掃，咀嚼・摂食・嚥下のリハビリテーション等がある。

誤嚥性肺炎や口腔機能の低下の予防に効果があるとされる。

合計特殊出生率

ある年の女性の年齢別出生率を合計して算出した指標であり，女性1人が一生の間に産む子どもの数の平均値を示す。1971年の2.16をピークに年々低下傾向となり，2005年には1.26で過去最低となった（2013年は1.43）。その原因として，晩婚化や女性の社会進出などが挙げられる。2017年は1.43となった。

高血圧症

動脈血圧が正常範囲より高く保たれている状態。日本高血圧学会の診断基準では，収縮期血圧140以上または拡張期血圧90以上が高血圧とされる。

原因としては腎性，内分泌性など二次性の高血圧と，原因不明と思われる本態性高血圧（一次性）に分類されるが，ほとんどの高血圧が後者に属する。

収縮期血圧が高いと，脳出血や心筋梗塞などを引き起こしやすいため，軽症高血圧の時期の対策が非常に大切である。軽症の高血圧に対しては，減塩，肥満対策，節酒，運動といったライフスタイル改善を主とした非薬物療法が効果的とされている。

降圧剤としては，国内ではカルシウム拮抗剤，またはARB（アンジオテンシンⅡ受容体拮抗薬）等が一般的となっている。

抗血小板薬

血管内に病的な血栓が形成され，血栓症が発症するのを防ぐ薬。血流速度の速い動脈系の血管では，血栓形成において血小板の活性化が重要な役割を担う。そのため，動脈硬化によって発症する心筋梗塞や脳梗塞では，抗血小板薬による治療が行われる。

抗原抗体反応

抗体が抗原と結合（反応）して抗原の働きを止めさせ，無毒化させる反応。

抗原とは細菌など体内に対して異物となる物質で，生体に悪影響を及ぼす場合がある。抗体とは抗原に対して体内の白血球（リンパ球）が作る物質で，抗原の種類ごとに体内で作られる。

抗原進入の直後にはすぐに抗体は作られないため，実際に抗原抗体反応が起こるのは抗原進入が二度重なった場合である。アレルギー反応は，抗原抗体反応の代表的なものである。

膠原病（こうげんびょう）

多数の臓器が同時に機能障害を起こす一連の疾患群の総称。類似疾患概念に，自己免疫疾患，リウマチ性

疾患，結合組織疾患があるが，膠原病はこの３つが重なったものとされる。

膠原病の特徴は，①原因不明の疾患，②発熱，体重減少，倦怠感などを伴う全身性炎症性疾患，③多臓器疾患，④再燃と寛解を繰り返す慢性疾患，⑤結合組織のフィブリノイド変性，⑥自己免疫疾患――であること。

膠原病に含まれる病気は，全身性エリテマトーデス，リウマチ熱，強皮症，皮膚筋炎，多発性筋炎，結節性多発性動脈周囲炎，関節リウマチ，シェーグレン症候群，混合性結合組織病，ウェゲナー肉芽腫症，高安動脈炎，側頭動脈炎，好酸球性筋膜炎，成人スティル病，強直性脊椎炎，乾癬性関節炎，ベーチェット病，サルコイドーシス――など。

硬口蓋 (こうこうがい)

口内部にある上の壁で，前方の2/3の部分。中に骨を包んでいるため硬い。その骨は上顎骨の口蓋突起と，口蓋骨の水平板から成る。

広告規制

医療機関の広告に関して医療法で定められた規制。広告は原則として禁止されているが，事実や客観的な情報として個別に定められた事項などは認められている。第四次医療法改正（2001年３月施行）により，①指定居宅サービス事業者や指定介護療養型医療施設である旨，②日本医療機能評価機構が行う医療機能評価の結果，③医師・歯科医師の略歴・年齢・性別，④共同利用できる医療機器，⑤介護保険実施に伴う事項，⑥健康診査・保健指導・健康相談・予防接種の実施，⑦費用の支払方法や領収に関する事項，⑧対応言語――などが新たに広告できる事項として認められた。

さらに2002年４月からは，①専門医の認定医師がいる旨，②治療法・治療実績，③日本医療機能評価機構の評価結果の詳細，④病床利用率，⑤理事長の略歴，⑥医師・看護師などの患者に対する配置割合，⑦電子カルテ導入，⑧患者相談窓口の設置，⑨医療安全のための院内管理体制の整備――などが新たに認められた。

2007年４月からは，告示に広告できる事項を列挙する方式（**ポジティブリスト方式**，逆にできないものを規定するのは**ネガティブリスト方式**と呼ぶ）から，人員・構造に関する客観的事実等を包括的に規定する方式に見直され，医業等に関して広告できる事項が拡大された。例えば，「施設・設備の映像，写真」，「治療結果に関する分析を行っている旨，または分析結果を提供している旨」，「受診の便宜を図るためのサービス」としてインターネットが利用できることや通訳が配置されていることなどが広告可能となっている。

広告することができる診療科名

広告可能な診療科名については医療法施行令に定められている。同令の一部改正が2008年４月１日から施行された。

内科，外科については，単独で掲げる以外に，①身体や臓器の名称，②患者の年齢，性別等の特性，③診療方法の名称，④患者の症状，疾患の名称――との組合せによる広告が可能となった。

精神科，アレルギー科，リウマチ科，小児科，皮膚科，泌尿器科，産婦人科（産科または婦人科），眼科，耳鼻いんこう科，リハビリテーション科，放射線科（放射線治療科または放射線診断科），救急科，病理診断科，臨床検査科についても，単独で掲げる以外に，前述の①～④との組合せが可能となり，さらに，①～④の異なる区分に関する事項は複数の組合せも可能と

なった。

なお，従来から広告可能であったもののうち，神経科，呼吸器科，消化器科，胃腸科，循環器科，皮膚泌尿器科，性病科，こう門科，気管食道科については，2008年４月１日以降新たに掲げることは認められなくなった（同日以前より広告していたものは引き続き認められる）。

抗コリン薬

副交感神経から放出され，刺激を伝える神経伝達物質であるアセチルコリンがアセチルコリン受容体と結合するのを阻害して（抗コリン作用），副交感神経を抑制し，作用を抑える薬剤。腹痛や頻尿に投与される。また脳内のドパミン作用を強めることからパーキンソン病の振戦症状を抑える薬剤としても使用される。

虹彩 (こうさい)

毛様体の前内方に続く輪状構造物。中央の丸い穴が瞳孔である。角膜と瞳孔の間に位置し，眼球の中に入ってくる光の量を調整する。カメラの絞りに相当する。

虹彩には瞳孔の縮小，散大に関係する平滑筋（副交感神経支配の瞳孔括約筋と，交感神経支配の瞳孔散大筋）がある。

好酸球

白血球の一種である顆粒球の一つ。中にある顆粒が酸で染色されることから好酸球と呼ばれる。正常人で白血球全体の約３％を占める。Ⅰ型アレルギー（即時型アレルギーとも呼ばれ，アレルギーを起こす対象物質に接してから数分で症状が現れるアレルギー）や寄生虫の感染などで増加し，中毒性疾患や悪性貧血，白血病などで減少する。

抗酸菌

細菌の一種。酸に反応しないことから抗酸菌と呼ばれる。色素になかなか染色されにくいが，一度染色されると酸性の強い物質を使っても脱色されない性質をもつ。主に結核菌やらい菌などがある。

高脂血症

現在は脂質異常症と呼ばれる〔→脂質異常症〕。血清中の脂質成分であるコレステロール，トリグリセライド（中性脂肪），リン脂質などが高い値を示す状態。動脈硬化を起こし，冠状動脈疾患の危険因子となる。特に**高コレステロール血症**は，冠状動脈疾患の直接的な原因疾患であるとされている。総コレステロール値220mg/dL以上が診断基準値とされ，LDLコレステロール（低比重リポ蛋白。コレステロールを運ぶリポ蛋白）は総コレステロールよりも冠状動脈疾患と密接に関連すると考えられているため，LDLコレステロール値が140mg/dL以上を高LDLコレステロール血症とする。

近年の主な治療薬はHMG-CoA阻害剤とされる。コレステロールの生合成過程の中間体であるHMG-CoAを阻害することによって，血清コレステロール値を低下させる作用がある。

膠質 (こうしつ) 反応

コロイド反応ともいう。血清や脳脊髄液の中の蛋白質成分のバランスを調べる検査。蛋白質の成分であるアルブミンやグロブリンは普段は安定した膠質（コロイド）状態（沈殿しない状態）を作っているが，アルブミンが減少しグロブリンが増加するなど不安定な状態になると，沈殿したり混濁したりする。検査用の薬（試薬）を使ってこれらの状態を調べるのが膠質反応である。

血清に対してはTTT（チモール混濁試験）やZTT（硫酸亜鉛混濁試験）が行われ，脳脊髄液に対しては金ゾル反応などが行われる。慢性肝疾患や多発性骨髄腫，化膿性髄膜炎などの診断に用いられる。

高次脳機能障害

事故による頭部損傷や，クモ膜下出血などの疾病による脳の器質的病変が原因で，記憶障害，注意障害，遂行機能障害，社会的行動障害などの認知障害を生じ，日常生活または社会生活に支障をきたした状態。

「注意力が散漫で，やる気がない」「何に対しても無関心になる」「感情のコントロールができない」など，巣部位や範囲により観察される症状は異なる。

公衆衛生（学）

公衆衛生（学）とは，「組織された地域社会の努力を通して，疾病を予防し，生命を延長し，身体的，精神的機能の増進を図る科学であり技術である」と定義されている（世界保健機関による）。具体的には，生活習慣病対策，感染症予防，食品衛生，母子保健，産業保健，疫学，疾病予防学など，一定集団の健康に関する分野の学問である。

抗腫瘍性抗生物質

抗生物質のうち，がん細胞の細胞膜を破壊したりDNAまたはRNAの複製や合成を阻害して，がん細胞の増殖を抑える薬剤。主に，アクチノマイシンD，エピルビシン，ドキソルビシンなどがある。

甲状腺

甲状軟骨の前方の内分泌器官と，左右両葉との間をつなぐ峡部から成る，Hの字の形をした単一の内分泌臓器。甲状腺ホルモンの合成・放出は，下垂体のTSH（甲状腺刺激ホルモン）によって支配されている。

甲状腺機能検査

主に甲状腺ホルモンの血中濃度を調べる検査。そのほか，アイソトープを用いた検査，超音波検査，CT検査，吸引細胞診を用いた検査などがある。

血液検査ではTSH（甲状腺刺激ホルモン），T_4，T_3，抗甲状腺マイクロゾーム抗体半定量（マイクロゾームテスト），抗サイログロブリン抗体半定量（サイロイドテスト）が一般に行われ，TSH，T_4，T_3の増減によって甲状腺機能亢進症や甲状腺機能低下症などが鑑別される。抗甲状腺マイクロゾーム抗体半定量や抗サイログロブリン抗体半定量では自己抗体を測定し，自己免疫疾患が鑑別され，アイソトープ検査では，ヨードが甲状腺のみに取り込まれるため甲状腺細胞のヨード摂取量を反映し，バセドウ病，慢性甲状腺炎，亜急性甲状腺炎が鑑別される。

ほかにテクネシウム，タリウムを用いるアイソトープ検査，超音波，CT検査，吸引細胞診などもあるが，これらは甲状腺腫瘍に対して行われる。

甲状腺機能亢進症

甲状腺のホルモン産生・分泌能が亢進し，甲状腺より過剰な甲状腺ホルモンが分泌され，甲状腺ホルモンが生理的上限を超え，体内の代謝状態が過度に亢進している状態をいう。原因として，バセドウ病が大部分を占め，プランマー病にも認められる。

甲状腺機能障害

甲状腺ホルモンの分泌バランスが崩れた状態のこと。**甲状腺機能亢進症**（主にバセドウ病）と**甲状腺機能低下症**とがある。なお，先天性あるいは生後まもなく発症すると，心身の発達遅滞が生じる（クレチン病）。

甲状腺機能亢進症は，発汗，頻脈，眼球突出，手指振戦などの特徴的身体症状とともに，不安，焦燥，い

らいら，注意散漫，気力低下，人格の尖鋭化などがみられ，ときに脅迫症状，恐怖症などを呈して，神経症と誤診されやすい。また，抑うつ気分が持続して，うつ病と診断されて治療が続けられることもある。

原因が甲状腺にあるものを一次性，下垂体にあるものを二次性，さらに視床下部にあると考えられるものを三次性と分類する。

甲状腺ホルモンの投与で改善される。

甲状腺機能低下症

甲状腺ホルモンの分泌量（活性）が不十分となり，身体の様々な機能（活動性）が低下する疾患。代謝内分泌疾患の一つ。甲状腺ないし下垂体や視床下部の障害によって甲状腺ホルモンの分泌が欠乏している場合と，末梢組織が甲状腺ホルモンに対する反応が低下している場合があるが，一般には甲状腺機能低下症は甲状腺ホルモン欠乏を示す。

甲状腺機能低下症はさらに，出生前に病因のある先天性甲状腺機能低下症（クレチン症）と出生後の何らかの原因により発症する後天性甲状腺機能低下症に分けられる。

甲状腺クリーゼ

甲状腺中毒症の原因となる未治療またはコントロール不良の甲状腺基礎疾患が存在し，これに何らかの強いストレスが加わったときに，甲状腺ホルモン作用過剰に対する生体の代償機構の破綻により複数臓器が機能不全に陥った結果，生命の危機に直面した緊急治療を要する病態をさす。

不穏やせん妄，痙攣などの中枢神経症状，38℃以上の発熱，頻脈（130回/分以上），心不全症状，嘔気・嘔吐，下痢などの消化器症状がみられる。

甲状腺刺激ホルモン（TSH）

甲状腺に働きかけて甲状腺のホルモン分泌を促進させるホルモン。脳下垂体前葉から分泌される。甲状腺ホルモンが少ない場合（甲状腺機能低下症）は分泌が多くなり，多い場合（甲状腺機能亢進症）は分泌が少なくなる。甲状腺刺激ホルモンの分泌は，間脳の視床下部から分泌される甲状腺刺激ホルモン放出ホルモン（TRH）によって調節される。

甲状腺疾患

甲状腺は頸部の前面にある蝶々のような形をした臓器で，甲状腺ホルモンを分泌し，全身の代謝速度を調節している。甲状腺疾患は大きく甲状腺機能亢進症と甲状腺機能低下症に分類でき，病因によって炎症と腫瘍に分類できる。

控除対象外消費税問題

現在，公共性の観点から保険診療では消費税が非課税となっているが，そのために医療機関が業者から設備・医薬品等を購入する際に支払う消費税が控除対象とならずに，全額が医療機関の負担（損税）となっている問題。

これまで消費税導入時と増税時の診療報酬改定で，控除対象外消費税分が診療報酬に上乗せされて補填されてきたが，医療者側はそれだけでは不十分だとして，保険診療への消費税課税，ゼロ税率導入などによる問題解決を求めている。

高診療密度病院群

DPC制度において「基礎係数」を設定する際の病院群は，大学病院本院群，高診療密度病院群，その他急性期病院群の3つに分類されている。

高診療密度病院群と認定されるためには，①診療密度，②医師研修の実施，③高度な医療技術の実施，④重症患者に対する診療の実施——等の要件を満たす必

要がある（大学病院本院以外の特定機能病院について
は，要件②は除外）。

更生医療

身体障害者に対して，社会的更生を援助するために
行うリハビリテーション医療。身体障害者福祉法で規
定されていたが，障害者自立支援法の制定により
（2006年4月施行），自立支援医療として一元化され
た。対象となるのは，視覚障害者，聴覚または平衡機
能障害者，音声または言語機能障害者，肢体不自由者，
心臓・腎臓または呼吸機能障害者など。〔→**自立支援
医療**〕

更生援護

身体障害者・知的障害者の自立と社会経済活動への
参加を促進するため，国や地方公共団体が行う援助と
必要な保護。

厚生科学審議会

疾病の予防と治療に関する研究，厚生労働省の所掌
の科学技術や公衆衛生等に関する重要事項について，
技術的な観点で審議する厚生労働大臣の諮問機関。2
つの分科会（感染症分科会と生活衛生適正化分科会），
30名以内の委員で構成される。

2001年の中央省庁再編に伴い，従来の厚生科学審議
会，公衆衛生審議会，生活環境審議会，中央環境衛生
適正化審議会が統合され，現在の厚生科学審議会にな
った。

抗精神病薬

向精神薬の一種で，幻覚，妄想，作為体験等の精神
病症状に対して抗精神作用をもつ薬。統合失調症，躁
病等の治療に用いられる薬で，①定型抗精神病薬，②
非定型抗精神病薬，③持効性抗精神病薬——の3タイ
プに分けられる。メジャートランキライザーとも呼ば
れる。

向精神薬

一般的に，主な薬理作用が中枢神経系に働いて精神
機能に影響を与える薬物の総称。保険診療では，「麻
薬及び向精神薬取締法」で規定された薬剤をいう。

一般的な分類として，①抗精神病薬：精神病性の精
神運動興奮や異常体験に対する鎮静作用をもち，強力
精神安定剤とも言われる，②抗不安薬：神経症性の不
安の改善作用をもち，穏和精神安定剤とも言われる，
③抗うつ薬：抑うつ気分の特異的な改善作用，④抗躁
薬，⑤精神刺激薬——などがある。

その他，睡眠薬や抗てんかん薬なども広義の向精神
薬に含まれる。

向精神薬多剤投与

向精神薬を1処方で多種類を投与すること。治療効
果は少ない種類の投与とあまり変わらずに，副作用の
リスクが高まることがある。

そこで，多種類の処方は，副作用リスクや薬物依存
の可能性等に十分配慮する必要性があるため，向精神
薬多剤投与に係る薬剤料，処方箋料の低減の規定が設
けられた。

厚生年金基金

老後の所得保障を充実させるため，厚生年金本体の
一部を国に代わって給付するとともに，独自の上乗せ
給付を行う制度。年金制度の体系において，基礎年
金，厚生年金に次ぐ3階部分として位置付けられる。

厚生年金保険

主として民間企業の被用者を対象とする公的年金制
度。1942年に労働者年金保険として創設，1944年に女
子や一般事務職も加えられて厚生年金保険と名称変
更，1986年から国民年金の基礎年金と厚生年金保険が

上乗せする報酬比例の年金という，現行の2階建ての
構成となった。

なお，年金制度改革関連法が2004年6月に成立。同
法の主な内容は，①厚生年金の保険料率を現行の
13.58％（労使折半）から段階的に引き上げて，2017
年度に18.30％にする，②厚生年金の給付水準はモデ
ル世帯で現役世代の平均所得の50％以上を確保する，
③基礎年金の国庫負担割合について現行の3分の1か
ら段階的に2分の1にまで引き上げる——等。

給付の種類には，老齢厚生年金，障害厚生年金，遺
族厚生年金などの年金給付と，障害手当金などの一時
金給付がある。

抗生物質

カビや細菌などの微生物によって産生され，他の微
生物の増殖を阻止・抑制する物質。1929年イギリスの
フレミングによるペニシリン発見に始まり，細菌への
作用をもつものや，現在では抗真菌作用，抗腫瘍作用，
免疫抑制作用をもつものも発見・使用されている。

薬剤としては，ペニシリン系，セフェム系，モノバ
クタム系，カルバペネム系，アミノ配糖体系など多く
の種類がある。現在は，微生物によって産生された物
質の化学構造などの解析を基に，抗生物質製剤を人工
的に合成することができるようになっている（合成抗
菌薬）。ニューキノロン系，サルファ剤などがある。

厚生労働省

厚生労働省設置法（1999年）によって設置された国
の行政機関。2001年1月の中央省庁再編に伴い，厚生
省と労働省が統合されて誕生した。

厚生労働大臣をトップに，厚生労働副大臣，厚生労
働大臣政務官という特別職，事務次官，厚生労働審議
官の職が設けられている。内部部局は大臣官房，医政
局，健康局，医薬食品局，労働基準局，職業安定局，
職業能力開発局，雇用均等・児童家庭局，社会・援護
局，老健局，保険局，年金局，政策統括官などで構成
されている。

外局としては中央労働委員会が置かれている。審議
会等としては，社会保障審議会，中央社会保険医療協
議会（中医協），厚生科学審議会，労働政策審議会，
医道審議会，社会保険審査会などがある。

厚生労働省の通知文

厚労省における所管の機関や，職員の執務上依拠
し，遵守しなければならない法令の解釈や運用方針を
示すもの。

例えば，「保発」は，保険局長名通知で，所管の法
令について，一般的な解釈を示したものであり，「保
医発」は，保険局医療課長名通知で，具体的な解釈を
示したものである。

高専賃 （こうせんちん）

高齢者専用賃貸住宅の略で，高齢者が円滑に入居し
安心できる賃貸住宅市場の整備を目的に2001年に施行
された「高齢者の居住の安定確保に関する法律」に基
づく住宅分類。

高齢者の住宅探しの支援をする目的で始まった「高
齢者円滑入居賃貸住宅登録制度」に基づき，一時金の
概算額，食事，入浴掃除等のサービス提供の有無等の
詳細な情報を指定機関に登録する。

高専賃には，高齢者が契約しやすい，住みやすい等
のメリットがある一方，一部では保証金，家賃が高い
等の問題もある。

光線力学療法

PDT（photodynamic therapy）。レーザー光を利用
した，早期肺がんに対する治療法。腫瘍細胞（組織）

に光感受性物質を取り込ませ，レーザー光を照射すると光化学反応が起きて活性酸素が生じる。その活性酸素によって腫瘍細胞（組織）が傷害を受け，消滅する。疼痛が少なく選択性があり，最近では非悪性疾患にも用いられてきている。

構造設備基準

医療法に規定される，構造設備に関する基準。政令や厚生労働省令で具体的事項（病室の床面積，病室に面する廊下の幅，療養病床に係る基準，病院等の施設基準の緩和事項など）が定められている。

梗塞（こうそく）

血管が詰まり，その部分の組織が壊死または壊死に近い状態に陥る病態。主な疾患としては，心筋梗塞，脳梗塞，肺梗塞などがある。

酵素抗体法

染色法の一つであり，抗原に対して酵素を標識した抗体を反応させ，酵素を発色させて光学顕微で観察する方法。主に用いられる酵素として，ペルオキシダーゼ，アルカリホスファターゼなどがある。他の物質を標識する方法として蛍光抗体法がある。

酵素補充療法

体内で不足している酵素を酵素製剤によって補い，症状の改善を図る治療法。主に，**ゴーシェ病**，**ライソゾーム病**，**ムコ多糖症**などで行われる。

例えばゴーシェ病の場合，酵素製剤（イミグルセラーゼ：商品名セレザイム）を1～2週間に1回，数時間かけて点滴静注する。これにより，作用機序としては，細胞外から細胞内そしてライソゾーム内に酵素が輸送されることで，ライソゾーム内に蓄積している物質の分解が促進される。ただし，根治療法ではないため，継続投与が必要とされる。

抗体医薬品

ヒトの免疫システムを活用し，体内に侵入・発生した異物や微生物（抗原）から細胞を守る抗体を人工的に製造・加工した医薬品。疾患原因となる特定の抗原だけに特異的に作用するため高い治療効果が期待でき，副作用も少ないという特徴がある。

抗体医薬品はモノクローナル抗体を主成分としており，遺伝子工学の手法を用いて生産される。日本では現在，関節リウマチやがんなどに対する10種類以上の抗体医薬品が販売されているほか，様々な病気に対する抗体医薬品の開発も進められている。

公知申請（こうちしんせい）

医薬品の「公知申請」とは，その有効性や安全性が医学薬学上"公知"であるとして，臨床試験の全部または一部を新たに実施することなく適応追加等の承認申請を行っても差し支えないとする仕組み。従来は，国が行う検討会議で公知申請が可能であると報告された適応外薬（医薬品としては薬事承認されているが，特定の効能・効果等については薬事承認されていないもの）は，公知申請の前に薬事・食品衛生審議会において事前評価が行われ，保険適用が認められるまでの間は評価療養の対象となっていた。

ドラッグ・ラグ解消の一つの方策として，中医協は2010年8月，薬食審の事前評価が終了した適応外薬は，薬事承認を待たずに保険適用とすることを承認。同月末には関係告示が改正され，この新ルールが開始された。

公的医療機関

都道府県，市町村，その他厚生労働大臣の定める者の開設する病院・診療所。厚生労働大臣の定める者とは，地方公共団体の組合，国民健康保険団体連合会，普通国民健康保険組合，日本赤十字社，恩賜財団済生会，厚生農業協同組合連合会，北海道社会事業協会。

公的医療機関は，一般の医療機関に常に期待できない業務，例えば採算・技術の面で難しい難病治療，救急医療，へき地医療，また医療関係者の養成など，いわゆる政策医療という分野を積極的に行い，それらを医療と一体的に運営することが求められている。

公的扶助

国や地方公共団体が，生活困窮者に対し，その経済力等を調査したうえで，最低限度の生活水準が保てるように不足分を援助する制度。社会保障の一部として，日本では生活保護制度がこれに該当する。

生活保護のうち，医療面では「医療扶助」制度がある。〔→医療扶助〕

後天性免疫不全症候群

→　エイズ（AIDS）

高度医療評価制度

厚生労働大臣が定める「評価療養」の一つであり，「高度医療」として認められることを条件に，未承認や適応外の医薬品・医療用機器を用いた診療が保険診療と併用できる制度。先進医療の一類型として2008年4月に創設された。薬事法上の承認申請等につながる科学的評価が可能なデータ収集の迅速化も図る。

厚生労働省医政局によって設けられた「高度医療評価会議」が高度医療の認定を行い，そのうえで保険局の先進医療専門家会議が承認するという2段階の流れを踏む。

喉頭（こうとう）

上方は咽頭，下方は気管の間にある。発声を行う器官で，呼吸作用，気道保護のために空気の通り道の広さを調節する。吸気時は声門が広がり，呼気時は狭くなる。

成人男性では外側を取り囲む軟骨部分が「アダムのリンゴ」（喉仏）として，首の腹側に隆起して見える。

喉頭癌

喉頭に発生する悪性腫瘍。耳鼻咽喉科領域の悪性腫瘍のなかでは上顎癌と並んで多い。男性に多く，50～60歳代に好発する。組織学的には扁平上皮癌が大部分で，発生部位により声門上癌，声門癌，声門下癌に分類される。

高度急性期

医療法改定による「地域における医療及び介護の総合的な確保を推進するための関係法律の整備等に関する法律」が2014年10月から施行され，病床機能報告制度が開始された。

病床機能報告制度では，病床を有する医療機関が，その病床が担っている医療機能の状況と今後の方向について，病棟単位で，①高度急性期機能，②急性期機能，③回復期機能，④慢性期機能——から選択・報告し，その情報を都道府県が把握・分析したうえで，地域医療構想を策定し，医療計画を新たに盛り込むこととなった。

高度急性期機能に該当すると考えられる病棟の例としては，①特定機能病院において，急性期の患者に対して診療密度が特に高い医療を提供する病棟，②救命救急病棟，③集中治療室，④ハイケアユニット，⑤新生児集中治療室，⑥新生児治療回復室，⑦小児集中治療室，⑧総合周産期集中治療室であって，急性期の患者に対して診療密度が特に高い医療を提供する病棟——が挙げられている。

高度救命救急センター

救命救急センターの機能に加え，広範囲熱傷，四肢

切断，急性中毒等の特殊疾患患者に常時対応できるスタッフと設備を整えた三次救急医療機関。〔→救急医療機関〕

高度難聴指導管理

人工内耳埋込術を行った患者，伝音性難聴で両耳の聴力レベルが60dB以上の患者，混合性難聴または感音性難聴の患者に対して行う指導。同管理料は，人工内耳埋込術の施設基準を満たし，5年以上の耳鼻咽喉科の診療経験をもつ常勤医師が配置された保険医療機関で，1カ月に1回を限度に算定できる。

口内炎

口の中や舌の粘膜に起きる炎症の総称。口腔粘膜全体の炎症，または歯肉炎・舌炎・口唇炎を除外した口腔粘膜の炎症のいずれの意味にも使われる。見た目から「カタル性口内炎」「アフタ性口内炎」「潰瘍性口内炎」に分類される。

公認心理師

2018年に誕生した心理職として初の国家資格。これまで心理職には約2万8800人の「臨床心理士」をはじめとする民間資格しかなかったが，2015年9月，国家資格を設ける「公認心理師法」が参院本会議で可決，成立し，2017年9月に施行された。

公認心理師は，公認心理師登録簿への登録を受け，公認心理師の名称を用いて，保健医療，福祉，教育その他の分野において，心理学に関する専門的知識及び技術をもって，①心理に関する支援を要する者の心理状態の観察，その結果の分析，②心理に関する支援を要する者に対する，その心理に関する相談及び助言，指導その他の援助，③心理に関する支援を要する者の関係者に対する相談及び助言，指導その他の援助，④心の健康に関する知識の普及を図るための教育及び情報の提供を行うことを業とする者をいう。医療分野では診療補助職とせず，心理的支援の対象者に主治医がいる場合に限り，医師の指示を受けることを義務付けた。

養成は，4年生大学と大学院で計6年間学んだ人が国家試験を受けるルートが基本となり，第1回国家試験は2018年9月に実施された。

更年期障害

月経閉止（閉経）を伴う更年期（生殖期から非生殖期への移行期）に起こる，原因疾患は見当たらないが様々な体調不良を訴える状態。

更年期の愁訴には，ほてり，発汗，肩こり，腰痛，頭痛，倦怠感，不眠，憂うつ，神経質，そのほか全身倦怠，胃腸障害などがある。おそらく，間脳，下垂体，性腺系の変調による内分泌や自律神経系の失調と考えられている。

治療はホルモン療法，鎮静剤，精神安定剤等による。心因性因子の強いときは精神療法も行う。

後発医薬品（ジェネリック医薬品）

既承認医薬品（先発品）と有効成分，用法・用量，効能・効果などが同等の医薬品。通常，先発品の再審査期間・特許期間経過後に承認される。先発品をもとに生産されるため，低コストに抑えられ，承認審査も簡素化される。

2002年4月の診療報酬改定では，処方せん料において後発医薬品を処方した場合に高点数（＋2点）となる誘導点数が，2006年度改定では処方せんに後発可とする医師の署名欄を設ける誘導策が導入された。さらに2008年度改定では，後発医薬品への変更不可の場合のみ医師が署名または記名・押印するよう処方せん様式が変更となり，後発医薬品を含む場合の評価（＋2

点）が廃止された。2010年度改定では，後発医薬品使用体制加算（入院基本料等加算）が新設され，出来高での算定において，後発医薬品採用の体制を整え，採用品目数割合が20％以上（2018年改定では60％以上）の医療機関で加算が算定できるようになった。

広汎性発達障害

社会性やコミュニケーション能力などの発達遅滞を特徴とする発達障害の総称。自閉症，アスペルガー症候群のほか，レット障害，小児期崩壊性障害，特定不能の広汎性発達障害を含む。

言葉や表情，身振りの理解などに問題があるコミュニケーションの障害，対人関係・社会性の障害，パターン化した行動や興味・関心の偏りやこだわりなどがみられる。

紅皮症

全身皮膚の潮紅と落屑を主症状とする皮膚病変で，多くの原因は先行疾患に基づく皮膚反応である。

公費負担医療

社会福祉と公衆衛生の向上発展のための施策で，国または地方公共団体が一般財源を基礎に医療に関する給付を行う制度。

社会福祉の分野では，生活保護法による医療扶助をはじめ，障害者自立支援法，母子保健法などによる医療給付がある。また，公衆衛生の分野では，感染症法などによる医療給付がある。

費用負担は，内容によって全額国庫負担（原爆医療等），全額公費負担（新感染症医療），保険優先（第1・第2類感染症医療，自立支援医療等）などの区別がある。また，国の特定疾患治療研究事業は国と都道府県が折半で負担してきたが，1998年から患者の自己負担が導入されている。

後方病床

急性期医療を経て状態は安定しているものの在宅医療に移行できない患者を受け入れるための療養病床。介護施設において，入居者の病状の急変があった場合に速やかに医療を提供する病床も該当する。

高度医療，救急医療等の限られた医療資源を円滑かつ有効に活用するためには，後方病床の役割も重要であり，また，いわゆる2025年問題では，人口の多い団塊世代の高齢化による後方病床の療養病床，介護病床不足も懸念されている。

硬膜

脳や脊髄を覆っている膜の一つ。脳や脊髄は3種類の膜（硬膜，くも膜，軟膜）によって保護されているが，硬膜はそのなかで一番外側にある膜である。他の2つの膜に比べて非常に厚く硬い膜なので硬膜と呼ばれ，脳や脊髄を外傷や感染から守っている。部位によって脳硬膜，脊髄硬膜と呼ばれることもある。

硬膜外血腫とは，外傷等によって頭蓋骨と硬膜の間に発生する血腫（血の塊）で，硬膜下血腫とは外傷等によって硬膜と脳の間に発生する血腫のことである。

硬膜外ブロック

硬膜外腔（硬膜と黄色靱帯の間のすき間）に麻酔薬を注入して脊髄神経を麻痺させ，疼痛を緩和させる麻酔。部位によって頸部硬膜外ブロック，胸部硬膜外ブロック，腰部硬膜外ブロック，仙骨部硬膜外ブロックと呼ばれる。脊椎麻酔と比べ限られた範囲の麻酔を行うことができる。リドカインなどの局所麻酔剤を10〜20mLほど用いるのが一般的。

硬膜外麻酔

脊髄神経が硬膜から外に出る部分の硬膜外腔に麻酔薬を注射し，脊髄神経を麻痺させ，その神経の支配す

る局所のみ知覚をなくす麻酔法。胸椎や腰椎においては脊髄神経，仙骨部においては仙骨神経や馬尾神経に麻酔をかける方法がある。

脊髄麻酔と作用が似ているが，利点は，頸部以下の任意の分節麻酔が得られること，持続硬膜外カテーテル留置によって長時間の麻酔が可能なこと，副作用としての血圧低下発現が緩徐で対処しやすいこと——などである。

欠点は，手技に習熟を要すること，脊椎一分節当たり1～2mL程度の大量の局所麻酔薬を要するため，誤ってくも膜下腔に注入されると全脊髄麻酔によって呼吸停止が発生すること，局所麻酔薬中毒が発生しやすいこと，麻酔効果の発現に時間を要すること，筋弛緩効果がやや不十分なこと——などである。

肛門

食物の残滓が最後に通る消化管の末端部。狭義には肛門管の外口部，肛門縁を指す。広義には肛門管を含めて肛門と呼ぶ。

公立学校共済組合

地方公務員等共済組合法に基づいて設立された共済組合で，公立学校の職員（公立大学病院職員も含む），都道府県教育委員会職員などを組合員として構成される。法別番号は「34」である。

効率性指数

DPCにおける機能評価係数Ⅱの一つ。平均在院日数の変動に伴う病棟業務量の増減について，患者の疾病構造の違いを補正した在院日数の相対値により評価する。

効率性指数＝全DPC/PDPS対象病院の平均在院日数÷当該医療機関の患者構成が，全DPC/PDPS対象病院と同じと仮定した場合の平均在院日数

公立病院改革プラン

総務省が2007年7月に発足させた公立病院改革懇談会は同年11月に「公立病院改革ガイドライン案」をまとめ，経営赤字の自治体病院を抱える都道府県が2008年度中に策定すべき公立病院改革プランの指針を明らかにした。

視点として①経営効率化，②再編・ネットワーク化，③経営形態の見直し——の3つを掲げ，改革プランの期間は①を3年間，②と③を5年間と定め，②と③については2013年度までの実現を促した。また，必ず設定すべき数値目標として，経常収支比率，職員給与費対医業収益比率，病床利用率を挙げている。特に，病床利用率が過去3年間連続で70％未満の病院には，病床数削減や診療所への転換等の抜本的な見直しを求めている。

総務省は，2014年3月に公立病院改革プラン実施状況等の調査結果（2013年度）をまとめた。それによると，2013年度の経常収支が黒字である公立病院の割合は46.4％，公立病院全体の経常収支比率は99.8％で，プラン策定前と比較して大幅に改善しているが，2012年度からは若干低下していた。

また，2015年3月，総務省は，地域の医療提供体制確保等の観点から，公立病院改革を推進するための「新公立病院改革ガイドライン」を策定した。

行旅病人及行旅死亡人取扱法

救護人のいない行旅病人（旅行中の行き倒れ）の救護，引取者のいない行旅死亡人の埋葬等について定めた法律。市町村がその事務処理を行い，救護等に要する費用は扶養義務者等の負担であるが，求償できない場合は都道府県や政令指定都市の負担となる。

なお，属地主義の考え方を基礎としているため，国籍を問わず入国管理法上の違法や不法の区別なく適用される。

抗リンパ球グロブリン

リンパ球に対する免疫グロブリンであり，選択的にリンパ球を破壊するため，主に免疫抑制剤として投与される（商品名：サイモグロブリン，ゼットブリン）。保険適用としては，再生不良性貧血，造血幹細胞移植の前治療，造血幹細胞移植後の急性移植片対宿主病，腎移植後の急性拒絶反応の治療などである。

DPCでは「手術・処置等2」に本剤が設定されている区分がある（2019年4月現在）。

高齢者医療制度

高齢者を対象にした医療制度。高齢化の進展に伴い，医療保険各保険者による老人保健拠出金が急増，各保険者の運営を圧迫してきたことから，2008年4月から新たな高齢者医療制度が実施されている（高齢者の医療の確保に関する法律）。

制度改革の柱は，65～74歳の前期高齢者の医療費に係る財政調整制度と75歳以上の後期高齢者を対象とした後期高齢者医療制度の創設である。

前期高齢者は従来の制度に加入し，国民健康保険や健保組合などの間で，加入者数に応じて財政調整が行われる。また，退職者医療制度は廃止された（ただし，経過措置として2014年度末まで65歳未満の退職者を対象に存続）。

後期高齢者医療制度では保険料の徴収は市町村が行い，財政運営は都道府県単位で市町村が加入する広域連合が行う。健保組合は，老人保健拠出金が廃止される代わりに，前期高齢者納付金，後期高齢者支援金，退職者給付拠出金を負担する。

高齢社会

高齢化率（65歳以上の高齢者人口の総人口に占める割合）が14％以上の社会。日本は1970年に高齢化率が7％を超え（高齢化社会），1994年に14.1％となって高齢社会を迎えた。その後も進展して2000年には17.3％，2007年には21.5％と，超高齢社会に突入した（高齢化率21％以上）。2010年には23.1％，2013年には25.1％となり，25％を超えた。2017年10月時点では27.7％に達している。

そのため，高齢社会対策基本法が1995年に制定され，就業・所得，健康・福祉，学習・社会参加など，各分野で高齢社会対策が推進されている。

高齢者虐待防止法

正式名称は，「高齢者虐待の防止，高齢者の養護者に対する支援等に関する法律」。2006年施行。①高齢者虐待の防止，②養護者に対する支援施策の促進，③高齢者の権利利益の擁護——を目的とする。

高齢者虐待とは，高齢者（65歳以上の者）に対する養護者による虐待および要介護施設従事者による虐待をいう。虐待の種類には，①身体的虐待，②心理的虐待，③介護・世話の放棄・放任，④性的虐待，⑤経済的虐待——がある。

高齢者の医療の確保に関する法律

高齢者医療法。旧老人保健法。2006年6月の健康保険法改正で名称が変更された。

医療費の適正化を推進するための計画の作成と評価，保険者による健康診査・健康指導の実施，前期高齢者に係る保険者間の費用負担の調整，後期高齢者医療制度の創設などが定められている。

高齢受給者

70歳以上75歳未満で，後期高齢者医療制度の適用を受けていない高齢者に適用される制度。高齢受給者証

が交付され，医療機関で受診する場合に被保険者証とともに窓口に提示する。

患者負担割合は2割（現役並み所得者は3割）。

誤嚥（ごえん）

食物や異物等がなんらかの理由で誤って喉頭と気管に入ってしまう状態。嚥下反射が障害されている，飲み込む力が弱い，食道を通過できない――といったことにより引き起こされる。誤嚥によってむせる・咳き込むといった症状が出るが，気道防御反射が低下しているとむせないことがあり，高齢者や脳卒中患者では唾液や胃液とともに細菌が入り込むことで誤嚥性肺炎が起こることも多い。

誤嚥性肺炎

嚥下機能障害のために唾液や食物，食道を逆流した胃液などと共に細菌を気道に誤って吸引することにより発症する肺炎のこと。寝たきりの高齢者などが高リスク患者となるが，食事中の誤嚥などに限らず，多くは睡眠中に唾液や異物が気管に入る不顕性誤嚥により誤嚥性肺炎を起こすといわれる。

発熱，喀痰，咳嗽，頻呼吸，頻脈や肺雑音が典型的な症状としてみられる。胸部X線撮影による肺炎像の確認と，37.5℃以上の発熱，白血球増加や炎症反応の亢進，喀痰などの気道症状の存在により診断される。

股関節（こかんせつ）

下肢と体躯を結ぶ関節。骨盤を構成する寛骨の寛骨臼と，大腿骨の骨頭から成る。

呼気一酸化炭素濃度測定器

呼気の中にどのくらいの一酸化炭素が含まれているかを測定する検査機器。一酸化炭素濃度はppmで表されるが，1日の喫煙本数と一致することが多い。

測定器にマウスピースを付け，そこから息を吹き込む。息を吸って10秒間くらい息を止め，その後ゆっくり20秒間くらいマウスピースから息を吹き込むのが一般的。

呼気ガス分析

呼吸機能を測定する検査。自転車のような器具を一定時間こぎ，運動時に体内に取り込まれる酸素の量（酸素摂取量）を測定する。持久力の程度がわかる。

呼吸器（系）

ガス交換を行う呼吸に関する器官の総称。呼吸器（系）に含まれる臓器は，鼻腔，咽頭（消化器にも属する），喉頭，気管，気管支，肺である。なお，皮膚も呼吸を行っているが，一般に呼吸器のなかには含まれない。

呼吸器リハビリテーション

呼吸器の病気による障害をもった患者に対して，呼吸機能を回復あるいは維持させるため，呼吸筋等を鍛えたり，正しい呼吸法を身に付けさせるリハビリテーション。口すぼめ・腹式呼吸の方法，痰の出し方などを指導する呼吸理学療法，エルゴメーター等による下肢運動，日常生活指導などを行う。

保険診療上では，2006年4月の診療報酬改定で疾患別リハビリテーションの一つとして新設された。対象となるのは，①肺炎，無気肺等の急性発症した呼吸疾患の患者，②肺腫瘍，胸部外傷等の呼吸器疾患またはその手術後の患者，③慢性閉塞性肺疾患，気管支喘息，人工呼吸管理下の患者，肺結核後遺症等の慢性呼吸疾患によって，一定程度以上の重症の呼吸困難や日常生活能力の低下をきたしている患者。

呼吸ケアチーム

呼吸ケアチームは，①人工呼吸器管理の安全性を高め，②人工呼吸器からの早期離脱を進め，③人工呼吸器関連肺炎の予防をサポートすることを目的に，チームとしての情報の共有・連携を行い，人工呼吸器の状態や患者の状態の確認，喀痰吸引や口腔ケアの実施，呼吸期リハビリテーションの適切な実施を進める。

チームの構成は，医師，看護師，臨床工学技士，理学療法士からなる。

これらの要件を満たした場合に，入院基本料の加算として算定できる。

呼吸心拍監視

呼吸や心拍（心臓の動き）などの生体機能を監視する装置。患者の胸に電極を貼り付けて，そこから発信する電気信号を受信先の機械で波形や数値に変換する。心電図，脈拍数，体温，血圧などのデータが受信先のモニター画面に表示されるのが一般的である。

呼吸抑制

舌根沈下に伴う換気不全，投与した医療用麻薬の副作用，筋弛緩薬の残存など麻酔中の合併症等によって，呼吸数や換気量が減少した状態。

呼吸抑制が生じた場合は処置をとることが必要で，舌根が沈下していれば気道確保，動脈血酸素分圧が低下していれば酸素吸入などを行う。

呼吸療法認定士

近時，呼吸療法が日常の治療手段の一つとして広く普及が望まれるとして，呼吸療法に精通した人材の養成を目的に創設された資格制度。日本胸部外科学会，日本呼吸器学会，日本麻酔科学会の3学会が合同で開始し（3学会合同呼吸療法認定士），1996年に第1回認定試験が実施されている。

看護師，准看護師，理学療法士，臨床工学技士のなかから，呼吸療法の目的・理論・治療の専門知識を習得した人材を認定する。2018年までで計5万186人の合格者を輩出している。

国際先端スーパー特区

2013年4月に産業競争力会議で提案された「アベノミクス戦略特区」の一つで，大都市圏で区域を限って法人税率を特別に大幅に引き下げ，外国人医師の診療行為も認める特区のこと。医療の規制緩和の一案として出された。

国際先端テスト

規制の必要性や合理性について，国際比較に基づいた検証を行うための制度。企業活動を縛る様々な規制や制度的障害について，国際比較をしたうえで，日本にしかない規制については撤廃しようとするもので，安倍政権の経済政策の一つとして，2013年に導入された。

医療関連では，国際先端テストの対象として，「体外診断用医薬品のスイッチOTC（一般用医薬品）化」等が指定された。

国際戦略総合特区

新たな主要産業を育成・振興して国内経済の国際競争力を高めるものとして設置された特区。実現可能性の高い先進的な取組みを行う区域に，国と地域の政策資源を集中させる「総合特区」の一つで，民主党政権が2011年に創設した。バイオ・ライフサイエンス，環境・次世代エネルギー，農林水産業等の事業革新や都市の魅力向上を目指すとしている。

コクサッキーウイルス

コクサッキーウイルス感染症（手足口病，ヘルパンギーナ，無菌性髄膜炎など）の原因ウイルスで，**エンテロウイルス**（または**腸管ウイルス**とも呼ばれる）の一種。

コクサッキーウイルス感染症は，夏から秋にかけて発病することが多い。潜伏期間は2〜4日で，幼児，小児に多くみられるが，成人にも発病する。軟口蓋および口蓋垂，口蓋弓，咽頭壁などの口峡部の粘膜に限局し，左右対称性にみられるのが特徴。

告示

行政機関が決定事項や事実について一般に周知させるため，法令，条例または規則に基づいて公示する形式の一つ。省庁舎の掲示板に掲示されたうえ，官報や公報に掲載される。

法令等に基づき法規的性質をもつものがある一方，単なる事実行為の周知を目的とし法規的性質をもたないものもある。

国保組合・国庫補助率

国保組合（国民健康保険組合）は公的医療保険の一つで，同種の事業・業務の従事者を組合員として地域ごとに組織される団体である。2016年時点で，組合数は164，被保険者数は286万人。

国が毎年約3000億円を補助して保険料の負担を軽くしていたが，2013年12月に成立した社会保障制度改革プログラム法でその減額が規定された。なかでも，医師国保など所得水準の高い国保組合（国保組合全体の平均所得は217万円だが，医師国保は644万円）に対する国庫補助率の引下げは検討課題で，厚労省は医師国保への補助率を，5年間かけて現行の32％から13％まで段階的に引き下げる方針。2015年の通常国会に法案が提出され可決された（持続可能な医療保険制度を構築するための国民健康保険法等の一部を改正する法律：2015年5月27日成立）。

国保無保険児童救済法

国民健康保険料を長期に滞納したため被保険者証を返還させられ無保険となっている世帯の中学生以下の子どもを対象に，有効期間6カ月の短期保険証を交付すること。2009年4月1日から施行された改正国保法に基づく措置。

国民医療費

1年間に医療機関での傷病治療に対して支払われた費用の推計総額。2018年度で約42兆円。医療費の範囲は傷病の治療費に限られ，診療報酬額，薬剤支給額，看護費・移送費（健康保険適用）など。正常分娩，健康診断，予防接種，義足・義眼等は除かれる。国民医療費は人口の高齢化や医療技術の進歩に伴って増大している。

国民皆保険制度

すべての国民がいずれかの医療保険の適用を受けられる医療保険体制。1959年に新・国民健康保険法が施行され，1961年に確立した。医療保険制度は，職域保険（被用者保険）と地域保険（国民健康保険）に大別され，すべての国民の加入をカバーしている。

国民健康保険

被用者保険に加入していない地域住民を対象にした医療保険。職域保険（被用者保険）に対し地域保険とも呼ばれ，職域保険の健康保険とともに医療保険制度の2大支柱を成している。

保険者は都道府県と市町村・特別区および国民健康保険組合となり，被保険者は世帯主・世帯員で本人・家族などの給付の区分はない。保険給付には，療養の給付，助産の給付，葬祭の給付などがある。

国民健康保険組合

国民健康保険の保険者の一つで，同種の事業や業務に従事する者300人以上で組織される法人。都道府県知事の認可を得て設立される。組合が定める区域内の市町村に居住する組合員とその家族が被保険者となる。業種としては，医師，歯科医師，薬剤師，食品販売業，土木建築業，理容美容業，浴場業，弁護士などがある。

国民健康保険団体連合会

国民健康保険法第83条に基づき，都道府県・市町村・特別区の保険者が共同して国民健康保険事業の目的を達成するために，全国の都道府県にそれぞれ1カ所設立している公法人。

主な事業は，診療報酬の審査・支払業務，国民健康保険に関する調査研究，保険者事務共同処理に関する事業，高額医療費共同事業，公費負担医療費・介護給付費の請求に関する審査・支払事務，介護保険事業の円滑な運営に資する事業——など。

国民健康保険中央会

国民健康保険事業と介護保険事業の健全な運営，普及・発展を図り，社会保障や国民保健の向上に寄与することを目的に設立された社団法人。全国47都道府県に設立されている国民健康保険団体連合会を会員として構成されている。

主な事業は，医療保険制度等の調査・研究，国民健康保険制度の改善に必要な事業推進，超高額医療費共同事業の実施，介護保険関係業務の国保連合会に対する支援，研修の企画立案・実施，機関紙・各種出版物の発行等の広報活動，レセプト電算処理システム等の研究開発，診療報酬審査支払制度の研究，国保連合会に審査請求のあった診療報酬明細書のうち高額なものについての特別審査——など。

国民健康保険被保険者資格証明書

災害その他の特別な事情がないにもかかわらず，保険料（税）納付を1年以上滞納した場合に，被保険者証を返還する代わりに交付される文書。2000年4月，運用的な扱いから義務的な扱いになった。

資格証明書を医療機関に提出することで保険診療を受けられるが，医療費はいったん全額負担となる。後日，保険者に特別療養費として自己負担分を請求できるが，この場合，保険料の滞納分に充当される。

国民年金

全国民共通の基礎年金を支給する公的年金制度。1961年に自営業者や農林漁業従事者などが加入する年金制度として発足し，国民皆年金が実現した。1986年の改正で，民間企業の被用者や公務員，専業主婦も加入することになり，全国民共通の年金制度となった。

年金制度のいわゆる1階部分を構成し，2階部分に厚生年金，各種共済年金が置かれる。

加入者は，20歳以上60歳未満の自営業者・農林漁業者とその家族が第1号被保険者，厚生年金・共済年金の加入者が第2号被保険者，第2号被保険者の被扶養配偶者（20歳以上60歳未満）が第3号被保険者とされる。給付には，老齢基礎年金，障害基礎年金，遺族基礎年金の3種類がある。

国民年金基金

国民年金の第1号被保険者を対象に，老齢基礎年金に上乗せして支給する制度。任意に加入できる。第1号被保険者の基礎年金には，厚生年金のような上乗せがないため，より安定した年金を保障するために設けられた。職業別の職能型基金と各都道府県別の地域型基金がある。

国民保健計算（NHA）

国民保健計算（NHA：National Health Accounts）とは，国内で保健医療に関連して支出された財・サービス購入のための全金額であり，その推計手法として

はOECDが開発した「国民保健計算の体系」（SHA：A System of Health Accounts）の手法が国際的に用いられている。NHAは，傷病の治療費に限定している日本の国民医療費とは異なり，正常分娩など医療保険対象外の予防・健康関連サービスのほか，医療制度の運営，設備投資等の費用を含む。

厚生労働省は，2009年3月13日の閣議決定に基づき，国際比較可能性を向上させるため，SHA手法に基づいた保健医療支出推計を医療費の公的統計とすることを検討する組織として「医療費統計の整備に関する検討会」を2010年4月に発足させた。

コクランレビュー

複数の臨床試験の結果を総括的に評価し，ヘルスケアの有効性に関する情報をまとめたレビュー。非営利団体コクラン（本部：イギリス）が，医療関係者や消費者に向け，合理的な意思決定に供することを目的として，インターネットなどから発信している。

コクランは，医師や研究者，患者，介護者などからなる，政府や製薬企業から独立した世界的なネットワーク（1992年設立）。同じ研究を網羅的に検索し，その結果を吟味して得られたエビデンスを収集・要約して，医療や診療の意思決定に役立てる活動を行ってきた。

国立高度専門医療研究センター

国立がん研究センター，国立循環器病研究センター，国立精神・神経医療研究センター，国立国際医療研究センター，国立成育医療研究センター，国立長寿医療研究センターという6独立行政法人によってセンター化されている医療機関の総称。いずれも研究所と病院を有する。

従来は厚生労働省直轄の「国立高度専門医療センター」と呼ばれていたが，「高度専門医療に関する研究等を行う独立行政法人に関する法律」（平成20年12月法律第93号）に基づき，2010年4月から非公務員型の独立行政法人による運営形態となっている。同法に，各センターの目的や業務範囲などが規定されている。

国立病院機構

厚生労働省所管の特定独立行政法人。2004年，国立病院，国立高度専門医療センター，国立療養所（国立ハンセン病療養所を除く）を引き継ぐかたちで発足した。

医療の提供，医療に関する調査及び研究ならびに技術者の研修等の業務を行うことにより，国民の健康に重大な影響のある疾病に関する医療その他の医療であって，国の医療政策として機構が担うべきものの向上を図り，もって公衆衛生の向上および増進に寄与することを目的とする（独立行政法人国立病院機構法第3条より）。

国立保健医療科学院

保健・医療・福祉に関係する職員などの教育訓練や研修，それらに関連する調査・研究等を行う機関。国立公衆衛生院，国立医療・病院管理研究所，国立感染症研究所・口腔科学部の一部を統合するかたちで，2002年4月1日に設置された。

心のケアチーム

心のケアチームとは，事故や災害等における被災者の精神的・心理的なケアを行うために現地へ派遣される，精神科医や保健師などから構成される医療スタッフチームのこと。一般的には，被災地行政からの派遣要請を受け，国が調整して現地へ派遣する。

東日本大震災では，岩手県・宮城県・福島県および仙台市からの要請を受け，厚生労働省が2011年3月13日から，国立精神・神経医療研究センターおよび各都道府県と派遣可能なチーム数や期間などを調整し，3月17日以降，被災地で支援活動を開始した。4月以降も，心のケアチームが各都道府県によって組織され，継続的に派遣された。

こころの健康基本法（仮称）

精神疾患対策に関する基本的な理念・事項等を定めるための法律で，現在，その制定が検討されている。同法の制定に向けては，超党派議員連盟が発足したほか，民間団体「こころの健康政策構想実現会議」が，厚生労働大臣へ提言書を提出するなどの活動を行っている。2012年12月の超党派議員連盟の設立会合では，精神保健医療福祉の総合化などを実現するために同法を早期に制定し，①一般医療との格差是正，②地域医療・チーム医療の推進——などを目指していく方向性が確認された。

コ・ジェネレーション

熱電供給。「コ」は共同，「ジェネレーション」は発生の意味で，一つの一次エネルギーから2つ以上のエネルギーを発生させる仕組みに対する名称。具体的には，燃料を用いて発電し，そのとき発生する熱エネルギー（排熱）を回収して冷暖房や給湯，蒸気などに利用する省エネルギーシステムを指す。近年，同システムを採用する医療機関が増えているとされる。

ガスエンジン，ガスタービン，ディーゼルエンジンなどの原動機による発電方法と，水素と酸素の化学反応による燃料電池による発電方法がある。

ゴーシェ病

グルコセレブロシダーゼ欠損による活性低下により肝臓，脾臓，骨などにグルコセレブロシドが蓄積してしまうグルコセレブロシド蓄積症。肝脾腫が特徴的であり，進行性である。ライソゾーム病，先天性代謝異常症，常染色体劣性遺伝に分類される。

5疾病5事業

2011年7月の社会保障審議会医療部会で，医療計画に定められている「4疾病5事業」の4疾病（がん，脳卒中，急性心筋梗塞，糖尿病）に，新たに「精神疾患」を加え，「5疾病5事業」とする方針がまとめられた。省令改正によって，2013年度以降の医療計画に盛り込まれている。

精神疾患は，うつ病や認知症の増加などによって年間患者数が392万人にのぼっており（2014年），定められている4疾病のいずれの患者数よりも多くなっている。この5疾病5事業については，各都道府県はそれぞれに必要となる医療機能を明らかにしたうえで，医療連携体制を構築し，数値目標を設定することが求められる。

個室ユニット型特養

特養（特別養護老人ホーム）とは，要介護1～5の認定を受けた高齢者（常に介護が必要な状態で，居宅において適切な介護を受けることが困難な65歳以上の者）を対象にした，社会福祉法人や地方自治体が運営する公的な介護施設のこと。

個室ユニット型特養とは，入居者の自立生活を保障する個室と，入所者同士がともに過ごす共同生活室で構成されるユニット（生活単位）で運営され，居宅に近い環境でケアを行うことが可能な特養を指す。

個人情報保護法

個人情報の保護に関する法律の略称。個人情報の取扱いに関して，国・地方公共団体の責務や個人情報取扱事業者の義務を定め，個人の権利利益を保護するために制定された法律（2005年4月施行）。個人情報の

数が5,000件を超える事業者に適用される。

医療機関における個人情報とは，診療録，処方せん，手術記録，看護記録，紹介状等，患者個人が識別できるものすべてを指し，1人の情報が1件とカウントされる。医療機関では，こうした個人情報について，①個人情報の扱い方について規則を策定し，院内掲示やホームページ等で公表し（**利用目的の特定義務**），②安全に管理し，漏えい，滅失または毀損の防止に努め（**安全確保の義務**），③本人の同意のない第三者への個人情報提供を原則禁止する（**第三者提供の禁止義務**）――必要がある。

なお，厚生労働省は「医療・介護関係事業者における個人情報の適切な取扱いのためのガイドライン」（2004年12月）を定めている。

護送患者

自力歩行が困難で，移動時に介助が必要な患者。担架や車椅子，ストレッチャーなどでの搬送を必要とする担送患者よりも軽度。

姑息的手術

根本的治療を目的としない手術のすべてを指す。姑息的とは「一時的な」という意味で，主に，患者の苦痛の軽減や，根治手術の前の一時的な症状改善などの目的で行われる。

骨塩定量検査

骨に含まれているミネラル（カルシウムやリンなど。骨塩と呼ばれる）の密度を測定する検査。骨粗鬆症の診断に用いられることが多い〔**→骨粗鬆症**〕。

密度が高いと骨の強度は高い。骨塩の密度は年齢とともに減少していくが，特に骨粗鬆症では，骨の密度が低くなることによって骨が脆くなり骨折しやすくなる。検査方法にはDEXA法，MD法，SEXA法，超音波法などがある〔**→MD法**〕。

国家公務員共済組合法

共済組合法の一つで，国家公務員とその被扶養者の病気，負傷，出産，災害，死亡などに関して給付を行うため，相互救済を目的に定められた法律。給付には，保険給付・休業給付・災害給付の短期給付と，退職給付・障害給付・遺族給付の長期給付がある。

国家公務員共済組合連合会

国家公務員の年金や福祉事業に関する業務を加入共済組合と共同で行うことを目的に，国家公務員共済組合法に基づいて設立された法人。20共済組合が加入している。

主に，年金等長期給付事業，医療施設・宿泊施設・保健施設の運営などの福祉事業を行っている。

国家公務員災害補償法

国家公務員の一般職員が公務上の災害（負傷，疾病，障害，死亡）や通勤による災害を受けた場合の補償に関して，1951年に制定された法律。補償の種類には，療養補償，休業補償，傷病補償年金，障害補償，介護補償，遺族補償，葬祭補償がある。

国家公務員特定共済組合

国家公務員の特例退職被保険者，特例退職組合員及び特例退職加入者による共済組合。法別番号は「72」となる。

国家戦略特別区域法

国が定めた「国家戦略特別区域」において，法で定めた「特定事業」を行うことにより，国際的な産業競争力の強化，経済活動の拠点形成に関する施策の総合的・集中的な推進と経済活動の構造改革，地域活性化を図ることを目的に制定された法律。医療法や医薬品医療機器等法などに関わる規制の特例措置も定められ

ている。

国家戦略特区

アベノミクスの成長戦略の柱として，規制緩和や税制優遇などを実施する特区。東京・大阪・愛知の三大都市圏を中心に推進し，ヒト・モノ・カネを呼び込み，「世界で一番ビジネスをしやすい環境を作る」としている。

国家戦略特区の柱は，外資誘致および公共インフラの民間開放。外資誘致策としては，①法人税引下げ，②先進医療の保険外併用診療の範囲拡大や外国人医師の受入れ，③海外のトップクラス学校の誘致，④カジノなど統合型リゾートの設置――などが挙げられる。公共インフラの民間開放策としては，有料道路や公立学校等の施設運営を民間に任せる仕組みを普及させることが検討されている。

国境なき医師団

MSF（Medecins Sans Frontieres）。中立・独立・公平な立場で医療・人道援助活動を行う民間・非営利の国際団体。緊急性の高い医療ニーズに応えることを目的とし，アフリカ・アジア・南米などの途上国で，紛争や自然災害の被害者や貧困などさまざまな理由で保健医療サービスを受けられない人々を対象に援助活動を行っている。

骨棘（こっきょく）

元来の構造から骨の一部が物理的要因によって異常に伸びたもので，骨関節の老化の一形態。

骨切り術

関節症や先天性奇形，骨折後の変性治癒等によって機能障害や整容上の問題が起こっている症例に対し，骨を切断して角度を変えたりずらしたりして，正常な機能や正常な形に戻す術式。

骨切り術を行った部分は骨折状態と同様なため，骨癒合が起こるまで内固定や外固定が必要となる。よく行われるものとしては，大腿骨骨頭壊死症や先天性股関節脱臼に対する大腿骨骨切り術や骨盤骨切り術，変形性膝関節症に対する脛骨高位骨切り術などがある。

骨結核

結核菌に感染し，骨に発病した状態。結核には好発部位（発症しやすい部位）があり，多くは肺や胃腸に発症するが，骨結核はそこからの血行（血液の流れ）感染で発症することが多い。症状は他の臓器結核と同じく全身倦怠や微熱，食欲減退などが続く。

骨結核の半数以上が脊椎に発症し，脊椎を溶解する（**脊椎カリエス**）。また，膿瘍を形成し，骨膜を破って皮下膿瘍を形成する。通常の膿瘍と違い炎症がないので冷膿瘍と呼ばれる。治療は安静や投薬が基本だが，冷膿瘍や脊椎カリエスに対しては病巣を直接取り除く手術を行う。

骨髄（こつずい）

骨の内部にある腔（髄腔）と，骨端で網状に交錯する薄い骨板（海綿質）の小腔の中にあるもの。新生児では，骨髄のほとんどは赤血球，白血球，血小板などの血球成分の元となる細胞から成り，年を経るに従って脂肪に置き換わっていく。椎骨，骨盤，胸骨などの骨の骨髄は，年をとっても比較的血球の元になる細胞が残っている。

脂肪組織で満たされた骨髄を黄色骨髄と呼び，長骨の骨端・短骨・扁平骨の海綿質では造血が行われていて赤く見えるので，赤色骨髄と名付けられている。

一般に骨髄や末梢血幹細胞の同種移植を指すが，近年，同種移植に替わる方法として臍帯血移植が行われる。

骨髄移植

腰の骨などから骨髄を採取し，白血病，再生不良性貧血，先天性免疫不全症などの血液難病の患者に移植する治療法。血液を造るもとになる造血幹細胞を移植するので，**造血幹細胞移植**とも呼ぶ。

骨髄移植ができるかどうかは，ドナーとレシピエントの白血球型（HLA）が合致している必要がある。兄弟親戚に合致者がいない場合は，骨髄バンクに登録している者のなかから探すことになる。骨髄提供者の違いによって，同系骨髄移植（HLAが完全に一致する），同種骨髄移植（HLAが一致する），自家骨髄移植（あらかじめ採取しておいた患者自身の骨髄を移植する）に分かれる。

骨髄炎

骨髄だけでなく骨質，骨膜も含めた骨の化膿性炎症である。原因は血行性が最も多く上気道，尿路などの感染に続発する菌血症が原因であり，10〜20歳の成長期に多い。ほかに隣接する化膿巣からの波及，開放性骨折による場合がある。起炎菌は黄色ブドウ球菌が最も多く，連鎖球菌，肺炎菌，日和見感染を起こす緑膿菌，クレブシエラ，バクテロイデス，最近問題になっている耐性ブドウ球菌などがある。

骨髄穿刺

骨髄に穿刺針を刺入して骨髄組織を採取すること。通常，胸骨か腸骨で行い，貧血，白血病，出血性素因などの血液疾患の診断や鑑別，およびがんの骨転移，骨髄腫瘍など，骨髄に変化を起こす疾患を診断するために行われる。

胸骨穿刺は患者の不安感が大きいが，手技は比較的容易とされる。一方，腸骨穿刺は操作が患者の視野に入らず不安感は少ないが，骨皮質が厚くて硬いため困難な場合がある。

骨髄バンク

骨髄提供者を募ってその白血球型（HLA）を登録し，血液難病の患者に組織適合した骨髄を提供して，骨髄移植を推進する公的事業。厚生労働省の主導のもと，財団法人骨髄移植推進財団が主体となって，日本赤十字社や都道府県等の協力により行われている。

骨髄抑制

赤血球・白血球・血小板などを産生する骨髄が何らかの原因で障害され，それら血球成分が減少する状態のこと。主に抗がん剤の副作用として起きるが，それは，骨髄など特に細胞分裂の活発な組織が抗がん剤の影響を受けやすいからである。

その他，放射線治療やある種の薬剤でも起こることがある。

骨折固定帯

肋骨骨折など手術やギプスで固定しない骨折部位を固定するバンドの総称。バストバンドやクラビクルバンドなどがある。

骨折整復術

骨折した部位を元の状態に戻すこと。骨折の程度が軽い場合は副木などを骨折部位に固定するだけでよいが，程度がひどく，ずれが大きい場合は，骨を元の位置に戻すことによって治癒を促す。

骨折整復術には，非観血的整復術と観血的整復術の2種類がある。非観血的整復術は骨折部位を切り開かずに，皮膚の上から手を使って骨折部位を元の位置に戻す方法。観血的整復術は，骨折部位を切り開き，骨折部位をピンやボルト，プレートといった金属材料で固定し，元の状態に戻す手術法。

骨粗鬆症 （こつそしょうしょう）

骨組織の新陳代謝のバランスが狂って，骨塩の減少が病的に亢進した状態（**オステオポローシス，骨多孔症**）。高齢の女性に多い。

血液中のカルシウムは，筋肉の収縮，神経の伝達，細胞の分裂，ホルモンの分泌など全身の生命活動に直接関わる重大なものとして，骨を犠牲にしてもその濃度を厳密に維持している。すなわち骨粗鬆症は単に骨だけの病気だけでなく，体内のカルシウム分布異常を示す指標と考えられる。治療にはカルシウムなどの栄養剤や薬剤を使うが，日常生活で牛乳や小魚などカルシウム豊富な食品を積極的に摂ること，軽い運動をすることも大切である。

骨盤

腰にあって脊椎と大腿骨を結ぶ，大きな器のような形をした骨。実際には腸骨，恥骨，坐骨という3種類の集合体であり，背中側で仙骨とつながっている。

骨盤は，起立時や歩行時などで脊椎とともに体を支えたり，腸管などの下腹部臓器を下から支えるという重要な働きをしている。また，骨盤の周囲にはいくつかの重要な血管や神経があるため，骨盤の骨折は命に関わることもある。

コッヘル

外科手術用の止血鉗子。先端部分が弯曲した曲型と真っ直ぐな直型，また，先端部分に滑り止めの鉤のある有鉤型と，鉤のない無鉤型がある。類似したものとしてペアン止血鉗子がある。

骨膜

関節軟骨を除いて，骨の表面を覆う線維性結合組織の膜。外層と内層に分けられる。

骨膜には血管，神経の分布があり，骨の新生などに必要なものである。発育中の骨では骨膜で骨の付加成長が行われる。骨折などを起こすと，骨芽細胞が内層に出現し障害を修復する。

固定術

骨折に対して，骨折部をよい位置で安定させ保持する術式。種類として内固定と外固定がある。

前者は，観血的手術で整復し，鋼線，ワイヤー，プレート，螺子，釘，ピンといった金属製のものを使用し骨折部を内側から固定する。後者は，非観血的に骨折を整復した後，副木やギプスを用いて外側から固定を行う。また，足関節捻挫や膝関節靱帯損傷などに行う絆創膏固定といった方法も外固定の一種である。

固定比率

固定資産と自己資本とを比較したもので，固定資産に投資した資金が返済義務のない自己資本でどれだけまかなわれているかを見るための指標。

コーディングデータ

DPC/PDPSにおける，診療行為の内容がわかる情報。2008年の中医協で，DPCレセプトの提出時に，包括評価部分の診療行為の内容がわかる情報も添付することが義務づけられ，2009年1月診療分のレセプトから適用された。電子媒体で提出する。

主な項目は，実施年月日，診療識別コード，レセプト電算処理システム用コード，使用量，数量データ，回数——など。

コードホワイト

不審者や暴力等に対する緊急対応の呼びかけの暗号で，男性職員に向けた非常招集を意味する。

こども保険

子育て支援の財源として，自民党の若手議員らが提言している新たな「全世代型社会保険」。

構想では，こども保険の保険料率は当面0.2％（事業主0.1％，勤労者0.1％）として厚生年金保険料に付加して徴収する。国民年金加入者には月160円を増額する。財源規模は約3400億円となる見込み。未就学児の児童手当の拡充や保育所の整備などに活用し，その後，保険料引上げにより，就学前の幼児教育，保育の無償化を目指す。

こども保険は，政府の経済財政運営の指針「骨太方針2017」に盛り込まれた。

ゴナドトロピン

性腺刺激ホルモンの総称。性腺（精巣や卵巣）に働いて，それらの機能の調節や維持を行う。ゴナドトロピンは，脳下垂体前葉から分泌される卵胞刺激ホルモン（FSH）と黄体化ホルモン（LH），胎盤絨毛から分泌される絨毛性ゴナドトロピン（HCG）の3種類に分かれる。

個別看護方式

1人の患者の入院から退院までの看護を，1人の看護師が一貫して行う方式。プライマリナーシング。

個別指導

保険医や保険医療機関等に対して行われる指導の一形態。指導が必要と思われる保険医療機関等に対し，地方厚生局等が個別に面接懇談方式で行うもので，正当な理由なく拒むことはできない。指導当日には，診療録，画像診断フィルム，看護記録等の診療に関する記録を用意する。〔→指導〕

鼓膜

外耳道と鼓室を分ける直径約1cmの真珠様の白く薄い膜。外耳道から伝わった空気の振動を増幅して，内耳に伝える役割をもつ。

鼓膜には3つの耳小骨がつながっており，ツチ骨とキヌタ骨は鼓膜での振動を拡大しアブミ骨に伝える働きをもつ〔→耳小骨〕。

コミュニティカー

町の中心から外れた小規模な集落単位で移動手段を確保するために使用する車（またはその仕組み）。シルバーサービス振興会の調査研究事業報告書のなかで，要介護高齢者の移動手段確保の解決策として紹介されている。具体的には，①自治体が小型車両を購入し，各集落に無償提供する，②各集落が独自に運行範囲や運行時間帯を決定し，運営管理を行う，③集落の住民が交互に運転を担当し，運転手の確保が難しい場合は他地域のボランティアやタクシー事業者を活用する──などの案が示されている。

コメディカル

医療機関に勤務する医師以外の医療従事者の総称。看護師，助産師，薬剤師，臨床検査技師，理学療法士，診療放射線技師など。和製英語で，英語圏ではパラメディック（paramedic）またはパラメディカルスタッフ（paramedical staff）と呼ばれる。

日本癌治療学会では，同学会の発表や関連出版物において「コメディカル」の用語の使用を自粛し，医療専門職の名称を使用する方針を打ち出した。同学会では使用自粛の理由として，①意味する職種の範囲が不明確，②comedy（喜劇）の形容詞（comedical）と解釈される場合があり，表現として不適切，③医師との上下関係を暗示させ，すべての医療従事者が対等に業務を行う「チーム医療」の精神に反する──ことなどを挙げている。

雇用保険制度

労働者が失業した場合に必要な保険給付を行い，雇用機会の増大・改善など労働者の福祉の増進を図る制度。1975年に従来の失業保険制度を受け継いだ。保険者は政府で，公務員を除き全産業の雇用労働者を対象としている。

主な事業は，各種の失業給付と雇用安定・能力開発・雇用福祉の3事業である。

コリンエステラーゼ

肝臓から産生される酵素（ChE）であり，血液生化学検査における肝機能検査の一つに位置付けられている。ChEの数値が標準値より高い場合は，ネフローゼ症候群や糖尿病，甲状腺機能亢進症などの疑いがある。低い場合は，肝硬変，肝炎，肝臓がんなどの疑いがある。一般的に，女性は男性よりやや低値を示し，月経時や妊娠時には減少する。

五類感染症

感染症法に定める感染症の分類の一つ。国が感染症発生動向調査を行い，必要な情報を国民や医療関係者に提供・公開することで，発生・拡大を防止すべき感染症。2018年現在，49疾患が定められている。このうち，アメーバ赤痢，ウイルス性肝炎（E型肝炎，A型肝炎を除く），クロイツフェルト・ヤコブ病，破傷風，風しん，百日咳，急性弛緩性麻痺などの24疾患は全数把握対象であり，全医療機関を対象に全数の届出義務がある。

一方，RSウイルス感染症，咽頭結膜熱，A群溶血性レンサ球菌咽頭炎，感染性胃腸炎，水痘，手足口病，伝染性紅斑，突発性発しん，百日咳，インフルエンザ（鳥インフルエンザ・新型インフルエンザ等感染症を除く），急性出血性結膜炎，性器クラミジア感染症，クラミジア肺炎（オウム病を除く），ペニシリン耐性肺炎球菌感染症，マイコプラズマ肺炎などの26疾患は，定点把握対象として，指定届出医療機関に限り発生状況の届出義務がある。

コルチゾール

副腎から分泌される副腎皮質刺激ホルモンの一つ（グルココルチコイド）。生命維持に不可欠なホルモンで，ヒドロコルチゾンとも呼ばれる。主に，脂肪代謝や血圧保持，免疫抑制に関与する。

コルチゾールの検査は，副腎皮質や下垂体，視床下部の異常が疑われる場合などに行われる。

ゴールドプラン

高齢者保健福祉推進10カ年戦略。高齢化社会を迎え，高齢者の保健福祉制度の整備を推進するため，1989年に1999年度達成を目標に策定された施策。

在宅福祉推進10カ年事業，寝たきり老人ゼロ作戦，施設対策推進10カ年事業などが重点目標に掲げられ，在宅福祉推進事業として，ホームヘルプサービス，デイサービス，ショートステイのいわゆる"在宅3本柱"が初めて登場した。1995年度から，「新ゴールドプラン」に引き継がれた。

ゴールドプラン21

新ゴールドプランの終了後，2000年度から5カ年計画で進められた高齢者保健福祉施策。

介護保険制度の基盤整備を進めるため，ホームヘルパーの人材確保・研修強化や介護関連施設の拡充などの介護サービス基盤の整備，グループホームの整備など認知症高齢者支援対策の推進，「ヤング・オールド作戦」として高齢者の生きがい作りや介護予防対策──などの施策を掲げた。

コールトリアージ

119番通報時において，指令室で患者の状況を聞き取り緊急度・重症度を識別することを「コールトリアージ」と呼ぶ。これに対し，現場で救急隊が状態を見

て判別することを「フィールドトリアージ」と呼ぶ。

コンビニ受診の増大など救急車の適正利用が求められているなか，消防庁などでコールトリアージの実用化に向けた検討が進められているが，緊急度・重症度の高い傷病者を低いものと誤認するリスク（アンダートリアージ）が常につきまとうと指摘されており，その極小化が課題とされる。コールトリアージを導入している消防本部はほとんどないが，フィールドトリアージは横浜市や東京都が試行している。

コルポスコープ

子宮腟部，腟，外陰などを拡大観察することで，病変部位を識別するための機器（**腟拡大鏡**）。双眼式と単眼式があり，肉眼的には観察できないような初期がんや前がん病変などを診断できる。

異常所見としては白斑，モザイク，紅斑点，角化上皮，異常血管などがあり，生検部位を決定するのに有効である。不要な生検，円錐切除（診断・治療のために，外子宮口を中心とした頸部組織を円錐状に切除すること）を減らすことができる。

コルポスコピー

腟拡大鏡を用いて子宮腟部を観察する検査。通常，頸部細胞診による疑陽性以上（クラスⅢ以上）の症例で施行される。子宮頸部（腟部）病変に対しては，コルポスコープで病変の質的診断を行うとともに，酢酸処理をすることによって病変部と健常部を識別する観察方法がとられる。

コレステロール

体内に存在する脂質であり，細胞膜や神経，ホルモン合成などに関わる物質。主に血液中の蛋白質などと結合して水溶性のリポ蛋白として存在し，全身の隅々に運ばれる。主に，**HDLコレステロール**と**LDLコレステロール**の2種類がある。

HDL-C（high density lipoprotein cholesterol）とは，高比重リポ蛋白として血中に存在し，一般に「善玉コレステロール」と呼ばれる。体内の組織から余ったコレステロールを再び肝臓に戻し，胆汁やホルモン，LDL-Cとして再利用できるような役割を果たす。

LDL-C（low density lipoprotein cholesterol）とは，低比重リポ蛋白として血中に存在し，一般的に「悪玉コレステロール」と呼ばれている。主にコレステロールを様々な細胞に運ぶときの形態で，肝臓から体内で必要とする箇所に運ぶ役割を担っている。極度に不足するとビタミンの吸収が損なわれたり，神経や網膜などに異常をきたしたりする場合がある。また，必要以上にあるとリポ蛋白が過剰となり，メタボリックシンドロームの代表である肥満体型となる。

コレラ

コレラ菌の経口感染による腸管感染症。汚染された飲食物を経口的に摂取し感染するが，胃酸によってその大部分が死滅し，発症に至らない場合もある。

発症すると，急激な水様性下痢を呈し，重症例では「米のとぎ汁様」の白色の水様便を大量に排泄する。嘔吐はあるが，通常腹痛は伴わない。大量の下痢便の排泄による脱水症状，または低カリウム血症による腓腹筋（または大腿筋）の痙攣が起きる。

抗生剤投与は，菌を排泄させ，下痢の期間を短縮させる。

混合介護

介護保険で認められたサービスと，保険外のサービスを組み合わせて提供すること。

厚労省は混合介護を認めていたが，サービスの境目がわからない高齢者が高額な請求をされる恐れがある

として，同時一体的な提供を禁止した。

しかし，公正取引委員会は2016年に，こうした状況を事実上の「規制」だとして，規制緩和による混合介護の弾力化を提言。

これを受けて，2018年9月に厚労省は混合介護に関する指針を初めて策定し，都道府県に通知した。通知は，介護サービスの前後や途中に保険外サービスを組み合わせて提供可能と明示するなどしている。

混合診療

同一医療機関，同一患者に対する同一疾患治療において保険診療と保険外診療（自由診療）が混在すること。原則として禁止されているが，明文化されたものではない。公認された混合診療とも言うべき「特定療養費制度」が1984年に導入された際に，特定療養費以外の混合診療は認めないとする反対解釈によって禁止とされる。

2006年10月，特定療養費制度は廃止され，保険外併用療養費が導入された。〔→**保険外併用療養費**〕

昏睡（こんすい）

意識障害の一つで，外部からの刺激が加えられても，脊髄反射以外の反応がない状態。意識障害のなかでは最も重症とされ，痛み刺激に対しまったく反応しない状態のことを「深昏睡」と呼ぶ。

コンタクトレンズ検査料

コンタクトレンズを初めて装用する者や，すでに装用している者のコンタクトレンズ処方せんを発行する際に行う眼科学的検査の包括点数。

根治手術

疾病に対して根本的な治療として行う手術。機能的または解剖学的に病巣を取り除き，あるいは修復して，疾患から解放することを目指す。

必ずしも完治を意味せず，最善の方法とも限らない。例えば，子宮内膜症の根治手術は子宮全摘と両側卵巣摘出だが，出産できなくなることや，閉経後の自然治癒も期待できることから，その適応には患者の意向を汲み，十分な検討が必要となる。

コンパートメント症候群

骨折や打撲等の外傷等が原因による筋肉組織等の腫脹によりコンパートメントの内圧が上昇して循環不全が生じ，壊死，神経麻痺が起こる病気のこと。筋区画症候群。多くの筋がある前腕，下腿，大腿で発症しやすく，強い疼痛，圧痛等がみられる。

コンパートメントとは，複数の筋肉がある部位において，いくつかの筋ごとに骨，筋膜等で囲まれている区画のこと。

コンパニオン診断薬

特定の医薬品の有効性や安全性を高めるために，使用対象患者に該当するかどうかを予め検査する目的で使用される診断薬。

日本では2013年に分子標的治療薬の効果判定に特化したコンパニオン診断薬が定義され，承認されており，例えばALK阻害剤（アレクチニブ塩酸塩）の非小細胞肺癌患者への適応を判定するため，患者がALK融合遺伝子陽性かどうかの検査に用いる診断薬などが該当する。

コンビニ検診

一般財団法人愛知診断治療技術振興財団が開発した検診システム（「コンビニ検診」は登録商標）。コンビニエンスストア内に設置された端末機などから検診を申し込み，送られてきた問診票と採取キットに記入・採取して財団に返送すると，検査結果が郵送されてくる健康診断サービス。

コンピューター支援診断

コンピューター画像解析に基づき，診断に役立つ情報をコンピューター側が提示することで医師による診断の正確度を向上させ，加えて診断の効率を向上させることも目的としたシステムのこと（computer-aided diagnosis：CAD）。近年，CADシステムの研究・開発が進んでいる。

大きな特徴として，①コンピューターで自動検出された病巣の候補位置をモニター上に示すこと，②病巣の良性・悪性の鑑別に必要な情報を提示すること——が挙げられる。医師は，この2つの情報を活用して読影精度と速度を向上させることが可能となる。

コンピューター断層撮影

CTスキャン。エックス線管球と検出器を対向させ，管球を回転させて撮影することにより，身体の中を通過してきたX線の量を検出器に感知させ，それをコンピューターによって画像に再構成する方法。

通常のX線撮影と同様に，病巣や血管内腔を描出するために造影剤を血管内に注入することもある。

コンピューテッド・ラジオグラフィー

CR法。フィルムの代わりに蛍光画像板（イメージングプレート）を用いて，画像をレーザー光でなぞりデジタル記号に変換し，コンピューター処理を行って見やすい画像に表現する方法。

利点は，①画像処理によって診断のしやすい画像が構成できる，②撮影条件の寛容度が広く，常に良質の画像が構成できる，③照射エックス線量の減少が可能であること——などである。

コンプライアンス

医療分野では，保健医療従事者が患者の治療や健康維持のために必要かつ有効であるとして勧めた指示（通院，服薬，食事，運動，仕事などに関する指示やアドバイス）に患者が応じ，それを順守しようとすること。逆に順守しないことをノンコンプライアンスと呼ぶ。ノンコンプライアンスが従事者の治療努力を無にすることが少なくない。

混乱・錯乱状態スケール（NEECHAM）

せん妄症状のアセスメントに使用される判断指標の1つ。「認知・情報処理機能」「行動」「生理学的コントロール」のカテゴリー下に3つずつ項目があり，観察や測定に基づいて点数を付ける。通常のケアで行われる言語的・非言語的コミュニケーションや，酸素飽和度を含むバイタルサインによって測定できることが特徴。

点数別に，正常から中程度〜重度の混乱・錯乱状態まで4つの段階の評価に分かれており，評価内容に応じて具体的なケア方法を立案し実施，評価を継続して支援が行われる。

さ

在院患者数（在院患者延数）

毎日24時現在に在院していた患者の合計（延べ数）。

一般的には，在院中に外泊していた場合も患者数として計上する。入院してその日のうちに退院あるいは死亡した者は計上しない。

災害医療

医療法で定められた「救急医療等確保事業」で指定されている医療。災害拠点病院，災害派遣医療チーム（DMAT），救護班などが取り組む。災害時に被災地へ出動して迅速に救命医療を提供し，避難所等で診療活動を行い，被災しても医療提供を引き続き維持し被災地での医療提供の拠点となり，核兵器，生物兵器，化学兵器等によるテロ等特殊な災害に対しても医療支援を行うものとされている。

災害共済給付制度

独立行政法人日本スポーツ振興センターと学校の設置者（公立の場合は教育委員会，私立の場合は法人の理事長等）との契約により，学校（保育所）の管理下における児童，生徒，学生，幼児の災害に対して，災害共済給付を行う制度。

災害拠点病院

災害時における患者受入機能，水・医薬品・医療機器の備蓄機能が強化され，応急用資機材の貸出し等によって地域の医療施設を支援する機能等を有する病院のこと。「災害時における初期救急医療体制の充実強化について」（平成8年5月10日健政発第451号通知），厚生労働省防災業務計画（平成13年2月14日厚生労働省発総第11号制定）等に基づき，各都道府県が災害拠点病院を選定または設置することとされている。

具体的には，24時間の緊急対応，災害発生時に被災地内の傷病者等の受入れおよび搬出を行うことが可能な体制，災害発生時における消防機関（緊急消防援助隊）と連携した医療救護班の派遣体制（DMAT等），耐震構造などが要件となっている。

基幹災害拠点病院と地域災害拠点病院という2つの類型があり，前者は原則として各都道府県に1カ所の設置，後者は原則として二次医療圏に1カ所の設置が求められている。1996年から整備が開始され，2015年4月1日現在で計694病院が指定されている。

災害支援ナース

被災者に適切な医療・看護が提供できるよう，トリアージや応急処置，心のケアなど災害支援に関連する研修や訓練を受けた看護師。日本看護協会会員，各都道府県看護協会で災害支援ナースとしての登録，災害看護研修の修了——が必須条件である。個人が各所属先から休暇を取り支援活動に参加する無償ボランティアであり，派遣期間は原則3泊4日としている。

2011年の東日本大震災では，日本看護協会が3月21日から5月17日までに938人（延べ3770人）の災害支援ナースを，被災地の医療機関や避難所に派遣した。

災害時健康危機管理支援チーム（DHEAT）

大規模災害時，被災した都道府県に他の都道府県が派遣する行政の災害時マネジメント支援チーム（Disaster Health Emergency Assistance Team）。被災地の保健医療調整本部や保健所で，保健医療対策の指揮調整機能を補佐する。

専門的な研修・訓練を受けた都道府県・指定都市の職員で，医師，保健師，薬剤師などの有資格者を想定。2016年から人材育成研修が行われている。

現地では，①水などの支援物資や医療関連物資の避難所への割り振り，②避難所のトイレ，ごみなどの衛生管理，③エコノミークラス症候群の予防・啓発，④感染症・食中毒対策に関する助言や支援——などを担う。

細菌

単細胞の生物で，生体に有害な毒素を発生させる。

細菌は，形状による分類（球菌，桿菌，らせん菌など），染色体による分類（グラム陽性菌，グラム陰性菌），酸素要求性による分類がある。

酸素要求性による分類には，細菌の増殖にあたり，酸素を必要とするもの（偏性好気性菌），必要としな

いもの（偏性嫌気性菌），どちらでもないもの（通性嫌気性菌，微好気性菌）の３分類がある。

細菌検査

肉眼では見ることのできない非常に小さい生物（微生物）のうち細菌を調べる検査。

細菌は数ミクロンの大きさで，種類によっては体内で病気（感染症）を引き起こすことがある。病気の原因が細菌と考えられる場合は，血液や尿，喀痰といった体内の分泌物や排泄物を採取して細菌の有無を調べる。

細菌顕微鏡検査

体内から採取した血液や排泄物などを顕微鏡で観察し，その中にいる細菌の種類を調べる検査。細菌の種類は特定できるが，感染症の原因となる細菌までは特定できない。

検査方法は検体（検査の対象となるもの）をスライドグラスにとり（塗抹）乾燥させ，火にかざす。それから染色液で染色を行い，水洗して乾燥させる。検体によってはその中に常に存在する細菌（常在菌）があるので，診断には注意が必要である。細菌の種類を早急に確認したいときに行われる。

細菌培養同定検査

感染症などの原因菌を同定するため，患者から採取した検体を，目的の細菌が培養しやすい環境（培地）に塗ってその発育状況を確認する検査方法のこと。

細菌培養同定検査は細菌培養検査と細菌同定検査とに分かれる。細菌培養検査は検体の細菌を数日間かけて増やし（増菌），感染症の原因菌を分離させる（分離培養）。細菌同定検査は原因菌の特徴などをさらに詳しく調べ，その種類を決定する検査である。

細菌薬剤感受性検査

ある薬剤に対して，細菌の発育がどの程度阻止される（感受性がある）かを調べる検査法。細菌培養同定検査によって感染症の原因となる細菌を決定したあとに，最も殺菌効果のある薬剤を確定するために行う。

検体を培地に塗布して細菌の繁殖状況を調べる方法や，細菌が集まって繁殖している部分（コロニー）に感受性ディスク（薬剤を浸み込ませた円形の紙）を置き，細菌の繁殖状況を調べる方法がある。

サイクルエルゴメーター

心肺機能の測定機器。自転車に外観が似ていることからこの名前で呼ばれる。自転車と違い車輪には一定の抵抗があり，運動負荷がかかるようになっている。

被検者（検査を受ける人）は，あらかじめ決められた時間ペダルを踏む。この際，車輪にかかる抵抗を大きくしたり小さくしたりする。ペダルをこぎ終わった直後，心電図，心音図，血圧，肺気量分画などを測定する。安静時には現れない狭心症などの心臓疾患の診断や，気管支喘息や肺気腫などの呼吸器疾患の重症度の判定などに用いられる。〔→トレッドミル〕

剤形

医師が患者に使用するために，加工を施した薬の形をいう。

内服薬では，錠剤，カプセル剤，粉末剤などがあり，外用薬は，坐薬，軟膏薬，点眼薬がある。注射薬は皮膚や筋肉，血管内に直接注入する注射剤がある。

採型ギプス

義肢（義手・義足など）や装具（腰に装着するコルセットなど）を義肢装具士が作る際に，装着者の寸法に合わせて採型（型取り）するためのギプス包帯。ギプス包帯は一般的には骨折などの部位を固定するために用いられるが，採型ギプスは巻いた後に切割する。

方法は，義肢や装具が必要な部位の寸法を測り（採寸），切割線に沿って紐を沿わせる。その後，石膏でできたギプスを微温湯などに浸して巻いていく。この際できるだけ均一な力で巻いていく。巻き終わってギプスが固まるまで５〜10分前後待ち，ギプスが完全に固まったら紐を引っ張り，カッターナイフなどの刃物でギプスが壊れないように切り取る。

採血および供血あっせん業取締法

血液製剤の製造などに伴う採血によって生じる保健衛生上の危害を防止し，適正な血液利用や被採血者の保護を図ることを目的に，1956年に制定された法律。血液製剤等の原料とする事業目的で人体から採血しようとする者は，採血を行う場所ごとに所定の手数料を納め，厚生労働大臣の許可を受けなければならない。

採血事業者

人体からの採血について，安全な血液製剤の安定供給の確保等に関する法律に規定されている厚生労働大臣の許可を受けた事業者のこと。献血の受入れを促進し，血液製剤の安全性の向上および安定供給の確保に協力するとともに，献血者等の保護に努める責務があると定められている。

債権回収業者

債権回収を専門に行う民間会社。弁護士法の特例として，「債権回収業に関する特別措置法」（サービサー法）に基づき，法務大臣から営業許可を得て設立された株式会社である。法律に定められた特定金銭債権を買い取り，または回収の委託を受けて，特定金銭債権の回収を行うことを業務としている。

医療機関においても未収金が経営の圧迫要因となっており，回収業者に委託する例が増えている。

在庫管理

医薬品，医療材料，事務用品など，業務で使用し，予備を内部に保管する物品について，購入と消費，現有の数量を把握し，経営的な視点から最も適正な水準で保有・管理すること。これによって，保管スペースの効率的利用，現場職員の管理業務の軽減，不良在庫削減・在庫切れ防止など，コストの削減につながる。

近年では，倉庫の自動化と連動したシステム化が進められている。

再指定

保険医療機関への監査を経て，取消処分を受けた後，一定期間を経過して，再び保険医療機関に指定すること。

取消後，地方厚生（支）局長が再指定を拒むことができる期間は，最長５年間としている。取消後５年未満で再指定が可能な場合は，離島，辺地等の地域を含む地域に所在する医療機関が２年未満，不正請求が軽微と認められる医療機関が２年以上５年未満となっている。

再審査結果連絡表

保険医療機関が審査支払機関の減点査定を不服として再審査を請求したときに，審査支払機関が再審査の結果を連絡する文書。

再審査請求

保険医療機関からの診療報酬請求に対して，審査支払機関で審査が行われ，適正でないと判断し減点されたのち，医療機関がその減点内容に不服がある場合，または保険者が請求内容に不服がある場合に，審査委員会に再度審査を請求すること。再審査の請求権は原則として６カ月以内とされている。

再審査等支払調整額通知書

診療報酬の支払後，保険者や医療機関からの再審査

申し出によって再審査等処理の結果，誤りや変更が容認された場合に，調整額が通知される文書。原則として翌月以降の支払額から金額の調整が行われる。

再生医療

損傷を受けた生体の機能を，本人の幹細胞などを用いて復元させる医療。臓器移植と異なり，ドナー（臓器提供者）不足や拒絶反応などを克服できる。例えば，角膜損傷患者に対し，本人の口腔粘膜の一部あるいは角膜の縁を取って培養することで，角膜を人工的に作り，混濁した角膜と入れ替えるという技術が開発されている。理論上は，どんな細胞にも分化できる万能細胞から，必要な分化細胞として体組織を自由に作り出すことができるため，従来の治療法では治療困難な疾患・障害に対応可能とされており，各国で研究が進められている。

再生医療安全性確保法

再生医療等の迅速かつ安全な提供を図るために，再生医療等提供者が講ずべき措置等の制度を定めた法律。再生医療の提供にかかる手続や，適正な提供のための措置，また特定細胞加工物の製造の許可等が定められている。2014年に施行された。これにより細胞を使用した治療を実施する医療機関には，国への届出や認定機関による審査を受けることが義務づけられた。

再生医療イノベーションフォーラム（FIRM）

再生医療ベンチャー，製薬会社，医療機器メーカーなど16社が参加し，2011年6月に設立された再生医療業界初の業界団体。

iPS細胞をはじめとする日本の再生医療の研究水準は世界トップクラスを誇るが，産業全体の規模はまだ小さく，早期の実用化が課題となっている。同組織では，①専用装置や医療材料などの技術開発，②安全性評価基準の立案・提言，③医療ビジネスとしての費用計算や市場性の検討，④患者負担を軽減する保険の整備，⑤研究動向の情報収集——などを行い，課題に対処していく方針。

また，経済産業省，文部科学省，厚生労働省が同組織にオブザーバー参加し，政策への反映を検討する。

再生医療推進法

病気やケガ等で失われた組織や臓器等の再生を目指す「再生医療」の実用化に向けて2013年に成立した法律。

再生医療は，iPS細胞（人工多能性幹細胞）の研究により京都大学・山中伸弥教授がノーベル生理学・医学賞を受賞したことでいっそう注目されている。

これまで再生医療の研究は，国の指針で各医療機関が対応してきたが，同法の成立により，国が研究開発から実用化までの基本方針を策定のうえ研究機関の助成・環境整備を行う等，国主導での再生医療の迅速な実用化に向けた体制が敷かれた。

再生医療等製品

2014年11月25日に施行された医薬品医療機器等法（薬機法）において，薬事審査対象となる新たな製品カテゴリー。

ヒトの細胞に培養，活性化，遺伝子導入等の加工を施したものであって，①身体の構造・機能の再建・修復・形成や疾病の治療・予防を目的として使用するもの，②遺伝子治療を目的として，ヒトの細胞に導入して使用するもの——と定義される。

薬機法では，再生医療等製品に対し安全性が確認され，有効性が推定された段階で仮の承認を与える「条件・期限付き承認制度」が導入された。再生医療等製品は細胞を使うために品質を完全に均一にすることが

むずかしく，従来の薬事法では承認を得ることが困難であったが，同制度の導入により，患者への提供と実用化が早まると見込まれる。

済生会

社会福祉法人恩賜財団済生会。医療・福祉事業を行う社会福祉法人。1911年，明治天皇の済生勅語をもとに設立された。東京都に本部，41都道府県に支部を置き，全国で多数の公的医療機関，各種福祉施設を運営している。

再製造SUD（Single-use device）

使用済みの単回使用医療機器（SUD：1回限り使用できるとされている医療機器）を再利用するために作り直した医療機器のこと。

日本では従来，SUDの再利用は禁止されていたが，2017年7月に厚労省から再製造SUDに関する制度創設の通知が発出された。

通知は，使用済みのSUDを医療機器製造販売業者が収集し，分解・洗浄・部品交換・再組立て・滅菌等の処理を行い，再び使用できるようにする——というもので，対象製品は神経生理電極カテーテルや超音波メス，腹腔鏡用機器など。

再生不良性貧血

骨髄において幹細胞レベルの造血障害により起こる貧血で，重篤な汎血球減少とともに骨髄低形成または無形成を特徴とする。原因の特定されない特発性と原因が明らかな続発性に分類される。特発性はさらにファンコーニ貧血などの先天性と，後天性のものに分けられる。ほとんどの再生不良性貧血は特発性後天性である。続発性再生不良性貧血は薬剤や化学物質，放射線，ウイルスなどにより生じる。指定難病の一つ。

臍帯血（さいたいけつ）移植

白血病の治療法の一つに骨髄移植があるが，骨髄と同様，造血幹細胞が多量に含まれている臍帯血（へその緒に含まれる血液）を患者に移植する治療法。

骨髄移植に比べ，供血者（ドナー）の負担が少ないこと，幹細胞の増殖能が高いこと，凍結保存が可能なこと，GVHD（移植片対宿主病）が軽度であること——などの利点がある。

臍帯血供給事業者

造血幹細胞提供支援機関に関する省令の定めに従い，厚生労働大臣の許可を受けて臍帯血の供給を行う事業者。臍帯血バンクとも呼ばれる。許可の基準や安全性の確保，提供者の健康の保護，説明と同意，守秘義務，品質管理，報告義務等が課されている。

さい帯血バンク

造血幹細胞移植が必要な白血病や再生不良性貧血等の血液疾患患者に，産婦から提供されるさい帯血を斡旋する業務を行う公的機関。

他の治療法である骨髄移植は，①採取時のドナーの負担が大きい，②登録から移植まで多くの時間を要する——等のデメリットがあるため，さい帯血バンクの重要性が増している。

在宅医療

患者の居宅で医療を行うこと。入院，外来に次ぐ第3の医療といわれる。1986年の診療報酬改定から，在宅医療の保険診療上の基盤整備が進められてきた。

現在ではかなりの医療を在宅で行えるが，その背景として，在宅医療の中心となる看護師が活動する訪問看護ステーションが整備されたこと，酸素濃縮器の発達で酸素療法が在宅で可能になったように簡便な医療器具が開発されたこと，医療的な処置や治療が限られている慢性疾患患者が増加したこと——などが挙げら

れる。

在宅介護

心身の障害のため日常生活に支障のある者を在宅で介護すること。"寝たきり老人"などの問題から，1989年に策定された「ゴールドプラン」以後，高齢者の在宅介護は家族介護から社会的責任による介護へと転換してきた。2000年には，新たな高齢者介護システムとして，社会保険方式による介護保険制度が導入された。

在宅酸素療法

慢性呼吸不全患者に対し，家庭で酸素吸入を実施する療法。主に酸素ボンベと酸素濃縮器，設置型液化酸素装置が使用され，鼻腔カニューレを通して酸素吸入を行う。

最低月に一度は，医師による病状のチェックを受ける必要がある。

在宅自己注射

在宅にて患者自身が注射を行うこと。

診療報酬点数における在宅自己注射指導管理料の対象となる医薬品は，①欠乏している生体物質の補充療法や生体物質の追加による抗ホルモン作用・免疫機能の賦活化等を目的として，注射で投与しなければならないもの，②頻回の投与又は緊急の投与が必要なものであり，外来に通院して投与し続けることが困難と考えられるものの2点を満たすことが必要である。

在宅成分栄養経管栄養

経口摂取ができない患者または経口摂取が著しく困難な患者に対して，在宅にて，鼻，口，胃瘻から管を挿入し，人工栄養剤（エレンタール，エレンタールP，ツインライン）を摂取させる療法。

対象となる患者は，原因疾患の如何にかかわらず，在宅成分栄養経管栄養法以外に栄養の維持が困難な者で，当該療法を行うことが必要であると医師が認めた者とされている（例：腸管大量切除，クローン病，潰瘍性大腸炎等の腸管機能不全で，経管栄養が必要な患者等）。

在宅中心静脈栄養法

HPN：Home Parenteral Nutrition。入院時，食事の経口摂取が困難あるいは不十分な患者の栄養・水分補給に用いられる中心静脈栄養法（IVH）を，在宅で行えるようにした療法。

厚労省監修の「在宅中心静脈栄養法マニュアル」には，HPNの適応条件として，①今後長期間にわたりTPN（静脈栄養）が必要と予想されること，②家に帰っても，今後特に医療上不都合と考えられることがないこと，③患者または家族の十分な協力が得られ，本人または家族がHPNを希望していること──が挙げられている。患者のQOL向上を目的として，皮下埋め込み式カテーテルが用いられることもある。

在宅当番医制

区市町村の委託を受け，各地域の医師会の会員である医療機関が順番に当番となり，休日・夜間の救急医療を行う制度であり，初期救急医療体制の一つ。〔→救急医療機関〕

在宅復帰支援担当者

亜急性期入院医療管理料の施設基準に定められた，入院患者の在宅復帰を支援する者のこと。入院時からの計画をもとに，居宅や施設などの在宅療養へ円滑に移行できるような在宅復帰支援業務を専任で行う。1名以上配置し，届出の際に明記する必要がある。

在宅療養支援診療所

退院患者が在宅療養を行う場合に，主たる責任を担う診療所。24時間の往診・訪問看護に対応できる体制を整え，在宅看取り数を地方厚生支局長等に定期的に報告するなどの要件を満たし，地方厚生支局長等への届出を行う。

診療報酬点数表の在宅医療の部の「在宅患者診療・指導料」の各項目において，所定点数の算定要件，より高い所定点数の算定要件，加算点数の算定要件の対象となっている。

在宅療養支援病院

地域の在宅医療における中心的な役割を果たす病院として，緊急時における連絡体制や24時間往診が可能な体制等を確保している病院のこと。2008年4月以降，診療報酬上で設定された病院類型の一つである。

施設基準の要件として，許可病床200床未満または半径4km以内に診療所が存在しない病院，往診担当医や担当日等を文書で患家に提供していること，緊急時に在宅患者が入院できる病床を常に確保していること，定期的に在宅看取り数等を地方厚生局長等に報告すること等がある。

2016年3月31日現在，全国で1111病院が届出している。

在宅療養指導管理

診療報酬上の在宅療養指導管理は，病状が安定している患者であって，特定の医療行為を継続して行う必要がある場合に，医師の指導管理のもとに，患者自らが当該医療行為を行うものである。

具体的に，在宅自己注射，在宅酸素療法，在宅人工中心静脈栄養，在宅自己腹膜灌流，在宅肺高血圧症患者指導管理，在宅血糖自己測定，悪性腫瘍患者の在宅自己注射，在宅寝たきり患者処置などが挙げられる。

財団法人

一定の目的のために拠出された財産の集合体である財団で，営利を目的としない公益法人。民法第34条に基づき，主務官庁の許可を得る。

なお，2006年に公益法人制度改革関連三法（一般社団・財団法人法，公益法人認定法，ほか）が成立した（2008年施行）。財団法人は，一般財団法人と公益財団法人に区別される。一般財団法人は，純資産300万円以上で登記すれば設立できる。公益財団法人は，公益性認定事業を行う法人で，内閣総理大臣および都道府県知事の認可を得る。公益性認定事業として，「学術，科学振興」，「高齢者福祉の増進」，「公衆衛生の向上」など23事業がある。

最適使用推進ガイドライン

革新的な新薬などについて，エビデンスを踏まえ，施設要件や医師要件，患者要件などを明確化するもの。同ガイドラインに沿うことが医療保険の適用要件とされ，これまで，「オプジーボ」や「レパーサ」など，高額薬剤に対して作成されてきたが，厚労省は，同ガイドラインの対象品目選定の考え方を整理した。

それによると，「薬理作用が既存薬と大きく異なる」，「安全性のプロファイルが既存薬と大きく異なり特別な注意が必要」，「既存薬より有効性が著しく高い」，「既存薬と臨床的位置づけが異なり，より広い患者に使用される可能性が高い」，「他の疾患を対象とした開発等により使用患者が拡大され得る」──の5点を踏まえ，総合的に判断するとした。

再入院

入院していた医療機関に再度入院すること。

再入院の場合，入院起算日や入院期間の計算，平均在院日数の計算，DPCの入院期間に関わってくる。

さ行

さい─さい

再入院率

一定期間内で，前回入院と同じ病名で再入院となった入院患者の割合。基本的な計算式（％）は，再入院患者数／退院患者数×100。

通常は理由に基づき，計画的再入院，予期された再入院，予期せぬ再入院に区別される。予期せぬ再入院の原因としては，前回入院時の治療が不十分であったこと，回復していない状態で退院となったことなどの要因が考えられ，一般的には42日（6週間）または30日が指標となっている。

また，DPCでも医療の質評価の一つとして，再入院率の指標が用いられている。

裁判外紛争解決手続

中立的な第三者を入れて，当事者の話し合いにより紛争を解決する手法であり，2004年「裁判外紛争解決手続の利用の促進に関する法律」が公布され，整備が図られている。

従来の裁判が，公開であり，長期化すること，患者側に立証責任があり，経済的・精神的負担が大きく，医療側は過失の有無が争われ，診療に支障が出るなどの問題がある。

そこで，非公開で迅速に患者の求めに応じて適切に解決する方法として，医療分野においても導入されるようになった。

細胞医療

患者や第三者から特定の細胞を取り出し，人工的に培養して活性化させたうえで体内に戻すという新しい医療技術。特にがんや感染症，自己免疫疾患などの治療に役立つとされている。

細胞診

細胞診検体を顕微鏡で観察し，異常細胞等を検出する病理診断の一つ。剥離細胞診（子宮頸部，膀胱等）は臓器表面から剥離した細胞を調べ腫瘍性病変の有無等に用いられ，穿刺吸引細胞診は針を刺し吸引した細胞を調べる。細胞診検査は1940年代にアメリカのG.パパニコローによって癌診断の一つとして確立された。

財務諸表

企業活動の結果を会計数値として集計・整理し，経営実態を把握するために作成した書類。貸借対照表，損益計算書，キャッシュ・フロー計算書を指す。作成時期は事業年度の決算期を区切りとして，企業会計原則と会計法規に準拠して作成する。

なお，企業会計原則は，企業が従うべき一般的に公正妥当と認められた会計処理の基本的な基準規則。会計法規は，商法，証券取引法，税法等など企業会計に対する強制法規。

材料価格基準

保険診療に用いられる医療材料の費用を算定する場合の品目・価格を定めた規定であり，「特定保険医療材料及びその材料価格（材料価格基準）」という名称で厚生労働大臣によって告示される。価格の大幅な見直しなどは，診療報酬改定の時期に合わせて実施されることが通例である。

材料費

医薬品費，診療材料費，給食材料費などがある。材料費は，病院の財務上，人件費に次ぐ大口の支出科目であり，購入費の多寡および購入の適否が病院財務に及ぼす影響はきわめて大きい。

サイロキシン

甲状腺から分泌されるホルモンの一つ。チロキシン，T4とも呼ばれる。甲状腺ホルモンは体の新陳代謝を調節し，発汗，血圧，体温など生体の成長に関係する。

サイロキシンは血中ではサイロキシン結合グロブリン（TBG）と結合しているが，一部は遊離して存在している（遊離サイロキシン）。分泌が多すぎるとバセドウ病などの甲状腺機能亢進症となり，分泌が少なすぎるとクレチン病などの甲状腺機能低下症となる。

差額診察室

人工透析など長時間の治療を受ける個室の診察室で，選定療養の対象となるもの。

厚労省は通知で，外来医療でも療養環境向上のニーズが高まりつつあるとして，入院時の差額ベッド料と同様，「一定の要件を満たす診察室等について，患者に妥当な範囲の負担を求める」こととした。

また，差額診察室は「完全な個室環境」を求めており，間仕切りなどによる区画確保は不可としている。また，患者が「静穏な環境下で受診できる構造設備等を確保」しているのが条件で，「一連の診療に要する時間が概ね1時間を超える場合」に認める方針である。

差額ベッド

正式には特別療養環境室という。診療報酬の入院料等で定めた以上の料金を設定し，その差額を患者負担で徴収する病床。患者の選択による医療として保険外併用療養費の対象となっている。

設置条件は，①1病室の病床数が4床以下，②病室面積が1人当たり6.4m²以上，③病床ごとにプライバシー確保の設備を整備，④個人用収納設備・机・椅子・照明を設置していること。〔→室料差額〕

作業環境測定士

作業環境測定法で定められた国家資格で，作業環境測定の業務を行う専門職。作業環境測定法は，適正な作業環境を確保し，職場における労働者の健康を保持することを目的に制定された法律で，作業環境測定士の資格や作業環境測定機関等について規定している。

作業環境測定とは，作業環境の実態を把握するために，空気環境その他の作業環境についてデザイン，サンプリング，分析を行うこと。

作業環境測定士には第一種と第二種があり，第二種は上述した業務のうち，デザインとサンプリングのみを行うことができる。政令で指定された作業環境測定を行うべき場所には，放射線業務を行う作業場などがある。

作業療法

作業療法士が担当する，リハビリテーションの一つ。身体や精神に障害をもつ（あるいは予測される）患者に対し，仕事，日常生活動作，遊びなど人間の生活全般に関係する作業活動（動作）の訓練や指導などを行い，身体や精神の機能を回復させる治療法である。作業活動には陶芸，編み物，トランプ，ダンス，読書，調理など様々な種類がある。

作業療法士

OT。「理学療法士及び作業療法士法」に定められた国家資格で，医師の指示のもとに作業療法を行う専門職。

作業療法は，身体や精神に障害のある者に対して，応用的動作能力や社会的適応能力の回復を図るため，手芸や工芸など日常生活に密着した家庭復帰訓練作業を指導するもの。理学療法士や言語聴覚士などとともに，リハビリテーションに携わる。

鎖骨（さこつ）

胸骨と肩甲骨をつなぐ左右一対の骨で軽くS字に曲

がっている。一方の端は胸椎と関節を営み（胸鎖関節），他端は肩甲骨との肩峰と関節を営んでいる（肩鎖関節）。

坐骨神経

下腿の屈曲を司っている全身で最も長く太い神経。脊髄の第4腰神経から第3仙骨神経の前枝から出て，骨盤後壁の前面を下外方に向かい，大殿筋，大腿の後側を下り，筋枝を大腿屈折群に出した後，膝窩の上方で総腓骨神経と脛骨神経に分かれる。

坐剤

医薬品を基剤に均等に混和し，一定の形状（円錐形，球形，紡錘形など）に成型して，肛門，腟などに適用する固形の外用剤で，体温によって溶けるか，軟化するか，または分泌液で徐々に溶けるもの。

左心カテーテル法

左心カテーテル法は，大動脈，左心室，左心房，肺静脈，冠動脈にカテーテルを進める動脈系の検査である。

左心室 （さしんしつ）

心臓の左後下部に位置を占める内腔の一つ。

心臓は2房2室からなるが，冠状溝より下部を心室といい，心室中隔によって左右に分かれている。左心室の心室壁は，右室のそれと比較して厚く外形も大きい。後上方は左房室口によって左心房と連絡し，右上方は大動脈に連なる大動脈口がある。

左心室内の血液は動脈血であり，心室の収縮によって大動脈から全身に血液を送る。

左心房 （さしんぼう）

心臓の左後上部に位置を占める内腔の一つ。

両側方から肺静脈が左右通常2本ずつ注いでいる。肺から送られてきた新鮮な酸素を十分含んだ血液を取り入れる場所である。前下方には左房室口があって左心室に連絡していて，ここには左房室弁（僧帽弁または二尖弁）がある。右前側方には心房中隔があり，右心房と隣接している。左前側方には左心房の腔の続きが左心耳となって突出していて，肺動脈の起始部を囲んでいる。

左心房内の血液は動脈血であり，心室の拡張により僧帽弁が開き左心室に血液が流れ込む。

嗄声 （させい）

声のかすれのこと。音声は声帯粘膜の振動によって生成されるため，これを障害する声帯の器質的病変や運動麻痺などが原因となり生ずる。

査定

保険医療機関の診療報酬請求に対して，審査支払機関が審査し，適正な診療報酬額になるよう増減点すること。医療機関は査定内容に不服がある場合，再審査請求ができる。

査定率

病院経営管理指標の一つで，レセプトの査定状況を示す数値。「保険診療減額査定額÷保険診療額×100」で求め，一般に0.4%以下が目標値といわれている。

サービス付き高齢者向け住宅（サ高住）

2011年の「高齢者の居住の安定確保に関する法律（高齢者住まい法）」の改正により制度化された住居形態。

同法では，これまで高齢者向け賃貸住宅として，高齢者円滑入居賃貸住宅（高円賃），高齢者専用賃貸住宅（高専賃），高齢者向け優良賃貸住宅（高優賃）の3つが制度化されていたが，高齢者の住まいとしての基準が不十分だった。また，有料老人ホームでも，要介護や入院が原因の契約解除の問題や，入居一時金関連のトラブルの増加などの問題を抱えていた。

「サ高住」は，それらの問題を見直し，高齢者向け住まいの基準を一元化した制度で，これにより従来の高円賃，高専賃，高優賃と，基準を満たした一部の有料老人ホームも「サ高住」として一本化されることとなった。

サブアキュート

在宅や介護施設等での急性増悪により入院を要する状態を指す。なお，ポストアキュートは，急性期入院後に引き続き入院医療を要する状態を指す。

「病床機能報告制度」において医療機能は，①高度急性期，②急性期，③回復期，④慢性期——に分類されているが，サブアキュートは急性期，ポストアキュートは回復期に位置づけられている。

サブトラクション

異なる時期に同じ部位を撮影した2枚のエックス線画像における，わずかな変化を調べる手法である。患部の経時的な変化や，通常のエックス線写真の比較ではむずかしい微妙な変化の評価に有用である。

デジタルサブトラクションは，コンピュータ上で画像を減算処理を行うこと。

サプリメント

日常の食事で十分に摂取できない栄養素を補うための健康（栄養）補助食品。アメリカの「ダイエタリー・サプリメント健康・教育法」に由来し，アメリカでは薬と食品の中間のものと位置づけられているが，日本では食品として扱われる。

保健機能食品制度（2001年4月施行）によって，サプリメントを含むいわゆる健康食品が，国への許可等の必要性や食品の目的，機能等の違いによって整理された。そのなかで保健機能食品は，生理的機能や特定の保健機能について，個別に有効性や安全性等に関する国の審査を受け，許可（承認）を得た**特定保健用食品**，身体の健全な成長，発達，健康の維持に必要な栄養成分（ミネラル，ビタミン等）の補給・補完を目的とし，国が定めた規格基準に適合した**栄養機能食品**に分類される（それ以外は一般食品）。

サーフロー針

留置針のこと。内針の金属針と外針のプラスチック製のカテーテルで構成され，金属針を覆うようにカテーテルが装着されている。

血管に挿入後，金属針のみを引き抜き，柔らかいカテーテルを血管内に留置して使用する。長時間の点滴や，採血のたびに注射針を刺す必要をなくすための留置用として使用される。

サーベイヤー

本来は「第三者の立場で検査等を行う専門員」のことを指すが，医療業界では，公益財団法人日本医療機能評価機構の評価調査者をサーベイヤーと呼ぶことが多い。

病院機能評価は，病院が組織的に医療を提供するための基本的な活動が，適切に実施されているかを評価する仕組みであり，サーベイヤーは中立・公平な立場に立って，所定の評価項目に沿って病院の活動状況を評価する。

サーベイランス

一般に，継続的な調査によって事態の成り行きを監視すること。医療用語としては，主に院内感染対策に用いられ，院内感染の発生を早期に認知し，臨床現場と情報を共有し，問題点を調査・監視，検討することで，感染を最小限に抑えるために実施する。また，感染対策後の有効性や感染率を客観的に評価するうえで

必要なデータが得られる。

サーベイランスシステム

感染症などの疾病の発生状況を追跡・分析する事業。1981年から厚生省（当時）が始めた。1984年にはエイズサーベイランス，1987年には保健所と厚生省などをオンラインで結んだ結核サーベイランス，近年では新型インフルエンザのサーベイランスが行われた。

サマリー

入院患者の治療内容や経過を要約した文書。

退院時に作成されるものを**退院時サマリー**（要約）と呼び，診断名，転帰，入院時の症状と所見，入院後の経過などを記載する。これは，記録として残すだけでなく，退院後外来受診などで診療を円滑に行うことを目的にしている。特定機能病院や診療録管理体制加算を算定する病院は必ず作成する必要がある。

入院患者の看護内容を要約したものを**看護サマリー**と呼び，施設間で継続的な看護を実施する場合などに作成される。

サーモグラフィー

皮膚の温度を測定する機械。赤外線カメラによって体表面の赤外線を検出・測定し，温度の高低を色で画像に表した温度分布図を作成・表示する。温度が低い部分は青や緑で，温度の高い部分は赤や橙で表される。

体表面の温度は一般に左右対称で，顔など外気に触れている部分は他の部分に比べて2〜3℃高い。体表面に近い部分の血流や発汗などの情報が得られるため，四肢の血流状態などの診断に用いられる。

佐薬

処方された薬剤の主薬の作用を補助し，強めたり，効能を調節する作用をもつ薬を佐薬という。患者の副作用などに対して使用する。

サリドマイド

1950年代後半に催眠鎮静薬としてドイツで開発されたが，胎児に対する催奇形性の副作用のため，日本では1962年に販売が中止された薬剤。

その後，TNF-α（腫瘍壊死因子）の産生抑制や血管新生抑制などの作用が明らかになり，アメリカ，ブラジル等でハンセン病の治療薬として承認を取得。さらに，多発性骨髄腫の併用療法としてアメリカFDA（食品医薬品局）で承認された。

日本では長期にわたり未承認薬であったが，多発性骨髄腫の治療薬として医師が個人輸入によって臨床使用した事例などを受け，厚生労働省は2004年に「多発性骨髄腫に対するサリドマイドの適正使用ガイドライン」を作成し，目的，対象患者，実施施設と体制，実施手順などについて定めている。そして，再発または難治性の多発性骨髄腫を効能・効果として2008年10月に，サリドマイドの製造販売が承認された（商品名：サレド）。

サルコーマ

全身の骨や軟部組織（脂肪，筋肉，神経など）から発生する悪性腫瘍の総称。肉腫とも呼ばれる。希少癌の1つで，悪性腫瘍全体に占める割合は約1％といわれる。

発症は若年者から高齢者まで幅広い年齢層にわたり，全身の部位・組織から生じ，大きく分けて約25％が「骨の肉腫」，約75％が筋肉や脂肪，血管などの軟らかい組織にできる「軟部肉腫」となる。症状や治療，治療効果も様々とされ，患者数の少なさや症状の多様さから，適切な診断や治療を行える医療機関が少ないという課題がある。

サルコイドーシス

原因不明の全身肉芽腫形成性疾患。肺病変（両側肺門リンパ節腫大など），眼病変（ブドウ膜炎，網膜炎など），表在リンパ節腫脹，皮膚病変，神経病変，心筋病変などを認める。肺病変はほぼ全例に発生する。本症の多くは自然寛解か，治療によって軽快または治癒するが，約10％の症例が進行性，難治症例となる。指定難病の一つ。

サルコペニア

ギリシャ語で筋肉を表す「sarx」と喪失を表す「penia」を合わせた造語。加齢や疾患で筋肉量が減少し，握力や下肢筋・体幹筋など全身の筋力低下が起こること，または歩くスピードが遅くなる，杖や手すりが必要になるなどの身体機能の低下が起こることを指す。

サルコペニアは，加齢が原因で起こる「一次性サルコペニア」と加齢以外の活動・疾患・栄養に関連する「二次性サルコペニア」に分類され，①低筋肉，②低筋力，③低身体機能から，①を裏付ける証拠に加え，②または③を満たす場合に診断される。

サルコペニア肥満

サルコペニア（筋肉量の減少）と肥満が重なった状態。体脂肪率32％以上で骨格筋量指数が5.67kg/m^{2}以下で，女性の場合は体脂肪率32％以上で握力が18.0kg未満または歩行速度が1.0m/s未満の場合に診断される。一般的に女性のほうが筋肉量が少なく脂肪量が多いため，サルコペニア肥満になりやすいとされる。

サルコペニア肥満は通常の肥満よりも生活習慣病などにかかりやすく，運動能力，特に歩行能力を低下させるため，寝たきりになるリスクを高める。

また体重や体型があまり変わらず，BMIが標準でも，筋肉だった部分が脂肪に置き換わっている「隠れサルコペニア肥満」の問題も指摘されている。

産科医療補償制度

分娩に関連して発症した重度の脳性麻痺の子どもと家族の経済的負担を速やかに補償するとともに，原因の分析を行い，同じような事例の再発防止に資する情報を提供すること等により，紛争の防止，早期解決および産科医療の質の向上を図ることを目的とした制度。

2015年1月の出生より，補償対象となる脳性麻痺の基準が改正され，①在胎週数32週以上で出生体重1,400g以上，②身体障害者手帳1・2級相当，③先天性や新生児期の要因によらないこと——と改正された。また，在胎週数28週以上の場合は所定の要件（個別審査）が必要となる。

三角筋

肩関節の外面および前面・後面を覆い，底辺を肩に，先端を手先のほうに向けた三角形の筋肉。上肢を外側に上げたり，前方や後方に上げるときに使う。

産業医

労働者の健康管理などを行うために選任された医師。労働安全衛生法および労働安全衛生規則に，産業医の要件が定められている。

労働安全衛生規則では，事業規模が常時1000人以上，特定の有害業務では常時500人以上の労働者を従事させる場合に，専属の産業医を選任すること，また，常時3000人以上の労働者を従事させる場合は2人以上の産業医を選任することが規定されている。

産業競争力会議

アベノミクスの「第3の矢」である成長戦略の具現

化・推進のため，政府の日本経済再生本部の下に設置されている会議。産業の新陳代謝促進や人材力強化・雇用制度改革など，テーマ別に分科会を設けて審議を行い，2016年9月，「未来投資会議」の新設に伴って廃止された。〔→**未来投資会議**〕

2014年6月に閣議決定された同会議の「日本再興戦略」には，①「非営利ホールディングカンパニー型法人制度（仮称）」の創設，②患者申出療養の創設，③医療法人制度の規制の見直し，④健康・予防インセンティブの付与，⑤医療用医薬品から一般用医薬品への移行促進——などが盛り込まれている。

産業競争力強化法

規制改革等により，民間主導の持続的な成長と経済再生を目的とする法律。2013年12月に公布された。

同法は5年間の「集中実施期間」を定め，「規制改革の推進」と「産業の新陳代謝」を図る制度を創設する。

「規制改革」では，企業単位で特例的に規制を緩和する「企業実証特例制度」や，規制適用があいまいな新規事業分野で事業が適法かどうかを明確化する「グレーゾーン解消制度」の創設を掲げている。

一方，「産業の新陳代謝」では，「ベンチャー投資の促進」や，「事業再編の促進」，先端医療機器や3Dプリンターといった高額な先端設備への投資を支援する「先端設備投資の促進」などを掲げている。

残気量測定

呼吸機能検査の一つ。残気量とは，息を吐ききったあとに肺の中に残っている空気の量のこと。残気量そのものは機械で直接測ることができない。

検査方法は，被検者にマウスピースをくわえさせて深呼吸させたのち，ヘリウムを加えた空気を吸入させ，吐き出させた際に，吐き出した空気のヘリウム濃度を測定し，計算によって残気量の値を求める。肺気腫などの診断に用いられる。

産後うつ

出産後発症するうつ病。気持ちの落ち込みや，頭が重い・だるい，食欲がなく眠れないなどの身体症状，赤ちゃんを育てる自信がない，かわいく思えないなど，役割に関する自責の念などが現れる。

産後うつは出産を経験した女性の10%にみられるとされており，女性ホルモン分泌の急激な変動や生活リズムが大きく変化することが発症に影響すると考えられている。

産後ケア事業

核家族化などにより身近な人の助けが得られないなど産後の母親の孤立を防ぐことなどを目的に，助産師などの専門家が母親の心や身体の不調に対応する市町村事業。

お風呂の入れ方などの育児支援や，母親の悩みを聞いて不安を和らげる心理支援＋D127などを自宅や病院，専門施設で行うもので，うつや虐待予防の一環としても期待されている。

国は事業費の半分を補助し，2020年度末までには全国展開することに力を入れているが，予算や人員確保の問題から，事業の実施が伸びていない。

散剤

粉末状の薬剤。内服薬と外用薬がある。内服薬は水または温水で服用し，外用薬は散布用，吸入用などがある。投与量を細かく調節できる利点がある。

散剤自動鑑査システム

散剤（粉薬）を何グラム量りとったかを記録し，確認するシステム。散剤は調剤後，特に混合後では正し

い薬が調剤されているのか確認できないため，調剤過誤を防いだり，調剤業務の効率化を図る目的で導入される。

調剤指示書のバーコードで処方内容を呼び出すとともに，当該薬剤の瓶ラベルのバーコードを読み取り照合させることで，散剤の取り違いを防止できる。また，秤量ミスや誤差もチェックできる。

三叉神経（さんさしんけい）

第5脳神経で，眼神経・上顎神経・下顎神経の総称。三叉神経は知覚性の大部分と運動性の小部分とから成り，知覚線維は顔面全体の皮膚や粘膜に分布して感覚を伝える。運動性の神経線維群は第3枝の下顎神経の中を走って咀嚼筋を支配している。

三叉神経が3本に分かれるところに三叉神経節または半月神経節と呼ばれる大きな神経節があり，知覚性の神経細胞が集まっている。顔面の感覚全般と下顎の働きを支配する。

三叉神経痛

顔の知覚と味覚を支配する三叉神経に鋭い痛みが生じる疾患。

30～60歳代の女性に多く発生し，歯磨き，洗顔，食事，会話，あくびなどを誘因として，鼻や唇を触ると痛みが起きやすい。

治療は抗てんかん薬のカルバマゼピンを用いる。難治性の場合，三叉神経節ブロックやガンマナイフ照射が行われる。

三酸化ヒ素製剤

再発または難治性の急性前骨髄球性白血病に対して用いられる抗がん剤で，2004年10月に承認された（商品名：トリセノックス）。三酸化ヒ素（亜ヒ酸）自体は，毒性が強い一方で，以前から薬としても使用されてきた。

DPCでは「手術・処置等2」に本剤が設定されている区分がある（2018年4月現在）。

三種混合ワクチン

ジフテリア，百日咳，破傷風の三種混合ワクチンのこと（**DPT**：Diphtheria, Pertussis, Tetanus）。予防接種法では，生後3カ月から実施することが可能であり，できるだけ早い時期に実施するよう推奨されている。

1回の接種では十分な免疫がつかないため，2つの時期に分けた複数回の接種が定められている。第1期（初回）は，望ましい接種時期が生後3カ月～12カ月までであり，20日から56日までの間隔をおいて3回皮下に注射するものである。第2期は，望ましい接種時期が11歳である。

参照価格制度

医薬品を一定の分類ごとに，市場の実勢価格を基本にして医療保険から支払う基準額を定め，基準額を上回る超過分を患者負担とする制度。後発医薬品の使用促進を目的として，ドイツ等で先駆的に導入されている。

日本でもかつて導入が検討されたが，議論は深まらなかった。しかし，2014年10月に財務省の分科会が，後発医薬品のさらなる使用促進を目的として同制度の導入検討を提案。患者が特許切れの先発品を選択した場合に，後発品の取引価格を上回る部分を患者負担として求めるものである。患者の支払い能力に応じて医療が制限されること，後発品の安定供給等に課題があることなどを理由に，日本医師会等からは否定的考えが示されている。

さ行

さん―しえ

酸素テント

患者に酸素を吸入させる方法の一つ。患者の頭部や上半身を透明なビニールシートでテントを張るように覆い，その中に酸素を流す。テント内の酸素濃度は約30～50％で，チューブやマスクによる酸素吸入に比べて酸素供給量の効率は悪い。チューブやマスクを嫌がる小児や，体動が激しくチューブやマスクを装着することができない患者に対して行う。

酸素飽和度測定

酸素飽和度とは，赤血球中のヘモグロビンのうち，酸素と結合しているヘモグロビンのことで，SaO2，SpO2，サチュレーションとも呼ばれる。動脈血のなかにどの程度の酸素が含まれているかを示す指標となる。測定には非侵襲的（指先などにはさみ測定）に脈拍数と経皮的動脈血酸素飽和度（SpO2）を計るパルスオキシメーターが使用される。

算定要件

診療報酬を算定するための要件。

散瞳（さんどう）

瞳（瞳孔）は通常，周りの明るさによって小さくなったり大きくなったりするが，散瞳とは瞳孔が大きくなった状態のこと（**瞳孔散大**）。救急医療では，例えば脳機能が著しく障害されている場合に散瞳が起きるため，瞳孔計等によって瞳孔の状態が確認される。

また，白内障を調べる眼底検査のときに散瞳薬が用いられる。

サンドボックス制度

法規制を一時的に停止して先端技術の実証実験を促進する規制緩和策。

例えば，自動車の自動運転やドローン飛行は，特区においても実証実験に時間や場所など多くの制約があり，関係機関との事前調整に煩雑な手続きが必要とされてきた。そこで，手続きを簡素化して迅速に実証実験を行わせる仕組みとして同制度が検討されている。

サンドボックスは「砂場」を意味する英語で，子どもが砂場で遊ぶように，自由に新規事業に挑戦してもらう狙い。

散布図

分析対象の2種類の特性（変数）を横軸と縦軸に取り，観測したデータを点で表すグラフ。特性の間の相違関係を分析するのに用いる。2つの変数の間に直線に近い関係がみられる場合は「相関関係がある」とされる。一方の変数が増加するに従いもう一方も増加する場合を「正の相関関係」，一方の変数が増加するに従いもう一方が減少する場合を「負の相関関係」と呼ぶ。

サンプル薬

臨床試用医薬品。**医薬品サンプル**。薬価収載はされているが，医薬担当者が当該医薬品の使用に先立って，品質・有効性・安全性・使用上の注意・製剤の特性などについて確認・評価に資するため，医療機関に対し試用に供する医薬品。

医療保険上では給付対象となる「薬剤」には該当しないとされ，薬剤料の保険請求は認められない。ただし，薬価基準に収載されている医薬品である限りにおいては，その臨床試用医薬品に係る処方料，調剤料などの技術料の保険請求は認められている。

三方活栓

点滴などを施行する際，薬液の流路を調整するために使用するコックのこと。点滴ルートの途中に三方活栓を接続しておくと，そこからルートを分けて別の薬剤を注入することができる。使用にあたっては，三方活栓で繁殖する菌の感染に注意が必要である。このため，現在では閉鎖式輸血システムと呼ばれる手法も増加している。

残薬

飲み忘れや容態の回復のために残った薬。残薬が医療機関に持ち込まれた場合，残薬の使用による副作用や誤飲等を防止する目的で受け取って廃棄する対応が推奨される。なお，残薬は使用期限や管理状態が不明であり，再利用ができないため，患者からの返金請求に応じる義務はない。

残量廃棄

薬剤を全部使いきれずに残りを廃棄すること。剤形により，使用した量の薬剤を算定する場合や，一部を使用した場合であっても，残量薬剤の長期間保存ができない等の理由から，1瓶分，1管分の薬剤料の算定が容認される場合がある。

三類感染症

感染症法に定める感染症の分類の一つで，感染力，罹患した場合の重篤性など，総合的な視点から見て危険性は高くないが，特定の職業に就業した場合に集団発生を起こす可能性のある感染症。コレラ，細菌性赤痢，腸管出血性大腸菌感染症，腸チフス，パラチフスが該当する。

感染者は食品を取り扱うような特定業種への就業が制限され，消毒等の対物措置が採られる。

し

シアル酸

細胞膜の表面に存在する糖の一種。動物細胞にしかみられない。細胞間で情報の伝達を行う，異物が侵入したときにその情報を取り入れる（受容体），痰や胃液などの分泌物の粘度を高める，など様々な機能がある。外傷や感染症，リウマチなどの炎症疾患で値が高くなる。

シェーグレン症候群

涙腺，唾液腺にリンパ球浸潤と炎症が起き，分泌が低下して乾燥状態をきたす自己免疫性疾患。乾燥により，う歯，慢性咽喉頭炎，角結膜損傷を起こしやすく，唾液腺の腫脹疼痛を反復することもある。膠原病に合併する二次性シェーグレン症候群と，これらの合併のない原発性シェーグレン症候群に分類される。指定難病の一つ。

自衛官（健康保険）

自衛官や防衛大学校の学生等を対象とした健康保険。「防衛省職員療養及び補償実施規則」で，その療養や補償の実施等が定められている。自衛官診療証が交付され，部内医療機関以外の医療機関等で療養の給付を受ける場合，窓口に提出する。自己負担額は30％。なお，家族や事務職員は**防衛省共済組合**。

自営業者保険

開業医，弁護士，理容師などの自営業者で，被用者保険に加入していない者を対象にした医療保険。都道府県単位で同種の事業または業務に従事する者が，国民健康保険組合を組織して運営する。

ジェネリック医薬品使用促進通知サービス

被保険者が治療で使った医薬品を，後発医薬品に切り替えた場合の薬剤費の削減可能額を通知するサービス。NTTデータ社が，生活習慣病対策に取り組む保険者向けの事業として2006年4月から開始した。

その後，サービス名の若干の違いはあるものの，同様のサービス事業を提供する企業も増え，さらに，厚生労働省も市町村国保に後発医薬品情報の通知の取組みを求めたこともあり，企業健保組合や市町村国保など同サービスを実施する保険者が増加している。

耳介（じかい）

外耳道の外端で後後外方に向かって貝殻状に突出する軟部。外耳道とともに外耳を構成している。耳介は音を集め，外耳道へ進ませ，外耳道は音を鼓膜（鼓室）へ伝える。

耳介内部には弾性軟骨である耳介軟骨がある。下端の耳垂（みみたぶ）は軟骨を欠き，その内部は脂肪組織で占められ柔らかい。少量でできる血液検査（出血時間，白血球数など）に耳垂を用いる。

歯科医師法

歯科医師の任務，資格，権利義務などを定めた法律。

自家移植

患者本人から造血幹細胞（血液を造る細胞）をあらかじめ採取して，冷凍保存しておき，大量化学療法による移植前処置後に，冷凍保存しておいた造血幹細胞を移植（戻す）する方法。

歯科衛生士

歯科衛生士法で定められた国家資格。

歯科医師の指導のもとに，歯垢や歯石の除去，虫歯予防のためのフッ化物の塗布を行うほか，器具の消毒，型をとるための材料や薬剤の調合準備など，歯科医師のアシスタントを務める。また，健康な歯を保つための歯磨きの指導や食生活相談など，患者に対するカウンセリングも行う。

歯科技工士

歯科技工士法で定められた国家資格。歯科医師の直接の指示あるいは指示書に基づいて，補綴・充填物や矯正装置の作成・修理・加工などの専門業務を行う。

痔核（じかく）

直腸下部粘膜下の静脈叢のうっ滞，拡張により生じる静脈瘤様変化。肛門の粘膜皮膚境界部の上部および直腸側粘膜下に生じた場合を内痔核と呼ぶ。また，下部で重層扁平上皮下に生じた場合を外痔核と呼ぶ。内痔核のほうが発生頻度は高いが，両者が併存する場合もある。

成因としては排便時の怒責が重要視されている。排便時や腹圧のかかるときに肛門外に突出し，肛門括約筋で絞扼されて循環障害のために激しい疼痛をきたす。また刺激によってびらん（糜爛）が生じ，出血がみられることも多い。

患部を清潔にし，便秘になることを避け，飲酒・刺激食品を止めるほか，坐剤などで保存的に治療するが，改善しない場合は手術治療を必要とする。

視覚器

光を受け入れる器官。眼球と視神経から成る眼と，眼球の運動や保護装置である副眼器がある。副眼器としては，眼筋，眼瞼，結膜，涙器などがある。

資格取得

各種保険の被保険者としての資格を取得すること。取得の条件や適用開始日は，それぞれの保険法によって定められている。

資格喪失

退職等により，各種保険の被保険者としての資格を喪失すること。喪失の条件や喪失日は，それぞれの保険法によって定められている。

歯科口腔保健

咀嚼，嚥下，味覚，構音，唾液，顔貌等，口腔の様々な機能を維持し，口腔の健康を保つこと。口腔機能の喪失により，認知機能の低下，栄養摂取バランスの悪化，歯周病による全身疾患などの身体への影響が明らかになってきており，口腔の健康は，質の高い健康的な生活を営む上で重要な役割を果たしている。

歯科疾患の予防など口腔の健康保持のための施策を国を挙げて総合的に推進することを目的として，2011年，歯科口腔保健法が交付された。

自家骨移植

自分自身の体のある部分から骨をブロックとして切り取り，ブロックのまま，または顆粒状に砕いたあと，骨が足りない部分へ移植する方法。骨の癒合の促進，骨の大きい空洞や欠損部を埋めるために行う。採骨は肋骨，骨盤，脛骨，腓骨など障害を残しにくい部分から行う。

自家採血輸血

手術が予定されている患者の血液を手術前や手術の麻酔後に採血，あるいは手術中に出血した血液を回収して輸血する治療法。患者自身の血液を使用するため感染や免疫反応などの輸血に対する副作用を回避できる。

自家診療（じかしんりょう）

同じ医療機関の従業員に対して行う診療。医師国民健康保険組合では，この自家診療に対して保険給付を行わない（自家診療給付制限）。ただし，地域の特殊性などを考慮し，特認地区として給付を認めている地域もある。

自家造血幹細胞移植

自家造血幹細胞移植とは，正常な血液を作ることが困難である疾患の患者に対して，本人の造血幹細胞（骨髄の中で盛んに分裂を繰り返しながら，それぞれ赤血球や白血球，血小板に分化していく細胞）を移植する治療法。拒絶反応の予防が期待できるとされる。

白血病や悪性リンパ腫などの造血器腫瘍や再生不良性貧血などが適応である。

化学療法によって腫瘍細胞が減少し，患者の正常血液細胞が回復した状態（完全寛解）のとき，予め自身の造血幹細胞を採取して凍結保存し，移植前治療と呼ばれる治療の後に，保存した幹細胞を移植する。

ジカ熱

蚊を媒介とするジカウイルスによる感染症。潜伏期間は3〜12日で，軽度の発熱や発疹，関節痛，結膜充血，めまいや下痢などを呈するが，通常は1週間程度で軽快する。治療は有効な薬剤やワクチンが無いことから対症療法となる。

2015年，中南米を中心に流行が発生し，ブラジルでは妊婦が感染することで胎児が感染し，小頭症児が多発している。

WHOは2016年2月，ジカ熱や小頭症の多発に関して「国際的に懸念される公衆衛生上の緊急事態」を宣言し，同年11月まで継続した。これを踏まえ，厚労省は感染症法の「4類感染症」に指定し，国内体制整備が図られた。

自家培養軟骨

患者から採取した軟骨組織より分離した軟膏細胞を，アテロコラーゲンゲルに包埋して約4週間培養したもの。軟骨欠損部に移植し，臨床症状を改善する。関節軟骨には血管がないため，怪我などで損傷を受けた場合の自己修復能力がきわめて乏しい。そこで，患者自身の軟骨細胞を採取し，培養増殖して移植する方法が開発された。

自家培養軟骨を軟骨欠損部に移植し，骨膜で覆う

と，移植された軟骨細胞がコラーゲンやプロテオグリカン等の軟骨気質を産生し，軟骨組織が形成され修復が進行するとされる。

自家培養表皮

患者自身の皮膚組織を採取し，分離した表皮細胞を培養しシート状に形成したもの。それを受傷部位の再構築された真皮に移植すると，生着し，創を閉鎖する。

皮膚が広範囲にわたって失われた場合に移植することで，水分の保持や感染防御といったバリアとして機能する表皮を再生することができる。

耳管（じかん）

咽頭と鼓室との連絡路を成す3～4cmの長円錐形の管。耳管鼓室口から下内前方に向かい，耳管咽頭口に終わる。後方1/3が耳管骨部，前方2/3が耳管軟骨部である。その境界を耳管峡といい，内腔の最も狭いところである。

耳管は通常は閉鎖されているが，嚥下運動をすると開いて空気が鼓室に出入りする。これによって鼓室と外耳道との気圧の均衡を保ち，音波の内耳に伝わる作用を助ける。

小児では耳管峡がまだできていないのと，耳管が成人よりも水平に近いため，鼻咽頭の炎症が鼓室に波及しやすい。

時間外・深夜・休日加算

診療報酬において，保険医療機関が表示する診療時間外に診療を行った場合に認められる加算点数。

時間外加算は深夜・休日を除く診療時間以外の時間に，深夜加算は午後10時から翌日午前6時までの時間に，休日加算は日曜日，国民の祝日，12月29日～1月3日に診療を行った場合に対象となる。

初診・再診，検査，処置（一定の点数以上），手術，麻酔について，それぞれの所定点数に一定または一定割合の点数を加算できる。

時間外加算・深夜加算・休日加算のいずれか一つのみの算定となる。

時間外特例医療機関

都道府県が作成する医療計画に記載され，もっぱら夜間における救急医療の確保のために診療を行う救急医療機関。以下の医療機関を指す。

地域医療支援病院（医療法第4条），救急病院等を定める省令（1964年）に基づき認定された救急病院または救急診療所（二次救急），「救急医療対策の整備事業について」（1977年）に規定された病院群輪番制病院，病院群輪番制に参加している有床診療所または共同利用型病院。

磁気共鳴画像診断装置

MRI。人体などを静磁場内に置き一定の周波数の電磁波エネルギーを与えると共鳴現象を起こし，このとき放出されるエネルギーを信号として取り出し，コンピューターを用いて断層像を構成する装置。

MRIの利点は，①エックス線被曝がないこと，②コントラスト分解能が高いこと，③撮像方向の多様性が確保できること――など。利点の②，③によって脳，脊髄，子宮，前立腺，膀胱，骨・関節，軟部組織，大血管などでの有用性は確立した。

一方，欠点は，①撮像時間が長いこと，②骨や石灰化の情報が少ないこと，③空間分解能が低いこと，④ペースメーカー等の体内電子医療機器埋込み患者では撮影できないこと――などである。ただし，欠点の①は，フィールドエコー法や高速スピンエコー（SE）法などによって改善されてきた。

ジギタリス製剤

心筋の収縮力や拍動を高め，強心剤として用いられる薬剤。ジギタリスとは本来，ゴマノハグサ科植物の一種である。

投与量が多くなると不整脈や嘔吐，食欲不振などの症状が出ることがあるので（ジギタリス中毒），投与中は血液中のジギタリス量（血中濃度）を定期的に測定する。

子宮

骨盤内で膀胱と直腸の間にある逆二等辺三角形の形をした女性内部生殖器の一つ。

上部の逆二等辺三角形の底辺に相当する部分を子宮底と呼び，中心部を子宮体，下端の細い部分は峡部，それに続く腟までの部分を頸部と区分する。卵管は子宮の外側角，底部側から子宮壁を貫いて子宮口に開口する。

子宮筋腫

子宮の上方（子宮体部）の平滑筋に発生する良性腫瘍で，生殖年齢の女性の20～30％に発生する。悪性化することはほとんどない。婦人科疾患の腫瘍領域内では最も多い病気と言われている。

症状は，過多月経，月経困難症，下腹部腫瘤感，貧血，腰痛，頻尿，不妊症など。

治療は，症状が軽い場合は経過観察，月経時痛や貧血がある場合，鎮痛薬や鉄剤を用いる対症療法，閉経が近い年齢の場合，偽閉経療法が行われる。また，不妊症や今後出産を望む場合は筋腫核出術，筋腫が大きい場合や出産を望まない場合，悪性の疑いがあるときは単純子宮全摘術が行われる。

子宮頸癌

子宮頸部の扁平上皮と頸管円柱上皮の境界より発生する悪性腫瘍。ヒトパピローマウイルス（HPV）の感染が原因。組織型では扁平上皮癌と腺癌とがあり，90％が扁平上皮癌である。

支給限度額

居宅サービスの利用に対して，要介護度に応じて設定された介護保険給付の限度額。訪問通所サービス，短期入所サービス，住宅改修費や福祉用具購入費の支給など，サービス区分ごとに設定されている。

訪問通所と短期入所の両サービス区分については，2002年1月から一本化され，支給限度額は従来の訪問通所サービスの限度額となり，支給限度額管理の期間が月単位（暦月）とされた。

なお，市町村（特別区）は条例によって区分支給限度額を引き上げることができる（上乗せサービス）。

子宮卵管造影

子宮頸管から造影剤を注入し，子宮内腔，卵管腔を造影撮影すること。習慣性流産・早産の原因究明や不妊の原因診断に不可欠な検査であるが，子宮内膜や子宮頸管の異常の観察，子宮奇形や子宮腫瘍の診断，卵管妊娠や卵巣腫瘍の診断，骨盤内腫瘤の鑑別診断などにも広く用いられる。

感染やヨウ素剤アレルギーに十分な注意が必要である。実施時期は月経終了後4，5日目頃がよく，妊娠の疑いがあるときは行わない。

シクロスポリン

異常な働きをしている免疫を正常に調節する薬剤（免疫抑制剤）の一つ。腎移植などの臓器移植や骨髄移植，ベーチェット病や再生不良性貧血などの治療に用いられる。副作用が非常に強いため，投薬に当たっては厳密な管理が必要であり，血液中に含まれているシクロスポリンの量（血中濃度）を定期的に測定する。

DPCでは「手術・処置等2」に本剤が設定されている区分がある（2018年4月現在）。

シクロホスファミド
抗がん剤としては，細胞の核酸合成を阻害することで，がん細胞を死滅させる働きがある薬剤（商品名：エンドキサン）。多発性骨髄腫，悪性リンパ腫，白血病，乳がんに使用される。また，免疫系の細胞に対しても抑制的に作用するため，免疫抑制剤としては治療抵抗性のリウマチ性疾患にも使用される。

DPCでは「手術・処置等2」に本剤が設定されている区分がある（2018年4月現在）。

止血用加熱凝固切開装置
鋼メスの刃先を加熱させることにより，切開と同時に止血凝固の機能をもたせた電気鑷（こて）メス。鋼メスと同等の切れ味に，出血を凝固する機能が付加されている。1000℃の電気メスに比べて300℃程度と温度が低く，凝固能はやや落ちるが周辺組織の損傷は少ない。主に出血の多い手術に用いられる。また，電気メスと異なり，人体に電流は流れないため，対極板などを必要としない。

試験開頭術
頭部外傷等による頭蓋内出血や脳腫瘍などの疑いがあるときに，まずは試験的に穿頭したり開頭してその存在や場所・状態などを確かめる方法。

試験開腹術
検査開腹術。急性の腹部疾患症状を呈し一刻をあらそって治療や診断を行いたいが検査施行時間の短縮や確定診断が得られない場合，悪性腫瘍患者において根治手術か姑息手術のどちらが適応か判断のつかない状態で開腹する場合，腹部疾患の疑いを否定できずに診断の目的で開腹する場合——などで，開腹して腹腔内を直接見て判断する方法。

時効
民事において，ある事実状態が一定の期間（時効期間）継続したことを法律要件として，その事実状態に合わせて権利ないし法律関係の得喪変更を生じさせる制度。他人の物や財産権を一定期間継続して占有する者に権利を与える取得時効と，一定期間行使されない権利を消滅させる消滅時効がある。

なお，保険医療機関が，患者に一部負担金を請求する権利や診療報酬（レセプト）を請求する権利の時効は，民法第170条によって3年と規定されている。

独立行政法人である国立病院についても，会計法（第30条）より民法が優先されるため，3年となる。また，公立病院についても，これまでは"債権の考え方が異なるため，民法の適用は受けず，地方自治法により5年となる"とする解釈が一般的だったが，2005年11月，"市町村立病院も民間病院と同じく3年とするべきだ"とする解釈を最高裁が示した。

ただし，2017年の民法改正により，2020年4月からは職業別の短期消滅時効の特例が廃止され，消滅時効期間は原則5年となる予定。

嗜好調査
在院患者の病院給食に関する意見調査。患者の食べ残し（残食）調査とともに栄養部（給食部）の重要調査の一つである。

患者給食が医療の一環であることからすれば，提供される食事は残さずに食べてもらうことが必要。そのためには患者の食べ物の好みを把握する必要がある。アンケート調査，あるいは栄養士が直接患者に接して調査するなどの方法がある。

嗜好調査の結果を元にして，より喫食率を上昇させ

るためにメニューを変更したり，パン食や麺類を提供する頻度を変更するなど，得られた情報を業務へフィードバックさせることが重要である。

自己血回収術
手術時に術野に出血した血液を回収して，赤血球のみを体内に返血するもの。大量出血が予想され，その出血が細菌などで汚染される危険が少ないとき，また他人の血液を輸血したくないときに行われる。適応疾患として，骨関節系手術，心臓血管系手術，腹部内臓系手術，泌尿生殖系手術等がある。

手順は，①吸引して血液を回収，②回収した血液を「ボウル」に導入し，遠心力によって赤血球とその他の成分を分離，③分離した赤血球を生理食塩液で洗浄し，「返血バッグ」に蓄え，輸血する。

自己血貯血
手術を予定した患者から前もって血液を採取し，保存すること（または，そうして保存した血液）。緊急ではない予定された手術，稀な血液型や免疫抗体のある患者などに適応となる。

貯血量は手術での予定使用量に応じて，1回に200〜400mL，1週間に1回を標準として採取し，手術の3日前には終了させる。血液採取後は一時的に貧血状態になるため，血液の生成を促す薬剤（エリスロポエチン）を投与する場合が多い。

なお，2006年度診療報酬改定で，従来の自己血輸血の項目が自己血貯血と自己血輸血とに分離された。

自己決定権
自分のことを自分で決める権利。自己決定権の概念は多様な場面で現れるが，社会福祉に関連する範囲では以下の2つが挙げられる。

患者の自己決定権：自分が受けたい医療行為を自主的判断に基づいて選択・決定する権利。インフォームド・コンセントと一体となった概念で，医師は患者に対して医療内容について十分な説明をしなければならない。また，臓器移植，尊厳死，生殖医療などにおいて自己決定は重要な意義をもつが，家族の意思との関係など難しい問題もはらんでいる。

任意後見制度と自己決定権：高齢者や障害者などの要保護者が判断能力を喪失する前に，後見人を選出し，後見内容を自己決定する任意後見制度では，自己決定権が尊重されている。

自己血輸血
手術の際，他人の血液を輸血するのではなく，手術前に採血し保存しておいた自分自身の血液（自己血貯血）を輸血すること。

診療報酬点数では，6歳以上（200mLごと）および6歳未満（体重1kgにつき4mLごと）の患者の自己血輸血に対し，液状保存の場合と凍結保存の場合それぞれに所定点数が設けられている。採血時には自己血貯血の所定点数を算定し，患者に輸血を行った際に自己血輸血の所定点数を算定する。

自己血輸血の利点は，①稀な血液型患者の輸血が容易に行えること，②同種血輸血に伴う免疫抗体産生がないこと，③免疫性輸血反応を有する患者にも行いうること，④輸血に伴う感染症の発生がないこと，⑤遠隔，へき地でも行えること，⑥一般輸血用血液確保率を高めること，⑦患者の輸血用費用が軽減できること，⑧宗教的な問題が回避できること——等である。

自己抗体検査
自己免疫抗体が体内に存在するかどうか測定する免疫学的検査。免疫系の仕組みに異常が起こった場合に，自分自身を攻撃する物質（自己抗体）が発生する

ため，自己免疫疾患の診断に用いる。

検査法としては抗核抗体，甲状腺自己抗体検査などがあり，関節リウマチや膠原病などの自己免疫疾患や，バセドウ病や橋本病といった甲状腺疾患の診断に用いられる。

自己資本比率

総資産のなかでの自己資本（純資産の合計）の比率を示す。

自己診療

医師が自分自身に対して行う診療。医師法第20条「医師は，自ら診察しないで治療をし（中略）てはならない」（無診療治療等の禁止）を根拠に，自分自身を客観的に妥当適切に診察し治療することは一般的にできないこととして，保険給付の対象とは認められていない。

篩骨洞 (しこつどう)

篩骨とは，鼻腔の上方，左右眼窩内側の正中に存在する骨であり，篩骨洞とは，篩骨の中にある小さな空洞。副鼻腔の一部を形成し，上・中鼻道と小孔で連絡している。

自己負担金

医療機関で被保険者証を提示して診察を受けた場合に，被保険者が保険医療機関に支払う金銭のこと。

自己免疫疾患

体内における免疫の仕組みが異常な状態になることで起こる疾患の総称。体内へ異物が侵入した場合に異物の攻撃から守る仕組みを免疫系と呼ぶ。免疫系が何らかの原因で正常に働かなくなり，自己に対する抗体（自己抗体）が発生し，自分の組織に対して攻撃する状態を自己アレルギーと呼び，様々な症状が出た場合を自己免疫疾患と呼ぶ。症状は多種多様のため，ときとして不定愁訴と扱われることがある。

全身性疾患で特定の臓器に発症しない臓器非特異的自己免疫疾患と，特定の臓器に発症する臓器特異的自己免疫疾患に分かれる。前者には，関節リウマチや全身性エリテマトーデス，混合性結合組織病などがあり，後者には，橋本病，多発性硬化症，特発性血小板減少性紫斑病などがある。

死産

妊娠12週以降の死児（死亡胎児）の出産。なお，日本産婦人科学会では22週以降と定義し，それ以前のものを流産としている。死産のあった日から7日以内に，死産のあったところまたは届出人の住所地の市町村に死産証書を届け出なければならない。この提出で火葬（埋葬）許可証が発行される。

死産証書

妊婦が死産児を分娩したときに，死産児に対する医学的判断を証明するために，分娩に立ち会った医師または助産師が作成する書類。医師法や保健師助産師看護師法等に定められている。

死亡診断書とは様式が多少異なる。死産後7日以内に，届け人の所在地あるいは死産場所の市町村長に届け出なければならない。

死産児とは，妊娠満12週以後，分娩後に心臓拍動，随意筋の運動，呼吸のいずれも認められない児をいう。

持参薬

患者が入院時に持参する薬剤。入院中の患者に対して使用する薬剤は入院病院で入院中に処方することが原則であり，入院の契機となる傷病の治療に係るものとして，あらかじめ処方された薬剤を患者に持参させて病院が使用することは，特別な理由がない限り認め

られない。

死産率

出産数に対する死産数の割合。月単位の月間死産率や，人口動態統計では年間死産率が用いられる。例えば，2018年人口動態統計の年間推計によると，日本の2018年の死産数は2万胎，死産率（出産千対）は21.3と推計されている。

脂質異常症

従来の「高脂血症」から改められた疾患名で，血液中の脂質が過剰または不足している状態の意味。日本動脈硬化学会が2007年に公表した「動脈硬化性疾患予防ガイドライン2007年版」において，善玉とされるHDL-C値が低い場合も「高脂血症」と呼ぶことは適切ではない等の理由から，「脂質異常症」へと変更された。2008年度診療報酬点数表においても同名に変更されている。

これまでは総コレステロール（TC），LDL-C，中性脂肪（TG）のいずれかが基準より高い場合やHDL-Cが基準より低い場合を「高脂血症」と定義していたが，脂質異常症では診断基準からTCが削除され，LDL-C，HDL-C，TGの値に基づく定義となった。

自主返還

個別指導の結果，算定要件を満たさない請求と指摘された事項について，医療機関が自主的点検を行い，指摘事項に該当する部分の診療報酬を保険者に返還すること。請求間違いやカルテの記載に行為の根拠が乏しいもの，不必要とされた行為などが対象となる。返還は指導月の前月から1年以上と定められている。返還金はその医療機関に支払われるべき診療報酬から差し引かれるかたちで納めるが，非常に高額な場合は医療機関から支払基金や国保連合会に直接返還する場合もある。

ただし，この自主返還に法的根拠はない。

思春期外来

思春期に特有な精神的・身体的疾病や性の悩みについて，診察・相談に応じる特殊外来。起立性低血圧，過敏性腸症候群，過換気症候群，ストレス性無月経，不登校などが多い。

視床 (ししょう)

脳の構造のうち，間脳の背側に左右一対あって，間脳の主体をなす部分。視覚，聴覚，体性感覚など，嗅覚以外の感覚入力を大脳皮質へ中継する重要な役割を担う。

市場拡大再算定

売上げ市場規模が当初想定の2倍以上かつ年間売上（薬価ベース）で150億円超となった場合，当該医薬品ならびに場合によっては類似薬効の他の医薬品も含めて，薬価の引下げを行う措置のこと。

視床下部

脳底で視床の下にある間脳の一部。第3脳室の床および側壁を形成する。

視床下部は，体温調節中枢，下垂体後葉の機能的作用の調節，下垂体前葉の分泌作用の調節，脂肪と炭水化物の代謝調節，体液平衡，内分泌の調整，自律神経系に対する統一中枢などの機能を有している。また，胃腸の運動，分泌，発汗，動脈圧の変化，排尿など多くの不随意作用に影響を及ぼしていると同時に，睡眠，覚醒，痛みに対する反応と快楽などの動作的機能にも関連している。

耳小骨 (じしょうこつ)

鼓室にあるツチ骨，キヌタ骨，アブミ骨の3つの小骨のこと。互いに関節でつながり耳小骨連鎖を形成

し，いくつかの靱帯によって中耳腔内に固定され，ツチ骨はツチ骨柄により鼓膜に，アブミ骨はアブミ骨底により前庭窓を介して内耳に連絡している。外耳道に入った音は鼓膜を振動させ，耳小骨連鎖を経て内耳に伝わる。

市場実勢価格加重平均値調整幅方式

加重平均値一定価格幅方式（R幅方式）に代わり，2000年から採用された薬価算定方式。税抜きの市場実勢価格の加重平均値に消費税と地方消費税相当額を加え，さらに医薬品流通の安定のため調整額を加算して新たな薬価とする。〔→R幅方式〕

視診

医師が眼で見て異常がないか調べる診察行為。診察室へ入るときの歩き方や表情の観察から始まり，顔色，体格，栄養状態，皮膚の色・つや，腫れ，変形，皮疹の有無，粘膜の状態などを確認する。必要に応じて各種内視鏡を使用する場合もある。

持針器

名前のとおり，縫合針を把持するための医療器具。手術時や外傷の縫合時等に用いられる。

ヘガール持針器，マチュー持針器など様々なタイプがある。

シース

カテーテルを挿入する際に最初に留置する医療器具のことで，心臓カテーテル治療などに用いられる。シースでカテーテルの挿入口を保護することで，患者への侵襲性を低下することができる。留置にはセルジンガー法という留置手順が一般的である。

システムアドミニストレーター

コンピュータ利用者側において，情報技術に関する一定の知識・技術をもち，業務の情報化を推進する役割を果たす人材。経済産業省の認定資格である。

ジストニア

筋肉の異常収縮により様々な不随意運動や肢位，姿勢の異常が生じる状態。全身性ジストニアと，局所のみの筋緊張の異常による局所ジストニアに大別される。

筋緊張を調節する大脳基底核の働きの異常により起こると考えられており，原因のわからないものを本態性ジストニア，脳卒中や脳炎などの後遺症として起こるものを二次性ジストニアと呼ぶ。

姿勢矯正用鏡

リハビリテーションで姿勢矯正や歩行訓練，起立練習等を行うときに用いる全身用の鏡。施設基準で，リハビリテーション室に設置することが義務付けられている。

次世代医療ICT基盤協議会

2014年7月に閣議決定された「健康・医療戦略」等に基づき，内閣官房に設置された。

「医療・介護・健康分野のデジタル基盤の構築とその利活用により，医療の質・効率性や患者・国民の利便性の向上，臨床研究等の研究開発，産業競争力の強化，社会保障のコストの効率化の実現を図る」──ことを目的としている。

具体的テーマは，①デジタルデータ収集・交換に係る標準化などによる既存DB事業の拡充・連結に向けた整備，②医療分野の情報を取り扱う代理機関制度の具体化などの環境整備，③医療情報の収集・利活用の検討，④医療分野へのICT導入促進──の4つが挙がっている。

次世代医療基盤法

「医療分野の研究開発に資するための匿名加工医療情報に関する法律」の略称。

医療情報を匿名加工する事業者に対する規制を整備し，研究機関や行政機関などが，匿名加工された患者（国民）個々人の診察データを利用できるようにして，新たな治療法や創薬につなげる狙いがある。2018年5月11日施行。

同法の柱は，データの匿名加工と提供を行う「認定匿名加工医療情報作成事業者」の創設。また，医療情報等の取扱いについては，医療機関等があらかじめ本人に通知し，本人が提供を拒否しない場合，認定事業者に対し医療情報を提供できることとする。

施設課

病院内で電気系統，ボイラー関係，各種機械類など施設・設備の運用・保守，営繕などを業務とする管理運営部門。

施設基準

医療機関が適正な医療を行えるように定められた施設に関する基準。診療報酬点数表の全般にわたって，病床数，専任の医師，看護師，機械・器具，診療体制など，様々な事項について基準が設定されている。

基準を満たした医療機関は，地方厚生（支）局長に届け出ることによって診療報酬点数上で評価される。

施設サービス

介護保険の給付対象となるサービスの一つ。介護保険施設（介護老人福祉施設，介護老人保健施設，介護療養型医療施設，介護医療院）が実施する。4施設とも介護支援専門員を置くことが定められている。

介護サービスには，ほかに居宅サービスと居宅介護支援（ケアマネジメント）がある。

持続可能な社会保障制度の確立を図るための改革の推進に関する法律

→ プログラム法

持続緩徐式血液濾過

CHF（continuous hemofiltration）。血液濾過法の一種であり，血液を持続緩徐式血液濾過装置に送ることによって老廃物を除去する。長時間にわたり行うため，体に与える影響が少なくて済む反面，老廃物の除去が人工透析に比べて少し劣るのが欠点とされる。

多臓器不全や心不全を伴う腎不全や重症急性膵炎，劇症肝炎，術後肝不全などに対して行われる。

持続吸引

体内に連絡した誘導管（ドレーン）を通じて吸引装置を接続し，持続的に陰圧をかけて貯留した液やガスを吸引して体外へ排出させる方法。

持続的胸腔ドレナージ

胸腔（肺や心臓と肋骨とのすき間）にチューブを挿入し，長時間をかけて排液や排気を行う処置。套管針カテーテル（チューブの内側に針がある管）を胸腔に刺し，針を抜きチューブだけを胸腔内に留置する。その先端を吸引器に接続し，持続的に吸引を行う。

胸部の手術後や胸水（胸腔内に水が溜まる），気胸（胸腔内に空気が溜まる），血胸（胸腔内に血液が溜まる）などに対して行われる。

持続的注入・排液・排気用導管

シリコンチューブ，脳室カニューレ，バルーンカテーテル，気管切開チューブ，胆管ドレナージ用チューブなど。

診療報酬点数表では，処置，手術の部で使用される医療材料は，使用目的・条件によって算定できるものが決められている。このなかでカテーテル類については，①持続的に排気，排液，注入するために，②体内に24時間以上留置した場合で，③ディスポ製品（使い

捨て製品）を使用した場合——に算定できる。

持続皮下インスリン注入療法

持続血糖測定器を用いて連続的にグルコース濃度を測定し，その値を参考としてインスリンポンプ（携帯型シリンジポンプ）を用いて，インスリンを持続的に適量注入するシステム。食事，運動，睡眠などの1日の生活における血糖値の変動に合わせてインスリン注入量を調節するもので，低血糖や高血糖に陥るのを防ぐことができる。対象は血糖コントロールが不安定な，持続皮下インスリン注入療法を行っている1型・2型の糖尿病患者。

死体解剖保存法

死体（妊娠4月以上の死胎を含む）の解剖，保存，死因調査の適正を期し，公衆衛生の向上と医学・歯学の教育・研究に資することを目的に制定された法律。

死体検案書

医師が診療管理下になかった者の死体について，死体の外表を検査し，その所見に基づき，死因，死亡時刻，死亡状況，異状死体か否かなどにつき医学的判断を証明するために作成する書類。また，診療管理下にあった患者が診療中の疾病と関連しない原因によって死亡した場合も死体検案書を作成する。

なお，診療管理下になかった死産児について，医学的判断を証明するために作成する書類を死胎検案書と呼ぶ。

肢体不自由児施設

児童福祉法第43条の3に規定される児童福祉施設の一つ。上肢，下肢または体幹の機能障害のある児童を治療するとともに，独立自活に必要な知識技能を与えることを目的とする。

通所による入所者のみを対象とする施設を肢体不自由児通園施設，病院に収容することを要しないが家庭における養育が困難な肢体不自由児を入所させる施設を肢体不自由児療護施設と呼ぶ。「児童福祉法に基づく指定知的障害児施設等の人員，設備及び運営に関する基準」（厚生労働省令）等に，肢体不自由児施設の細かな要件等が規定されている。

肢体不自由児（者）

四肢および体幹の運動機能に著しい持続的障害がある児童（成人）。原因として，脳性麻痺や脳炎後遺症等の脳性疾患が大きな割合を占める。

点数表における「重度の肢体不自由児（者）」は，肢体不自由更生施設に入所した患者，または身体障害者福祉法に示される肢体不自由の1級・2級に該当する者が基準である。

自治体財政健全化法

2007年6月に成立，2009年4月から施行された「地方公共団体の財政の健全化に関する法律」（平成19年法律第94号）の略称であり，1955年に制定された地方財政再建促進特別措置法に代わる法律。「早期健全化」（破綻危機の状態）と「財政再生」（破綻寸前あるいは破綻状態）の2段階で，自治体の財政悪化状況を区分している。また，公立病院や水道など地方公共団体が経営する公営企業についても，経営状況を判断するために，資金不足比率の算定・公表を義務付けている。

財政状況を判断するために設定された健全化判断比率（①実質赤字比率，②連結実質赤字比率，③実質公債費比率，④将来負担比率——の4つ）を，自治体は毎年度公表する。健全化判断比率のうちのいずれかが早期健全化基準以上の場合には，財政健全化計画を策定しなければならない。また，再生判断比率（上記の①～③）のいずれかが財政再生基準以上の場合には，財政再生計画を策定しなければならない。

市中肺炎

病院や診療所など以外で，自宅などでの日常生活を送っているうちに，病原微生物に感染し，発症した肺炎。風邪やインフルエンザなどが原因となって起こることが多い。診断群分類番号0400080肺炎等における病態等分類。該当の有無は主治医の判断によるが，市中肺炎に該当しないものとして以下が例示されている。

- ・入院48時間以降に病院内で発症した肺炎
- ・重篤な免疫抑制状態
- ・老人施設と長期療養施設で発症した肺炎
- ・慢性下気道感染症の急性増悪

市町村地域包括ケア推進事業

厚労省は，地域包括ケアシステムの推進に向け，2010年度から「市町村地域包括ケア推進事業」を開始している。事業項目は，地域包括支援センター等機能強化事業，集合住宅等に居住する要介護者等に対する総合支援事業の2つに大別される。

市町村保健センター

市町村において，対人保健サービスや地域住民の自主的な保健活動の拠点として設けられた施設。地域保健法第18～20条に基づく。保健指導部門（健康相談，健康教育，健康診査等），健康増進指導部門（栄養指導，運動指導等），検診部門（診察室，検査室等）などのスペースを置くことが要件となっている。

市町村民税非課税世帯

世帯家族全員が市町村民税非課税である世帯のこと。住民税には均等割と所得割があり，所得金額や世帯人数，住んでいる自治体に応じた非課税限度額がある。対象者は3100万人程度と推計されている。多くの社会保障施策において，「低所得世帯」の基準は市町村民税非課税世帯を指す。

弛張熱（しちょうねつ）

1日の体温変動が1℃を超えるパターンを繰り返す熱型。敗血症，腎盂腎炎，膠原病などにみられる。体温変動が1℃以下は稽留熱と呼ばれる。

膝蓋骨（しつがいこつ）

膝の前面に位置する，お皿状の形をした骨であり，膝関節を構成する骨の一つ。

膝蓋骨に関連する疾患としては，膝蓋骨骨折，膝蓋骨脱臼，膝蓋骨亜脱臼などがある。

失外套（しつがいとう）症候群

大脳皮質の広汎な機能障害によって，不可逆的に大脳皮質機能が失われた状態。クレッチマー（Kretschmer）の提唱した用語で，「患者は開眼したままで覚醒して横たわっている。視線は一点を凝視し，あるいは固定せずにあちこちと動く。話しかけたり，触ったり，物を見せても意味のある反応は得られない。覚醒しているにもかかわらず，話すことも認識することも意味のある行為もできない。嚥下運動などの植物的，要素的機能は保たれている。吸飲反射とか把握反射などの原始的深部反射が現れる……」といった状態と述べている。

原因としては，重篤な頭部外傷，急性一酸化炭素中毒等の重症例，脳血管障害，種々の脳炎などが挙げられる。

膝関節（しつかんせつ）

膝の関節のこと。体重維持の安定性を保つために働く強力な補強靱帯がある。

膝関節に関連する疾患としては，変形性膝関節症，前十字靱帯損傷，後十字靱帯損傷，半月損傷，膝離断

性骨軟骨炎などがある。〔→十字靭帯〕

疾患特異的iPS細胞

ある疾患を有する患者の体細胞から作製されたiPS細胞のこと。この疾患特異的iPS細胞を分化させることで，疾患の病態が再現できる。例えば，筋委縮性側索硬化症患者の皮膚細胞由来のiPS細胞から作製された運動ニューロンには，信号を伝える神経突起の長さが非ALS患者の半分しかないなど，ALS患者の病理組織と同じ特徴が現れるという。このような特徴を活用した難病の病態解明や治療法の開発，創薬などが期待されている。

疾患別リハビリテーション

疾病や障害等の特性に応じた4つの疾患別リハビリテーション料で，心大血管リハビリテーション料，脳血管疾患等リハビリテーション料，運動器リハビリテーション料，呼吸器リハビリテーション料がある。各々施設基準が定められており，算定するためには地方厚生局長等へ届出が必要となる。算定日数にも上限（除外規定あり）があり，発症日，手術日，急性増悪日等が起算日となる。

失行症 （しっこうしょう）

失行とは，運動障害や知覚障害がないにもかかわらず，随意的な行為が正常に行われない状態をいう。「運動可能であるにもかかわらず合目的な運動ができない状態」と定義された高次機能障害の一つ。

失語症

脳の言語中枢や連絡線維などの病変により，言語活動が障害を受け，話す・聞く・書く・読む・計算などの言語機能が障害された状態。

湿疹

紅斑や水疱，膿疱や湿潤，痂皮などの変化を呈し，痒みを伴う皮膚病変の総称。皮膚疾患のなかで非常に多い。

急性湿疹性変化のみでなく苔癬化などの慢性湿疹性変化まで総称する。

実働病床数 （実働可能病床数）

許可病床数のうち，休止の手続きなどを行った病床を除外し，実際に稼動している病床の数のこと。

実費徴収

療養の給付とは直接関係のないサービスや物の費用について，患者から実費を徴収すること。厚生労働省通知で，実費徴収が可能なサービス等が明確にされている。

具体的には，①日常生活上のサービスにかかる費用（おむつ代，腹帯代，病衣貸与代，理髪代，クリーニング代，ゲーム機・パソコン等の貸出し料，MD・CD・DVD等の貸出し料等），②公的保険給付とは関係のない文書の発行にかかる費用（証明書代等），③診療報酬点数上，実費徴収可能と明記されている費用（在宅医療にかかる交通費，薬剤容器代等），④医療行為ではあるが，治療中の疾病または負傷に対するものではないものにかかる費用（予防接種，美容形成等），⑤その他（外国人患者の通訳料等）──などについては，療養の給付と直接関係のないサービス等として実費徴収が可能とされている。

なお，療養の給付と直接関係がないとはいえないサービス等の費用（実費徴収不可）として，シーツ代，冷暖房代，電気代等の入院環境等に係るもの，おむつ交換などで使用する手袋代や衛生材料代など材料に係るもの等が示されている。

湿布処置

体を冷たくあるいは温かく感じさせる薬剤を塗布した布（湿布）を体の表面に貼る処置。消炎や鎮痛のために用いられる。体に炎症がある場合は冷湿布を行い，体の血行が悪いために起こる痛みに対しては血行を良くするため温湿布を行うことが多い。

疾病群別定額払い方式

→　DRG/PPS

疾病・障害認定審査会

原爆医療給付認定，障害程度の認定，予防接種被害認定などの認定審査を行う厚生労働大臣の諮問機関。3つの分科会，30名以内の委員で構成される。

2001年の中央省庁再編に伴い，従来の公衆衛生審議会の感染症不服審査部会と予防接種健康被害認定部会，原子爆弾被爆者医療審議会，身体障害者福祉審議会の審査部会が統合され，疾病・障害認定審査会が設けられた。

室料差額

差額ベッド代。個室など特別な部屋の入院室料として，医療機関が独自に設定した料金。保険外負担として患者が差額料金を支払う。ただし，治療上の必要から特別な部屋に収容された場合は適用できない。〔→差額ベッド〕

指定医薬品

厚生労働大臣が薬事法の規定に基づいて指定し，薬種商販売業が取り扱えない医薬品。生理学的製剤，毒薬，劇薬，抗生物質，放射性医薬品などがある。これらの医薬品は，薬理作用が激しい，毒性・劇性が強い，品質の経時変化が著しい，副作用の発生頻度が高い，といった性質から高度に薬学的な知識が必要なため，その取扱いに制限を設けたもの。

指定医療機関

厚生労働大臣や都道府県知事などによって，特定の医療を担当するように指定された医療機関のこと。原爆援護法における認定疾病医療や一般疾病医療，労災保険による療養の給付などを行う。

指定感染症

感染症法に定める感染症の分類の一つ。一類〜三類感染症または新型インフルエンザ等感染症に分類されない既知の感染性の疾病で，緊急の対応の必要が生じた場合に政令で定めるもの。1年間に限り（必要に応じて1年延長），一類〜三類感染症に準じた対応を行う。

指定感染症に定められると，都道府県は患者ごとに厚生労働省の指導を受ける必要がなくなり，迅速な対応が可能になる。また，入院時には公費負担医療が適用される。

2019年3月現在，該当感染症はないが，2003年にSARS（重症急性呼吸器症候群）が（現在は二類），2006年に高病原性鳥インフルエンザA〔インフルエンザ（H5N1）〕（現在は二類）などが政令指定を受けていた。

指定管理者制度

指定管理者制度とは，地方公共団体や外郭団体に限定されていた公立施設の管理や運営を，株式会社，営利団体，財団法人，医療法人，NPO法人等の団体に代行させることができる制度。2003年9月に施行された改正地方自治法によって創設された制度であり，「民間事業者等独自のノウハウを最大限に活用することにより，市民サービスの向上を図ること」などを目的としている。

医療分野では，特に公立病院において指定管理者制度が導入されている。

指定居宅介護支援事業者

都道府県知事の指定を受けて，居宅介護支援（ケアマネジメント）を行う事業者。利用者の依頼によって，居宅サービス計画（ケアプラン）を立て，在宅サービス事業者などとの連絡調整を行う。

指定の要件としては，法人格をもつこと，利用者35人に対して介護支援専門員1人を標準とし（併せて，予防支援業務に係る受託は介護支援専門員1人につき8人が限度），事業所ごとに最低1人は常勤であることなどが定められている。ただし，**基準該当サービス**の場合は法人格をもたなくてもよい。

指定居宅サービス事業者

都道府県知事の指定を受けて，在宅介護サービスを行う事業者。指定を受けるには，サービスの種類，サービスの拠点ごとに申請を行い，各サービスごとに定められた人員配置基準，設備基準，運営基準を満たす必要がある。

指定難病

難病のうち，患者の置かれている状況からみて良質・適切な医療を確保する必要性が高いものとして，厚生労働大臣が厚生科学審議会の意見を聞いて指定した難病。特定医療費の支給対象となる。

児童

年少の人間を指す言葉。法律により年齢の定義が異なる。代表例としては，母子及び父子並びに寡婦福祉法では20歳未満の者，児童福祉法や労働基準法では18歳未満の者，学校教育法では満12歳に達した日の属する学年の終わりまでの者を指す。

指導

保険医や保険医療機関等に対して，適正に療養の給付を実施させるため，療養担当規則に定められた診療方針，診療報酬の請求方法，医療保険の事務取扱等について周知徹底し，保険診療の質的向上・適正化を図ることを目的に行う行政指導。健康保険法第73条「保険医療機関は療養の給付に関し，保険医は健康保険の診療に関し，厚生労働大臣の指導を受けなければならない」に拠る。

地方厚生（支）局と都道府県が共同で行い（厚生労働省と合同の場合もある），指導の趣旨・方法によって以下の種類がある。①集団指導，②集団的個別指導，③個別指導（都道府県個別指導，共同指導，特定共同指導等）。

指導医

学会指導医とも呼ばれ，高度な知識や技量，十分な経験を持ち，認定医や専門医等を指導する立場にある医師として学会が認定した医師。登録医，認定医，専門医，指導医など細分化されているのが一般的であるが，学会によってはまとめて「学会認定専門医」としているところもある。

自動運動

患者が自分の意思と力で，身体の部位を動かすこと。障害のある部位や筋力が落ちているような部位を，自力で動かすリハビリテーションの一つ。自動運動に対し，外からの助けも半ば加わるものを自動介助運動，第三者や機械の助けを借りて行うものを他動運動と呼ぶ。

自動再来受付機

来院した患者が，対人的に診察券等を提示して診療を申し込む代わりに，診療申込みを機械的に入力できる専用装置。受付業務の効率化，病院側の診療情報との連携による診察状況の明確化などの利点がある。

ボタン式，タッチパネル式，車椅子での利用に対応した機器など，様々な自動再来受付機がある。

自動車損害賠償責任保険

自賠責保険は略称。自動車損害賠償保障法に基づき，自動車による人身事故の被害者を救済するために，すべての自動車（自衛隊，アメリカ軍，国連軍の自動車等は除く）について契約が義務付けられた強制保険。

保険金の支払いは人身事故による損害に限られ，損害の種類（傷害，後遺障害，死亡）によって保険内容は異なる。傷害による損害は，治療関係費，休業損害，慰謝料などで，後遺傷害による損害にはそれに逸失利益が加えられ，死亡による損害には休業損害に代わり逸失利益，さらに葬儀費などが加えられる。

自動体外式除細動器

AED（automated external defibrillator）。心室細動の者に，必要に応じて電気ショックを与え（除細動），心臓の機能回復を試みる装置。電極を胸に貼るとAEDが自動的に心電図を解析し，除細動が必要かを救助者に指示する。

医師でない者が反復継続する意思をもってAEDを使用すると医師法違反になるが，厚生労働省は非医療従事者のAEDの使用について，以下の4条件を満たせば認められるとした（2004年7月医政発通知）。①医師等による速やかな対応が困難，②対象者の意識，呼吸がない，③使用者がAEDの講習を受けている，④使用するAEDが薬事法上の承認済。

3分以内に除細動ができれば74%の人が助かる可能性があるという報告もあり，AEDの普及による救命率向上が期待されている。

指導大綱

厚生労働大臣または都道府県知事が，保険医療機関や保険薬局または保険医や保険薬剤師に対して行う指導の実施の仕方について定めた基本的事項（1995年保険局長通知）。保険診療の質的向上や適正化を図ることを目的に，指導方針，指導形態，指導対象の選定基準，指導担当者，指導方法，指導後の措置，指導拒否への対応等が定められている。〔→指導，監査要綱〕

児童福祉法

児童（18歳未満の者）の健全な育成のために制定された法律。児童相談所の業務，児童福祉司・児童委員制度，結核に罹患した児童に対する医療・学習・療養生活に必要な物品の支給（療育の給付）などについて定めている。

自動腹膜灌流装置

腹膜灌流において，腹膜灌流液の保温から腹腔内への注入や排出を，自動タイマースイッチによるポンプで一定時間ごとに自動的に行う装置〔→腹膜灌流〕。

在宅医療では連続携行式腹膜灌流と呼ばれる腹膜灌流が行われることが多く，診療報酬では，在宅療養指導管理材料加算として自動腹膜灌流装置加算が設定されている。

自動吻合器

消化管の吻合を簡便かつ確実に行える器械。ハンドル操作によって，交互に配列された2列のステープル（チタン製の針）をリング状に打ち込み，その間の組織を円形のメスで切り抜く機能をもっている。

今日では，冠状動脈バイパス手術や内痔核の手術など，幅広く応用されている。

自動分包機

錠剤や散剤等を自動で服用単位や処方日数ごとに分包する機械のこと。特に自分で薬を分けて服用できない患者に対しては，錠剤やカプセル剤を開封し，「あ

さ」「ひる」「よる」等服用単位毎に１包化調剤（１回分ずつ１袋にまとめる調剤）にすることも可能である。

自動縫合器
臓器や消化管など生体内組織の縫合を簡便かつ確実に行える器械。ハンドル操作によって，交互に配列された数列のステープル（チタン製の針）を打ち込み，その間の組織をナイフで切り離す機能をもっている。

シーネ
副木。副子。骨折，捻挫などに使われる当て木。

シネアンギオグラフィー
心血管造影はカテーテル検査の基本となるものであり，造影剤を注入することにより，通常のエックス線撮影では診ることのできない心室の形状・動き，冠状動脈の走行や狭窄の状態を知ることができる。シネアンギオグラフィーは心臓の動的な観察を行うものである。シネ（映画）フィルムを使用したことからこの名称になった。最近はデジタル画像で処理するものが多い。

視能訓練士
視能訓練士法で定められた国家資格。医師の指示のもとに，斜視や弱視等の両眼視機能に障害のある者に対して視能矯正訓練を施したり，正確な診断を下すための基礎となる眼科検査を行う専門職。主な仕事は，「眼科一般検査」，「両眼視機能の検査と矯正訓練」，「集団検診における視機能スクリーニング」，「視力低下者に対する補助具（拡大鏡など）の選定・指導」の４つ。近年では，老化や糖尿病などで視力の低下した人に対するリハビリテーション指導などの業務も増えている。

支払基金
→ 社会保険診療報酬支払基金

支払督促（制度）
正式な裁判手続きをすることなく，裁判所が債務者に対して支払いを命じる督促状を送付する制度（民事訴訟法第382条）。債務者からの異議がなければ，早くて１カ月余りで強制執行手続きがとれる。少額訴訟のような請求金額の制限（60万円以下）はなく，申立書の書面審査だけで済み簡便であるが，債務者との間で債務の存在や金額に争いがある場合には有効とはいえない。医療機関では未収金回収などに利用することができる。

自費診療
医療保険や労働者災害補償保険などの保険が適用されず，患者が診療費の全額を負担して医療を受けること。被保険者の資格がない場合，患者が保険医療機関に被保険者証を提出しなかった場合，交通事故の負傷による診療の際に保険扱いを申し出なかった場合，正常分娩や健康診断，人間ドックなどのケースがある。

自閉症スペクトラム障害（ASD）
「広汎性発達障害」とほぼ同じ概念を指し，自閉症やアスペルガー症候群，特定不能の広汎性発達障害などを含む疾患概念。自閉症やアスペルガー症候群などには互いの境界線を引くのは極めて厳しいこともあり，病気の一連の続き（スペクトラム）として捉えられている。

司法解剖
刑事訴訟法に基づき，裁判所や検察などが，資格を持つ法医学の専門家に嘱託して行う解剖。犯罪に関係がある，またはその疑いがある死体（他殺死体，変死体など）について，裁判上の証拠を得るために，死因，創傷の有無や部位，死因と創傷の因果関係，死後経過時間などを調べる。

脂肪肝
肝細胞内に中性脂肪（トリグリセライド）が肝重量の５％以上蓄積した状態。10～50％程度にまで増加するケースも多い。

脂肪肝の原因には低栄養性，薬剤性などもあるが，日本では過栄養性，アルコール性，内分泌疾患性（主に糖尿病）が大半を占めている。最も多いのは，飲み過ぎと過食および運動不足によって生ずる過栄養性脂肪肝であり，多くの場合に肥満を伴う。自覚的には腹部膨満，易疲労感，吐き気などの不定愁訴で，脂肪肝に特有のものはない。

診断は肝生検が確実であるが，肥満，糖尿病の有無，飲酒などの食習慣も診断の参考となる。治療は低カロリー，高蛋白食による食事療法と，軽度の運動による。

脂肪腫
間葉系腫瘍のうち，脂肪組織を発生母地として生ずる良性腫瘍。体のどこでも生ずるが，頸部，肩甲部，幹，大腿などで，上半身に多くみられる。まれに悪性化する（脂肪肉腫）。

死亡診断書
診療中の患者が死亡した場合に，医師がその医学的判断を証明するために作成する書類。なお，直接，死亡に立ち会わなかった場合でも，死亡前24時間以内に診察をした患者に対しては，死後の診察をすることなく死亡診断書を作成してもよい。

死亡届
戸籍法に基づき，死亡した者について市区町村役場へ死亡の届出を行うこと。届出は，届出義務者が死亡の事実を知った日から７日以内（国外での死亡の場合は３カ月以内）に行う。

届出義務者とは，同居の親族，その他の同居者，家主・地主等。届出書には診断書または検案書を添付する。届出は死亡地で行うことができ，夜間や休日でも受理される。

死亡率
一定期間における人口1000人当たりの死亡者数。粗死亡率ともいう。

2018年は11.0。年齢別，死因別に分けた特殊死亡率として，乳児死亡率，成人病死亡率などがある。年齢構成が著しく異なる人口集団と比較する場合に，年齢構成の差を取り除いたものを年齢調整死亡率（標準化死亡率）という。

嗜眠（しみん）
放っておくと眠ってしまい，痛みや強い刺激を与えると一時的に覚醒方向への反応を示すが，刺激を止めると元の状態に戻ってしまう状態。傾眠より重度で，昏睡より軽度の状態。原因は，脳血管障害，脳炎，脳腫瘍などの疾患や，外傷，薬物など多岐に渡る。

事務長
病院の経営・管理，組織運営を担当する事務部門の責任者。近年，行政の医療政策の変革，地域社会の医療に対する価値観の変化，病院組織自体の管理上の諸問題（要員確保，諸材料・施設コストの高騰）など，課題が山積し，その役割は大きくなっている。

事務点検
審査支払機関が診療報酬明細書（レセプト）について，審査に先立って行う事務的な点検業務。患者名，傷病名，保険者番号など基本事項の記載漏れ，請求点数の記載誤りなどをチェックする。記載漏れや不明箇所がある場合は，必要に応じて医療機関への問い合わせや返戻を行う。

事務連絡

業務上の連絡事項を一般に広く周知するために発出された行政文書。通知とは異なり，文書番号が付されていない。

シャウカステン

シャウカステン（独語）とは，医療現場においてX線，MRI，CT等の写真フィルムを張り付け，内蔵された蛍光灯によってその画像を見やすくする専用器具。様々なタイプが市販されている。

ただし，最近では医療機器のデジタル化によってフィルムレス化が進み，シャウカステンのない医療機関も増えているという。

社会医学系専門医

社会医学領域での新たな専門医制度。6学会，4団体が2015年6月，同制度の基本的な考え方をまとめ，同年9月に協議会を設立。さらに2016年2月に法人化され，2016年12月，一般社団法人社会医学系専門医協会を設立。2017年4月，社会医学系専門医制度が始まった。

社会医学とは，心理学や社会学など医学に関連する諸科学を総合して，人間の疾病や健康と職業，地域社会，経済条件等の社会要因との関係を研究し，個人と社会の健康と福祉の向上を目標とする応用医学の一部門である。

社会医学系専門医の人材像としては，地域や国の保健・医療・福祉・環境行政に携わる人材——などを設定している。

社会医療診療行為別調査

社会医療診療行為別調査とは，厚生労働省が毎年，医療給付の受給者に係る診療行為の内容，傷病の状況，調剤行為の内容，薬剤使用状況等を明らかにして，医療保険行政に必要な基礎資料を得るために行う調査のこと。

調査対象は，保険医療機関および保険薬局のレセプトから，定められた抽出率に基づき支払基金および国保連合会によって抽出されたレセプトである。例年，6月審査分を対象に実施され，分析結果はその約1年後に公表されることが多い。

社会医療法人

一定の公的要件を備えた公益性の高い医療法人で，第五次医療法改正により創設された（2007年4月施行）。これに伴い特別医療法人は廃止された。小児救急医療や災害医療，へき地医療等を義務づける一方，収益事業や社会医療法人債の発行を認めている。これによって，医業経営の安定化と地域医療の安定的確保を目指し，自治体病院の受け皿となるものと期待されている。

親族などが役員総数の3分の1を超えないこと，解散時の残余財産を国，地方公共団体または他の社会医療法人に帰属させる旨を定めること，などの要件があり，都道府県知事が認可する。

社会貢献活動支援士

社会貢献，防災・減災，ボランティア，福祉，環境などの専門知識を身に付け，災害やボランティアの現場でリーダーシップをとって活動できる人材。社会貢献学会によって認定され，ソシエーターとも呼ばれる。

東北福祉大学，工学院大学，神戸学院大学による連携事業として2011年から開始された資格制度であり，2012年以降，認定試験が行われ，認定資格者が誕生している。

社会参加支援加算

2015年介護報酬改定において新設された加算項目。リハビリテーションによってADL（日常生活動作）・IADL（手段的日常生活動作）を向上させ，社会参加が維持できる他の介護サービスに移行させるなど，質の高いリハビリテーションを提供する事業所の体制を評価するもの。訪問リハビリテーションと通所リハビリテーションの加算として設けられた。

社会的入院

入院治療の必要性よりも，家庭に介護者がいないなどの社会的な理由によって入院している状態。1人当たりの収益が低く，急性期病院の経営を圧迫し，他の患者の入院治療機会を損なうことなどから問題視されてきたが，介護保険制度の導入等によって減少しつつある。

社会福祉士

ソーシャルワーカー。社会福祉士及び介護福祉士法で定められた国家資格で，身体上・精神上の障害や環境上の理由によって，日常生活を営むのに支障がある者に対して，福祉に関する相談に応じ，助言，指導その他の援助を行う専門職。

社会福祉事業法

2000年6月の改正で「社会福祉法」に改題。〔→**社会福祉法**〕

社会福祉充実残額

社会福祉法人が保有する再投下可能な財産のこと。2016年3月に成立した改正社会福祉法で，事業継続に必要な財産（控除対象財産）を控除したうえで，社会福祉充実残額を明確化することとされた。控除対象財産を超えて社会福祉充実残額が生じた法人には，「社会福祉充実計画」を策定し，将来の事業計画を明らかにすることが求められる。

厚労省が2016年8月の社会保障審議会・福祉部会で示した素案によると，控除対象には「社会福祉法に基づく事業に活用している不動産等」「再生産に必要な財産」などが挙げられた。

社会福祉法

社会福祉事業の理念と体系を定めた法律で，2000年6月に社会福祉事業法が改題された。社会福祉事業を第一種と第二種に分けて定義付けをしているほか，社会福祉審議会，社会福祉事務所，社会福祉主事，社会福祉法人，社会福祉事業所，共同募金の設置や実施などについて規定している。

社会福祉法人

社会福祉法に基づいて社会福祉事業を行う民間の公益法人。公共性が極めて高く，営利を目的としない。社会福祉施設，県・市町村社会福祉協議会，社会福祉事業団，共同募金会などの名称で呼ばれている。

社会福祉事業には，第一種社会福祉事業（主として入所施設サービス）と，第二種社会福祉事業（主として在宅サービス）がある。第一種は，援護を要する人を収容して生活の大部分を営ませるなど利用者への影響が大きいため，経営安定を通じた利用者の保護の必要性が高いが，第二種は比較的利用者への影響が小さいため，公的規制の必要性が低いとされている。

社会福祉法人が施設を設置して，第一種社会福祉事業を経営する場合には，都道府県知事等へ届出を行う。保護施設や養護老人ホーム，特別養護老人ホームの経営は，個別法によって社会福祉法人（および行政）に限定されている。一方，第二種社会福祉事業は届出をすれば経営主体に制限はない。

社会保険医療協議会

社会保険医療協議会法に基づいて設置される厚生労働大臣の諮問機関。厚生労働省に**中央社会保険医療協議会（中医協）**，各地方厚生（支）局に**地方社会保険医療協議会**が置かれ，それぞれ保険者，被保険者，事業主などを代表する支払い側委員，医師や薬剤師などを代表する診療側委員，学識経験者など公益を代表する委員で構成される。中医協を舞台にした汚職事件をきっかけに改革が求められ，2007年3月から新体制による運営がスタートした。

中医協は，診療報酬や保険診療などに関して，厚生労働大臣の諮問に応じて審議し答申するほか，自ら建議することができる。

地方社会保険医療協議会は，保険医療機関・保険薬局の指定と指定の取消し，保険医・保険薬剤師の登録の取消しなどについて，厚生労働大臣の諮問に応じて審議し答申するほか，自ら建議することができる。

社会保険審査会

健康保険，船員保険，厚生年金保険，石炭鉱業年金基金，国民年金の保険給付に関する再審査請求あるいは審査請求に対して行政不服審査（第2審）を行う機関。社会保険審査官及び社会保険審査会法に基づき，厚生労働大臣の所轄のもとに設置され，5名の委員（委員長含め6名）で組織される。

社会保険審査官

健康保険，船員保険，厚生年金保険，石炭鉱業年金基金，国民年金における被保険者の資格や保険給付等の処分に対する審査請求を取り扱う審査官。社会保険審査官及び社会保険審査会法に基づき，厚生労働省の職員のうちから厚生労働大臣が任命し，各地方厚生（支）局に置かれる。

社会保険診療報酬支払基金

社会保険診療報酬支払基金法に基づき設立された民間法人で，国民健康保険以外の保険者の委託を受けて，各都道府県に置かれた支部を単位とし，診療報酬請求書の審査と医療機関への支払いを行う機関。

医療保険にかかわる全国一元的な事務処理体制が整備されていることから，ほかに後期高齢者医療制度，退職者医療制度，介護保険制度における医療保険者からの拠出金や納付金の徴収と市町村への交付金の交付等の業務も行っている。

社会保険制度

社会（国民）のすべての人を対象に，疾病・出産・負傷・失業・介護・老齢・死亡などによる生活の不安に対し，法律によって全国民に加入を義務付け，国民相互の救済を図る制度。

それぞれの目的により，医療保険，介護保険，年金保険，雇用保険，労災保険の5部門があり，基本的には国民から保険料を徴収し，国や企業も負担して運営されている。

社会保障カード

厚生労働省は2007年，年金記録漏れ問題を受け，社会保障関連の個人情報をまとめて管理する「社会保障カード」（仮称）を将来的に導入する方針を打ち出した。年金手帳，健康保険証，介護保険証などの機能を1枚にまとめたICカードであり，ID番号を付与して全国民に1人1枚配布，給付・受給歴等その他の情報も確認できるようにするという。

厚生労働省は2009年4月末，「社会保障カード（仮称）の基本的な計画に関する報告書」の取りまとめを公表。これに基づき，2009年11月から2010年7月まで全国7カ所で実証事業が行われ，その成果も発表されている。同報告書によれば，「実証実験を行い，仮定した仕組みについて検証しつつ，電子行政等の取組み，各分野における環境整備や課題への対応と連携し，社会的な合意を前提として，可能なサービスから順次実施」としている。

社会保障審議会

社会保障や人口問題の重要事項について，その制度上のあり方を審議する厚生労働大臣の諮問機関。2001年1月の中央省庁の再編に伴い，従来の人口問題審議会，厚生統計協議会，医療審議会，中央社会福祉審議会，身体障害者福祉審議会，中央児童福祉審議会，医療保険福祉審議会，年金審議会が統合され設立された。

部会には，医療保険部会，医療部会，年金部会などが，分科会には，統計分科会，医療分科会，福祉文化分科会，介護給付費分科会，年金資金運用分科会などがある。

社会保障制度

国民の「安心」や生活の「安定」を支えるセーフティネット。社会保険（年金・医療・介護），社会福祉（母子・高齢者，児童，障害者など社会的弱者に対して，公の負担により援護・育成を行う），公的扶助（生活保護），保健医療・公衆衛生（結核，精神疾患，伝染病などに対する疾病予防や健康増進）の4本柱からなる。

社会保障制度改革国民会議

2012年8月に成立した「社会保障制度改革推進法」に基づいて，公的年金，医療保険，介護保険，少子化対策について集中的な議論を行った国民会議。2013年8月に報告書をまとめたのち，1年の設置期限が終了し廃止された。

報告書では，①「病院完結型」医療から「地域完結型」医療への転換，②フリーアクセスの実質的制限，③緩やかなゲートキーパー機能を備えた「かかりつけ医」の普及，④紹介状のない大病院受診への一定額負担導入——などが示された。

社会保障制度審議会

社会保障制度のあり方について勧告等を行う内閣総理大臣の諮問機関。2001年1月の中央省庁等再編に伴い，その機能は経済財政諮問会議と社会保障審議会に引き継がれ，廃止された。

社会保障と税の一体改革

消費税率を上げて増収することで，社会保障を充実・安定化させるとした改革。

2012年8月に成立した「社会保障・税一体改革関連法」により，消費税率は2014年4月に8％に引き上げられた。さらに2015年10月に10％に引き上げられることが決まったが，8％への引上げによる景気減退の影響から，10％への引上げは2017年4月に繰り延べられ，その後，2019年10月に再延期された。

一方，社会保障改革では，①医療・介護サービスの提供体制改革（病床機能分化・連携，在宅医療の推進等），②医療・介護保険制度の改革（医療保険制度の財政基盤の安定化，介護給付の重点化・効率化等），③年金制度の改善，④子ども・子育て支援の充実——などが掲げられたが，「消費税増税分の使途」の中身のほとんどは既存の財政支出（年金国庫負担分等）を「増税分の使途」だとして名目を替えただけに終わったといえる。

瀉血 (しゃけつ)

刺絡。治療目的のため患者の血液を体外へ除去すること。一般的には50〜100mLの注射器で，患者の肘

静脈から血液200〜500mLを吸引除去する。肺水腫や心臓機能障害の際にうっ血・浮腫を軽快させたり，心臓負担の軽減や利尿作用をもたらす。また，真正赤血球増加症の患者では，繰り返し瀉血を行うことで血液の粘稠性を減少させ，循環を改善して頭痛・疲労感などを軽減させる。また，血栓症を予防するなどの効果も見込まれる。

斜視

物を見るときには両眼の視線が一致して両眼で物を見ている。このことにより立体視などの両眼視機能が得られる。この眼位が正常な場合が正位であり，眼位に異常をきたしたものが斜視である。眼位のずれの方向により内斜視・外斜視・上下斜視などがある。両眼で見ているときは正位であるが，片眼を遮閉すると眼位のずれるものが斜位である。

ジャストインタイム方式

在庫を最小限に抑えながら，必要なときに必要なものを必要なだけ供給する資源管理システム。本来，在庫ゼロを理想とした生産管理方式の手法だが，病院経営においては薬品や診療資材，その他消耗品などの効率的な管理手法として用いられる。

社団・財団

社団は，人の集合によって団体的活動を行うものであり，財団は，一定の目的のために提供された財産の集合体をいう。社団に法人格が付与されたものを社団法人，財団に法人格が付与されたものを財団法人という。財団法人は公益を目的とするものしか認められない。一方，公益法人は，日本相撲協会のように財団法人として設立することも，済生会のように社団法人として設立することもできる。

社団法人

一定の目的で構成員が集まった団体で，法律により権利義務の主体として認められた法人。定款に基づき運営され，会員を社員と規定して，社員は不特定多数の利益を行為によって還元する。なお，社団法人の社員とは出資者である構成員のこと。社団法人の種類には，民法上の公益社団法人，会社法上の営利社団法人，特別法上の中間法人があるが，一般的に社団法人と呼ばれるものは公益法人を指すことが多い。

尺骨（しゃっこつ）

前腕の内側に橈骨と平行に並んで存在している管状の長骨。前腕骨間膜で橈骨と連結し，前腕の回内，回外運動を行う。また，前腕および手の尺骨側を尺側といい，反対側を橈側と呼ぶ。

シャント

シャント（shunt）とは，血液などが本来通るべきルートと別のルートを流れる状態のことであり，多義的に用いられる。

病態を表す使い方としては，例えば先天性心奇形において動脈や静脈の正常の血流とは異なる血流が生じている場合に「右→左シャント」や「左→右シャント」として表現することがある。あるいは，先天的に異常なシャント血管によって門脈血が全身静脈系の血管に短絡してしまう疾患を門脈体循環シャントと呼ぶ。処置や治療法を表す使い方としては，以下のように大別される。

①体外循環治療のため，いったん体外に導いた血液を体内に返すブラッドアクセスの一つ。血液透析で，主に腕の動脈と静脈を皮下で吻合し（短絡させ），動脈から静脈へ血液を流す方法を内シャントと呼ぶ。また，動脈・静脈にチューブを挿入し，体外の皮膚表面に出す方法を外シャントといい，短期間や緊急の場合に用いられる。

②シャント手術：水頭症手術で，脳室と腹腔をチューブでつなぎ（短絡させ），脳脊髄液を腹腔へ導いて吸収させる術式。

シャントバルブ

シャント手術で使用する心・脈管系材料で，脳脊髄液の流れを一方通行に調節する弁。脳室側の圧（頭蓋内圧・バルブ圧）に応じて弁が開閉し，流量を調節する圧管理型が一般的で，圧固定式のバルブと，植込み後も圧設定を変更できる流量調節・圧可変式がある。

自由開業医制度

医師・歯科医師が，都道府県知事に届出をすることで自由に診療所を開設できる制度という意味の慣用的用語。一方，病院の開設に際しては，開設地の都道府県知事の許可が必要である。

縦隔（じゅうかく）

胸腔内の中央に位置し，前は胸骨，後ろは胸椎，左右は胸腔膜で囲まれた部分。縦隔には心臓や心臓に出入りする動静脈血管や気管，食道，大動脈など重要な気管が集まっている。

縦隔（じゅうかく）鏡検査

縦隔内の器官（主に胸部）を診るための検査。縦隔とは左右肺の間で心臓大血管を取り囲んだ領域を指す。縦隔鏡を胸骨上窩から気管前面を通し，左右主気管支分岐部あるいは上葉支分岐の高さまで挿入し，該当部のリンパ節生検を行う。縦隔腫瘍の鑑別診断，肺がんの転移の有無，肺疾患における手術適応決定，サルコイドーシスの診断等に用いられる。

縦隔腫瘍

両肺の間にある縦隔という部位に発生した腫瘍の総称。タイプは良性，悪性，先天性の嚢胞がある。

一般的に自覚症状はないが，初期は胸部不快感，圧迫感がでることもある。進行すると，呼吸困難や嚥下障害を生じる。

治療は，手術による摘出が原則となる。また，悪性の場合，手術，抗がん剤治療，放射線治療を組み合わせた治療が行われる。

習慣性アンギーナ

習慣性扁桃炎。慢性扁桃炎。急性扁桃炎を繰り返す状態。急性扁桃炎とは，口腔と咽頭の境界にあたる口峡付近が炎症を起こし，高熱，悪寒戦慄を伴い，咽頭痛を強く訴える病気である。

習慣性アンギーナの症状は，平素は自覚症状は少なく，微熱，咽頭不快感がある程度だが，季節の変わり目や過労時，感冒などによって急性症状が出現する。

病巣感染として心筋炎，腎炎，リウマチ性疾患などを起こす可能性がある。

治療は日常生活に支障のない限り保存的療法でよいが，効果のない場合は扁桃摘出術を行う。

就業制限

都道府県知事から，一類感染症の患者および二類感染症，三類感染症，新型インフルエンザ等感染症の患者または無症状病原体保有者は，公衆にまん延させる恐れがあるとして厚生労働省令で定める業務に従事してはならないとされている。

周産期医療

妊娠22週以上から生後7日まで，母体・胎児・新生児を総合的に管理し，ハイリスク妊娠や異常分娩・低出生体重児などの診療を行う医療のこと。

周産期母子医療センター

厚生労働省が1996年度に策定した周産期医療対策整備事業に基づき，実施主体の都道府県によって指定さ

れる周産期医療施設。施設基準によって「総合周産期母子医療センター」「地域周産期母子医療センター」の2つに分かれ，原則として，総合周産期母子医療センターは三次医療圏（都道府県単位）に1カ所，地域周産期母子医療センターは二次医療圏に1カ所以上，整備するものとされた。

総合周産期母子医療センターは，相当規模の母体・胎児集中治療管理室を含む産科病棟および新生児集中治療管理室を含む新生児病棟を備え，常時の母体・新生児搬送受入体制があり，合併症妊娠，切迫早産，胎児異常など母体・児におけるリスクの高い妊娠に対する医療および高度な新生児医療等を行うことができる医療施設。

一方，地域周産期母子医療センターとは，産科・小児科（新生児診療を担当するもの）等を備え，比較的高度な周産期医療を行うことができる医療施設。

十字靱帯

大腿骨と脛骨を結び膝関節で交差する2本の靱帯（前十字靱帯と後十字靱帯）。前十字靱帯は大腿骨の裏側から脛骨の前側へ，後十字靱帯は逆に付いている。

運動時などに膝の捻りを制限し，前後方向を安定させるような役割を担っている。一方，左右方向を安定させる靱帯は，外側側副靱帯と内側側副靱帯である。

重症急性呼吸器症候群

SARS（サーズ），新型肺炎ともいう。新種のコロナウイルスであるSARSウイルスの感染で発症する新しいタイプの感染症。症状は38℃以上の高熱や呼吸困難，咳など他の肺炎の症状とほとんど変わらない。

2002年に中国本土で初めて感染が確認され，翌年にかけて数十カ国に感染が広がった。効果的な治療法がなく，死亡率も10％前後と高かったため，日本でも海外への渡航人数が減少するなど大きな社会問題となった。2004年以降，SARS感染者は発生していない。

重症筋無力症

骨格筋の易疲労性，脱力を基本症状とし，日内変動や増悪を繰り返す神経系の疾患である。具体的症状としては，眼瞼下垂，複視，咀嚼障害，嚥下困難，言語障害などが挙げられる。女性では20〜40歳代，男性では50歳代で多く発症する。薬物療法や胸腺摘出などで寛解しうるが，再発も多い。指定難病の一つ。

重症心身障害児施設

児童福祉法第43条の4に基づく児童福祉施設の一つ。「重度の知的障害および重度の肢体不自由が重複している児童を入所させて，これを保護するとともに，治療および日常生活の指導をすること」を目的とする。

都道府県や社会福祉法人，独立行政法人国立病院機構の病院などが開設・運営主体である。「児童福祉法に基づく指定知的障害児施設等の人員，設備及び運営に関する基準」（厚生労働省令）等に，重症心身障害児施設の細かな要件等が規定されている。

重症度，医療・看護必要度

入院医療の評価指標の一つ。2008年度診療報酬改定で，急性期の患者等の手厚い看護の必要性を測るための指標（重症度・看護必要度）として導入されたのが始まりで，2014年度改定において改編され，「重症度，医療・看護必要度」に名称変更された。

重症度，医療・看護必要度には，一般病棟用，特定集中治療室用，ハイケアユニット用の3種類がある。

一般病棟用の重症度，医療・看護必要度では，A「モニタリング及び処置等」，B「患者の状態等」，C「手術などの医学的状況」の3項目の得点によって基準が設定され，その基準を満たす患者の割合が，入院基本料（一般病棟入院基本料の急性期一般入院料など），入院基本料等加算（総合入院体制加算など），特定入院料（地域包括ケア病棟入院料など）の施設基準として規定されている。

2018年度改定では，一般病棟用の重症度，医療・看護必要度が，従来の評価票の判定・評価による「Ⅰ」と，評価票のA・C項目について「診療実績データ」（DPCデータ）を用いた「Ⅱ」に分けられた。

自由診療

健康保険法等に定めのない医療，あるいは患者との個別契約に基づく保険診療とは無関係の診療のこと。診療内容，診療費の制限はなく，医療機関側が自由に医療費用を決めることができ，患者の全額負担となる。

住宅改修費

居宅介護（支援）住宅改修費。介護給付の一つで，要介護認定を受けた要支援・要介護者の住宅を介護の必要のために改修する場合に支給される。手すりの取付けや床段差の解消など，一定の改修が給付対象となる。

集団指導

保険医や保険医療機関等に対して行われる指導の一形態。主に新規開業，指定更新，診療報酬改定などの時期に，保険医療機関，保険医を一定の場所に集めて講習会形式で行われる。

集団的個別指導

保険医や保険医療機関等に対して行われる指導の一形態。都道府県内の診療科ごとに，類型区分別1件当たりのレセプトが高点数の医療機関を対象に，共通事項に関する集団講習方式と個別面接方式の二部制で行われる。

集中治療室

→ ICU

重点審査

請求点数が8万点以上の高額な診療報酬明細書（レセプト）に対して，審査支払機関が重点的に審査すること。治療内容にもよるが，症状詳記の提出が必須である。

重度意識障害（者）

意識障害レベルがJCS（Japan Come Scale）でⅡ-3（または30）以上，またはGCS（Glasgow Coma Scale）で8点以下の状態が2週以上持続している者。もしくは，無動症（閉じ込め症候群，無動性無言，失外套症候群等）の患者。

柔道整復師

接骨師。柔道整復師法で定められた国家資格で，骨折，脱臼，打撲，捻挫，軟部組織の損傷などに対して施術を行う専門職。

接骨院の開業，病院の整形外科やリハビリテーション科での勤務，あるいはスポーツ分野でメディカルトレーナーとして活動している。

柔道整復術

整骨術。ほねつぎ。骨折，脱臼，捻挫などの損傷部位を徒手で整復する技術。日本の伝統的武道，特に柔道とともに発展してきた治療法。

戦後，「あんま師，はり師，きゅう師，柔道整復師等に関する法律」が施行され，学校，養成施設による柔道整復師の養成が始められ，学校教育法による免許制度が制定された。これにより，治療は都道府県知事が行う試験に合格した者のみが柔道整復師として承認される。

施術の主眼は，正しい整復を行って病人の心身の苦痛を取り去り，患部を回復させ，早期に社会復帰させることに置かれている。最近の動向として，整復，固定，後療法の治療原則を再検討し，骨折治療の場合は整復後できるだけ早期に運動させることを推奨するようになった。

柔道整復療養費

療養費は，本来患者が費用の全額を支払った後，自己負担分を除く費用を保険者へ請求し支給を受ける「償還払い」が原則であるが，柔道整復師の療養費の場合は例外的な取り扱いとして，患者が自己負担分を柔道整復師に支払い，残りの費用は柔道整復師が保険者に請求する「受領委任」という方法が認められている。これにより，多くの整骨院や接骨院で，自己負担分のみの支払いで打撲，捻挫などの施術を受けることができる。

重篤（じゅうとく）

死亡，障害，それらにつながるおそれのあるもの。

十二指腸

消化器官の一つで，胃の幽門と空腸の間をつなぐ小腸の初めの部分。形はローマ字のＣの形に似ており，長さは25〜30cm。指を12本横に並べた長さとほぼ等しいため，その名前が付いた。

十二指腸ファイバースコピー

十二指腸にファイバースコープを挿入して観察する内視鏡検査。側視が主体でERCP（逆行性膵胆管造影）やEST（内視鏡的乳頭切開術）等の特殊検査・治療に用いられることが多い。〔→胃ファイバースコピー〕

重複診療

ある病気や怪我で，同時に複数の医療機関を受診すること。最初に受診した医師の診断や治療内容に納得できず，別の医療機関を受診する人もいれば，次から次へと医療機関をハシゴする人もいる。こうした行為は不要な検査等が増えることになり，医療費増加の原因の一つとなっている。

重複投与

一人の患者に作用の同じ薬剤が複数処方されること。患者が複数の診療科や医療機関に受診している場合に生じる。重複投与を防ぐには，患者がかかりつけ薬局をもつほか，お薬手帳などに基づく一元的な薬歴管理を行うことが望ましいとされる。

終末期医療

ターミナルケアとも呼ばれ，末期癌などの重い病気に罹患し，不治と判断された患者に対し，主に延命を目的とするのではなく，患者の身体的および精神的苦痛を軽減し，クオリティ・オブ・ライフ（QOL）を維持・向上することを目的とした医療のこと。医療的処置（緩和医療）に加え，精神的な側面も重視した総合的な措置がとられる。

終末期医療ガイドライン

2007年5月に厚生労働省が策定したガイドラインで，終末期医療・ケアのあり方や方針の決定手続きについて示している。正式名称は「終末期医療の決定プロセスに関するガイドライン」。

①適切な情報の提供と説明，②それに基づく患者と医療従事者との話合い，③患者本人による決定——を終末期医療の最も重要な原則として掲げている。また，積極的安楽死については対象外としている。

終末呼気炭酸ガス濃度測定

呼気ガス中に含まれる二酸化炭素濃度測定は，動脈血中の二酸化炭素量を知るうえで重要で，麻酔中や人工呼吸器使用時などにおいて不可欠なバイタルサインとなっている。また，呼気ガスの二酸化炭素濃度の測定は反応がとても早く，呼吸循環機能に障害が生じた場合は真っ先に変化する傾向がある。このため，治療効果を評価する指標として用いられている。

測定はカプノメータと呼ばれる装置を使用し，センサーを配置する位置により，「サイドストリーム方式」，「メインストリーム方式」という方式がある。

羞明（しゅうめい）

光の強さを正常よりも眩しく感じ，不快感や眼の痛み，涙が出たりする症状。原因の多くは，眼の網膜や視神経に対する過度な刺激による。

絨毛（じゅうもう）

器官の内面または外面を覆う膜から突出した微細な突起のこと。腸の粘膜や胎盤などに存在し，腸絨毛は栄養吸収の効率を良くし，絨毛膜絨毛（胎盤を形成する絨毛膜の面）は母体と胎児の栄養交換の場所となる。

終夜睡眠ポリグラフ検査

睡眠障害を評価する精密検査で，睡眠状態と睡眠に関連した行動や生体現象を同時に記録することができる。測定しているものは脳波，眼電図，筋電図（おとがい，下肢），口，鼻からの気流，胸腹部の運動，心電図，酸素飽和度などである。検査は夜間の睡眠を測定するため一泊二日の入院を必要とする。この検査により，睡眠の質，睡眠呼吸障害の程度，睡眠時無呼吸症候群の重症度判定などを評価することができる。

縦覧点検

保険者や審査支払機関が，同一患者・同一保険医療機関の当月請求分の医科または歯科レセプトを，同一患者の直近複数月分のレセプトと電子的に照合し，当月請求分レセプトに不適切な請求がないかを点検すること。例えば，複数月に1回を限度として算定できる検査，患者1人につき1回と定められている診療行為などの算定を点検することで，重複請求などが確認できる。

社会保険診療報酬支払基金では2012年3月審査分から，国保連合会では2013年10月審査分から縦覧点検および突合点検を実施している。〔→突合点検〕

重粒子線治療

重粒子線を用いた放射線治療の一種。重粒子線とは放射線の一種で，電子より重い粒子を高速に加速させることによって高いエネルギーが発生する。

エックス線やガンマ線による放射線治療は，放射線が体内に進むにしたがって放射線の量が少なくなるため，必要量の放射線が悪性腫瘍の部位に届きにくい。また，悪性腫瘍以外の正常な組織にも照射され，放射線障害を引き起こすなどの欠点がある。一方，重粒子線は体内の浅いところでは線量が少なく，一定の深さに達すると線量が急に多くなるという性質がある。この性質を利用して，体内の悪性腫瘍の部分のみに強い放射線を照射する。従来の放射線治療では効果がない，あるいは行えなかった悪性腫瘍に対しても適用できる。

高額な費用がかかるため保険適用はされず，保険外併用療養費制度の評価療養における先進医療の一つとなっている。

主観的包括的栄養評価法

患者の栄養状態を評価する方法として，問診や身体計測・病歴を組み合わせながらも，評価者が実際にその患者を診た主観的な観点を基本として評価するスクリーニング法（subjective global assessment：SGA）。

簡便なため比較的容易に施行できる，再現性が高い，国際的にも認知されている——等の利点から，日本でも広く使われている。

受給資格

各種の保険や年金制度において，給付を受けるための資格。それぞれの法律で，資格の取得や喪失の要件について定めている。医療保険では，被保険者が保険医療機関で療養の給付を受けるときには，健康保険被保険者証を提出し，資格の確認を受ける。

宿直（宿日直）

診療時間外（夜間や休日など）に，医療機関に勤務すること。宿日直（当直）とは待機・定期巡回・緊急時の連絡等を主業務とするもので，当該業務が軽度のものであれば，宿日直許可を受けている医療機関において，法定労働時間外の業務となる（一方，「夜勤」は法定労働時間内の勤務となり，通常業務が課される）。医療法によって，病院の管理者は，医師を宿直させなければならないと定められている。基本的には院内への泊まり込みを指すが，医師が病院に隣接した場所に居住する場合において，病院所在地の都道府県知事の許可を受けたときには，院内でなくてもよいとされている。

樹形図（ツリー図）

医療では，DPCにおける各傷病の定義テーブルを分類の流れとして図式化したものを意味することが多い。

手根骨（しゅこんこつ）

近位は橈骨と尺骨，遠位は第1～第5中手骨との間にある8個の小骨の総称。それぞれ極めて複雑な形をしている。全体として2列に並び近位列の4個と遠位列の4個に区別される。近位列は母指側から，舟状骨，月状骨，三角骨が弓状に配列し，これに豆状骨が付属している。遠位列は大菱形骨，小菱形骨，有頭骨，有鉤骨から成る。前者は中手根と手根中手関節を，後者は橈骨と橈骨手根関節を作っている。

足根骨と異なり，一般に円形で小さく，手の運動を自由かつ円滑に保っている。

主治医意見書

要介護認定の申請時に，申請者の主治医が傷病の状況や心身の状態，必要な医療サービスなどについて意見を記載し，提出する書類。認定調査によるコンピュータの判定結果と調査員による特記事項と併せ，認定審査会における審査資料となる。なお，主治医がいない場合は，市町村が指定する医師または市町村職員である医師が診断・作成する。

意見書を作成した医師は，主治医意見書料を市町村に請求する。

手術基幹コード

外科系学会社会保険委員会連合（外保連）が作成する，臨床的な観点から体系的に整理されている手術手技の分類（STEM7）。医科点数表第10部の区分番号（Kコード）が手術手技を分類するものとして十分に体系化されておらず，イノベーションの進展に伴い手術の多様化・高度化が進むなかでKコードの限界が指摘されている。こうしたことから，2018年度診療報酬改定において，Kコードの再編の基礎データとするため，DPCデータに手術基幹コードを入力することになった。

手術承諾書

患者が自由意思によって，手術を受けることに同意を表明した文書。医師は患者から手術の承諾を得るに当たって，目的，方法，効果，危険性，予後，費用な

どについてわかりやすく説明しなければならない。

手術部位感染

手術操作を直接加えた部位に発生する感染症であり（SSI：surgical site infection），切開部位の創感染だけでなく，手術操作の加わった組織や深部臓器，体腔の感染も含まれる。

SSIの発生を随時監視し，そのデータを収集して現場にフィードバックさせることでSSIを減少させようとする取組みはSSIサーベイランスと呼ばれ，外科手術を行う医療機関では，SSIサーベイランスやそれに基づくSSI防止策が策定・実施されていることが多い。

受診時定額負担制度

保険診療の一部負担金に一定額を上乗せする制度のこと。2011年5月の「社会保障と税の抜本改革調査会」の総会において医療・介護制度改革素案が示され，そのなかで同制度案の検討が提言された。

同制度案は，現在の小学生から70歳未満までの3割負担に加え，初診時200円，再診時100円程度の支払いを求める方向で検討されていたが，反対意見や慎重論が根強く，2011年末に同制度の導入は見送りとなった。

受精卵診断

体外受精による受精卵の染色体異常を調べる着床前スクリーニング。

日本産科婦人科学会（日産婦）の指針では，習慣流産や重篤な遺伝性疾患のある子どもが生まれる可能性のある患者を対象に，特定の遺伝子の異常を調べることを認めている。

2014年11月，日産婦の小委員会は幅広く染色体の異常を調べ，異常のない受精卵を子宮に戻す臨床研究の計画案を了承した。流産を防ぐ目的から，体外受精でも複数回妊娠できなかったか，流産を繰り返した女性を対象に実施する。この新たな受精卵診断ではダウン症など様々な病気の有無が判明するため，「命の選別」につながるとの批判もある。

受胎調節実地指導員

母体保護や計画出産等，受胎の調節を広く普及させることを目的として，正しい受胎調節の実地指導を行う専門家のこと。都道府県や市町村長からの依頼で，受胎調整の正しい知識と技術を広め，対象者に直接，避妊具の使い方等を教える場合もある。

厚生労働大臣が定める基準によって都道府県知事の認定する5日間の講習を受講した，看護師，助産師，保健師のいずれかの有資格者が受験資格をもつ。試験合格者は，都道府県知事から受胎調節実地指導員の指定を受ける。

出血・凝固検査

主に手術前の止血異常の有無や，心筋梗塞などの血栓症治療に使う抗凝固薬服用後の効果を調べる血液学的検査。

外傷のため出血が起こると，血管損傷部に効果的な止血栓が作られる。これは血管・血小板・血漿成分（凝固・線溶因子）などの共同作業で行われる一方，血栓形成や血液凝固が過剰に進行すると血液循環が障害されるなど，血栓形成の促進と抑制が絡み合うように凝固・線溶系が調節され，止血と循環が保たれている。この働きに欠陥があると止血異常が生じる。

出血傾向

出血が抑制できない状態のこと。血管，血小板，凝固因子・抗凝固因子，線溶因子・線溶阻止因子などによる先天的・後天的な量的・質的異常によって引き起

こされる。

出血時間測定

皮膚に小切創を作って出血させ，止血するまでの時間を測定する簡易な検査。主に血小板の数と機能が関与する。血小板の異常をチェックするためのスクリーニング検査である。

患者の耳朶に，針か小刀で2〜4mmの切創を作り，血液がまったく流出しなくなるまでの時間を測定するデューク法や，静脈を軽くうっ血させて肘窩下部の切創出血を測定するアイビー法があるが，後者のほうがより正確である。

術後感染症

狭義には手術部位感染，広義には手術野以外の呼吸器感染，尿路感染，血流感染（カテーテル感染）なども含める。手術部位に膿が溜まり発熱や痛みが生じる。時間の経過とともに手術創が赤くなり，症状が進むと傷が開いて膿が排出される。術後感染症の発症は，汚染細菌の菌力，抗菌薬の効力，生体の防御力により影響を受ける。

術後死亡率

計算式：術後死亡率＝手術後死亡患者÷手術患者数×100で表される比率。医療機関全体や疾病ごとに計算され，治療実績の指標として用いられることが多い。

出産育児一時金

健康保険法に基づき，被保険者または被扶養者である家族の妊娠4カ月（85日）以上の出産について，出産，死産にかかわらず支給される現金給付。出産をしたときに1児ごと，多生児の場合は胎児数分だけ支給される。産科医療補償制度に加入する医療機関等で出産した場合は42万円，加入していない医療機関等で出産した場合は40.4万円である。

その支給方法には，①直接支払制度，②受取代理制度の2つがある。①直接支払制度は，妊婦などに代わって医療機関等が請求と受取を行う制度であり，出産育児一時金が医療機関等へ直接支給されるため，退院時に窓口で出産費用を全額支払う必要がない。②受取代理制度は，妊婦などが，加入する健康保険組合などに出産育児一時金の請求を行う際，出産する医療機関等にその受取を委任することで，医療機関等へ直接出産育児一時金が支給される制度である。

出産手当金

健康保険法に基づき，被保険者が出産のため会社を休み，事業主から報酬が受けられないときに支給される現金給付。被保険者や家族の生活を保障し，安心して出産前後の休養ができるようにするために設けられている制度。

支給額は1日につき標準報酬日額の2/3に相当する額で，出産の日（実際の出産が予定日後のときは出産の予定日）以前42日目（多胎妊娠の場合は98日目）から，出産の翌日以後56日目までの範囲内で会社を休んだ期間について支給される。ただし，休んだ期間にかかる分として出産手当金の額より多い報酬が支給される場合は支給されない。予定日より遅れて出産した場合は，支給期間が出産予定日以前42日（多胎妊娠の場合は98日）から出産日後56日の範囲内のため，実際に出産した日までの期間も支給される。

出資額限度法人

出資者である社員の退社（退職）時の出資持分払戻請求権や解散時の残余財産分配請求権の及ぶ範囲について，払込出資額を限度とすることを定款で明示した社団医療法人。配当禁止規定によって蓄積した剰余金に対し，退社（退職）時に多額の払戻請求権を行使することで，医療法人の存続が困難になる事例が発生してきたため，経営権の確保のために医療法改正によって制度化された。〔→医療法人〕

出生届

戸籍法（日本人の身分関係を登録し，公証する戸籍の作成・手続きを定めた法律）に基づき，出生した者について市区町村役場に届出を行うこと。届出は，届出義務者が14日以内（国外での出生の場合は3カ月以内）に出生地で行う。

届出義務者とは，父または母，出生前に離婚した場合や嫡出でない子の出生の場合は母であるが，事情によっては同居者や医師・助産師，法定代理人なども認められている。届出書には，出産に立ち会った医師や助産師などが作成した出生証明書を添付する。

出生前診断

受精卵の着床後，出生前に胎児の状態や異常の有無を診断すること（胎児診断）。

狭義には胎児由来の細胞，組織を子宮外に取り出し，その染色体，DNAを調べる診断を指すが，広義には妊婦検診の超音波診断や胎児心電図検査も含める。

前者には，受精卵検査をはじめとして，羊水検査（妊娠14〜18週），絨毛検査（妊娠9〜12週）などがある。胎児治療，分娩方法の選択や出生後のケアの準備に役立つが，診断が必ずしも治療に結びつかず，中絶の選択を促す側面もあり，社会的・倫理的問題をはらんでいる。

出生率

一定人口（通常，人口1000人）当たりにおける1年間の出生数を指し，普通出生率または粗出生率とも呼ばれる。これに対し，合計特殊出生率を意味する場合もある〔→合計特殊出生率〕。

出席停止

学校における感染症の予防のため，感染症に罹っているまたはその疑いのある児童生徒等，または罹る恐れのある児童生徒等がいる場合，校長が学校保健安全法に基づいて行う措置。出席停止の期間は，感染症の種類ごとに定められている。

術前検査

手術や麻酔による侵襲，患者の既往症などを考慮して，術前の体の状態をチェックするもの。

観血的手術の場合には，一般的に感染症検査〔HBs抗原（定性・半定量），HCV抗体，梅毒検査等〕，血液型検査（輸血の可能性がある場合）等が行われる。それらの検査は，明細書に「術前検査」のコメントを記すことにより，一般に認められる傾向にある。

閉鎖循環式全身麻酔等による全身麻酔を伴う観血的手術を行う場合は，心電図検査や胸部単純撮影が行われる。

術前貯血式自己血輸血療法

手術前に自己血を採血保存し，手術時にそれを輸血すること。①待機手術であること，②患者からの採血が可能，③手術時の出血量が予測可能——の場合に行われる。凍結貯血法と液状貯血法があり，後者のほうが保存法が簡便で必要時にただちに使用できる。

自己血輸血は患者固有の赤血球造血能に依存する。したがって，予定貯血期間内に目標量の貯血が困難な場合には，赤血球造血援助のため，エリスロポエチン製剤が投与される。エリスロポエチンは骨髄に血球を造らせる指令を伝達している物質で，自己血貯血時に静脈に投与する。

術中希釈式自己血輸血療法

血液希釈効果により，出血による血液成分の喪失量を抑制する目的で行われる。

手順は①手術開始直前に，出血量に応じて患者の血液を採取し貯血する，②デキストランなどの代用血漿を採血量に応じて輸血する（体液を希釈状態とする），③手術時および手術後3日以内に貯血した血液を輸血（返血）する。適応は，あらかじめ出血量が予測できる手術が対象。

術中術後自己血回収術

手術中または術後に出血した血液を回収すること。その回収は専用装置で行い，フィルター処理などによって病原体などを除去したうえで，患者に返血する。

開心術や大血管手術など出血量が多い手術で行われ，保険診療上では算定基準が示されている。

術中迅速診断

手術中などの限られた時間内に，病変が腫瘍なのか否か，腫瘍の場合，良性なのか悪性なのか，癌の転移や病変の取り残しがないかなどについて，病理組織学的に調べること。臨床医が組織採取を行い，病理医が採取された組織からつくられた標本を顕微鏡で観察し診断する。

守秘義務

業務で知り得た患者の個人情報を他者に漏らすことを禁じた職業上の義務。

医師・歯科医師・薬剤師・助産師の守秘義務は刑法で定められている。また，精神保健福祉法や感染症法では医師や病院職員について，診療放射線技師や臨床検査技師など医療従事者の資格法においても，それぞれ守秘義務の規定がある。

主病名

治療における主要な基礎疾患のこと。ICD-10においては，「患者の治療または検査に対する必然性に基づく保健ケアのエピソードの最後に診断された病態。もしも，そのような病態が複数ある場合には，最も医療資源が使われた病態を選択する」ことを原則としている。

腫瘍（しゅよう）

細胞が異常に増えて塊になったもので，体の表面や体内にできる。良性腫瘍，悪性腫瘍があり，また先天性のもの，後天性のものがある。悪性腫瘍は周囲を壊しながら広がったり（浸潤），離れたところにとび移ったり（転移）する。また，悪性腫瘍は，切除後目に見えないわずかに残っていたところから再発をすることもある。

腫瘍マーカー

腫瘍細胞が生成する物質，あるいはその物質に反応して身体が生成する生体物質のなかで，それを測定することで腫瘍の診断に役立つ物質の総称。

肝がんなどにおけるα-フェトプロテイン（AFP），大腸がんや胃がんにおける癌胎児性抗原（CEA）など，現在30種類以上が保険適用されている。

腫瘍マーカーは血液や尿中に移行するので，血液や尿を採取して検査する。しかし，がん以外の疾患や喫煙などでも陽性になることがあるため，通常は数種類のマーカーを併用し，スクリーニング検査には使用せず，治療効果や再発の有無，予後の判定などに用いている。

腫瘍用薬

がん化学療法に用いる。一般的に抗がん剤と呼ばれているもので，がん細胞を死滅させたり，増殖を抑制したりする。

薬効分類番号は42で，421アルキル化剤，422代謝拮抗剤，423抗腫瘍性抗生物質製剤，434抗腫瘍性植物成分製剤，429その他の腫瘍用薬——に区分される。

腫瘤（しゅりゅう）

腫瘤とは，臓器や組織の一部にできた瘤（こぶ）のような塊。その塊が，悪性・良性腫瘍なのか，あるいはその他の原因による塊なのか，まだ，その性質がわからない時点での表現として使われる。

受療行動調査

受療の状況や受けた医療に対する患者の満足度調査等を調査することで，患者の医療に対する認識や行動を明らかにし，医療行政の基礎資料を得ることを目的として厚生労働省が3年に1回行う調査。

調査対象は全国の一般病院（層化無作為抽出された500施設）を利用する入院・外来患者，調査期日は10月中旬の決められた3日間のうち各病院で1日が指定される。

受療者医療保険学術連合会（受保連）

患者・医療者が共同で適正な診療報酬のあり方について議論するもので，医療保険制度のさらなる発展を目指すとしている。外保連，内保連，看保連の各代表者と患者団体が参加し，2012年に発足した。

同連合会では，患者の「意識・思い」が反映されるアウトカム指標を用いて医療の社会的価値を数値化・公表することで，医療費の無駄の排除および適切な財源の確保を目指していくとしている。

准介護福祉士

国会へ2007年3月に提出された「社会福祉士及び介護福祉士法等の一部改正法案」で創設された資格。法案では，一定の教育ルートを経たすべての者に国家試験受験を義務づける一方で，経過措置として，教育ルートの一つである養成施設の卒業者は国家試験不合格であっても当分の間「准介護福祉士」の名称が認められ，介護現場での就労が可能となる。

法案の背景として，介護・福祉ニーズの多様化・高度化への対応，人材の確保・資質の向上等が挙げられているが，日比経済連携協定（EPA）で来日するフィリピン人介護福祉士の受入れのためという現実がある。

2007年12月に，上記に沿って法律が改正された。

循環器

血液とリンパの循環路。

血液を流す管は大循環系，小循環系に大別される，前者はさらに，肺できれいにされた血液によって酸素や栄養分を各組織に送る動脈系，炭酸ガスと組織の代謝産物を静脈血に乗せて右心房に戻す静脈系とに分けられる。後者は別名肺循環とも呼ばれ，全身から集まった炭酸ガスに富む静脈血を肺に送り，ガス交換を行い，肺静脈を介して左心房に戻るまでの道をいう。

リンパを流す管はリンパ（管）系で，毛細リンパ管から始まり，リンパ管とその走行中に介在するリンパ節から成る。リンパ管は左右の本幹に集まり，その最終端は静脈系に流入している。

なお，胸腔内臓器である胸腺と腹腔内臓器である脾臓は，その構造と作用から循環器系に含まれる。

循環血液量測定

心血管系の状態を調べる呼吸循環機能検査の一つ。循環血液量とは心臓と血管を流れる総血液量。代表的な測定法として色素希釈法があり，血管内に色素を注入し，希釈された色素が一定の部位を流れる際の濃度を測定する。それによって，循環血液量のほか心拍出量，血流循環時間を知ることができる。

ショックやうっ血性心不全などの検査で用いられる。

准看護師
都道府県知事の免許を受けて，医師，歯科医師または看護師の指示に従って看護師と同様の業務をする者。

循環式人工腎臓用吸着筒
人工透析を施行する際に老廃物を除去するために使うフィルター（ダイアライザー）。

純水製造装置
人工透析時に使われる透析原液の希釈水を製造する装置。透析液は透析原液を35倍に希釈して人工透析に使用する。このとき希釈水は水道水を濾過し，水道水に含まれるアルミニウム，フッ素，塩素，エンドトキシンなどを除去したものを使用する。

ショートステイ
→　短期入所生活介護，短期入所療養介護

常位胎盤早期剥離
正常位置に付着している胎盤が妊娠中または分娩中に胎児娩出に先立って剥離し，母児に著明な臨床症状が生じるものをいう。

消炎酵素剤
消炎薬。抗炎症薬。蛋白をはじめとする生体高分子の分解酵素で，局所的あるいは全身的に作用して炎症を阻止する薬剤。
狭義にはステロイド系抗炎症剤，非ステロイド系抗炎症剤を指すが，広義には抗ヒスタミン剤，抗リウマチ剤，痛風治療剤，免疫抑制薬などが含まれる。

消炎鎮痛等処置
診療報酬では，「マッサージ等の手技による療法」，「器具等による療法」，「湿布処置」——に区分されている。
「マッサージ等の手技による療法」は，あんま，マッサージ，指圧による療法，「器具等による療法」は電気療法，赤外線治療，熱気浴，ホットパック，超音波療法，マイクロレーダー等による療法，「湿布処置」は半肢の大部又は頭部，頸部および顔面の大部以上にわたる範囲のものについて算定する。

紹介外来制
原則として初診の一般外来を行わず，他院からの紹介患者と入院患者だけを診療する方式。

障害基礎年金
国民年金の一種。公的年金加入者が1・2級の身体障害者となった場合に支給が開始される。

障害共済年金・障害一時金
共済年金の対象となる共済組合員が，公務に基づく病気や傷病が原因で障害を負ったときに支給される。障害等級の1級から3級に該当する障害状態となった場合は障害共済年金，3級以下の程度の場合は障害一時金が支給される。

障害厚生年金
厚生年金の給付の一つ。加入者が，障害等級の1級から3級に該当する障害状態となった場合に支給される。

障害児施設医療費
障害児施設支援のうち治療に係るものを受けたときに，都道府県から支給される給付。

障害者基本法
日本国内における障害者のための施策に関する基本的な事項を定めた法律。障害者の自立と社会活動，経済活動，文化活動などあらゆる分野への参加を支援し，促進することを目的としており，公共的施設のバリアフリー化などが規定されている。

障害者権利条約
障害者に対する差別の撤廃や社会参加の促進を求める条約。障害者の人権を対象とした初めての国連条約で，国連総会で2006年12月に採択された。2007年3月30日から署名が始まり，20カ国が批准したことで，2008年5月3日に発効した（日本政府は2007年9月28日に署名は行ったが，批准したのは2014年1月20日）。
前文と本文50条で構成される。障害者がすべての人権および基本的自由を完全かつ平等に享受できることを目的とし，締約国はその実現のため，すべての適当な立法・行政措置を講じることが求められる。障害者の移動を促進するための環境整備，地域社会への参加促進，教育の機会平等の実現，雇用・昇進面での差別禁止——などの具体的措置が掲げられている。

障害者自立支援法
障害者が，その能力や適性に応じて，自立した日常生活や社会生活を営むことができるように定められた法律。2006年4月施行。
障害者の地域生活と就労を進め，自立を支援する観点から，これまで障害の種類ごとに異なる法律に基づいて提供されてきた福祉サービス，公費負担医療等について，共通制度のもとで一元的に提供する仕組みを創設したものである。
同法に対しては障害者切り捨てとの批判も強く，2009年に誕生した民主党政権は同法の廃止を公約に掲げ，2012年6月に障害者自立支援法に代わる障害者総合支援法が可決し，成立した。

障害者総合支援法
障害者自立支援法に代わる新たな法律の名称。2013年4月1日に施行された。本法律では，障害者の定義に難病等を追加し，2014年4月1日から，重度訪問介護の対象者の拡大，ケアホームのグループホームへの一元化などが実施されている。
サービスは，「自立支援給付」（個々の障害者の障害程度区分等に応じて個別に給付される①介護給付，②訓練等給付，③自立支援医療費，④補装具など），「地域生活支援事業」（市町村や都道府県が行う①相談事業，②日常生活用具の給付・貸与，③移動の支援など）——に大別される。
自立支援給付のうち，①介護給付，②訓練等給付等については，別に規定された「単位数表」によって費用の額が定められており，サービス提供事業者はその単位数表に基づいて請求する。また，③自立支援医療費は，かつての精神通院医療（精神保健福祉法），更生医療（身体障害者福祉法），育成医療（児童福祉法）——という3つの公費負担医療制度を一元化したもので，対象疾病や治療範囲は従来と同じである〔→**自立支援医療**〕。
給付は介護保険や医療保険が優先的に適用され，自己負担は原則1割。所得に応じて自己負担限度額が設定されている。したがって，介護保険や医療保険により9割もしくは7割が優先的に給付され，自己負担限度額内であれば1割が自己負担，医療保険においては残る2割分が公費負担となる（1割の自己負担額が自己負担限度額を超えた場合，その超過分は公費負担となる）。

紹介状なし定額負担
紹介状を持たない大病院の初診患者，他院紹介にもかかわらず受診した再診患者に対して定額負担を求めるもの。一般の外来を診療所や中小病院が担い，大病院は専門・紹介外来を担当するという「外来医療の機

能分化」を進める目的で2016年4月より導入された。

特定機能病院及び一般病床400床以上の地域医療支援病院について、定額の徴収を義務化。定額負担は、初診料5000円（歯科3000円）以上、再診料2500円（歯科1500円）以上。

障害手当金
厚生年金の給付の一つ。労災保険の障害（補償）一時金を受ける者が、障害等級3級に満たない程度の障害状態となった場合に支給される一時金。

障害年金
職務上の傷病が原因で障害が残った場合、障害等級に応じて支給される。労災保険による障害（補償）年金、傷病（補償）年金を受ける者が対象。初めて医師の診療を受けたときに国民年金に加入していた場合は「障害基礎年金」、厚生年金に加入していた場合は「障害厚生年金」となる。

障害福祉サービス
障害者総合支援法の規定で、居宅介護、重度訪問介護、同行援護、行動援護、療養介護、生活介護、短期入所、重度障害者等包括支援、施設入所支援、自立訓練、就労移行支援、就労継続支援、就労定着支援、自立生活援助および共同生活援助を指す。

生涯保健事業
日本医師会が提唱する事業。一次予防（生活習慣改善対策等）・二次予防（健診による疾患・障害の早期発見）・三次予防（リハビリテーション等による再発防止）を包括して、生涯にわたる国民の健康維持増進を図ることを目的としている。

日本医師会など健診に関わる10団体でつくる「日本医学健康管理評価協議会」が2016年10月、共同宣言を発表した。

共同宣言は、①健康情報の一元管理を目指した健診データ使用の標準化、②健診のデータベース構築、③健診データの仕様を標準化するために策定された「健診標準フォーマット」の普及に取り組むこと――からなる。

障害（補償）給付
労働者災害補償保険法に規定されている給付の一つ。業務上または通勤による傷病が治ったとき、身体に障害が残った場合、労働能力の喪失をもたらす障害の程度に応じて支給される。障害等級が第1級～7級の場合は障害補償年金が、第8級～第14級までの場合は障害補償一時金が支給される。

紹介予定派遣
派遣前に面接を行い、派遣後に派遣業者の登録者と派遣先の双方が合意した場合に、正社員や契約社員などに採用されることを前提とした派遣制度。労働者派遣法の改正で、2004年3月から医師や看護師等についても解禁された。

紹介率
当該医療機関を受診した患者のなかで、他の医療機関からの紹介によって受診した患者数の割合。他の医療機関との連携、機能分化を促すための指標とされる。紹介率による診療報酬の優遇は2006年4月に廃止されたが、2012年度改定により、特定機能病院と500床（2018年10月からは400床）以上の地域医療支援病院における初診料および外来診療料の算定要件として復活した。

消化管
口腔から始まり、咽頭・食道・胃・小腸・大腸を経て肛門で終わる管のこと。食物を消化・吸収しながら運搬する働きがある。

消化管経口造影剤
消化管造影の際に口から投入される造影剤。X線の陽性造影剤（周辺臓器よりX線吸収が増大してコントラストが強調される）としては、硫酸バリウムが一般的だが、消化管の狭窄や急性出血、瘻孔の疑いなどの場合は、水溶性のヨード系内服造影剤であるガストログラフィンを使用することもある。

消化管造影
口や肛門から造影剤を入れ、患者の体位を変えながら透視によって消化管内腔の様子を観察し撮影すること。食道から大腸までの諸病変の検索に欠かせない検査。

特に胃は最も病変が多いので、種々撮影手技が工夫され、早朝空腹時、まず発泡剤を服用させて圧迫法、充満法のほかに空気とバリウムによる二重造影が行われる。また大腸では、肛門からのバリウム注腸法によって、いっそう精密な所見が得られる。

がんや潰瘍そのものの病変だけでなく、圧排像によって消化管以外の病変についても情報を得ることができる。

消化器
摂取した食物を消化・分解し、腸管から吸収する器官。消化管とその付属器官から成る。

消化管とは口から肛門までの全長約9mの中空の器官で、口腔、咽頭、食道、胃、小腸、大腸から構成される。これらの消化管壁内には消化液などを分泌する腺組織がみられる。

消化管から独立した器官として消化管に付属して存在し、消化液などの分泌物を消化管に送り込んでいる付属器官に、唾液腺、肝臓、胆嚢、膵臓がある。

少額訴訟制度
請求額60万円以下の金銭支払いを目的とした訴訟について、簡易裁判所が審理を1日で終了させ直ちに判決を言い渡す、民事訴訟法第368条に規定された制度。

この制度では弁護士は必要ない。医療機関の未収金回収などに利用することができる。

上顎洞 （じょうがくどう）
上顎骨の中にある最大の副鼻腔。中鼻道に開口する。上顎洞の底は、この開口部よりかなり低位であるため、炎症時などでは自然排膿が困難で、慢性化の原因となる。この中に膿がたまるのを俗に蓄膿症と呼ぶ。

消化腺
食物中の栄養分を消化吸収するための必要物質を分泌する器官。唾液腺（耳下腺、顎下腺、舌下腺）、肝臓、膵臓（外分泌部）が主要なものである。しかし、消化管壁に存在する個々の分泌細胞（主細胞、壁細胞、副細胞など）からも漿液性、粘液性の消化液が分泌される。

松果体 （しょうかたい）
松果腺。間脳の後上方壁に付属する小さな腺。ヒトでは松ぼっくりに似ているためその名が付いた。松果体細胞と神経膠細胞から成る。

光刺激によって生殖腺の早期発育を抑制するホルモン（メラトニン）を分泌するが、成人になると退化する。ヒトでは加齢とともに支質の中に結石を生じ、これは脳砂と呼ばれる。

消化態栄養剤
経口的栄養摂取が何らかの原因により障害されたときに経管栄養により補給する経腸栄養剤のうち、人工的に合成された人工濃厚流動食の一つ。アミノ酸と低分子のペプチド（ジペプチドまたはトリペプチド）を

タンパク源としており，消化を必要とせずに吸収される。

償還（しょうかん）払い

医療では，医療保険における給付方式の一つ。被保険者が医療機関で医療費全額をいったん支払い，のちほど保険者から保険給付分の額について払い戻しを受けること。高額療養費などの給付方式がこれに該当する。

また，療養の給付は現物給付が原則だが，やむを得ない事情によって保険医療機関で受診できなかったような場合，申請によって償還を受けることができる。

上気道感染症

いわゆるかぜ症候群のこと。ウイルスや細菌が上気道（鼻腔・副鼻腔・咽頭・喉頭）に付着し増殖することにより，鼻汁・鼻閉・咽頭痛・咳嗽などの症状が現れること。声帯より上を上気道，声帯より下を下気道とされている。

上気道に感染したウイルスが気管から呼吸細気管支まで移行し，これらの部位で増殖することにより気管支炎の症状が現れることを下気道感染症と呼ぶ。

小規模多機能型施設

介護が必要となった高齢者が，「通い」（日帰り）を中心とし，必要に応じ短期間の「泊り」（宿泊）が可能な部屋を設備し，なおかつ地域の高齢者への在宅サービスをケアマネージメントし，ホームヘルパー等の「訪問」（派遣）が可能な機能をもった施設。

常勤

事業所の所定労働時間を通じて勤務する労働形態（フルタイム勤務）。これに対し，所定労働時間の一部を勤務する形態を非常勤またはパートタイム勤務と呼ぶ。

常勤換算

常勤・非常勤の従業者数を常勤に置き換えた場合の人数，および換算方法のこと。

常勤とは，正職員，パート等雇用形態を問わず，フルタイムで働く者をいう。常勤者1名は，常勤換算1名であるが，常勤の50%を勤務時間とする非常勤者の常勤換算は0.5名となる。

医療機関における非常勤医師の常勤換算は，原則として1週間の当該病院の医師の通常の勤務時間により換算し計算するが，1週間の当該病院の医師の通常の勤務時間が32時間未満の場合は，換算する分母は32時間となる。

食道静脈瘤

主に食道粘膜下層の静脈が拡張・蛇行して静脈瘤を形成したもので，門脈圧亢進をきたす疾患が原因となる。静脈瘤自体の症状は特に見られないが，静脈瘤が破裂すると大量の吐血が起こる。

症候群

複数の症状がまとまって出現し，それが一つの病気と考えられる場合は「症候群」と名付けられる。その本態は，独立した疾患単位のこともある。

上行結腸（じょうこうけっちょう）

大腸の主要部で，盲腸の続きとして右側腹部を上行し，肝臓下面に沿って左折して横行結腸となる部位。

錠剤

薬剤の形状（剤型）を示す名称であり，散剤を圧縮してタブレット（小円板状）に固めた薬剤。内用錠，外用錠，試薬錠がある。

表面をゼラチンと白糖で覆い，着色・艶を出して飲みやすくするために糖衣錠にしたり，湿気と変質を防ぐため表面を各種物質で被包することが可能である。

被包物質の種類によっては，胃の中で作用させたり，胃では溶けずに腸で溶けて作用させるほか，薬効を別々に発揮あるいは持続させるなどのコントロールも可能となる。

上肢（じょうし）

上腕（二の腕），肘，前腕，手の4つの部位から成る。あるいは，三角筋部，前上腕部，前肘部（肘窩がある），後肘部，前前腕部，後前腕部，手背，手掌という部位にも分けられる。腋窩（脇の下）は，上肢または胸部に含まれる。

少子化

出生率の低下によって子どもの数が少なくなること。1人の女性が生涯に産む子どもの数の平均（合計特殊出生率）は，第二次ベビーブームで2.16を記録した1971年以降低下傾向にある。出生率が2.08を下回ると総人口が減少すると言われている。

少子化の要因としては，女性の社会進出などによる未婚・晩婚化，育児・教育費の負担の重さ，住宅事情などが指摘されている。

硝子体（しょうしたい）

眼の水晶体と網膜との間を埋める，無色透明なゼリー状の無血管組織。その表面は硝子体膜で包まれている。眼球の形態を保つ基礎であり，細胞成分はほとんどなく，99%は水分である。

上室頻拍（じょうしつひんぱく）

頻脈疾患の一つで，心房内に頻脈の原因がある疾患の総称。頻脈とはその電気刺激のスピードが速くなる状態のこと。

心臓は一定の間隔で収縮を繰り返しているが，その動きの際に微弱な電流が発生し，その刺激が伝達することによって脈拍が起こる。

上室頻拍の症状は，毎分150から200以上の速い脈拍（頻脈），胸痛，胸部圧迫感である。通常の電気刺激が伝達する経路とは別にもう一つ伝達する経路が発生し，電気刺激の興奮がぐるぐると早く伝わるリエントリーと呼ばれる状態で生じる。心電図上はQRS幅が狭いのが特徴である。ほとんどの場合その後正常な脈拍に戻るが，戻らない場合は治療を行う。

治療法は塩酸ベラパミルやATPの静脈注射，頸動脈洞マッサージ（頸動脈を圧迫する処置），息こらえなどが用いられる。発作が頻繁に続くような場合は，異常な電気刺激が伝達する経路に電流を流して焼き切ってしまう治療（カテーテル焼灼術）が行われる。

照射計画

放射線治療の際の，放射線を照射するための計画。画像診断の結果に基づく線量分布図により，病巣（標的）に投入する放射線の線量をできるだけ多く，それ以外の正常な組織に与える線量をできるだけ少なくすることを目指す。①CT画像による病巣範囲の三次元的確認，②照射の範囲・量のシミュレーションから最適なかけ方の決定が行われる。

照射録

診療放射線技師が照射した場合に作成が義務付けられている書類。記載内容は①照射を受けた者の氏名，性別および年齢，②照射の年月日，③照射の方法，④指示を受けた医師または歯科医師の氏名，指示内容。その照射を指示した医師または歯科医師の署名を受けると定められている。

症状詳記（しょうじょうしょうき）

診療報酬明細書（レセプト）における書面上の診療内容をより明らかにするために治療内容，症状経過，治療行為の必要性などを詳細に補記するもの。請求点

数が高額な場合など，医療機関側の判断にて添付するのが主であるが，審査機関からの返戻にて症状詳記を要求される場合もある。

小腸

胃の幽門に続いて始まり，大腸に連結するまでの全長数mにも及ぶ腸管の主大部。後腹壁で固定される長さ25〜30cmの十二指腸と，腹腔内で曲がりくねって走る空腸と回腸から成る。

十二指腸は様々な消化ホルモンを分泌して栄養分を分解する。それが空腸に送られて吸収が始まり，門脈を経て肝臓へ運ばれる。内側の粘膜には輪状のひだ（空腸に多い）があり，一面に絨毛が生えている。さらに粘膜表面の細胞の一つひとつに1個当たり平均600本の微絨毛があるので，小腸内腔の表面積は格段に広くなっている。

小腸ファイバースコピー

小腸内視鏡（小腸ファイバースコープ）によって小腸を観察する検査。小腸は口からも肛門からも遠く，長く曲がりくねっているため従来の内視鏡では観察が困難であったが，小腸全域への挿入を可能にしたダブルバルーン内視鏡が開発されたほか，カプセル型内視鏡も開発され，小腸内視鏡検査が普及している。

床頭台（しょうとうだい）

病床の側に置く什器。患者が日用品の整理や書きもの，食事をするテーブルとして，あるいは臨床で行われる治療や看護用の処置台として使用する。車輪付きのものが主流。

小児がん拠点病院

地域で小児がん診療の中心的役割を担う拠点病院。厚労省の「がん対策推進基本計画」に拠点病院の整備が盛り込まれ，2013年2月に全国7ブロックから15施設が指定された。指定要件は，①一定の小児がんの診療実績，②緩和ケアの提供——など。小児がんは，白血病や脳腫瘍など，小児に多いがんの総称。

小児救命救急センター

厚生労働省は2010年度から，第三次救急医療体制において，大学病院等の中核病院や小児の救急医療を担う小児専門病院を「小児救命救急センター」として新たに認定し，その運営に対する補助金を交付している。厚労省の「重篤な小児患者に対する救急医療体制の検討会」が2009年7月に公表した「中間取りまとめ」を受けての方針だという。

小児の集中治療に習熟した小児科医が非常に少ない現状を受け，2010年度予算では，センター運営に対する補助金のほか，PICU（小児集中治療室）の整備や，PICUの専門医の研修経費への補助に充てた。また，2012年度予算においても，小児救命救急センターの運営に対する支援のための経費を計上している。

小児周産期災害リエゾン

大災害発生時の小児・周産期医療に特化したコーディネーター。

大災害発生時に都道府県の対策本部に入り，地域の妊婦や乳幼児に関する情報とともに，分娩施設や小児科の被災状況を集約し，妊婦らの受入れや搬送の段取りなどを調整する。また，妊婦や乳幼児に必要な物資を各避難所に割り振る役割も担う。

東日本大震災で行われた医療支援活動の総括においてその必要性が指摘されたことを踏まえて，厚労省は，小児周産期災害リエゾンの養成に乗り出した。リエゾンは，地域の小児・周産期医療に携わる医師などに委嘱される。

小児肺高血圧症

小児期発症の肺動脈性肺高血圧症。高度の肺動脈攣縮に血管壁の肥厚性変化や血管際構築などの基質的病変が加わり発症すると考えられる。

肺の筋性動脈や細動脈の中膜，内膜肥厚により肺動脈の血圧が高まり，心拍出量低下を生じ，右心不全をはじめ心臓や肺の機能に障害をもたらす進行性の疾患であり，症状としては，息切れ，失神，チアノーゼなどがある。予後不良で難治性の疾患であり，原因として遺伝子異常の存在がわかっているものと，明らかでないものがある。

小児慢性特定疾病医療支援

小児慢性疾患のうち特定の疾病について，その治療研究を行って医療の確立と普及を進め，併せてその治療にかかった費用の一部を公費により助成する制度。2014年5月の児童福祉法改正により，2015年1月から従来の小児慢性特定疾患治療研究事業に代わって小児慢性特定疾病医療支援が施行された。従来の11疾患群が14疾患群に変更され，対象疾病も107追加されて約700疾病となった（2019年4月現在，16疾患群756疾病）。

対象疾患群は，①悪性新生物，②慢性腎疾患，③慢性呼吸器疾患，④慢性心疾患，⑤内分泌疾患，⑥膠原病，⑦糖尿病，⑧先天性代謝異常，⑨血液疾患，⑩免疫疾患，⑪神経・筋疾患，⑫慢性消化器疾患，⑬染色体又は遺伝子に変化を伴う症候群，⑭皮膚疾患，⑮骨系統疾患，⑯脈管系疾患。

対象となる患者は，対象疾病を児童時に発病した者で，18歳到達時点で引き続き治療を必要とする20歳未満の者を含む。患者認定にあたっては指定医の診断を要件とし，指定医療機関での受診のみ助成対象とする。患者は受診時に，都道府県より交付される「小児慢性特定疾病医療受給者証」を指定医療機関に提示する。

費用負担は，原則2割が患者負担となり，8割は医療保険により給付される。2割の患者負担分のうち，所得階層に応じて自己負担限度額（難病法の特定医療の原則半額）が定められ，それを超えた分が公費負担となる。また，入院時食事療養費に係る標準負担額の半額が自己負担となる。

小児用肺炎球菌ワクチン

2009年10月に製造販売が正式承認された小児用肺炎球菌結合型ワクチン（商品名：プレベナー）。細菌性髄膜炎，菌血症などの侵襲性肺炎球菌感染症を予防する小児用肺炎球菌結合型ワクチンの承認は国内初で，2010年2月から接種が開始されている。

プレベナーは，約90種類の肺炎球菌の血清型のうち小児で侵襲性肺炎球菌感染症を引き起こすことが多い7つの血清型を選んでワクチン化したもの。

小児用補助人工心臓

補助人工心臓は，心臓移植までのあいだ，患者の低下した心機能を補う医療機器で，小児用のものは2015年まで国の承認が得られていなかった。その理由は，補助人工心臓はポンプの回転軸などに血栓が発生することがあり，それが脳梗塞などを引き起こす危険がある。子どもは血液量が少ないため，ポンプの回転数を下げる必要があり，血栓の危険性が高まるとされる。

しかし2015年8月，ドイツの医療機器メーカーが開発し，海外で広く使われている小児用補助人工心臓が保険適用となった。

小脳

大脳の後ろ下方に位置する，脳を構成する一要素。

脳全体の約10％を占めるに過ぎないが，脳全体の神経細胞の半分以上が存在し，平衡感覚や運動制御に最も関係の深いところとされる。

小脳に関する疾患としては，小脳梗塞，小脳出血，急性小脳失調症，脊髄小脳変性症，小脳腫瘍などがある。〔→脊髄小脳変性症〕

上鼻甲介 （じょうびこうかい）

鼻腔の外側壁から内方に突出している3枚の隔壁の一つで，小さな貝殻状の骨の突起またはその粘膜に覆われた部位。中鼻甲介との間で鼻道を上鼻道に分けている。

上皮細胞

体表面を覆う表皮，管腔臓器の粘膜を構成する上皮，外分泌腺構成する腺房細胞，内分泌腺を構成する腺細胞などを総称した細胞の名称。肺癌，胃癌，肝癌，大腸癌，乳癌をはじめ，固形癌のほとんどは上皮細胞に発症する。

消費者安全調査委員会

消費者安全法の改正に伴い，2013年10月1日，消費者庁に設置された。国民の消費生活のなかで生命・身体被害があった事故について調査を行い，被害拡大・再発を防止することを目的とする。

調査対象は広範に及び，①各行政機関から消費者庁へ報告があった情報，②国民からの調査申出，③報道機関から集まる情報——のなかから，優先順位を判断し決定する。

医療事故も対象範囲に含まれるが，個別の医療過誤事件が調査の対象とされる可能性は低いとされている。しかし，広く普及する医療機器の不具合や誤った用法等が関連する医療事故などについては調査対象となる可能性がある。

消費者契約法

不当な勧誘行為によって締結した契約や不利で不公正な契約条項について，消費者が無効にできる権利を与えた法律。消費者は，契約の不当性を示す事情や事実を具体的に明らかにする必要がある。

医療分野においては，通常の保険診療では，患者が窓口で保険証を提出し診療を申し込んだ時点で，診療契約が成立しているものとみなされ，治療費用も公定されているため，消費者契約法が適用されるトラブルは考えにくい。ただし，保険適用外の美容整形や形成外科，普通分娩，健康診断等の費用や差額室料などについては，同法の対象となる可能性があり，あらかじめ十分な説明が求められる。

上皮組織

身体の外表面や体腔，粘膜，消化管，脈管の内表面を覆う組織。上皮細胞が密に配列しており，細胞間質は極めて少ない。一般に血管は進入しない。

その役割は，身体，体腔，器官の外・内表面を包み保護することであるが，存在部位によっては吸収作用，呼吸作用，分泌作用，感覚作用なども有する。

上鼻道

上鼻甲介と中鼻甲介の間にある鼻道。鼻腔の外側壁からは上・中・下鼻甲介が内方に突出している。これによって鼻道を上・中・下鼻道に分けており，その一番上の部分をいう。

傷病手当金

健康保険法に基づき，被保険者が傷病で労務に就けない場合に現金給付される所得保障金。労務不能になって4日目以降の期間，標準報酬日額の3分の2が1年6カ月を限度に支給される。

傷病（補償）年金

労働者災害補償法に規定されている補償の一つ。業務上の負傷または疾病に係る療養の開始後1年6カ月を経過した日以後において，同法に定められた程度の障害の状態が継続している場合，その期間・程度に応じて支給される。その場合，休業補償給付を受けることはできない。

傷病名マスター

支払基金が提供しているレセプト電算処理システム用の病名マスターであり，いわゆるレセコン用の病名マスター。「レセプト電算処理病名」とほぼ同じものであり，MEDIS-DCの「標準病名マスター」との連携（互換性）が図られている。

静脈

心臓から送り出された血液が身体の末端に至り，その血液が毛細血管を通じて再び心臓に送り返される，帰りの経路となる血管。

静脈血は炭酸ガスをはじめ多くの排泄物を含み暗赤色を呈しているため，静脈は外部からは青く見える。

内腔には半円形のポケット状の弁が2枚，対になって付いている部位があり，末梢側への血液の逆流を防ぐ。静脈弁は手足の静脈には必ずあるが，頭・頸部や胴の静脈にはない。

静脈栄養法

経静脈栄養。口腔から必要栄養分を確保できない患者に，静脈を経由して栄養剤等を投与する手法。経口摂取ができない場合，外傷などによってエネルギー喪失が著しい場合，経口摂取した食物が病巣を刺激して治癒過程の障害になる場合などに行われる。

日本では，ブドウ糖を主たるエネルギー源とし，アミノ酸と混合して中心静脈に投与する方法（IVH）が一般的である。適応として，消化器疾患や悪性腫瘍による低栄養，嚥下障害，神経性食欲不振，意識障害患者などが挙げられる。

静脈栄養法では，血栓症，カテーテル感染，血管外滲出，カテーテル栓塞，および代謝異常として浸透圧異常，高血糖，pH・電解質異常などの合併症が生じる場合もあり，施行中の全身状態を観察することが重要である。

静脈内注射

薬液を静脈内に注射すること。静注，静脈内投与とも呼ばれる。

長所は，①薬の即効性が期待できること，②注射部位への局所刺激や薬物の変化が少ないこと——など。短所は，①作用時間が短いこと，②薬液がすぐに心臓部位に入るのでショック状態になりやすいこと，③薬物血中濃度が急激に上昇するために危険があること，④血栓や溶血および感染の危険性を伴うことがあること——などである。

注射を行う場合については「保険医療機関及び保険医療養担当規則」第20条第4号において，次のように定められている。①経口投与によって胃腸障害を起こすおそれがあるとき，経口投与をすることができないとき，または経口投与によっては治療の効果を期待することができないとき。②特に迅速な治療の効果を期待する必要があるとき。③そのほか注射によらなければ治療の効果を期待することが困難であるとき。

静脈麻酔

麻酔薬を静脈に注射して行う全身麻酔法。適応として，全身麻酔の導入，笑気・酸素麻酔の補助，局所麻酔の補助，検査あるいは小手術の単独使用，基礎麻酔あるいは治療的鎮静法などがある。

吸入麻酔に比べると調節性が劣るが，少しでも調節性をよくするために短時間作用性の麻酔薬が用いられる。現在使用される薬剤は，超短時間作用性バルビタール（チオペンタール，チアミラール），ケタミンなどである。副作用として呼吸停止，血圧下降，チアノーゼ，舌根沈下などがある。

静脈留置針

長時間（24時間以上）にわたる持続点滴などで使用される注射針。内針と呼ばれる金属針と，外針と呼ばれるプラスチック製のカテーテルで構成され，金属針を覆うようにカテーテルが装着されている。血管に挿入した後に金属針のみを引き抜き，カテーテルを血管内に留置し点滴を行う。

生薬（しょうやく）

薬用になる植物の葉・皮・根・種子，動物の臓器・分泌物，鉱物などをそのまま，あるいは乾燥または簡単な加工を施して保存できるようにした薬剤。

生薬の大半は植物性である。産地，原料の種別・成長度，湿度，光線などによって有効成分が異なってくるので，使用する際には保存に注意を要する。

使用薬剤の購入価格

→ 薬価基準

常用負荷試験

糖尿病の診断をするための糖負荷試験の一つ。空腹時に採血し血糖値を測る。次に，ブドウ糖を経口投与した後に，血糖上昇のパターンにより糖尿病の診断を行うもので，糖負荷試験の１つ。糖負荷後２時間後の血糖値200mg/dL以上を糖尿病と診断する。

常用量

薬剤の通常の臨床使用において，大多数の対象におおむね有効であるとみなされる使用量。厳密には，薬物における用量と効果との関係において，治療に必要な作用を現し始める最小量である最小有効量と，中毒症状を現さない最大量である最大有効量（極量）の間を指す。

省令

各省の大臣が主任の行政事務について，または，法律もしくは政令の委任に基づいて制定する命令。法律を施行するために必要な細則や法律，政令の委任事項などを定め，多くは「施行規則」として発令される。法律から委任を受けているため，法律と同等の効果があるが，行政の権限で変更することができる。

条例

地方公共団体がその事務について，国の法令に違反しない範囲で議会の議決を経て制定する法規。法令が規制していないものについては，条例で任意の規制ができるが，規制している領域の場合は条例によって規制ができないとされている。地方公共団体は，行政上の義務を課したり，権利を制限したりするときは，原則として条例を制定してその内容を定めなければならない。

上腕

肩関節から肘関節までの間。前面と後面，内側面と外側面に区分される。

職域保険

職場を基盤とし，同種の職業を集合した医療保険。職域保険には，全国健康保険協会管掌健康保険，組合管掌健康保険，船員保険，国家公務員や地方公務員などの共済組合，私立学校教職員組合といった被用者保険と，自営業者保険（国民健康保険組合）がある。

なお，職域保険に対し，地域住民を対象としたものを地域保険（国民健康保険）という。

職員教育

経営方針や業務内容に沿って，職員に対して必要な知識・技能を修得させ，仕事への動機付けを与え，潜在的な能力を開発するために行う教育訓練。教育方法には，OJT〔→ **OJT**〕，集合教育（Off-JT），自己啓発支援などがある。

集合教育は職場や日常業務を離れ，特定のテーマに沿って行われる教育訓練で，階層別教育（新人教育，中堅職員研修，中間管理者研修）や職能別教育がある。自己啓発支援は，公的資格取得の支援・奨励，通信教育受講支援，公開セミナー教育への参加斡旋など，職業人・社会人としての潜在能力を開発するため，幅広く教育機会を提供するものである。

処遇改善加算

介護職員の処遇改善の取組みとして2009年10月から実施されていた介護職員処遇改善交付金制度が，2012年度介護報酬改定において介護報酬に組み込まれ，介護職員処遇改善加算として実施された。2015年３月末までの例外的かつ経過的な措置として創設されたが，2015年度介護報酬改定でも継続され，加算率が引き上げられた。

2018年度の介護報酬改定においては，加算（Ⅳ）及び（Ⅴ）について，要件の一部を満たさない事業者に対し，減算された単位数での加算の取得を認める区分であることや，当該区分の取得率や報酬体系の簡素化の観点を踏まえ，一定の経過措置期間を設け，これを廃止するとともに，加算の対象となるサービスに，介護医療院サービス〔及び介護医療院が行う（介護予防）短期入所療養介護〕を加えた。

加算分を介護職の賃金に反映させ，使い切ることなどが要件として盛り込まれている。また，介護職のみが対象となり，訪問看護，訪問リハビリテーション，居宅介護支援などは対象外となる。加算額については，サービス別の「加算率」と「介護報酬単価」を乗じて算出するため，事業所の収入が少なくなれば同加算で得られる額も少なくなる仕組み。

職業安定法

労働者の募集・紹介・供給を規定した基本法で，国民への就業機会の提供と産業への労働力の充足を進め，職業の安定と経済の発展を図ることを目的としている。

当初は職業紹介業務を国の独占としていたが，労働者派遣法の制定（1985年）によって，民間でも職業紹介事業が行えるようになった。その後，2003年の法改正で職業紹介事業の許可・届出制などの見直しが行われ，同時に改正された労働者派遣法によって，医療機関等における医療業務（医師や看護師等）の紹介予定派遣が解禁された。〔→紹介予定派遣〕

職業病

ある職業に従事することで発症する疾病。騒音性難聴のように作業環境に起因するもの，粉塵・ガスなどによるじん肺症のように生産過程で発生する物質に起因するものなど，要因は様々である。近年，パソコン使用による頸肩腕症候群など，業務形態の変化によって新たな職業病も増えている。

食札

患者の治療食管理のため，患者情報や食事に関する指示を記載した帳票。患者名，治療食の種類，禁止食品，主食の種類と量などが記載されている。

食事介助

自分で食事ができない患者や要介護者に対して，食事を摂る手助けをすること。

食事せん

食事指示せん，食事伝票。医師が入院患者に対する栄養処方を指示する伝票。医療機関では，治療食の名称とその栄養基準を取り決め，冊子などにまとめている（約束食事せんと呼ぶ）。

医師は約束食事せんのなかから治療食を選び，食事せんによって指示を行い，栄養士がその食事せんに基づいて献立を組み立てる。

職種

職業や職務の種類のこと。医療機関の場合，医師，薬剤師，看護師，理学療法士，事務職などが該当する。

食事療法

食事によって疾病の治療効果を上げようとする方法。特に糖尿病，高血圧症，脂質異常症，胃潰瘍，心疾患，腎臓病などでは治療・予防に欠かせない。

食事療法の中心は，エネルギーの制限と各栄養素のバランスをとることである。例として，急性腎炎の場合の食塩，水，蛋白の制限，心不全の場合の電解質の制限，胃潰瘍や肝疾患に対する潰瘍食や肝臓食などが挙げられる。

食事品目は，治療目的だけでなく，患者の嗜好，習慣，経済状況などを総合的に考えて構成することが必要である。

触診

医師が患者の体表を手で触って，体温・腫脹・浮腫・圧痛・脈拍などを診断する方法。

褥瘡（じょくそう）

通称は床ずれ。ベッドや車椅子などで長時間同じ姿勢を続けた場合に，組織が継続的に圧迫されるため血流障害が生じて起こる皮膚潰瘍（局所壊死）。長く臥床する患者の仙骨部や大転子部に生じやすい。悪化すると皮膚など表層だけでなく，筋肉や骨にも影響するケースもある。予防としては，頻回の体位交換，床ずれ防止マット利用などがある。〔→DESIGN分類〕

褥瘡危険因子

褥瘡発生の危険性を評価するための指標。危険因子評価票を用いて，「基本的動作能力」は「ベッド上・自立体位変換」や「椅子上・坐位姿勢の保持，除圧」ができるかできないか，「病的骨突出」「関節拘縮」「栄養状態低下」「皮膚湿潤（多汗，尿失禁，便失禁）」「浮腫（局所以外の部位）」がそれぞれあるかないか，を評価する。

危険因子評価票で「できない」もしくは「あり」が一つ以上ある場合は，褥瘡対策に関する診療計画書の作成・実施・評価を要する。

褥瘡処置

褥瘡とは，患者が長期にわたり同じ体勢で寝たきりになった場合など，身体と支持面との接触局所で血行不全となり，周辺組織の壊死を起こすものであるが，この褥瘡に対し，保存的に外用薬の塗布，皮膚欠損用創傷被覆材の貼付などを行うこと。診療報酬上の「重度褥瘡処置」については，DESIGN-R分類D3，D4およびD5が対象となる。

褥瘡対策チーム

褥瘡の予防，悪化防止，治癒促進などの褥瘡対策に，専任の医師と看護職員を置く医療体制。

2002年10月，褥瘡対策未実施減算が新設され，医療機関は入院患者に対して褥瘡に関する評価を行い，必要な対策を実施する体制の整備が求められるようになった。しかし，2006年度診療報酬改定で褥瘡対策未実施減算は廃止され，入院基本料や特定入院料を算定する施設基準の一つとして褥瘡対策が規定された。

褥瘡ハイリスク患者

褥瘡の予防や管理が難しく，重点的な褥瘡ケアが必要な患者。ベッドで安静が必要な，以下に挙げる状態の患者をいう。

①ショック状態，②重度の末梢循環不全，③麻薬等の鎮痛・鎮静剤の持続的な使用が必要，④6時間以上の全身麻酔下による手術を受けた，⑤特殊体位による手術を受けた，⑥強度の下痢が続く状態，⑦極度に皮膚が脆弱である（低出生体重児，GVHD＝移植片対宿主病，黄疸等），⑧褥瘡に関する危険因子（病的骨突出，皮膚湿潤，浮腫等）があり，すでに褥瘡がみられる。

このような患者に対して，計画的な褥瘡対策が行われたとき，2006年度以降，褥瘡ハイリスク患者ケア加算が算定できるようになった。その場合，専従の褥瘡管理者の配置などが施設基準の要件となる。

褥瘡リスクアセスメント票

褥瘡リスクの評価結果を記載した書類。褥瘡予防治療計画書と一体になっており，その作成が褥瘡ハイリスク患者ケア加算の算定要件になっている。ハイリスク項目，褥瘡発生（予測）部位，リスクアセスメント結果，褥瘡予防治療計画，褥瘡ケア結果の評価などを記載する。

食中毒

有害な微生物や化学物質などを含む飲食物を摂取することで生じる，下痢や嘔吐などの症状（中毒）の総称。原因となる物質によって，①細菌性（感染型・毒素型），②自然毒（動物性・植物性），③化学物質，④その他原因不明なものに分類されるが，細菌性のものが圧倒的に多い。

食中毒菌

食中毒の原因となる細菌。体内に侵入した場合，数時間から数日後に下痢や腹痛，嘔吐などの症状を引き起こし，場合によっては死に至らしめる。

食中毒を引き起こす仕組みは，主に次の3種類。①食品内で細菌が作った毒素を摂取して引き起こされる毒素型（ボツリヌス菌，黄色ブドウ球菌など），②体内で細菌が作った毒素によって引き起こされる生体内毒素型（腸炎ビブリオ菌，O157等の病原性大腸菌など），③感染症と同じく体内に侵入した細菌そのものによって引き起こされる感染型（サルモネラ菌，カンピロバクター菌など）。

食道

咽頭の下方に続いて脊柱の前面を下行する，全長約25cm，左右径約2cmの長い筋性の管。食物が通過しているとき以外は，内腔はほとんど閉鎖されている。

消化管の一部であり，摂取した食物を下方に逐次送る運動の機能がある。食道の下部（噴門）は平滑筋が発達して括約筋として働き，食物が通過したあと，胃から逆流しないようになっている。

食堂加算

入院時食事療養（I）の届出を行っている保険医療機関で，各病棟単位で食堂の床面積が1床当たり0.5m²以上確保されている場合に，病棟または診療所単位で算定できる加算。実際に食堂で食事をしたかどうかにかかわらず，当該病棟において食事を提供しているすべての患者について算定できる。

食道癌

食道に発生する悪性腫瘍。原発性と転移性があるが，通常は原発性を意味し，そのほとんどが扁平上皮癌である。高齢の男性に好発する。治療成績は不良で，根治手術可能な例は60％以下であり，全国登録症

例の5年生存率は25％にすぎない。この理由としては，高齢者に多いこと，リンパ節などに転移しやすいこと，解剖学的特性から根治手術がむずかしいことなどが考えられている。

部位により，頸部食道癌，胸部食道癌，腹部食道癌の三つに大別される。

食道鏡検査（E-食道）

食道鏡を用いて食道内部の異常を調べる検査。食道鏡を口または鼻から食道まで挿入し，食道内部を観察する。生検のために組織採取することもある。ファイバー型の軟性鏡と直線型の硬性鏡があるが，現在はファイバー型が主流である。

食道静脈瘤圧迫止血用チューブ

食道静脈瘤出血の際，食道内に挿入してバルーンを膨張させて止血するための救急処置用チューブ。

チューブには2つのバルーンが付いており，一方を胃内で膨らませ牽引固定して，他方を食道内で膨らませ，食道壁を圧迫し出血部位を塞ぐ。止血していれば通常24時間ほどで抜去する。一時的止血効果はかなり高く，救急出血時には第一に試みられる手段である。

食道静脈瘤硬化療法用セット

食道静脈の出血に際して，内視鏡を通して血管に硬化剤（エトキシスクレロール）を注入するための器具セット。

セットは，①穿刺針（食道静脈瘤に硬化剤を注入するために使用），②内視鏡固定用バルーン（内視鏡を食道内に固定するために使用），③止血用バルーン（穿刺部位を圧迫止血するために使用），④ガイドチューブ（穿刺針等を静脈瘤まで誘導するために使用）——から成る。

職能給制度

職務遂行能力に応じて賃金が体系化された制度。職務遂行能力を等級で分け職員を格付けする職能資格制度や，能力主義的な人事考課制度などによって，職員を評価し処遇していく。

能力や努力を賃金に反映させ，働く意欲を高める業績・成果重視の人事制度である。

植皮術

皮膚欠損部に，他部位から採取した皮膚を移植縫合する手技（**皮膚移植**）。植皮の生着には，移植片と移植床との間の血管網の再編成が必要であり，皮膚は患者自身から採皮したものでなければ生着しない。

広範囲熱傷など患者のドナー部位面積が極端に狭く植皮を速やかに行わなければならないケースには，他人（家族等）の皮膚を採皮し植皮する場合もある。

植物アルカロイド

植物成分を由来としたアルカロイド（窒素を含むアルカリ性の有機物）であり，抗がん剤として用いられるものが多い。主な薬剤としては，イリノテカン，エトポシド，ソブゾキサン，ドセタキセル，ノギテカン，パクリタキセル，ビノレルビン，ビンクリスチン，ビンデシン，ビンブラスチン等。

植物状態

生きてはいるが意識のないまま定常状態となり，長期間生存している状態の俗称。一般的には遷延性意識障害とほぼ同義とされる。

延髄の機能は残っているが大脳の働きが失われており，動物としての運動・知覚系や精神・知的活動がみられない。昏睡状態のまま呼吸・血液循環・消化排泄機能は自発的あるいは人工的に維持されている。

瀕死の重症で，命だけが助かった場合などに起こりやすく，医療の発達に伴って増加した。

食物アレルギー

ある特定の食物摂取によって異常反応が認められる病態で，免疫学的機序，生化学的機序，食品添加物などにより引き起こされる。

食物アレルギー負荷

食物アレルギーの診断のため，原因と思われる食物を実際に食べて観察する検査。食物アレルギーは，事前に産生されたアレルゲンに反応するIgE抗体がアレルゲンと抗原抗体反応を生じることで起きる。

ごく少量から摂取させ，15〜20分ごとに増量して，症状を確認する方法が標準的である。

問診や血液検査等から，食物アレルギーが強く疑われる9歳未満の小児に対し，原因抗原の特定，耐性獲得の確認のため食物負荷検査を実施した場合，小児食物アレルギー負荷検査が年2回を限度として算定できる（要届出）。

除細動

心臓の心室細動あるいは心房細動を止め，正常調律に戻すための処置のこと。薬剤投与による方法と，電流を極短時間通電する方法（電気的除細動）に大別される。

除細動器としては，体外式，開胸式（手術中に心臓に直接当てるタイプ），AED等がある。通常は体外式で，胸壁の心尖部と心基部に2つの電極を当てて通電する。

除細動器

心室細動（VF）や心室頻拍（VT）などの不整脈を起こしている心臓に瞬間的に強力な電気を通じると，心筋の電気的位相がそろって細動を除去できる。そのための除細動や同期性通電を行う医療機器のこと。直流式と交流式とがあり，これによって通電することを反電撃法（カウンターショック）という。

助産師

保健師助産師看護師法に基づき，厚生労働大臣の免許を受けて助産または妊婦・褥婦や新生児の保健指導を行う者。

助産所

助産師が病院・診療所以外で助産業務を行う医療提供施設。医療法では，妊婦，産婦または褥婦10人以上の入所施設を有してはならない，との規定がある。

助産録

保健師助産師看護師法第42条に基づき，助産師が分娩の介助を行った際，助産に関する事項を遅滞なく記載しなければならない記録。記載事項は，保健師助産師看護師法施行規則第34条によって，分娩回数および生死別，妊産婦の既往疾患の有無およびその経過，分娩の経過，処置の経過および処置——などが定められている。

助産録は，病院・診療所または助産所の管理者が5年間保管しなければならない。

女性専門外来

女性患者を女性医師のみが診察する外来。

健康診断で要精密検査になったり，自覚症状があるにもかかわらず，部位によっては羞恥心が邪魔をして女性が病院に行きづらいということもある。そのような現状に対応して設立されたもので，乳腺・泌尿器・大腸・肛門など，男性医師の診察では女性に心理的な抵抗がある疾患での受診が多いという。

処置室

医療処置や看護作業の準備を行うための部屋。多くは看護室（ナースステーション）に隣接されている。

食間・食後・食前

薬剤の服用時間を示す表記。朝食前など食事をするおおむね30分前に服用するのが食前，食事をしたおおむね30分後に服用するのが食後，食事と食事の間，例えば朝食と昼食の中間の時間で服用するのを食間と呼ぶ。また，食事をする直前・直後や，就寝前などの服用方法もある。

ショック

急激な血圧低下に基づく末梢の血流不全により，複数の重要臓器が機能障害に陥った状態で，放置すると生命にかかわる。原因により，出血性，心原性，敗血症性，神経原性，アナフィラキシー性，熱傷性などに分類される。

ショックパンツ

患者の下半身に履かせる，医療用の特殊なズボン（パンツ）。MAST（medical-anti-shock-trousers）とも呼ばれる。

空気を入れられる構造となっており，履かせた状態で空気を入れると下半身全体が極度に圧迫され，①下半身の血液を上半身に送り脳や心臓など重要臓器への循環を確保する，②パンツで圧迫される部分を止血する，③骨折を固定する——といった効果が得られる。そのため，出血性ショックや骨盤骨折などで適応となる。しかし，長時間加圧すると，下肢が虚血から壊死に陥る危険性もあり，最大加圧は100mmHg，時間は1時間以内に限られている。

処方監査

窓口で受け付けた処方せんに対して，一元管理された患者の薬歴情報や医薬品データベースとの照合によって，薬剤師が重複投与，相互作用，禁忌症，アレルギーの有無などの総合的なチェックを行うこと。

徐放錠，徐放性カプセル

薬剤の効果が強く，一度に血液中の薬物濃度が高くなった場合に，副作用の危険性が高くなるような毒性域に近づいてしまうような薬剤に対し，薬の成分が時間をかけて溶解し，効果が長く保つように加工したもの。したがって，服用の注意点などには，徐放錠を噛んだり砕いたりすると，短い時間で薬の効果が出てしまうため，そのようなことはしないように記されている。また，カプセル剤にすることで嫌な味や臭いを閉じ込めることができるため，徐放性カプセル剤も存在する。

処方箋

医師が診察を行った結果，薬物療法が必要と判断した場合に，患者に対して交付する薬剤処方のための指示書。それに基づいて薬剤師が調剤する。

処方箋には，薬剤名，分量，用法・用量，患者への指示事項，発行年月日，使用期間など所定事項を記入し，医師の署名または記名押印が必要である。処方箋を交付できるのは医師だけであり，これを医師の処方権と呼ぶ。

処方箋の有効期限は発行日を含めて4日間（日曜日や祝日を含む）。有効期限を過ぎると調剤薬局では受付できなくなり，医療機関で再発行をしてもらうことになる。

処方箋医薬品

処方箋の交付または指示がなければ販売できない医療用医薬品。2005年4月施行の薬事法改正で，従来の「要指示医薬品」の名称が変更され，「要指示医薬品以外」から多くの成分が移行・追加された。また，従来の「要指示医薬品以外」の区分は「処方箋医薬品以外」となる。

違反して処方箋なしで販売した場合は，3年以下の懲役か300万円以下の罰金が科せられる。「処方箋医薬品以外」も薬価収載は継続され，医師が処方箋を発行すれば保険扱いになるが，処方箋がなくても自費で購入することができる。

処方箋の交付義務

患者に治療上薬剤を調剤し投与する必要があると認めた場合に，患者や看護者に対して処方箋を交付しなければならない，とする医師に対する義務規定（医師法第22条）。ただし，患者や看護者が処方箋を必要としない旨を申し出た場合と，治療上安全に薬剤を使用することができない場合は，この限りではない。

徐脈（じょみゃく）

心拍数が減少して，1分間に60以下になること。能動的あるいは受動的な刺激生成の減少や興奮伝導能の低下による。

心筋炎，洞不全症候群，甲状腺機能低下症などが原因。無症状も少なくはないが，易疲労感，めまい，動悸を覚え，重症ではうっ血性心不全やアダムス・ストークス症候群（心拍動が起こらず脳の血流が停止して発作的に起こる意識障害）を起こすこともある。治療は基礎疾患，徐脈の種類および重症度による。

自立支援医療

障害者が自立した日常生活・社会生活を営めるように，心身の障害の軽減を目的に行う医療。障害者自立支援法（2006年4月施行）によって，精神通院医療（精神保健福祉法），更生医療（身体障害者福祉法），育成医療（児童福祉法）が一元化された。対象疾病や治療の範囲，給付が保険優先である点は従来と同じ。2013年4月からは障害者総合支援法のもとで，引き続き施行されている。

障害者または障害児の保護者は，市町村等から自立支援医療費の支給認定を受けると，自立支援医療受給者証が交付される。ただし，受診できる医療機関は，都道府県知事が指定する自立支援医療機関に限られる。利用者は医療機関窓口で，医療受給者証と自己負担上限額管理票を提出する。

給付割合が9割（ただし保険優先）で，患者負担が原則1割の定率になり，所得に応じて自己負担限度額が設定されている。したがって，一般の場合，7割が医療保険によって給付され，（自己負担限度額内であれば）1割が患者負担，残る2割が公費負担となる（1割の患者負担が自己負担限度額を超えた場合は，その超過分も公費負担となる）。

自律神経系

脳からの支配命令がなくても消化，呼吸，排泄，循環などの機能を調節する神経系統のこと。睡眠中でも心臓が一定のリズムで活動していることに代表される。

自律神経の中枢は間脳の視床下部にある。

自律神経はさらに交感性と副交感性の2群に区分され，お互いに拮抗的に働いて平滑筋や腺の働きを統御する。交感神経はエネルギーを発散するように働き，副交感神経は身体にエネルギーを蓄えるように働く。

自律神経失調症

交感神経と副交感神経のバランスが崩れて，種々の身体的・精神的な自覚症状や他覚症状を示す状態。

倦怠感，のぼせ，冷え性，めまい，しびれ，動悸といった症状を説明するのに十分な身体的病変が認められず，顕著な精神障害がない場合などに診断される。しかし，精神神経症や心身症との鑑別が困難な場合も多く，この三者が独立した疾病であるのかどうかも不

明である。そのため，自律神経系に対する治療とともに，心因の解明など精神医学的治療が必要とされる場合もある。

シリンジポンプ
→ 間歇注入シリンジポンプ

痔瘻（じろう）
肛門周囲に膿（うみ）が溜まった段階である肛門周囲膿瘍を経て，溜まった膿が排出されてしまい穴（瘻孔）ができた状態のこと。痔瘻は，肛門管内に入口を，皮膚側に出口（瘻孔）をもつトンネルのような構造となる。

治療法としては，手術をして瘻管を切開あるいは切除するのが一般的である。

シロップ
薬剤の形状（剤型）の一つであり，液剤（水剤）の一種。医薬品を，白糖などの糖類や甘味剤などを含む溶液や懸濁液の状態にした内容液剤である。

腎移植術
ドナーから提供された腎臓を移植し，腎臓の機能回復を図る治療法。

腎臓の機能が低下した場合，主な治療法として血液透析，腹膜透析，腎移植があるが，血液透析や腹膜透析は時間的・社会的制約が大きいことに加え，腎機能のすべてを代替することはできない。腎移植は免疫抑制剤を要するが，腎機能の回復と生活の質の改善が見込める。

新医薬品
すでに製造または輸入の承認を得ている医薬品と有効成分，分量，用法，効能・効果，剤型等が明らかに異なる医薬品であって，厚生労働大臣によって，その製造（輸入）が承認された医薬品。薬事法第14条の4第1項第1号に規定されている。

心因反応
災害や事故など，生命の危険にさらされるような大きな衝撃やストレスを突然受けたときに，一時的に意識混濁や昏迷状態，錯乱や強い興奮などが起こること。また，不安など統合失調症とよく似た精神状態になることもある。症状は一過性であり，短い期間で次第に回復し，症状が長期間続かないことが目安となる。

腎盂（じんう）
腎臓が尿管につながる部位であり，扇のような形状をしている（**腎盤**とも呼ばれる）。機能としては，腎臓で産生された尿が腎盂に集まり，尿管を通って膀胱へと排出される経路の一部を構成している。

腎盂に関する疾患としては，腎盂腎炎（細菌感染によって腎盂や腎実質が炎症を起こした状態）などがある。

新エンゼルプラン
1999年に策定された「重点的に推進すべき少子化対策の具体的実施計画」。少子化対策として，1994年に策定された「エンゼルプラン」の緊急保育対策等5カ年事業の終了を受け，新たに実施したもの。

少子化の進行と女性の社会進出という育児環境に対応して，子育てを支援するため，保育サービスなど子育て支援サービスの充実，仕事と子育てが両立するような雇用環境の整備，母子保健医療体制の整備，その他教育や住環境の整備などの施策が進められた（2004年度まで）。

心音図検査
心音，心雑音を客観的に機械的振動として記録する心音図によって行う検査（phonocardiography：PCG）。聴診法の音響現象を機械的に記録し，収縮期と拡張期の心音を細かく分類することで，心疾患の診断の補助とする。心音の変化や心雑音は聴診によっても判定されるが，聴診では不可能な正確な時間推移を明らかにすることができる。心臓弁膜症，先天性心疾患などの各種心疾患の診断に有効とされる。

人格及び行動の障害
人格のいくつかの領域を含む，性格構造と行動傾向の重度の障害。個人的あるいは社会的にかなりの崩壊を伴うことが多い。

人格検査
ある刺激場面に置いたときの情意面の反応を調べ，人格の特性を明らかにしようとする検査。Y-G矢田部ギルフォード性格検査，バウムテスト，ロールシャッハテストなど様々な検査がある。

新型インフルエンザ
ヒトからヒトへの伝染能力を新たに有するようになったウイルスを病原体とするインフルエンザ感染症。感染症法による定義は，「新たに人から人に伝染する能力を有することとなったウイルスを病原体とするインフルエンザであって，一般に国民が当該感染症に対する免疫を獲得していないことから，当該感染症の全国的かつ急速なまん延により国民の生命及び健康に重大な影響を与えるおそれがあると認められるもの」。

現在，新型インフルエンザの発生が危惧される亜型として，鳥インフルエンザのA型・H5N1亜型，H7N9亜型に属する新種のウイルスが考えられている。

新型インフルエンザ等対策特別措置法
新型インフルエンザ等への対策を強化するため，2012年5月11日に公布された法律。2009年に発生した新型インフルエンザ（A/H1N1）等の経験を踏まえ，必要な法制度を整えておく必要があるとして制定された。特に高病原性鳥インフルエンザ（H5N1）が冬に東南アジア諸国・日本国内で発生するが，このウイルスが変異してヒトからヒトに感染するようになった場合，猛毒ウイルスにより多くの人命が失われるおそれがあり，その時の混乱が想定されている。

同法の基本方針は，
1．感染拡大を可能な限り抑制し，健康被害を最小限にとどめる。
2．社会・経済を破綻に至らせない。
とされ，本法に基づき，非常事態宣言が発せられた場合には，外出自粛要請や予防接種の実施，医療提供体制の確保などの措置が取られる。

新型特別養護老人ホーム
2002年度から導入された，個室・ユニットケアを特徴とする特別養護老人ホームのこと（略称：新型特養）。従来の「集団処遇型」の方向を転換し，それまで主流の4人部屋を見直すなどして，生活の場としての居住環境，ケアの質の底上げを図ろうというもの。

新型特養は，入居者に個室を用意し，個室の近くに共用スペースを設けるのが最大の特徴で，10人程度の家庭的な雰囲気のなかで介護する，いわゆる"ユニットケア"を可能とする。

心窩部痛（しんかぶつう）
一般的に「みぞおち」と呼ばれる胃の上部付近，左右の肋骨に挟まれたややくぼんだ部分の痛み。心窩部痛をきたす疾患には，胃炎や胃潰瘍等の胃の疾患，急性虫垂炎，膵臓疾患，最近では，生魚等を摂取することで罹患する胃アニサキス症などが挙げられる。また，一刻を争うような疾患として特に注意しなければ

さ行

しり―しん

いけないのは，狭心症，急性心筋梗塞，胸部大動脈瘤などである。

腎癌

腎臓に発生した悪性腫瘍。治療の基本は手術だが，正常の腎臓組織を温存する腎部分切除術が広く行われるようになっている。腎癌とは一般に腎細胞癌のことを指すが，広義では腎盂癌も含めることがある。腎細胞癌と腎盂癌ではまったく性質を異にするため臨床像も異なる。

新感染症

感染症法に定める感染症の分類の一つで，未知の感染症。全数届出が必要で，全額公費負担である。

ヒトからヒトに伝染すると認められているが，既知の感染症と症状や治療結果が異なり，病状が重篤で，その蔓延によって国民の生命と健康に重大な影響を与えるおそれがある疾病。2019年4月現在，指定されている疾患はない。

新患率

医療機関の統計指標の一つで，外来患者数に占める新患（初診料を支払った外来患者）の割合。次の算出式で求める。

新患率＝年間新外来患者数÷年間外来患者数×100

心悸亢進（しんきこうしん）

心臓の鼓動が通常より早く強い状態であり，動悸とほぼ同じ意味。直接的な原因として期外収縮，心房細動，心不全，心筋梗塞などがあるが，健康な人でも肉体疲労時や過労，精神的ストレスなどの原因で起こる場合もある。

心機図

心臓の活動を振動としてとらえ，血管の硬さや詰まり具合を測定できる装置。心臓弁膜症，先天性心疾患，心不全などの症状を確認することができる。

心機図検査

心臓大血管の動きを振動面から計測する検査方法。心臓の拍動や動脈・静脈の振動が体表面に脈波として伝わるため，その3種類の脈波を捕捉し系図として記録する。

一般的には，心電図検査や心音図検査と併せて施行され，心臓の先天性疾患や心臓弁膜症などの診断に用いられる。

心機能検査

心臓の収縮や拡張などの機能を調べる検査法の総称。検査方法としては一般的に，心臓X線検査，心電図検査，ホルター心電図検査，トレッドミル検査，心音図検査，心機図検査，超音波検査，心臓RI検査，心臓カテーテル検査などが挙げられる。

腎機能検査

腎臓および付属器官の障害，または全身の疾患によって生じる腎障害を調べる検査。

腎臓は終末代謝産物のうち不要になったものや有害なものを排泄し，水分・電解質や体に有用なものを再吸収する働きをする。その機能に障害が生じたり，全身性の疾患によって腎障害が生じたとき，尿の成分の異常や排泄機能を検査する。

検査法には，尿検査，血圧測定，血液一般や生化学検査，濃縮力・希釈力試験，異物排泄試験，腎クリアランステスト，腎生検などがある。

腎機能障害

腎臓に何らかの機能障害が起こること。

進行して生体の内部環境を維持できなくなった状態を**腎不全**と呼ぶ。したがって，腎機能障害には腎不全に至らない軽度の障害をも含む。例えば尿道結石など

により一時的に尿通過障害が生じた場合，血液生化学検査で異常がなくても，患側腎の機能は明らかに低下していることが多い。よって，全腎機能検査はもちろんのこと，分腎機能検査でも異常が認められたものは腎機能障害と認められる。

鍼灸（しんきゅう）術

古代中国で体系化された医療技術。鍼とは，針を経穴（ツボ）に刺す施術であり，灸とは，モグサという菊科の植物を燃やすことで経穴に熱刺激・温熱刺激を与える施術である。

日本で鍼灸術を行うためには，はり師・きゅう師（鍼灸師）という国家資格が必要である。また，鍼灸の保険適用を受ける場合は，医師の同意書が必要なほか，対象疾病などの条件が定められている。

真菌

真菌とは，膜に包まれた核の中に染色体が存在している真核生物（一方，細菌とは染色体が裸で存在していて，核をもたない原核生物）。真菌は，核の他にもミトコンドリアや小胞体など多くの小器官をもつ。広義には，カビ，酵母，キノコの総称でもある。

種類としては，出芽や分裂によって増殖する酵母と，菌糸の先端から胞子の飛散によって増殖する糸状菌（一般的にはカビを意味することが多い）などに分類される。

体内にも普通に存在するが，ときに感染症を起こすことがある（真菌感染症）。感染症の原因となる真菌は主に糸状菌で，白癬菌（水虫菌），カンジダ菌（カンジダ皮膚炎），アスペルギルス菌（各種呼吸器疾患）などがある。

心筋

心臓の大部分を構成している筋肉のこと。心房と心室の筋肉は結合組織によって隔てられていて，その性質の違いから心房筋と心室筋に分けられる。

形態学的には，骨格筋と同様な横紋筋である。機能的には，骨格筋のように敏速な収縮をするが，平滑筋と同様，不随意筋に属する。

心筋炎

心臓を動かす筋肉に何らかのウイルスや細菌などが感染し，炎症を起こす疾患。急性・慢性など幅広く，タイプも発症期間も予後も様々である。

心筋炎の症状は，一般的に風邪の症状と呼ばれる発熱，咳，関節痛から始まり，不整脈，心不全，呼吸困難やショック状態などに至る。最悪，突然死に至ることもある。なお，すべての風邪症状の患者が心筋炎に移行するというわけではない。

心筋梗塞

冠状動脈からの血流が途絶し，心筋の一部が酸素欠乏によって壊死に陥ったもの。冠状動脈の粥状硬化による閉塞ないしは狭窄が主要因であり，発症は中年以降の男性に多い。

心臓部や胸部の下部に起こる突然の痛み，としては狭心症と共通するが，狭心症よりも程度が強く，持続時間が長い。そのほかには，呼吸困難，チアノーゼ，血圧低下，ショック状態，不整脈などの症状を呈する。臨床所見としては，白血球増多，発熱，血沈亢進などの炎症反応がある。

治療法としては，血栓溶解薬の投与や，経皮的冠状動脈形成術（PTCA），冠状動脈バイパス手術などが行われる。

心筋症

原因が特定できず，何らかの理由によって心筋の状態が悪化して心臓の機能が低下した状態（虚血性心筋

症と，原因が特定されない状態とを併せて心筋症と呼ぶ場合もある）。心臓の周りをとり囲む血管（冠状動脈）が動脈硬化などにより狭窄・閉塞してしまうと，心筋に栄養が行き渡らなくなる。そうすると心筋が障害を受けることにより，狭心症や心筋梗塞などの虚血性心疾患を発症する。このように原因がわかるものに対し，原因が特定できないものを心筋症といい，心筋が厚くなる「肥大型心筋症」や心筋が薄くなる「拡張型心筋症」，心筋が硬くなる「拘束型心筋症」などがある。

心筋トロポニン

心筋と筋原線維のフィラメントを構成する収縮蛋白。血液中に流出すると心筋に障害を引き起こすので，診断用マーカーとなる。陽性の場合，急性心筋梗塞，心筋炎，狭心症などが疑われる。

心腔内除細動

心房性不整脈（心房細動，心房粗動，心房頻拍）に対し，心腔内に除細動カテーテルを挿入し，電気的除細動を行うもの。経皮的除細動であるカウンターショックよりも少ないエネルギーで除細動を行うことができるため，体に対する侵襲が少ない特徴がある。

腎クリアランステスト

腎機能検査の一つで，腎臓が単位時間に血中の物質をどの程度濾過・除去できるのかを尿検体から調べる方法。具体的には，例えばPSPテスト（フェノールスルフォンフタレイン排泄試験）ならば，近位尿細管機能や腎血漿流量が推定できる。

シングルピッカー

カルテの自動管理システム。コンピュータの指示で専用フォルダーに収容されているカルテを棚から取り出し，専用台車に収納するまでの一連の作業を自動的に行う。

シングルホトンエミッションコンピューター断層撮影

略称：SPECT。コンピューター断層撮影（CT）の一つ。ガンマ線を含んだ薬剤を注射し，体内から放射されたガンマ線を特殊なカメラ（ガンマカメラ）を回転させて撮影し，検出した放射線量の分布状況を画像にする。

一般的なCTが対象部位の形状を明らかにするのに対して，SPECTでは対象部位の活動の様子がわかる。撮影対象部位は脳や心臓が多く，神経や血流の状態を診断するために用いられる。

神経筋疾患

筋原性疾患（myopathy：ミオパチー）と神経原性疾患（neuropathy：ニューロパチー）のこと。筋原性疾患とは，筋肉そのものに原因があり，筋肉の萎縮や筋力の低下する病気を指し，筋ジストロフィーなどが代表的な疾患である。神経原性疾患とは，脊髄前角細胞と末梢神経に原因があり筋肉の萎縮や筋力の低下する病気を指し，筋萎縮性側索硬化症などが代表的な疾患である。症状は筋力の低下など共通しており，見た目での区別はできないが，筋原性疾患と神経原性疾患はまったく別の疾患である。

神経系

動物特有のもので，知覚，運動，すべての精神作用の営みを行う系統。

脳や脊髄からなる中枢神経系と，中枢神経系の出入力を担当する末梢神経系に分けられる。末梢神経はさらに体性神経系と自律神経系に分けられ，前者は体表からの情報を受けたり意思による運動を支配し，後者は内臓や血管などの器官を支配して意思に関係なく反応する。

神経症

精神的なストレスが原因となって，精神的，身体的症状が引き起こされる状態。心因性精神障害に属し，自覚的病感は強いが，客観的には病訴に対応する身体的異常所見を認められない非器質性の機能的精神障害。

狭義の精神病とは異なり，病識はある。人間にとって避けがたい不安や苦悩を異常なものとして恐れ，不安や苦悩そのものの除去を切望する。この場合，異常を身体的水準に置き換え，体調変調，不良を起こす。

主要類型には，不安神経症（パニック障害），ヒステリー，強迫神経症，恐怖症，心気症，神経衰弱，離人神経症，抑うつ反応などがある。

不安神経症は不安や不安発作が主な症状である。強迫神経症は，確認行為（強迫行為）のために日常生活に支障が出ている状態である。恐怖症には，視線恐怖症や対人恐怖症，不潔恐怖症，閉所恐怖症など様々なものがある。

治療として，精神療法や抗不安薬・抗うつ薬の投与などが行われる。自然社会的に健康的な生活を送り，神経を機能的，実在的に強化していくことが根本的な治療法となる。

神経根

腰椎の場合，腰部から臀部そして下肢に渡る神経の根元を指し，左右に5～6対ある。この神経が圧迫されることで痛み等が生じる。特に脊椎骨の周辺は周囲に硬い組織があるため，ここに集中する。

神経根の圧迫の有無やその部位を調べる場合には，神経根造影検査を行う。また，その神経根に痛み止めを注入する行為は，神経根ブロックと呼ばれる。

神経障害性疼痛

知覚神経系を外傷または疾患により損傷されることによって発生する痛みのこと。

原因は，神経が障害されることにより，神経の刺激性が高まり，痛みの刺激が常時，中枢神経に伝わる状態になり，脳自体が変化し，常に痛みを感じるようになるからと言われる。

予防は，痛みの除去をなるべく早く始めることである。治療は，薬物治療，局所麻酔薬等を用いて神経を遮断し，痛みと取り除く神経ブロック療法，運動療法，認知に働きかけ気持ちを楽にする認知行動療法が行われる。

神経組織

神経細胞とその突起を合わせた部分（ニューロン）と，神経膠（グリア）が主成分を成している組織。これに血管と結合組織が加わって，中枢神経系（脳・脊髄），末梢神経系（体性神経系・自律神経系）を構成している。

神経内視鏡

脳神経領域で用いられる内視鏡。脳神経領域手術においては，①患部の裏側や深部，腔内などの手術顕微鏡で見えない部分を神経内視鏡で観察して行う「内視鏡支援手術」と，②内視鏡内の側孔から鉗子等を挿入して操作を行う「内視鏡下手術」がある。

神経難病

脳や脊髄など神経系に発症する難病。主に，パーキンソン病，筋萎縮性側索硬化症，多発性硬化症，脊髄小脳変性症，筋ジストロフィーなどがある。手足がこわばって動かなくなる，自力で呼吸できなくなるなど多種多様な症状があり，徐々に進行して死に至る疾患もある。

治療方法は，発生した症状に対してその症状を和ら

さ行

しん―しん

げる薬剤の投与（対症療法）やリハビリテーション等が行われる。

神経ブロック

薬物によって神経伝導路を一時的あるいは永続的にブロック（遮断）すること。除痛や痙性除去などの目的で用いられる。

1〜2％のプロカインやキシロカインの神経幹注射によって，局所浸潤麻酔より広い範囲の無痛化が可能となる。代表的なものとして，脳脊髄神経ブロック，交感神経ブロックなどがある。

穿刺針による合併症が起こりやすいので，皮膚消毒と無菌操作は厳重に行う。また，血圧低下，麻酔薬中毒による呼吸停止が発生した場合に備え，蘇生用人工呼吸器具，蘇生薬剤の準備が必要である。

腎結石

腎臓内に結石ができた病態。結石ができる場所によって，腎杯結石，腎盂結石などに分かれ，それらが大きくなったものをサンゴ状結石と呼ぶこともある。また，腎臓の中でできた結石が尿管まで流れ出てきたものを尿管結石といい，結石のある位置によって膀胱結石，尿道結石と名前が変わり，総称して尿路結石と呼ばれている。

心原性ショック

心不全の分類の一つ。原因疾患の多くは広範囲の急性心筋梗塞症で，左室心筋の40％を越すと心原性ショックをきたすと言われる。これは急激な心不全による循環不全の状態であり，適切に治療されない場合，救命率は著しく低下すると言われている。

そのほかの原因には，劇症心筋炎や心タンポナーデ，重症肺動脈血栓塞栓症，心室頻拍，心室細動などがある。

人件費率

総支出に対して人件費の占める割合。人件費は，給与・賞与・退職金・法定福利費等を合算したもの。

新ゴールドプラン

新高齢者保健福祉推進10カ年戦略。1990年度から2000年度を目標に実施されていた「ゴールドプラン」の改訂版。高齢者保健福祉サービスのニーズが，ゴールドプランの計画目標値を大幅に上回ることが明らかになったため，1994年に全面的に見直され，1995年度から実施された。

人工栄養

2つの意味に大別される。
①乳児を母乳以外の栄養で育てる方法のこと。日本ではそのほとんどが特殊調製粉乳に依存している。特に生後3カ月までは哺乳瓶，乳首などの器具の消毒は厳重に行う必要がある。
②飲食物を経口摂取できない場合，注射や点滴，胃瘻などによって栄養剤を注入すること。

人工栄養剤

症状が重篤などの理由で食事が摂取できず，栄養の補給ができない患者に対して，腸や静脈に直接注入する栄養剤。食物を粉砕したりせず，栄養成分を人工的に生成したものである。

腸に注入する場合は**経腸栄養**と呼ばれ，カテーテルを鼻腔から胃まで挿入し，そこから定期的に注入する。静脈に注入する場合は**経静脈栄養**と呼ばれ，高濃度のブドウ糖（**高カロリー輸液**）と各種アミノ酸や脂肪が入った注射液をカテーテルによって中心静脈（心臓に近い静脈）から注入する。

人工関節置換術

股関節・膝関節など関節の破壊・変形，関節機能の低下，疼痛がある場合に，適応に基づき当該関節を人工関節に置き換える手術。疾患としては関節リウマチ，変形性関節症，重度外傷等が挙げられる。

使用される人工関節の多くは，チタン合金や超高分子ポリエチレンからできているが，永久的ではなく，摩耗のため再置換が必要となるケースもある。

人工肛門

糞便を排泄させるため，体表面に空けた穴に腸管をつなぐかたちで人工的に設けた出口。直腸がんや肛門がんの手術で直腸を切除した場合の肛門代用，または腸閉塞症状の解除などを目的として造設される。前者は永久的人工肛門，後者は一時的人工肛門である。型として単口式，双口式に分けられる。

人工肛門造設後の合併症としては，腹腔外に脱出している腸管部の壊死，人工肛門周囲のヘルニア，人工肛門開口部狭窄，開口部陥凹，開口部を通じての腸管脱出，潰瘍・穿孔――などがある。

人工肛門造設術

消化管内容物（糞便）の排泄を目的に，自然肛門以外に人工肛門を造設する手術。人工肛門は目的により一時的なものと永久的なものとに分けられる。一時的人工肛門造設術は，大腸に炎症，出血，瘻孔，閉塞などの病変がある場合や，腸吻合術を行ったあとに吻合部を保護したい場合に一時的に，病変・吻合部の上部に行われる。永久的人工肛門造設術では，直腸の切断術等を行った場合などで口側断端の腸管と肛門側断端とを吻合しえない場合に，口側断端を腹壁に固定して人工肛門が造設される。

人工呼吸関連肺炎

人工呼吸関連肺炎とは，入院時ではなく，入院後の気管挿管による人工呼吸管理開始後48〜72時間以降に発症する肺炎（ventilator associated pneumonia：VAP）。ただし，肺炎患者に挿管して人工呼吸管理になってもVAPには含めないが，VAPを合併すると死亡率が高いので予防が重要となる。

発症時期によって2つに分類される。①早期VPA（early onset）：気管挿管4日以内で肺炎球菌，インフルエンザ菌，メチシリン感受性黄色ブドウ球菌（MSSA）などの抗生物質感受性菌が起炎菌。②晩期VAP（late onset）：緑膿菌，アシネトバクター，MRSAなど抗生物質耐性菌が起炎菌。

人工呼吸器

呼吸停止あるいは呼吸不全に陥った患者の肺の中へ機械的に空気を送り込む装置（レスピレーター）。

従圧式と従量式がある。設定した酸素濃度の吸入気を送ると気道内圧が上昇し，一定の圧に達すると吸気から呼気に変わるのが従圧式である。しかし，気道内圧が元々高い場合は，わずかに吸入気が入っただけで呼気に変わってしまうので，長期管理には向かない。

一方，患者の体重に応じて吸気量を設定すると，設定量が入るまで吸気が続き，換気の改善が期待できるのが従量式である。ただし，気道内圧が高くなりすぎて肺が破裂する危険があるので，多くの機種は，同時に気道内圧の上限も設定できるようになっており，長期の管理に適している。

人工骨

金属やセラミック等で作製された骨の代替物になるもので，①骨欠損部の補填材料，②骨置換材料，③関節の再建材料としての役割を担う。

人工骨頭

大腿骨頸部骨折に対する手術において，破砕された大腿骨骨頭の代わりとして挿入する人工の骨頭。人工

骨頭置換術は人工関節置換術と同様に摩耗による再置換が必要なケースも生じるが，大腿骨頸部骨折の患者の多くは高齢者が多く，合併症等が起こらないかぎり再置換することは少ない。

人工材料
主に整形外科で使用され，無機系材料と有機系材料に分けられる。無機系材料にはチタンなどの金属によるプレートやビス，人工関節等，またセラミックスによる骨補填剤や人工関節などが，有機系材料には合成高分子材料を用いた人工血管・靱帯などや，天然素材のコラーゲンなどを用いた生体接着剤，また自家骨などの移植材料が含まれる。

人工心臓
心臓の機能を全部または一部代行する人工装置のこと。通常，補助人工心臓と完全人工心臓とに大別されるが，実際の臨床において用いられるのは補助人工心臓であり，完全人工心臓は研究・開発段階である。

補助人工心臓の目的は，心筋梗塞など急性心疾患の治療における補助循環，心臓移植までの待機期間における処置，心臓移植適応外となる重症心不全症例の治療としての恒久的使用に大別される。2011年度からは，国産初の植込型補助人工心臓としてエヴァハートおよびデュラハートが保険収載されている。

これを受け，補助人工心臓治療関連学会協議会が植込型補助人工心臓実施基準管理委員会を構成し，実施施設・実施医の認定を行っているほか，日本臨床補助人工心臓研究会など関連学会の活動も進んでいる。

人工腎臓
腎不全状態に対し，血液中に溜まった有害物質や老廃物を除去することで腎機能の一部を担う装置のこと。方法として，血液透析法（人工透析），腹膜透析法，血液濾過法，血液吸着法などがある。

透析法は，人工膜または腹膜を通して，浸透圧の差を利用して水分，溶質除去を行うもの。血液濾過法は，濾過膜を通して溶質を除去し，補充液によって水，電解質を補うもの。血液吸着法は，活性炭などの吸着剤のカラムに血液を通して毒素を吸着させる方法である。

人工心肺
心臓手術などで，心臓機能を一時的に停止させる場合に使用する心肺補助機械。大別すると，血液を循環させる働きをするポンプ（人工心）と，血液からCO_2を除去しO_2を与えるガス交換の働きをする酸素化装置（人工肺）から成る。そのほかには，吸引ポンプ，熱交換器，恒温装置などの付属装置，これらを生体と連絡するチューブ回路がある。

人工心はローラー型が広く用いられているが，拍動型のものも使用されている。一方，人工肺は，気泡型と膜型酸素加装置が主に用いられている。

人工水晶体
白内障のように眼の水晶体（カメラのレンズに相当する部分）が濁って視力障害を起こした場合に，眼内に挿入される人工レンズのこと（**眼内レンズ**）。固定する支持方式によって前房レンズ，虹彩支持レンズ，後房レンズに分けられるが，後房レンズが主流である。

材質および形状が改良され，現在までに多種類の人工水晶体が開発されている。白内障患者にとっては，眼鏡，コンタクトレンズより優れ，煩わしさのない矯正法ではある。

人工膵臓
糖尿病患者の末梢静脈から採血して血糖値を連続的に測定し，その変動に応じてインスリンやグルコースを注入して血糖値を一定に保つ医療機器のこと。糖尿病患者の失われた膵内分泌機能（インスリンを分泌する膵β細胞，グルカゴンを分泌する膵α細胞）を代替する目的で，適応に基づき人工膵臓が施行される。

進行性筋ジストロフィー症
筋繊維の変性と壊死を主な病変とし，進行性の筋力低下と筋萎縮をみる遺伝性の疾患。遺伝形式により，性染色体劣性遺伝のデュシェンヌ型（重症型），ベッカー型（良性型），常染色体劣性遺伝の支帯型（一部は優性遺伝），福山型，そして常染色体優生遺伝の顔面肩甲上腕型に分類される。

人工臓器
生体臓器または組織の機能や形を代行する人工の装置をいう。

人工心肺，人工腎臓，人工血管，心臓ペースメーカー，人工関節などをはじめ，すでに実用化されているもののほか，人工肝臓など人工物と細胞組織を組み合わせたハイブリッド型人工臓器の開発や，再生医療を含めた研究も進められている。

装置のなかには定期的な充電や交換が必要なものがある。

人工多能性幹細胞（iPS細胞）
induced pluripotent stem cell。一般的には，iPS細胞と呼ばれている。体細胞に数種類の遺伝子（特定因子）を導入することにより，ES細胞に類似して多くの細胞に分化できる多能性幹細胞。

2006年に京都大学の山中伸弥教授により，世界で初めてマウス体細胞から作られた。国内においては，2014年9月に滲出型加齢黄斑変性の患者へ対し初めて移植が行われた。〔→iPS細胞〕

人工的な栄養・水分補給法
経鼻経管栄養法，胃瘻，腸瘻など，人工的に水分や栄養分を直接消化管へ送る方法の総称（ANH：artificial nutrition & hydration）。治療としてよりも，食事の代替として認識されていることが多い。

経鼻経管栄養法は，比較的短期間で経口摂取が可能になることが見込まれる患者に導入される場合が多く，胃瘻や腸瘻は，今後自力では摂食困難と考えられる患者や，嚥下障害で肺炎等を度々起こす患者に導入されることが多い。

人工透析
→　血液透析

人口動態統計
一定期間内に発生した人口の変動（出生，死亡，死産，婚姻，離婚）について調査・集計した人口統計の一種。行政や政策立案のための指標となる。

これに対し，ある時点の人口の状態を調査・集計した人口統計を人口静態統計といい，その代表的なものに国勢調査がある。

人工妊娠中絶術
子宮内の妊娠内容物（胎児および付属物）を取り除く手術。胎児が母体外において生命を維持することができない時期に，人工的に胎児および付属物を母体外に排出する。

現在日本では妊娠22週未満までの人工妊娠中絶術が認められているが，母体保護法に基づき，母体保護法指定医でなければ実施できない。

人工膀胱
負傷や膀胱がん治療のために膀胱を摘出した際，膀胱に代わって作られる代用膀胱。回腸導管，蓄尿型人工膀胱，自排尿型人工膀胱がある。

回腸導管とは，回腸を切り，口側を閉鎖し尿管を吻合，反対側を腹部に開口し膀胱機能を補い，ストーマ（皮膚瘻）から尿を排泄させるもの。蓄尿型人工膀胱は，回腸および結腸の一部で体内に嚢を作成，尿管を吻合し，ストーマとカテーテルを使い排泄させるもの。自排尿型人工膀胱は，尿道が温存可能な症例で適応となるもの。回腸を使って体内に嚢を作成し尿管と吻合する。排泄は，腹圧もしくは手による加圧によって尿道から行われる。〔→ストーマケア〕

審査委員会

審査支払機関においてレセプトの審査を行う委員会。診療担当者代表，保険者代表，学識経験者の三者で構成される。

審査は，専門家別に点検する第一次審査，合議制で最終決定を行う第二次審査という流れで行われる。

審査支払機関

保険医療機関からの診療報酬の請求に対して，保険者に代わってレセプトの審査，支払いを行う機関。被用者保険では社会保険診療報酬支払基金，国民健康保険では国民健康保険団体連合会が相当する。

審査事務共助

審査支払機関が受け付けたレセプトについて，円滑に審査が進められるように点検を行う事務的な補助業務。レセプトに記載事項の漏れがないか，診療行為の請求点数に誤りがないかなどをチェックし，誤りのあるものは補正し，記載内容の漏れや不明点があるものは医療機関に返戻し，請求内容に疑問があるものは疑問事項を審査委員会に付議する。

診察券

患者の氏名，生年月日，性別等の個人情報と患者番号を記録したIDカード。診察券の発行によって，医療機関内での患者のすべての事務処理（受付，登録，算定，伝票発行等）を統一したID番号で効率的に行うことができる。

審査の支部間差異

レセプト審査において，審査機関の支部によって診療報酬の解釈や算定可否が異なること。

心磁計

心臓磁気計測システム。超高感度磁気センサーを用いて，電流が流れているところに発生する微小な磁気から電流を逆算し，心電図ではわかりにくい狭心症なども含めた心臓病を診断する次世代機器。すでに薬事承認された製品が市販されている。

従来の心電図は，電流の動きから異常な徴候を読みとるが，臓器や骨などの電気抵抗によって測定に誤差が生じる。心磁計ではその誤差が生じないため，より正確に患部を特定でき，その後の治療や検査の負担も減るとされる。

心室細動

心臓の心室が小刻みに震え（細動），脳や体に血液を送ることができなくなる疾患。意識消失，呼吸停止，脈拍停止などの症状を呈し，放置すると死に至る。治療は緊急に行わなければならない（死亡率は症状発生後3分で50％程度と言われている）。

処置として，非開胸的心マッサージを行い，その後カウンターショックによって正常な心臓の動きに戻す。また，再発防止のために体内に植込型除細動器（カウンターショックと同じ役目をする器械）を留置することもある。

心室・心房

心臓の内部構造のこと。心臓は左心室，左心房，右心室，右心房からなり，心房には静脈がつながり，心室からは動脈が出ている。右心房には大静脈，左心房には肺静脈がつながり，右心室からは肺動脈，左心室からは上行大動脈が出る構造になっている。心室は心臓の下部にあたり厚い筋肉，心房は心臓の上部にあたり薄い筋肉になっている。

心室中隔

心室を左右に分けている壁。室間孔の残りである前上方の膜性中隔と，心内膜床から発生する筋性中隔の2つの部分から構成されている。

心室中隔欠損症

心室中隔に欠損孔がある疾患。先天性心疾患で頻度の高いものの一つで，他の心奇形を合併することが多い。通常は左→右短絡のためチアノーゼは見られないが，重症例ではチアノーゼを見る。心基部に鋭い全収縮期雑音（ロジェー音）を聞くため，乳児期に発見されることが多いが，生後1～2年で自然閉鎖することもある。軽症のものはロジェー病ともいう。

心室頻拍

心室に原因があり，心室期外収縮が3連発以上発生する頻脈と定義される。心室細動に移行する場合もあり，非常に危険な状態である。心電図上はQRS幅が広いのが特徴。冷汗やめまいなどの症状が現れる。

治療法には，不整脈用剤の投与，ペースメーカーの植込み，カテーテル焼灼術などがある。

滲出（しんしゅつ）液

炎症等のため局所の血管透過性が亢進して，毛細血管から皮膚の中に滲み出た血漿成分からなる体液，または皮膚組織内に存在する組織間液が傷などによって外へ滲み出たもの。滲出液は通常，水分のほか蛋白質，糖質，脂質，無機塩類，代謝物質等を含み，淡黄色透明である。

浸潤（しんじゅん）

がん細胞が，周囲の組織を侵食，破壊しながら広がること。または炎症発生時に炎症部位周辺に白血球やリンパ球が集まること。

浸潤麻酔

麻酔をかけたい組織部位に局所麻酔薬を注入・浸潤させることで，神経の末梢側からその範囲周辺のみ神経遮断する麻酔方法。医科ならば，外傷の縫合時や膿瘍の切開排膿時など体表面の小手術で行われる。歯科ならば，治療する歯の近くの歯肉へ麻酔薬を注射し，当該組織周辺に薬を浸み込ませることで麻酔効果を得る方法が代表的である。

尋常性乾癬

炎症性角化症の代表的疾患。境界明瞭な落屑性紅斑が多発する。明確な発症メカニズムは不明。

尋常性ざ瘡

いわゆる「ニキビ」のこと。毛穴にできる慢性炎症性疾患で，思春期に多い。思春期を過ぎて発症したものを吹出物と呼ぶこともある。

症状は最初，面皰と呼ばれる皮脂が毛穴に溜まった状態になる。面皰が炎症を起こすと丘疹となり，進行すると，膿が溜まった膿疱となる。さらに進行すると皮膚の下に膿が溜まった状態（硬結）になり，炎症が治まると，患部は平らになり赤みが残るが，やがて赤みも消失する。症状を悪化させると，治ってもニキビあと（瘢痕）が残ってしまう。

予防は，洗顔や規則正しい生活，バランスの良い食事，適切な処置が挙げられる。

治療は，抗生物質の服用と外用薬の塗布のほか，毛穴に溜まっている皮脂を押し出す面皰圧出法が行われる。

尋常性白斑

後天的に境界明瞭な色素脱失を生じる疾患で，俗称は「しろなまず」。白斑の分布状態により，非分節型と神経分節型に大別され，全身各所に生じるものを汎発型として分類することもある。非分節型の病因としては自己免疫・抗酸化ストレス，分節型の病因としては自律神経異常が考えられている。

腎小体

マルピギー小体。腎臓皮質にある糸球体とそれを包むボーマン嚢を合わせた直径0.2mmほどの球状の小体。1個の腎に約100万ほど存在する。

尿細管とともに，尿の産生と排泄の機能をもつ腎単位を構成し，腎小体で血液から原尿（尿のもと）が濾過される。濾過される原尿は1日に約160Lで，その約99％が尿細管で再吸収されるので，1日の尿量は約2Lとなる。

心身医学療法

心身医学（psychosomatic medicine）とは，「心と身体の関係を科学的に研究して，これを医学に活用しようとする学問」（社団法人日本心身医学会）であり，心身医学に基づく治療法の総称が一般的には心身医学療法である。ただし，診療報酬上ではⅠ004心身医学療法としての定義がある。

心身症

心理的要因によって起こる身体疾患の総称。厳密には，心身症は病名ではなく病態を表した言葉である。つまり何らかの身体症状があり，その原因が心理的要因であれば心身症による○○（病名）ということになる。ただし，神経症などの精神疾患が原因であるものは除外される。例えば胃潰瘍ならば，胃の粘膜を傷つける作用のある薬剤を服用して胃潰瘍になった場合は薬剤性の胃潰瘍であるが，過大なストレスによる多量の喫煙が原因であるような場合は心身症による胃潰瘍という診断になる。したがって，治療方法は，症状に対する治療とともに，ストレスなどの要因を取り除く心理療法などの治療が併用されることが多い。

なお，日本心身医学会では「身体疾患の中でその発症や経過に心理社会的因子が密接に関与し，器質的ないし機能的障害が認められる病態をいう。ただし，神経症やうつ病など，他の精神障害に伴う身体症状は除外する」と定義している。

心神喪失者等医療観察法

「心神喪失等の状態で重大な他害行為を行った者の医療及び観察等に関する法律」の略称。心神喪失等の状態で重大な他害行為を行った者の処遇を決める手続きについて定めた法律（2005年7月施行）。殺人，放火，強盗，強姦，強制猥褻，傷害等の犯罪を行い，心神喪失等の状態であったため不起訴や無罪となった精神障害者が対象。対象者の病状を改善して，同様の行為の再発を防止し，社会復帰を促進させることを目的としている。

法律は，検察官による申立て，鑑定入院命令，対象者の鑑定，裁判所による入院・通院等の決定などの手続き，入院によらない医療を決定した際の処遇（精神保健観察および援助）などについて定めている。入退院を決める審判は裁判官と医師が2人1組で行い，別の医師による鑑定意見書等をもとに入院期間等を判断する。また，費用については全額国費で賄われる。

心神喪失等の状態

事理弁別能力ないしそれに従って行動する能力が失われた心神喪失ないし心身耗弱の状態。刑法上の責任を追及することができないために，刑事裁判で心神喪失等が認定されると不起訴や無罪の判決が下ることになる。〔→心神喪失者等医療観察法〕

新生児

出生後28日未満の児（母子保健法の定義）。28日以上1年未満の児は乳児，出生後7日未満の児は早期新生児と呼ぶ。

新生児加算

保険診療上，出生後28日に満たない新生児に対して手術，画像診断，麻酔などの診療を行った場合に算定できる加算。

新生児治療回復室

出生時・出生後の疾患や症状が治癒または改善した新生児を経過観察する専用室（GCU：growing care unit）。NICUで治療を受けて状態が安定した後にGCUへ移されることが多い。

振戦 （しんせん）

筋肉の収縮・弛緩が繰り返されたときに起きる，リズミカルでない不随意運動。「震え」とも呼ばれる。

誰にも起こる症状である。多くはストレス，不安，疲労，甲状腺機能亢進症，アルコールの禁断症状，カフェインの大量摂取，刺激薬の服用等で起こす。

新鮮血輸血

採血後3日以内の全血製剤を用いる輸血。採血後24時間以内の血液は当日新鮮血と呼ばれ，保存血と比べ血小板や各種凝固因子などの血液成分の活性が強く保たれているため，手術における止血効果が優れている。その反面，ウイルス検査を行わずに輸血を行うとウイルス感染のリスクが高くなるという問題もある。

新鮮凍結血漿

全血から分離された血漿や，成分採血によって採取された血漿を，採血後6時間以内に−20℃以下で速やかに凍結保存した血液製剤（fresh frozen plasma：FFP）。主に，血液凝固因子（血液を固める働きをする物質）を補充する目的で，ほかに安全で効果的な血漿分画製剤などがない場合にFFPの適応となる。

播種性血管内凝固（DIC）や大量輸血時，ワーファリンなど抗凝固剤の投与患者の出血時などに用いる。

浸煎薬 （しんせんやく）

生薬（漢方を含む）に水を加えて加熱し（煮出し），布ごしして作った液剤を通常「浸煎薬」と呼ぶ。なお，2種類以上の生薬を混合調剤し，患者が服用するために煎じる量ごとに分包したものを「湯薬」と呼ぶ。

心臓

生命の維持に必要な血液を全身に送り出す重要な臓器。大きさは握り拳大，重さは成人で約250～300gある。胸郭内のほぼ中央，やや左寄りに位置し，左右は肺に接している。内部は縦の壁（心室中隔）で左右に分けられ，それぞれに心房と心室が一つずつあり，計4つの部屋から構成される。

心臓は拡張と収縮を繰り返して血液を送り出すが，血液を静脈側から動脈側に滞りなく流すために，僧帽弁，三尖弁，肺動脈弁，大動脈弁の4つの弁がある。

心臓自体は，心臓の表面を走行する冠状動脈という細い血管から酸素と栄養素を供給されている。

腎臓

血液から老廃物を濾過して尿を産生し，体外に排出したり，血圧を調節する器官。後腹膜腔の左右に一つずつある。

心臓が1回の拍動で送り出す血液の約1/4は腎臓に送り込まれ，腎臓皮質にある糸球体で濾過されて原尿になる。原尿は尿細管で再吸収され，結果的に尿として排泄されるのは原尿の1％程度になる。

糸球体に入ってくる毛細血管の壁の傍糸球体細胞からレニンという酵素が分泌され，このレニンの働きによって血圧が上昇する。逆に，腎臓では血圧を下げるプロスタグランジンやキニンなどの物質も作られ，両方の働きによって血圧が正常に保たれている。

心臓カテーテル検査

末梢血管から心臓，大動脈，肺動脈，冠状動脈などに専用カテーテルを挿入して，心臓の血行動態や機能形態を調べる検査法。**左心カテーテル法**と**右心カテーテル法**がある。

具体的には，造影剤を注入して形態学的な異常や血行動態を調べたり，心臓内腔の圧力や酸素飽和度などを測定したり，心臓の筋肉（心筋）を採取して病理学的に検査する心筋生検なども行われる。

心臓カテーテル検査によって不整脈，血圧低下，穿孔，血栓症，出血などの合併症が生じる場合もある。

心臓血管ドック

動脈硬化性疾患や不整脈など心臓系疾患の早期発見を目的として行う検診のこと。

安静時の心電図しか検査しない場合が多い人間ドックに対して，長時間を要する負荷心臓図検査など各種心電図検査を行うことで，より正確に心臓や動脈の状態がわかる。そのほか，心臓や首の頸動脈の超音波検査，脈波や眼底検査，MRIなどが導入されている。症状が出ないうちに動脈硬化が進むことも珍しくなく，重症化する前に異変が発見されて命が助かったケースも多いとされる。

日本人のコレステロール値はこの20～30年で急激に上昇し，今後も動脈硬化は増加すると考えられるため，心臓血管ドックが増えているという。

腎臓食

腎臓病に対する食事のこと。疾患によりおのおの注意するポイントが異なるが，一般的には，「エネルギー量の確保」「塩分を控える」「タンパク質の過剰摂取に気を付ける」などがポイントとなっている。このほかには，水分のコントロールやカリウムやリンの摂取を制限する必要もあり，主治医の指示のもと，管理栄養士が管理することになる。

また，基準を満たすことで入院時食事療養，入院時生活療養における特別食加算が算定できる。

心臓超音波検査

→　UCG

心臓ペースメーカー

心臓に人工的に電気刺激を与えて心拍を起こす装置。体外式と体内式（植込み型），また一時的ペーシングと永久的ペーシングとに分けられる。

仕組みとしては，①心室に一定頻度の電気刺激を与えるもの（固定レート型），②心房拍動数に同期して心室に電気刺激を与えるもの（生理的ペーシング法），③身体の活動程度によって心室刺激数が増減するもの（心拍応答型）——などがある。

適応疾患としては，心拍出量減少のため失神発作を起こすアダムス・ストークス症候群（心拍動が起こらず脳の血流が停止して発作的に起こる意識障害）や，房室ブロック，心臓手術後などがあり，合併症として，ペーシング異常，感染，血栓などがある。

心臓マッサージ

心臓の拍動停止や心機能が著しく低下した場合，心臓に外部から力を加えることで心臓を強制的に拍動させ，全身に血液を送り出すようにする救命処置。

一般的には，体外式の心臓マッサージとして胸骨圧迫を行う処置を指す。ただし，開胸して医師が手で直接心臓を揉む（マッサージする）場合もあり，開胸心マッサージと呼ばれる。

心臓リハビリテーション指導士

近年，心臓リハビリのニーズが高まるほか，その内容も多岐にわたり，多職種間の連携も求められることから，心臓リハビリに関する一定の知識や経験の習得者を育成することを目的とした資格。日本心臓リハビリテーション学会が2000年から認定制度を発足させた。

受験資格として，医師・看護師・理学療法士・作業療法士などの有資格者，心臓リハビリ指導の実地経験が1年以上あること等の4条件が設定されている。認定資格者も5年ごとの更新が必要である。

迅速ウレアーゼ試験

胃十二指腸潰瘍の原因として考えられるヘリコバクター・ピロリ菌に感染しているかどうかを調べるため，同菌が分泌する酵素（ウレキナーゼ）の有無を調べる検査方法。胃内視鏡検査で摂取した胃粘膜を試験紙に置き（または検査試薬内に入れ），酵素反応をみることで迅速に判定できる。

靭帯（じんたい）

骨と骨を相互につなぐとともに，関節がおかしな方向へ曲がらないよう関節の動きを抑制する役割も果たす線維組織。いわゆる「捻挫」も，靭帯（関節包）の部分断裂・損傷が生じた病態である。

心大血管疾患リハビリテーション

心機能の回復や疾患の再発予防等のため，心肺機能の評価による適切な運動処方に基づいて，運動療法等を行うリハビリテーション。該当疾患として，急性心筋梗塞，狭心症，開心術後，大血管疾患（大動脈解離，解離性大動脈瘤，大血管術後），慢性心不全，末梢動脈閉塞性疾患などがある。

身体障害者

身体に障害をもつ者。身体障害者福祉法では，「視力障害」「聴覚障害または平衡機能の障害」「音声機能，言語機能または咀嚼機能の障害」「肢体不自由」「心臓，腎臓または呼吸器の障害等」につき，身体障害者の範囲を定めている。

身体障害者生活訓練等事業

身体障害者福祉法に規定される，更生援護の一つ。点字，手話の訓練等，日常生活や社会生活に必要な援助を提供する事業。

身体障害者手帳

身体障害者福祉法に基づき，身体障害者であることを確認する証票として，身体障害者に都道府県知事から交付される手帳。これを所持することで医療をはじめ，経済的・社会的援護を受けることができる。

対象となるのは，視覚，聴覚，平衡機能，音声言語または咀嚼機能，肢体不自由，内部機能の障害で，その程度によって1～7級に区分され，手帳は6級までの障害者に交付される。

身体障害者福祉法

18歳以上の身体障害者を対象に，障害者総合支援法と相まって身体障害者の自立と更生を援助し，必要な保護を行って，生活の安定に寄与するなど福祉の増進を図ることを目的とした法律。身体障害者手帳の交付，身体障害者更生援護施設など，福祉の措置，事業や施設，費用等に関して定めている。

なお，18歳未満の児童に対する福祉については，児童福祉法で規定されている。

新退棟患者

直近3カ月間に新たに当該病棟から退院（死亡も含

む）した患者，および当該病棟から他病棟に移動した患者のこと。その合計数が平均在院日数を計算する際に用いられる。

身体表現性障害

痛みや吐き気，痺れなどの自覚的な身体症状があり，日常生活を妨げられているものの，それを説明するような一般の身体疾患，薬物の影響，他の精神疾患などが認められず，むしろ心理社会的要因によって説明される障害。ブリケ症候群，ヒステリー，心因性疼痛と呼ばれることもある。

この障害の主な病像は，診察や検査所見などから症状にはいかなる身体的基盤もないという医師の保証にもかかわらず，医学的検索を執拗に要求するとともに繰り返し身体症状を訴える。

診断群分類

国際疾病分類（ICD）で分類された1万以上の病名を，医療従事者，医薬品，医療材料，入院日数・費用など人的・物的医療資源の必要度から，統計上意味のある疾患グループに整理・分類する方法，またはその分類体系。診断群分類を共通の基準とすることで，各病院の治療コストなど医療情報を客観的に比較できるようになる。アメリカで開発され，DRG（Diagnosis Related Group）と呼ばれている。日本では，DPC（Diagnosis Procedure Combination）という。〔→DPC〕

診断群分類6桁コード

6桁の番号で構成されており，冒頭の2桁が「MDCコード」（神経系疾患，がん化系疾患など疾患名の大分類で，01〜18までの18分類），残りの4桁が「分類コード」となっている。診断群分類6桁コードには，それぞれに対応する疾患名が付いている。

診断群別包括支払い方式

→ DRG/PPS

診断書

医師が診察または治療を行った患者の状態について，ある時点における結果に即して，医師の判断を要約して記載・作成する文書。一般的な診断書のほか，死亡診断書や交通事故等の自賠責用の診断書などがある。

一般の診断書は診察時の判断を記載することが多く，様式も定められていないが，各医療機関や医師会等で独自の様式を作成している場合もある。死亡診断書については様式や記載事項が法律で定められており，各種の統計資料等にも利用されている。交通事故等の自賠責用の診断書は，保険会社から医療機関に請求され，表面に診断名や治療経過および今後の見通しなどを，裏面には受傷部位を記載する両面印刷となっている。

診断書は実費徴収が許可されており，各医療機関で金額を設定している。

診断穿刺

診断のため，注射針や穿刺針を体腔または組織内に刺入して目的組織を採取し，病的な液体貯留の有無や，感染症の起因菌などを調べる検査法。

心タンポナーデ

心囊への液体の貯留により，心臓の動きが阻害された状態のこと。心臓の周りを心囊という薄い袋のようなものが取り囲んでおり，心囊内には心囊液と呼ばれる多少の液体がある。しかし，何かの理由によりここへ大量の液体が流れ込み貯留して，心臓の動きに制限が加わることで心タンポナーデが起こる。その原因には解離性大動脈瘤や外傷，急性心膜炎などがある。治療としては心エコー検査にて確認し，心囊内穿刺にて貯留液を吸引する。そして，貯留の原因の治療を行うこととなる。

診断用オージオメーター

聴力検査で用いる専用の機械で，125〜8000Hzの周波数の音を発生させることができる。外部の音を遮断する部屋の中で，片耳ごとに音に強弱をつけて，どのくらい小さな音まで聞こえるか調べる。1000Hzと4000Hzの音域を発生させて，低音と高音の両方が聞こえるかを調べることもできる。

診断用薬

薬価基準に収載されているが，治療目的ではなく診断を目的として使用する薬。エックス線造影剤など。

シンチグラフィー

シンチスキャンニング。特定臓器に吸収されやすい放射性同位元素（ラジオアイソトープ：RI）を生体に経静脈的または経口的に投与し，専用カメラ装置によって体外からRIの発するガンマ線の強弱を検出することで，RIの集積・分布状態を描出する検査法。その描出された画像は，シンチグラムと呼ばれる。

臓器の大きさ，位置，内部構造など，静的状態での情報のみならず，投与後の集積能の時間的経過（動的状態）を計測することによって機能的評価も可能である。

シンチレーションカウンター

放射線を検出し測定する装置。放射線は物質のなかを通過するときに短時間発光するが，この現象をシンチレーションと呼ぶ。この光を電流に変換して測定することによって放射線量を測定する。医療分野では，放射性同位元素を用いた検体検査の測定の際に用いられる。

心電図

ECG（英語での省略形）。EKG（ドイツ語での省略形）。心臓の筋肉（心筋）が動くときに発生する微弱な電流を増幅させて記録したもの。心電図を連続監視する装置を心電図モニター，記録装置を心電計と呼ぶ。

基本的に，心房筋の興奮を表すP波，心室筋の興奮を表すQRS波，心室筋興奮の回復を表すT波の3波から成る。

不整脈，心筋梗塞，狭心症，心臓弁膜症，心臓神経症，心不全，高血圧，動脈硬化症，術前検査などに広く用いられる。

心電図モニター

心筋の活動を電気的に連続監視する装置。重症患者や手術中患者などの心臓の活動をリアルタイムで観察する際に用いられる。

心房（P波），心室筋（QRS波）などの興奮の電位を画面上に表示し，波形・リズムについて監視していく。必要とあれば，直ちに直記式の熱ペンで記録できるようになっている。同時に，血圧や脳圧などの圧や酸素飽和度などを表記できるタイプのものが多い。

また，心電図のR波に同調して1拍ごとにブザーあるいは小さなランプが点滅するようになっており，設定された限度以上の頻脈あるいは徐脈に対してはブザーなどの警報を出す機能が付いているモニターも多い。

人頭払い方式

診療報酬の支払い方式の一種で，医師が家庭医として診療や健康管理を行う住民をあらかじめ登録し，その人数に応じて報酬を受け取る方式。患者の来院数とは関係なく収入が一定なので，過少医療になる可能性

さ行

しん〜しん

がある。

海外では，イギリスがこの方式を採用し，アメリカにおいても，人頭払い方式をベースとしたマネジドケアが見られる。

心内膜

心臓壁は心内膜，心筋層，心外膜の3層から成り，心内膜は心臓の内表面を覆う膜である。三尖弁，肺動脈弁，僧帽弁，大動脈弁の4つの弁も，心内膜のヒダからできた特殊な構造物とされる。

血液中に侵入した細菌等が何らかの原因で心内膜に付着してしまい，心内膜が炎症した疾患を感染性心内膜炎と呼ぶ。

新入棟患者

直近3ヵ月間に新たに当該病棟に入院した患者，および他の病棟から当該病棟に移動した患者のこと。その合計数が平均在院日数を計算する際に用いられる。

塵肺 （じんぱい）

主として職業性に無機粉塵を吸入することによって肺に線維増殖性の変化が起こる肺疾患。このような広義の塵肺の定義とは別に，吸入した粉塵や作業名によって炭坑夫塵肺，珪肺症，溶接工肺などの名称がある。

心肺蘇生法

心停止や呼吸停止に対して，心臓と肺の活動を再確立させる救命措置。具体的には，気道の確保，異物除去，人工呼吸，非開胸心マッサージ等を行うこと。

心肺蘇生法は救命処置として不可欠だが，同時に，肋骨骨折や肺の血管の破綻，心臓や肝臓の損傷などの危険性も伴う。そのため，心肺蘇生を成功させるには，確実な技術と十分な注意が必要である。

腎バンク

慢性腎不全で血液透析を受けている患者は多いが，根本的治療は生体腎や死体腎の移植手術である。腎バンクは，この腎移植を希望する患者の登録や腎移植普及のための広報活動等を行う団体または機関。

各都道府県で，それぞれ財団法人等によって腎臓バンクが運営されている。

真皮 （しんぴ）

皮膚の構造の一つで，表皮の内側にあり，皮膚組織の大部分を占める。皮膚は表皮・真皮・皮下組織の3層構造となっている。真皮には，毛細血管やリンパ管，汗腺などが集まり，表皮に栄養を与えたりする役割がある。真皮の厚さは，部位によって異なるが，約2mm程度とされ，その厚さは表皮の約15〜40倍と言われる。

真皮縫合とは，それぞれの層を別々に縫合することで傷をきれいに治す手技のことである。

真皮欠損用グラフト

子牛由来のコラーゲンを使用した人工皮膚で人の皮膚や粘膜の修復を助ける治療材料。コラーゲン層（下層）とシリコン層（上層）から成る。熱傷，外傷，手術創等の重度の皮膚・粘膜欠損部に貼付することにより，コラーゲン層に患者の細胞が浸潤して真皮様組織（肉芽様組織）を構築する。真皮様組織化後，シリコーン層を層剥離し，分層植皮を施行する。

真皮縫合 （しんぴほうごう）

縫合手技の一つ。皮膚の構造は，表皮，真皮，皮下組織の順で深くなっていくが，真皮縫合とは真皮と皮下組織を直接縫合する方法をいう。

表皮を直接縫合しないため糸が表面に出ず，表皮に縫合の跡が残らない。縫合糸は抜糸しないため，吸収糸（時間が経つと体内に吸収されてなくなる糸）を使用することが多い。縫合の方法は，縫合針で創面の真皮と皮下組織を縫い，対面の真皮と皮下組織も縫合し，皮下で糸を結ぶ。最後に表皮を縫合用のテープで貼って傷口の段差をなくし，創面をきれいに整える。

心不全

心臓のポンプ機能が障害された結果，肺循環系や体循環系に血流のうっ滞を生じた状態（うっ血性心不全，心代償不全，心機能不全，心室不全，循環機能不全）。

左心不全（肺うっ血型不全），右心不全（体うっ血型不全）に分類される。前者は大動脈弁膜症，僧帽弁膜症，冠状動脈硬化症，高度の高血圧症などが原因で肺循環系にうっ血をきたすものであり，後者は肺動脈狭窄，高度の僧帽弁膜症などによって大循環系のうっ血をきたすものである。

症状としては，左心不全は易疲労，動悸，息切れ，呼吸困難，起坐呼吸を生じ，比較的急性型が多い。右心不全では静脈怒張，四肢・臓器の浮腫，肝腫大，胸水，腹水を生じ，慢性型の病状が多い。

重症度はNYHA分類で，Ⅰ度：身体活動が制限されないもの，Ⅱ度：軽度に制限されるもの，Ⅲ度：中等度に制限されるもの，Ⅳ度：著しく制限されるもの──に分類される。

なお，DPC調査では，「様式1」の「診療情報」における項目「心不全のNYHA心機能分類」において，同分類に基づく値の入力が求められる場合がある。

心房細動

心房細動（atrial fibrillation：Af）とは，心房内で多数の不規則な興奮が発作的に生じた状態のことであり，不整脈の一種。心臓のポンプ機能が低下することで，症状としては動悸，胸部違和感，ふらつき等が現れる。

心房細動の原因は，加齢性変化や先天性心疾患や弁膜症，冠状動脈疾患による虚血など様々であり，その原因や症状等に応じた処置や治療が必要となる。

心房中隔

心房を左右の腔室に分けている隔壁。心室中隔からつながっている。心房中隔の大部分は筋組織をもつ筋性部から成るが，心房中隔の近くには膜性部と呼ばれる部分がある。

心膜

心臓の外側を包む膜のこと。組織学的には，線維性心膜と漿液性心膜の2層から成る。

心臓と心膜とのすき間が心膜腔であり，何らかの原因で心膜腔に血液等の異物が大量に貯留したことで心臓が圧迫され拡張できなくなった状態は，心タンポナーデと呼ばれる。

蕁麻疹 （じんましん）

痒みを伴い，境界鮮明で膨疹（紅斑と浮腫を伴った隆起）を多発するもの。掻くとさらに発現が増強され，膨疹が増大する。組織学的には，真皮上層から，ときに表皮にかけての組織間隙における組織液の貯留である。

発疹そのものは，小さなもので数十分，比較的持続するものでも数時間以内に消える。

原因はアレルギー，物理的刺激，温熱・寒冷，日光などが挙げられているが，原因不明なものも多く，原因がわかってもそれを取り除くのが困難な場合も少なくない。

新薬創出・適応外薬解消等促進加算

2010年度薬価改定から，初めて試行的に導入された仕組み。従来の薬価改定ルールでは，ほとんどの新薬の薬価は特許期間中も市場実勢価格に基づき2年ごと

に下がっていくが，開発コスト等の回収に時間がかかり，結果的に革新的な新薬創出や適応外薬等の問題への対応が遅れ，ドラッグ・ラグの問題につながるという指摘があった。そうした問題解消の趣旨を明確化するため「薬価維持特例」から「新薬創出・適応外薬解消等促進加算」へと名称変更し，新薬の薬価が下がらない仕組みとして導入された。

具体的には，①薬価収載後15年以内で，かつ後発品が収載されていないこと，②市場実勢価格と薬価との乖離が，薬価収載されている全医薬品の平均を超えないこと，③再算定対象品でないこと，④内用配合剤の算定の特例の要件を満たさないこと——の要件をすべて満たす新薬について，市場実勢価格に基づく算定値に対して加算が一時的に行われる。

診療科

病院・診療所が標榜できる科目で，医療法第70条に基づき政令で定められている。

1988年，厚生省（当時）と日本医師会による診療科名等の表示に関する検討会の最終報告書で，診療科は3群に分けられた。第1群は基本的な診療科で自由に標榜できる，第2群は専門的な診療科，第3群は他の医師からの紹介で受診するのが適当とされる専門領域とし，第2群，第3群の表示については，一定の能力判定を前提として標榜できるとした。〔→標榜科目〕

診療ガイドライン

医療現場において適切な診断と治療を補助することを目的として，病気の予防・診断・治療・予後予測など診療の根拠や手順についての最新の情報をわかりやすくまとめた指針のこと。

診療協力支援事業

厚生労働省は，診療所の医師が二次医療機関等で休日・夜間診療を支援する場合の経費を補助する「診療協力支援事業」を2010年度から実施。病院勤務医の負担軽減を図るとともに，診療所医師の救急医療への参画を促すことが目的とされる。

診療拒否患者

診療を拒否する患者に関連し，療養担当規則第10条「3」では，患者が正当な事由がなく療養に関する指揮に従わない場合，医療機関にはその旨を健康保険組合等に通知しなければならないと規定している。また，健康保険法第119条では「保険者は，被保険者（中略）が，正当な理由なしに療養に関する指示に従わないときは，保険給付の一部を行わないことができる」としている。これらの規定により，患者が保険診療を受ける場合は，医師の診療上の指揮に従う義務があるものとされる。

診療圏

病院・診療所に対して受診行動を促す地理的範囲。個々の病院・診療所の立地条件，診療機能や診療科目によって異なる。近くに大型スーパーなどがあれば患者を引き寄せ，間に鉄道線路などがあれば通院を妨げるなど，診療圏に影響を与える。開業などに際しては，診療圏分析を行う必要がある。なお，医療圏は都道府県が医療計画のために設定する区域であり，医療ニーズの実態を示す診療圏とは異なる。

診療実日数

実際に診療した日数。入院では入院日数，入院外（外来）では，診察料を算定しない場合でも，実際に医師による診療を行った日数のこと。

診療所

医師または歯科医師が医業または歯科医業を行う場所で，患者の入院施設をもたないか，19人以下の入院施設をもつもの。

診療情報管理士

病歴管理をはじめ，病院管理，医学研究，医学教育，公衆衛生など様々な目的で活用できるかたちで診療録などの診療情報を保存・管理する専門職。国家資格ではないが，日本病院会が中心となって通信教育と試験を行い，その能力を認定している（1996年に診療録管理士から診療情報管理士へ名称変更）。さらに，診療情報管理士の技能・資質の向上を図るための指導者の養成を目的として「診療情報管理士指導者」という認定資格も2005年度から設けられている。

DPC制度では，傷病名の分類・選択が重要であり，医療機関にとって診療情報管理士の存在は不可欠と言われている。

診療情報提供書

自院で診療した患者をほかの医療機関に紹介する場合に，紹介先の医師に対して，患者の状態や治療経過，処方内容等を記載した文書。紹介状とも言う。

診療情報提供料等に関する指針

2003年に発出された医政局長通知による指針。診療情報の提供について，①患者と医療従事者とのより良い信頼関係の構築，情報の共有化による医療の質の向上，②医療の透明性の確保，③患者の自己決定権，患者の知る権利の観点などから，議論・策定された。「医療従事者の守秘義務」「診療記録の正確性の確保」「診療中の診療情報の提供」「診療記録の開示」等について，医療従事者の役割や責任の内容が明確化・具体化されている。

診療情報提供料

診療情報提供料は，医療機関同士の連携強化および医療機関から保険薬局または保健・福祉関係機関へ患者診療情報を提供することを評価した診療報酬点数。患者の継続的な医療の確保と，適切な医療の供給が目的である。保険医療機関は必ず患者の同意を得たうえで，診療状況を示す文書を添えて他の保険医療機関等に紹介する。添付文書は一般に紹介状と呼ばれ，様式と必要な記載事項が定められている。

診療費の単価

保険医療機関等が担当して行った診療行為に対する報酬である診療報酬を算定する際には，行った診療行為をそれぞれ点数表に基づいて点数化し算定，料金化することになる。その際，1点当たりの単価を健康保険診療の場合には全国共通で1点10円と定めている（2008年3月3日厚生労働省告示第59号）。保険診療外の労働者災害補償保険法による場合や公害健康被害の補償等に関する法律による診療費の単価は，一部10円と異なっている。

診療部門

医師による部門。医局。

診療放射線技師

診療放射線技師法で定められた国家資格で，医師・歯科医師の指示のもとに放射線を人体に照射（撮影を含む）することを業務とする専門技術者。

診療の補助として，医師の指示に従ってMRI（磁気共鳴画像診断装置），超音波診断装置，眼底写真撮影装置による検査を行うことができる。近年，その業務内容は核医学関係や放射線治療関係へと広がってきている。

診療報酬請求オンラインシステム

→　レセプトオンライン請求

診療報酬請求権の時効

民間の医療機関および国立医療機関は民法第170条

さ行

しん−しん

（3年の短期時効債権）の規定により，3年間請求を行わないことによって診療報酬請求権が消滅する。その起算日は診療日の属する月の翌月1日〔→時効〕。

一方，地方公共団体立の医療機関は地方自治法第236条により，時効は5年とされていたが，2005年の最高裁判決で民間同様3年とすべきと示された。

ただし，2017年の民法改正により，2020年4月からは職業別の短期消滅時効の特例が廃止され，消滅時効期間は原則5年となる予定。

診療報酬請求事務能力認定試験

診療報酬請求事務に従事する者の資質の向上を図るため，1994年に厚生省（当時）の認可を受けた公益財団法人・日本医療保険事務協会が主催する試験。1994年12月より年2回，医科と歯科について，それぞれ学科試験と実技試験を行う。受験資格は問われない。合格者には認定証が交付される。

診療報酬請求書

医療保険制度に基づいて，医療機関が審査支払機関に対して診療報酬を請求する際に用いる書類。

診療報酬明細書（レセプト）をもとに，保険区分ごとに件数，診療実日数，合計点数，一部負担金等を集計する。社会保険，国民健康保険それぞれに指定の様式がある。

診療報酬制度

公的医療保険を利用して医療機関にかかった場合の医療費を「診療報酬」という。診療報酬は保険から給付されるが，患者が窓口で支払う一部負担金を除き医療機関が保険者に請求して受け取る方式をとる。また，診療報酬は，大きく分けると，医療機関に対する医科診療報酬，歯科診療報酬，調剤診療報酬，薬剤料（「薬価基準」），医療材料（「材料価格基準」）に分けられる。

診療報酬相殺通知書

保険者が調剤薬局と医療機関の各レセプトを照合した結果，医療機関における処方が不適切であると判断した場合，審査機関に申し出を行って，医療機関の診療報酬から薬剤に係る費用を相殺（減額）することを通知する文書。

診療報酬点数表

健康保険法，高齢者医療確保法に基づく厚生労働大臣の告示によって診療報酬の点数を定めたもの。

診療報酬点数表には医科・歯科・調剤の3種類がある。医科点数表の構成は**基本診療料**（初診・再診，入院等の診療の基礎的な部分を評価した点数）と**特掲診療料**（検査，投薬，手術などの個々の診療行為を評価した点数）から成る。なお，2006年度改定で老人点数表が廃止され，一部高齢者独自の点数は一般点数の中に組み込まれている。

中医協の諮問・答申に基づき，原則2年に1回，大幅な改定（見直し）が行われている。

診療報酬明細書

レセプト。保険医療機関や保険薬局が患者に提供した医療サービスの診療報酬について，点数表に基づいて作成する内訳明細書。審査支払機関（社会保険診療報酬支払基金，国民健康保険団体連合会）に診療報酬請求書とともに提出する。原則として，患者ごと暦月1月ごとに入院と入院外に分けて作成する。

診療密度

2012年診療報酬改定で導入されたDPC病院Ⅱ群の実績要件の一つ。具体的指標としては「1日あたりの包括範囲出来高平均点数」とされている。これは包括範囲内で医療行為等の資源投入がどのくらいされているかを意味する。

診療申込書

診療申込書は，医療の提供を受けたい者が医療機関側へ申し込む書類。診療に関する医療機関側と患者との合意を示す意味合いもある。

所定用紙に，患者さんの氏名，性別，生年月日，現住所，電話番号，職業，受診診療科などを記載してもらう。各診療科と連絡をとって適切に受診できるよう使用したり，医療機関の受付が受診科を判断する材料としても活用できる。

診療予約制度

診療時間を予約する制度。患者の診療待ち時間を解消し，診療時間の効率化を図ることができる利点はある反面，医療の質という点からその運用には課題も多い。歯科診療では多く採用されている。

診療録

カルテ。医師が患者の診療に関して，その内容や経過を記載した書類。広義には，検査所見やエックス線写真なども含む。診療に関する事項の記載義務は医師法に，記載事項は医師法および療養担当規則に定められている。様式第1号ともいう。

診療録とそれに関連する記録類は，医療法施行規則，医師法，療養担当規則などの規定により保存期間が定められている。診療録は転帰が治癒または中止した日から5年間，病院日誌，処方せんなどの診療に関する諸記録は2年間，療養の給付の担当に関する帳簿（日計表，薬剤，治療材料等の購入伝票，検査等の外注伝票，業務記録簿，診療情報提供料，薬剤情報提供料に関する文書，保険外併用療養費に関する報告書等）は治癒または中止した日から3年間，エックス線写真は医療法施行規則においては2年間，保険診療の原則を定めた療養担当規則では3年間となっている。

診療録管理士

→ 診療情報管理士

診療録管理システム

病歴管理システム。診療録管理を行うためのコンピュータシステム。病名・診療行為名の入力機能や帳票類の作成機能，データ・カルテ等の検索機能，統計処理機能など，様々な機能が搭載されている。

心理療法士

心理療法，心理相談，心理検査を主な業務とする専門技術者。法的資格ではない。2017年9月に公認心理師法が施行され，「公認心理師」が国家資格として位置づけられた。〔→公認心理師〕

す

水質汚濁防止法

水質汚濁に関して，国民の健康の保護，生活環境の保全，および汚水・廃液による被害者の保護を目的として，1970年に制定された法律。工場や事業場からの公共防水域への排出規制，地下水への浸透の規制，生活排水対策の推進，水質汚濁状況の監視，および水質汚濁による被害者の保護のため，事業者の損害賠償の責任等について定めている。

同法で規制される排出水とは，特定事業場から公共用水域に排出される水であり，事業場には病院も指定されている。

水晶体

眼球内で，光の屈折器として作用する両凸レンズ型

の透明体。虹彩の後ろにあり，水晶体嚢に囲まれている。カメラで言えば水晶体はレンズに相当し，遠くを見るときは薄くなり，近くを見るときは厚くなる。こうした厚さの調節は毛様体筋の働きによる。ただし，焦点を合わせる主力レンズの役割は角膜が担い，水晶体は微調整する役割（補正レンズの役割）を果たす。

年をとると水晶体が硬くなり，弾力性を失い，調節力が低下して老眼となる。加齢とともに，無色透明から淡黄色となり，ついに混濁した状態が白内障である。

水腎症

何らかの原因により尿の流通障害が起こり，尿が停滞して腎盂腎杯の拡張をきたし，腎実質が圧迫され委縮した状態。尿路の狭窄，閉塞によって生ずる。しばしば認められる原因としては，尿路結石（尿管結石）や尿管癌があげられる。

膵臓

消化液である膵液（蛋白質，脂質，炭水化物等を消化する酵素が含まれている）と，血糖調節ホルモン（インスリン，グルカゴンなど）を分泌する臓器（外分泌腺）。重さ70〜100g，長さ150mm前後の細長い扁平な器官で，色は灰白がかったピンク色である。

頭部，体部，尾部の3部位に区分される。インスリン，グルカゴン等を分泌する細胞の集まりは，膵島（ランゲルハンス島）と呼ばれる。

膵臓に関する主な病気としては，糖尿病，膵炎，膵石，膵内分泌腫瘍，膵がん等がある。

膵臓食

膵臓病に対する食事のこと。膵臓病の症状としては急性膵炎と慢性膵炎がある。急性膵炎の場合，脂肪食過多，アルコールの取りすぎなどによる胆石などが原因に挙げられ，慢性膵炎の場合は，アルコールの過剰摂取などが理由となり，膵臓の機能が回復する見込みが著しく低下する。

膵臓食は油を極力使用しない食事で，味付けは薄味にし，消化によい調理法となる。脂質制限があるため，カロリーの管理を行うが，逆に低栄養にならないように注意が必要である。また，基準を満たすことで入院時食事療養，入院時生活療養における特別食加算が算定できる。

スイッチOTC

従来，医師の処方せんのみでしか使用できなかった医薬品と成分の含有量が同じで，一般用医薬品として販売されているもの。

水痘（すいとう）

通称：水ぼうそう。水痘ウイルスの感染によって，発熱とともに全身の皮膚や口内に水疱ができる急性発疹性疾患。小児に多いが成人も罹患する。

潜伏期は2〜3週間。水疱は1週間くらいで脱落する。伝染力が強く，接触・飛沫感染するが，一度かかれば長い年月にわたる免疫が得られる。健康小児が罹患した場合，予後は一般的に良好で，1〜2週間の経過で全治する。しかし，免疫抑制状態や悪性腫瘍の患者が罹患すると重症化し，致死的となる場合もある。

予防には水痘ワクチンが用いられる。

水頭症

頭蓋内腔に脳脊髄液が異常に多量に貯留した病態。先天性成因にアーノルド-キアリィ奇形，髄膜瘤，髄膜脳瘤，脳ヘルニア，中脳水道奇形等があり，後天性成因に髄膜炎，頭蓋内出血，血腫，血管性病変（動脈瘤）膿瘍，腫瘍等がある。進行すると頭囲拡大，脳圧亢進症状（嘔吐，痙攣，意識障害）がみられる。

髄膜（ずいまく）

脳および脊髄を外側から包む3枚の膜。最も外側にあるのが厚い「硬膜」で，その下が薄い「くも膜」，最も内側にあるのが脳および脊髄に密着した繊細な「軟膜」である。広義には，くも膜と軟膜を合わせて「軟膜」と考える場合もある。

硬膜と骨との間を「硬膜上腔」，硬膜とくも膜の間を「硬膜下腔」，くも膜と軟膜の間を「くも膜下腔」と呼ぶ。くも膜下腔には多量の脳脊髄液がある。

髄膜は脳，脊髄を骨から保護するとともに，これらを頭蓋腔および脊柱管内に安定させる役目を果たしている。髄膜が炎症を起こすと髄膜炎が起こり，発熱，嘔吐，頭痛，意識障害などの症状が起こる。この場合，腰椎穿刺などで髄液を採取して髄膜炎菌などの有無を調べる。

髄膜炎

髄膜（脳および脊髄を覆う保護膜）に炎症が生じた状態。脳膜炎，脳脊髄膜炎ともいう。ウイルス感染や細菌感染に起因し，薬品が原因となることもある。

睡眠時無呼吸症候群

睡眠中に呼吸が止まった状態（無呼吸）が断続的に繰り返される疾患（sleep apnea syndrome：SAS）。具体的には，「一晩7時間の睡眠中に10秒以上の無呼吸が30回以上あり，そのいくつかはnon-REM（ノンレム）期にも出現する症候群」と定義されている。

SASでは，睡眠が十分にとれず集中力・活力に欠け，日中に傾眠の傾向が出る。治療せずに放置すると，慢性的な酸素不足によって循環機能に負担をかけることで，不整脈・高血圧・心不全等が現われ，生命に危険が及ぶ場合もある。

治療としては，マウスピース療法，在宅持続陽圧呼吸療法（CPAP），手術等が行われる。

水薬

薬物を水に溶かした薬剤。一般的に，使用期限は短いとされる。

スキルドナーシング施設（SNF）

アメリカにおける急性期後のケアの一つ。急性期後のケアには，長期急性期病床（LTAC；Long Term Acute Care），入院リハビリ施設（IRF；Inpatient Rehabilitation Facilities），スキルドナーシング施設（SNF：Skilled Nursing Facilities）などがある。スキルドナーシング施設の入居対象者は，医療を含む重度の介護を要する高齢者であり，提供サービスは24時間体制の医療ケアとなっている。日本における特別養護老人ホームのイメージに近い施設と言える。

スキルミクス（skill-mix）

多くの専門職から成る医療における各専門職の役割分担を見直そうとする国際的な動き。1990年代から，医師・看護師不足に悩むOECD諸国で盛んとなる。

日本語訳は，「職種混合」や「多能性」。当初は，資格，能力，年齢などが異なる者を混合配置することであったが，最近では医療チームにおける各職種の役割の補完・代替などにまで概念が広がっている。

スクラッチテスト

各種アレルゲンを皮膚に貼布して，アレルギー疾患の原因となるアレルゲンを発見する検査方法（**皮内反応検査**）。皮膚を掻いて（スクラッチして），そこにアレルゲンエキスを滴下するか，アレルゲンエキスを皮内に注射して，IgE抗体と反応させる。

アレルギー性鼻炎，蕁麻疹，薬剤アレルギーなどの診断目的で行われる。

スクリーニング検査

スクリーニングとは，選別，ふるい分け，絞り込みといった意味合い。医療におけるスクリーニング検査とは，以下の2つの意味に大別される。
①疾患に対して無自覚・無症状の集団のなかから，疾患や異常のある者を簡便・迅速に見つけ出すために行う一次的検査（各種健康診断など）。
②ある疾患が疑われる有症状の患者に対し，まず診断を進める初期段階で，簡便で廉価，患者の負担が少ない方法から検査を始めること。

スタチン

HMG-CoA還元酵素阻害薬。HMG-CoA還元酵素の働きを阻害することによって，血液中のコレステロール値を低下させる薬物の総称。高コレステロール血症の治療薬として世界各国で使用されている。

スタンダードプリコーション

院内感染対策に関連した「標準予防策」。すべての患者を感染する危険性がある（病原体を有する）ものとみなして，感染性のある物質（血液，体液，創部等）に触れる場合に，手洗い，手袋やマスク・アイシールド・ガウンなどのバリア使用，洗浄・消毒・滅菌・廃棄等の器具類の処置を行うことで，医療者が媒体となって他の患者に感染させることを防ぐ。

また，これを実践することで詳細不明な病原体からも曝露を防ぐことができると考えられている。

頭痛

頭部に痛みが生じること。痛みの種類には，通常片側が拍動性に激しく痛む片頭痛，発作的に激しい痛みが繰り返し起こる群発頭痛，最も普通にみられる頭全体の痛み，その軽いものである頭部鈍痛などがある。

頭蓋内に病変があり，髄膜や脳神経が刺激されて起こる頭痛以外に，目・鼻・耳・歯など脳に近いところの病気や，頸部の筋肉の持続的収縮（肩こり），精神的緊張，高度の疲労なども頭痛の原因となる。

近年，頭痛外来を設ける医療機関も多いほか，日本頭痛学会が認定する頭痛専門医制度もある。

ステークホルダー

企業等の利害関係者のこと。病院では債権者・取引先・患者等となる。地域住民や地域社会を含める場合もある。

スティーブンス・ジョンソン症候群

高熱や全身倦怠感などの症状を伴って，口唇・口腔，眼，外陰部などを含む全身に紅斑，びらん，水疱が多発する疾患。皮膚粘膜眼症候群ともいう。多形滲出性紅斑のうち全身症状が強く，強度の粘膜症状を伴うもので，多型紅斑との鑑別を要する。指定難病の一つ。

薬剤・感染（細菌・ウイルス・マイコプラズマ等）・中毒物質などが原因となり得るが，原因不明のことも多い。

ステルベン

患者の死亡のこと。ドイツ語。

ステロイド

副腎皮質で作られるホルモンのうち，糖質コルチコイドという成分を化学合成したもの。炎症を鎮めたり，免疫を抑制したりといった効果をもつ。ステロイド剤を長期間服用していると体内でステロイドを作っていた副腎機能が低下し，急に服用を止めると体内のステロイドが不足し危険な状態になるため，症状が落ち着いても急には止められないといった特徴がある。

ステロイドパルス療法

ステロイド薬を大量に点滴する治療法のこと。ステロイドには自己免疫や炎症のある疾患に対し，免疫抑制，抗炎症作用があり，通常は内服投与にて治療するが，その量では効果が表れるまで時間がかかる。

ステロイドパルス療法では，1日に500mg～1000mgのステロイド薬を点滴する。3日間を1クールとし，疾患等に合わせ1～3クール行う。その後はステロイドの内服薬により漸減させていく。ステロイドを大量に投与するため，副作用の出現もあり容態を厳重に管理する必要がある。

ステント

狭窄した管腔（血管，胆管，食道など）に留置して内腔を確保する医療用器材。例えば冠状動脈ステント留置術ならば，狭窄（閉塞）した冠状動脈を広げて血流を確保するために，冠状動脈狭窄部（閉塞部）に留置する金属製の網状の筒がステントである。

近年，再狭窄を防ぐ薬剤がステント表面にコーティングしてあり，ステント留置後にその薬剤が徐々に溶け出す「薬剤溶出性ステント」も普及している。

ステントグラフト

人体に馴染みやすい人工布と呼ばれるものを筒状にした人工血管に，ステントといわれるバネ状の金属を取り付けたもの。これを圧縮してシースと呼ばれるカテーテルの中に収納して使用する。脚の付け根を4～5cm切開してカテーテルを動脈内に挿入し，患部である動脈瘤のある部位まで進めた所で収納してあったステントグラフトをカテーテル内から動脈内に押し出す。押し出されたステントグラフトは，金属バネの力と患者自身の血圧により拡張し，血管の内側に張り付くことで自然に固定される。

ストーマケア

ストーマとは，摘出された肛門や膀胱の代用として腹部に造設された，便や尿を排泄させる人工的な排泄孔のこと（人工肛門，人工膀胱）。ストーマ保有者〔→オストメイト〕は，排泄物を受けるバッグ（ストーマ装具）を装着して生活を送るため，ストーマの洗浄やストーマ周囲の皮膚処置，ストーマ器具の管理などの日常的ケアが必要であり，これらはストーマケアと呼ばれる。

ストーマケアに関する専門的指導や援助，ストーマ装具選定に関する助言等ができる資格として，ストーマ療法士（ET：enterostomal therapist）等がある。

ストレス関連障害

かつて，これらの障害は「神経症」や，ドイツ語で神経症を意味する「ノイローゼ」と言われていた。発症までおよび症状の持続期間，ストレスの性質によって大きく「急性ストレス障害」「外傷後ストレス障害」「適応障害」に分けられる。このうち急性ストレス障害と外傷後ストレス障害は，生命を脅かすような非常に強いストレスに曝された直後から3カ月以内に発症し，症状の持続期間により区別される。適応障害はストレス要因の始まりから3カ月以内に症状が出現し，要因消滅の6カ月以内で症状が消滅する。通常，情動あるいは行動上の反応のいずれか一方もしくは両方を伴った症状が出現する。

ストレスチェック制度

心理的な負担の程度を把握するための検査制度。2015年12月1日に公布された「労働安全衛生法の一部を改正する法律」により設けられた。

定期的に労働者のストレスの状況について検査を行い，本人にその結果を通知して自らのストレスの状況について気付きを促し，メンタルヘルス不調となることを未然に防止する「一次予防」を強化するもの。

労働基準法において，労働者50人以上の事業所に年1回の検査の実施が定められている。

ストレッチャー

重症患者や手術を受ける患者などの移動に使用する車輪付きの担架。

幅は約50cm，長さや高さはほぼベッドと同じで，上部は担架のように取り外し可能なものもある。また，高さを調節したり，点滴スタンドやベッドフレームを取り付けることができるタイプもある。

スニチニブリンゴ酸塩

腫瘍の細胞増殖，血管新生および転移の制御に関与する様々な受容体を阻害して抗腫瘍効果を示す抗がん剤。保険適用は，イマチニブ抵抗性の消化管間質腫瘍（GIST），根治切除不能または転移性の腎細胞がんで，2008年4月に承認された（商品名：スーテント）。

DPCでは「手術・処置等2」に本剤が設定されている区分がある（2018年4月現在）。

スパイログラフィー

スパイロメーター（呼吸計）を使用して肺の換気機能を把握する検査。肺活量（VC）と1秒率（FEV1.0）を計測できる。%VCが80%以下は拘束性障害，%FEV1.0が70%以下は閉塞性障害と診断される。気管支喘息や慢性閉塞性呼吸器疾患のコントロールの指標となる。

スピリチュアルケア

霊的ケア。身体的・心理的・社会的痛みではなく，第4の痛みである宗教的痛みを和らげ，癒すこと。

日本人には宗教的な心性は少ないが，ここでいう宗教的痛みとは，「なぜ病気になって苦しまなければいけないのか」，「なぜ死ななければならないのか」，「死んでからどうなるか」，「人生とは何だったのだろうか」といった生存の意義や死後の世界などに関して，病を通じて深く疑問と悔恨を抱くときに生じる魂の痛みのこと。ホスピスや緩和ケアにおいて重要な役割を果たす。

欧米では，スピリチュアルケアを受けることは患者の一つの権利とされ，大学の課程を経て資格認定を受ける専門職の制度があり，彼等の配置が病院の認可にも関係している。なお，スピリチュアルケアとほぼ同義の言葉に"パストラルケア"がある。

スポーツ医学

スポーツに関係する医学的な問題を研究する医療分野。スポーツによる外傷・障害の治療・リハビリから，健康の維持・増進，生活習慣病などの予防・治療まで幅広い取組みが行われている。

その内容は，運動生理学，栄養学，生化学といった基礎医学，内科や整形外科などの臨床医学，さらに精神医学，バイオメカニクスまでが加わる学際的なものである。

また，スポーツ医学の専門医として，日本医師会の健康スポーツ医制度，日本整形外科スポーツ医学会のスポーツ医制度，日本体育協会のスポーツドクター制度などによって，それぞれ認定・登録が行われている。

スポーツ外来

スポーツによって受けた外傷・障害に対して治療，リハビリなどを行う専門外来。

スポーツ歯科

スポーツに関係する歯科的な問題を研究する医療分野。スポーツと噛むことの関係の研究を進めている。また，スポーツを安全に楽しむために顎や歯を守るマウスガードを作っている。

スポット撮影

狙撃撮影。微細な組織を観察するため，特定の目的組織や部位のみを焦点（スポット）として拡大像を撮影すること。例えば，胃前庭部スポット撮影や，マンモグラフィー（乳腺X線撮影）において乳房の一部分のみを圧迫して撮影する場合などが該当する。

スマートグラス

GPSなどのセンサーやカメラ，マイクなどを搭載したメガネ型ウェアラブル端末。メガネのレンズに相当する透過型ディスプレイや視界内に位置するディスプレイに画像などが表示され，装着者には，それらの画像が目の前の実際の風景に重なるように見える。

近年，産業向けを中心に実用化が進んでいる。医療分野では，人工透析室で，医師が肉眼で見る血管と，超音波検査装置のモニター画像をディスプレイで同時に見ながら針が進められるといった実用化が進み，医学生の実習中にテキストを表示する実証実験も行われている。

スマート治療室

手術室内の各種医療機器・設備をネットワークに接続・連携させることで，手術の進行や患者の状況などの情報を瞬時に時系列をそろえて整理統合し，医師やスタッフ間で共有できる治療室のこと。手術に関する膨大な情報の可視化や手術精度の向上が見込まれる。

日本医療研究開発機構（AMED）が開始したスタンダードモデルの臨床試験では，手術ナビゲーションシステムや生体情報モニタ，MRIなどの画像検査装置を計17台接続。医療機器から集めたリアルタイムの情報が手術室内の大型モニタに表示され，手術室外でも同じ情報を見られ，室外の医師が室内の医師と対話しながらアドバイスすることも可能となる。

スマートライフプロジェクト

厚生労働省は2011年2月，より多くの国民の生活習慣を改善し，健康寿命（日常的に介護を必要としないで自立した生活ができる生存期間）を延ばす目的として「スマートライフプロジェクト」（Smart Life Project）を開始した。2008年度から実施してきた「適度な運動」「適切な食生活」「禁煙」を推進する「すこやか生活習慣国民運動」をさらに普及・発展させる取組みと位置付け，まずは本プロジェクトの趣旨に賛同する企業や団体と連携した運動・啓発活動を行う。

「健康寿命をのばしましょう。」をスローガンに，運動・食事・禁煙の3分野についてのアクションを国民に呼びかけるほか，全国各地で各種施策や関連イベントが多数開催されている。

スモン

SMON（subacute myelo-opticoneuropathy）。特有な臨床症状と病理所見を示す亜急性脊髄視神経障害。下痢・腹痛などを初発症状とし，下肢の感覚異常，腹部以下（四肢が主）の麻痺が起こり，運動障害で歩行不能となる。さらに，視神経を障害し，失明する場合もある。

2015年1月から難病法に基づく特定医療費助成制度が施行されたが，スモンについては特定疾患治療研究事業の対象となる（患者自己負担なし）。引き続き特定疾患治療研究事業の対象となるのは，①スモン，②難治性の肝炎のうち劇症肝炎，③重症急性膵炎，④プリオン病（ヒト由来乾燥硬膜移植によるクロイツフェルト・ヤコブ病に限る），⑤重症多形滲出性紅斑（急性期）――の5疾患（②③については更新のみで，新規申請は不可）。

さ行

すと―すも

せ

成育医療

1人の子どもを，胎児から成人するまで継続して診療すること。

従来の小児医療では，年齢や発達段階によって産婦人科，新生児科，小児科など，かかる診療科が分かれているが，治ったあとも後遺症に悩まされる例は少なくなく，また長期の診療が必要になる場合もある。成育医療は1人の患者に対する縦割り診療を廃し，継続的診療を行おうというものである。

生化学的検査

体液・分泌物・排泄物（血液・尿など）を検体として分析する検査。健康状態の判定や疾患の診断を行う際，重要な情報を得ることのできる一般的な検査法である。血液は各種臓器・組織での代謝に必要な物質を供給し，または代謝産物を回収する役割をもっており，尿も生体内代謝の変調や病変を反映することから，検体とされる。

生活援助

訪問介護におけるサービス行為の区分の1つであり，身体介護以外のもの。利用者や家族が家事を行うことが困難な場合に訪問介護スタッフが掃除や洗濯，調理等の日常生活の援助（準備や片付けなど一連の行為を含む）を行う。

生活行為向上リハビリテーション

ADL・IADL，社会参加などの生活行為の向上に焦点を当てたリハビリテーション。加齢や廃用症候群などで生活機能のうち活動する能力が低下した利用者に対し，活動機能の向上ができるように目標を立て，実施計画に沿ったリハビリを行うことで生活活動能力が向上した場合，6か月に限り生活行為向上リハビリテーション実施加算が算定できる。

対象事業者は，指定通所リハビリテーション，指定介護予防リハビリテーション事業所のみ。

生活困窮者自立支援法

生活保護に至る前の段階の，最低限の生活を維持できなくなるおそれのある者に対し，自立支援を行うための法律。2013年12月に公布された（施行は2015年4月から）。

同法と，生活保護の給付削減を狙いとした「生活保護法改正」は，民主党時代の「生活支援戦略」を引き継いだもの。

同法の掲げる必須事業には，総合相談窓口をすべての自治体に設置する「自立相談支援事業」や「住居確保給付金」がある。任意事業としては，就労に必要な訓練を実施する「就労準備支援事業」などがある。

生活習慣病

食習慣，運動習慣などの生活習慣が発症・進行に関与する疾患群のこと。高血圧症や糖尿病，肥満症，脂質異常症，喫煙者の慢性気管支炎，飲酒によるアルコール性肝疾患など。塩分やコレステロール等の過剰摂取，喫煙，運動不足，過度の飲酒，ストレスなどが発症の起因となる。

生活不活発病

生活不活発病とは，生活の変化によって動かない（生活が不活発）状態が続くことで全身の機能が低下する状態。学術的な用語は「廃用症候群」だが，一般的にわかりやすい表現としてはこの病名が用いられる場合が多い。

高齢者や災害時の避難生活等で多く発症されると考えられており，2004年の新潟県中越地震や2011年の東日本大震災でも，高齢者の生活不活発病が数多く確認されている。

生活扶助（せいかつふじょ）

生活保護制度にある扶助の一つ。生活保護制度には生活，住宅，教育，医療，介護，出産，生業，葬祭の8種類の扶助があり，生活を営むうえで必要な各種費用に扶助が支給される。

生活扶助とは，最低限度の生活を維持することが困難な者に対して，生活を営むうえで生じる費用のうち，食費，被服費，光熱費などが該当する。その基準額（支給額）は，①個人の経常的な需要を満たす目的の第1類，②世帯の経常的な需要を満たす目的の第2類に分けられる。

生活保護法

生活困窮者に対して，その程度に応じて必要な保護を行い，最低限度の生活を保障するとともに，その自立を助けることを目的に制定された法律。

生活保護は原則として要保護者，その扶養義務者または同居の親族の申請に基づいて開始し，以下の8種の保護がある。生活扶助，教育扶助，住宅扶助，医療扶助，介護扶助，出産扶助，生業扶助，葬祭扶助。

このなかで，医療扶助は一部を除いて現物給付だが，その他は金銭給付である。

医療扶助のうち医療の給付は，厚生労働大臣または都道府県知事が指定した「指定医療機関」において現物給付される。収入額によっては患者の自己負担が生じることもある。

生活保護法による受給者は国民健康保険の被保険者資格が失われるので，生活保護法と国民健康保険の併用はない。その他の医療保険の場合は，費用の負担において，医療保険が優先され，残りの額が生活保護法により公費負担となる。また，その他の公費負担制度も生活保護法に優先して適用される。

生活保護法改正法

生活保護法に，就労による自立の支援や，不正・不適正受給対策の強化などのための項目を盛り込んだ改正法。2013年12月に成立し，2014年7月に施行された。

従来は申請の意思を示せば，口頭でも申請手続きができたが，改正によって，原則，申請書の提出が必要となった。さらに福祉事務所は，親族などに対して生活状況の報告を求めることや，その資産や収入を金融機関に照会することなどが可能になった。

また，これまでは，受給者が働くとその稼ぎ分が保護費から減額され，就労意欲がわきにくいとされていた。そこで，「就労自立給付金」を新設し，賃金の一定額を積み立てたとみなし，保護を抜けた際に必要になる税金や社会保険料に当てられるようにした。

そのほかには，医療扶助において後発医薬品の使用促進が法律上で明確化された。その後，2018年9月の生活保護法の指定医療機関医療担当規定」の改定により，後発医薬品の使用が原則とされた。

成果目標達成法人

一定の自主的・自立的裁量をもちつつ，計画的な枠組みのなかで事業を行い，担当大臣が設定した成果目標の達成が求められる法人のこと。2012年1月に閣議決定された独立行政法人の制度・組織見直しの基本方針のなかで，新たな法人制度の一つとして位置付けられたが，11月の衆院解散に伴い廃案となった。

成果目標達成法人は，その事業内容により，①研究開発型，②文化振興型，③大学連携型，④金融業務型，⑤国際業務型，⑥人材育成型，⑦行政事業型——の7つに分類され，類型ごとに管理体制が構築される。

独立行政法人の一部が成果目標達成法人に再編されるが，医療系法人のなかでは，福祉医療機構が成果目標達成法人に移行されることとなった。

精管

精子を精巣から精嚢に送る管（輸精管）。精管は精巣上体尾部から上方に屈曲し，鼠径管を通って腹壁を貫き，骨盤外側壁の内面に沿って下降し，膀胱の後に達する。精管はこの部分で膨大し（精管膨大部），前立腺底に向かい，精嚢線と結合して射精管となり，前立腺小室の近くで尿道前立腺部に開口する。

請求権の時効

債権（例えば，医療機関においては，患者一部負担金や診療報酬請求など）が，定められた期間を過ぎて消滅してしまうこと。債権の請求を行使せずそのままにした場合の期間であり，督促など請求の行為があれば時効を中断させることができる。さまざまな対象に対して時効を迎える期間があり，6カ月，1年，2年，3年，5年，10年，20年と定められている。

診療報酬については，その期限は3年とされ，その根拠は民法第170条に定められている。

民法第170条（一部抜粋）

次に掲げる債権は，3年間行使しないときは，消滅する。

一　医師，助産師又は薬剤師の診療，助産又は調剤に関する債権

ただし，2017年の民法改正により，2020年4月からは職業別の短期消滅時効の特例が廃止され，消滅時効期間は原則5年となる予定。

請求伝票方式

伝票によって物品の流れと数量を把握する物品管理の方法。各部門で在庫切れ間近の物品が発生したとき，伝票を起票して管理部門へ請求する。

管理部門は伝票をもとに物品の入出庫状況などを把握し，定期的に各部門倉庫の在庫実数を確認する。また，無駄な在庫を省くため，定数制を採用するところもある。

請求もれ

保険医療機関が審査支払機関に医療費の請求を行う際に，本来請求できる点数を請求しないこと。

請求もれは，診療サイドでのカルテや伝票の記載もれ，オーダリングなどの入力ミス，事務サイドでの診療内容に関する知識不足，単純な転記ミス・チェックミスなど，様々な要因で発生する。請求もれを防ぐには，発生源で必ず伝票を起票し，ダブルチェックを行うなど，組織的な対策が必要である。

生検

→　バイオプシー

生検法

病巣などの臓器から組織を採取し，その細胞を調べることで病気の診断や疾病の進行具合，予後などを判定する検査法。組織を採取する方法には，組織を外科的に切開し搾取する方法や，内視鏡下で組織を採取する方法，穿刺針を用いて採取する方法などがある。

整骨術

徒手によって骨折，脱臼，打撲，捻挫などを治す治療術（**接骨術，柔道整復術，ほねつぎ**）。

精子

多細胞生物（哺乳動物など）の雄性配偶子。

頭部と尾部に分かれており，ヒトの場合，頭部は楕円形をしている。頭部の核には遺伝情報を担うDNA（デオキシリボ核酸）が詰まり，先端には，卵子に侵入する際，卵膜を溶かす酵素が含まれている。

尾部が活発に動くことで，1時間に3mm移動できる。腟内では2時間（酸性度が高いため生存時間が短い），子宮頸部では48時間，子宮腔では24時間生存できる。

静止画像伝送システム

通信網を使って離れた場所に静止画を伝送するシステム。放射線画像や病理画像を専門医のいる医療機関に伝送し，診断を受ける遠隔医療などに応用される。また，画像情報をデジタル化して保存し，必要なときに必要な場所からアクセスできる医用画像管理システム（PACS）が普及してきている。

清拭 （せいしき）

入院または在宅療養において寝たきりで入浴できない患者に対し，ベッド上で蒸しタオルなどで身体を拭い清潔にすること。全身清拭と部分清拭がある。血行をよくし，心身の爽快感と苦痛除去も可能である。最近ではムース状のケア用品などを用いることもある。

清拭の時間帯は，食後1時間以内は避け，食前か就眠前が最も適当である。清拭時の室温は22～26℃に保ち，できるだけ熱くきれいな温湯を十分用いる。

正常圧水頭症

髄液圧が正常であるのに，脳室が広がり，周辺の脳が圧迫されて，認知症，失禁，歩行障害が現れる疾患をいう。

原因不明なものを特発性水頭症，原疾患（くも膜下出血，頭部外傷，脳腫瘍など）により二次的に起こったものを症候性水頭症という。

治療は，髄液シャント手術が行われる。

生殖器

生殖を司る臓器。生殖腺（性腺），導管，付属生殖腺，交接器に分けられる。

男性の生殖器は，精巣，精管，精嚢，前立腺，尿道球腺，陰茎，精巣を包む陰嚢から成る。

女性の生殖器は，卵巣，卵管，子宮，腟，大前庭腺，外性器の外陰部から成る。また，しばしば哺育期の乳腺を加えることがある。

成人T細胞白血病

ヒトT細胞白血球ウイルス（HTLV-1）の感染によって発症する腫瘍性疾患（adult T-cell leukemia：**ATL**）。成人に多く発症する悪性リンパ腫の一種だが，大部分が白血病化するため，この名称がある。

感染経路は，輸血，母乳による母子感染，性交渉などである。典型的症状は，リンパ節の腫れ，皮膚の病変，高カルシウム血症など。

予後不良だが，強力な化学療法や造血幹細胞移植など治療法が進歩している。

精神科デイ・ケア

精神疾患の患者が昼間に通院（通所）して，外来診療のほかに作業や創作活動などのリハビリテーションを受ける治療。社会的な人間関係を維持しながら，社会生活機能の回復を図ることができる。

患者の状態に応じたプログラムに従って，グループ治療が行われ，実施時間は患者1人当たり1日6時間を標準とする。1日3時間を標準とするものを精神科ショート・ケアと呼び，午後4時以降に行われる場合は精神科ナイト・ケアと呼び，1日4時間を標準とする。また，デイ・ケアとナイト・ケアの両方を実施する場合は精神科デイ・ナイト・ケアと呼び，1日10時

間を標準とする。

精神科病院

従来の「精神病院」に代わる名称。「精神病院の用語整理法」（2006年6月成立）によって，法律で用いられる用語が変更されたもの。

用語変更の背景として，①精神病院という名称は，治療施設よりも収容施設のイメージが強いため，患者の自発的な受診を妨げている，②病院や関係団体（日本精神科病院協会など）がすでに使用している──などがある。

精神障害者

精神疾患（精神障害）を有する者。精神保健福祉法で，「統合失調症，精神作用物質による急性中毒又はその依存症，知的障害，精神病質その他の精神疾患」と定義されている。

精神障害者に認定されると，精神障害者保健福祉手帳が交付される。障害の程度によって1級〜3級があり，等級によって受けられる福祉サービスが異なる。精神障害者保健福祉手帳が交付された者は，2年ごとに精神障害者の認定を受けなければならない。

精神障害者社会復帰施設

精神障害者の社会復帰や自立，社会経済活動への参加を促進するために設置された施設。1988年，精神保健福祉法施行によって，精神障害者に対する病院以外の福祉援助施設として設けられた。

精神保健福祉法において，生活訓練施設，授産施設，福祉ホーム，福祉工場，生活支援センターが定められている。

精神神経用剤

中枢神経系に作用し，統合失調症，躁病，躁うつ病などに用いられる薬。薬効分類コード117。医科診療報酬のB008薬剤管理指導料「2」の「特に安全管理が必要な医薬品」に該当する。

精神通院医療

「精神保健及び精神障害者福祉に関する法律」第5条に規定する精神障害者（統合失調症，知的障害，精神病質その他の精神疾患を有する者など）に対して，病院または診療所に入院させずに行われる医療（通院医療）。

症状が軽快している場合でも，その状態を維持し再発を予防するために通院治療を続ける必要がある場合も，障害者総合支援法に基づく自立支援医療費の支給対象となる。

精神病

精神機能に異常をきたし，日常生活や現実への適応能力が損なわれた状態のこと。

脳炎・頭蓋内占拠性病変・脳挫傷などの器質精神病，膠原病や内分泌疾患などの症状精神病，アルコールや覚醒剤など薬物惹起性の中毒精神病，神経分裂病圏の疾患に大別される。

精神科領域の疾患については，DSM（アメリカ精神医学会が作成した，精神障害の分類と診断の手引き）に基づいた評価が一般的に行われる。

成人病

40歳前後から60歳頃にかけて数多く発症する疾患の総称。主に，動脈硬化（脳梗塞，狭心症，心筋梗塞），高血圧，悪性腫瘍，糖尿病などがある。

関連用語として生活習慣病があるが〔→**生活習慣病**〕，これは加齢に着目した「成人病」とは異なる概念である。ただし，いずれも年齢あるいは生活習慣の積み重ねによって発症・進行する慢性疾患であり，両者に含まれる（重複する）疾患も多い。

成人病検診

成人を対象に成人病（生活習慣病）の早期発見・治療，発症予防を目的に行う健康診査。検診の対象となる主な病気は，がん，脳卒中，高血圧，動脈硬化，心臓病，糖尿病など。

特定健康診査・特定保健指導の導入により，旧老人保健法に基づいて市町村が40歳以上の希望者に行っていた成人病検診は廃止された。

精神病床

精神疾患のある者を入院させる病床。医療法第7条等に規定されている。

精神分析療法

20世紀初頭に心理学者のジグムンド・フロイトによって始められた精神療法。フロイトは，人間の心の問題は患者の過去の経験にその原因があり，またその過去の経験は患者の心のなかで無意識に潜んでいると考えた。したがって，患者自身はその精神疾患の背後要因は認識していないとしている。そこで，自由連想法といわれる方法を用い，患者に次々と心に浮かんだことを自由に話してもらい，その話から過去に遡ることで，患者の心の奥深いトラウマを発見していく精神療法である。

精神保健指定医

精神保健福祉法で定められた職務を行うため，厚生労働大臣によって指定を受けた医師。医師の申請に対して，一定の臨床経験を満たし，必要な知識・技能をもつと認められた場合に指定される。

申請条件として，5年以上の実務経験（3年以上の精神科実務経験），厚生労働大臣が定める精神科臨床経験，厚生労働大臣またはその指定する者が行う研修課程の修了などが義務づけられている。

指定医の職務は，措置入院患者の仮退院，隔離・身体拘束等の行動制限に対する判断など「医療機関における職務」と，措置入院や緊急措置入院の判断，退院請求や処遇改善請求に対する診断，精神病院における立入検査など「みなし公務員としての職務」とに大別される。

入院措置等の規定で精神障害者を入院させている精神科病院は，厚生労働省令によって常勤の指定医を配置しなければならない。

精神保健福祉士

精神保健福祉士法で定められた国家資格で，精神障害者の社会復帰に関する相談に応じ，援助を行う専門職。精神科ソーシャルワーカー（PSW：psychiatric social worker）とも呼ばれる。厚生労働省令で定める事項の登録を受けて資格が得られる。

精神保健福祉士法は1997年に，精神障害者の長期入院や社会的入院という問題を背景に，医療施設での診療行為に加えて，退院のための環境整備など社会復帰に向けての様々な支援を行う人材を養成・確保するために制定された。

精神保健福祉センター

都道府県が設置する，精神保健の向上および精神障害者の福祉の増進を図るための機関。これらに関する知識の普及，研究調査，相談，指導などを行う。また，障害者総合支援法に規定する支給認定のうち，精神障害者に係るものに関し，専門的な知識・技術を要する事務を行う。

精神保健福祉法

「精神保健及び精神障害者福祉に関する法律」の略称。精神障害者の福祉の増進と国民の精神健康の向上を目的に定められた法律。

精神障害者に対する医療と保護，精神保健指定医や精神科病院の指定，精神障害者の自立と社会復帰，社会経済活動への援助などについて規定している。

精神疾患による入院形態には「任意入院」「措置入院」「緊急措置入院」「医療保護入院」「応急入院」があるが，そのうち精神保健福祉法によって公費負担となるのは**「措置入院」**と**「緊急措置入院」**のみである。給付は医療保険が優先適用され，残りの患者一部負担相当額が公費負担の対象となる。患者には，所得に応じた自己負担額が課せられる。

なお，「通院医療」については，障害者総合支援法に基づく**「自立支援医療費」**の対象となる。

精神療法

精神的あるいは情緒的な問題をもつ人を対象に，専門家がコミュニケーションを通じてその問題を解決していく方法。対話を主とするという点で，患者との行動を通じて治療を図る生活療法とは区別される。

精神療法は，治療者と患者が1対1で行う個人精神療法と，治療者と患者のいずれか，あるいは双方が2人以上で行う集団精神療法とに大別される。

性腺

生殖細胞（精子または卵子）を産生する部位であり（生殖腺），男性では精巣，女性では卵巣のこと。

外分泌機能と内分泌機能の両方がある。精嚢，前立腺では外分泌機能が働き，受精作用に役立つ。精巣，卵巣では内分泌機能が働き，性ホルモンを出す。

性腺負荷試験

分泌刺激剤を投与して，男性ホルモンや女性ホルモンの分泌能力など性腺機能を調べる検査。テストステロンを調べるHCG負荷試験，エストラジオールを調べるHMG負荷試験などがある。

精巣 （せいそう）

男性生殖腺として精子を産生する器官であると同時に，男性ホルモンを分泌する器官（睾丸）。陰嚢内に位置する重さ10〜15gの楕円形の臓器。

精巣内は多数の少葉に分かれ，精細管，間質組織で満たされている。精細管は集まって睾丸網を形成し，輸送管となって副睾丸管につながる。間質組織のなかにあるライディッヒ細胞が男性ホルモン（テストステロン）を分泌する。

製造物責任法

PL法。製造物の欠陥によって，人の生命，身体または財産にかかわる被害が生じた場合における製造業者等の損害賠償責任について定めた法律。

欠陥とは，通常予見される方法で使用された場合に，あるべき安全性を欠いていること。

医療分野では，医薬品や特定保険医療材料などが対象となる。医薬品については，「本来の薬効の有用性と副作用の危険性を比較し，危険性が有用性を上回った時に欠陥がある」とされており，副作用や服用方法に対する十分な説明と理解・同意が必要である。

生体移植

生体臓器移植，生体間移植。死体または臓器移植法の定義による脳死者からではなく，生存している者（生体）から臓器の提供を受けて行われる移植。腎臓，肝臓，肺，また例は少ないが小腸も行われている。親，兄弟姉妹，子など血縁間での生体移植が主だが，非血縁間での例もあり，アメリカではその範囲が拡大している。

1998年には岡山大学で国内初の生体肺移植が行われ，1999年には京都大学で国内初の生体肝ドミノ移植（肝臓の移植を受けた患者から摘出した肝臓を他の患者に移植）が行われた。

生体移植が行われるのは，臓器移植法による脳死者からの提供が少ないことが背景の一つである。特に生体肺移植は健康体にメスを入れ，ドナーの肺活量が落ちることなどから問題を残している。

生体肝移植

生きている健常者（ドナー）の肝臓を部分摘出し，患者に移植する治療法（生体部分肝移植）。肝臓がん，先天性胆道閉鎖症，進行性肝内胆汁うっ滞症，アラジール症候群，バッド・キアリ症候群，先天性代謝性肝疾患，肝硬変，劇症肝炎などが適応となる。

生体吸収性ステント（BVS）

体内で自然に分解する素材で構成されたステント。永久的に体内に残る従来の金属製ステントと異なり，素材にしみこませた薬剤が血管治療を進めながら，およそ2年半でゆっくりと体内で分解し消失する。このことからステント血栓症の発症低減や，抗血小板薬の服用期間短縮につながるとも考えられている。

現在，冠動脈疾患治療用の生体吸収性ステントが製造販売承認されている。

生体検査

電子機器などを用いて，身体に対して直接行う臨床検査（**生理機能検査**）。診療報酬上では，呼吸循環機能検査，超音波検査，監視装置による諸検査，脳波検査，神経・筋検査，耳鼻咽喉科学的検査，眼科学的検査，臨床心理・神経心理検査，負荷試験，ラジオアイソトープを用いた諸検査，内視鏡検査に区分されている。〔→検体検査〕

生体情報モニター

患者のバイタルサイン「脈拍，呼吸，血圧，体温」のほか，「動脈血酸素飽和度（SpO_2），呼気終末炭酸ガス濃度（$EtCO_2$）」などの情報を表示させることができるシステム。

なお，監視するモニターについては，患者の一人ひとりのベッドのそばにおいて利用する「ベッドサイドモニター」や，ICUやCCUなどスタッフステーションに配置して複数の患者を集中監視することができる「セントラルモニター」，また院内における移動や救急車などでの移動時に使われる「移動用モニター」などがある。

これらから得た情報は，システムの拡張により，電子カルテシステムと連動させることで，看護師が作成する温度板などに自動記録させることもできる。

生体部分肝移植

臓器提供者（生体）の肝臓の一部を摘出して，これを全肝切除した患者に移植するもの。先天性胆道閉鎖症や先天性代謝性肝疾患等の患者が適応となる。脳死肝移植と比較して，①脳死者の出現を待たずに移植を希望する時点に合わせて移植を行うことができる，②肝臓はきわめて際勢力が強い臓器であるため，一部の移植でも移植者について肝臓の成長が見込め，また，提供者については肝臓の再生が見込めるなどの特徴がある。

正中神経

親指から環指（薬指）の親指側半分までの掌側の間隔の範囲で，手の細かい動きや感覚などを支配する神経。正中神経は手の神経で重要な役割を担っており，ほかにも手首や手指の屈曲なども支配している。

成長ホルモン

脳の下垂体前葉で産生・分泌される，体の成長を促す働きをもつホルモン。そのため，成長ホルモンの測定は下垂体前葉機能の診断に有用である。

さ行

せい―せい

分泌過剰であれば末端肥大症や巨人症など，分泌不全であれば下垂体機能低下症，成長ホルモン分泌不全性低身長症などが示唆される。

成長ホルモン製剤

一般名ソマトロピン。成長ホルモン分泌不全性低身長症，ターナー症候群等の患者に対し，自己注射により目標身長に達するまで投与される。

性同一性障害

生来，肉体の性と精神的な性が一致しない状態（gender identity disorder：GID）。生物学的には完全に正常であり，しかも自分の肉体がどちらの性別に属しているかをはっきり認識していながら，人格的には自分は別の性に属していると確信している状態，と定義されている。

性転換を行う手術は性別適合手術と呼ばれ，1998年に埼玉医科大学倫理委員会が承認し，実施されたのが公式には国内初とされる。診断と治療に当たってガイドラインが制定され，身体的性別の判定，ジェンダー・アイデンティティの決定（特に，反対の性に対する持続的な違和感），さらに精神障害や社会的・文化的理由による忌避などではないとする除外診断などによって，治療適応が判断される。

なお，現在はGIDによる戸籍変更が可能になっている。

また，2018年診療報酬改定で，性同一性障害に関する診断と治療のガイドラインに基づき，一定の基準を満たす施設において施行される場合に限り，性同一性障害患者への性別適合手術が，初めて保険適用となった。

成年後見制度

判断能力の不十分な成年者（認知症高齢者，知的障害者，精神障害者等）を保護するための制度で，旧来の禁治産・準禁治産制度に代わり，2000年4月から「成年後見法」（4つの法律の総称）に基づいて施行された。

本人の保護と自己決定の尊重との調和を図り，より柔軟で利用しやすい制度を目指したもの。成年後見には法定後見と任意後見がある。

法定後見：本人の判断能力が不十分となり，保護が必要になってから後見人などが選任される制度。各人の判断能力，保護の必要性の程度に応じて，補助，保佐，後見に分けられる。

任意後見：本人の自己決定権を尊重し，本人が前もって代理人（任意後見人）に，判断能力が不十分になった場合の財産管理，身上監護（介護，施設への入退所などの生活についての配慮）の事務について代理権を与える制度。公正証書で契約，登記し，不正の監視も行われる。

精嚢 （せいのう）

精管膨大部付近に位置し，憩室状に膨れ出している細長い器官。下端は細い管となっており，精管と合わせて射精管を形成する。

性病

性行為，特に性交から感染する疾患の総称。梅毒，淋疾（淋病），軟性下疳，鼠径リンパ肉芽腫のほか，近年は，皮膚カンジダ症，トリコモナス，疥癬，陰部しらみ，陰部ヘルペス，後天性免疫不全症候群（AIDS）の一部，真菌・原虫・寄生虫性疾患等を含め，広く性行為によって感染する疾患をSTD（sexually transmitted diseases，**性感染症**）と呼ぶ。

整復術

骨折部や脱臼部のずれ（転位）を元の正常な位置に戻す操作のこと。手を用いて非観血的（徒手整復）に行う方法と，手術で観血的（直接整復）に行う方法に分けられる。そのほか，持続的牽引によって整復する場合もある。

また，特別な操作を加えずに自然に整復されることを自然整復と呼ぶ。

生物学的製剤

生物由来の製剤のこと。病原微生物や毒素を原材料とする各種ワクチン，各種トキソイド，抗毒剤，診断用精製ツベルクリンなどのほか，血液を原材料とするヒト血漿・ヒト血清アルブミン・ヒト免疫グロブリンなどがある。

生物学的製剤は，科学的・物理学的方法のみでは力価や安全性を評価できないため，その品質確保に十分な配慮が必要である。したがって薬事法第42条の規定に基づき，生物学的製剤基準が制定されており，原材料・製法，各製造段階の規格および試験方法，貯蔵方法などが定められている。

成分栄養経管栄養法

クローン病をはじめとした疾患において，経口摂取ができない場合や著しく困難である患者に対して体外より消化管内部までチューブを通し，栄養分を投与する栄養管理方法。

医科診療報酬に「在宅成分栄養経管栄養法」があるが，これは諸種の原因によって経口摂取ができない患者又は経口摂取が著しく困難な患者について，在宅において患者自らが実施する栄養法である。また，「在宅成分栄養経管栄養法指導管理料」は，胃瘻栄養や腸瘻栄養，鼻腔からの経管経鼻栄養などを行っている在宅患者に対して，在宅成分栄養経管栄養法に関する指導管理を行った場合に，月1回算定できるものである。

成分栄養剤 （elemental diet；ED）

経腸栄養剤の種類の1つ。天然食品を人工的に処理もしくは合成した人工濃厚流動食に分類される。窒素源（タンパク質）はアミノ酸として配合されており，消化管からの吸収が容易であり，食物繊維が含まれておらず，残渣はきわめて少ない。消化を必要としないため，吸収能の低下した胆，膵疾患，短腸症候群や炎症性大腸疾患（特にクローン病）に用いられる。脂肪の含有量がきわめて少なく，脂肪吸収能の低下した状態でも使用が可能。取扱い区分は医薬品となる。

成分輸血

血液の各成分を治療目的に応じて輸血すること（**血液成分輸血**）。

赤血球濃厚液は出血や貧血などに用い，濃縮血小板血漿は血小板の補給に，新鮮凍結血漿は凝固因子のうち特に抗血友病因子（第Ⅷ因子）の補給などに利用される。また，大量輸血の場合には，保存血ではほとんどなくなっている血小板や第Ⅴ因子，第Ⅷ因子を補うために，濃縮血小板血漿を併せて用いる。

成分輸血では，①副作用が少なく安全，②各成分に分けるため血液の節約・有効利用ができる——といった利点が挙げられる。

性別適合手術

性同一性障害者に対し，当事者の性同一性に合わせて外科的手法により形態を変更する手術療法。2002年頃までは「性転換手術」などと呼ばれていたが，日本精神神経学会がより手術の正式な名称として「性別適合手術」とした。

MTF（男性から女性へ）に対する手術では「精巣摘出術」「陰茎全摘術」「尿道形成手術（前部尿道）」「会

陰形成術」「造膣術」が，FTM（女性から男性へ）に対する手術としては，「子宮全摘術（腹腔鏡下手術を含む）」「子宮附属器腫瘍摘出術（腹腔鏡下手術を含む）」「尿道下裂形成術」「陰茎形成術」「乳房切除術」が含まれる。

精密眼底検査
瞳孔内に光を送り電気検眼鏡や固定大検眼鏡等を用いて眼底を観察する検査法。出血や動脈硬化など，網膜の状態を調べることができる。

精密検査
一次検査（スクリーニング検査）によって疾病や異常の疑いが認められた被検者に対して，最終診断を確定させるために行う精度の高い検査のこと。

精密持続注入
輸液ポンプ，シリンジポンプに時間当たりの輸注量を設定することで，規定量どおり患者の体内に輸注すること。患者の体内に定められた時間量を輸注する場合（例えば心疾患に対してβブロッカーなどを1時間に数mLほど輸注しなければいけない場合），輸液ポンプまたはシリンジポンプと呼ばれる器材が必要になる。

医科診療報酬では，定められた薬剤を自動輸液ポンプを用いて1時間に30mL以下の速度で体内（皮下を含む）又は注射回路に薬剤を注入した場合に，精密持続点滴注射加算を算定できる。

精密持続点滴注射
自動輸液ポンプを用いて，体内または点滴回路に微量薬剤を注入する注射方法。治療上，点滴注射時に薬剤を一定の速度で投与する必要がある場合に行われる。診療報酬上では，「自動輸液ポンプを用いて1時間に30mL以下の速度で注入すること」と定められている。

使用する薬剤は，カテコールアミン，インスリン，抗てんかん剤，抗がん剤などである。

生命維持監視装置
→　監視用医療機器，生命維持管理装置

生命維持管理装置
呼吸，循環，代謝といった生命の維持に必要な機能の一部を代行・補助する装置。人工呼吸器，人工心肺装置，心臓ペースメーカー，除細動器，人工透析装置などがある。

これら生命維持管理装置の操作・保守・管理・点検を行う医療技術者が臨床工学技士である。

生命表
ある時期における年齢別死亡率が一定不変と仮定したときに，各年齢に達した人の集団が平均して後何年生きられるかを表現したもの。

国勢調査に基づき5年ごとに発表される完全生命表，推計人口などによって毎年発表される簡易生命表，都道府県別の地域別生命表などがあり，年金制度・福祉事業の立案や生命保険料率の決定など，多岐にわたる分野で活用されている。

完全生命表で用いられる指標は，生存数，死亡数，生存率，死亡率，死力（x歳になった人がその瞬間に死亡する確率），平均余命，定常人口（対象年齢以上の総人口）で，いずれも10万人を単位として算出される。生命表中の0歳児の平均余命が平均寿命となる。また，同年生まれの半数が生存していると推定される年数を寿命中位数という。

声門
咽頭にある声帯ヒダの縁（声帯唇）と左右の隙間（声門裂）を合わせた部位のこと。空気の通り道の広さを調節する働きがある。

吸気のときにはやや広がり，呼気のときにはやや狭くなる。

生理食塩水
浸透圧を生体内の状態に近い値に調整した塩化ナトリウムの水溶液であり，約0.9%の濃度の食塩水のこと（生食水，等張食塩液）。

麻酔薬や注射薬の希釈，皮膚・創傷面の洗浄，手術における術野の洗浄など幅広い用途で使用される。

生理的組織接着剤
製品名ベリプラスト。血漿分画製剤であり，同種の商品にボルヒール等がある。適応は組織の接着・閉鎖（ただし縫合あるいは接合した組織から，血液，体液または体内ガスの漏出をきたし，他に適切な処置法のない場合に限る）。臨床適用では，骨・軟骨，実質臓器（肝，腎，肺等），組織管（血管，消化器，尿管等の管吻合），神経，組織（植皮等）の接着・閉鎖・固定に有効性が認められるとされる。

組織接着剤には液状組織接着剤とシート状組織接着剤がある。

政令
行政立法の形式の一つで，内閣が制定する法律。行政立法にはほかに府令・省令等があり，法律の実施に必要な規則を定めた執行命令と，法律の委任に基づき国民の権利義務を定めた委任命令とがある。

世界保健機関
→　WHO

セカンドオピニオン
患者が自己責任で治療方法を選択するうえで参考にするため，最初に診察・説明を受けた医師とは別の医師に診察を受け，診断や治療法についての意見を聞くこと。

保険診療上は，2006年度診療報酬改定で，診療情報提供料（Ⅱ）として初めて点数化された。

赤芽球癆（せきがきゅうろう）
赤血球の産生が選択的に抑制された結果，高度の貧血を起こす疾患。再生不良性貧血の一種。末梢では著明な貧血，骨髄では赤芽球系の消失をきたす。

脊髄（せきずい）
脳に続く神経線維の長い棒状の束。頭部延髄の下端から脊柱の頭側約2/3の長さのところまで伸びる。脊椎骨と椎弓で囲んだ穴をつなげた骨のトンネルの中に保護されている。

脳と体の各部分を結んで信号を伝える，連絡路としての役割を果たす。また，身に迫った危険から急に避難するときなどには，脳への連絡を省略して反射運動を起こすが，そのときは脊髄が中枢となって働く。さらに，内臓からの信号に対する自律反射の中枢として，内臓や血管の働きなどもコントロールする。

脊髄刺激装置植込術
脊髄または硬膜外に，皮下に電気刺激装置を植え込む手術。植え込んだ電気刺激装置により電波を出し，リードを経由して脳・脊髄に電気刺激を伝え，知覚神経を麻痺させて疼痛を緩和させる。薬物療法，他の外科療法および神経ブロック療法の効果が認められない慢性難治性疼痛の患者に対し，疼痛除去または軽減を目的として行われる。

脊髄小脳変性症
神経難病の一つで，小脳や小脳と外部の神経を連絡する神経細胞が破壊されて変性し，運動失調となる疾患群の総称。多数の病型分類があるが，大別すると，孤発性（非遺伝性），遺伝性のものに分けられる。

孤発性の多くは中年以降に発症するが，遺伝性は小児期に発症することもあり，進行すると構語障害のため話せなくなる。現在，効果的な治療法がないために根本的には治癒しない。指定難病の一つ。

脊髄神経疾患

脊髄を通る神経に由来する疾患。様々な疾患があり，その症状も部位によって異なる。例えば，頚椎であれば手のしびれ，腰椎であれば腰痛や足のしびれといった症状が表れる。先天性なものもあるが，加齢性による変形性疾患の場合も多くみられる。部位別では頭蓋頚椎移行部，頚椎，胸椎，腰椎，末梢神経に区分される。

脊髄損傷

脊柱に強い外力が加えられることで脊椎が損壊し，脊髄に損傷を受ける病態。損傷の度合いにより「完全型」と「不完全型」に分かれる。「完全型」は脊髄が横断的に離断し，神経伝達機能が完全に絶たれた状態であり，運動機能も感覚知覚機能も失われる。「不完全型」の場合は脊髄の一部が損傷したもので，一部機能が残存する。

脊髄損傷等の重度障害者

脊髄損傷などの重度障害をもつ患者。特殊疾患病棟入院料や特殊疾患入院施設管理加算等の対象患者。

脊髄誘発電位測定

脊髄の麻痺のレベルや術中・術後の脊髄機能を調べる検査。脊椎・脊髄手術，脊髄疾患診断，心臓・大血管手術の術中モニタリングに応用され，臨床検査として重要な役割をもっている。脳，脊椎，脊髄または大動脈瘤の手術で行った場合に，脊髄誘発電位測定等加算が算定できる。

脊柱（せきちゅう）

頚椎7個，胸椎12個，腰椎5個，それに仙骨，尾骨が付いた合計26個の骨が，お互いの間に椎間板というクッションを置いて積み上げられた柱の総称。

右側面から見るとS字状に彎曲（わんきょく）しており，部位によって頚部彎曲，胸部彎曲，腰部彎曲，仙尾彎曲などと呼ぶ。

椎骨の背側には脊髄を通す孔（椎孔）がある。この孔を取り巻いて椎弓があり，その背側に棘突起，左右に横突起，上下に関節突起が出ている。

脊柱管狭窄症

脊柱管に何らかの原因によって狭窄が生じた状態であり，脊髄症状を呈する。腰部脊柱管狭窄症が多く，馬尾神経や神経根の圧迫症状を呈する。

腰部脊柱管狭窄症では，腰椎，下肢への放散痛，間歇性跛行（短時間の歩行で下肢の疼痛，しびれが生じ，休息すれば軽快するが，歩行を再開すると同じ症状が再現される）などが起こる。広範脊柱管狭窄症は指定難病の一つ。

脊椎

一般的には背骨と言われている部分を指し，体を支える役割をもつ。頚椎（7椎），胸椎（12椎），腰椎（5椎），仙椎（仙骨）（5椎），尾椎（尾骨）（5椎）で構成されている。骨と骨の間には椎間板があり，椎間板はクッションの役目をしている。

脊椎損傷

脊椎に過大な外力が加わって，骨折や脱臼が生じる外傷。脊柱管のなかを脊髄が通っているので，40〜60％は脊髄も損なわれると言われていて，脊髄損傷を伴えば重篤な状態となる。上位頚椎では軸椎・歯突起骨折，環軸関節脱臼，首つり骨折，ジェファーソン骨折などがあげられる。下位頚椎では屈曲による損傷と

伸展による損傷があり，屈曲損傷は椎体骨折や脱臼などを起こす。胸腰椎移行部は脊椎損傷が最も多い部位であり，圧迫骨折，脱臼骨折，横突起骨折などがよくみられる。

脊椎麻酔

局所麻酔薬をくも膜下腔に注入し，脊髄の前根・後根および脊髄を神経遮断する麻酔方法。現在は，脊髄くも膜下麻酔と呼ばれることが多い。

麻酔薬はプロカイン，キシロカイン，ペルカミンSなどを使用するが，脳脊髄液と比べて高比重か低比重かによって，麻酔の体位を変える必要がある。通常は，高比重の麻酔薬によって側臥位で腰椎穿刺をすると，麻酔のレベルが調節しやすく確実である。麻酔中は血圧の下降に注意し，下がるようなら点滴を速めたり，昇圧剤などを用いる。

赤痢（せきり）

粘液・血液・膿が混じった下痢，腹痛，しぶり腹をきたす急性伝染性疾患。**アメーバ赤痢**と**細菌性赤痢**に大別され，どちらも法定伝染病として保健所への届出と患者隔離が義務づけられている。

アメーバ赤痢は病原体である赤痢アメーバによって発症する。大腸粘膜に潰瘍を形成し，糞便検査で原虫である栄養型が検出されれば確定診断に至る。感染の程度によっては無症状・慢性化のケースもあり，腸管以外の肝臓・肺・脳に膿瘍を形成し，重篤となることもある。

細菌性赤痢は赤痢菌（*Shigella*：シゲラ）の経口感染によって発症する。保菌者の糞便が汚染源で，飲食物・水を介して感染する。東南アジア諸国への旅行者が現地で罹患し帰国するケースが多い。病原菌の検出はアメーバ赤痢と同様，糞便検査によって行われる。

世帯合算

同一世帯で同じ保険証を利用する者が複数いる場合に，それぞれにかかった医療費を合算すること。

高額療養費制度などにおいて，自己負担上限額が世帯合算で定められている。なお，健康保険制度のなかで用いられるため，差額ベッド代や食事療養費，不妊治療，特殊な歯科治療等の自費負担分については該当しない。

癤（せつ）

毛包および毛包周囲の細菌感染によってできる皮膚症状。細菌が毛包の深部に及び，皮膚が円錐状に突出し痛みと発熱を伴う場合もある。

舌下錠（ぜっかじょう）

舌の下や頬粘膜と歯肉の間にはさみ，徐々に溶かして粘膜から体内に吸収させる剤型のこと。口腔錠の一種である。

腸から吸収すると肝臓を通過することで分解され不活化されやすい薬物に，この剤型がとられる。狭心症発作時などに用いられるニトログリセリンなども，この剤型である。

舌下免疫療法

スギ花粉症やダニアレルギー性鼻炎の治療法の1つとして行われるアレルゲン免疫療法。舌下（口腔底）に治療抗原を投与する。服用するアレルゲンは少量からはじめ，増量期を経て，その後決められた一定量を数年にわたり継続して服用することで症状を抑える効果が期待できる。

また，これまでは注射による治療が主流であったが，舌下免疫療法は痛みが無く，自宅で服用できるなど，患者の負担が少なく治療できるメリットがある。

セツキシマブ

抗ヒトEGFRモノクローナル抗体と呼ばれる抗がん剤であり，がん細胞が増殖するために必要なシグナルを受け取るEGFR（上皮成長因子受容体）という蛋白質の働きを阻害する分子標的薬（商品名：アービタックス）。保険適用は，EGFR陽性の治癒切除不能な進行・再発の結腸・直腸がん。

赤血球

骨髄で造られ血液全体の40～50％を占める無核の細胞。正染性赤芽球が脱核して赤血球となる。正常値は，男性で約500万/mm^3，女性で約450万/mm^{3}で，新生児はこれより多い。酸素と炭酸ガスの運搬，pH調節を主な機能とする。ヒトの循環血液中での平均寿命は約120日。

骨髄機能低下で産生が落ちると再生不良性貧血などになり，反対に骨髄機能亢進では，赤血球増加症，鉄欠乏性貧血になる。

赤血球製剤

輸血用血液製剤の一つで，健常人より採取した血液から赤血球を残し，白血球，血小板，血漿のほとんどを除去したもの。出血の多い外科手術時や吐血などによる急性貧血および慢性貧血の改善に対し投与される。

赤血球沈降速度

抗凝固剤を加えた全血を試験管に入れて，赤血球が沈殿する量と時間を測定するスクリーニング検査のこと（ESR：erythrocyte sedimentation rate）（略称：**赤沈**）。感染症，貧血，悪性腫瘍などの有無を調べるために行われる。

測定法は2つあり，ウェスターグレン法では1時間値の正常値が男性では1～7mm，女性では3～11mm。ウィントローブ法では男性15mm以下，女性20mm以下である。

貧血，炎症性疾患などがあると沈降速度が亢進する。悪性腫瘍，肝炎，感染症などでは高値を示し，赤血球増多症，DIC（播種性血管内凝固症候群），実質性黄疸などでは低値を示す。

赤血球抵抗試験

生理食塩水中で，採血した血液中の赤血球が壊れ，血色素が血球の外に流れ出る（溶血する）濃度を測定する検査。赤血球は，血漿より低浸透圧の溶液の中では破壊され，溶血する。

赤血球が減少するのが貧血である。鉄欠乏性貧血は赤血球が減少したり，容積が小さくなったりする。溶血性疾患の診断のほかに，人工透析患者，抗生物質や解熱剤等の大量長期投与の場合に異常値を示すこともあり，全身状態を把握する目的で測定する。

赤血球濃厚液

赤血球を補充し，末梢循環器系に十分な酸素を供給するために投与する血液製剤。ヒト血液から大部分の血漿を除去して赤血球保存用添加液と混合しない場合の**濃厚赤血球**，ヒト血液から大部分の血漿と白血球層を除去したあとに赤血球保存用添加液と混合した濃赤色の液剤である**赤血球MAP**に分かれる。放射線を照射した照射製剤は，輸血による移植片対宿主病（GVHD）を予防する目的で使用される。

適応として，内科的には慢性的造血器疾患の慢性貧血，消化管出血，子宮出血など，外科的には術前，術中，術後等など。

輸血の実施は，検査値と同時に循環系の臨床症状や日常生活の支障状況をみて行う。また，凍害保護液を加えて凍結保存したものを解凍して，凍害保護液を洗浄した解凍赤血球濃厚液もある。

赤血球不規則抗体検査

不規則抗体があるかどうかを調べる検査。通常ABO血液型には，抗A抗体，抗B抗体のように規則性自然抗体があるが，それ以外に自然抗体と合致しない異なった抗体を**不規則抗体**と呼ぶ。不規則抗体の多くは輸血や妊娠等の免疫感作後に作られる。

不規則抗体の検査結果は3～5日と時間がかかるため，妊婦は妊娠初期にこの検査を実施する。新生児の黄疸や，妊婦に対して輸血が必要になった場合などに備えるためである。

ちなみに，不規則抗体をもっている血液は輸血すると凝集するために使用しない。新生児に黄疸が出ても，光線療法を実施することで黄疸は改善される。このように不規則抗体の検査は，輸血の副作用や血液型不適合妊娠等のために実施される。

赤血球浮遊液

白血球除去ヒト赤血球浮遊液はヒト赤血球濃厚液から白血球の大部分を除去し，場合によっては洗浄したのち，生理食塩水に浮遊した濃赤色の液剤。ヒト全血液等によって抗白血球抗体による発熱性副作用を起こす患者への輸血，または臓器移植時の輸血における白血球抗体産生予防のために使用される。

舌根沈下

意識低下などに伴い筋肉が弛緩し，舌根（舌の付け根）が咽頭のほうへ落ち込み気道が塞がれる状態。舌根沈下になると呼吸ができなくなるため，速やかな気道確保が必要となる。

鑷子（せっし）

鑷子とは別名ピンセットのこと（オランダ語Pincet，英語tweezers）。薄くて脆いものを挟んだり，微細なものをより分ける，といった緻密な作業に用いられる。

接触感染

感染者，感染動物，その他の病原巣との直接・間接の接触によって起こる感染。性交・接吻などの直接接触感染，食器・寝具などを介しての間接接触感染，咳・くしゃみなどによる飛沫感染がある。

摂食機能療法

摂食機能障害を有する患者（発達遅滞，顎切除，舌切除，脳血管疾患等による後遺症によって摂食機能に障害がある者）に対して，個々の症状に対応した診療計画書に基づき摂食の訓練指導を行うこと。具体的には，実施計画を作成して定期的な摂食機能検査を実施するとともに，その結果から医師が効果判定を行い，医師（歯科医師）の指示下に嚥下訓練等を言語聴覚士または看護師等が行う。

摂食障害

食行動の重篤な障害を呈する精神疾患の一種。機能的な摂食障害と区別するため，中枢性摂食異常症とも呼ばれる。摂食障害には神経性無食欲症（拒食症）と神経性大食症（過食症）の2つの症候群がある。指定難病の一つ。

接触性皮膚炎

皮膚に接触する物質の機械的・化学的刺激，あるいは特定の物質に対するアレルギー反応の結果生じる炎症のこと。いわゆる，**皮膚かぶれ**。

植物，金属，ゴム製品など原因物質は無数にあるが，これらが原因であるアレルギー性接触性皮膚炎と，酸，アルカリ，洗剤などの原因による一次刺激性接触性皮膚炎に大別される。治療の観点からは，症状によって急性接触皮膚炎と慢性接触皮膚炎に分けることも

ある。

絶対的医行為

医師法第17条に規定された「医師でなければ医業をなしてはならない」の「医業」の「医」が医行為であり，「医師の医学的判断及び技術をもってするのでなければ人体に危害を及ぼし，又は危害を及ぼすおそれのある行為」と解釈されている。医行為のうち，医師のみが行い得る診断，手術，投薬，注射の処方などを絶対的医行為という。

切迫流産

妊娠前半において流産が始まりかけている状態のことで，性器出血，軽度の下腹部緊満感，下腹部痛などの症状がみられるもの。

安静や薬物療法によって症状を軽快させることができ，実際に半数以上は流産せず妊娠継続が可能とされる。

セデーション・バケーション

セデーションとは，意識レベルを落として苦痛を感じなくさせる（鎮静させる）方法。人工呼吸器装着患者に対して鎮静薬の投与を一時的に中止することは（いわゆるセデーション・バケーション：鎮静休止），患者が起きるまでの状態を観察することで人工呼吸器からなるべく早く離脱させるために実施される。

具体的には，疼痛コントロールはしっかり行いながら，毎日セデーション・バケーション（鎮静薬休止）を行い，併せて自発呼吸も確認し，早期に気管内チューブが抜管できるかを評価する（daily interruption of sedation：DIS）。

セルディンガー法（Seldinger法）

動脈を露出せず，経皮的に動脈内にカテーテルを挿入する方法。血管造影時に造影剤を注入する方法としては，現在一般的となっている。

内套と外套が二重構造になっているセルディンガー針を用いる。まず，セルディンガー針を血管へ穿刺し，外套針を残して内套針を抜き外套針を血管内に納める。そこからガイドワイヤーを挿入し，挿入後外套針を抜去する。挿入したガイドワイヤーの尾端からカテーテルをかぶせて目的の位置まで進め，ガイドワイヤーを抜去する。残ったカテーテル内に造影剤を注入して，目的血管の撮影を行う。

セルディンガー法によって各種血管を選択的に造影することが可能となり，広く行われるようになった。

セルフメディケーション

自己治療。医師に頼らず自分自身で積極的に健康管理にかかわろうとする考え方。

主なポイントは，①処方のいらない一般用医薬品（大衆薬）を症状に応じて必要な分だけ使用する，②体重の増減などを自分でチェックし生活習慣病を予防する，③食生活や睡眠に気を配って自己管理を行う，④ビタミン剤や特定保健用食品を正しく利用する――などである。

また，セルフメディケーションが広がれば，医療費抑制の効果も期待できるという。厚生労働省などは，風邪に限っても，大衆薬の知識が広がり医療機関を受診する人が5％減れば，風邪による年間受診費の1割強に当たる600億円を抑制できると試算している。

ゼロ税率

課税対象項目の税率を0％に設定すること。軽減税率の延長上に位置付けられており，非課税とは意味合いが異なる。一般的に標準税率の高いヨーロッパ諸国では，生活必需品などを中心に，ゼロ税率を含む軽減措置が適用されている。

控除対象外消費税による医療機関の損税を解消するため，保険診療への原則課税とゼロ税率の導入が議論の俎上にあがっている。仮に，保険診療を課税対象にしたうえでゼロ税率とした場合，患者に消費税の負担をさせることなく，医療機関が業者に対して支払った消費税の控除・還付を受けることが可能となる。

線維素分解産物測定

凝固した血液を再び溶かす（線維素＝フィブリンを分解する）現象を線維素溶解現象と呼ぶが，そのとき生成されるフィブリノゲン分解産物を測定することで体内での線維素溶解（線溶）現象を把握する検査。

播種性血管内凝固症候群や各種血栓性疾患の診断・病態把握・治療効果判定の指標として測定される。

船員保険法

船員を対象として，被保険者または被保険者であった者の疾病・負傷，失業，分娩，行方不明・死亡等の保険給付に関して規定した法律。

健康保険法との相違点は，業務上の疾病・負傷に関しても保険給付の対象としていることで，被保険者は業務上の疾病・負傷について労災保険を使用することはない。

善管注意 （ぜんかんちゅうい）

医療では，強制徴収権を行使しうる保険者が（強制徴収権のない）医療機関に代わって，未収となっている患者の一部負担金を徴収する制度。

健康保険法第74条と国民健康保険法第42条の2にそれぞれ規定されているもので，保険医療機関から保険者に対して未払い一部負担金の処分請求があった場合，保険者は，保険医療機関が"善良なる管理者と同一の注意"をもって一部負担金の支払いを被保険者に求めた（相応の督促努力をした）ことを確認したうえで，その処分請求を受理する（徴収を代行する）としたもの。略して"善管注意"と呼ばれる。

前期高齢者

一般に，65歳以上75歳未満の高齢者。75歳以上を後期高齢者と呼ぶ。

2008年4月から新たな高齢者医療制度が実施され，前期高齢者（寝たきり等の障害のある者）もその対象となったが，前期高齢者は従来の医療保険に加入したまま，両制度の間で財政調整が行われる。患者自己負担は，70歳未満は3割負担，70〜74歳は原則2割負担，現役並み所得者は3割負担である。

前期破水

陣痛発来前に卵膜が破れて羊水が子宮外に流れ出ること。破水は普通は分娩の途中で起こることが多いが，正期産の場合でも前期破水は約30％の例でみられ，それほど深刻な病態ではない。しかし，早産時期に破水が起こると，胎児は子宮頸管と腟を介して外界と直接に接することになり，感染の危険が生じる。

ほとんどの例では破水後，短時間のうちに自然陣痛が始まることになる。

前鋸筋 （ぜんきょきん）

側胸部に位置する大胸部の後下の筋肉。浅胸筋（胸部から起こり，肩甲骨や上肢の運動を司る筋）の一つ。9個の尖頭をもって第1〜9肋骨から起こる幅が広い筋で，肩甲骨と胸骨の間を後上方に走り，肩甲骨の内側縁に付く。本筋と外腹斜筋の起始部が互いにかみ合って鋸歯状を成すところから，この名が付いた。

先駆導入加算

世界に先駆けて日本で初めて薬事承認された新薬に対し，薬価を引き上げる加算。2014年度の薬価改定から導入された。

新薬については，国内での薬剤の承認が国外よりも遅れるという「ドラッグ・ラグ」が問題となっていた。先駆導入加算の目的は，国内外での製薬会社の承認申請をより盛んにし，ドラッグ・ラグを解消することにある。

同加算の対象となるのは，国内の既存薬とは異なる新たな作用の仕方をする薬剤で，類似薬よりも有用性や安全性などに優れていることなどが求められる。また，将来的には国内だけでなく，国外でも流通することが見込まれることも要件とされている。

同加算の対象となった場合，薬価の10％が加算される。

尖圭（せんけい）コンジローム

ヒト乳頭腫ウイルス（ヒトパピローマウイルス）が原因で感染する性感染症（STD）の一種。コンジローマとも呼ばれる。

男性の場合はペニスの亀頭，陰茎部，陰嚢に，女性の場合には大陰唇から小陰唇，腟前庭，会陰，腟，子宮腟部にニワトリのトサカ状のイボができる。また，男女ともに肛門内や周囲，尿道口にもできる。

潜血

潜出血とも言われ，肉眼で確認することはできないが，検査等により認められる微量な出血のこと。便中における微量な出血は便潜血，尿中における微量な出血は尿潜血と呼ばれる。

全血製剤

血液の全成分（赤血球，白血球，血小板，血漿）を含む血液製剤。採血された血液が固まらないよう，抗凝固剤の入った保存液を加えている。赤血球と血漿を同時に必要とする際に使用される。ほかに，**血液成分製剤**と**血漿分画製剤**がある。

潜血反応

消化管出血の有無を調べる方法の一つ（**便潜血反応**とも呼ばれる）。

測定方法にはフェノールフタレイン法，グアヤック法，ピラミドン法，オルトトリジン法などがあり，フェノールフタレイン法が最も感度がよく，グアヤック法が最も悪い。本検査を行う場合は，肉類など血液の混じっている食物を摂らない潜血食を3〜7日続けてから実施する。フェノールフタレイン法で陰性の場合は出血をまったく否定できる。グアヤック法で陽性の場合は間違いなく出血を考える。現在ではオルトトリジン法，グアヤック法，あるいは両者を応用した簡易検査法が一般的である。

全血輸血

全血とは血液の全成分のことで，全血輸血とは全血を輸血する方法のこと〔→**全血製剤**〕。

かつて輸血は，全血輸血のかたちで行われるのが一般的であった。しかし，患者に不要な成分を移入して臓器に負担をかけ，免疫系の副作用を引き起こす場合もあるため，現在では治療目的に応じて成分輸血をする方法のほうが一般的であり，全血輸血の適応は非常に限られている。

穿孔（せんこう）

腸や胃などの壁に穴が開くこと。例えば消化管穿孔と言えば，大腸穿孔や胃穿孔を指す。ときに命に関わることもあり，緊急手術の対象にもなる。他には，大腸内視鏡などの合併症としての穿孔事故もある。

また，頭蓋内手術時に頭蓋骨に穴をあける手術を頭蓋穿孔，頭部穿孔と呼ぶこともある。

専攻医

2018年4月に導入された新専門医制度では，医師が専門医と認定されるには，原則3〜5年程度の研修プログラムを修了し，試験に合格する必要がある。専攻医は，研修プログラムに登録し，初期研修を終えて専門の診療科へ進んだ，概ね3〜5年目の医師のこと。従来の「後期研修医」に当たる。

専攻医は，基幹施設と連携，関連施設等からなる研修施設群の研修プログラムに所属し，病院間を順に回って研修する。妊娠や出産，介護，留学など，合理的な理由がある場合はカリキュラム制（到達目標を達成するまで何年かかってもよい仕組み）も認める。

全国医学部長病院長会議

医育機関共通の教育・研究・診療の諸問題や重要事項について協議し，日本における医学や医療の改善向上に資することを目的として，各大学の医学部長や病院長などから組織されている会議。

各種専門委員会やワーキンググループによる教育・研修活動等を行っているほか，医療制度や診療報酬改定等に対する陳情活動，定例記者会見などを実施している。

全国医師連盟

全国医師連盟（全医連）とは，「診療環境の改善」「医療情報の啓発」「法的倫理的課題の解決」を3つの柱に掲げ，様々な活動に取り組む団体。2008年6月に設立総会を開き，正式に発足した。発足時の会員約740名の医師のうち勤務医74％，平均年齢45歳という若手勤務医が中心であった。

全国医療費適正化計画

2006年度医療制度改革に基づき，医療費の伸びを抑えるため国と都道府県が5年を一期として策定する医療費適正化計画のこと。国が基本方針を示したうえで，各都道府県が具体的な適正化計画を策定する。

中間年度には進捗状況に関する評価（中間評価）を行うほか，目標が実現しなかった場合には次の新たな計画に反映させる。

2008年度に策定された全国医療費適正化計画では，国民の健康の保持の推進および医療の効率的な提供の推進について目標と取組みが設定された。

全国介護付きホーム協会

「全国特定施設事業者協議会」が2017年6月に名称変更したもので，介護保険の「特定施設入居者生活介護サービス」提供事業者から構成される団体。事業者を代表して行政折衝を行うほか，事業者同士の交流などをサポートする。

「特定施設」とは，介護保険の指定を受けた「介護付き有料老人ホーム」や「サ高住」（サービス付き高齢者向け住宅）などを指すが，そうした実情が国民に理解されていないとして，同協会（旧・協議会）は，2016年より「介護付きホーム」を通称とすることを決めた。

全国がん登録

国および都道府県による利用・提供の用に供するため，国が国内におけるがんの罹患，診療，転帰等に関する情報をデータベースに記録し保存すること。

全国健康保険協会

社会保険庁改革の一環で，2008年秋に政府管掌健康保険の業務を引き継いだ公法人。都道府県単位での財政運営に移行した。協会内に事業主，被保険者，学識経験者各3人で構成する運営委員会を設け，予算，事業計画，保険料率の変更等の重要事項を決定する。理事長は，厚生労働大臣が同委員会の意見を踏まえて任命する。

また，適用・徴収業務は，社会保険庁から年金業務

を引き継いだ日本年金機構が担当している。

全国健康保険協会管掌健康保険（協会けんぽ）

健康保険法に基づき，政府が保険者となって主に中小企業の従業員を対象とした「政府管掌健康保険」を運営していたが，2008年10月1日から新たに全国健康保険協会が設立され，運営は同協会に移管された。

各都道府県支部が実務を行っている。

全国公私病院連盟

1964年，公私の病院の発展に資するために設立された病院団体。病院運営実態分析調査，診療報酬適正化に関する運動，病院関係者のためのセミナー開催，機関紙の発行，医療事故に対する病院賠償責任保険，病院職員の特定退職金共済の積立等の活動を行っている。

7団体（社団法人全国自治体病院協議会，全国公立病院連盟，全国厚生農業協同組合連合会，日本赤十字社病院長連盟，全国済生会病院長会，日本私立病院協会，社団法人岡山県病院協会），約1600病院が加盟している。

全国厚生農業協同組合連合会

1948年，農協による保健・医療事業の発展を促進し，農協組合員の厚生・文化の改善を図るために設立された団体。通称：JA厚生連。

全国に病院・診療所，介護老人保健施設，看護師養成施設などをもち，医療活動と健診などの健康管理活動を行っている。

全国公立病院連盟

1925年，病院相互の親睦を図り，経営・診療などに関する共通の事項について調査研究し，その改善を図ることを目的に設立された団体。

病院業務・労務管理など公立病院運営の改善や，老人医療対策などの事業を行っている。

全国自治体病院協議会

1962年，全国の都道府県立・市町村立病院が集合し，自治体病院事業の発展のために設立された社団法人。医療供給体制の改善，自治体病院財政基盤の確立，医療情報システムの充実などの事業のほか，国際交流，学会開催，へき地医療貢献者等の表彰などの活動を行っている。

全国社会保険協会連合会

全社連。1952年，社会保険制度の普及，発展に資するために，都道府県社会保険協会を会員として設立された公益法人。社会保険病院・診療所，介護老人保健施設，看護学校の経営・整備事業などを行ってきた。

社会保険庁改革に伴い，2008年10月から社会保険病院（介護老人保健施設，看護専門学校含む）は，RFO（独立行政法人年金・健康保険福祉施設整理機構）の管理下に置かれたが，2011年の年金・健康保険福祉施設整理機構法の改正により，2014年4月1日にRFOが改組されて独立行政法人地域医療機能推進機構（JCHO）が発足し，社会保険病院・厚生年金病院などはJCHOが直接運営する病院グループとなった。

全国保険医団体連合会

1969年，保険医の生活と権利を守り，保険医療の充実・改善を通じて国民医療を守ることを目的に設立された，全都道府県の保険医協会の連合会。医療制度の改善，医療機関の経営改善・税務対策，医療水準向上のための学術研究などの活動を行っている。

全国有床診療所連絡協議会

全国の有床診療所が互いに連携して，その発展と健全運営を図るとともに地域医療に貢献すること等を目的とした組織。各都道府県医師会内などに各都道府県単位の協議会が設置されており，有床診療所の管理運営および施設の改善向上に関する事業，調査研究事業，広報事業等を行っている。

有床診の施設数（医療施設動態調査平成30年11月末概数）は全国6893施設であり，長期的に減少傾向とされる。

仙骨（せんこつ）

5個の仙椎が上下に融合してできた骨。

脊柱の第25番目で，腰椎の下，尾骨の上に位置し，馬尾神経である仙髄神経が通っている。上面には第5腰椎に対応する円形の仙骨底があり，その背方には仙骨を縦に貫く仙骨管が開いており，上方の脊柱管と続いている。

下方はやや狭くなっていて，仙骨尖といい，尾骨が付着している。

仙骨神経刺激療法

括約筋を支配する仙骨神経に電気刺激を与えることにより，過活動膀胱や便失禁の症状の改善を目指す療法。心臓ペースメーカーのような装置を体内に埋め込み，体への侵襲が少なく，普通に生活できるなどの特色がある。保存的療法が無効または適用できない患者が対象となる。

仙骨部毛巣洞

殿裂部（尻の割れ目の頭側）に生えている体毛が皮膚に刺さることにより形成される洞状の皮膚嚢腫で，内部に毛髪が存在する。多毛の肥満者や，長時間の運転に従事する人に多い。かつて，硬いシートに長時間座って運転する軍人に多く見られたため，「ジープ病」とも呼ばれている。

仙骨下部に洞上の皮膚嚢腫や瘻孔が生じ，細菌感染を起こすと，発赤，腫脹，疼痛を伴い，痛みで歩行が困難になることがある。

治療は，皮膚を切開して溜まっている膿を排出する（毛巣洞手術）。

潜在看護師

就業していない有資格の看護職。広く，保健師，助産師，看護師，准看護師を指す。就業を希望する有資格者に，就職の相談・斡旋を行う職業紹介事業としてナースバンク等がある。

穿刺（せんし）液検査

穿刺針を用いて脳脊髄腔，腹腔，胸腔，心膜腔，膀胱，関節腔等などに貯留する液を吸引し，その性状等を調べる検査。炎症性の病気や悪性腫瘍を疑う病気の診断または診断補助，あるいは治療経過の把握などを目的として行われる。

穿刺排膿

注射針を用いて膿を排出すること。急性扁桃炎により，口蓋扁桃をおおう被膜と咽頭収縮筋の間にあるすき間に膿が溜まった状態である扁桃周囲膿瘍の場合などに行う。

専従

その業務だけに従事する業務形態。他の業務との兼任は認められない。

戦傷病者特別援護法

軍人軍属で公務上傷病を負った戦傷病者に対して，国家補償の精神に基づき様々な援護を行うことを目的に制定された法律。

戦傷病者とは戦傷病者手帳の交付を受けた者で，療養の給付，療養手当の支給，葬祭費の支給，更生医療の給付，補装具の支給・修理，法に規定する鉄道・連絡船への乗車・乗船についての無賃取扱い——といった援護が定められている。

料金受取人払郵便

神田局
承認

6217

差出有効期間
2021 年 2 月
11 日まで

101-8795

308

（受取人）
東京都千代田区神田神保町 2-6
（十歩ビル）

医 学 通 信 社 行

TEL.03-3512-0251　FAX.03-3512-0250

‖‖‖·‖·‖‖·‖‖‖·‖‖‖·‖‖‖·‖‖‖·‖‖‖·‖‖‖·‖‖‖·‖‖‖·‖‖·‖‖‖

【ご注文方法】

①裏面に注文冊数，氏名等をご記入の上，弊社宛に FAX して下さい。
　このハガキをそのまま投函もできます。
②電話(03-3512-0251)，HP でのご注文も承っております。
→振込用紙同封で書籍をお送りします。(書籍代と，別途送料がかかります。)
③または全国の書店にて，ご注文下さい。

（今後お知らせいただいたご住所宛に，弊社書籍の新刊・改訂のご案内をお送りいたします。）

※今後，発行してほしい書籍・CD-ROM のご要望，あるいは既存書籍へのご意見がありましたら，ご自由にお書きください。

注 文 書

2019.4B

※この面を弊社宛に FAX して下さい。あるいはこのハガキをそのままご投函下さい。

医学通信社・直通 FAX → 03-3512-0250

お客様コード	（わかる場合のみで結構です）		
ご住所〔ご自宅又は医療機関・会社等の住所〕	〒	電話番号	
お名前〔ご本人又は医療機関等の名称・部署名〕	（フリガナ）	ご担当者	（法人・団体でご注文の場合）

〔送料〕1～9冊：100円×冊数，10冊以上何冊でも1,000円（消費税別）

書　籍	ご注文部数		ご注文部数
診療点数早見表 2019年4月増補版〔2019年4月刊〕		保険診療ルール BOOK 2019年版〔2019年2月刊〕	
DPC 点数早見表 2019年4月増補版〔2019年4月刊〕		DPC 請求 NAVI 2018-19年版〔2018年10月刊〕	
薬価・効能早見表 2019〔2019年4月刊〕		請求もれ査定減ゼロ対策 2018-19年版〔2018年11月刊〕	
最新　検査・画像診断事典 2019年4月増補版〔2019年4月刊〕		手術術式の完全解説 2018-19年版〔2018年7月刊〕	
診療報酬・完全攻略マニュアル 2019年4月補訂版〔2019年4月刊〕		臨床手技の完全解説 2018-19年版〔2018年6月刊〕	
レセプト総点検マニュアル 2019年版〔2019年4月刊〕		在宅医療の完全解説 2018-19年版〔2018年10月刊〕	
受験対策と予想問題集 2019年前期版〔2019年4月刊〕		医学管理の完全解説 2018-19年版〔2018年7月刊〕	
【医療事務】実践対応ハンドブック 2019年版〔2019年4月刊〕		医師事務作業補助実践入門 BOOK 2018-19年版〔2018年11月刊〕	
最新・医療事務入門 2019年版〔2019年4月刊〕		医師事務作業補助マネジメント BOOK 3訂版〔2018年11月刊〕	
公費負担医療の実際知識 2019年版〔2019年4月刊〕		医療費早わかり BOOK 2018-19年版〔2018年10月刊〕	
医事関連法の完全知識 2019年版〔2019年4月刊〕		入門・診療報酬の請求 2018-19年版〔2018年7月刊〕	
診療報酬・完全マスタードリル 2019年版〔2019年4月刊〕		労災・自賠責請求マニュアル 2018-19年版〔2018年9月刊〕	
医療事務 100 問 100 答 2019年版〔2019年4月刊〕		プロのレセプトチェック技術 2018-19年版〔2018年8月刊〕	
医療事務【BASIC】問題集 2019		レセプト請求の全技術 2018-19年版〔2018年9月刊〕	
保険審査委員による "保険診療&請求" ガイドライン〔2019年5月刊予定〕		保険審査 Q&A 2018-19年版〔2018年11月刊〕	
最新・医療用語 4200 2019年新版〔2019年4月刊〕		特定保険医療材料ガイドブック 2018年度版〔2018年7月刊〕	
診療報酬 Q&A 2019年版〔2019年2月刊〕		病気&診療 完全解説 BOOK 2019年新版〔2019年2月刊〕	
在宅診療報酬 Q&A 2019年版〔2019年2月刊〕		世界一わかりやすい "下肢静脈瘤" の治療と予防〔2019年2月刊〕	
患者接遇パーフェクト・レッスン 2019年新版〔2019年2月刊〕		ドクターの "働き方改革" 28 メソッド〔2018年11月刊〕	
診療情報管理パーフェクトガイド 2019年新版〔2019年2月刊〕		医業経営を "最適化" させる 36 メソッド〔2017年11月刊〕	
		（その他ご注文書籍）	

『月刊／保険診療』　購読申込み　※希望する番号（①～③）あるいは文字を○で囲んで下さい

① 定期購読を申し込む　〔　　　　　〕年〔　　　　　〕月号から　〔 **1年 or 半年** 〕

　　★「割引特典」（口座自動引落し＋1年契約）を　〔 **希望する or 未定** 〕

② 単品注文する（　　　年　　　月号　　　冊）　③ 『月刊／保険診療』見本誌を希望する（無料）

染色体異常

染色体に過不足が起きて，障害が発症した状態。ヒトの染色体は，常染色体と呼ばれるものが22対で44本，性染色体と呼ばれるものが1対で2本（ダイソミー）あり，合計46本から成り立つ。染色体がそれぞれ遺伝情報をもってヒトが形成される。しかし，まれに染色体が余分に存在し，計3本（トリソミー），4本（テトラソミー），5本（ペンタソミー）となることや，逆に1本不足し1本（モノソミー）になることなどがある。代表的な疾患には，21番目の染色体が1本余分に存在することにより発症するダウン症候群がある。

染色体検査

染色体異常の検索に用いられる検査。染色体異常は，先天性の構成的異常，がん細胞など一部の体細胞に現れる一時的異常に大別されるが，主に遺伝疾患に分類される先天性染色体異常の検査が中心となる。検査の適応は，ダウン症候群，多発奇形，発達遅滞，成長障害，染色体構造異常の子どもの親，次子の出生前診断等である。

先進医療

現行の保険診療で認められた医療の水準を超え，先進的な医療技術を用いた療養であり，**保険外併用療養費**の対象となる**評価療養**の一つ。

国民の安全性の確保，患者負担の増大防止，医療の選択肢の拡大などの観点から，保険診療との併用が認められた医療技術ごとに一定の施設基準を設定し，それに該当する保険医療機関は届出によって先進医療が実施できる。

先進医療に係る医療費は患者の全額自己負担となるが，基礎的な医療の費用（初診料・投薬・検査・入院費等）については保険給付される。

先進医療A，先進医療B

厚労省の先進医療会議に申請された医療技術の分類。有効性によって先進医療AとBに分類される。先進医療Aは「有効性が明らかな技術」として，同会議で保険収載を目指す技術として審査される。先進医療Bは「有効性が必ずしも明らかでない技術」として，「先進医療技術審査部会」で統計学的な検証を行い，妥当性が認められれば同会議で審査される。

先進医療会議

中央社会保険医療協議会は2011年5月18日の総会で，先進医療の指定の適否を審査する「先進医療会議（仮称）」の新設を了承した。現在の「先進医療専門家会議」と「高度医療評価会議」を統合し，先進医療の審査の効率化および迅速化を図るもの。

先進医療会議では，医療機関から申請のあった医療技術の有効性や安全性，将来の保険導入の必要性，個々の医療機関での実施の可否などについて審査する。また，国内未承認または適応外の抗がん剤について，早期に先進医療の対象となるよう，審査を簡素化する。具体的には，開発企業が見つからないものについて，海外での実績などを判断したうえで先進医療の対象にする。

全身感染症

局所感染とは異なり，ウイルスや細菌が血液などにより全身に広がり，症状が出た状態のこと。全身感染は敗血症など重症な場合が多く，命を脅かすこともある。

全身性エリテマトーデス

膠原病の代表的な疾患の一つが，全身性エリテマトーデス（SLE：Systemic Lupus Erythematosus）である。指定難病の一つ。そのほかの膠原病としては，関節リウマチ，強皮症，皮膚筋炎，多発性筋炎，混合性結合組織病，シェーグレン症候群，ベーチェット病など20以上の疾患がある。

膠原病は全身の複数の臓器に炎症が起き，臓器の機能障害をもたらす疾患の総称である。本来，人の体はウイルスや細菌などの病原体が侵入した場合は，自らを守る「免疫」という機能が働くが，SLEはこの「免疫」の異常によって起きる自己免疫性疾患。全身の諸臓器が侵されるため，臨床所見も紅斑（蝶形・円板状），関節症状，中枢神経病変，腎障害，血液異常など多彩で，症状は良くなったり悪くなったりを繰り返す。特に20～30代の女性に多く発症し，男女比は1：10と女性が圧倒的に多い。

全人的医療

ホリスティック医療。疾病に対する治療のみに留まらず，身体的・精神的・社会的側面から起こりうる様々な苦痛を取り除くために，「心身」という概念を包括的に捉えて支援する医療のあり方。

全身麻酔

麻酔薬を中枢神経に働かせて，全身の麻酔状態を起こす方法。意識喪失，全身の知・痛覚消失，筋肉弛緩を目的に行われる。

全身麻酔は主に，吸入麻酔や静脈麻酔によって行われる。吸入麻酔は使用が可逆的で，意のままになるということが大きな利点で，広く行われている。静脈麻酔は，調節性は少ないが使いやすく，速やかに意識がなくなるので患者にとっては受け入れやすいといった利点がある。

全身麻酔時は血圧低下，ショックなどの症状を引き起こすことがあり，十分な管理が必要である。

喘息（ぜんそく）

突発的に気管支平滑筋攣縮が起こり，発作性の息切れと喘鳴を伴う呼吸困難症状。気管支喘息と心臓性喘息に大別される。

気管支喘息は，慢性的な気道の炎症，気道過敏性，気道狭窄の可逆性（投薬などで改善がみられる状態）を特徴とし，発作性呼吸困難，喘鳴などを主症状とする。一方，**心臓性喘息**は，高血圧症，心臓弁膜症，冠状動脈疾患を基礎として急性左心不全を呈し，二次的な肺循環障害によって気道収縮が出現する状態のことである。

喘息治療

気管支喘息には根本的な治療法がないが，厚生労働省をはじめとして複数のガイドラインが発表され，基本的な治療方針が決められている。喘息発作に対して予防的に治療し，症状をできるだけ発現させないことが治療法の原則とされ，自己管理が求められる。

治療薬は，重症度に応じて，長期にわたり喘息をコントロールする長期管理薬，発作時に使用する発作治療薬とに大別される。

施設基準を満たす医療機関が，外来喘息患者に対してピークフローメーターを用いて計画的な治療管理を行った場合に，喘息治療管理料が算定できる。ピークフローメーターとは，気管支の状態を知るために最大呼気流速度（ピークフロー）を測定する器具で，ピークフローの変動が喘息コントロールの指標となる。

選択的セロトニン再取り込み阻害薬

抗うつ薬の一種であり，SSRI（selective serotonin reuptake inhibitor）と呼ばれる。うつ病の原因の一つとして，脳内のセロトニンと呼ばれる物質の減少が考えられており，セロトニンの減少を抑える働きをもつSSRIを投与する治療法が普及しはじめている（商

品名：パキシル，ルボックス，デプロメール，ジェイゾロフトなど）。

選択メニュー

毎日または予定した日に，食事の主菜等について，患者が選択できる２種類以上のメニューによる食事を提供すること。

2006年度診療報酬改定で選択メニュー加算が廃止され，基本メニューと選択メニューを提示し患者が選択メニューを選んだ場合，１食につき17円を標準として１日３回まで徴収できる。

先端医療開発特区（スーパー特区）

2008年の「経済財政改革の基本方針」より創設された特区で，最先端の再生医療，医薬品・医療機器について，先端医療研究拠点を中核とした研究機関や企業の複合体を選定して，その開発を支援するもの。地域限定で規制緩和する特区とは異なり，テーマを重視した特区（複数拠点をネットワークで結んだ複合体）である。

対象分野は，①iPS細胞の応用，②再生医療，③革新的な医療機器の開発，④革新的バイオ医薬品の開発，⑤その他国民保健に重要な治療・診断に用いる医薬品・医療機器の国際的な共同研究開発。

前置胎盤（ぜんちたいばん）

妊娠および分娩時，胎盤が正常より低い位置に付着し，胎盤が子宮の出口（内子宮口）の一部または全部を覆っている状態をいう。ハイリスク妊娠の一つで，子宮口を塞いだ状態にあるため，妊娠中期から後期にかけて出血を伴う場合がある。また，前置胎盤時の経腟出産は母子の生命の危険が高いため，帝王切開による出産が選択される。

センチネルリンパ節

悪性腫瘍の原発巣から，がん細胞が最初に転移するリンパ節。センチネルリンパ節を調べればリンパ節へ転移したかどうかを確認できるため，見張りリンパ節あるいは歩哨（センチネル）リンパ節と呼ばれる。

例えば乳がんならば，周囲のリンパ節に転移してから全身に拡がる性質があるので，最初にセンチネルリンパ節として腋窩リンパ節を生検する。その結果，腋窩リンパ節に転移が認められれば，腋窩リンパ節郭清が行われる。

センチネルリンパ節生検

乳癌患者の転移を確認する検査。放射線同位元素（RI）および／またはインジゴカルミン注やジアグノグリーン注などの色素を用いてその集積状況を観察することでセンチネルリンパ節を同定・試験採取し，病理診断により転移の有無を確認する。癌細胞は原発巣からリンパ流に乗って最初にセンチネルリンパ節に到達するため，センチネルリンパ節を検索して転移が陰性の場合には他のリンパ節に転移する可能性が低いとされる。

洗腸

腸の中の宿便を排出するために行う腸管内容の洗浄。一般的には，便秘時や大きな手術の実施前，大腸検査である注腸造影や大腸ファイバースコピーの実施前，ストーマケアなどで行う。

選定療養

保険外併用療養費制度のなかで，患者の選択による医療として厚生労働大臣が定める療養。選定療養を受けた場合，基礎部分が保険外併用療養費として現物給付され，患者は一部負担と特別料金を支払う。〔→保険外併用療養費制度〕

「選定療養」の内容は，快適性・利便性に係るものとして，①特別の療養の提供，②予約診療，③時間外診療——があり，医療機関の選択に係るものとして，④一般病床200床以上病院の非紹介患者の初診，⑤一般病床200床以上病院の他院紹介患者の再診，⑥特定機能病院・一般病床400床以上の地域医療支援病院の非紹介患者の初診，⑦特定機能病院・一般病床400床以上の地域医療支援病院の他院紹介患者の再診——があり，医療行為等の選択に係るものとして，⑧制限回数を超える医療行為，⑨180日超入院，⑩前歯部の材料差額，⑪金属床総義歯，⑫小児う触治療後の継続管理——がある。

先天（性）異常

出生時もしくは出生前から存在する異常のこと。原因によって，遺伝子異常，染色体異常，胎芽・胎児に対する異常環境によるものに分類される。

遺伝子の異常は，精子あるいは卵子に元々異常があったため，受精卵が異常をもつことになるものである。遺伝による場合と突然変異による場合がある。

染色体異常には，染色体の数の異常や，染色体の一部が切断したり他の染色体に付着したりする異常がある。胎芽・胎児期の異常は，環境によって引き起こされるものであり，病原微生物では風疹ウイルス，薬剤ではサリドマイドが有名である。

先天性血液凝固因子欠乏症

血液中の凝固因子が先天的に欠乏して，出血が止まらない状態が続く疾患。繰り返し出血すれば，発育上・生活上の障害を生じるため，凝固因子の投与が必要となる。先天性フィブリノゲン欠乏，先天性プロトロンビン欠乏症，先天性第Ⅴ／第Ⅶ／第Ⅹ／第ⅩⅠ／第ⅩⅡ／第ⅩⅢ因子欠乏症，先天性第Ⅴ因子・第Ⅷ因子欠乏症が含まれる。

先天性血液凝固因子障害等治療研究事業

先天性血液凝固因子障害等患者の治療における医療保険等の自己負担分を治療研究事業として公費負担することによって，当該患者の医療費負担の軽減を図ることを目的とした事業。

対象は，原則として20歳以上，先天性血液凝固因子欠乏症（11疾患），または血液凝固因子製剤投与に起因するHIV感染症の患者。医師診断書等の必要書類を添えて各都道府県に申請を行う。給付認定された患者には医療受給者証が交付され，医療費の自己負担は生じない。

先天性心疾患

胎生期から乳児期において心臓・大動脈系等の形成異常をきたす疾患。心室中隔欠損症，心房中隔欠損症，動脈管開存症，両大血管右室起始症，両大血管左室起始症，左心低形成症候群，右心低形成症候群，エプスタイン奇形，ファロー四徴症，大血管転位，大動脈縮窄——などが代表的な疾患。

先天性代謝異常等検査

新生児の先天性代謝異常を早期に発見・治療するために行う検査。先天性代謝異常は数千人から数万人に１人の割合で，生まれつきある種の酵素が欠けていたり，ホルモン合成に異常がある場合に起こる疾患で，放置すると知能障害など心身に重い症状や障害が生じる。しかし，早期に適切な治療を行えば重症化を防げる疾患も多いため，この検査が実施されている。

検査対象となるのはフェニールケトン尿症，メープルシロップ尿症，ホモシスチン尿症，ガラクトース血症，先天性甲状腺機能低下症など。

前頭洞

副鼻腔内にある鼻中隔への連絡通路。副鼻腔は，上

顎洞，篩骨洞，前頭洞，蝶形骨洞から成る。

全日本病院協会（全日病）

1960年，病院の向上発展とその使命遂行を図り，社会の福祉増進に寄与することを目的に，民間病院の全国組織として設立された団体（公益社団法人）。医療提供体制や医療保険制度などに関する提言，国際疾病分類の普及推進，病院経営支援活動のほか，医療専門職の研修，学術研修，国際交流などの事業を行っており，約2300病院が加入している。

全日本民主医療機関連合会（民医連）

1953年に結成され，ほぼ全国の都道府県で活動する医療機関の連合会。「いのちは平等である」との考えから，医療だけでなく，介護・福祉分野の活動も行っている。民医連のホームページによると，加盟する事業所は全国に1700施設以上，約6万2千人の職員がいるとされている。

専任

もっぱらその業務を担当する業務形態。他の業務との兼任も認められる。

先発医薬品

いわゆる新薬として，効能・効果や用法・用量等を科学的に明らかにするために臨床試験（治験）等を経て有効性・安全性が確認され，薬事法の承認を得た薬。〔→後発医薬品（ジェネリック医薬品）〕

専門医

5年以上の専門研修を受け，資格審査ならびに専門医試験に合格して，学会等によって認定された医師（日本専門医制評価・認定機構による定義）。認定の基準は，各学会によって独自に決められている。

2002年4月から専門医資格を広告できることになったが，厚生労働省は，専門医資格に一定の認定基準を定め，その基準を満たすと認められた学会の専門医のみ公表できるとしている。

専門医制度

→ 認定医制度

専門看護師

がん看護，感染看護など特定の専門看護分野において卓越した看護実践能力を有することが認められた者のこと。特定の看護分野で熟練した技術を用いて看護実践を行う者は，認定看護師という。

社団法人日本看護協会が制度の運営と認定を行う。

前立腺

男性の膀胱の出口で尿道を取り巻くように位置する栗の実型の器官。精子の運動を活発にする液体を分泌する臓器である。

その中央前寄りを尿道が貫き，斜めに走ってきた左右の射精管が尿道に開口する。中央部の尿道の後面には精丘という粘膜の隆起があり，この中央に前立腺小室がある。

前立腺癌

前立腺に発生する悪性腫瘍。そのほとんどは腺癌である。欧米に比べ日本では比較的少なかったが，生活様式・食生活の欧米化等により罹患率が急速に増加している。前立腺癌は癌の中では進行性が遅く，生存率・治癒率も高く，予後も比較的よい。

前立腺肥大症

男性生殖器の1つである前立腺が，40歳過ぎから加齢とともに大きくなり，尿道を圧迫することにより尿の流れが悪くなる疾患。

症状は，初期には，排尿後の残尿感，尿道の不快感，尿意頻回，夜間頻尿があり，次第におなかに力を入れないと尿が出にくくなる状態になる。進行すると，自力で尿が出せなくなる「尿閉」となることがある。

治療は，中等症では薬物療法，薬物療法が奏功しない場合や排尿障害が強い場合は，手術が実施される。

全量交換方式

物品管理方法の一つで，決められた日に，在庫・欠品の有無にかかわらず，棚，トレー，コンテナといったある一定の単位で全部を交換する方式。〔→定数補充方式〕

線量分布図

放射線療法を行う際に作成する線量の分布図。放射線療法を行う場合，医師は根治を目標とするのか対症療法としてなのかを決め，それらの目的のほかに患者個々の症例に併せて，適切な放射線治療計画を立てる。そのためには，できる限り病巣の局所に線量を集中させた効率の良い治療を行うと同時に，病巣の周りにある正常な組織に放射線が当たることによる影響を極力少なくする必要がある。この考えをコンピューター上で処理し，放射線の強さが同じ部分を線で結んだもので線量分布図を作成する。基本的には，照射したい病巣に線量が集中しているのが見てわかる形になる。

前腕

肘から手首までの部分。尺骨，橈骨から成り，橈側手根屈筋，尺側手根屈筋，尺側手根伸筋の働きにより動く。手根骨を介して中手骨，指骨と連絡する。

そ

増悪 （ぞうあく）

病態や症状がますます悪くなること。一度は治ったと思われた状態から再び悪化することは「再発」または「再燃」であり，「増悪」とは異なる。なお，対比的な用語としては「寛解」がある。〔→寛解〕

躁うつ病

双極性障害とも呼ばれる。躁状態と呼ばれるハイテンションで活発に活動できる状態と，まったく逆の憂うつでまったくやる気の起きない無気力なうつ状態を交互に繰り返す病気。憂うつな状態が続くうつ病とは異なる。

造影剤使用撮影

目的とする内臓や血管をより鮮明に撮影するため，造影剤という専用医薬品を使用して撮影する方法。造影剤は，周囲組織よりエックス線吸収の少ない陰性造影剤（空気，酸素，炭酸ガスの気体）と，X線吸収の大きな陽性造影剤とがあり，消化管や血管などの撮影部位，MRIやCT，心エコーなどの撮影方法によって使い分けられる。画像では，陽性は白く，陰性は黒く写る。

陽性造影剤には，硫酸バリウムとヨード造影剤（イオン性と非イオン性に分かれる）がある。消化管造影にはその硫酸バリウムとヨード系造影剤のガストログラフィンを用い，さらに陰性造影剤を使用することで，微細な組織の変化や病変が発見されやすくなった。CT検査では水溶性ヨード造影剤が使用される。水溶性ヨード剤はそのほかに血管造影や尿路造影，関節腔造影に用いられ，子宮卵管造影，気管支造影では水溶性か油性ヨード造影剤を使用する。

造影剤の条件は，周囲組織とのX線減弱係数の差が大きい，副作用が少ない，排泄されやすい，化学的に安定して使用目的に合った性状を有すること等であ

造影補助剤

胃・十二指腸や大腸で造影剤を使用して撮影する際，さらに条件をよくするために用いられる薬剤のこと。胃内で有泡性粘液除去・消化管内ガス駆除を目的に使用されるガスコンドロップ，大腸造影時に余分な水分を残したり大腸の異常な緊張状態を起こさず腸内容物を排出させることができるマグコロールなどがある。

創外固定

骨折に対し，全身または局所麻酔を施行のうえ，骨片にワイヤーやピンを体外から刺入して固定し，それらの支えとなる金属の支柱（創外固定器）を装着させて長期にわたり骨を癒合させる治療方法のこと。創部の外から固定するという意味で，創外固定と呼ばれる。

骨折部を直接切開する手術と違い，外に創外固定器が露出するが，術後すぐにリハビリが開始できる，感染創の治療に適している——などのメリットが大きい。手術で骨折をつなげられない粉砕骨折や，骨折部が感染しやすく直接に手術できない開放骨折，骨折の固定がしにくい関節部の骨折等に用いられる。

総括

医事業務では，診療行為を診療報酬点数表に基づいて点数化し，まとめて総計すること。

臓器

臓器の移植に関する法律では，人の心臓，肺，肝臓，腎臓その他厚生労働省令で定める内臓（膵臓，小腸）および眼球と定義されている。死体（脳死した者の身体を含む）からの臓器の摘出については，意志確認や摘出判定などについて，慎重な取扱いをするよう細かく定められている。

臓器移植

機能が低下したレシピエント（受容者）の臓器の代わりにドナー（提供者）から臓器をもらい，外科的手術によって移植する治療法のこと。

臓器移植にあたっては，両者の組織型に類似点が多いほど移植臓器の定着率が高いので，適合度検査が重要である。また，レシピエントにおける移植臓器の拒絶反応を抑えるために，投薬なども必要となる。

現在，心臓，腎臓，肝臓，膵臓などの移植が行われている。ドナーの状態によって生体移植，脳死移植，死体移植に分けられる。

臓器移植コーディネーター

臓器移植が円滑に行われるように，臓器提供者（ドナー）とその家族との対応，提供を受ける患者（レシピエント）とその家族との対応など，すべての移植医療関係者との連絡調整に当たる専門職。日常業務としては，移植希望者の登録受付，各種データの整備，移植医療の普及啓発活動などを行っている。

社団法人日本臓器移植ネットワークに所属して各ブロックセンターを活動拠点とするブロックコーディネーターと，委嘱を受けて各都道府県の腎臓バンクや大学病院などに所属する都道府県コーディネーターの2種類がある。

また，主としてドナー側を担当する者をドナーコーディネーター，レシピエント側を担当する者をレシピエントコーディネーターと呼ぶ。

早期新生児死亡率

早期新生児死亡とは，生後1週（7日）未満の死亡のこと。早期新生児死亡率は，年間早期新生児死亡数÷年間出生数×1000という計算式で表される。

臓器穿刺
→　バイオプシー

臓器の移植に関する法律

臓器移植法。臓器移植について基本的理念を定め，移植医療の適正な実施に資することを目的に，1997年に制定された法律。臓器提供者の生存中の意思の尊重，臓器摘出の条件，判定等に関する記録の作成・保存・閲覧，臓器売買等の禁止などが規定されている。

脳死提供が普及しない日本の現状と，WHOが臓器移植の自国内完結を促す新指針を採択する予定——等を背景に，臓器移植法改正案の議論が2009年の通常国会でにわかに進められ，同年7月13日，脳死を一般的に「人の死」と位置づけ，臓器提供の年齢制限を撤廃する法案（A案）が可決，成立した。改正によって，本人に生前の拒否がなければ年齢に関係なく家族の同意だけで臓器移植が可能となった。

双極性障害

気分障害に分類される精神疾患の1つ。過去には躁うつ病と呼ばれていた状態。うつ状態に加え躁状態も現れ，これらを繰り返す。うつ状態に加えて，激しい躁状態が起こる「双極Ⅰ型障害」と，軽躁状態が起こる「双極Ⅱ型障害」に分類される。

双極性障害は躁状態とうつ状態を何度も繰り返す。病相が治ったからと治療を中止することで再発し，真理的・社会的な後遺症を引き起こす。そのため，寛解後にも，長期にわたる再発予防療法（維持療法）が必要となる。

装具

四肢・体幹に機能障害を負った場合に，機能障害を軽減するために使用する補助器具。

医療用装具・医療用仮装具・更生用装具などの治療目的による分類や，固定用装具・支持装具・矯正用装具・免荷装具・歩行用装具・立位保持用装具・牽引装置（装具）など使用目的による分類がある。

造血幹細胞

赤血球，白血球，血小板をつくり出す元になる細胞で，骨髄内に存在する。骨髄には，分化と呼ばれる細胞分裂からそれぞれの細胞に成長する働きがある。造血幹細胞は赤血球，白血球，血小板にそれぞれ成長していく。

造血幹細胞移植
→　骨髄移植

造血器

血液成分を作る臓器のことで，主に骨髄が該当する。骨髄は骨の内部に多くの穴が開いており，その中は骨髄液で満たされている。この骨髄液には造血幹細胞があり，この細胞が血液を作る。

造血器腫瘍遺伝子検査

白血病や悪性リンパ腫など造血器腫瘍の診断に有用な検査。これらの病気の原因となる細胞（がん細胞）がごく微量な場合，通常の検査法では測定が困難なため，血液中の微量ながん細胞（白血病細胞など）の遺伝子を増やして，その有無や量を調べる。通常は，骨髄穿刺液等からがん細胞を抽出する。検査法にはPCR法，LCR法，サザンブロット法がある。PCR法は，短期間で細かい分類まで結果が得られる。

造血剤

造血臓器に作用して血液形成，特に赤血球成分を増加させる薬剤。鉄剤やエリスロポエチン，G-CSFなどが該当し，貧血などの治療に用いられる。

増減点事由

レセプト審査の結果，減点となる事由で，以下のも

のがある。①医学的に適応と認められないもの，②医学的に過剰・重複と認められるもの，③①②以外の医学的理由により適当と認められないもの，④告示・通知の算定要件に合致していないと認められるもの。

増減点連絡書
医療機関などから請求された診療（調剤）報酬明細書（レセプト）について，点検・審査の結果，請求点数に異動があった場合に医療機関などへ知らせるもので，増減点数や事由などが表示された文書。社会保険診療報酬支払基金，国民健康保険団体連合会から郵送されるほか，オンライン請求システムからもダウンロードが可能である。

なお，審査に誤りや異議がある場合は，審査支払機関に対して，再審査および過誤調整を請求できる制度（再審査等請求）が設けられている。

総合合算制度
医療保険，介護保険，障害者総合支援法，保育など社会保障制度全体の自己負担金を世帯ごとに集計し，上限額を設けることで低所得者の自己負担の軽減をはかる考え方。

社会保障・税一体改革の消費税増税には，所得が低い人ほど負担割合が高まる「逆進性」の問題があり，その対策の一環として同制度の設計が進められている。自己負担額の上限を超えた分については国の負担とし，その支払いには消費税増税による増収分を充てるとしている。

総合機能評価 (Comprehensive Geriatric Assessment：CGA)
→ CGA

総合健診
自動化健診。自動化された検査機器とコンピュータシステムをつなぎ，迅速に結果を出す日帰りのドック健診。短期間宿泊するドック健診を短期人間ドックと呼ぶ。

総合診療専門医
総合内科専門医，精神科専門医，産婦人科専門医といった基本領域の専門医の，19番目の専門医。これまで「かかりつけ医」として定着していたプライマリ・ケア医を専門医として位置付けるもの。

厚労省の「専門医の在り方に関する検討会」によると，総合診療医に求められる役割は「日常的に頻度が高く，幅広い領域の疾患と障害等について，わが国の医療提供体制の中で，適切な初期対応と必要に応じた継続医療を全人的に提供すること」とされる。

2014年に専門医の認定と養成プログラムの評価・認定を行う中立的な第三者機関が設立され，この第三者機関が関連学会や医師会等の協力で総合診療医の養成プログラムを作成。実際に専門医研修が始まるのは2017年からで，研修期間が3年であれば，2020年頃には最初の総合診療専門医が誕生することになる。

総合診療部，総合診療科
外来初診の症状から迅速に診断し，他の適切な診療科へ受診させる案内役（あるいは振り分け役）としての診療部（科）。場合によっては，自ら治療も行う。

複数の疾患を有する患者，不明熱など原因がわからない疾患の患者は総合診療部（科）で治療することもあり，院内コンサルトの役目を果たすので，専門化・細分化し過ぎた現代医療のなか，社会的ニーズも高いとされる。「患者をトータルに診る」ことができる総合診療部（科）の増加が期待されている。

総合特区
「新成長戦略」実現のため内閣府が設ける特区。主要産業の国際競争力強化を目指す「国際戦略総合特区」と，地域資源を生かす「地域活性化総合特区」が指定を受けている。

医療分野では，大阪府・泉佐野市の「国際医療交流の拠点づくり『りんくうタウン・泉佐野市域』地域活性化総合特区」および静岡県の「ふじのくに先端医療総合特区」などが指定を受けている。

総合病院
100床以上の入院施設があり，内科，外科，産婦人科，眼科，耳鼻咽喉科の診療科をもち，化学・細菌・病理の検査施設，病理解剖室，研究室，講義室，図書室，その他省令で定める施設を備え，その所在地の都道府県知事の承認を得た病院。ただし，1998年の医療法改正における地域医療支援病院制度の設立に伴い，制度としては廃止された。

なお，引き続き総合病院と称することは可能で，認定基準を満たさない病院もこの名称を使用できるようになった。

総合負荷・貢献度
全国社会保険協会連合会は，診療によって医師にかかる負荷と，診療した患者の社会復帰への貢献度を評価した「総合負荷・貢献度」を数値化し，診療報酬上に医師の技術評価を適切に反映させようという研究結果をまとめ，2011年6月に厚生労働省へ提出した。同研究で採り上げた入院医療での92疾患のうち，最も医師の負担が大きく患者への貢献度が高かった上位5疾患は，劇症肝炎，重症急性膵炎，急性心筋梗塞，成人呼吸窮迫症候群，急性白血病であった。

全社連は，現行の診療報酬では医療技術は断片的にしか評価されておらず，診察や疾病想起，説明と同意取得など最も基本的な医療技術が適切に評価されていないとしている。

総コレステロール
脂質の一種であるコレステロールが血中に含まれる総量。コレステロールが血管の内壁に溜まると動脈硬化の原因となるため，動脈硬化や心疾患の経過を調べる目的で測定される。血液中の脂質が正常に代謝されない脂質異常症の指標でもある〔→コレステロール〕。

早産
妊娠22週から妊娠37週未満までの期間の分娩のこと。

創傷
「創」は表皮の破壊された状態，「傷」は広く組織が損傷され深部の臓器や組織の破壊された状態。傷の原因や状態によって，切創，裂創，刺創，割創，咬創，銃創，挫創等に分類される。

「切創」は切り傷。「裂創」は打撃やねじれ，過伸展などによる裂けた傷。「割創」は斧や鉈など，重く鈍な刃をもつ物体によって叩き切られた傷。「刺創」は刺し傷，突き刺した傷で比較的創が深い。「咬創」（こうそう）は動物に咬まれた傷で，咬傷ともいう。「銃創」は弾丸や火薬による傷で射創ともいう。「挫創」は外力によって組織が挫滅したもの。「挫傷」は外力によって軟部組織は損傷したが体表に創がないもの。「擦過傷」（さっかしょう）は擦り傷。

創傷処置
外的要因によって起きる体表組織の損傷（創傷）を手当てする処置。一般的には，皮膚表面の損傷の広いものを創面，狭いものを傷口と呼ぶ場合が多い。

通常，消毒とガーゼによる処置があるが，傷に対して消毒せずに，水道水による洗浄と被覆材で湿潤状態を保って治療する方法（湿潤療法）も普及している。

創傷処理

切創，刺創，割創，挫創等の創傷に対し，手術において切除や結紮，縫合等を行い，創傷面の回復を図ること。

相対的医行為

医行為のうち，医師の指示を受けて看護師等が行い得るものを相対的医行為という。絶対的医行為と相対的医行為の違いは，看護師等に任せても人体に危害を及ぼすおそれがあるかどうか。以下は主な相対的医行為。

①医師の指示が必要なもの：静脈採血，心電図，与薬（経口，経鼻，経皮膚，膀胱内），注射（皮下，筋肉，静脈注射），点滴の交換，生命維持管理装置の操作（在宅酸素，人工呼吸器，CAPD）など。

②包括的指示でよいもの：食事指導，理学療法，浣腸，経管栄養管理，バルーンカテーテル交換，膀胱洗浄，導尿，人工肛門管理，吸引，ネブライザー，包帯交換，褥瘡管理など。

総蛋白

血漿中に含まれる蛋白成分の総和。アルブミンの低下の有無，免疫グロブリンの増減や蛋白喪失の有無などを調べ，膠質浸透圧の維持や生体の防御機構など身体の状態を知るために測定する。

なお，血漿蛋白は約60％がアルブミン，約20％がグロブリン。アルブミンは血液中で様々な物質と結合し，それらを身体の隅々に運ぶ。また，水分の量（浸透圧）の調整，蛋白質とアミノ酸の貯蔵などの役割を担っている。グロブリンは，感染を防ぐ役割を担っている。

相談品目

薬価基準に収載される医薬品のうち，薬事・食品衛生審議会に正式諮問しないで，調査会に相談して処理される品目。「報告品目」も同義。

剤型追加，規格追加，製品のキット化など，既承認品目と同じ薬理作用に基づく効能・効果の追加申請などの場合に行われる。

総報酬割

総報酬割とは，報酬に比例した負担方法のこと。2010年の国民健康保険法改正によって，後期高齢者医療制度の支援金のうち3分の1の計算方法が，保険組合への加入者数で算定する加入者割から，加入者の賃金を算出基準とする総報酬割に変更された。税制改革や公平性の担保などを前提として，比較的賃金の高い大企業の従業員が加入する健保組合や共済組合からの支援金額を増やすことが目的とされる。

僧帽弁 （そうぼうべん）

心臓に4つある弁（右心系の三尖弁，肺動脈弁，左心系の大動脈弁，僧帽弁）の一つで，左房室弁，二尖弁とも呼ばれる。三尖弁，肺動脈弁，大動脈弁が3つの弁尖から成るのに対して，僧帽弁は2つの弁尖から成る。

僧帽弁は左心房と左心室の間にある左房室口に存在し，左心室から左心房へ血液が逆流しないよう防止する機能をもつ。具体的には，肺を通じて酸素を大量に含んだ血液が肺静脈を経由して左心房に流れ込み，収縮すると同時に僧帽弁が開いて左心室へと血液を送り込む。左心室は大動脈弁を通じて大動脈に血液を送り込むため収縮すると同時に僧帽弁が閉じ，左心房に血液が逆流しないようにしている。

僧帽弁の疾患には，僧帽弁狭窄症，僧帽弁閉鎖不全症，僧帽弁逸脱症等がある。

搔痒 （そうよう）

皮膚に感じるかゆみ。かゆみ感の原因は様々だが，化学的物質としてはヒスタミンが代表的とされる。

かゆみだけ感じるが発疹などの皮膚症状がない場合，搔痒症と呼ばれることが多く，肛門搔痒症などがある。

即時入院

外来受診後そのまま病棟に入院となる場合や，救急搬送後そのまま病棟に入院するような入院形態のこと。医療機関内では，即時入院を略して「即入（そくにゅう）」と呼ぶことも多い。対義語は「予約入院」など。

塞栓 （そくせん）

脈管（血管やリンパ管）内の一部または全部を閉塞させる物質のこと。最も多いのが血栓による血栓性塞栓で，ほかに脂肪塞栓，空気塞栓，ガス塞栓などがある。塞栓の運ばれる経路は，静脈を介した静脈性塞栓と動脈を介した動脈性塞栓が代表的である。

続発症

一つの疾患に罹患していて，さらに別の疾患に罹患し，その発病に因果関係の認められる場合，前の疾患に対して後から起こった疾患のことを続発症と呼ぶ。

一方，2つ以上の疾患が同時に，あるいは相前後して起こり，かつそれらの疾患相互に直接的な因果関係が考えられない場合には，一つの疾患からみて他の疾患のことを合併症というが，このように厳密に区別せずに続発症も合併症として取り扱う場合が多い。

鼠径部 （そけいぶ）

下腹部の下肢に接する内側，大腿部の付け根の部分。

鼠径ヘルニア

股の付け根部である鼠径部で，腸などの腹腔内組織が飛び出した状態（ヘルニア）のこと。俗称が脱腸。比較的男性に多く，特に子どもや高齢者に発症する。

視診や触診で診断できることが多いが，必要に応じて超音波検査など画像診断も行われる。治療法は，ヘルニアの状態に基づき選択されるが，手術する場合も多い。

組織代用人工繊維布

患部の欠損補綴や脆弱部分の補強等に用いられる人工繊維布。生体組織反応の少ない繊維により作られ，編み方によりフェルト，ファブリック，メッシュ等の種類がある。

組織試験採取，切採法

悪性腫瘍などを疑う場合，診断補助を目的として，内視鏡等を用いて目的臓器の組織をごく小さく採取すること。切採とは切り取ることである。

採取した少量の臓器を顕微鏡で観察して，悪性・良性等の病理学的診断を下す。

ソーシャルワーカー

→ 社会福祉士，医療ソーシャルワーカー

蘇生術

→ 救急蘇生法，心肺蘇生法

蘇生処置不要指示 （DNAR : do not attempt resuscitation order）

一般的に医療現場では「DNR」（do not resuscitation）の略語として用いられ，「蘇生するな」「蘇生措置拒否」などと訳されている。ただし，治療拒否を意味する言葉ではなく，心肺停止後の蘇生だけをしないという意味で使われている場合が多い。

医師は，あらかじめ心肺停止の可能性や急変時の心肺蘇生法について患者または家族に説明し，話し合い

のうえ治療法をどのように選択するかを尋ねる。患者が意思決定できない場合は，患者が以前に表明した希望に基づいて判断するか，希望が不明の場合は患者の利益になるような判断がなされる。

DNRは，主治医によって診療録に記載され，患者に対して心肺蘇生法を行わないことをスタッフに伝える。医療機関ではこれらの要望を記載する用紙を別途作成しているところが多く，DNRシート，蘇生指示確認票と呼ばれ，本人や家族に確認の署名を求めている医療機関もある。

措置入院

精神保健福祉法に基づき，本人や扶養義務者の意思に関係なく精神科病院等に強制的に入院させる制度。

一般からの申請や警察官などの通報・届出によって，2名以上の指定医が診察した結果，その者が精神障害者であり，自傷他害のおそれがあると一致した場合，都道府県知事は国および都道府県立精神病院または指定病院に入院させることができる。

入院費用は，原則として保険優先の公費負担である。

足根骨 (そっこんこつ)

足根部を形成する骨の総称。楔状骨 (けつじょうこつ)，舟状骨 (しゅうじょうこつ)，立方骨，踵骨 (しょうこつ)，距骨 (きょこつ) から成る。

外回り（間接介助）看護師

外回り看護師とは，手術において，器械出し看護師が行う直接介助以外の様々な介助を行う看護師のこと。患者の手術室入室時に病棟看護師からの申し送りを受けたり，各種器具の準備，麻酔科医の介助，術中体位の調節，術野への無影灯の調整，ガーゼカウントや出血量の把握などがある。

器械出し看護師と同様，手術全般の流れを理解していることが求められるとともに，手術に関わるすべての担当者との調整を担う役割を果たす。

ソマトスタチンアナログ製剤

ソマトスタチンという物質の類似化合物（アナログ）のことであり，通常は商品名サンドスタチン（一般名：オクトレオチド酢酸塩）という薬剤のことを「ソマトスタチンアナログ製剤」と呼ぶ。サンドスタチンは，成長ホルモンをはじめとするホルモンの分泌を抑制する働きをもち，消化管ホルモン産生腫瘍，先端巨大症・下垂体性巨人症などの治療薬として投与される。

DPCでは「手術・処置等2」に本剤が設定されている区分がある（2018年4月現在）。

ソラフェニブトシル酸塩

腫瘍の増殖と血管新生に関与するキナーゼという物質の働きを阻害して抗腫瘍効果を発揮する抗がん剤（商品名：ネクサバール）。根治切除不能または転移性の腎細胞がん，切除不能な肝細胞がんの治療に用いられる。

DPCでは「手術・処置等2」に本剤が設定されている区分がある（2018年4月現在）。

ソリューション

業務上の問題点を解決し，要求を実現するための情報システム。システムインテグレータなどの専門業者が，顧客の要望に応じてシステムの設計を行い，必要なハードウェア，ソフトウェア，通信回線，サポート要員などを組み合わせて提供する。

ゾロ品

医療上有用性が高く独創的な新医薬品に対して，単なる改良型の新医薬品のことであり，俗称である。い

わゆる先発品の特許が切れた後に数多く新たに販売される後発品を指し，後続としてゾロゾロ出てくる意から名付けられた。

損益計算書

P/L（Profit and Loss）と略される場合もある。財務諸表のうち，一定期間の収益と費用を明らかにし，企業の経営成績を報告する計算書。

損益分岐点

利益図表において，収益と費用を示す線が交差し，損益がゼロになる点。費用は固定費と変動費に分けられ，それらの状況によって損益分岐点の位置が変わり，収益性を左右する。

損益分岐点は次式で算出する。

損益分岐点＝固定費÷（1－変動費／総収入）

損害賠償請求

交通事故にあって被害を受けた場合，相手（加害者側）に対して請求できるもの。賠償の対象となる損害は，①積極損害〔けがの治療費や入院費，交通費など，被害者がその事故のために実際に払った費用（損害）〕，②消極損害〔交通事故にあわなければ当然手に入ったと予想される利益で，事故のために発生した損失（損害）〕，③慰謝料〔事故により被害者が受けた肉体的・精神的な苦痛を慰めるための費用（損害）〕の3つに分けられる。

尊厳死

患者の権利意識に基づき，漫然と生命維持装置などによって延命処置を受けることなく迎える死のこと。

尊厳死を患者の権利として認めるべきという意見がある一方で，福祉水準や人権意識の熟成度などによって事情が異なり，家族に負担をかけたくないという理由で延命を拒否する場合もあるという指摘もある。

ゾンデ

消息子。体腔，管腔臓器，瘻孔などに入れて，中を探査したり処置・治療するために使用する，細い管または棒状の器具（探針）。ドイツ語が由来であり，チューブやブジーと呼ばれるもののなかにもゾンデとほぼ同義のものがある。例えば，胃チューブのことを胃ゾンデやマーゲンゾンデと呼ぶ場合がある。

た

ダイアライザー

人工透析時，血液と透析液を介して，血液中の有害物質や老廃物を駆除する透析膜の装置のこと。一定の分子を通す多数の孔が開いた膜の集まりである。

ホローファイバー型，コイル型，積層型があるが，最近はホローファイバー型が多く使われている。

体位交換

患者の寝ている体の位置を変えること。同一部位を長時間圧迫することで褥瘡（床ずれ）が発生するのを防ぐ。

第1公費，第2公費

公費負担医療制度において，2つ以上の公費がある場合に，法別番号，順番の先順位ごとに付された序列。

第1号被保険者

介護保険制度では40歳以上の者が被保険者となるが，そのうち65歳以上の被保険者をいう〔→**第2号被保険者**〕。保険料（第1号保険料）は市町村ごとに決められ，老齢（退職）年金が一定額を超える場合，年金から天引きされる（特別徴収）。

認定審査によって要支援・要介護と認定されると，介護サービスを利用できる。

第1種社会福祉事業

利用者への影響が大きく，経営安定を通じた利用者の保護の必要性が高い事業（主として入所施設サービス）。生活保護法，児童福祉法，老人福祉法，障害者総合支援法，売春防止法などに関連する事業をいう。原則として行政および社会福祉法人が，都道府県知事等へ届け出て施設を設置・経営する。

退院患者調査

DPC導入の影響評価に係る調査の一つ。調査項目は，①様式1〔簡易診療録情報（患者属性，入退院情報，診療目的，診療科等）〕，②様式3〔施設情報（開設者類型，病床数，入院基本料等の算定情報等）〕，③様式4〔医科保険診療以外の診療情報（自賠責，正常分娩，労災等）〕，④EF統合ファイル（医科点数表に基づく出来高点数情報），⑤外来EFファイル（外来診療患者の医科点数表に基づく出来高点数情報），⑥Dファイル〔包括レセプト情報（診断群分類点数表に基づく診療報酬算定情報）〕，⑦Hファイル〔日ごとの患者情報（重症度，医療・看護必要度の対象患者に係る患者ごとの情報）〕。

退院支援

入院患者が退院後も安心して生活や療養ができるように，入院時から看護師や医療ソーシャルワーカーが患者や家族に対して行う取組みのこと。

退院指示票

退院指示票とは，大別すると2つの意味がある（具体的な考え方や取扱いは，各医療機関によって異なる）。

一つは，担当医（主治医）が患者に対して退院時の指示（退院後の過ごし方や注意点）を記入した，いわゆる退院療養計画書と同じような使い方をしている場合。

一つは，患者が入院診療費の会計を済ませると退院指示票が渡され，それを病棟のナースステーションに出すと，退院療養計画書，診察券，薬，次回の予約票等が渡される，引換券のような使い方をしている場合。

退院時処方

退院後に在宅でも服用するための薬剤を，退院時に処方すること。

DPCでは，退院時処方は医療資源に含めずに考え，その処方薬剤の薬剤料は別に算定できる。

退院証明書

保険医療機関は，患者の入院に際し，患者またはその家族等に当該患者の過去3カ月以内の入院の有無を確認しなければならない。入院がある場合には理由を確認し，同一疾病による入院である場合には入院通算日数を継続しなければならない可能性があることから，入院期間，算定入院基本料および入院に係る疾病名を確認する必要がある。この内容を網羅したものが，保険医療機関発行の書類で「退院証明書」という。

また，保険医療機関は患者の退院に当たり，他保険医療機関からの患者の入院履歴に係る問い合わせに対して速やかに対応できるよう必要な体制を整えておくこと，また，退院時にはなるべく退院証明書を患者に渡すことが望ましいとされている。

上記の確認等を怠っている場合は，入院料は算定できないことになっている。

退院時要約

→　サマリー

体外式ペースメーカー

急性心筋梗塞などで危険な状態となった場合に救命を優先するために，一時的に心拍をコントロールするペースメーカーのこと。本来体内に埋め込む本体を体の外に出したまま，心室内に挿入したリード線とつないで使用する。

体外循環

血液を体外に導いて必要な操作を加え，再び体内に戻すこと。心臓内部の病変に対して開心術を行う際，心臓の代わりに血液を循環させる人工心肺装置（人間の心臓と肺の役目をする）によって行われる。

心臓に帰ってくる静脈血を心臓の手前で遮断して，全量をいったん身体の外に誘導し，人工心肺装置に流し込む。その静脈血の炭酸ガスを除去したうえで酸素を加えるという肺のガス交換機能を人工的に行ったのち，その血液をカニューレを通して動脈系内に再送血する。体内に入った動脈血は心臓に流れ込む手前で遮断され，内部には流入せずに生体に酸素を供給する。

体外衝撃波結石破砕術

体外衝撃波結石破砕装置を用いて，衝撃波を腎臓結石や尿管結石，胆石などに照射して細かく破砕し，自然と排出させる治療法（ESWL）。腎臓結石や尿管結石に対するESWLは治療法の第一選択となる場合が多い。一方，胆石に対してESWLを行うことは現在では少なく，腹腔鏡下胆嚢摘出術や内視鏡手術による治療のほうが一般的である〔→胆石症〕。

保険診療上，体外衝撃波腎・尿管結石破砕術または体外衝撃波胆石破砕術を算定するためには，一定の施設基準を満たしたうえでの届出が必要である。

体外衝撃波結石破砕装置

衝撃波という音波の一種を発生させ，体外からその衝撃波を照射することで腎臓結石や尿管結石，胆石などを破壊する装置。衝撃波の発生方法は，水中放電式，圧電式，電磁振動式，微小発破式の4種類がある。装置の多くは，患者が乗る治療台，衝撃波発生部，エックス線アーム（体内を透視する），操作ユニット等から成る。

体外照射

放射線治療の一つとして，放射線装置によって体外から高エネルギーの放射線を悪性腫瘍に照射する方法のこと。一方，密封小線源治療や放射性同位元素内用療法（アイソトープ内服療法）のように体の内部から放射線を照射する方法は，体内照射と呼ばれる。

保険診療上の「体外照射」は，エックス線表在治療，コバルト60遠隔大量照射，高エネルギー放射線治療，強度変調放射線治療（IMRT）に大別される。

体外ペースメーキング

心臓手術後の心拍維持，ペースメーカー移植の前処置，ジェネレーター交換のつなぎなどの目的で，一時的に行う心臓ペーシングの方法。

心臓の収縮・拡張の機能が乱れ，不整脈や徐脈等が現れて薬剤投与をしても効果がない場合に，人工的に心筋に一定の電気的刺激を与えて正常の脈拍に戻す療法をペーシング療法と呼ぶ。皮下にペースメーカーを植え込む方式を永久ペーシングといい，体外から経静脈的に血管を通じてカテーテル電極を心筋に当てて電気的刺激を与える方式を一時ペーシングと呼ぶ。体外ペースメーキングとは，この一時ペーシングのことである。

1957年に体外式ペースメーカーが開発され，1960年に皮下に植え込むペースメーカーが開発された。

大学病院本院群

2012年度改定で新設された基礎係数において，3群に分けられた医療機関群のうちの一つ。2018年度改定までの名称は「DPC病院Ⅰ群」。

大学付属病院（大学附属病院）

大学設置基準（文部科学省の省令）に基づき，大学医学部・歯学部や医科・歯科系大学に付属する病院。一般の診療を行うほか，学生に対する臨床教育，卒後研修，医師の研究活動のための施設である。また，特定機能病院としての対象にもなっている。

体幹

胴体部分のこと。躯幹（くかん）とも言う。

大気汚染防止法

大気汚染に関して，国民の健康の保護，生活環境の保全，および大気汚染による被害者の保護を目的として，1968年に制定された法律。

工場や事業場から排出される煤煙・揮発性有機化合物・粉塵の規制，有害大気汚染物質対策の推進，自動車排出ガスに係る許容限度，大気汚染状況の監視，健康被害が生じた場合の事業者の損害賠償責任等について定めている。

大胸筋（だいきょうきん）

前胸部にある強大な筋。鎖骨部，胸肋部，腹部の3群からの筋束は，次第に集まって扇状になって上腕骨の大結節稜に停止する。全体では上腕骨の内転，鎖骨部のみでは上腕の前方挙上，腹部のみでは肩を下げる働きをもつ。

吸気の補助筋でもある。

体腔（たいくう）

身体の胴内部の大きな腔（胸腔，腹腔，心膜腔）のこと。内面を漿膜（胸膜，心膜，腹膜）で覆われ，横隔膜によって胸腔と腹腔が分断されるとともに，胸腔から心膜腔が区分される。

第三者行為

疾病や傷害の発生した原因が第三者の行為によるもの。その事故による損害は，一般的に第三者（加害者）が被害者に対して弁済すべきだが，健康保険法は条件付きで被害者に対する保険給付を認めている。この場合，被害者は保険者に対して「第三者の行為による傷病届」を提出し，保険者は後日加害者に損害賠償を請求する。

第三者行為災害届

労災保険適用の事故が第三者の行為によって生じたときに，被災者等が労災保険の給付を受けるために所轄の労働基準監督署に提出する書類。

胎児医療

胎児の先天性疾患に対して，内科的・外科的な治療を行う医療のこと。現在，双胎間輸血症候群，胎児胸水，胎児不整脈，先天性横隔膜ヘルニアなどへの胎児医療が行われており，2014年診療報酬改定では，胎児胸腔・羊水腔シャント術が保険適用となった。

胎児ジストレス

分娩中の合併症の一つ。胎児仮死。分娩中に胎児に呼吸循環不全が起きた場合をいう。

代謝拮抗剤

がん細胞が増殖・分裂する際に必要とする物質によく似た化学構造によって，代謝を阻害して増殖を抑制する抗がん剤。主な薬剤は，ジェムザール，ミフロール，キロサイド，UFT，TS-1，5-FU，メソトレキセート，フルダラ，サンラビン，ゼローダ，ロイスタチンなど。

貸借対照表（たいしゃくたいしょうひょう）

資産・負債・資本の区分をもって，一定時点における会社の財務状態を示す財務諸表の一つ。「資産の部」は会社の資金がどのように運用されているかを表し，「負債の部」「資本の部」はその資金をどのように調達しているかを表している。「負債の部」「資本の部」の合計が常に「資産の部」と等しくなるため，バランスシート（BS）とも呼ばれている。

株式会社では決算公告が義務付けられており，新聞やインターネット上などで損益計算書（会社の経営成績を示す財務諸表）とともに公告される。

財務諸表とは，株主等の利害関係者に対して，財政状態や経営成績などを報告するために作成される資料のこと。

代謝障害

体内の物質代謝のバランスが崩れて，正常に細胞や組織が機能しなくなる状態。

他医受診

入院中の患者が，当該入院の原因となった傷病以外の傷病に罹患し，入院している保険医療機関以外での診療を受けること。

入院中の患者（DPC算定病棟に入院している患者を除く）に対し他医療機関での診療が必要となり，当該入院中の患者が他医療機関を受診した場合（当該入院医療機関にて診療を行うことができない専門的な診療が必要となった場合等のやむを得ない場合に限る）は，他医療機関において当該診療に係る費用を算定することができる。その場合，入院医療機関での入院料は5％～40％減額されることになる（他医療機関と入院医療機関の合議精算方式を選択すること可）。

なお，DPC算定病棟に入院している患者については，他医療機関と入院医療機関の合議精算方式をとる。

対称器官

体の左右に一対ある器官のこと。眼，耳，肺，腎臓，精巣，卵管，関節等が該当する。

診療報酬点数表では，検査，処置，手術を対称器官に実施した場合，検査・処置は特に規定する場合を除き両側に係る点数とし，手術は特に規定する場合を除き片側の器官に係る点数とする。

帯状疱疹（たいじょうほうしん）

水痘の治癒後も，脊髄後根神経節や脳神経節に潜伏感染している水痘帯状疱疹ウイルスが，加齢やストレス，免疫抑制薬の投与などによって再活性化して発症する疾患。

一般的に片側の神経支配領域に一致して皮疹がみられ，連続した複数の神経の支配領域にわたって皮疹が生じることは稀である。胸髄は数が多いため発症例が多いが，単一の神経では三叉神経の第1枝領域が好発部位とされる。

通常ほぼ1カ月で自然治癒するが，皮疹が治癒したにもかかわらず長期にわたって痛みが続く場合がある。これを一般に帯状疱疹後神経痛と呼ぶ。帯状疱疹患者の少なくとも10％前後は，痛みが長期にわたる。

帯状疱疹後神経痛

水疱帯状疱疹ウイルスにより，神経節や知覚神経が損傷されたことで発生する神経痛。

症状は，帯状疱疹が完治した後，疱疹が発生した部位にびりびりとした痛み，差し込むような強い痛みがある。重症の場合，睡眠障害，食欲低下，体重減少を伴うことがある。

治療は，帯状疱疹発症時に抗ウイルス内服薬や点滴

をなるべく速やかに実施する。痛みが強い場合は神経ブロックが行われる。

また，2016年より帯状疱疹発症予防のワクチンが接種できるようになった。

対症療法
原因療法に相対する用語で，患者の症状に合わせて対処する治療法のこと。

現れた疼痛・腫脹などに対して，鎮痛剤などを投与して症状を緩和させる。根本的な治療ではないが，苦痛をとることで食欲が増進するなど，利点も多い。

退職者医療制度
被用者保険加入者が退職し，国民健康保険に加入した場合に，その医療費を被用者保険と共同で負担する制度。

高齢者医療制度改革によって2008年4月に廃止された（ただし，経過措置として2014年度まで65歳未満の退職者には存続された）。

対診
他の医師が診療に立ち会うこと，または診療の結果を鑑定すること。療養担当規則第16条には，「保険医は，患者の疾病又は負傷が自己の専門外にわたるものであるとき，又はその診療について疑義があるときは，他の保険医療機関等へ転医させ，又は他の保険医の対診を求める等診療について適切な措置を講じなければならない」とある。

耐性菌
抗生物質に耐性をもった細菌。細菌感染症に対して抗生物質を多用したため，細菌が抗生物質に耐性能力をもつようになってきた（抗生物質が効かなくなる状態）。抗生物質が効かなくなるのは，次のようなプロセスによる。

①細菌の遺伝子を殺す抗生物質に対して，細菌が染色体の変異により遺伝子情報を変化させる。②細菌間で耐性遺伝子を伝達する。プラスミド（染色体とは別に存在する環状DNA）に薬剤耐性の遺伝子が乗っているため，他の細菌と結合するとそこに乗り移り，その細菌も同じ薬剤耐性をもつことになる。

体制評価指数
地域医療への貢献を評価した「地域医療指数」のうちの1つ。地域医療計画等における一定の役割を9項目（がん，脳卒中，心筋梗塞等の心血管疾患，精神疾患，災害，周産期，へき地，救急，その他）で評価する。1項目1ポイントで，大学病院群・DPC特定病院群は8ポイント，DPC標準病院群は6ポイントが上限。

代替医療
相補医療。代替・相補医療とも呼ぶ。通常の病院で行われている西洋医学に基づく医療以外の医療の総称。各国・各地の伝統医学や民間療法，保険適用外の新治療法など範囲は広い。

具体的には，玄米・薬粥などの食事療法やハーブ療法，マッサージやカイロプラクティックなどの用手療法，鍼灸，気功，温泉療法，アロマテラピーなどがある。日本では，漢方薬を保険薬と認め，鍼灸，柔道整復などの東洋医学も保険適用となっている。

大腿骨
大腿部（もも）の骨。ヒトの骨のなかで最も長く強靭な骨である。

大腿骨頭の頂点の大腿骨頭窩と寛骨臼窩は大腿骨頭靭帯で結合される。下端の大きな膨らみ（内側顆・外側顆）の関節面は，脛骨の上関節面と膝関節を構成する。

大腿骨頸部骨折
大腿骨と骨盤がつながる部分の骨折で，歩行障害が生じる。多くは転倒により発症し，女性・高齢者に多い。広義には大腿骨の近位部に相当する骨頭下から転子下までの骨折のことで，狭義には骨頭下股関節包内の骨折のこと。狭義の骨折を頸部内側骨折といい，関節包外の骨折を頸部外側骨折という。

内側骨折では，骨折により血液供給が断たれることが多く，偽関節を形成したり，無腐性壊死を起こすことが多い。転位の大きい老人の骨折では骨頭を摘出し，人工骨頭に置換することが多い。

外側骨折は血流が良好で骨癒合が得られやすい部位の骨折であるが，転位のあるものや不安定性が強いものは変形治癒が起こりやすい。

大腿四頭筋
大腿骨の前側部にある4つの筋。大腿直筋は下前腸骨棘から，外側広筋は大腿骨の大転子や大腿骨体後面の粗線（外側唇）から，中間広筋は大腿骨体の前面から，内側広筋は大腿骨体後面の粗線（内側唇）から起こり，共同の腱を作って膝蓋骨と膝蓋靭帯を介して脛骨上部の前面に付く。

大腿神経に支配され，膝関節の屈伸を行う。

代替調剤
医師が処方した先発医薬品に対して，医師および患者の同意を得たうえで，同一有効成分を同一量含有し，投与経路が同じ**後発医薬品（ジェネリック医薬品）**等に変更して調剤すること。医療費抑制の一環として，診療報酬などで後発医薬品の使用促進策が実施されている。

大腸
小腸の続きとして，右腸骨窩に始まり，腹腔の外周に沿って馬蹄状に一周して肛門に終わる中腔性の器官。長さ約1.6m。盲腸，結腸，直腸に区分する。結腸は，さらに上行結腸，横行結腸，下行結腸，S状結腸から成る。

大腸の主な働きは水分を吸収することで，そのほかナトリウム，塩類を調節的に吸収し，カリウムを排出する働きがある。糞便はS状結腸に待機し，1日数回起こる総蠕動で直腸に移り，排便反射で排泄される。

大腸がん
主に直腸，次いで結腸，盲腸に発生するがん。近年増加傾向にある。

症状として便通異常と血便が重要である。診断法としては，エックス線二重造影法や内視鏡による生検，CTやMRI，超音波等の画像診断が用いられる。

分類法としては病期分類，形態分類，TNM分類などがある。組織学的分類としては，腺がん，扁平上皮がん，腺扁平上皮がんに分類される。ほとんどの大腸がんは腺がんであり，これがさらに，高分化がん，中分化がん，低分化がん，粘液がん，印環細胞がんと細分化される。

治療は，早期がんではポリペクトミー（ポリープ切除術），内視鏡的粘膜切除術等が行われるが，進行がんでは開腹手術による腸切除術が必要となる場合も多い。

大腸ファイバースコピー
肛門から内視鏡を挿入して大腸内部を観察する検査法。現在は，内視鏡の先端に光を電子信号に変換する素子のCCDが組み込まれた電子スコープまたはビデオスコープによって，画像をモニターテレビに映す仕組みになっている。

消化管粘膜の状態を直接確認でき，ポリープ，潰瘍

の表面の変化や平坦な病変の変化も色調で発見できる。悪性・良性の判断のために組織を直接採取（生検）すること，さらに内視鏡的ポリープ切除・粘膜切除術の治療もできる。

検査を実施するには，腸内の便を可能な限り排泄しなければならない。そのため，1〜2時間前に約2Lの水や下剤（マグコロールP等）を飲み，短時間で便を排泄する方法が行われる。

耐糖能精密検査
糖負荷試験の1つ。糖負荷前，負荷後30分，120分のインスリンまたはC-ペプタイドの分泌動態と血糖値の動きから，糖代謝異常がインスリン分泌不全のためか，インスリン抵抗性が大となったためかの鑑別を行う。糖尿病の診断のみではなく，インスリン分泌能，インスリン抵抗性等を同時に把握でき，病型・病態の診断や治療法の選択上有用とされる。

大動脈
心臓から体循環にまわる動脈のこと。上行大動脈・大動脈弓・下行大動脈に分けられる。

上行大動脈とは心臓の大動脈口から上方へ出る大動脈が大動脈弓になるまでの部分，大動脈弓とは上行大動脈と下行大動脈の間をつなぐ弓状の部分，下行大動脈は横隔膜を境に胸大動脈と腹大動脈に分かれる。脊柱の前面を下行し，第4腰椎の高さで左右の総腸骨動脈と無対の正中仙骨動脈に分岐して終わる。

大動脈解離
何らかのきっかけで大動脈の壁に亀裂が入り，亀裂したところから血流が入り込んで大動脈の壁が分離してしまう循環器の病気。突然に発症することが多く，すぐに対処が必要な救急疾患。

大動脈造影
大動脈の中にカテーテルを挿入し，造影剤を注入してエックス線撮影をする手技。

大動脈バルーンパンピング法
IABP（intraaortic balloon pumping）。ショックや急性心筋梗塞，人工心肺からの離脱時など心臓のポンプ機能が著しく低下している場合，全身の血液循環を補助する機械的補助循環法の一つ。

大腿動脈からバルーンカテーテルを下行大動脈内（大動脈弓部遠位端）まで挿入し，IABP装置のコンピューター制御によって心臓の動き（拡張・収縮）にバルーンを同調させて膨張および収縮を繰り返すことで，冠血流量や脳血流等を増加させる効果（心筋虚血の改善），左室の後負荷を軽減させる効果（昇圧効果）を得ることができる。

ただし，大動脈弁閉鎖不全症，解離性大動脈瘤など重度の大動脈疾患では絶対的禁忌。

第2号被保険者
介護保険制度で，40歳以上65歳未満の被保険者〔→第1号被保険者〕。保険料（第2号保険料）は加入している医療保険料に上乗せされる。

脳血管疾患，初老期認知症など老化に伴う15の特定疾病のいずれかによって介護や日常生活の支援が必要と認定された場合，介護保険の適用を受けられる。

第2種社会福祉事業
比較的利用者への影響が少なく，公的規制の必要性が低い事業（主として在宅サービス）。生活困窮者自立支援法，児童福祉法，母子及び父子並びに寡婦福祉法，老人福祉法，障害者総合支援法などに関連する事業をいう。経営主体に制限はなく，都道府県知事等へ届け出ることで施設を事業経営ができる。

大脳
感覚・運動の中枢であり，思考・記憶・意思などの精神活動の場となる器官。左右の半球に分かれ，細胞体が集まる外側の灰白質と，神経線維が集まる内部の白質から成る。

大脳の表面（大脳皮質）は灰白色で，神経細胞が約140億個集まっている。部位によって前頭葉，頭頂葉，後頭葉，側頭葉に分けられる。また，系統発生的に新しい新皮質と古い古皮質・旧皮質に分けられる。新皮質は高度な知能活動を行い，古皮質・旧皮質は大脳核とともに大脳辺縁系という機能単位を形成し，本能的活動，情動，記憶などの中枢となる。

大脳髄質
大脳の内部にある，神経線維の集まった白い部分のこと。

大脳皮質
大脳の表面に広がる神経細胞のこと。

胎盤
胎児と母体との間をつなぎ，胎児を保護する障壁の役割を果たすもの。母体から新鮮な血液が胎盤に送られ，胎児は酸素と栄養物質の供給を受ける。

胎児の「へその緒」は胎盤につながっており，胎児の血液は血管を通して胎盤に送られ，老廃物を排出する。また，自ら数種のホルモンを分泌する内分泌器官でもある。

胎児の発育とともに増大して妊娠末期には胎児の約1/6の重さになり，胎児の娩出後，卵膜・臍膜とともに後産として排出される。

体表ヒス束心電図
ヒス束（His束，房室束）とは，心臓の刺激伝導系の一部として機能する部位のことであり〔→ヒス束〕，体表面からヒス束の電位を測定・記録する方法を体表ヒス束心電図と呼ぶ。かつてはカテーテル電極を心臓内に挿入するヒス束心電図として開発されたが，患者への侵襲が大きいことなどから，体表面から測定する方法が確立されたという。

通常の心電図では測定できない微弱な電位変化を計測したり，通常の心電図では特定できない房室ブロックの障害部位を調べることなどができる。

体表面ペーシング法
緊急の徐脈や心停止に対して，胸部に電極を貼って心筋を刺激し，心臓の脈を造り出して心拍数を増加させる処置方法。

大伏在静脈 （だいふくざいじょうみゃく）
大腿の付根から出る表在血管。弁不全が生じて大伏在静脈が逆流すると，下肢静脈瘤の原因になると言われている。

タイムアウト
手術時の麻酔導入前に執刀医・麻酔医・看護師等が一斉に手を止めて，患者の氏名・カルテ番号・生年月日・血液型，術式，手術部位等の確認を行い，手術における事故を防止する取組み。

手術前だけでなく，術中においてもタイムアウトを行い，ガーゼや手術機器などの体内異物残存防止を図る場合もある。

ダイレーター
「拡張」を意味する医療用語。多くの場合，カテーテルを血管に挿入する際に，血管壁の刺入口を拡張することを目的として使用する医療材料を指す。主に，血管造影用カテーテルや血管内手術用カテーテルなど，検査や治療で使用する血管カテーテルの挿入補助のために使用する。

ダ・ヴィンチ

アメリカで開発された手術支援ロボット「ダ・ヴィンチ・サージカルシステム」の略称。4本のアームの先端には手術器具や内視鏡カメラが取り付けられ、執刀医は、手術台から離れた場所にある遠隔操作装置で、モニターを見ながら器具を操作する。手術部位を自由な角度から立体画像で見ることが可能、人間の手指ではむずかしい微細な作業が可能、出血量が少ない——等の利点があり、安全性が高いという。

先進諸国で普及が進み、2018年3月末現在アジアで579台が導入され、そのうち半数以上を日本が占めている。全世界では4528台。2008年12月に高度医療として承認された「根治的前立腺全摘除術における内視鏡下手術用ロボット支援（前立腺がんに係るものに限る）」や、2009年8月に先進医療として承認された「内視鏡下手術用ロボットを用いた冠動脈バイパス手術」等で使用されている。

2012年診療報酬改定で、前立腺がんに対する手術に初めて保険適用となり、2016年改定では、腎臓がんに対する手術にも保険適用が認められた。

さらに2018年診療報酬改定では、「胸腔鏡下縦隔悪性腫瘍手術」など12項目が保険適用となった。

ダウン症候群

染色体異常として最初に発見された疾患。21番目の染色体が3個ある。染色体異常のなかでは最も頻度が高く、約700人に1人の割合で出生するという。母親の高齢出産との関連性が指摘されている。

中程度の知的障害以外の身体的特徴は、短躯、短頭、手指の異常、耳介変形、顔面扁平などが挙げられ、約4割が先天性心疾患を伴う。

ダグラス窩（か）穿刺

ダグラス窩とは直腸子宮窩とも呼ばれ、子宮と直腸とのすき間のこと。ダグラス窩は立位でも背臥位でも腹腔内の最下部に位置するため、血液や腹水、膿などの異物が貯留しやすい。そのため、女性において下腹部および骨盤内部に痛みがある場合や、子宮内膜症、子宮外妊娠、卵巣出血による腹腔内出血などを疑う場合に、ダグラス窩を細長い針で穿刺して異常な液体や内容物がないかを調べる検査が、ダグラス窩穿刺である。

多系統萎縮症

自律神経系、小脳系、錐体外路系など多くの神経系統に萎縮が生じた疾患の総称で、指定難病の一つ。従来、オリーブ橋小脳萎縮症、線条体黒質変性症、シャイ・ドレーガー症候群などと個別に分類されていた疾患が病理学的に同一疾患であり、オリーブ、橋、小脳、綿条体、黒質、自律神経系での病変分布によって臨床像が異なるものとされ、3つの疾患を「多系統萎縮症」と総称するようになった。

各疾患は中年以降に発症する。オリーブ橋小脳萎縮症の初期症状は小脳性運動失調で、次いでパーキンソニズム、排尿障害や起立性低血圧の自律神経症状が現れる。線条体黒質変性症はパーキンソン病様で発症し、やがて自律神経症候や運動失調が加わる。シャイ・ドレーガー症候群は、起立性低血圧、排尿障害、男性は陰茎萎縮を中心とした自律神経症状が現れる。

多剤耐性アシネトバクター

アシネトバクターは、土壌や河川水などの自然環境中に生息する環境菌である。健康なヒトの皮膚から見つかることもある無害の菌だが、免疫力や体力が低下した患者に対しては肺炎や敗血症等の様々な感染症を引き起こすことがある。多剤耐性アシネトバクターと

は、ほとんどの抗菌薬が効かなくなっている菌であり、日本では、カルバペネム系、フルオロキノロン系、アミノグリコシド系の抗菌薬すべてに耐性を示す株とされている。

2010年、日本の大学病院で多剤耐性アシネトバクターの院内感染が発生し、うち何名かはその感染が原因で死亡した可能性があることが公表された。

多剤耐性結核

治療薬に対して抵抗性をもった結核のこと。主な原因として、不規則な薬の服用、治療の中断が挙げられる。

多剤耐性緑膿菌

抗菌活性（抗菌効果）をもつ薬剤に対して耐性（感受性の喪失）のある緑膿菌（multiple-drug-resistant *Pseudomonas aeruginosa*：MDRP）。緑膿菌は化膿性炎症を起こし、菌交代症・院内感染・日和見感染の原因となる常在菌で、1980年代後半から増加している。

健常者にはほとんど影響を与えないが、免疫力が低下した高齢者などが感染すると敗血症や肺炎等を発症させ、死に至らしめることもある。

病院内でMDRPの院内感染が発生した場合、感染者を個別に管理し、手洗いや消毒、手袋の着用など接触感染予防策のさらなる徹底が必要となる。

多剤投与

多種類の薬剤を投与すること。診療報酬上では、1回の処方で7種類以上の内服薬を投与した場合、外来の処方に限り、薬剤の点数を100分の90で算定する。1種類の単位は、錠剤・カプセル剤および散剤・顆粒剤・液剤については1銘柄ごと。また、散剤・顆粒剤・液剤を混合して服用できるように調剤した場合は1種類と数える。さらに、服用方法によって所定単位当たりの薬剤価格が205円（20点）以下の場合は1種類と数える。

近年、医療費高騰の要因の一つとして多剤投与による薬剤費高騰が挙げられ、問題視されている。

ダサチニブ水和物

白血病においてはチロシンキナーゼという酵素の働きが異常に高まっているため、そのチロシンキナーゼを阻害することで白血病細胞の増殖を抑える分子標的薬（商品名：スプリセル）。慢性骨髄性白血病、再発または難治性のフィラデルフィア染色体陽性急性リンパ性白血病の治療に用いられる。

DPCでは「手術・処置等2」に本剤が設定されている区分がある（2018年4月現在）。

多数該当

高額療養費の支給が、同一世帯で直近12カ月の間に4回以上該当すること。4回目以降の自己負担限度額が軽減され、その額は世帯収入によって異なる。また、医療費が一定額を超えたときに上位所得者などに課せられる1％加算はなくなる。

タスクシフティング

タスクシフティングとは、医行為の一部の他職種への委譲のこと。厚労省の「新たな医療の在り方を踏まえた医師・看護師等の働き方ビジョン検討会」は2017年4月の報告書で、医師と他の医療職間の「タスク・シフティング（業務の移管）／タスク・シェアリング（業務の共同化）」を提言した。具体的には、新たな「診療看護師」の養成や、薬剤師による調剤業務の効率化、フィジシャン・アシスタント（PA）の創設などを盛り込んだ。

タスクフォース（TF）

特定の目的のために一時的に編成される組織のこ

と。2012年7月の厚労省医療イノベーション推進本部の会合では，政府の「医療イノベーション5カ年計画」に盛り込まれた癌医療のタスクフォース（癌治療薬の創出）と，再生医療のタスクフォースがそれぞれ設置された。癌医療のタスクフォースでは，ゲノム解析等の基盤整備を行ったうえで創薬の研究事業の推進等を行い，再生医療のタスクフォースでは，再生医療製品関連の薬事規制の見直し・仕組みの構築を行った。

唾石（だせき）

唾液腺内部や唾液を分泌する管内に発生する結石のこと。唾石ができて，唾液腺が詰まってしまう疾患を唾石症という。根治させるには外科的な手術が必要である。

多胎妊娠

2人以上の胎児を同時に胎内に有する妊娠のこと。自然妊娠における頻度は，日本では比較的少なく，双胎は120回の分娩に1回（海外では80回に1回），品胎は120^2回に1回（同80^2回に1回）くらいである。ただ最近は排卵誘発剤の使用で発生頻度が高くなっている。

多卵性多胎，一卵性多胎とあり，多卵性多胎は同時に2個以上の卵が排卵して同時に受精する場合であり，一卵性多胎は1個の受精卵から2個以上の胚芽が発生する場合である。多卵性多胎は母系遺伝だが，一卵性多胎に遺伝関係はない。

立入検査

医療法第25条に基づき，病院が各法令に規定された人員と構造設備をもち，適正な管理を行っているかどうか，病院に立ち入って行う検査。すべての病院を対象に，原則年1回実施する。

都道府県知事等が任命した医療監視員が病院に赴き，検査基準・構造設備基準に基づいて検査・判定を行う。不適合事項があるときは，病院開設者・管理者に対して通知し，改善計画書の提出など改善に必要な指導が行われる。

脱水

何らかの原因のために，身体の水分が欠乏した状態。電解質の喪失を伴うため，体液中の水分との割合でみたとき，水分喪失のほうが高い場合を高張性脱水，電解質喪失のほうが高い場合を低張性脱水，同じ割合で喪失する場合を等張性脱水と呼ぶ。

水分平衡における1～2％の変動は，病的状態や死を招き得る。

脱毛症

発毛が悪く毛髪がまばらになるか，一度生えた毛髪が脱落した状態。

先天性のものと後天性のものがある。先天性のものは，外胚葉形成異常症の部分現象としてみられる。後天性のものには円形脱毛症，壮年性脱毛症などがある。また全身性エリテマトーデスのように全身性疾患に伴うもの，梅毒性・らい性のもの等もある。

近年，男性型脱毛症についてはAGA（androgenetic alopecia）という呼称が使われることがある。

立替払い制度（自動車損害賠償保障制度）

自賠責保険により補償されない，ひき逃げ，無保険車による事故の被害者に対して政府が自賠責保険と同様の給付を行う政府保障事業の制度の1つ。無保険車の場合，政府は被害者に支払った金額を後日加害者に対し請求する。

建値（たてね）制度

医薬品流通において採用されている価格設定の制度。メーカーが仕切り価格体系を設定し，卸売り価格

や小売り価格は市場での自由な価格形成に委ねる。

従来，メーカーと卸業者との間でリベートや値引き補償などが慣行となり，価格形成の歪みや市場の不透明化などが生じていたため，医薬品流通近代化協議会の提言を受け，1992年に改革が行われ導入された。

他動運動

身体の特定部位を第三者や機械などの外力によって動かすこと。麻痺などで随意的に筋収縮が行われない場合，筋力が著しく低下している場合，外傷後・術後などの場合の関節可動域の維持・拡大，拘縮予防を目的として行う。なお，患者が自らの力で動かすことは自動運動という。

多発外傷

身体を頭部・頸部・胸部・腹部・骨盤・四肢等に区分した場合に，複数の身体区分に重度の損傷が及んだ状態。重症度を定量化する指標として，各身体部位の解剖学的損傷の程度で評価するAIS（abbreviated injury score）があり，一般的に，AIS3以上が複数区分にある場合を「多発外傷」と呼ぶ。

多発性筋炎

横紋筋に炎症が起きる膠原病の一種で，皮膚症状のないものを多発性筋炎（PM）と呼び，皮膚症状のあるものを皮膚筋炎（DM）と呼ぶ。筋肉だけでなく，肺，関節，心臓，消化管など，他の臓器障害を合併することもある。原因不明の特発性の炎症性筋疾患であり，筋繊維に対する細胞障害性T細胞を認める自己免疫疾患と考えられている。指定難病の一つ。

多発性硬化症

中枢神経系（脳）の炎症性脱髄疾患であり（multiple sclerosis：MS），神経難病の一つ。視力障害，複視，小脳失調，四肢麻痺，感覚障害，膀胱直腸障害，歩行障害等の症状を呈するが，人によって症状に違いはあり，経過も様々である。大部分は急性発症し，再発や寛解を繰り返すため長期治療を要する。原因は明らかではないが，発病や再発は感染症，過労，ストレス，出産後等に多くみられる。

若年成人に多く，欧米では人口10万人当たりの有病率（患者数）は50人前後で推移するが，日本では8，9人程度で，比較的稀である。指定難病の一つ。

ダブルコーディング

ICD-10における二重分類の通称。原疾患に†マークを付し，症状発現に＊マークを付す（例：結核性髄膜炎 A17.0† G01＊など）。

ダブルバルーン内視鏡

小腸内視鏡検査等で用いられる内視鏡。内視鏡とオーバーチューブが二重構造になっており，それぞれの先端に付いたバルーンを交互に膨らませて，一方が小腸腸壁への固定を行い，他方を前進させることを繰り返し，小腸全域を視覚化できる。ダブルバルーン内視鏡による経口的または経肛門的アプローチによって，内視鏡下生検法や内視鏡的止血術，狭窄部拡張術，ポリペクトミー等の内視鏡下手術が可能となった。

ダブルルーメン・カテーテル

ルーメンとは管腔のことであり，ダブルルーメン・カテーテルとは，1本のカテーテル内が2つの内腔に分けられた構造のもの。例えば血液透析用カテーテルならば，一つの内腔で脱血，もう一つの内腔で返血を行うという，複数の処置をカテーテル1本で行うことが可能となる。中心静脈用，胃管用，血液透析用などがある。

3腔構造のトリプルルーメン・カテーテルも含め，複数の管腔構造をもつカテーテルをマルチルーメン・

た行

たせ－たふ

カテーテルと呼ぶこともある。

ターミナル患者

数週間から数カ月のうちに死亡が予想される，治癒の可能性のない終末期患者のこと。

ターミナルケア

末期医療。患者が死を迎えるまで人間らしく生きることを援助する医療。身体的疼痛のコントロールだけでなく，死と直面していることによる恐怖，不安，家族への人格的援助も含む。

日本にもターミナルケア施設としてホスピスが設置されているが，病名告知と予後の告知が一般的でないため欧米ほどは普及していない。また，緩和ケア病棟や緩和ケアチームという名称で末期患者のターミナルケアを行う医療機関は増加傾向にある。しかし，まだその数が十分ではないと指摘する意見もある。

ターミナル・ディジット方式

カルテ管理方式の一つで，患者ID番号の下2桁が同じカルテを集めてブロックを作り，整理する方式。1患者1ファイルが前提になる。

例えば，876番のカルテなら，76のブロックを探し，百の位が8のファイルを取り出せばよい。各数字（ディジット）に色を与えてフォルダーを作り，色別に整理することで視覚的に効率化を図るファイリング法もある。

タミフル

インフルエンザ治療薬の一つである**オセルタミビル**の商品名。発症後48時間以内に服用すると，A型およびB型インフルエンザウイルスに対して増殖を抑制する効果がある。鳥インフルエンザもA型のため効果が見込まれているが，C型には効果がない。

日本では2000年に承認，2001年2月に保険適用となったが（予防薬としては適用外），2005年以降，タミフル服用者の異常行動等による死亡例が報告されたことで，社会問題となった。

2007年2月，厚生労働省は，未成年のインフルエンザ患者に異常行動がみられることがあるとして，特に未成年者が自宅療養する場合，タミフル処方の有無にかかわらず，高熱発症後少なくとも2日間は1人にしないことを保護者に説明するよう，都道府県や日本医師会に対して注意文書を通知。さらに，その3週間後，輸入販売元に対し，「10歳以上の未成年者の患者に，原則として使用を差し控えること」と添付文書の警告欄に書き加え，医療関係者に緊急安全情報を出して注意喚起するよう指示した。

ダーモスコピー

皮膚腫瘍や黒子などの色素病変を見るときに，ダーモスコープと呼ばれる特殊な拡大鏡を用いて，詳細に観察する検査のこと。皮膚癌，黒子などの鑑別に有用とされている。

ダルベポエチン製剤

一般名ダルベポエチンアルファ。持続型赤血球造血刺激因子製剤であり，腎性貧血治療薬として保存期慢性腎臓病から透析期までの腎性貧血の患者の貧血症状の改善を目的に使用される。

単回使用医療機器（SUD）

1回の使用の後，廃棄することを意図して製造された医療機器。SUD（Single-Use Device）と略称される。構造が複雑で完全な洗浄が不可能な機器などがSUDとして販売される。

SUDの使用には，使い捨てによる効率性向上や安全性確保に要する労力削減などの利点がある。一方で，コスト削減や資源の有効利用の観点からSUDを

院内滅菌後に再使用する施設もあり，安全性や性能保証，感染などのリスクが指摘されてきた。

海外で，院内滅菌ではなく，医療機器企業がSUDを新製品と同等の状態まで復元する再製造が進んでいることなどを受け，厚労省は，SUD再製造品に関する指針の策定に向けた検討を進めている。

胆管

肝臓でつくられた胆汁を十二指腸へ運ぶ管状のもの。上部胆管，中部胆管，下部胆管に区分される。

胆管炎

何らかの原因で胆管内で細菌が異常増殖し，胆管閉塞によりその内圧が上昇したときに起こる胆管系の急性細菌性炎症。総胆管結石や良性胆道狭窄に多いが，ときに総胆管下部，膵頭部に悪性腫瘍が存在する場合に発生する。胆道消化管吻合術後にも発生しやすい。

短期滞在手術等基本料

短期滞在手術（検査）を行うための環境や，術前・術後管理および定期的な検査，画像診断等を包括的に評価した基本診療料。2000年度診療報酬改定で新設された。当該基本料には滞在時間によって，1（日帰り手術），2（1泊2日入院による手術），3（4泊5日までの入院による手術）の区分があり，それぞれ施設基準・包括項目・対象手術（検査）が定められている。

短期入所生活介護

短期入所サービス（ショートステイ）の一つ。要支援・要介護者が特別養護老人ホームや介護老人保健施設に短期間入所して，入浴・食事・排泄等の生活介護や機能訓練を受ける居宅サービス。家族が病気や休養などで一時的に介護できない場合などに利用される。

短期入所療養介護

短期入所サービス（ショートステイ）の一つ。要支援・要介護者が介護老人保健施設や介護療養型医療施設に短期間入所して，必要な医療・看護の管理のもとで機能訓練や生活介護を受ける居宅サービス。

短期被保険者証

特別な事情がないにもかかわらず，国民健康保険料（税）を滞納した場合に，通常の被保険者証（有効期限1年間）から切り替えられる短期の被保険者証。有効期限は数カ月単位で（3カ月証，6カ月証等），被保険者の滞納状況に応じて交付される。保険給付は受けられるが，期限が切れる前に更新の手続きを取る必要がある。

保険料を1年以上滞納すると，自治体の判断で被保険者資格証明書に変更される。負担割合は通常と同じであるが，医療費をいったん全額支払う必要がある。

なお，保険料の完納など保険者が定めた要件を満たせば，通常の被保険者証に戻すことができる。

短時間正職員

従来型パートタイマーと違う無期の雇用契約で，処遇はフルタイム正職員に準じる雇用制度。厚労省が，ワーク・ライフ・バランス実現の一つとして短時間正社（職）員制度の導入支援を進めている〔→**ワーク・ライフ・バランス**〕。医療分野では日本看護協会が，看護職員の定着・確保策として看護職に短時間正職員制度の導入を呼びかけ，実際に導入した医療機関も増えている。

厚労省は従来，短時間正職員への社会保険適用について，「適用事業所と常用的使用関係にあれば認められる」と説明していた。2009年6月に発出された通知では，①労働契約，就業規則等に短時間正職員に係る規定がある，②期間の定めのない労働契約が締結されている——など，適用要件の明確化が行われている。

胆汁 (たんじゅう)

肝臓でコレステロールから生成される分泌液。総肝管を通って胆嚢で一時的に貯蔵・濃縮され，食物摂取時に十二指腸へ送り出される。胆汁の主な成分は，胆汁酸，胆汁色素（ビリルビンなど），無機塩である。

脂肪分の多い食物の場合，そのなかに含まれるアミノ酸，脂肪酸の刺激によって十二指腸，空腸から消化管ホルモンが分泌され，これが胆嚢の平滑筋を収縮させて胆汁を絞り出し，脂肪分の消化を促進する。

胆汁酸

胆汁の主成分であり，脂肪分の消化・吸収を助ける物質。

小腸に流れ込んだ胆汁中の胆汁酸の大部分は，下流小腸の腸壁から血液中に再吸収される。肝臓は，この胆汁酸を血液から抽出して胆汁中に再分泌する。このサイクルを繰り返しても吸収されない少量の胆汁酸は，大腸に流れて分解され，大腸でも再吸収されるが，残りは便で排出される。そのため胆汁酸は，血液中には微量にしか存在しない。

そこで，血液中の胆汁酸を測定することで疾患を予測できる。胆汁酸の値が高い場合は，肝細胞による胆汁酸の吸収が低下しており，肝細胞障害（肝炎等）や肝内外シャントなどが考えられる。胆汁酸の値が低い場合は，腸壁での吸収障害が考えられる。

単純撮影

特別な技術，装置，器具，造影剤などを用いないで行う一般的なエックス線撮影法のこと（**エックス線単純撮影**）。胸部，腹部，頭部，四肢など，人体各部に対して行われる。

空気・脂肪・軟部組織・骨組織などのＸ線透過度の違いによって体内構造が描かれるが，血管や消化管などは周囲とＸ線透過度の差がなく単純撮影では構造がわからないので，造影撮影などが行われる。

弾性ストッキング

特殊な編込みで足を強く圧迫するように作られているストッキング。むくみやだるさなどの症状の軽減，静脈瘤悪化の防止のために使用される。静脈血栓症やリンパ浮腫の患者にも使用されるが，完治させるには手術が必要。

胆石症

胆嚢または胆管内に，石のような固形物（胆石）が生じる疾患。胆石は胆汁成分を主成分とすることが多く，コレステロール系とビリルビン系に大別される。胆石の70％がコレステロール系とされる。男性より女性に多く，発症率は年齢と比例する。

症状は，腹痛，黄疸，発熱，悪心，嘔吐などである。特に，右上腹部に起こる激しい痙攣発作性の痛みは疝痛と呼ばれ，胆石症の特徴である。無症候性胆嚢結石に対しては，胆石溶解剤の投与で十分であるが，胆管結石，症状を繰り返す胆石症に対しては，外科的治療が必要となる（腹腔鏡下胆嚢摘出術など）。

担送患者

自分自身では移動が困難で，担架，車椅子，ストレッチャーなどによる搬送が必要な患者。

断層撮影

目的部位の断面（断層）のみを明瞭に描出して撮影する方法（tomography）。CTやMRIは断層撮影が基本である。

炭疽菌 (たんそきん)

炭疽（炭疽症）の病原菌（*Bacillus anthracis*）。土壌中の常在細菌であり（グラム陽性桿菌），家畜やヒトに感染して炭疽（症）を発症させる。感染すると高熱や悪寒などの症状が出て，重症化すると急性の呼吸不全などで死に至る。感染経路から，肺炭疽，皮膚炭疽，腸炭疽に分類される。皮膚炭疽では感染部位が黒くなるため，この名が付いた。

感染初期にペニシリン系抗生物質を大量投与すれば治療でき，炭疽症を適応とする合成抗菌薬も販売されている。ただし，放置すれば肺炭疽の場合ほぼ確実に死に至る。予防ワクチンはあるが，国内では製造許可が出ておらず，備蓄はない。

団体保険

企業，官公庁，協同組合などの同一職域，集団を対象として，一括して契約する生命保険。種類としては，団体定期保険，団体養老保険，団体信用生命保険などがあり，事業主や代表者が契約者となる。個人で加入する生命保険と比較すると，加入時は無審査，保険料は低廉——などの特徴がある。

短腸症候群

小腸切除など何らかの理由で小腸を広範囲に失った結果，栄養物を吸収する腸管上皮の吸収面積が減少し，水分，電解質，主要栄養素，微量元素，ビタミンなどの吸収が障害された吸収不良症候群のこと。クローン病，上腸間膜血栓，イレウス，放射線腸炎，小腸の悪性腫瘍，腸捻転，先天異常症などで小腸の広範囲を切除した場合などに発症する。

胆道

肝臓で作られた胆汁が通る全経路のこと。胆管，胆嚢，十二指腸乳頭部に区分される。

胆道胆管ドレナージ

胆汁排出のため，胆道胆管のドレナージを行うもの。経皮的な外瘻造設術による場合と，開腹胆石手術等の手術時に設置した外瘻を利用する場合，経鼻内視鏡法による内瘻設置による場合がある。

胆道ファイバースコピー

胆嚢からつながる胆嚢管のなかを観察する内視鏡検査。適応疾患は胆道がん，胆管結石等である。開腹して胆管を露出，総胆管を小切開し，そこから胆道ファイバースコープを挿入する。胆管内部に生理食塩水を送り胆管を拡張すると同時に，きれいにして観察しやすくする。また，同時に結石の除去，組織採取，撮影なども可能である。

胆嚢 (たんのう)

胆汁の濃縮と貯蔵を行う洋梨型の器官で，肝臓の下面に付着している。頸部，体部，底部に分けられ，頸部は胆管と結合して胆嚢管になる。

肝臓から送られた胆汁の水分や塩分を吸収し，1/5から1/10に濃縮させた胆汁を，食物摂取時に十二指腸へ分泌する。

胆嚢に関する疾患としては，胆石症，胆嚢炎，胆嚢がん等がある。

蛋白分画 (たんぱくぶんかく)

血清，血漿，尿中の蛋白の異常を把握するため，各蛋白を分子量，電気泳動度，抗原性などによって分離測定する検査。

ヒト血清中の蛋白成分は100種類以上から構成され，その機能や性状はそれぞれの成分によって異なる。一般に血清総蛋白量の変動には，量的に多いアルブミンや免疫グロブリンの増減が大きく影響し，他の各成分が影響を及ぼすことは少ない。

た行

たん―たん

ち

チアノーゼ

動脈血酸素飽和度が低下し，還元ヘモグロビンが増加して唇・爪・指先などの皮膚や粘膜が青くなる状態。

中心性と末梢性に大別され，前者は重症肺機能不全，ヘモグロビン異常，先天性心疾患の際にみられ，後者は心拍出量減少，寒冷刺激などの際にみられる。

地域一般入院基本料

2018年度診療報酬改定において，7対1〜15対1の一般病棟入院基本料が「急性期一般入院基本料」と「地域一般入院基本料」に再編・統合された。地域一般入院基本料は，従来の13対1・15対1に相当する。

地域一般病棟

2001年，四病院団体協議会に設置された「高齢者医療制度・医療保険制度検討委員会」の報告書「今後の高齢者医療のあり方」の中で初めて発表された名称。

当時の「高齢者医療制度改革」の議論では，保険制度や財源論が主体になっていたなかで，地域医療をより全人的かつ効率的に提供するために「地域医療一般病棟」という概念が必要である――と提唱された。

地域医療計画

医療資源の有効活用と適正配置，医療機関同士の連携など，二次医療圏を単位に地域の医療供給体制を体系的に整備するため，都道府県に作成が義務付けられた計画。1985年の第一次医療法改正で定められた。

計画には，医療圏の設定，基準病床数の算定，地域医療支援病院や療養病床の整備目標などの事項を記載する。

地域医療構想

2014年度に開始された「病床機能報告制度」（医療機関が病床機能等を都道府県に報告する制度）をもとに，都道府県が，2025年の医療需要と病床の必要量について，「高度急性期」「急性期」「回復期」「慢性期」の4機能ごとに推計し，それに基づいて地域の需要に適した病床数や医療機能を配分するもの。

地域医療構想アドバイザー

地域医療構想調整会議の活性化のため，同会議に出席して地域医療構想の進め方について助言を行う。都道府県が医師会と協議して推薦し，厚生労働省が選定する。一つの都道府県で複数人を選定することも可能とされた。

選定用件は，①地域医療構想や医療計画などの制度を理解している，②医療政策，病院経営に関する知見を有する，③各種統計，病床機能報告などに基づくアセスメントができる――ことなどで，大学の公衆衛生学の教員等が想定されている。

地域医療構想区域

地域医療構想を策定する単位。地域医療連携推進法人として都道府県知事から認定を受ける場合に定める必要がある。地域医療連携推進法人の傘下の法人がこの区域内で病床再編を行う場合，病床過剰地域でも病床の融通などが認められる。

地域医療構想策定ガイドライン

2015年3月に取りまとめられた地域医療構想の指針。地域医療構想の策定，策定後の取組み，病床機能報告制度の公表の仕方――の3つの柱で構成されている。構想策定プロセスとして8段階の工程がフローチャートで示されている。

地域医療構想策定支援ツール

厚労省が，各都道府県の地域医療構想づくりを後押しするために開発した支援ツール。2025年の医療需要や必要病床数などを算出するDVD媒体のソフトウェアで，2015年6月に各都道府県に配布された。

支援ツールは，①医療機能ごとの医療需要と必要病床数，②主要疾患別の医療需要，③患者流出入――を推計できるのが特徴。2013年度のDPCデータとNDBのレセプトデータに加え，労災医療や分娩など公費医療の内容も反映させた患者の動向等が把握できるようになる。

地域医療構想調整会議

「地域医療構想」の実現に向けた，医療関係者による「協議の場」の名称。各都道府県が策定する「地域医療構想」の構想区域単位で設置することを原則とする。

調整会議では，①高度急性期，②急性期，③回復期，④慢性期――の4つの医療機能について，構想区域ごとに必要病床数などを定めるほか，「病床機能報告制度の情報共有」「地域包括ケアや人材の確保，診療科ごとの連携などビジョン達成の推進」等を協議する。協議がまとまらなかった場合は，都道府県知事の権限で過剰な病床機能への転換中止，休眠病床削減を要請できる。

協議された内容や結果は原則公開されるが，患者情報や医療機関の経営情報を扱う場合などは非公開とされる。

地域医療再生計画

二次医療圏または三次医療圏単位で，医療機能の強化や医師確保の施策など地域における医療課題を改善させる目的で都道府県が策定する計画。国からの地域医療再生臨時特例交付金に基づき都道府県に設置された地域医療再生基金を活用して，各都道府県が計画に定められた事業施策を実施する。

地域医療支援センター

厚生労働省は，地域医療確保推進事業の一つとして，医師不足の医療機関に医師の派遣等を行う「地域医療支援センター」の整備事業を，2011年度から実施している。

実施主体は都道府県であり，同センターを設置する中核病院（大学病院や県立病院等）に若手の医師などをプールし，キャリア形成を支援しながら地域の医療機関へ医師を配置する。また，専任の実働部隊として，医療の現状に詳しい専任医師（臨床医兼任）や専従事務職員を配置し，地域の実情を個々の病院レベルで分析しながら医師の地域偏在の解消に取り組む，などとしている。

地域医療支援病院

地域医療の中核機能を担う医療機関として，所在地の都道府県知事の承認を得た病院。1998年の医療法改正によって，従来の総合病院に代わって規定されたことで，初期医療はかかりつけ医，かかりつけ医で対応できない医療は地域医療支援病院，高度で専門的な医療は特定機能病院が担うというように，それぞれが機能別に連携する体制の整備が図られた。

承認要件（医療法第4条）は以下のとおり。

(1)他の医療機関から紹介された患者に対する医療の提供

①紹介率80％以上（65％以上で承認後，2年間で80％に達することが見込まれる場合も含む），②紹介率65％以上かつ逆紹介率40％以上，③紹介率50％以上

かつ逆紹介率70％以上。

(2)共同利用の実施（開放型病床，高度医療機器等）。

(3)24時間体制での救急医療の提供。

(4)地域の医療従事者に対する研修。

(5)病院規模が200床以上（病床の種別を問わない）。

(6)必要条件を満たした施設等の保有（集中治療室，病理解剖室，研究室，図書室，救急または患者輸送用自動車ほか）。

2007年4月から，管理者の義務の見直し，都道府県知事による業務報告の公表の制度化が追加された。前者は，在宅医療の支援を具体化し，在宅医療の提供の推進に必要な支援を行うこと。後者は，地域医療支援病院の承認要件が適切に遵守されているか（住民によるチェック機能），毎年10月に提出される業務報告について，都道府県知事が公表する。

地域医療指数

DPCにおける機能評価係数Ⅱの一つ。地域医療で求められている役割の貢献度を，体制評価指数という計10項目で評価するほか，地域の患者を実際に受け入れ診療している割合（シェア）を定量評価指数として評価する。

体制評価指数の計10項目とは，①脳卒中地域連携，②がん地域連携，③地域がん登録，④救急医療，⑤災害時における医療，⑥へき地の医療，⑦周産期医療，⑧がん診療連携拠点病院，⑨24時間 t-PA 体制，⑩EMIS（広域災害・救急医療情報システム）。

地域医療情報システム

地域の特性に応じて地域医療の整備・充実を図るため，情報通信ネットワーク技術を用いて構築した医療供給体制。

医療機関の救急体制や地域の感染症サーベイランスなどの医療情報をコンピュータに蓄積し，急患が発生したときに的確・迅速に対応できるような「救急医療情報システム」，へき地医療従事者と地域の中核病院を結んで遠隔医療などを行う「へき地医療情報システム」，各種の保健医療施設で発生した住民の検査・健診結果や医療情報を集約し，住民サービスとして還元する「健康管理情報システム」——などがある。

地域医療振興債

医療機関の直接金融による資金調達方法である**医療機関債**の一つ。病棟建設や改築，医療設備の導入の資金調達に目的を限定した，50人未満対象の少人数私募債方式の病院債。日本医療法人協会の「医療法人資金調達研究会」が基準をまとめ，2004年以降いくつかの医療法人で導入されている。私募債とは，50名未満の特定少数の投資家に買取りを依頼する方式（公募債は証券会社を通して広く募集する方式）。

債権発行した病院は，毎月一定額の元本・利息を分割返済する必要はなく，償還期限まで設備投資資金として活用できるが，債務者として経営方針や財務内容を債権者に説明する義務がある。債権購入者は病院経営に対する提言が可能となることから，地域医療への貢献を目的とした社会的責任投資の側面も大きい。

なお，厚生労働省より「医療機関債発行のガイドライン」（2004年10月通知）が公表されている。〔→**医療機関債**〕

地域医療連携推進法人

病院などを運営する複数の法人が参加して，地域の医療機関相互間の機能の分担・連携を推進し，質の高い医療を効率的に提供するために設立された法人。2015年の医療法改正により制度が設立，2017年より施行された。この法人を通じて医薬品や機器の共同購入，教育研修の共同化，職員派遣や資金融通などに取り組むことができる。

地域医療を守る条例

宮崎県延岡市が，地域医療崩壊を防ぐために市や市民等に責務を課した条例で，2009年9月定例市議会において可決された。地域医療に関して市町村レベルで市民等の責務を明文化した条例は全国初。地域の中核病院から勤務医が大量退職するなど，地域医療に危機感を強めた市と市民によって，制定実現に至った。

条例の第1条では，市・市民・医療機関が果たすべき責務・施策等を定めることで地域医療を守るという目的を定め，第4条「市民の責務」では，①かかりつけ医をもつよう努める，②診療時間内にかかりつけ医を受診し，安易な夜間・休日の受診を控えるよう努める，③医療の担い手に信頼と感謝の気持ちをもって受診する——と定めている。

地域活性化総合特区

「新成長戦略」実現のため，2011年に内閣府が設けた総合特区制度の一つ。総合特区制度には「地域活性化総合特区」と「国際戦略総合特区」の2種類がある。

「地域活性化総合特区」は地域資源を最大限に活用した取組みによって地域活性化・地域力向上を目指すもので，防災・減災，医療・介護・福祉，教育・子育て等の分野で，地域の課題解決，コミュニティの再生を目指す。医療関連の特区としては，「つくば国際戦略総合特区（茨城県，つくば市）」や，「京浜臨海部ライフイノベーション国際戦略総合特区（神奈川県，横浜市，川崎市）」などがある。

地域がん診療連携拠点病院

→ **がん診療連携拠点病院**

地域がん登録

都道府県単位で，癌患者の情報を収集して登録する制度。癌の実態を把握し対策するために，死亡数，罹患数，生存率等を調査する。

地域拠点薬局

がん患者等の在宅医療を推進するため，高い無菌性が求められる注射薬や輸液などを調剤できる地域の薬局のこと。在宅医療推進のために2012年度に厚労省が実施したモデル事業「在宅医療提供拠点薬局整備事業費」においてこの名称が使用された。

具体的には，地域拠点薬局の無菌調剤室の共同利用体制を構築することを目的とし，地域拠点薬局にクリーンベンチ等を備えたクリーンルームを設置するための費用助成などが行われた。

地域ケア会議

地域包括支援センターまたは市町村主催の，高齢者個人に対する支援の充実とそれを支える社会基盤の整備を同時に進めていく「地域包括ケアシステム」の実現に向けた会議のこと。厚生労働省では，地域包括ケアシステムの実現に向けて，第6期介護保険事業計画に位置付けている。

地域ケア整備構想

介護療養型医療施設の廃止など療養病床再編後の地域ケアサービス体制を定める整備構想。厚生労働省が整備指針を策定し，その指針のもと都道府県が整備構想を策定する。

具体的には，①地域ケアの整備方針，②地域のサービスニーズ，③各サービスの利用見込み量，④療養病床の転換——などの内容を盛り込み，療養病床再編の年次計画と再編後の地域ケアサービス体制の構想をまとめる。これによって療養病床再編のための具体的な手順が示され，医療・介護を横断して必要なサービス

量の算定方法が提示されることになる。

地域公益活動

2016年に成立した社会福祉法等の一部改正法により，社会福祉法人に新たに義務づけられた要件。

「地域公益活動」とは，「無料または低額な料金により行う公益事業」であり，①社会福祉を目的とする，②地域におけるニーズがある，③公的制度による給付の対象となっていない——の３要件を充たすものと定義される。

地域包括ケアシステム

「団塊の世代が75歳以上となる2025年を目途に，重度の要介護状態となっても住み慣れた地域で自分らしい暮らしを人生の最後まで続けることができるよう，住まい・医療・介護・予防・生活支援が一体的に提供される」（厚生労働省）地域の包括的な支援・サービス提供体制のこと。おおむね30分以内に必要なサービスが提供される日常生活圏域（具体的には中学校区）が単位として想定されている。「保険者である市町村や都道府県が，地域の自主性や主体性に基づき，地域の特性に応じて作り上げていくことが必要」（厚生労働省）としている。

都道府県が策定する「地域医療構想」に基づいて，急性期病床から回復期，慢性期病床を経て，在宅，介護へ送られてくる患者のキュアとケアを，地方自治体の責任と患者・家族の自助努力によって賄うことを目指すもの。

地域包括ケア病棟入院料

急性期治療を経過した患者および在宅において療養を行っている患者の受入れ，患者の在宅復帰支援等の機能を有し，地域包括ケアシステムを支える役割をもつ病棟・病室で算定する特定入院料。

地域包括支援センター

地域住民に対して，心身健康の維持，保健・福祉・医療の向上，生活向上のための支援などを包括的に担う中核機関。保健師，社会福祉士，ケアマネジャーなどが連携して，介護予防，総合相談支援，権利擁護，包括的・継続的ケアマネジメントの４つの事業を柱に，適切なサービスを提供する。

2005年10月の介護保険法改正に基づき制定された。

地域保険

主として市町村単位で運営され，職域保険に加入できない地域住民を対象とした医療保険。国民健康保険が該当する。

地域保健法

地域住民の健康の保持と増進を図るため，地域保健対策の推進に関する基本指針，保健所の設置そのほか地域保健対策の推進に関する基本事項を定めた法律で，保健所法を全面改正したもの。市町村・特別区，都道府県，国のそれぞれの責務，保健所・市町村保健センターの設置，人材確保支援計画などについて定めている。

地域密着型介護サービス

介護が必要な状態になっても，住み慣れた自宅や地域での生活が維持できるように支援する介護サービス。認知症高齢者や独居高齢者の増加に伴い，2005年10月の介護保険法改正で新設された。

市町村が事業者の指定や監督を行い，事業者がある市町村の居住者が利用対象者となる。夜間対応型訪問介護，認知症対応型通所介護，小規模多機能型居宅介護，認知症対応型共同生活介護，地域密着型特定施設入居者生活介護，地域密着型介護福祉施設サービスがあり，要介護度に応じてサービスが受けられる。

地域リエゾン

地震，豪雨，水害，土砂災害などの大規模自然災害発生時や災害発生の恐れがあるときに，自治体の災害対策本部に派遣される国土交通省の職員をリエゾン（災害対策現地情報連絡員）と言う。リエゾンは，フランス語で「つなぐ」を意味する。

具体的には，自治体のニーズを把握するために情報を収集し，国，都道府県，支援者に情報提供をしたり，災害対応の支援を行う。

地域連携

医療圏や診療圏などある範囲の地域に属する医療機関同士が，それぞれの機能を活かして患者紹介などの連携を図る医療体制。

かかりつけ医と病院との病診連携，あるいは一般病院・療養型病院・リハビリ病院・特定機能病院などによる病病連携によって，ネットワークを形成する。患者が居住する地域のなかで，傷病の状態に応じて最も適切な医療を受けられるような，地域内で完結した医療体制を目指している。さらに，長期継続療養を必要とする患者のために，福祉との融合も求められる。

地域連携室

医療機関において地域連携業務を担当する部署。院外に対して地域連携推進業務を，院内において紹介患者への対応などを行う。地域連携の推進に当たっては，地域医師会や連携病院，行政などとの情報交換，患者紹介を円滑に実施するための空床情報や医療機関情報のネットワークシステムの構築・運用などが業務の柱となる。

地域連携診療計画

連携医療機関が共同で作成する治療計画。〔→地域連携パス〕

地域連携パス（地域連携クリティカルパス）

地域における病院・診療所・介護施設等の連携において，連携医療機関が共同で作成・運営するクリティカルパス。これによって，急性期から回復期，在宅医療に至る一連の治療を円滑に行えるような医療連携体制の構築を図る。

チェーンストークス呼吸（CSR）

周期性の呼吸異常。小さな呼吸からはじまり，呼吸の一回換気量が次第に増加したあと，10〜20秒程度の無呼吸をはさみ，再度小さな呼吸から同様の呼吸周期を繰り返す。中枢神経系が障害され，呼吸中枢の感受性が低下した場合や脳の低酸素状態の際に見られる。

蓄尿

一定時間（原則的には24時間）に排尿した尿をガラス瓶や専用ビニールバッグに蓄えること。１日の全尿量を正確に把握したり，尿の成分を検査したりするために行われる。

午前８時〜午後８時までの尿を昼間尿，午後８時〜翌朝８時までのものを夜間尿とし，２つに分けて別々に採取する場合もある。

チクングニア熱

チクングニア熱とは，ヤブカ属のネッタイシマカやヒトスジシマカ等の蚊によってチクングニアウイルスが媒介されて人に感染するウイルス性伝染病である。タンザニアでの発熱患者から初めて分離され，中央・西・南アフリカ，インド，東南アジアの各地域で検出されている。潜伏期間は４日〜１週間で39℃以上の高熱，斑状丘疹が現れる。関節が激しく痛み「前かがみになって歩く」ことを現地語でチクングニアと呼ぶことから，その名が付いたとされる。ヒトからヒトへの感染は認められない。

日本では四類感染症に指定されている。

治験

新たに開発された医薬品や医療材料等について，有効性や安全性などの成績を集めて厚生労働大臣による製造販売の承認を得るために，薬事法第14条第3項等の規定に基づき実施される臨床試験。

治験コーディネーター

治験が適正・安全・円滑に実施されるよう，被験者とその家族・医療関係者・製薬企業との間で，連絡・調整，管理を行う専門職（CRC：clinical research coordinator）。特に資格は定められていないが，薬剤師や看護師が専任で当たることが多い。

治験薬

新しく開発された薬の臨床試験を治験と呼び，それに使用される薬を治験薬と呼ぶ。

新しく開発された薬を実際の医療現場で使えるようにするには，人体への効果や安全性を確かめなければならない。新薬は通常，動物実験を経て効果や安全性について確認したあと，健常人に使用し，その後同意を得た患者に使用して効果と安全性を確認する。最終的には，患者だけでなく担当医師等にも効果を知らせないで投与する二重盲検法という方法で行われる。

恥骨（ちこつ）

骨盤側壁と前壁をつくる寛骨のうち，さらに外陰部近くをつくる屈曲した骨。

恥骨体・恥骨上枝・恥骨下枝に分かれ，左右の恥骨は線維軟骨板により正中線で連結している。女性骨盤でこれら左右の恥骨が作る角を恥骨弓と呼び，男性の場合恥骨下角と呼ぶ。

智歯周囲炎（ちししゅういえん）

歯並びの最も奥になる第三臼歯は，成人になって生えることがあり，親知らずまたは智歯と呼ばれている。しかし，歯の形状が不整だったり，生え方の位置や方向に異常をきたすことがあり，歯の周囲の歯肉やあごの骨に炎症を引き起こす。

症状は，歯の周囲の炎症症状による痛みが初期症状で，炎症が拡大すると開口障害が起こり，さらに進行すると顔面の腫れと発熱，首のリンパ節の腫れ，口腔内の強い痛みを訴える。

治療は，親知らず周囲の歯肉の洗浄と抗菌薬による消炎鎮痛処置が行われ，膿を含んでいる場合は切開排膿が行われる。これらの痛みを消失させた後，親知らずの抜歯を行う。

腟

外陰部から子宮までを連絡する約6～8cmの管状の器官。女性の交接器であると同時に，分娩時の産道でもある。尿道・膀胱・直腸に挟まれ上行しており，伸展性は大きい。

上皮細胞に多く含まれるグリコーゲンは剥離後乳酸となり，腟内を強い酸性に保って感染を防いでいる。

知的障害者福祉法

知的障害者の自立と社会経済活動への参加を促進させるため，知的障害者に対する援助や保護について定めた法律。更生援護の実施機関，障害福祉サービス，障害者支援施設への入所措置，費用の負担・徴収などについて定めている。

知能検査

主として乳幼児・児童を対象に，知能の状態を調べる検査。対象年齢，検査内容，検査方法などによって多くの種類がある。

検査内容による分類では，言語能力が関係する「A式」は，文章題が多く言語性検査とも言われる。図形や数字などの理数的な問題が多い「B式」は，非言語性検査，ノンバーバル検査とも言われる。さらに「AB混合式」がある。

実施方法による分類では，一対一で相互に対話しながら行う「個別式検査」は，正確・精密な検査ができる。大量測定に使用されるのが「集団式検査」。さらに，小学校就学の健康診断時に行う「就学時検査」もある。

痴呆

→　認知症

地方公営企業法

地方公共団体が経営母体の企業に適用される法律。地方自治の発達に資することを目的として，次の7章から構成されている。①総則，②組織，③財務，④人事，⑤一部事務組合及び広域連合に関する特例，⑥雑則，⑦財政の再建。

具体的には，病院事業，水道事業，軌道事業，鉄道事業，バス事業，電気事業，ガス事業に関わる現業事業に対して適用されている。

地方公営企業法の全部適用

公営企業が，地方公営企業法の全規定（事業管理者の任命や職員採用の人事権を持つこと，経営状況に応じた給与支払いの決定権など）の適用を受けること。ただし，医療機関については，特別に財務（予算，決算，契約等）に関する規定のみを適用して，その他については自治法の規定を適用する形態が認められている。これを「地方公営企業法の一部適用」と呼ぶ。

どちらも，柔軟な経営が可能，経営責任の明確化等のメリットがあるとされる。

地方厚生（支）局

厚生労働省の地方支分部局で，保険医療機関等への指導や監査の実施，施設基準等の届出管理等を行う。社会保険庁の再編に伴い2008年10月，保険医療機関等からの各種届出の受理・レセプト審査等の事務が移管された。

地方公務員災害補償法

地方公務員の公務上の災害（負傷，疾病，障害，死亡）または通勤による災害に対する補償に関して，1967年に制定された法律。

補償事業を行う地方公務員災害補償基金の設置，補償の種類（療養補償，休業補償，傷病補償年金，障害補償，介護補償，遺族補償，葬祭補償），費用の負担などについて定めている。

地方公務員等共済組合

地方公務員が加入する医療保険の保険者の総称。法別番号は「32」となる。

地方公務員等特定共済組合

地方公務員の特例退職被保険者，特例退職組合員及び特例退職加入者による共済組合。法別番号は「73」となる。

地方社会保険事務局

2009年末に廃止された社会保険庁の地方支分部局。社会保険審査に関する事務などの行政事務は2008年10月に地方厚生局に移管されたほか，厚生年金保険や国民年金に関する事務は日本年金機構の各ブロック本部に，船員保険に関する事務は全国健康保険協会に移管された。

チーマンカテーテル

尿道狭窄の処置や導尿のため膀胱内に留置するカテーテルであり，バルーンが付いているのでチーマンバルーンカテーテルとも呼ばれる。先端部は細く尖っており，外尿道口から尿道，膀胱へ挿入する。

材料価格基準にも収載されている特定保険医療材料であり，前立腺肥大や尿道狭窄の場合には，チーマンカテーテルの留置が有効な場合が多い。

チーム医療

医師一人による診療ではなく，各医療専門職種から成るチームで実際に患者の診療・治療を行うこと。

今日の医療は職種分化し，医師も診療分野ごとに専門分化していく傾向がある。このことは医学・医療の質の向上の条件となるものであるが，他方，医療の対象である人間の全体性を見失わせ，断片的・非人間的な治療に陥る危険性もあると指摘されている。医師の不足・偏在などの背景もあって，近年，チーム医療が推進されている。

チーム医療推進協議会

医療従事者全体の地位向上を図るとともに，院内の多職種協働によって患者中心の医療を実現しようと，2009年9月に「チーム医療推進協議会」が発足した。チーム医療や医療専門職の教育についての調査研究，より良いチーム医療についての提言などの活動を行う。

日本病院薬剤師会や日本臨床工学技士会などの医療専門職15団体と患者会から構成される。

チームナーシング

看護師・准看護師・看護助手を含めた混成チームで，患者の看護に当たること。1940年代にアメリカで始まり，日本でも広く行われている。チーム全体で情報提供・意見交換・看護計画・検討・評価がなされることによって，スタッフ全員が状況を把握することができる利点がある。

リーダーは看護計画を立てカンファレンスを開き，メンバーの看護ケア上の指導・監督を行う。

致命率

特定の疾患に罹患した患者のうちで，死亡した者の割合を示す指標。

通常は，特定疾患による死亡数を特定疾患の疾病数で除したものに100を掛けたもので表される。急性疾患での算出は困難ではないが，慢性疾患では他の原因で死亡することもあり，正確な数値は得にくいため，実際には特定年内の死亡数を患者数で除したもの（＝致死率）を用いることが多い。

チャイルド・ライフ・スペシャリスト

子どもにとって痛みや恐怖を伴う場所である医療機関で，不安やストレスを軽減させ，入院療養生活を安心して送れるよう心理社会的支援を行う専門職のこと（child life specialist：CLS）。発達心理学や家族学を基礎とし，主に北米で発展してきた専門資格である。

日本ではチャイルド・ライフ・スペシャリスト協会があり，専門教育や研究活動等を行っている。

チャイルドレジスタンス（CR）容器

子どもによる医薬品誤飲防止のため，容器の開封手順を増やすなど，子どもの力では開けにくくする安全対策を行った容器。同様に子どもが開けにくいように工夫されたCR包装であるチャイルドプルーフがある。高齢者を含めた本来の服用者への影響やリスクなどへの考え方などから，日本では普及が遅れているとされる。

チュアブル錠

噛み砕いたり，唾液で溶かしたりして服用する錠剤のこと（chewable tablet）。一般的には，そのままでは飲みにくい形状になっている。OD錠は唾液で自然に崩壊するのに対し〔→OD錠〕，チュアブル錠は噛み砕かれない限り口腔内ではそのままの形状を維持す

るという違いがある。

中医協

中央社会保険医療協議会の略。厚生労働省設置法第6条および社会保険医療協議会法に基づく厚生労働大臣の諮問機関で，およそ2年に一度改定される診療報酬，薬価，保険医療材料などを審議し，答申する。①医師・歯科医師・薬剤師を代表する診療側委員，②保険者・被保険者・事業主などを代表する支払側委員，③学者・マスコミ関係者などによる公益委員の三者（計20名）で構成されている。

2004年に中医協を巡る贈収賄事件から役割が見直され，医療費の増減につながる診療報酬全体の改定率は，政府が予算編成過程で決定する，基本的な医療政策は社会保障審議会の医療保険部会，医療部会で決定するものとされ，中医協はその範囲内で，どの診療行為を保険適用にするかなど，個別の報酬額を決める機関として権限が大幅に縮小された。

中央材料室

施設内で使用される医療器具・材料を一元管理する部門。手術室や各病棟で使用された器材を洗浄・消毒・滅菌して保管し，各科の請求に応じて供給する。

院内感染の防止や，安全で適正な医療・衛生材料の提供などの機能を担っている。

中央社会保険医療協議会

→　中医協

中央配膳

病院給食において，病院の厨房でまとめて調理した主食・副食類を盛り付け，配膳車で各病室に運ぶ配膳方式。効率的に盛付けができ，衛生管理も容易で，人件費も節減できることなどから，大規模病院の増加や搬送設備の普及に伴って一般化した。適温給食に難があったが，保温保冷配膳車などの開発によって改善された。しかし，患者個別の病状や希望に対応できないなどの課題もある。

なお，病棟ごとに配膳室で盛付け・配膳を行う方式を「病棟配膳」，数個の病棟単位に食堂を設け，それぞれで最終的な調理と盛付けを行って配膳する方式を「病棟調理」と呼ぶ。

中間尿

排尿初期ではなく，排泄途中の尿のこと。尿路常在菌の混入を防ぐことを目的として，尿検査では中間尿の採尿が求められる場合が多い。

中間法人

公益も営利も目的としない法人（社団のみ）。医療法人，厚生連，健康保険組合，共済組合，国民健康保険組合などが該当する。

中空臓器

内部が管状または空になっている臓器や器官のこと（中空器官，管腔器官，管腔臓器）。具体的には気管，胃，腸管，膀胱などが該当する。

中国残留邦人自立支援法

中国残留邦人等の円滑な帰国を促進するとともに，永住帰国した中国残留邦人等及び特定配偶者の自立の支援を行うことを目的とする法律。医療支援給付制度をもち，法別番号は「25」となる。

中国残留邦人等の医療支援給付

2008年4月1日から改正施行された「中国残留邦人等の円滑な帰国の促進及び永住帰国後の自立の支援に関する法律」に基づき，厚生労働大臣が認定した中国残留邦人およびその配偶者を対象として開始された，新たな生活支援給付。従来は，生活保護法による医療扶助の対象とされていた。

負担割合は全額公費負担対象で医療保険優先（生活保護法による医療扶助と同様），給付内容は生活保護法による医療扶助と同様となっている。また，同法の指定医療機関であれば，受給者本人が受診する医療機関を選択できる。

中耳（ちゅうじ）

外耳と内耳の間にある耳管・鼓室・乳突洞・側頭骨含気蜂巣の総称。

耳管は鼓室と咽頭壁を連絡する管。鼓室は6壁に区別でき，空気によって内圧を調整することで鼓膜の緊張を安定させ，音波を正常に伝導させている。鼓室内にはツチ骨，キヌタ骨，アブミ骨という耳小骨があり，前二者は鼓膜の振動を拡大してアブミ骨に伝える。

中耳炎

中耳の粘膜，骨膜の炎症のこと。分類法としては，単純性（カタル性）と化膿性，急性と慢性などに分けられる。

急性中耳炎はレンサ菌，ブドウ球菌，インフルエンザ菌などの感染によって生じる。痛みや発熱などの症状で始まり，鼓膜穿孔が起こると耳瘻が認められる。

慢性中耳炎は単に急性中耳炎が長引いたものではなく，まったく別物である。中耳に慢性の病変があり，鼓膜に穿孔があって自然に閉鎖しない状態・伝音難聴・耳瘻の3徴候を総称した呼び方である。

中耳ファイバースコピー

中耳針状鏡とも言われる，長さ約11cm，直径1.7〜1.8mm程の針状の形の内視鏡で，鼓膜に穴を開けて（すでに中耳炎等で開いている場合もある）中耳内に挿入し，内部の観察・撮影をする検査。

注射薬自動払出システム

「注射薬払出」とは，薬剤師が，処方せんに基づき点滴薬や注射薬を患者単位ごとにセットして病棟へ送り届ける業務であり，通常は薬剤部の主要業務の一つである。セット内容に誤りがあってはならず，リスクマネジメントの観点からも医療事故を防ぐため，機械的にこの注射薬払出を正確・効率的に行うシステムとして開発されたのが注射薬自動払出システムである。

複数のシステムが市販され，すでに導入している病院もある。

中心静脈圧測定

中心静脈とは固有の解剖名称ではないが，心臓に最も近く，心臓へ直接流入する大きな静脈（上大静脈，下大静脈）のこと。中心静脈圧は，循環血液量や心肺機能の指標として利用されるため，大量の輸血や輸液を実施する場合，急性循環不全時，ショック時などに中心静脈圧測定を行う。

圧測定器（マノメーター）が付いた中心静脈圧測定キットを使用する。大腿静脈などから圧測定用のカテーテルを右心房手前の下大静脈まで挿入し，マノメーターの液面の高さを見ることで中心静脈圧がわかる。

中心静脈栄養法

カテーテルを中心静脈に挿入し，高カロリー輸液によって栄養を補給すること（経静脈栄養法とも呼ばれる）。高カロリー輸液は濃度が高いため，血管が太く血流量が多い中心静脈（上大静脈，下大静脈）から注入される。

何らかの理由によって経口からの栄養補給が不可能な場合，または胃や腸などの炎症性疾患のため経口摂取が望ましくない場合，経腸補液を上回る高カロリー補給が必要な場合などに用いられる。

血栓症，カテーテル感染，浸透圧異常，pH・電解質異常などの合併症に注意する必要がある。

中心静脈注射

血管が太く血液の流れが多い，身体の比較的内部の静脈に薬剤を投与する静脈注射の手法。手や腕の血管から注射すると痛みや炎症を引き起こしてしまうような薬剤を投与する際に採用される。

虫垂（ちゅうすい）

盲腸の底部にある長さ5〜10cm，直径6〜10mmの管状突起。右下腹部に位置して盲腸の内下方に垂れ下がり，虫垂間膜で体壁に固定されている。

虫垂炎

虫垂に起こった炎症のこと。経過期間によって，急性，亜急性，慢性に分けられる。

発症原因としては，細菌，ウイルス，アレルギーなどが考えられているが，いずれの場合も虫垂内腔の閉塞と，それに基づく腸内細菌の感染が加わり，発症すると考えられている。

腹痛，吐き気，嘔吐などの症状がみられ，白血球増加と腹壁筋性防御は病状の強弱を反映する。治療は，軽症の場合のみ抗生物質で行われるが，虫垂切除手術が行われることも多い。

中枢神経

具体的には脳と脊髄であり，それらの内部で神経回路を構成する神経細胞（ニューロン）の連絡系として，末梢神経へ命令を出すとともに，末梢神経から情報を得てまとめる機能を果たす。

中枢神経として，脳からは12対の脳神経，脊髄からは31対の脊髄神経がそれぞれ出る。

中枢神経疾患

脳から脊髄までの神経系に発症する疾患。代表的な病名として，脳卒中，脳内出血，認知症，パーキンソン病，振戦等が挙げられる。脳だけに発症した疾患は脳疾患と呼び，脊髄だけに発症した疾患を中枢神経疾患と呼ぶこともある。

中枢性睡眠時無呼吸（CSA）

脳の呼吸中枢の働きが障害されて起きる睡眠時無呼吸。特に心不全患者では15〜40%にみられ，「チェーンストークス型無呼吸」と呼ばれる典型的な呼吸が認められる。

閉塞型睡眠時無呼吸と異なり，気道の閉塞なしに呼吸が停止し，いびき，昼間の眠気などの自覚症状が少ないことを特徴とする。

中性脂肪

血液中の脂質の一つ。炭水化物などの消費されなかった余剰エネルギーが変化したり，食事で摂取した脂肪が小腸で分解・吸収され，体内に蓄積された脂肪。必要なエネルギーが供給されないときに遊離脂肪酸に分解され，血液中に放出されてエネルギー源となる。

中性脂肪のほとんどがトリグリセライド（TG）であり，一般的に中性脂肪はTGのことを指す。

中足骨（ちゅうそくこつ）

足骨の一部。足骨は大きく分けて足根骨，中足骨，指骨で構成される。中足骨は中足にある5本の長管骨で，内側から第1〜5中足骨に分けられる。

ヒトの特徴として，第1中足骨が他の中足骨より太く短く前方を向いており，第5中足骨が肥大して外側に突出している。

注腸造影

エックス線透視下において大腸を造影する方法のこと。注腸用カテーテルを肛門から挿入したうえで，直腸に造影剤（高濃度バリウム）と空気を注入し，体位変換により造影剤を逆行させ撮影を行う方法が一般的である（逆行性大腸造影法）。

ポリープ，腫瘍，潰瘍性大腸炎，狭窄などの検査時に施行する。

注腸麻酔

直腸麻酔。直腸内に麻酔薬を投与し，腸内吸収によって麻酔をかける方法。幼小児に対する検査や処置，小手術などで，恐怖心などを和らげるために行われる場合が多い。

抱水クロラール，バルビツール酸系麻酔薬（チオペンタール，チアミラール）などが使用される。

中毒疹

中毒性をもつ食事・薬剤・体内産生物質などが原因となり，様々な大きさの紅斑が全身の皮膚に急速に発現する状態のこと。特に，内服液，注射液，ワクチンなど治療目的で使用されたもので生じた場合は薬疹と呼ばれる。

発疹の形態は様々であり，痛痒・疼痛を伴う場合がある。原因にかかわらず症状はほぼ同一なので，原因疾患を検索することが治療の第一歩となる。

中毒治療薬

飲食物や毒物等によって引き起こされた中毒症状を治療する解毒薬のこと。毒物に対して拮抗的に作用する薬剤，毒素を吸着する吸着薬，毒性を中和させる中和薬などがある。例えば，ヒ素や水銀などによる中毒ならばジメルカプロールという金属解毒薬が投与されたり，薬物中毒ならば，薬物の排泄を促進させ中和させる作用をもつ炭酸水素ナトリウム（商品名：メイロン）などが投与される。

中脳

脳の構成は，大脳（左右の半球，間脳），脳幹（中脳，橋，延髄），小脳に分けられる。中脳とは，間脳の後方，橋と小脳の上方に位置する脳幹の一部分である。

第3脳室と第4脳室を連絡する中脳水道が，正中面やや背部を通る。中脳背側部には，四丘体または中脳蓋と呼ばれる上下一対ずつの高まりがある。上の一対を上丘，下の一対を下丘といい，上丘は視覚に，下丘は聴覚に関係する。また運動に関係する赤核と黒質がある。

中鼻甲介 （ちゅうびこうかい）

鼻腔の外側壁のほぼ中央で下方に突出した貝殻状の骨の突起，またはこれが粘膜で覆われた部位のこと。

外鼻孔から鼻前庭を過ぎ，粘膜で覆われた腔を鼻腔と呼ぶ。鼻腔は鼻中隔によって左右に分かれており，その外側壁には粘膜のひだの高まりがあって複雑な形になっており，上から上鼻甲介，中鼻甲介，下鼻甲介と呼ぶ。上鼻甲介と中鼻甲介の間に上鼻道を，中鼻甲介と下鼻甲介との間に中鼻道を作る。

中鼻甲介は炎症を繰り返すと次第に肥大・膨張し，鼻声や鼻閉の原因となる。

中皮腫

胸部臓器や腹部臓器を包む膜（胸膜，心膜，腹膜）の表面を覆っている中皮から発生した腫瘍。大半は石綿（アスベスト）の吸引が原因とされ，通常は吸引後30～40年で発症する。初期症状は軽い息切れと運動能力の低下で，次第に呼吸が苦しくなり呼吸不全を起こす。各種抗がん剤が試されたものの決め手となる治療法はなく，診断確定後1～2年で死亡する例が多い。

中皮腫による死亡者数は増加傾向にあり，2017年は1,555人と，統計が開始された1995年（500人）の3倍以上に達している。

中鼻道 （ちゅうびどう）

鼻腔のうち，中鼻甲介と下鼻甲介との間にある前後に細長い腔のこと。前方は外鼻腔と，後方は後鼻腔と，内側は開放されて総鼻道と通じている。

腸炎ビブリオ

病原大腸菌，サルモネラとともに，日本で発生する食中毒の30％を占める三大食中毒原因物質の一つ。ビブリオ科の菌にはビブリオ属，エロモナス属，プレジオモナス属，フォトバクテリウム属があり，ビブリオ属はコレラ菌や食中毒の起因菌である腸炎ビブリオなどを含む属種である。世界各地の沿岸海水や海泥の中に生息する海水性細菌であり，付着した魚介類を生食することで感染する。海水の温度が上がると大量に増殖するため，特に夏季に食中毒例が増える。

食中毒になると，発熱，嘔吐，上腹部痛，下痢で急性胃腸炎症状があり，1日前後の潜伏期間を経て発症する。特に抗菌薬治療を行わなくても数日で回復するとされ，場合によっては対症療法が行われる。

腸炎ビブリオは，五類感染症の定点把握対象である感染性胃腸炎の起炎菌の一つである。

超音波検査

人間の可聴域（20～20000Hz）よりも高い周波数の音波を生体に入射して，臓器・組織などから返ってくる反射波で生体内の構造を調べる画像検査法。

検査者の技能の差が大きく再現性が低いという欠点はあるが，放射線とは異なり人体への影響が少なく，手軽に使えてその応用範囲も広いため，最初に行われる検査法となっている場合も多い。

反射波の分析方法により，Aモード法，Bモード（断層撮影）法，Mモード法，ドプラ法などに分けられる。

超音波治療法

低出力超音波パルスの音圧による物理的刺激を骨折部位に与えることで骨癒合を促進する治療法。超音波による治療法にはこのほか，血管新生療法への治験も国内で進められている。

超音波内視鏡

内視鏡装置の先端部分に付いている超音波プローブで超音波を送受信して，病状の診断や位置，腫瘍の広がりの状況，リンパ節腫大の状況を描出する検査法（EUS：endoscopic ultrasonography）。

通常の超音波検査では体外から超音波を送受信するので，消化管の空気や腹壁，脂肪，骨などが障害となり画像に支障が起きてしまうという欠点がある。しかしEUSならば，観察対象組織の近くから高い周波数の超音波を当てることができるため，高い分解能の画像を得ることが可能である。

食道，胃・十二指腸，大腸，胆嚢，膵臓などの消化管を詳しく調べる場合にEUSを行うことが多い。検査方法は，原則として通常の内視鏡検査と同様である。

超音波内視鏡下穿刺吸引生検法 （EUS-FNA）

膵臓癌等の消化管外病変や胃粘膜下腫瘍等の消化管粘膜下腫瘍の診断を目的に行われる検査。超音波内視鏡を体内に挿入し，内視鏡の先端から対象物に超音波をあてて病変を確認後，内視鏡の先から生検針を出し，病変の細胞・組織を吸引採取し，病理診断により診断確定を得る。

超音波ネブライザー

ネブライザーとは気管支炎や喘息の患者が使用する吸入器で，「超音波式」と「ジェット式」の2種類がある〔→ネブライザー〕。超音波ネブライザーは超音波振動を利用し，生理用食塩水や蒸留水・水などを霧状粒子（エアロゾル）にして，単なるうがいでは口蓋垂までしか届かないものを，直接奥の気管や鼻腔まで浸潤させ局所的に作用させる。そのため全身的影響が

少ない。

喉頭炎，鼻炎，慢性気管支炎，喘息等の疾患に効果が得られる。

超音波メス

超音波で刃を振動させて組織を凝固，切開，止血するメス。超音波を使用することで低温で手術をすることができるため，周囲の組織へのダメージを少なくすることができ，治りが早く，術後の出血を防ぐメリットがあるとされている。

腸管感染症

病原体が腸管内で増殖して下痢などの症状を起こす感染症。原因病原体は細菌，ウイルス，寄生虫，真菌など多岐にわたる。細菌性としては，サルモネラ腸炎やカンピロバクター腸炎，腸管出血性大腸菌腸炎のほか，腸チフスや細菌性赤痢も含まれる。ウイルス性としてはロタウイルス，ノロウイルスによる腸炎が多くみられる。

腸間膜 （ちょうかんまく）

腸を腹腔後壁に結び付けている膜のこと。小腸間膜，虫垂間膜，横行結腸間膜，S状結腸間膜などの総称。狭義では小腸間膜を指す。

消化管に出入する脈管神経の通路として重要なものである。

長期急性期病床 （LTAC）

急性期治療を終えた患者や，急性増悪した在宅療養患者の受け皿としての役割を担う病床。LTACは「Long Term Acute Care」の略。

アメリカではポスト急性期ケアの一つとして位置付けられており，急性期後の継続治療が必要な患者をLTAC病院へ送ることで，高度急性期病院にあたるSTAC（Short Term Acute Care）病院の平均在院日数は約5日と非常に短くなっている。なお，LTACの平均在院日数は約1カ月。

日本でもこのようなポスト急性期ケアを充実させようと，2013年4月，日本慢性期医療協会の呼び掛けにより，「日本長期急性期病床（LTAC）研究会」が発足した。

長期継続頭蓋内脳波検査

開頭して硬膜下電極や深部電極を一定期間留置し，てんかんの発作焦点やその広がりを調べる検査。一般に，難治性てんかん患者の脳外科手術前に行われる。

脳波検査は脳が発する微量な電流（脳波）を感知するもので，頭皮に頭皮上電極を**国際式10/20法**に従い21個の電極を配置して電流を測り，増幅器を利用して波形として記録する方法を採り入れている。難治性てんかんでは，頭皮上から測定する脳波では，電流が骨や皮膚を通るうちに形が歪み，正確に判別できないことがあるため，脳表または脳の深いところに直接脳波用の電極を置き脳波を記録する。

脳波の記録方法として，脳表電極を設置するには開頭が必要になり侵襲性は大きいが，頭皮電極では記録できない脳底面にも電極を配置できる。

長期高額疾病患者

長期にわたり高額な治療を続ける必要のある患者。高額療養費制度において，自己負担の限度額を定め，限度額を超えた分については現物支給となる。対象疾病は，人工透析を行っている慢性腎不全，血友病（第Ⅷ，第Ⅸ因子障害），HIV感染症（血液凝固因子製剤の投与に起因）で，申請して特定疾病の認定を受けると，**特定疾病療養受療証**が交付される。

長期収載医薬品

医療用医薬品のうち，①新薬（先発品）として開発・発売されてから時間が経過し，特許が切れている状態の医薬品，②効果や安全性を確認する再審査期間が終了したもので，国が定める薬価基準に長期にわたり収載されている医薬品──のいずれかを指す。薬価は段階的に引き下げられていく。

長期漫然投与

同一の薬剤を長期にわたり継続して漫然と投与すること。保険医療機関及び保険医療養担当規則第20条において，「同一の投薬は，みだりに反復せず，症状の経過に応じて投薬の内容を変更する等の考慮をしなければならない」と定められており，投薬に対する治療効果判定等がなされていなければ，地方厚生（支）局による指導・監査の対象となる。

超急性期脳卒中加算

脳梗塞発症後4.5時間以内に組織プラスミノーゲン活性化因子〔t-PA（アルテプラーゼ）〕を投与した場合に，入院初日に限り算定できる入院基本料等加算。2008年度診療報酬改定で新設され，施設基準の届出が必要である。

潮紅 （ちょうこう）

皮膚血流量の増大によって皮膚が赤みを帯びること。顔面の場合は顔面潮紅とも呼ばれる。

なお，乳頭層の血管拡張や充血によって起きる皮膚の潮紅を紅斑と呼ぶ。

調剤

薬剤師が医師の発行した処方せんに基づき，薬剤を分量どおりに調製し薬袋に詰めるまでの一連の作業のこと。

通常の調剤形式には固形剤と液体剤があり，前者には散剤，顆粒剤，軟膏剤，硬膏剤，坐剤などがあり，後者には水剤，振盪合剤，懸濁液剤，乳剤，チンキ剤，注射剤などがある。

調剤技術基本料

医科診療報酬の投薬における薬剤師の技術料。薬剤師の常勤医療機関において，薬剤師の管理のもとで調剤が行われている場合，患者1人につき月1回算定できる。同一の患者に同一月において，入院と外来それぞれで投薬が行われた場合は，どちらか一方で算定する。また，同一医療機関において同一月に処方せん料を算定した場合は算定できない。

調剤ポイント

患者が調剤併設型ドラッグストア等において一部負担金を支払った際に付与され，商品の購入などに充てることのできるポイントのこと。

厚労省は2011年1月，保険薬局等は経済的付加価値によって選択されるべきではないとして，調剤ポイント付与の自粛を求める通知を出していたが，その後もサービスが継続されていたことから問題となり，2012年の療養担当規則改正により，ポイント付与の原則禁止が明示された。

なお，クレジットカードでの支払いの際に発生するポイントについては，カードが患者の利便性向上のために利用されるとして，認められている。

調剤薬局

保険薬局。病院・診療所または家畜診療施設の調剤所を除いて，医師が発行した処方せんに基づいて薬剤師が調剤を行う施設のこと。

なお，保険医や保険医療機関が処方せんの交付に関し，患者に対して特定の調剤薬局において調剤を受けるべく患者を誘導する行為は，「保険医療機関及び保険医療養担当規則」によって禁じられている。

調剤録

薬局において調剤した場合に必要事項を記入しなければならない調剤記録簿のこと。薬剤師法第28条に基づき，薬局管理者には記入日から３年間の保管が義務付けられている。

薬剤師法による記載事項は，患者氏名，年齢，薬名および分量，調剤年月日，調剤量，調剤を行った薬剤師の氏名，処方せんの交付年月日，処方せんを交付した医師の氏名，医師の勤務する病院または診療所の名称および所在地，処方せんに記載された医薬品の内容を医師の同意を得て変更し調剤した場合の変更内容，医師に疑義照会を行った場合の回答の内容。

また，健康保険法関係においても上記内容のほかに，被保険者証の記号・番号，保険者名，生年月日，被扶養者・扶養者の別，処方せんに記載された薬剤の用量，既調剤量および使用期間，薬剤点数および調剤手数料，請求点数および患者負担額の記載が定められている。

腸重積症 （ちょうじゅうせきしょう）

腸管が腸管内に嵌入する状態。腸間膜が血行障害をきたすため，絞扼性腸閉塞となる。回腸末端部が結腸に嵌入する回腸結腸型が多い。小児，特に男の乳児（６カ月前後）に発生しやすい。ウイルス感染によるリンパ組織の肥大が原因と推測されている。成人の場合は，ポリープ，癌，メッケル憩室が先進部に存在することが大部分である。

聴診

患者の体内で発生する音（心音，呼吸音，胸膜音，腸音など）を聴く診察行為。直接耳を患者体表面に付けて聴く直接聴診と呼ばれる方法もあるが，一般的には聴診器を使用する間接聴診のことを聴診と呼ぶ。

調整係数

DPCにおいて，参加医療機関の前年度収入実績に等しくなるように調整された係数。包括点数を算定する計算式に組み込まれ，DPC対象病院ごとに設定された。

調整係数は制度導入時の収入激変を緩和するための措置であったが，2010年度診療報酬改定以降，段階的に基礎係数と機能評価係数Ⅱに置き換えられ，2018年改定で廃止された。〔→基礎係数，機能評価係数Ⅱ〕

聴性脳幹反応検査〔ABR（Auditory Brain-stem Response）〕

耳から一定の音を聴かせ，脳幹の聴覚伝導路から出る脳波をコンピュータ解析して聴力を調べる。診断的価値が極めて高く，難聴や脳幹障害の診断に幅広い臨床応用が期待できるとされている。新生児・乳幼児難聴の早期診断のために実施されることが多い。

調節呼吸

呼吸の種類の１つで，呼吸を全面的に呼吸器により行うもの。IPPV（間歇的陽圧換気）などがある。使用される人工呼吸器には患者の呼吸努力を検知して換気補助と強制換気を使い分けるタイプがある。

腸チフス

チフス菌の経口感染によって起こる急性の全身性伝染病であり，日本では三類感染症に指定されている。

チフス菌は汚水などに存在するため，日本では上下水道の整備が進んでいなかった1945年頃までは年間数万人が罹患したが，年々減少し，近年では100人以下の罹患者に留まる。

典型的な症例では，１～２週間の潜伏期のあと第１～２週で段階的に熱が上昇し稽留熱（けいりゅうねつ）となるが，第３～４週で弛緩しつつ解熱に向かうため熱型だけで診断がつく場合もある。また，バラ疹・比較的徐脈（高熱時でも脈拍毎分100以下）・脾腫の３主徴のほか，乾燥した皮膚や舌苔など多彩な症状を認める。治療は，クロラムフェニコール投与が第一選択とされる。

腸内フローラ

腸内には約1,000種類の100兆から～1000兆個（重さにして約１～２kg）の細菌が棲みついていると言われる。それら多様な腸内細菌が菌種ごとの塊となって腸の壁に隙間なくびっしりと張り付いている様子が花畑（フローラ）のようであるため呼ばれているもの。正式には腸内細菌叢という。

貼付剤 （ちょうふざい）

粘着剤に有効成分が入った医薬品を混ぜて布やプラスチックなどに塗り，皮膚に貼付する製剤。絆創膏，ステロイドテープ剤，非ステロイド系抗炎症薬の製剤がある。

よく似た製剤としてハップ剤と経皮吸収型製剤がある。外観はよく似ているが，効能・効果が違うので注意が必要である。

腸吻合術

悪性腫瘍等のため開腹して腸を切除した場合に，切除した腸同士を縫合してつなぐこと。吻合の方法には，端々吻合，側々吻合，側端吻合，小腸と大腸の吻合等がある。

端々吻合は切除した両方の腸の断端部を合わせ吻合する方法。側々吻合は，切断した腸の断端を閉鎖して，両方の腸の側壁に口を開け，あわせて縫合して吻合する方法。側端吻合は，切除した一方の腸の断端を閉鎖して側壁を切開して口をあけ，そこに一方の腸の断端を吻合する方法。小腸と大腸の吻合は，小腸から大腸につながる部分の回盲部を切除した場合に，上行結腸と小腸の断端部を吻合する方法である。

腸閉塞

→ イレウス

直接支払制度

医療保険者から出産育児一時金が病院などに直接支払われる制度〔→出産育児一時金〕。従来は，出産後に被保険者等が保険者に申請し支給される仕組みが基本だったが，一時的に被保険者等が多額の現金を用意する必要があるなどの不便があり，未収金発生の要因にもなっていた。

直接審査

直接審査とは，保険者が医療機関，調剤薬局等と直接契約してレセプトの審査や支払いをすること。

現状では，保険者が社会保険診療報酬支払基金や国民健康保険団体連合会に手数料を支払って審査支払業務を委託していることがほとんどだが，調剤レセプトについては，合意した調剤薬局との間で直接審査を実際に始めている保険者が増えている。また，保険者の調剤レセプト直接審査支払業務を支援する民間企業もある。

直接審査のメリットとして，服薬状況の把握で健康管理ができること，手数料の削減，過払いの発見につながる等がある。

直接服薬確認療法

治療薬を確実に患者が服用するため，医療従事者が直接患者に治療薬を手渡し，目の前で服用することを確認し，治癒するまでの経過を観察する治療方法。特に結核に対する戦略としてWHOが開発・普及させたもので，略称「ドッツ」と呼ばれる（DOTS: directly observed treatment short-course）。

日本でも，2000年から「日本版21世紀型DOTS戦略」（2011年に「患者中心の包括的支援」を重要ポイントとして一部改正）に基づき，必要に応じてDOTSも用いる包括的な服薬支援体制が推奨されている。

直線加速器
電子またはイオンを直線的に走らせながら加速させ，その電子をタングステンなどの金属に当てて高エネルギーのエックス線を発生させる装置（**線形加速器，リニアック**）。

直線加速器によって極小照射野で線量を集中的に照射する治療法を「直線加速器による定位放射線治療」と呼び，頭頸部では頭頸部腫瘍や脳動静脈奇形，体幹部では原発（転移）性肺がんや原発（転移）性肝がんなどの治療で行った場合に算定できる。

直達牽引
骨折，脱臼に対して持続的な牽引力を加えて整復や整復位保持をしたいときに，関与している骨に直接鋼線やねじを刺して長軸方向に行う牽引のこと。弾性包帯や絆創膏を用いる介達牽引よりも強い力をかけることができ，また，皮膚炎などの合併症を生じるリスクが低くなる。

直腸
消化管の終部を成す長さ約20cmの部分。
第3仙椎上縁で結腸から続き，骨盤腔の最後部を下行し，骨盤隔膜を貫いて肛門に開いている。栄養素の消化・吸収はせず，排便反射でS状結腸からの内容物を排出する。

直腸鏡検査
長さ25〜30cm，直径約20mmの直胴型の直腸鏡を使用して，肛門深部や直腸を観察・撮影したり，組織を採取（生検）する検査法。

肛門と直腸が直角になる姿勢の胸膝位をとって直腸鏡を挿入し，検査をしながらポリープの切除を行い，高周波電流で創面を電気的凝固する。生検と治療が同時にできる。浣腸や下剤の投与をしなくても，排便すれば外来でも簡単にできる。

直腸ブジー法
肛門や直腸の狭窄がある場合に，金属製のブジーを挿入して広げる処置。直腸の穿孔をきたしやすく，狭窄部を徐々に広げていくために，最初は細いブジーから挿入し，時間を置いて少しずつ太いブジーを挿入して狭窄部位の拡張を図る方法が一般的とされる。

治療食
患者の病態に対して，直接または間接的な治療手段として用いる食事のこと。

治療食には，①熱量・蛋白質量が低く疾患の初期・急性期・増悪期に用いる庇護食，②制限食，③栄養価が高く回復期や慢性期に用いる補強食などがあり，医師の食事せんに基づき処方される。

治療用装具
治療の目的で身に着ける装具。主に整形外科領域で使用されるコルセット，ギプス，義足，義眼など。
治療上必要があると認められて装着した場合，保険者に対して医師の意見書，領収証などを添えて申請すると，療養費として現金給付される。

なお，美容の目的などで用いる眼鏡，補聴器などは対象にならない。

チンキ剤
生薬（漢方薬などの原料で天然の植物・動物・鉱物が原料）を，エタノールまたはエタノールと精製水の混液で浸出したもの。

主なチンキ剤にはアヘンチンキ，苦味チンキなどがあり，ヨードチンキのように化学薬品をエタノールに溶かした場合も慣用的にチンキと呼ぶ。

陳旧性
医療現場では「古いこと」を意味する言葉。例えば，陳旧性心筋梗塞ならば，かつて起こった心筋梗塞だが今は治っている状態のこと。

チンパノメトリー
鼓膜の動きやすさや耳小骨の具合を調べる検査。診断の対象となる病名は，滲出性中耳炎，耳管狭窄症。

つ

椎間板（ついかんばん）
脊柱を構成する椎体と椎体の間にある円形の軟骨。ゼリー状の髄核とコラーゲン性の線維輪から成り，クッションの役割を果たす。

椎間板ヘルニア
脊柱の各椎体と各椎体の間にある椎間板が周囲へ飛び出して，脊髄や神経を圧迫した状態。頸椎・胸椎・腰椎のどこにでも発生するが，下部腰椎の2椎間に発生するものがほとんどであり，椎間板ヘルニアと言えば腰部のものを指す場合が多い。

腰部椎間板ヘルニアは，腰痛症と坐骨神経痛の原因疾患としての頻度が高く，若年者から高齢者にまで広く発生する。重い荷物を持ったり身体を急にひねることで起きる，ぎっくり腰の原因になることも多い。

安静や牽引などで多くは軽快するが，難治例ではヘルニアの摘出手術が行われる。

椎弓（ついきゅう）
椎体とともに椎骨を構成する一部で，中央の椎孔（脊柱管）を硬膜に包まれた脊髄が通っている。上下の椎弓は靱帯でつながっている。

脊髄腫瘍，脊柱管狭窄症に対する手術を行う場合，後方から脊柱管に達するため，椎弓を切除して行う（椎弓切除術）。

椎体
椎骨の円柱状の部分。頸椎，胸椎，腰椎で形が異なる。腰椎にかかる負担は非常に大きいため，椎体は幅広く大きな形をしている。

通勤災害
労働者や公務員が仕事のため，勤務場所と住居の間を往復する途中で発生した災害。労働者災害補償保険法や公務員の災害補償法に基づき通勤災害と認定されると，保険給付や補償が受けられる。

労働者災害補償保険法では，療養給付，休業給付，障害給付，遺族給付，葬祭給付，傷病年金，介護給付——という給付がある。

通所介護
デイサービス。要支援・要介護者がデイサービスセンター等に通い，入浴・食事の提供，介護・生活等についての相談・助言，日常生活の世話，機能訓練などを受けるサービス。

通所施設
介護保険の給付対象となる施設サービスを行う施設。通所介護施設（デイサービスセンター等），通所リハビリテーション施設（指定対象は病院・診療所，介護老人保健施設のみ）が該当する。

通所リハビリテーション
デイ・ケア。要支援・要介護者がリハビリテーション施設に通い，理学療法・作業療法などのリハビリテ

ーションを受けるサービス。

病院・診療所，介護老人保健施設だけがサービス事業者として指定を受けることができる。

なお，重度認知症患者デイ・ケアおよび精神科デイ・ケアは医療保険により給付される。

通知

通達。行政機関が法律の解釈などについて，下級機関に指示する内部規則，またはその文書。法規ではなく直接拘束されないが，事実上の判断基準となる。

厚生労働省の通知とは，地方厚生（支）局や都道府県の所轄部署等に宛てたもので，この通知に基づき医療機関に対する情報提供や指導などが行われる。

痛風

血液中の尿酸が多くなる高尿酸血漿を基礎とし，尿酸塩の沈着などによって起こる急性関節症状・痛風結節・腎障害などを主症状とする疾患。原発性痛風と，種々の疾患に伴う続発性痛風に分類される。

早朝に突然，足の親指が赤く腫れて激痛を感じるという症状での発病が最も多い。

治療の原則は，血中尿酸値を低下させることである。そのため，核酸を多く含む食物（臓物，イワシ，豆類など）を制限することと，尿酸の産生を阻害する薬剤アロプリノール，あるいは尿酸の排泄を促進させる薬剤プロベネシド等が有効である。

痛風食

痛風の症状等に対応している治療食（特別食）。内容は，標準体重を維持できるようなエネルギー管理やプリン体を多く含む肉類・魚卵類等の食品の制限がなされ，アルカリ性食品の野菜や海藻類を多く含んだものとなる。

通覧（横覧）点検

審査支払機関が行う診療報酬の点検の１つ。通覧（横覧）点検では，同一患者・同一診療月における入院と入院外レセプトを照合する。

付添看護

入院患者が個別に付添婦を雇い入れ，看護を受けること。かつて，看護師の充足率が足りない等の理由から患者が付添婦を雇い，その費用が一定の支給基準により償還されていた制度であったが，1997年に廃止された。

月平均夜勤時間数

夜間勤務等看護加算に係る看護師等の勤務条件に関する基準の一つ。

病棟ごとに届出前１カ月または４週間の夜勤時間帯に勤務する看護要員の延夜勤時間数を，夜勤時間帯に勤務した実人員数で除した数。当該月当たりの平均夜勤時間数が，直近１カ月または４週間の平均で72時間以下であると定めている。「夜勤時間」とは，午後10時から午前５時までを含めた連続する16時間とされ，医療機関で適切な時間帯を設定できる。

なお，療養病棟入院基本料については，医療区分２，３の患者を８割以上受け入れている病棟に限り，この要件が免除される。

付増請求 （つけましせいきゅう）

診療行為の回数（日数），数量，手術や検査などの診療内容を，実際に行ったものに意図的に付け増して請求すること。

診療報酬請求では，詐欺や不法行為として不正請求に当たる。保険医療機関の指定取消処分の原因は，不正請求（架空請求，付増請求，振替請求，二重請求）が大半を占める。

ツベルクリン反応

結核菌の培養液から抽出した精製蛋白質（PPD）を注射し，その部位に起こる変化によって結核の既往や不顕性感染を調べる検査。反応には個人差があるが，数時間後から起き，48時間後に最大になるため，48時間後に注射部位にできた紅斑と硬結によって判定を行う。陰性（−）は反応発赤の径が４mm以下，疑陽性（±）が５〜９mm，弱陽性（＋＋）が10mm以上，発赤が10mm以上で硬結が中程度は陽性（＋＋＋），10mm以上で硬結と二重発赤がある場合は強度陽性となる。

なお，陰性は結核に対して免疫機能がないか，極めて弱いためにBCG接種を行い，結核菌に対する免疫を付けるようにする。

て

定位放射線照射

病巣に対し多方向から放射線を集中させる放射線治療法。周囲の正常組織にあたる線量を極力減少させることが可能。定位照射，ピンポイント照射とも呼ばれる。脳腫瘍に対するガンマナイフに代表されるが，近年は体位固定が難しく，また呼吸などの生理的運動により照準を定めることが難しく不可能とされてきた肺癌や肝癌に対しても，体位の固定や呼吸位相に合わせて照射を行う呼吸同期放射線治療を組み合わせることで可能となった。

低栄養状態

人体が必要とする栄養の摂取量が十分摂取できていない状態（protein energy malnutrition：PEM）であり，一般的には栄養不良のこと。各種指標があるが，そのうち血清アルブミン濃度ならば3.5g/dL以下になった状態を指す。

重い病気に罹患している人，高齢者や寝たきりに近い人ほど嚥下機能・消化吸収機能が低下してくるため，低栄養状態に陥りやすくなり，あらゆる疾患に結び付く可能性が高くなる。

帝王切開術

分娩方法の一つであり，子宮壁を切開して胎児および胎児付属物を娩出させる手術のこと。名前の由来として，ローマ皇帝のシーザーがこの手術で生まれたためという説などがある。

通常の経腟による自然分娩が難しいと判断された場合（狭骨盤，児頭骨盤不均衡，前置胎盤，切迫子宮破裂，常位胎盤早期剥離，胎位の異常など）に，帝王切開が適応となる。ただし，経腟分娩に比べて侵襲が大きく，出血や感染等の合併症にも注意しなければならない。

定額払い方式

診療報酬の支払い方式の一つで，医療サービスを包括して一定額を定める方式。日本では主に出来高払い方式が採られているが，救命救急入院料や小児科外来診療料，DPCなど，包括化が導入されている。医療機関は診療報酬の枠内での診療が求められ，過剰診療がなくなり，その結果医療費全体の抑制につながると考えられている。逆に，コストを抑えることから粗診粗療が懸念されるという指摘もある。

定額制には次のような種類がある。

１日当たり定額制：医療サービスを１日当たりの包括点数で評価するもの。

1月当たり定額制：医療サービスを1カ月当たりの包括点数で評価するもの。

1件当たり定額制：医療サービスを1件ごとに包括点数で評価するもの。

人頭払い制：患者1人当たりの単価を設定し，登録医療機関に支払うもの。

総枠予算払い制：医療機関を単位として一定の予算を設定し，その枠内で支払うもの。

なおDPCは，医療機関別の1日当たり定額制を採用している。

定額負担

1回の診療に対して，あらかじめ設定された料金を支払う方式。かつて老人保健がこの方式を採っていたが，2000年の老人保健法改正で原則定率制に変更された。診療所では定額制との選択とされていたが，これも2002年10月から廃止された。

定期巡回・随時対応型訪問介護看護

2012年4月から開始された，要介護認定1〜5の人を対象とした介護サービス。

可能な限り利用者が自宅で自立した日常生活を送ることができるように，定期的な巡回や随時通報への対応など，利用者の心身の状況に応じたサービスを24時間365日必要に応じて受けることができる。また，訪問介護員だけでなく看護師なども連携しているため，介護と看護の一体的なサービスの提供も受けることができる。

定義テーブル

DPCの診断群分類点数表において，各傷病ごとに何が分類の指標として考慮されるべきかという内容を示したもの。

診断群分類ごとに，医療資源を最も投入した傷病名，年齢や出生時体重等，手術，手術・処置等1，手術・処置等2，副傷病，重症度等が定義されている。

定義副傷病

診断群分類6桁コード・疾患名を決定するに至った「主傷病」以外の傷病名。入院当初に患者がすでにもっていた傷病（入院時併存傷病）と，入院後に発症した傷病（入院後発症傷病）の両方を含む。

定期補充方式

物品管理方法の一つで，物品ごとに最大在庫数を定め，定期的に使用した分だけ補充する方式。使用頻度や使用量が安定した物品に適している。

デイ・ケア

→ 通所リハビリテーション

低血圧麻酔

手術操作を安全にし，出血量を減少させる目的で，脳動脈瘤手術や出血しやすい手術の際に，低血圧の状態を維持する麻酔をいう。この場合の「低血圧」とは患者の通常収縮期血圧の60％または平均動脈圧で60〜70mmHgを標準とする。

デイサービス

→ 通所介護

提出データ評価加算

2018年度改定で，A245データ提出加算「2」を算定する病院を対象に，傷病名コードの精度を評価した「注2」提出データ評価加算が新設された。レセプト電算処理用の傷病名コードに未コード番号「0000999」として登録されたデータを不備なデータとして認識し，未コード化傷病名割合として1割を基準値としている。また，データ提出遅延の際のペナルティとして，遅延によって算定できない期間が6カ月とされた。

低出力レーザー照射

極めて弱い（1〜100mw）レーザ光を皮膚の表面から照射して，急性，慢性の疼痛や炎症を和らげる。

低所得者

住民税非課税等の者。上位所得者や一般所得者と比べて，「入院時の食事に係る標準負担額」や「高額療養費制度」，「高額医療・高額介護合算療養費制度」における自己負担限度額が少額となる。

70歳以上の高齢者では「低所得者I」と「低所得者II」に分けられる。「低所得者II」は世帯全員が①市町村民税非課税者，あるいは②受診月に生活保護法の要保護者であって，自己負担限度額・食事標準負担額の減額により保護が必要でなくなる者。「低所得者I」は世帯全員が「低所得者II」に該当し，さらにその世帯所得が一定基準以下である者。

低所得者I，II

保険診療における負担限度額や食事療養費の負担額を定めた区分の一つ。

低所得者IIは，同一世帯の世帯主および被保険者が住民税非課税の者。低所得者Iは，低所得者IIに該当し，さらにその世帯の所得が控除後に0円になる者。

低所得世帯

市町村民税非課税または生活保護の要保護世帯等をいう。該当する場合は医療保険については保険者へ，後期高齢者医療については後期高齢者医療広域連合（市町村）へ受給者が申請することで「限度額適用・標準負担額減額認定証」の交付を受けることで高額療養費の自己負担限度額「低所得者区分」の適応，入院時食事療養費，入院時生活療養費の標準限度額の減額の対象となる。なお，70歳以上については低所得者区分はIとIIに分かれる。

定数超過入院

病院・診療所において，1カ月間（暦月）の入院患者数が規定の数を超えること。病院については，医療法の規定に基づき許可や承認を受けた病床数（許可病床数）に対して100分の105を乗じて得た数以上，診療所については許可病床数に3を加えて得た数以上と定められている。

入院患者が定数を超過すると，患者の療養環境の悪化を招くため，超過した翌月から入院基本料の算定について所定点数から控除が行われる。ただし，インフルエンザの流行などで「災害その他のやむを得ない事情がある場合」に該当する場合は，一時的に許可病床数を超えて入院させることができる。

定数補充方式

物品管理方法の一つで，個々の物品について最大在庫数と安全（最小）在庫数を定め，安全在庫数に達した時点で補充する方式。

最大在庫数と安全在庫数の差を補充するので，補充数はほぼ一定になる。使用頻度が高く，使用量に変動があるような物品の補充に適している。

ディスポーザブルカテーテル

樹脂などで作られた使い捨ての医療用カテーテル。利用目的としては，感染防止対策，コスト削減，業務の効率化などが挙げられる。

ディスポーザブル製品

樹脂などで作られた使い捨ての医療器具。略称：ディスポ。主要な目的は感染防止対策だが，コスト削減や業務効率化の面でも効果を上げている。

製品の種類は，注射器・注射針，カテーテルなどから，人工透析時のダイアライザー，人工心肺など多種多様である。一方，その使用量の増加に伴い，医療廃

棄物として処理する場合の問題が起きている。

定性検査

生体内の物質の有無や，それがどのような性質のものであるかを調べる検査のこと〔→定量検査〕。

例として，尿検査ならば，蛋白や糖，ウロビリノゲンやウロビリンなどの物質の有無を調べたりすることが挙げられ，結果は陽性（＋）または陰性（−）で表される。

訂正死亡率

複数の地域における死亡率を比較する場合に，人口構成の影響を除いて得た死亡率。人口の高齢化が進んでいる地域ほど死亡率が高くなるので，その調整のために算出するものである。別に基準とする地域を設定し，その地域の年齢別人口に当該地域の年齢別死亡率を掛け，基準地域の人口で割って求める。

低体温麻酔

麻酔に際して意図的に低体温状態を作り出し，極端な血流低下または血流途絶に耐えられるようにして，出血を防ぎ手術しやすい状態を得る方法。心臓を止めたり心内操作を必要とする手術，脳内手術などで行われる。

低体温の程度を軽度（32℃まで），中等度（32～26℃），高度（26～20℃），超低体温（20℃以下）に分けて，実施される。脳や心臓をはじめとした重要臓器への血流障害を起こさないよう，十分な酸素投与とモニタリングが大切である。

低体温療法

重症脳損傷患者に対して，全身の体温を33～34℃まで低下させ，脳の代謝を下げることで脳保護を行う治療法。

脳卒中など脳に損傷が起きるとしばしば体温が上昇するが，1～2℃の体温上昇でも脳のダメージは大きくなる。そこで，脳の酸素消費量を抑え，脳を保護するために低体温療法が用いられる。適応となるのは脳梗塞急性期で，発症後5～6時間以内の場合に限られる。また，脳動脈瘤や頭部外傷，術中の脳血管遮断（虚血）などでも行われることがある。

低体温療法に伴う合併症として，心筋虚血，不整脈，免疫機能低下などがある。

保険診療における低体温療法は直腸温35℃以下の場合に算定するが，脳温を32～34℃に維持する重度脳障害患者への治療的低体温では算定できない。

低体重児

2500g未満の乳児のこと。母子健康法では，低体重児が出生したときは，保護者は市町村に速やかに届け出なければならないと定めている。

デイ・ホスピタル

精神科デイ・ケアとほぼ同義。精神障害者が昼間は病院・施設のデイ・ケアに通い，夜間は帰宅する形態のリハビリテーション。

定率負担

診療費の一定割合を自己負担金として支払う方式。従来，医療保険の種類，本人・家族の別などによって負担割合は異なっていたが，現在は原則3割に統一された。

停留精巣

元来精巣は胎生7～8週頃に腹腔内に発生し，成育とともに漸次下降し，胎生28～32週頃に陰嚢内に収容されるものである。この正常な精巣下降現象が行われずに，何らかの原因により途中で固定してしまったものを停留精巣と呼び，固定した場所により腹部精巣，鼠径部精巣と称している。

先天性奇形としては比較的多く，数百人に1人の割合で存在する。1歳までに75％の子ども（未熟児で生まれた子どもでは95％）で精巣が自然に下降するが，1歳になっても陰嚢が空であれば手術が必要になる。

定量検査

定性検査の結果，検体中に特定の物質があることが認められた場合に，その物質の量を正確に測定する検査法のこと。例えば定性検査で尿の蛋白や糖が確認されたときに，その量を検査して数値で表す。そのほか，大まかに量の程度を見る半定量検査もある。

定量評価指数

地域医療への貢献を評価したDPC/PDPSの「地域医療指数」のうちの1つ。当該病院の所在地で発生した患者と当該病院が診療した患者の地域シェアを評価する。

適宜増減

薬剤の添付文書の「適宜増減」について，添付文書において上限量が示されていない場合，「増」とは一般的に「常用量の2倍程度まで」といわれる。ただし薬剤により相違があり得る。

適時調査

地方厚生局が，保険医療機関が届出した施設基準や人員基準等が適正か否か，あるいは，その後も守られているかどうかを点検すること。基本診療料や特掲診療料の施設基準の届出手続き等を定めた厚生労働省の通知に規定されている。

届出受理後6カ月以内を目途に原則として年1回実施される。当該医療機関に直接，厚生局の関係者が来訪し，院内掲示物や各種記録書類等の確認を行う。

適時・適温給食

医療機関において，患者の療養の実態・希望等を総合的に勘案した時間帯に（適時），温かい料理は温かく冷たい料理は冷たく（適温）食事を提供すること。

入院時食事療養Ⅰの算定要件となっている。

適正医療（結核）

結核発症によって長期の服薬を余儀なくされる患者の経済的負担等を軽減し，療養を維持させることを目的とした医療制度。

対象となる医療費は，感染症法第37条の2の規定に基づき，都道府県等が定めた指定医療機関で診療を受けた患者または保護者からの申請によって，保険給付を優先しつつ自己負担総額が100分の95（5％）となるように公費負担される。

適切なコーディングに関する委員会

DPC対象病院において，院内で標準的な診断および治療方法の周知を徹底し，適切なコーディングを行う体制を確保するために設置する委員会。2008年度診断群分類点数改定によって設置が義務づけられ，年2回は委員会を開催することが求められている。

出来高払い方式

診療報酬の支払い方式の一つで，医療サービスに対する評価（報酬）をあらかじめ定め，患者に対して提供した医療サービスの個々の評価額を合算して支払う方式。

この方式は，保険医・保険医療機関が療養担当規則に従って良心的な診療を提供し，良心的に診療報酬請求を行うことを前提に成り立っている。患者・医師の双方が理解しやすく，十分な治療や自由な診療を行える反面，投薬や検査などが多用され，過剰診療に陥りやすいという弊害がある――とされる。

摘便（てきべん）

直腸内で便が硬くなって排泄されない場合などに，

肛門から指を入れて便をかき出す方法のこと。

その際にはゴム手袋を使用し，肛門，直腸を傷つけないよう，ワセリン，オリーブ油などの潤滑油をゴム手袋の手指に十分塗って行う。

摘要欄
診療報酬明細書において，処方した薬剤や診療行為などの詳細，特別な場合におけるコメントを記載する欄。レセプト記載要領で記載方法が定められている。

デジタル映像化処理
X線像等をデジタル信号化すること。X線像をデジタル映像化処理することにより画像加工ができ，病変部を見やすくするためのコントラストの強調や画像の拡大が行える。フィルムではなく光ディスクなどで保存ができるため検索が容易となり，保存スペースの節約ともなる。また，コンピューターによる濃度調節が可能なため，放射線の被曝量が従来の1/2〜1/4となる。

デジタル撮影
DSA（デジタルサブトラクション・アンギオグラフィ法），CR（コンピューテッド・ラジオグラフィ法），IIDR（デジタル透視撮影法）の3種類の方法による撮影をいう。

デジタル・サブトラクション・アンギオグラフィー
デジタル化技術に基づき，造影剤を用いて血管の走行を詳しく調べる血管造影撮影のこと（digital subtraction angiography：DSA）。通常は，セルディンガー法によって，カテーテル経由で直接，動脈に造影剤を注入して撮影を行う。DSAは，静脈から造影剤を注入後しばらくして動脈系に流れ込んだ頃に，デジタル技術で薄くなった造影剤のコントラストを強調して撮影する。その際，サブトラクションという技術で血管以外の組織や骨を画像上で消し，純然たる血管だけを撮影する。

デジタル認知症
スマホなどのデジタルデバイスに依存することで引き起こされる認知機能の低下をさす。

原因として，機器に依存することで自分の頭で考えたり記憶したりする認知機能が衰えることや，依存症状による脳内のホルモンバランスの乱れ，睡眠や生活時間の乱れから生じる精神面・健康面への悪影響などがあると考えられている。

デスエデュケーション
死への準備教育。死を身近な問題として考え，死のイメージを正しく捉えることで，自己や他者の死に対する心構えを身につけること。

テストステロン
筋肉の増大，蛋白同化作用の促進や体毛の増加作用をもつ男性ホルモンの一種。男性では睾丸（精巣）で95％，副腎で5％，コレステロールを原料として合成され，思春期以降に睾丸からの分泌が増加して，男性の身体の特徴が形作られる。女性は副腎からのみ分泌する。個人差はあるが年に1〜2％ほど減少し，早ければ45歳頃から男性更年期と呼ばれる症状が現れる。ただし，女性の更年期ほど急激な変化はない。

テスラ
電磁気の国際単位で，単位面積当たりの磁束密度（磁力線の束）を表している。テスラ（記号T）は，発明家のニコラ・テスラにちなんだ命名。MRI（磁気共鳴コンピューター断層撮影装置）で使用されており，診療報酬点数表では，高磁場の1.5テスラ以上での断層撮影は高い点数が設定されている。

データ提出加算
医療機関において，診療報酬の請求状況，手術の実施状況等の診療内容に関するデータを継続して厚生労働省に提出している場合に，入院基本料または特定入院料に加算して算定する保険点数。データ提出加算1は，入院患者に係るデータを提出した場合に算定でき，データ提出加算2は入院患者に係るデータに加え，外来患者に係るデータを提出した場合に算定できる。

データ提出指数
DPCにおける機能評価係数IIの一つ。対象病院における詳細な診療データの作成・提出に要する体制と，そのデータが活用されることで，医療全体の標準化や透明化等に貢献することを評価する。

データベース
ある分野の大量のデータをその用途に従って構造化し蓄積したシステム。必要なときに必要な情報を迅速に取り出すことができる。

有料で提供する商用データベースと，組織内部で作成・使用するインハウス・データベースに分けられるが，共用資源としてインターネット上で無料で提供しているものも多い。医療分野でも診療記録データベース，病名データベース，医薬品情報データベースなど，様々なものが作られている。

データヘルス計画
特定健診やレセプト情報等のデータの分析に基づいて，医療保険の保険者が「保険事業」を効果的・効率的に実施するための事業計画をいう。保険者がICTの進歩，PDCAの技法を利用して，事業主との協働のもとで被保険者の健康増進を図り，医療費適正化，従業員の健康による職場の生産性向上を図ることを目的とする。

徹照法（てっしょうほう）
暗室で光源を患者の側方に置き，検眼鏡の鏡面でこれを反射して眼内に送って，水晶体や硝子体などの混濁の有無を検査する方法のこと。

検査者は光の射入方向と，検査者の視線方向を一致させて観察する。もし，反射光の一部を遮断させたり偏光させたりする混濁が存在すれば，赤い瞳孔内の影として観察される。

鉄の肺
人工呼吸器の一種であり，鉄製のタンクである。タンクは気密性であり，頭部から下の体全体をタンク内に入れる。タンク内を陰圧にすると胸郭が広げられて吸気が起こり，平圧にすると胸郭の弾性で肺がしぼみ呼気が起こる。

利点は自然呼吸と同じ換気様式であること，欠点は装置が大がかりで高価なこと。

現在はほとんど用いられない。

デバイス・ラグ
海外に比べ医療機器の承認・保険導入が遅れる時間差のこと。

新しい医療機器は，メーカーが国の審査機関（医薬品医療機器総合機構）に申請後，薬事法等に基づき審査される。日本では，申請自体が遅いうえ審査に必要な時間も長い，承認を受けても公的保険の保険適用を受けるまでに半年以上かかる，機器改良の度に審査も必要——など，遅れの原因は複合的である。国も迅速化のため「医療ニーズの高い医療機器等の早期導入に関する検討会」の開催，医薬品医療機器総合機構の審査人員増強等に取り組む。一方，時間差により新技術のリスクを軽減できるという側面も指摘されている。

デビットカード

銀行や郵貯のキャッシュカードで代金支払いができるシステム。具体的には、金融機関とオンラインでつながったカード端末機を会計窓口に置き、キャッシュカードを端末に通して支払額を入力、利用者がその額を確認したのちに暗証番号を入力することで、利用者の口座から医療機関の口座へと自動的に支払いが行われる。

現金が手元になくても済む、比較的手数料が安い、窓口でのサインが必要ない、大きな額にも対応できるなどの利点で、医療機関でも未収金対策や会計事務省力化などのために、一部の病院ですでに導入されている。

デブリードマン

外的要因によって損傷された体表組織から、異物や壊死物を取り除くとともに洗浄などを行う処置（デブリドマンとも呼ぶ：debridement）。診療報酬点数表では、挫滅創の処理について汚染部分のブラッシングまたは汚染組織の切除を実施したとき、算定する。

テモゾロミド

脳腫瘍の一種である悪性神経膠腫（こうしゅ）に対する抗がん剤（商品名：テモダール）。がん細胞のDNAなど核酸の一部にアルキル基という原子集団を結合させることによって、DNAの合成を阻害してがん細胞を死滅させるアルキル化剤に分類される。

DPCでは「手術・処置等2」に本剤が設定されている区分がある（2019年4月現在）。

デュアルチャンバ

ペースメーカーの1種。ペースメーカー本体に2本のリード線を接続し、それを右心房と右心室に留置することで、心房と心室を監視して治療を行うことができるもの。また、1本のリード線で心房または心室を監視するものをシングルチャンバ・ペースメーカーという。

デュオアクティブ

皮下脂肪組織までの創傷、褥瘡等に対する創の保護、湿潤環境の保護や治癒の促進、または疼痛の軽減用に使用する被覆材。ハイドロコロイドでできているため、傷から出る過剰な液を吸収する作用がある。傷の閉鎖療法（湿潤療法）、すなわち傷を消毒せず、乾かさないようにして覆うことで治癒を促進させる治療で用いる。消毒してガーゼを当てる方法に比べて痛みが少なく、傷跡が残りにくく、創部汚染の防止や合併症の発生率が低減する利点がある。

テレパソロジー

遠隔病理診断。顕微鏡で観察された画像などの病理情報を電子化し、通信回線によって遠距離施設に伝送し、迅速病理診断を行う技術。テレパソロジーは地域医療に貢献してきたが、その背景には病理医の絶対数不足と大学病院や大都市病院への集中という偏在の問題があるとされる。

テレパソロジーによる術中迅速病理組織標本作製または術中迅速細胞診は、施設基準を満たして届出を行った医療機関で算定できる。

転医

患者が受診していた医療機関を変えること。医師が患者を専門医に紹介する場合や、患者の意思や都合によって別の医療機関にかかる場合などがある。診療報酬明細書では、転医した場合、転帰欄の「中止」を○で囲む。

電解質異常

体液中のイオン濃度のバランスが崩れた状態のこと。バランスが崩れると体内が酸性やアルカリ性に傾き、重篤な状態に陥る可能性があると考えられている。検査対象となる電解質は①ナトリウム、②カリウム、③マグネシウム、④クロール──である。

てんかん

発作的に起こる脳の律動異常によって、痙攣や意識障害など多彩な臨床症状を慢性的に繰り返す病態のこと。WHOは、「種々の病因によってもたらされる慢性の脳疾患であり、大脳ニューロンの過剰な放電から由来する反復性の発作（てんかん発作）を主徴とし、それに変異に富んだ臨床ならびに検査所見の表出が伴うもの」と定義している。

一般に、発作の原因が見い出されるか否かによって、真性てんかん（原因不明で遺伝要因が強いと考えられている）と外因性てんかんに分けられる。てんかん発作だけでなく、しばしば周期性不機嫌、精神障害、性格変化、知能障害などの症状がみられる。

てんかん重積状態

発作を繰り返すか発作が30分以上続くてんかんの持続状態。痙攣性（強直・間代性）、非痙攣性（アブセンスまたは複雑部分発作）、部分性（持続性部分てんかん）、無症候性（脳波的てんかん重積状態）──のものがある。

転帰

病気の経過の帰趨。病状の推移だけでなく、患者の転医による中止など診療状況も含める。自院における治療効果の追跡調査・分析に重要な要素となる。診療報酬明細書の転帰欄には治癒、死亡、中止の3項目があり、診療継続中のときは記載しない。

電気療法

電気エネルギーを直接治療に応用する方法の総称（電気治療）。生物学的効果としては、①電気刺激、②温熱効果、③機械的振動効果──などがある。

各効果の利用法としては、①各種の神経麻痺に対する電気刺激療法と心臓の除細動や不整脈の治療、②電光浴（電気浴）、高周波療法、超短波治療法、③超音波療法──などがある。

デング熱

デングウイルスによる急性熱性感染症。蚊を媒介とし、ヒトからヒトへの直接感染はない。突然の高熱で発症し、頭痛、眼窩痛、顔面紅潮、筋肉痛、骨関節痛などを呈し、その後、発疹が出現する。感染しても発症しないことも多い。症状は1週間程度で回復するが、ごくまれに、血漿漏出に伴うショックと出血傾向を主な症状とする致死的病態が出現する。治療は対症療法となる。

熱帯・亜熱帯地域で流行しており、国内の感染症例は過去60年以上報告されていなかったが、2014年8月以降、東京都代々木公園を皮切りに発生が報告され、秋に終息するまで、感染者数は150名以上にのぼった。

電子画像管理加算

撮影した画像を電子化して管理・保存（電子媒体に保存・管理）した場合に算定できる加算。2008年度診療報酬改定で、画像診断の部に設定された。

電子カルテ

カルテ（診療録）などの診療情報を電子化して、一定の形式で電子媒体に記録したもの（EMR：electronic medical records）。

医療機関内部の情報化の程度に応じて、様々な展開が期待できる。例えば、診療録だけでなく検査・画像データや看護記録、その他の電子化された患者情報も同一画面上で操作できる。院内LANによって他の場

所から患者情報を参照できる。手書きカルテより読みやすくなり，患者に対するインフォームド・コンセントやカルテ開示に活用できる。医事部門との連携にも確実性が増し，有用である。

なお，運用を行ううえでは，保存義務のある情報の真正性・見読性・保存性が確保されている必要がある。〔→電子媒体による保存〕

電子キャビネット

書類や帳票類の各種ドキュメント資産を大容量のサーバー内で一括管理するシステム。オフィスのキャビネットをモデル化したもので，パソコン等で分散的に保存・管理していた共有資源を集中化することにより，管理・検索等の効率化を実現することができる。

電子健康記録

健康状態をデジタル化のうえ記録・管理する電子個人情報で，「生涯健康医療電子記録」とも呼ばれる。

患者の生涯にわたる医療情報を，ネットワークを活用して地域または国レベルで共有するというプロジェクトが提唱されている。実現すれば，従来かかりつけ等の医療機関にしかなかった患者個人の医療情報をどの医療機関でも見ることができるほか，既往歴や服用中の薬剤などに応じた効率的な医療サービスを受けられるようになるとされている。

電子媒体による保存

診療録等を電子媒体によって保存することであり，厚生省（当時）通知で認められた（1999年4月）。

以下の法令で保存義務が規定された文書等についての保存が認められている。①医師法，歯科医師法による診療録，②保健師助産師看護師法による助産録，③医療法による診療および病院の管理・運営に関する諸記録，④歯科技工士法による指示書，⑤薬剤師法による調剤録，⑥救急救命士法による救急救命処置録，⑦療養担当規則による診療録等，調剤録，⑧歯科衛生士法施行規則による業務記録。

保存義務のある情報を電子媒体に保存する場合，次の3条件を満たさなければならない。

①情報の真正性が確保されていること ── 故意や過失による虚偽入力，書換え，消去，混同を防止し，作成の責任の所在を明確にする。

②情報の見読性が確保されていること ── 必要に応じて容易に肉眼で見読可能な状態にでき，直ちに書面に表示できる。

③情報の保存性が確保されていること ── 法令に定める保存期間内，復元可能な状態で保存する。

また，施設管理者は組織・体制・設備や患者プライバシー保護などに関する運用管理規程を定め，実施することが求められる。

電磁波電気治療法

骨折部に対し電磁波による刺激を与え，骨形成に関与する骨芽細胞を活性化させ，骨癒合を促進する治療法。骨癒合までの期間，1日8時間以上，装置を患部に固定して行う。

転床，転棟

病院内で入院患者が病室または病棟を変わること。介護保険の施行に伴って，医療保険と介護保険両方の適用を受ける介護療養型医療施設では，患者が医療と介護の間で転床した場合に請求先が異なるため，退院して新たに入院という形式をとっている。

電子レセプト

診療報酬の請求方法は，以前は，紙の診療報酬明細書・診療報酬請求書を審査支払機関に直接提出する方法しかなかったが，現在，医事会計システムに蓄積さ

れているデータをもとにレセプトデータ（電子レセプト）を審査支払機関にオンライン又は電子媒体により，送信する方法が行われるようになった。

伝染性単核（球）症

Ebstein-Barrウイルス（エプスタイン・バール・ウイルス）による感染症。主に唾液を介した経口感染であり，白血球の中にリンパ球（単核球と言われる）が特に多く出現するので，伝染性単核症と呼ばれる。

発熱，咽頭痛，頸部・上咽頭部のリンパ節腫脹，肝機能障害などを呈する。前駆症状としては頭痛，悪寒，発汗，食欲不振，倦怠感などの症状が現われ，その後38℃以上の高熱が1～2週間続くとされる。

EBウイルスは一度感染すると潜伏感染状態となるが，感染しても症状が現れない人も多く（不顕性感染），終生にわたって共存し続ける。

伝達麻酔

特定の末梢神経や神経幹など神経の走行途中から局所麻酔剤または神経破壊剤を作用させて，そこから末梢への知覚伝導を遮断する方法。局所麻酔法の一種であり，利点としては，意識の保持，麻酔の全身への影響がほとんどないことなどがある。欠点は，一般に乳幼児では困難なこと，手術範囲が広範な場合には大量の麻酔薬を必要とすること，持続時間に制限があることなどである。

疼痛治療のため**神経ブロック**として行う場合も多く，ブロックする神経の名前を付けて，上腕神経ブロック，坐骨神経ブロックなどと呼ぶ。

保険診療では，疼痛管理など疾病治療で行うものを神経ブロック，手術のため局所麻酔として行うものを伝達麻酔と使い分けている。

点滴

栄養の経口摂取が困難な場合や，外傷などで脱水症状が著しい場合などに，注射針を静脈に穿刺・固定し，薬剤や栄養剤，輸液などを長時間にわたり持続的に注入すること（点滴注入）。

体液バランスの大きな変動を避けるため，点滴速度を一定に保つようにする。皮下注射に比べて大量の液体を一定速度で確実に注入できること，必要に応じて中止したり輸液成分を変更することができるという利点がある。

しかし，急速または大量に注入しすぎると，肺水腫や心不全などを引き起こす危険性があるほか，空気が静脈内に入って空気塞栓を起こさないようにする注意も必要である。

添付文書 （てんぷぶんしょ）

医薬品等に添付される文書で，薬事法の規定に基づき医薬品情報を記載したもの（能書，効能書とも呼ばれる）。適応（効能・効果），用法・用量，注意・禁忌，動態，相互作用・副作用，保存などが記載される。

添付文書に記載された使用上の注意事項は，医師に求められる注意義務の基準の一つである。

テンプレート

ひな型。コンピュータを能率的に使用するためのツールの一つで，サンプル用データファイルのこと。フォーム（帳票）と呼ぶこともある。

帳票類，定型文書，図案，プログラム等々，定型として繰り返し使用するものを集め，あらゆる分野のソフトに付属している。また，テンプレート集として単独で市販されている製品も多い。そのまま使用できるものもあれば，部品としてそれらを組み合わせ，個人用の定型を作成できるものもある。

た行

てん─てん

天疱瘡（てんぽうそう）

表皮細胞膜表面蛋白に対するIgG自己抗体により表皮内水疱が形成される自己免疫性水疱性疾患の総称。尋常性天疱瘡と落葉状天疱瘡に大別される。指定難病の一つ。

電話再診

一般病床200床未満の病院と診療所では，電話にて，患者またはその看護にあたっている者から治療上の意見を求められ指示した場合，再診料を算定できる。診療報酬項目の一つ。ただし，同一日に初診料または再診料を算定した患者について，一定時間おきに病状の報告をする場合等には電話再診料を算定することはできない。また，定期的な医学管理を前提としている場合，一般病床200床以上の病院は算定できない。

と

糖衣錠（とういじょう）

錠剤を白糖やチョコレートなどで覆い，着色したり艶を出したりして，味と見た目を良くし飲みやすくしたもの。防湿の効果もある。

同一手術野

同一切皮により行い得る範囲のこと。例として，「肺切除術の際に併施する簡単な肺剥皮術」，「虫垂切除術と盲腸縫縮術」，「子宮附属器腫瘍摘出術と卵管結紮術」などのような手術の組み合わせが行われる範囲をいう。

統一ブランド

配合剤の後発医薬品の名称に一般名ルールが適用されない問題に対応するため，日本ジェネリック医薬品学会が品目ごとに統一ブランド名で商標登録できるようにしたもの。後発品メーカー各社が別々のブランド名をつけることで生じる混乱の防止が狙い。

統一ブランドが使用されることで，配合剤の後発品は「統一ブランド名＋剤形＋接尾字（配合比率などの記号）＋会社名」になる。統一ブランドを使用するかどうかの判断は原則として各メーカーが行い，使用する場合には各メーカーが学会に使用料を支払う。

頭蓋（とうがい）

「ずがい」とも読む，頭部を形成する骨格。15種23個の頭蓋骨から成っており，脳頭蓋と顔面頭蓋に分けられる。その中に脳髄，高等感覚器（視覚・平衡覚・聴覚器），消化器および呼吸器の初部を入れ，これらを保護している。

骨の合わせ目はジグソーパズルの組み合わせ線のような波形の線で結合されている（縫合線）。胎児では，この縫合線の部分がまだ軟骨で弾力性があるため，産道を出てくるときに，頭蓋がここで圧縮されて一時的に小さくなる。

動悸（どうき）

心拍数が速くなったときに，左前胸部に強い拍動を自覚する状態のこと。心悸亢進症または心臓急拍症とも呼ばれる。

生理的には，激しい運動や精神の緊張などで起こる。病的には，各種の心疾患（心不全，発作性頻拍など），肺疾患，発熱，貧血，甲状腺機能亢進症などにみられる。また，ある種の薬物（カフェイン，ニコチン，アルコール，エピネフリン，アプレゾリン，イソプロテレノールなど）によって起きる場合もある。

当期純利益

一会計期間に計上されるすべての収益から，すべての費用を差し引いて計算された最終的な利益。経常利益に対して臨時収益と臨時費用（固定資産の売却損益など）を加算・減算したうえで，さらに納税額などを差し引いた額で求める。

東京圏高齢化危機回避戦略

急速な高齢化が見込まれる1都3県の高齢化危機回避戦略。日本創成会議・首都圏問題検討分科会が2015年6月に発表した。

東京圏（東京，千葉，埼玉，神奈川）では，今後10年間で後期高齢者が175万人増加することが見込まれ（全国の増加分の3分の1を占める），介護施設不足の深刻化や，周辺地域での医療不足が予測されるとしてその戦略を提案している。

挙げられた戦略は，①医療・介護サービスの「人材依存度」を引き下げる構造改革（ICTやロボットを活用したサービスの効率化，外国人介護人材受入れの推進等），②地域医療介護体制の整備と高齢者の集住化の一体的促進，③1都3県の連携・広域対応，④東京圏の高齢者の地方移住環境の整備──の4つ。

糖原病

分鎖多糖類で肝や筋肉に貯蔵されるグリコーゲン（糖原）の遺伝性代謝異常によってグリコーゲンの蓄積，構造異常が起きる疾患の総称。代謝異常に関与する欠損酵素ごとに1型から7型まで7つの病型がある（フォンギールケ病，ポンペ病，コリ病，アンダーソン病など）。発育障害，肝腫大，空腹時低血糖，高コレステロール血症などが認められる。

瞳孔

眼球の中央部で虹彩に包まれた黒い部分。光がこの部分を通って眼底網膜に達し視覚を生ずる。光の強さによって大きさが変化し，光が多ければ縮小，少なければ散大する。

瞳孔径は，生理的状態では2～7mm，薬物では1～9mmまで変化する。正常な瞳孔径は左右ともほぼ同じだが，疾患等の原因によって左右でその径に明らかな差が生じた状態を，瞳孔不同と呼ぶ。〔→散瞳〕

統合失調症

精神機能の分裂，思考と知覚の根本的で独特な歪曲，不適切あるいは鈍麻した感情，自閉，幻想妄想などによって特徴づけられる精神障害。ある程度の認知障害が経過中に進行することはあるが，意識の清明さと知的能力は通常保たれる。かつては「精神分裂病」という病名が用いられていた。

橈骨（とうこつ）

前腕の母指側にある管状の長骨。上端では骨頭で尺骨と上橈尺関節を作る。下端では尺骨頭や下橈尺関節，橈骨手根関節を作っている。

橈骨遠位端骨折

前腕骨の親指側にある橈骨の末梢部の骨折で，転倒して手をついたときに起こる。

症状は，手関節を中心とした強い痛みと腫れ，変形が見られる。

治療は，骨のずれが小さく安定している骨折の場合，ギプスで保存的に治療する。固定前に徒手整復を行うこともある。徒手整復できない場合，手術（骨折観血的手術）が行われる。

透視診断

患者を透過したエックス線の強弱を蛍光像に変えて，体内の形態的変化をリアルタイムに観察できるX線透視診断装置による検査法。

X線透視診断装置は従来，胃透視検査や注腸造影検査など消化管検査を中心に利用されてきたが，装置の進歩によって，近年では内視鏡検査や血管系インターベンション検査などにも利用されている。

糖質制限食

炭水化物（糖質）摂取を原料あるいは制限した食事あるいは食事療法のこと。具体的な糖質摂取量目安等の定義はなく，例えば厳格な糖質制限を行うアトキンス・ダイエットでは1日の糖質摂取量を20〜40gとする一方，アメリカ糖尿病学会では130g以下，または2000kcalの26%以下としているなど，方法により異なる。

日本糖尿病学会では，日本人の糖尿病の病態に立脚した適正な炭水化物摂取量のエビデンスが十分ではないため，糖質制限食について，現段階では推奨できないとしている。

同種移植

ヒト組織適合性抗原がおおむね一致する提供者からの造血幹細胞移植を指す。対象疾患は，白血病，再生不良性貧血，骨髄異形成症候群，重症複合型免疫不全症など。

動静脈圧測定用カテーテル

観血的に動脈圧や中心静脈圧（右心房に近い上大動脈・下大動脈圧）を測定するための検査用カテーテル。主に中心静脈圧測定に用いられる。

動静脈短絡回路

人工透析においてシャント血管を造設するための材料一式のこと（「短絡」とは「シャント」のこと）〔→シャント〕。保険診療における材料価格基準上の名称であり，動脈と静脈をつなぐ外シャント用カテーテルやコネクターなどから成る。

透析

→ 血液透析

痘瘡（とうそう）

天然痘ウイルスを病原体とする感染症。天然痘ともいう。非常に強い感染力と高い致死率（40%前後とみられる）をもつ。全身に膿疱が生じ，仮に治癒しても瘢痕を残す。

世界で初めて撲滅に成功した感染症でもあり，1980年に世界保健機関（WHO）が根絶宣言を出したが，アメリカ，ロシアで研究用としてバイオセイフティーレベル4の施設で天然痘ウイルスを保管。バイオテロに使用される危険性が指摘されている。

疼痛（とうつう）

いわゆる「痛み」であり，一般的には，疾患や生体組織の損傷等による刺激が，神経系を通じて脳に引き起こす感覚のこと。国際疼痛学会の定義では「（痛みとは）現にある，あるいは潜在的な組織損傷と関係づけられた，もしくはそのような損傷の観点から表現（記述）された，不快な感覚的，情動的経験」である。

疼痛の分類には様々な考え方がある。時間経過の観点からは「急性疼痛」または「慢性疼痛」，原因（要因）の観点からは「侵害受容性疼痛」（けが等の刺激・炎症による痛み），「神経障害性疼痛」（帯状疱疹後神経痛など神経自体が傷つくことによる痛み），「心因性疼痛」（精神・心理的な要因による痛み）に大別される。そのほか疝痛〔→胆石症〕，幻肢痛など個別具体的な特徴をもつ疼痛の名称もある。

疼痛（pain）を主訴とする患者の専門診療科としてペインクリニックがあり，薬物療法や神経ブロックによる疼痛管理（ペインコントロール）が行われる。

同定

事象における同一性を証明することであり，未知のものを既知のものと比較して，その所属する分類群を決定すること。

医学的には各病原体の診断，化学物質の構造の同一性の判定，個体の識別などを行うことである。微生物ならば，その形態，グラム染色性および生化学的性状等によってその菌種が同定される。

同定検査

疾患の原因となるものを特定する，あるいは診断上有用なマーカーを検出するための検査。前者には抗酸菌同定検査，後者には造血器腫瘍遺伝子検査などがある。

抗酸菌同定検査は，従来は培養によって発育・増殖速度や性状，生化学的性質を調べ，菌種が同定されてきた。近年では，遺伝子解析や増幅技術を利用した喀痰からの直接迅速検査によって，遺伝子レベルでの同定が行われている。

導尿

膀胱内の尿を人為的に体外へ導き出す方法のこと。主に，通常の排尿が困難な場合や尿閉・尿失禁の場合のほか，膀胱洗浄や膀胱内薬剤注入，滅菌尿採取などの処置目的でも施行される。男性は尿閉のときに行う場合が多いが，女性の場合は尿閉は稀とされ，尿培養など無菌的尿採取の際にしばしば行われる。

一般的にはネラトンカテーテルを尿道口に挿入し，尿道から膀胱までカテーテルを通過させて導尿を行う。また，在宅で自己導尿を行う排尿障害の患者では，間歇式バルーンカテーテルなど様々な自己導尿用カテーテルが用いられる。

糖尿食

糖尿病の症状等に対応している治療食（特別食）。血糖コントロールを行うために炭水化物および脂質が制限され，さらに合併症を予防するために，塩分およびコレステロールが制限され，さらに食物繊維を十分に摂取できるように調理されている。

糖尿病

インスリン作用不足によって血液中のブドウ糖濃度が持続的に上昇している代謝疾患群のこと。かつては，治療方法に基づき「インスリン依存型糖尿病」と「インスリン非依存型糖尿病」に分類されていた時期もあったが，現在は原因に基づき，1型糖尿病，2型糖尿病に分ける分類がほぼ世界共通となっている。

1型糖尿病とは，膵臓でインスリンを合成・分泌しているβ細胞が破壊・消失してしまうことを主因とする糖尿病。2型糖尿病とは，インスリンの分泌低下やインスリン抵抗性をきたす遺伝的素因に加え，過食や運動不足，ストレス，加齢などの要因が加わり発症するタイプの糖尿病。

日本糖尿病学会による糖尿病診断基準では，①空腹時血糖値126mg/dL以上，②75gOGTTで2時間値200mg/dL以上，③随時血糖値200mg/dL以上，④HbA1c 6.1%以上などに基づき判定される。症状としては口渇，多飲，多尿，体重減少などを呈する。三大合併症として糖尿病性網膜症，糖尿病性腎症，糖尿病性神経障害があるほか，重症化すると糖尿病性壊疽，糖尿病性昏睡など様々な合併症を引き起こす場合がある。

治療の原則は，適切な食事療法，運動療法，インスリン注射を含む薬物療法である。

糖尿病足病変

糖尿病により，足の血管が狭くなる血流障害，感覚

低下などの神経障害を合併することで生じる足の真菌感染や変形，胼胝，足壊疽などの病変。神経障害により痛みなどの症状が出現しにくく，また傷が治りづらく，感染しやすくなっているため，靴ずれなどの軽い症状から化膿・潰瘍が進行するケースもある。

糖尿病合併症

糖尿病の合併症は，急性合併症と慢性合併症に区別される。

急性合併症としては糖尿病性昏睡と急性感染症が挙げられる。意識障害を来たし，臓器障害を併発した場合は重篤な病態になることがあるが，医療の進歩により発症と経過は著しく改善されており，特にインスリン療法が効果を出している。

慢性合併症には，糖尿病網膜症，糖尿病性腎症，糖尿病性神経障害があり，糖尿病の三大合併症といわれている。その他動脈硬化に由来する合併症として，脳梗塞，虚血性心疾患，糖尿病性壊疽（閉塞性動脈硬化症）があり，この3つは大血管合併症といわれ，通常よりも重症化することがある。

糖尿病腎症

糖尿病の3大合併症の1つとされ，尿中アルブミン値が30未満の第1期（腎症前期）から，透析療法中の5期までの病期に分類される（必ずしも第1期から順次進行するものではない）。

糖尿病罹患後，10年以上を経過してから発症することが多く，日本における新規透析導入患者の原因疾患の第1位となっている。

治療は主に食事療法，血糖・血圧・脂質コントロールとなる。

糖尿病性腎症重症化予防プログラム

厚労省，日本医師会，日本糖尿病対策推進会議が連携協定を結び，2016年3月に公表した。

糖尿病性腎症の重症化リスクが高い医療機関未受診者らに受診勧奨や保健指導を行い治療につなげるとともに，通院患者については主治医の判断で保健指導を手がけ，人工透析などへの移行の防止を目指す。

政府は医療費抑制に向けた国民の健康増進に力を入れており，プログラムの全国展開を国レベルで支援し，2016年度から国保の特別調整交付金で実施している。プログラムは，18年度に導入された保険者努力支援制度の評価指標の一つとする見込みで前倒しの実施となった。

糖尿病性網膜症

糖尿病で高血糖が持続すると，体中の血管が痛む。網膜でも出血や腫れが起き，血管が詰まり，網膜に新生血管や増殖組織ができて，硝子体出血や網膜剥離が起こり，やがて失明してしまう疾患。

最初は無症状で推移するが，やがて硝子体出血や黄斑部の網膜剥離を起こし，飛蚊症や変視症の自覚症状が現れる。

治療は，糖尿病の治療のため，血糖コントロールが行われ，単純網膜症の場合は経過観察で済むが，増殖性網膜症の場合はレーザー治療が行われる。さらに，網膜症が進行してしまった場合は硝子体手術が行われる。

糖尿病用剤

糖尿病の改善・治療に用いられる糖尿病治療薬のこと。主に，インスリン製剤，経口血糖降下剤に大別される〔→インスリン製剤〕。

経口血糖降下剤とは，インスリン製剤を除き2型糖尿病を適応とする経口内服薬の総称。ブドウ糖の吸収を抑制させるαグルコシダーゼ阻害剤，インスリン分泌を促進させるスルホニル尿素（SU）剤，そのほかにインクレチン製剤〔→DPP-4阻害薬〕，インスリン抵抗性改善剤，ビグアナイド剤など様々な種類がある。

糖負荷試験

被検者に糖負荷を加えたあと血糖値を一定の時間間隔で測定し，糖代謝異常の有無や程度を知るための検査法。一般的には糖尿病診断のために用いるブドウ糖負荷試験と同義であるが，広義にはガラクトース，果糖，五炭糖負荷試験も含まれる。

糖尿病の診断に有用であり，75gOGTT（75gブドウ糖負荷試験）が代表的な方法である。

東北メディカル・メガバンク

東日本大震災被災地でゼロから公的病院を立て直す際，ゲノム医療などにも対応できる最先端設備をもたせ，患者の情報を一元管理できるようにすることを目的に発足した国の復興事業。2011年度から開始された。

「東北大学東北メディカル・メガバンク機構」と「岩手医科大学いわて東北メディカル・メガバンク機構」が中心となり，①住民の診療情報やゲノム情報等を組み合わせた「バイオバンク」の構築（被災地域住民の長期健康調査を含む），②地域医療情報連携基盤の構築，③高度専門人材の育成——の3事業について，約10年の事業計画が立てられている。

動脈

心臓から末梢に向かって遠心性に血液を送り出す血管。動脈は枝分かれして細くなり，最終的に細動脈，毛細血管となる。

動脈の壁は内膜，中膜，外膜の3層構造となっている。中膜に含まれる弾性線維が多いと弾性型動脈，少ないと筋型動脈と呼ばれる。

動脈血採取

採血法の1種。主に，血液ガスの測定，血液培養などに用いられる。採取する部位は，橈骨動脈，足背動脈，上腕動脈，大腿動脈で，なかでも橈骨動脈は採血に比較的安全な部位とされ，大腿動脈は太く採血がしやすいとされている。

動脈血酸素分圧（PaO2）

動脈血に溶け込んだ酸素の量を分圧で表したもの。動脈血を採血し，血液ガス分析を行うことで測定する。なお，酸素分圧はPO_2であるが，動脈血の酸素分圧を特にPaO_2と表記する。

動脈硬化

動脈にコレステロールや中性脂肪がたまって硬くなること。動脈が硬くなるとしなやかさが失われるため，血液をうまく送り出すことができず，高血圧により心臓に負担がかかる。

また，動脈硬化に伴い血管の内側が脆くなったり狭くなったり詰まることで，必要な酸素や栄養が行きわたらなくなり，臓器や組織が機能しなくなる。さらに症状が悪化すると，血液が流れず血管が壊死したり破れやすくなったりする。

動脈注射

限定した部位のみに高濃度薬剤を灌流させる目的で動脈内に注入すること。主に化学療法で行われ，例えば肝臓がんに対する抗悪性腫瘍剤肝動脈内注入（肝動注療法）などの方法がある。

動脈内局所持続注入

皮下植込型カテーテルアクセス等を用いて薬剤等を動脈内に局所持続注入すること。近年，悪性腫瘍患者のQOLの観点から，在宅での抗悪性腫瘍剤の局所持

続注入（動脈内，静脈内，腹腔内）による化学療法の実施が推進されている。

動脈瘤

動脈の一部が瘤（こぶ）のように膨れたもの。原因としては動脈硬化が多く，高齢，高血圧，喫煙歴も発生リスクを高めるとされる。遺伝的にも，家族歴がある場合に発症する確率が高いとも言われている。わずかに感染症や外傷によっても発症することがある。

動脈瘤は，部位ごとに脳動脈瘤，胸部大動脈瘤，腹部大動脈瘤等がある。動脈瘤ができても自覚症状が現れないことはあるが，破裂すると死に至ることも多く，非常に危険である。

治療例として，胸部大動脈瘤ならば，動脈瘤を切除して人工血管に置換する手術や，動脈瘤の内部にステントグラフトを挿入する手術などが，それぞれ適応に基づき施行される。

投薬限度量

1回に投与できる投薬日数限度。薬価基準収載後1年以内の新医薬品については，市販後多数の患者に使用することにより，治験施行時にはわからなかった未知の副作用等が出現することも考えられるため，2週間に一度程度は受診させ，薬の効果，副作用等を十分に観察したうえで，薬の継続，中止等を判断すべきであるとの考え方により，原則として1回の投薬日数は14日が限度とされている。なお，配合剤のうち「既収載品によって1年以上の臨床使用経験がある」と認められる新医薬品，また14日限度が適当でないと認められる新医薬品については処方日数制限を設けない扱いとなっている。

投薬薬品使用効率

自治体病院経営指標において，経営分析項目の一つに挙げられている比率。投薬薬品使用効率は，薬品の購入・管理・使用等の状況に影響される。

計算式：投薬分薬品収入／投薬分薬品費×100

投薬量

1回量，また1日の投薬回数は，各医薬品の添付文書により定められている。保険診療における「1回の投薬量」については，療養担当規則第20条により，「投薬量は，予見できる必要期間に従ったものでなければならない」とされている。よって，症状の変化や薬の効果，副作用等が予見される場合はそれを考慮した投薬量が求められる。

登録販売者

薬剤師とは別に，医薬品リスク区分の第二類および第三類一般用医薬品の販売に従事する専門家。従来，薬局等での一般用医薬品販売は薬剤師の有資格者だけに許可されていたが，2006年の薬事法改正，2009年6月の同法施行によって，登録販売者がいれば，スーパーやコンビニエンスストアなどでも第二類・第三類の一般用医薬品を販売できるようになった。

実務経験や学歴などの受験資格が定められており，国から委託された各都道府県が「一般用医薬品の販売等に従事しようとする者がそれに必要な資質を有することを確認する」ため，登録販売者試験を実施する。

トキシックショック症候群

黄色ブドウ球菌外毒素が致死的な状態を引き起こした全身性の細菌中毒。通常，一般的な熱性疾患に似た多彩な臨床症状を呈し，高熱，低血圧，発疹，多臓器不全や初期回復期の表皮剥脱などが特徴的な症状とされる。

多臓器不全や四肢切断，死などの重篤な結果に至ることもある。タンポンを使用している女性発症者のほ

か，火傷や炎症性の傷，外科手術後の局所感染からの発症者が報告されている。

トキソイド

菌体外毒素から毒素原性だけを消失させ，免疫原性は残したもの。自然放置による方法もあるが，通常ホルマリンを加えて処理する。

トキソイドを生体内に注射すると，毒素活性を中和する抗体（抗毒素）ができる。トキソイドはワクチンとして，ジフテリア，破傷風，百日咳などの予防接種に用いられている。

特異的IgE

喘息や鼻アレルギー，蕁麻疹などのⅠ型アレルギーの原因となる各種アレルゲン（抗原）に対する特異性を有するIgE（免疫グロブリンの1つ）。各種アレルゲンを試薬とし，これに反応する血清中の各IgEを定量測定することで原因アレルゲンを検索することができる。

特掲診療料

診療報酬点数表において，基本診療料（初診・再診料，入院料）を除いた点数の総称で，個々の診療行為ごとの点数が定められている。

医学管理等，在宅医療，検査，画像診断，投薬，注射，リハビリテーション，精神科専門療法，処置，手術，麻酔，放射線治療，病理診断がある。

特殊MRI撮影，特殊CT撮影

前者は，1.0テスラ以上のMRIを用いて血管腔または膵胆管および胆嚢を描出する画像診断法。後者は，ヘリカルCTやマルチスライスCTを用いて血管腔を描出する画像診断法。いずれも，かつては診療報酬点数表で定められていた算定項目名称であったが，現在これらの名称は使用されていない。

特殊撮影

エックス線診断における撮影方法の1つ。

乳房（マンモグラフィ）撮影，断層撮影，胃，胆嚢および腸などのスポット撮影，側頭骨・上顎骨・副鼻腔曲面断層撮影および児頭骨盤不均等特殊撮影〔側面撮影および骨盤入口撮影後，側面，骨盤入口撮影のフィルムに対し特殊ルーラー（計測板）の重複撮影を行う方法をいう〕をいう。

特殊専門外来

医療の細分化・専門化に伴い，特定の疾患別・臓器別に患者を受け付ける外来診療の形態。

内科，外科などの一般の診療科のなかに，頭痛外来，糖尿病外来，乳腺外来，胸部外科外来，アレルギー外来といった特別の時間枠を設けている。

特殊縫合糸

特殊な繊維でできた縫合糸の総称。保険診療では，保険医療材料として1996年4月から手術の基本点数に包括され，別途請求できない。

主に吸収性（体内で変化し，吸収・消失する）と非吸収性の縫合糸に大別される。繊維としては，ナイロン糸やポリエステルなどの合成糸がある。

特殊法人

特定の行政目的や公共目的のため，特別法によって設立された法人。行政改革の一環として，その多くが廃止，民営化，独立行政法人への移行——などのかたちで整理されている。現在では，日本銀行，日本赤十字社，日本放送協会などが該当する。

特殊療法

保険診療においては，点数表に収載されていない医療行為。有用性，安全性の評価が確立されておらず，患者に不利益をもたらすおそれがあるため，療養担当

た行

とう─とく

規則第18条では「特殊な療法又は新しい療法等」の禁止が定められている。

特殊療法等の禁止

保険医療機関及び保険医療養担当規則第18条で，保険医に対して，厚生労働大臣が定めるもの以外，特殊な療法や新しい療法等を禁止した規則。一般に，混合診療禁止の根拠規定とされている。

厚生労働大臣が定めるものとして，先進医療，治験で薬物や機械器具を用いた療法などがある。

ドクターカー

専門的な治療の必要な重症患者に対応できる医療機器を搭載し，医師や看護師が同乗する救急車。主に重症患者に対して出動し，救急現場や搬送途中で，心肺蘇生法（CPR），除細動，気管内挿管，輸液，蘇生薬剤投与などの救急処置や集中監視を行う。最短時間で救急現場に到着し，できるだけ早く蘇生を開始することで，救命率の向上を目指している。

ドクターバンク

地域の医師不足を解消するため，都道府県が職員として医師を採用して医療機関に派遣する制度。採用者は3～5年程度の任期付職員となり，公立病院等に派遣される。採用中に1年程度の有給研修を受けることができる。

ドクターフィー

医師の技術料。現在の診療報酬体系では，初診料，医学管理料，手術料などが評価されている。対して，人員配置，施設構造，医療機器等，運営コストなどを評価した診療報酬をホスピタルフィーと呼ぶ。

厚生労働省は，ドクターフィーとホスピタルフィーの分離を診療報酬体系見直しの方針としており，現在のDPC/PDPSにおいても，ホスピタルフィー的要素は包括，ドクターフィー的要素は出来高算定を基本としている。

ドクターヘリ

救急医療用ヘリコプター。救命救急の専門医や看護師等を乗せて救急現場に向かい，救命救急センターに搬送するまでの間，患者に救命医療を行えるよう救急専用医療機器を装備した専用ヘリコプター。

厚生労働省は，2年間の試行的事業を経て，2001年度から予算補助による導入を進め，2019年4月現在，43道府県53機が配備されている。2007年6月に特別措置法〔→ドクターヘリ法〕が成立し，運航に係る財政措置として，補助金制度（ドクターヘリ導入促進事業）や助成金交付事業制度が定められた。補助金制度によって，都道府県の導入促進事業に対して，年間維持費（1機につき1億7000万円）の2分の1を国が負担する。助成金交付事業は，民間からの寄付によって設立した基金を用いた事業（運航基盤整備や運航支援等）を行うもの。

ドクターヘリ導入効果として，治療開始時間の短縮，死亡数や後遺症の減少が報告されている。なお，ドクターヘリ内で診察を行った場合は，救急搬送診療料が算定できる。

ドクターヘリ法

2007年6月27日に公布された「救急医療用ヘリコプターを用いた救急医療の確保に関する特別措置法」の通称。医師が搭乗して傷病者を速やかに医療機関に搬送できる態勢を，地域の実情を踏まえつつ全国的に整備することが目標とされた。

都道府県については，都道府県が定める医療計画にドクターヘリの整備目標や整備する病院等を盛り込むこと，ヘリの迅速な出動等のため関係機関との連絡体制を構築すること等が規定された。整備した病院に対しては，国や都道府県からの費用補助や，公益法人が設立する基金からの助成金交付が行われる。その助成金交付事業に関する事項を除き，同法は公布日から施行された。

特定B型肝炎ウイルス感染者給付金等の支給に関する特別措置法

幼少期（7歳になるまで）に受けた集団予防接種等（1948年から1988年までの間に限る）の際に，注射器の連続使用によりB型肝炎ウイルスに感染した方々のうち，国を相手に国家賠償請求訴訟（B型肝炎訴訟）を提起した対象者に対し，給付金等を支給することなどが定められた法律。

和解協議を進められるなかで2011年6月に国と原告との間で基本的な合意がされた。2012年1月施行。

特定C型肝炎ウイルス感染被害者救済特別措置法

特定フィブリノゲン製剤および特定血液凝固第IX因子製剤にC型肝炎ウイルスが混入した薬害事件に関連して，特定C型肝炎ウイルス感染者およびその相続人に対する給付金の支給に関し必要な事項を規定した「特定フィブリノゲン製剤及び特定血液凝固第IX因子製剤によるC型肝炎感染被害者を救済するための給付金の支給に関する特別措置法」が2008年1月16日から施行された（通称：薬害肝炎救済法）。

給付金の支給を受けるためには，まず国・企業を被告とした訴訟を提起することが必要。裁判所において和解・調停が成立する，判決が確定するなどにより，対象薬剤の投与でC型ウイルスに感染したと認定された本人または相続人が，給付金を請求できる。給付に係る支給事務等を行う独立行政法人医薬品医療機器総合機構は，症状に応じて3段階の給付金を対象者に支給する。症状が進行した場合には，追加給付金の支給を受けることもできる。

特定医療法人

租税特別措置法の規定に基づき，公益性が高く，法人税率の軽課された医療法人。国税庁長官の承認を受け，公益法人の収益事業と同様に19%の軽減税率が適用される。

承認基準として，①出資持分の放棄，②役員等の親族割合が3分の1以下，③40床以上の病院または15床以上の救急告示診療所，④全病床数に占める差額ベッド割合が30%以下，⑤保険診療および健康審査収入80%超，⑥医療収入額が直接経費の1.5倍の範囲，⑦役職員1人につき年間給与総額が3600万円以下——などがある。なお，持分のある医療法人に戻ることはできない。

特定看護師

医師の包括的指示のもと，比較的侵襲性の高い医行為が実施できる看護師のこと。厚労省は「チーム医療推進会議」等において特定看護師制度の創設について議論を重ね，そのなかでモデル事業等も実施してきた。そして2011年12月，チーム医療推進会議がまとめた骨子案において「看護師特定能力認証制度」を法制化すべきと提示し，了承された。

認定・更新制を想定しており，認定機能を担う第三者機関の設置を提案するとともに，具体的な要件や医行為例が示されている。要件としては，看護師としての実務経験5年以上等が挙げられている。

2014年6月に成立した医療・介護総合確保推進法では，保健師助産師看護師法の改正により，看護師の特定行為に関する研修制度の創設が定められた（2015年10月施行）。

特定患者

2014年9月末までは，同一保険医療機関の一般病棟に90日を超えて入院している患者は「特定患者」と規定され，一部の処置・検査・投薬・注射・画像診断などが包括された特定入院基本料を算定する扱いだった（厚生労働大臣が定める状態等にある患者は除外）。2014年度診療報酬改定により，同年10月以降，一般病棟入院基本料等では「特定患者」「特定入院基本料」の規定が廃止され，障害者施設等入院基本料のみでの規定となった。

特定感染症指定医療機関

新感染症の所見がある者または一類感染症，二類感染症もしくは新型インフルエンザ等感染症の患者の入院を担当させる医療機関として，厚生労働大臣が指定した病院。

特定感染症予防指針

厚生労働大臣によって作成された，感染症についての予防指針。特定感染症予防指針が策定されているのは，性感染症，後天性免疫不全症候群，インフルエンザ，結核，麻疹，風疹の6疾病。2013年に風疹が流行したことを受けて，2014年3月に風疹を対象にした予防指針が新たに発出された（同年4月適用）。また，2014年のデング熱流行を受け，2015年4月に蚊媒介感染症に関する特定感染症予防指針も発出された。

指針には原因の究明，発生の予防および蔓延の防止，医療の提供，研究開発の推進，国際的連携などの項目が記載されている。指針が策定されることで，流行時以外でもワクチンの生産目標の検討や，公衆衛生的な予防施策の展開といった関係省庁の横断的な取組みが可能になった。

特定機能病院

高度な医療を必要とする患者に対応できる病院として，厚生労働大臣の承認を受けた医療機関。1992年改正・1993年4月施行の第二次医療法改正に基づき，病院機能の一類型として制度化された。大学病院本院，国立がん研究センター中央病院，国立循環器病研究センター，大阪府立成人病センターなど2019年現在，全国85病院が承認を受けている。

要件として，高度な医療の提供，高度な医療技術の開発・評価，10以上の診療科・400床以上を有すること——などが規定されている。

特定共済組合

厚生労働大臣の認可を受け，組合員であった者を対象に退職者医療給付を実施する共済組合。組合の退職者を特例退職被保険者または特例退職組合員と呼ぶ。

特定共同指導

保険診療のあり方について，指導大綱に基づいて行われる個別指導の形態の一つ。厚生労働省，地方厚生（支）局，都道府県が共同で，臨床研修病院，大学附属病院，特定機能病院，複数の都道府県にまたがって開設された比較的大規模な同一開設者の保険医療機関，または緊急の必要性が生じた保険医療機関などを対象に行う。

特定業務従事者健康診断

労働安全衛生規則に定められている業務に従事する労働者（特定業務従事者）に対し，事業者が6カ月に1回行わなければならない健康診断のこと。そのなかには，①ラジウム放射線，エックス線その他の有害放射線にさらされる業務，②深夜業を含む業務，③鉛，水銀，クロム等その他これらに準ずる有害物のガス，蒸気または粉じんを発散する場所における業務——など，医師，看護師，放射線技師，臨床検査技師が対象となる業務がある。

特定健康診査

高齢者医療法に基づき，40歳以上の保険加入者を対象に実施される生活習慣病に関する健康診査。2008年4月から施行されている。

診査項目は，必須項目として①診察等——問診，計測（身長，体重，BMI，腹囲），血圧，②検査——脂質（中性脂肪，LDLコレステロール等），肝機能（AST，ALT，γ-GT），血糖（空腹時血糖等），尿（尿糖，尿蛋白），また，医師の判断に基づき選択的に実施する血液学的検査（ヘマトクリット値等），心電図，眼底検査，血清クレアチニン検査。

保険者は健診データを一元管理し，健康診査に関する記録を保存，結果を加入者に通知し，リスクの高いものから優先的に指導（特定保健指導）を行う。

特定健康保険組合

厚生労働大臣の認可を受け，組合員であった者を対象に退職者医療給付を実施する健康保険組合。組合の退職者を特例退職被保険者または特例退職組合員と呼ぶ。

特定行為の制限

①視能訓練士法第18条において，視能訓練士は医師の具体的な指示を受けなければ厚生労働省令で定める矯正訓練又は件を行ってはならない——と定められている。

②義肢装具士法第38条において，義肢装具士は，医師の具体的な指示を受けなければ，厚生労働省令で定める義肢及び装具の装着部位の採型並びに義肢及び装具の身体への適合を行ってはならない——と定められている。

③救命救急士法第44条1項において，救命救急士は，医師の具体的指示を受けなければ，厚生労働省令で定める救急救命処置を行うことはできない——と定められている。

特定施設入居者等

介護保険法第8条第11項に規定する特定施設，同条第20項に規定する地域密着型特定施設又は特別養護老人ホームにおいて療養を行っている患者その他入居している施設において一定の医学的管理を受けている患者のこと。

特定施設入所者生活介護

介護保険における居宅サービスの一つ。人員配置や設備基準などを満たした有料老人ホームやケアハウスが指定を受けられる。

特定疾患

原因が不明であり，治療法が未確立で後遺症を残すおそれも少なくなく，経過が慢性にわたり家族の負担が経済的にも精神的にも大きい疾病として，特定疾患治療研究事業の対象となる難病のこと。

2015年1月から，特定疾患治療研究事業に代わって難病法に基づく特定医療費助成制度が施行されたため，経過措置により引き続き特定疾患治療研究事業の対象となるのは，①スモン，②難治性の肝炎のうち劇症肝炎，③重症急性膵炎，④プリオン病（ヒト由来乾燥硬膜移植によるクロイツフェルト・ヤコブ病に限る），⑤重症多形滲出性紅斑（急性期）——の5疾患（②③については更新のみで，新規申請は不可）。

また，「特定疾患」は，医科診療報酬点数の「特定疾患療養管理料」等の対象疾患（厚生労働大臣が定める疾患）の意味でも使われる。

特定疾患処方管理加算

200床未満の病院と診療所の外来において，厚生労

た行

とく−とく

働大臣が定める特定疾患を主病とする患者に投薬を行った場合の処方料，処方箋料に対する加算。特定疾患に対する薬剤を28日分以上処方した場合に算定する加算（月1回を限度）と，特定疾患の患者に処方が行われた場合（月2回を限度，特定疾患以外の薬剤のみでも可）に算定する加算との2つに区分されている（併算定不可）。

特定疾患治療管理料

医科診療報酬点数「医学管理等」の診療報酬区分で，ウイルス疾患指導料，特定薬剤治療管理料，悪性腫瘍特異物質治療管理料――など28の診療報酬を含む。

特定疾患治療研究事業

難病患者の医療費助成制度。原因不明で治療方法が確立しておらず，後遺症を残すおそれのある疾病として調査研究を進めている疾患のうち，診断基準が一応確立し，かつ難治度，重症度が高く患者数が比較的少ないため，公費負担の方法をとらないと原因究明，治療方法の開発等に困難をきたすおそれのある疾患が対象。2014年12月時点で56疾患が対象となっていたが，2015年1月に「難病の患者に対する医療等に関する法律」（難病法）が施行されたことにより，ほとんどの疾患は難病法による特定医療費助成制度（2019年4月現在331疾病が対象）に移行した。

2014年12月末時点における特定疾患治療研究事業の対象患者で，引き続き難病法による特定医療費助成制度の対象となる患者（難病療養継続者）に対しては，3年間の経過措置（2017年末まで）により，これまでより自己負担限度額が増える一般所得Ⅰ・Ⅱと上位所得者，重症患者に対して，自己負担限度額の軽減措置が設けられた。また，その経過措置の一環として，引き続き特定疾患治療研究事業として公費負担医療（自己負担なし）が行われるのは，①スモン，②難治性の肝炎のうち劇症肝炎，③重症急性膵炎，④プリオン病（ヒト由来乾燥硬膜移植によるクロイツフェルト・ヤコブ病に限る），⑤重症多形滲出性紅斑（急性期）――の5疾患（②③については更新のみで，新規申請は不可）。

特定疾患療養管理料

生活習慣病などの厚生労働大臣が定める疾患を主病とする患者について，プライマリケア機能を担う地域のかかりつけ医師が計画的に療養上の管理を行うことを評価した診療報酬。

特定集中治療室管理料

意識障害または昏睡，急性心不全（心筋梗塞を含む）などの厚生労働大臣が定める状態にある患者に対して特定集中治療室管理を行った場合の入院料。

特定承認保険医療機関

厚生労働省令で定める要件に該当し，高度先進医療の実施について地方社会保険事務局長（当時）の承認を受けた医療機関。大学附属病院に多かったが，2006年10月の特定療養費制度見直しにおける高度先進医療の「先進医療」への組み替えに伴い，廃止された。

特定除外制度

同一医療機関の一般病棟に90日を超えて入院している「特定患者」から，厚生労働大臣が定めた一定の状態等の患者を除外する取扱いとする制度。

この特定除外患者については，入院が90日を超えても，一般病棟入院基本料が算定できるとされていたが，2012年改定において，A100一般病棟入院基本料等の13対1と15対1病棟については同制度の適用が廃止され，90日超入院患者については療養病棟と同等の診療報酬体系とするか，もしくは平均在院日数の計算

対象に含めるとされた。さらに，2014年診療報酬改定において，7対1，10対1病棟においても同制度が廃止され，13対1等と同様の扱いになった。2019年4月現在，同制度が適用されるのはA106障害者施設等入院基本料のみである。

特定診療費

介護療養型医療施設において，指導管理やリハビリテーションなどのうち，日常的に必要な医療行為を行った場合に算定できる介護報酬。

感染対策指導管理，褥瘡対策指導管理，重度療養管理，医学情報提供，リハビリテーション（理学療法，作業療法，言語聴覚療法，摂食機能療法，精神科作業療法）など17項目がある。

急性増悪や複雑な処置などに関しては，原則的に医療保険からの給付となる。

特定生物由来製品

主にヒトまたは動物に由来する原料を用いた生物由来製品のなかで，特に注意すべき製品。輸血用血液製剤，ヒト血漿分画製剤などが該当する。

薬事法の一部改正（2003年7月施行）によって，医療機関は特定生物由来製品の使用に当たり，①安全性や有効性，適正な使用法などを患者に説明し，理解を得ること，②使用する患者のデータや使用製品を記録し，少なくとも20年間保管すること，③感染症が発生した際には，製造業者に対象患者の情報を提供すること――が義務づけられた。

なお，特定生物由来製品の表示は，直接の容器包装に，白地，黒枠，枠囲い黒字で「特生物」と記載するよう定められている。

特定接種

新型インフルエンザ等対策特別措置法第28条において定められている，緊急の必要がある場合に医療機関等の登録事業者と国家公務員に対して臨時的に行われる予防接種。特定接種を受けるためには，医療機関は業務継続計画を策定し，市町村を通じて国に提出することが求められる。対象者は新型インフルエンザ等医療の提供を行う病院・診療所・薬局・訪問看護ステーションに従事する医師，看護師，薬剤師，窓口事務職員等。また，大学病院や公的病院，救急医療機関等に従事する医師，歯科医師，薬剤師，保健師，助産師，看護師，准看護師，救急救命士，診療放射線技師，臨床検査技師，臨床工学技士，理学療法士，作業療法士，管理栄養士なども対象となる。

特定長期入院患者

療養病床に長期入院する65歳以上の患者。

特定内科診療

内科系学会社会保険連合（内保連）は，現行の保険点数の集積だけでは診療が適正評価されにくい内科系疾患を「特定内科疾患」として位置付け，その技術料を反映させた「特定内科診療」という診療報酬点数の新設を提言している。

内保連は，加盟学会の意見も踏まえて特定内科診療の検討を進め，患者貢献度や高い専門技術が求められる負担に応じて特定内科疾患診療のランク付けを行い，各点数案を設定する方針だという。特定内科疾患の例としては細菌性髄膜炎，急性呼吸促迫症候群など約28疾患が示されている。

特定入院期間

DPC/PDPSにおいて各診断群分類区分に設定されている，包括払いが行われる入院日数。特定入院期間を超えると出来高払いとなる。

特定入院料

特定の機能を有する病棟や病室，特定の疾患等に対する入院医療を評価した，病院のみで算定できる入院料。入院基本料との併算定はできない。

算定するためには，それぞれの特定入院料に規定された施設基準や算定要件等を満たしたうえでの届出が必要である。一部の検査や処置などは当該点数に包括されている。

特定病原体

感染症法の2006年12月改正で新設された，病原体の類型。生物テロや事故による感染症の発生・蔓延を防止するため，病原体等の管理体制の確立を目的に，病原体の所持・輸入等の禁止，許可の条件，所持者の義務等が定められている。

一種病原体等から四種病原体等まで分類され，一種病原体等は痘そうウイルス，クリミア・コンゴ出血熱ウイルスなど，二種病原体等はペスト菌，ボツリヌス菌，炭疽菌など，三種病原体等は鼻疽菌，狂犬病ウイルスなど，四種病原体等は腸管出血性大腸菌，コレラ菌，黄熱ウイルスなどが指定されている。

特定フィブリノゲン製剤及び特定血液凝固第IX因子製剤によるC型肝炎感染被害者を救済するための給付金に関する特別措置法

妊娠中や出産時の大量出血，手術時における大量出血，新生児出血，腱や骨折片の接着などにより特定フィブリノゲン製剤や血液製剤の投与を受けたことによってC型肝炎ウイルスに感染した患者に対し，給付金を支給するために定められた法律。

特定保険医療材料

厚生労働大臣が定める特定の保険医療材料で，これらを使用した場合，手技料のほかに別途費用を算定できる。従来は厚生労働大臣が定める公定価格によって請求するものと，医療機関の実際の購入価格によって請求するものに分かれていたが，2002年4月の材料価格基準改正から，原則として公定価格に統一された。

特定保健指導

高齢者医療法に基づく特定健康診査実施後に，生活習慣病のリスクの高い加入者に行われる事後措置。2007年4月，「標準的な健診・保健指導プログラム」が公表され，保健指導を行う対象者の選定基準が示された。

①ステップ1：内臓脂肪蓄積に着目し，腹囲とBMIによってリスクを判定。
②ステップ2：血糖，脂質，血圧の検査結果と質問票（喫煙歴等）から追加リスクを抽出。
③ステップ3：ステップ1，2から対象者を保健指導レベルにグループ分け。
④ステップ4：グループ分けした対象者のうち，服薬中の者は保健指導の対象としない。また，前期高齢者（65～75歳）積極的支援の対象でも動機づけ支援とする。

保健指導レベルには以下の3区分がある。

①情報提供：健診結果とともに，生活習慣見直しのきっかけとなるような基本的情報を提供する。
②動機づけ支援：医師，保健師または管理栄養士の面接・指導のもとに行動計画を策定し，生活習慣改善の動機づけ支援や実績評価を行う。
③積極的支援：医師，保健師または管理栄養士の面接・指導のもとに行動計画を策定し，生活習慣改善に主体的に取り組むよう継続して働きかけ，計画の進捗状況評価と実績評価を行う。

特定健診・特定保健指導を着実に実施し，保険者全体でさらなる実施率の向上を達成するために，第3期実施計画期間（2018～2022年）の初年度となる2018年4月に，特定健診・特定保健指導の実施に関する基準等の一部改正が行われた。

特定薬剤治療管理料

特定の薬剤について血中濃度の測定や投与量の精密な管理を行った場合に対する評価。診療報酬の一つ。

特定療養費制度

→　保険外併用療養費制度

特発性

特別な原因が見当たらないのに発病すること。

特発性間質性肺炎

間質性肺炎は，肺胞壁の炎症・線維化病変の総称だが，その病理像は多彩であり，原因には薬剤，無機・有機粉塵吸入や，膠原病やサルコイドーシスなどの全身性疾患に付随して発生する場合などがあり，原因が特定できない場合もある。特発性間質性肺炎は原因を特定しえない間質性肺炎の総称であり，病理組織パターーンに基づいて7疾患に分類されている。頻度からすると，「特発性肺線維症」，「器質化肺炎」，「非特異性間質性肺炎」の3疾患のいずれかがほとんどを占める。指定難病の一つ。

特発性血小板減少性紫斑病（ITP）

明らかな原因，基礎疾患がないにもかかわらず，血小板減少をきたす疾患。その結果，皮膚や粘膜等に出血症状，紫斑，青アザが見られる。小児のウイルス感染症後にみられる急性タイプと，難治性で慢性化しやすいタイプとがある。自己免疫疾患と考えられている。指定難病の一つ。

毒物及び劇物取締法

毒物と劇物について，保健衛生上の見地から必要な取締りを行うことを目的に，1950年に制定された法律。毒物はシアン化ナトリウム・水銀・ヒ素など27品目，劇物は過酸化水素・重クロム酸・硫酸など93品目が定められ，医薬品と医薬部外品以外のものをいう。このほかに特定毒物が9品目ある。

特別医療法人

公益性の高い医療法人として医療法（1997年の第三次改正以降）に規定されていたが，2006年12月の改正で廃止された。その代わりとして，より公益性の高い社会医療法人が制度化された〔→社会医療法人〕。

特別加入制度

労災保険は本来，労働者の負傷・疾病・障害・死亡等に対して保険給付を行うが，労働者でない人のうち，その業務の実情や災害の発生状況等からみて労働者に準じて保護することが適当と認められる一定の人に特別に任意加入を認める制度。

特別加入者は，①中小事業主等，②一人親方その他の自営業者（個人タクシー業者等），③特定作業従事者（特定農作業事業者，介護作業従事者等），④海外派遣者──の4種別に大別される。

特別管理産業廃棄物管理責任者

廃棄物の処理及び清掃に関する法律（昭和45年法律第137号）の規定により，特別管理産業廃棄物を生じる事業場ごとに置くことが必要とされる責任者。その事業場における当該廃棄物の処理業務が適切に行われるよう管理することを職責とし，排出状況の把握や処理計画の立案を主業務とする。

同法施行規則第8条の17第1号（感染性産業廃棄物を生ずる事業場）に規定されている資格要件として，医師，歯科医師等が定められている。

特別食

疾病治療の直接手段として，医師の発行する食事せんに基づいて調理・提供する治療食。

「入院時食事療養の基準等」（平成6年厚生省告示第238号）には，腎臓食，肝臓食，糖尿食，胃潰瘍食，貧血食，膵臓食，脂質異常症食，痛風食，てんかん食，フェニールケトン尿症食，楓糖尿症食，ホモシスチン尿症食，ガラクトース血症食，治療乳，無菌食，特別な場合の検査食が挙げられている。これらの特別食を提供した場合は，1食につき1日3回を限度として特別食加算が算定できる。

なお，特別食以外の治療食を一般食と呼ぶ。

特別食加算

入院食事療養費（Ⅰ）での特別食提供に対する加算。2006年度改定で，経管栄養のための濃厚流動食が削除されたが，病態別濃厚流動食など特別食加算の要件を満たせば，従来どおり算定できる。2016年では「てんかん食」が追加された。〔→特別食〕

特別審査

レセプト審査における高額レセプトを対象とした審査。支払基金本部と国保中央会に，診療担当者代表，保険者代表，学識経験者で構成された特別審査委員会が設置され，医科では38万点以上（漢方は入院外の投薬料の点数が4000点以上）の高額レセプトを審査する。なお，「心・脈管に係る手術」が含まれるレセプトについては，特定保険医療材料分を除外して38万点以上を対象とする。さらに，診療報酬点数表K514-4，K514-6，K605-2，K605-4，K697-5，K697-7の手術を含むレセプトも特別審査の対象となる。

特別入院基本料

一般病棟入院基本料・療養病棟入院基本料・結核病棟入院基本料・精神病棟入院基本料・有床診療所療養病床入院基本料を算定する病棟において，施設基準を満たすことができない場合に算定する入院料〔地方厚生（支）局長に届け出た場合に限る〕。

また，回復期リハビリテーション病棟入院料を算定する一般病棟において，算定要件に該当しない患者が入院した場合も特別入院基本料で算定する。

特別の関係

保険医療機関等の間に特定のつながりがあること。以下の関係が該当する。①開設者が同一，②代表者が同一，③代表者同士が親族等，④役員等が10分の3以上の親族等で構成，⑤①～④に準じ，人事・資金等の関係を通じて，経営方針等に対し重要な影響を与えることができる場合。

なお，「保険医療機関等」は病院，診療所，介護老人保健施設，指定訪問看護事業者を指し，「親族等」は①親族関係にある者，②事実上婚姻関係にある者，③当該役員等から受ける金銭・財産で生計を維持している者，④①～③に挙げた者と生計を一にしている者を指す。

特別の料金

保険外併用療養費（評価療養，選定療養）において，患者への十分な説明・同意のうえで徴収する保険診療外の料金。差額ベッド料，大病院の紹介なし初診の料金，先進医療に係る医療費——などが該当する。

金額の設定，徴収の有無については医療機関の任意とされているが，徴収にあたっては，地方厚生（支）局長への報告，患者の同意，院内掲示，領収証の発行が義務付けられている。

特別メニューの食事

入院患者の多様なニーズに応えるため，特別メニューを用意し，患者の負担で食事を提供すること。その場合，①患者に十分な情報提供を行い，患者の自由な選択と同意があること，②高価な材料を使って特別な調理を行い，特別料金にふさわしいものであること，③患者の療養上支障がないことについて主治医の確認を得ること——などの要件を満たさなければならない。

特別養護老人ホーム

身体や精神に著しい障害があり，常に介護を必要としながらも自宅で適切な介護を受けることが困難な65歳以上の高齢者が入所し，介護を受ける施設（老人福祉法に基づく）。介護保険制度で定められた人員配置基準，設備基準，運営基準を満たすと，指定介護老人福祉施設として指定を受け，保険給付の対象となる。

2015年介護報酬改定より，入所要件が原則，要介護3以上となった。

特別療養費

被保険者資格証明書（保険料滞納などによって返還された被保険者証に代えて交付される）で受診した患者が医療費全額を自己負担した場合，その後申請することで，医療費自己負担分を除いた額を特別療養費として払い戻す制度のこと。

保険医療機関では，診療報酬の請求については，レセプトの上部に「特別療養費」と朱書するなど，一般のレセプトとの区別が必要となる。

毒薬

中毒量と薬用量が近接しているため，蓄積作用が強いため，あるいは薬理作用が激しいために，人や動物に危害を与えるおそれのある医薬品として，厚生労働大臣が取扱い等を指定したもの。例えば，毒薬は黒地に白枠・白字で薬品名と毒の文字を表示し，毒薬棚に保管し鍵をかけなければならない——などと定められている。

劇薬より毒性が強いとされているが，その差異は絶対的なものではない。塩酸モルヒネ，スキサメトニウム（筋弛緩薬），マイトマイシン（抗がん剤）などがある。

独立行政法人国立病院機構法

独立行政法人国立病院機構の名称，目的，業務の範囲等について定めた法律。国立病院機構の設立は2004年4月。行政改革の一環として，中央省庁等改革基本法によって国立病院および国立療養所（国立高度専門医療センター，国立ハンセン病療養所を除く）の機能特化，経営の効率化などを目的に，その再編成および独立行政法人への移行が行われた。制度の基本事項は，独立行政法人通則法によって定められている。

国立病院機構の事業は，診療，臨床研究，教育研修を3本柱とし，医療の向上，公衆衛生の向上・増進を図る。また，企業会計の原則を取り入れ，予算主義から決算主義へ移行。がん，筋ジストロフィー等10の政策医療以外の医療は収入によって賄うなど，経営の効率化も図る。同時に，施設ごとの区分経理や資金管理，会計監査の導入，財務情報の開示なども行う。

独立行政法人日本スポーツ振興センター法

独立行政法人日本スポーツ振興センターの名称，目的，業務の範囲等について定めた法律。センターの設立は2003年10月。中央省庁等改革基本法による国の行政機関の再編成において，日本体育・学校健康センターの業務などを承継した独立行政法人設立のために定められた。

日本スポーツ振興センターは，国立競技場の運営，スポーツ振興くじ（TOTO）の実施などのスポーツ

関連事業と，学校災害共済給付制度の運営などの学校関連事業を業務の柱に，スポーツの振興と児童生徒などの健康の保持増進を図ることを目的としている。

学校災害共済給付制度とは，学校の管理下で発生した児童生徒の災害（負傷，疾病，死亡など）に対し，医療費の給付や死亡見舞金の給付を行う制度。国・学校の設置者・保護者の負担によって成り立っている。

独立行政法人年金・健康保険福祉施設整理機構
→ RFO

独立行政法人労働者健康安全機構
独立行政法人労働者健康福祉機構法（平成14年法律第171号）に基づいて設立された，厚生労働省が所管する法人。2016年に従来の独立行政法人労働者健康福祉機構法が独立行政法人労働者健康安全機構法に改められ，独立行政法人労働者健康安全機構に改組された。

事業目的は，勤労者医療の中核的役割，産業保健活動，未払賃金立替払事業等を通じた労働者の健康と福祉の一層の充実——等とされている。

全国組織として，労災病院（34施設），看護専門学校（9施設），治療就労両立支援センター（9施設），医療リハビリテーションセンター（1施設），総合せき損センター（1施設）などがある。

特例介護給付費
障害者総合支援法において，市町村が必要であると認める場合に，指定障害福祉サービスまたは基準該当障害福祉サービスに要した費用として支給することができる費用。支給決定前の緊急やむを得ないサービス利用等，基準該当障害福祉サービスの利用などが該当する。

特例拡大再算定
年間販売額がきわめて大きい品目の取扱いについて，2016年度改定で新設された制度。年間販売額が1000億円～1500億円（予想）の1.5倍以上のものについては，薬価を最大25％引き下げ，年間販売額1500億円超（予想）の1.3倍以上では薬価を最大50％引き下げる。

特例許可老人病院（棟）
2003年3月末に廃止された病院（病棟）の類型。老人慢性疾患患者に対して，積極的な治療よりも介護に重点を置いたケアを行うために，医療法上の人員配置基準の適用を受けずに，特例として許可されていた。

要件として，65歳以上の老人入院比率が60％以上で，医師や看護師などの配置基準を緩和する代わりに介護職員の配置が義務付けられていた。しかし，療養型病床群などへの転換を図るため，1999年4月からは新たに許可されなくなっていた。

特例退職被保険者
健康保険組合または共済組合の組合員であった者が退職して，特定健康保険組合または特定共済組合の退職者医療給付を受けるもの。

退職者医療制度は国民健康保険制度に組み込まれるが，特例退職者被保険者は除外され健康保険法の適用を受ける。いずれの制度に加入するかは本人の自由意思だが，いったん加入すると自由に脱退はできない。

「どこでもMY病院」構想
個人が全国どこでも自らの医療・健康情報を電子的に管理・活用することを可能にするという構想。政府の高度情報通信ネットワーク社会推進戦略本部が2010年5月に公表した「新たな情報通信技術戦略」のなかで明らかにされた。

閉じ込め症候群
意識や精神機能は正常だが，身体の運動機能が麻痺し，無動，無言の状態。ただし，眼球の開閉や垂直方向の運動は可能で，瞬きによって意思疎通を図ることができる。

重度の意識障害者として特殊疾患入院施設管理加算が算定できる。

徒手整復術
手術ではなく，手で元の正しい姿に戻す手技のこと。小児の肘内障（前腕を回内位で牽引された際に生じる亜脱臼），骨折に対して牽引して元におさめる場合，先天性内反足など変形の矯正などに施行する。

トシリズマブ
ヒト化抗ヒトIL-6レセプターモノクローナル抗体と呼ばれる分子標的薬の一つ（商品名：アクテムラ）。既存治療で効果不十分な関節リウマチ（関節の構造的損傷の防止を含む）や，多関節に活動性を有する若年性特発性関節炎および全身型若年性特発性関節炎に投与される。

DPCでは「手術・処置等2」に本剤が設定されている区分がある（2019年4月現在）。

ドセタキセル
イチイという木の葉から抽出された成分をもとに合成された植物アルカロイドであり（タキサン系と呼ばれる），パクリタキセルと同じ系統の抗がん剤（商品名：タキソテール，ワンタキソテール）。乳がん，非小細胞肺がん，胃がん，頭頸部がん，卵巣がん，食道がん，子宮体がん，前立腺がんが適応となる。

DPCでは「手術・処置等2」に本剤が設定されている区分がある（2019年4月現在）。

突合（とつごう）点検
社会保険診療報酬支払基金において，医科レセプトと調剤レセプトの各当月請求分を患者単位で照らし合わせて点検すること。例えば，医科レセプトの傷病名と調剤レセプトの薬剤の適用が合致しているか，その投与量や日数を照らし合わせて（突合して）チェックする。

従来は調剤レセプトが1500点以上のケースに限り実施していたが，社会保険診療報酬支払基金では2012年3月審査分から，国保連合会では2013年10月審査分からすべてのレセプトを対象として実施している。

突然死
外見上健康に見えていた者が突然死亡すること。脳の急激な障害（外傷，循環不全，中毒など），急性心タンポナーデ（心膜腔内出血），肺塞栓，心拍停止（心疾患，頸動脈洞反射，迷走神経反射などに起因する心室細動あるいは心臓停止）などによる。

急性心臓死が最も多く，冠状動脈疾患，特に急性心筋梗塞が多くを占める。一方，剖検等によっても死因がわからない場合もある。また，乳幼児突然死症候群などの概念もある。

突発性難聴
突然・即時的な難聴，または朝，目が覚めて気づくような難聴。原因が不明，または不確実な高度な感音難聴であり，耳鳴り，めまい，および吐き気・嘔吐を副症状として伴うことがある。

症状は発症後2～3カ月で固定してしまうため，2週間以内の早期に治療を開始することが重要となる。治療としてはステロイド漸減療法，プロスタグランディンを投与するPGE1療法が行われる。

都道府県がん診療連携拠点病院
→ がん診療連携拠点病院

都道府県個別指導

指導大綱に基づき行われる個別指導の形態の一つ。地方厚生（支）局と都道府県が共同で，審査機関・保険者・被保険者などからの情報提供や，過去の集団的個別指導および個別指導の結果などに基づき，指導の必要が生じた対象医療機関を選定して行う指導。

都道府県番号

保険者の所在地の都道府県ごとに定められている番号。

ドナー

血液や臓器を提供する者のこと（donor）。反対語として，臓器を提供される患者（被提供者）をレシピエント（recipient）と呼ぶ。

ドナーカード

臓器提供意思表示カード。臓器移植法に基づき，厚生労働省と日本臓器移植ネットワークが発行するカード。「脳死後および心臓死後のいずれでも提供」，「心臓死後に限り提供」，「提供はしない」の選択肢で意思表示を行う。

臓器提供を行う場合，脳死後では心臓・肺・肝臓・腎臓・膵臓・小腸のなかから，心臓死後では腎臓・膵臓・角膜のなかから提供する臓器を選択し，自分で記入する。民法上の遺言可能年齢に準じ，15歳以上から臓器提供の意思表示が有効とされている。また，運転免許証や健康保険証に貼り付けることができる意思表示シールもある。

ドパミン

動作を滑らかに行うために必要な，中枢神経系の神経伝達物質。ドパミン受容体と結合することで，脳が出す運動指令を神経を通じて筋肉に伝達する役割を果たす。

パーキンソン病は，ドパミンを産生する脳の黒質にある神経細胞が減ることでドパミン自体も減少し，運動障害を呈する疾患である〔→パーキンソン病〕。そのため，不足したドパミンを補うL–ドパ製剤，ドパミン受容体を刺激するドパミンアゴニスト製剤などがパーキンソン病の治療薬として用いられる。

ドプラ法

ドプラ効果を応用して，体内の血流の状態を観察する超音波検査の一つ。ドプラ効果とは，近づく（遠ざかる）物体から発生する音が，元の音より高く（低く）聞こえる現象のこと。

組織ドプラ法，心エコードプラ法などがある。心機能の評価をはじめ，腫瘍血管の検出・鑑別診断にも用いられている。

塗抹検査 （とまつけんさ）

結核菌を検出するために行われる検査。塗抹検査には直接塗抹法と集菌塗抹法がある。直接塗抹法では採取検体（喀痰）の一部を直接スライドグラス上に塗抹・染色して標本を作製し顕微鏡で結核菌の有無を調べるが，汚染物を含め喀痰のすべてを見るため，抗酸菌が検出されない場合もある。一方，集菌塗抹法は前処理として喀痰を溶解・均一化し，汚染物を除去して抗酸菌のみを集めて種々の染色を施し，顕微鏡で抗酸菌の有無を見るものである。

塗抹検査は迅速に結果がわかり，排菌量の把握や治療経過の評価，退院時期の判断など，患者管理上に必要不可欠な検査であるが，検出には喀痰1mL中に菌が5,000～10,000個以上が必要で，抗酸菌全般が染色されるため，結核菌と非結核菌の区別ができず，また薬剤感受性検査には供用できないなどの欠点がある。

ドライシロップ

シロップ剤の一種であり，細粒あるいは顆粒状の薬剤。服用時にそのまま飲ませることもできるが，通常は水などに溶かして幼児に飲ませる。散剤だとむせてしまうことが多い幼児などによく用いられる。

そのため，特に小児用の抗生物質や抗アレルギー薬などにドライシロップの剤型が多い。

ドライマウス

口腔乾燥症。唾液の分泌不足で，慢性的に口や喉が渇く。虫歯や歯周病，口内炎を引き起こし，舌のひび割れと痛み（舌痛症）で食事がしにくい，しゃべりにくい，不眠などの症状が現れ，肺炎の原因ともなる。潜在的患者も含め患者数は800万人と推定されている。

原因として，高齢者では老化による唾液腺の萎縮や薬の副作用など，若い世代ではストレスなどが挙げられる。

治療法は，まず原因を除去することで，対症療法として人工唾液のスプレー，唾液腺の刺激などが一般的である。水分を頻繁に摂り，よく噛んで食事をすることが予防策となる。

トラスツズマブ

がん細胞の表面に存在するHER2という蛋白質だけに作用して，がん細胞の増殖を阻害する分子標的薬。抗がん剤として，HER2過剰発現が確認された転移性乳がん，乳がんにおける術後補助化学療法，治癒切除不能な進行・再発の胃がんに使用される（商品名：ハーセプチン）。

DPCでは「手術・処置等2」に本剤が設定されている区分がある（2019年4月現在）。

ドラッグデリバリーシステム

作用部位に最適量を最適時間に送り込むことにより，薬物の治療効果を最大限に発揮して，かつ有害作用を最小限に抑えることを目的に開発される薬物投与形式。その対象と方法には，①腸壁の透過性を上げる，新たな投与経路を開発するなどにより薬剤の吸収改善を図る「吸収改善（量的制御）」，②薬剤の生体への放出開始時間や速度を調整して必要時・必要量を供給する「放出の制御（時間的制御）」，③標的作用部位以外への薬物の移行による副作用を制御し，特定の細胞・臓器への効率的・選択的な送達とする「標的指向化（空間的制御）」がある。

ドラッグ・ラグ

海外で承認・使用されている薬が，国内で承認され実際に使用できるまでの時間差のこと。日本では，欧米に比べて新薬の承認が遅れる傾向にあるが，その理由として，新薬の審査承認体制や治験実施体制の不備といった課題等が指摘されている。

厚生労働省はドラッグ・ラグ解消に向け，例えば2006年には「有効で安全な医薬品を迅速に提供するための検討会」，2007年には「治験中核病院・拠点医療機関等協議会」を設置して検討を進めているほか，治験実施病院の集約化などの各種施策を実施している。また，独立行政法人医薬品医療機器総合機構（PMDA）も，審査承認体制の迅速化等の取組みを進めている。〔→デバイス・ラグ〕

トランスポゾン

動く遺伝子。遺伝子が突然変異を引き起こし，染色体から単独で分離して他の染色体に移ること。名称の由来は，「transpose」（転移する）に「on」（～するもの）。

通常の遺伝子は，染色体上の一定の場所に固定しており，染色体の組換えや構造的変化によって変わるこ

とはあっても，遺伝子のみが移動することはない。トランスポゾンは大別して，「レトロトランスポゾン」（コピー・アンド・ペーストタイプ）と「DNAトランスポゾン」（カット・アンド・ペーストタイプ）の2つのタイプに分けられる。

トリアージ

フランス語の「選り分ける」「分類する」という意味に基づき，負傷者を重症度・緊急度などによって迅速に区分し，治療や搬送優先順位を決めること。災害発生時など多数の傷病者が同時に発生した場合，限られた医療機能のなかで，傷病者の重症度や治療の緊急度に応じて適切な処置や搬送を行うために実施される。

通常，傷病者を①最優先治療群（重症群），②非救急治療群（中等症群），③保留または軽処置群（軽症群），④不処置群（死亡群）の4群に分類することになっている。

また，一般外来などにおいて，長時間待てる状態でない患者が存在した場合に，重症患者を優先して治療ができるように他の外来担当医師に応援を依頼するなどの判断も該当する（**院内トリアージ**と呼ばれる）。

トリアージタッグ

救急現場で傷病者のトリアージが行われた判定結果を示す識別票。タッグは，症状などを記載する欄（簡易カルテの役割）と，判定順位を表す識別ラベルから成る。傷病者の手首などに巻き付け，その優先順位に従って傷病者の処置や搬送が行われる。

識別ラベルは判定順位を色で示している。最優先＝赤，非緊急＝黄，保留＝緑，不処置＝黒である。タッグ用紙は災害現場用，搬送機関用，収容医療機関用の3枚綴りとなっているのが一般的である。

トリアージナース

救急外来などにおいて，救急患者に対して簡単な問診やバイタルサインチェックなどを行って，その重症度を判断し，必要な処置を手配する看護専門職。

鳥インフルエンザ

A型インフルエンザウイルスの感染によって鳥類がかかる伝染病。特に病原性が強く致死率の高いものは「高病原性鳥インフルエンザ」として，家畜伝染病予防法で法定伝染病に指定されている。2003年末から香港や韓国などのアジア各地やヨーロッパで感染が拡大し，日本でも発生している。

鳥インフルエンザウイルスの一部は直接ヒトに感染し，重症患者では肺炎，多臓器不全などの症状が，軽症者の多くで結膜炎が報告されている。ただし，日本では発症した人は確認されていない。食品としての鶏肉や鶏卵を食べて感染することはなく，適切な加熱処理によってウイルスは死滅する。

なお，感染症法における鳥インフルエンザは，H5N1型とH7N9型は二類感染症，それ以外は四類感染症に指定されている。

鳥インフルエンザA（H7N9）

A型インフルエンザウイルスによる鳥類の感染症。2013年3月，H7N9型ウイルスのヒトへの感染が中国で確認された。ヒト間の感染が起きた場合には爆発的な流行（パンデミック）が懸念されるが，その症例はまだ確認されていない。

WHOでは，H7N9型は最も致死性の高いウイルスの一つであり，2003年以降に大流行したH5N1型より強い感染力をもつものとして，警戒を呼び掛けている。なお，タミフルなど4種類の抗インフルエンザ薬に感受性があることが判明している。

2014年11月に公布された改正感染症法により，鳥インフルエンザA（H5N1，H7N9）は，ともに2類感染症に指定された（それ以前は「指定感染症」の指定）。

トリガーポイント注射

肩こりや腰痛などで強く押すと痛みが生じる圧痛点（トリガーポイント）に局所麻酔剤やステロイド剤等を注射し，その痛みを和らげること。対症療法ではあるが，トリガーポイントをブロックすると痛みを感じる神経系の興奮を抑え，筋緊張も弛緩させることで局所の血行が改善され，痛みが緩和されると考えられている。

取消処分

健康保険法第80条，第81条の規定による，保険医療機関等の指定・保険医等の登録の取消処分。故意に不正，不当な診療または診療報酬の請求を行ったもの，また重大な過失により，不正，不当な診療または診療報酬の請求を反復継続して行った場合に適用される。

トリプシン

膵臓で合成され，膵液に含まれて十二指腸に流れ込む蛋白分解酵素。膵臓に炎症が起こると，トリプシンや，膵臓から分泌される消化酵素のアミラーゼ，リパーゼなどが血中や尿中に大量に現れる。そのため，血液検査や尿検査を行い，トリプシンなどの値が高いときは急性膵炎が疑われる。

トリヨードサイロニン

甲状腺から分泌されるホルモンの一種（triiodo-thyronine：T_3）。なお，もう一つの甲状腺ホルモンとしてサイロキシンがあり〔→**サイロキシン**〕，新生児でこれらの甲状腺ホルモンが不足すると知能障害やクレチン病の原因となる。

T_3は内分泌学的検査の一つに含まれ，血中の量を測定する。高値を示す疾患としては甲状腺機能亢進症，橋本病など，低値を示す疾患としては甲状腺機能低下症などがある。

ドレーン

体内に貯留した液体または気体を体外に排出する目的で挿入する器具のこと。目的により，体腔内等の状態を知るための情報ドレーン，手術時などに合併症を防ぐ目的で留置される予防的ドレーン，膿瘍などの排出目的で挿入する治療的ドレーンなどに分けられる。

ドレッシング材

創傷部分を覆って保護する被覆材で，主に褥瘡等の治療に使用する。

局所を覆うことで，外部からの刺激や細菌の汚染などを防ぎ，潤いを保つことで湿潤環境（傷を乾燥させずに治療）を維持する。

非固着性（創面にくっつかない性質）のものであれば，交換の際に組織や表皮を損傷しにくく，疼痛も少ないことから，治癒を促進させる。

ドレッシング材には数種類あり，傷の状態や深さ，浸出液の量によって保険の適用が異なる。

トレッドミル

運動負荷をかけることで，心疾患の有無や程度，あるいは心機能の回復程度を検査するための歩行装置。リハビリテーションとして歩行訓練にも用いられる。

トレッドミル負荷試験は虚血性心疾患や潜在的な心疾患の診断，あるいは呼吸機能の診断のために実施する。最大酸素摂取量から危険のない範囲で負荷量が決められるとともに，脈拍，呼吸，血圧，心電図等がモニターできるので安全に実施できるのが特徴である。

同様な検査として「サイクルエルゴメーターによる心肺機能検査」もあり，双方とも保険適用である。〔→

サイクルエルゴメーター〕

ドレナージ

体内に貯留した膿瘍や血液，滲出液などを体外に排出させること（**排液法**，**排膿法**，ドレーン法などとも呼ばれる）。体表面からの少量の出血などはガーゼに含ませて排出させたり，膿瘍の場合は皮膚の病巣部を直接切開して排膿させる場合もあるが，貯留部位が体内の場合はその目的部位にカテーテルやチューブなどの管をドレーンとして挿入・留置し，持続的に体外へ排出させる。

例えば，外傷などによって心臓と心臓を包む心嚢の間に血液が出血・貯留した状態である**心タンポナーデ**に対しては，**心嚢穿刺・心嚢ドレナージ**が行われる。

また，例えば急性胆嚢炎の場合，超音波モニターおよび局所麻酔下に体表面から肝臓を通して穿刺針を胆嚢内に刺入し，ドレナージチューブも挿入・留置して胆汁や内容物を吸引・排出させるという処置方法もあり，**経皮経肝胆嚢ドレナージ**と呼ばれる。

ドレナージを行った場合は1日単位で算定できる。

トレパナチオン

頭蓋骨に約1cm程度の小さな穴を開けて行う脳外科の手術手技。主な対象疾患は，水頭症，慢性硬膜下血腫，高血圧性脳出血で，脳にたまった脳脊髄液や血腫を吸引したり，チューブを通して外に排出する。

トローチ剤

口の中で徐々に溶かして，殺菌・消炎などの作用を口腔・咽頭などの粘膜に長時間働きかける錠剤（口中剤，**口腔錠**とも呼ばれる）。

服用時の注意としては，噛まずに舐めて溶かすこと。適応は，歯肉炎，口内炎，歯槽骨炎，扁桃炎，咽頭炎，感染予防などである。

トロンビン時間

トロンビンとは，血液凝固過程においてフィブリノゲンをフィブリンに転化させる酵素であり，トロンビンを用いて被検血漿の凝固時間を測定する検査法がトロンビン時間である。ただし，現在はほとんど行われていない。

トロンボモデュリンアルファ

播種性血管内凝固症候群（DIC）に投与される血液凝固阻止剤の一般名（商品名：リコモジュリン）。

DPCでは「手術・処置等2」に本剤が設定されている区分がある（2019年4月現在）。

頓服薬（とんぷくやく）

1日○回などと医師から服用の時間や回数等が定められて飲む薬ではなく，発作や発熱・疼痛などが生じた場合に服用する薬のこと（「屯服薬」とも書く）。不眠時のみ服用するよう指示された睡眠薬や，腹痛・歯痛が生じたときに服用するよう指示された鎮痛剤などが，頓服薬として処方されることが多い。

なお，坐剤などの外用薬は，発熱や疼痛などが生じた場合に使用する薬剤であっても，一般的に頓服薬とは呼ばないようである。

トンボ針

注射針の根本部分（針基）の両脇に，体表に固定しやすくするための部分（翼）が付いている**翼状針**（よくじょうしん）のこと。翼の部分がトンボの形に見えるので，トンボ針という俗称がある。

投与量が多く一定の注入時間を要する注射，刺入部位が動きやすい患者への注射等で使用される。また，針基に細いチューブを連結させて薬剤バッグとつなぎ，点滴静注で使用することも多い。

な

ナイアシンテスト

検体から培養された菌が，結核菌か他の非定型抗酸菌なのかを鑑別するために行う定性試験。陽性であれば，ほぼヒト型結核菌と判定できる。

ヒト型結核菌の大多数は，多量のナイアシン（ニコチン酸）を産生するが，他のほとんどの非定形抗酸菌は極少量しか産生しないため，この性質を利用した検査法である。保険診療上は基本診療料に含まれ，別に算定できない。

内眼角

上・下両眼瞼が合う部分。丸みを帯びていて，涙湖という陥没があり，涙丘を囲む。

内眼角の上下眼瞼にそれぞれ1個ずつの涙点があり，涙液の排出口となる。

内耳（ないじ）

音波を感受する聴器と，身体の位置に関する平衡器の両方を総称して内耳と呼ぶ。

側頭骨の岩様部の中にあって膜迷路と骨迷路に分けられる。膜迷路の内部を内リンパ隙といい，内リンパで満たされている。平衡を司る半規管，耳石器官は骨迷路に収まり，内部はリンパ液で満たされ，そのリンパ液の流れの変化で回転などの動きを察知する。

内視鏡下手術

2〜3mm程度の小さな穴を数カ所開け，そこに内視鏡や器具を挿入し，内視鏡で内部の様子をモニタに映し出して確認しながら行う手術。傷が小さく，術後の痛みが少ない，回復が早いなどのメリットがある。

内視鏡下生検法

病理検査を行うため，内視鏡を用いてその目的病変部から組織を一部採取すること（生検）。

内視鏡検査

内視鏡を体内に挿入して，各種臓器や組織等を検査する方法の総称。一般的な内視鏡は，光ファイバーやCCD（イメージセンサー）を搭載した電子内視鏡であり，体内の様子をリアルタイムに観察することができる。また，形態からは硬性鏡と軟性鏡に分類されるほか，様々なタイプの内視鏡がある。近年では，小腸を調べるダブルバルーン内視鏡やカプセル型内視鏡も利用されている。

食道や胃，十二指腸など上部消化管を調べる場合は経口または経鼻的に，直腸や大腸など下部消化管を調べる場合は経肛門的に内視鏡が挿入される〔→**超音波内視鏡**〕。そのほか，気管支，膀胱や尿道，子宮，乳管，血管などを調べる専用内視鏡がある。

内視鏡的粘膜下層剥離術

内視鏡によって胃などの悪性腫瘍組織を切除する方法の一つで（endoscopic submucosal dissection：ESD），リンパ節転移のない早期胃がん等が適応である。粘膜下層に薬剤を注入してがん組織を浮かせた状態にし，がん組織の周辺を充分切開して，がん組織を剥ぎ取る。

EMR〔→**内視鏡的粘膜切除術**〕では一括切除できなかった大きな病巣を取り残しなく切除することが可能という利点から，ESDの普及が進んでいる。

内視鏡的粘膜切除術

内視鏡によって胃などの悪性腫瘍組織を切除する方法の一つで（endoscopic mucosal resection：EMR），

リンパ節転移のない早期胃がん等が適応である。筋層以下に障害を与えず，病巣にスネア（金属の輪）を引っ掛け，高周波電流を流して病巣を切り取る。

開腹手術に比べ身体的侵襲が少なく治療も短時間である。ただし，病変がスネアの大きさ以内（2cm程度）に限られるため，一括切除が困難な場合もある。

内シャント
血液透析を行う際，十分な血液量（1分間に約200mL）が確保できるように，動脈と静脈が近接している手首近くの動脈と静脈をつなげて血管を太くする手技。流れのよい動脈の血液を直接静脈血管に流して静脈の流れを良くするとともに血流量を増やし，短時間に多量の血液を循環できるようにするために行う。

ナイト・ケア
夜間の短期入所介護サービス。夜間の介護を受けられない寝たきりや認知症の高齢者などを，夜間だけ特別養護老人ホームなどに入所させるサービス。家族の負担軽減や要介護者の在宅生活の維持・向上を支援する。

ナイト・ホスピタル
精神科ナイト・ケアにほぼ同義。精神障害者が昼間は通勤・通学して，夜間に病院でナイト・ケアを受ける形態のリハビリテーション。

内反足
内反（足底が内側を向く），内転（足の前方が内側に向く），尖足（足が底屈＝下を向いている），凹足（足底が凹んでいる）の4つの要素があり，内反，内転は徒手矯正できるが，尖足は程度によっては矯正を試みたり，外科的治療となる。

内服薬
経口的に投与する薬剤のうち，時間的・量的に一定の方針に基づいて服用するよう処方・調剤されているもの。

内部統制
組織の内部で，違法行為や不正の発生を防止し，業務が効率的・効果的に運営されるように，管理・監視・保証を行うこと。そのための仕組みを内部統制システムと呼ぶ。

業務の有効性・効率性を高めること，財務諸表の信頼性の確保，企業法務の遵守促進，資産の保全を目的として，取締役・企業経営者・従業者等，すべての者によって遂行される一つのプロセスで，「統制環境」，「リスクの評価と対応」，「統制活動」，「情報と伝達」，「モニタリング（監視活動）」，「ITへの対応」などの基本的要素から成り立っている。2006年5月施行の新会社法で，大会社（資本金5億円ないし負債総額200億円以上の企業）に対し，内部統制システムの構築が義務づけられた。

医療サービスの質の向上や病院経営の効率化などが課題となっている医療法人においても，関心が高まりつつある。

内分泌器官（腺）
下垂体，甲状腺，上皮小体，膵臓，副腎，性腺，松果体，唾液腺など，ホルモンを分泌する器官のこと。ホルモンは身体内諸器官の機能を調整する作用があり，神経系とともに重要な制御系を構成している。

内分泌器官（腺）は，導管をもたず血液中に直接ホルモンを分泌するため，血液を介してホルモンの作用が機能する。脳の下垂体が内分泌器官（腺）の働きを調整している。

内分泌疾患
ホルモンを作る内分泌臓器の障害によりホルモン分泌の異常（増加又は低下）が起こった状態か，またはそのホルモンが作用する対象臓器の異常（ホルモン受容体やホルモン情報の障害）により，ホルモン作用の異常をきたした状態のこと。内分泌代謝疾患ともいう。

代表的な疾患に，甲状腺機能亢進症（ホルモン分泌増加），甲状腺機能低下症（ホルモン分泌低下）などがある。

内分泌負荷試験
甲状腺など内分泌器官の機能を調べる負荷試験。各種ホルモンを負荷する様々な検査があるが，通常はホルモンを点滴で注入したのち，一定の時間間隔を空けて複数回採血し，その間のホルモンの働きを調べる。

安全性が高く数時間で終了する内分泌負荷試験については外来で実施する場合もあるが，経過観察を必要とする一部の検査や，長時間を要する検査については入院で実施することが一般的である。

内ヘルニア
狭義には腹間腔内に生理的に存在する陥凹や，大網，腸管膜に生じた間隙などに腹腔内臓器（特に腸管）が陥入した状態のこと。生理的な陥凹としては，傍十二指腸窩をはじめとした十二指腸周囲の陥凹，盲腸周囲腹膜窩，Winslow孔，S状結腸間膜窩などがある。

広義には腹腔臓器の手術や炎症・外傷後に生じた陥凹も含める。もともと内ヘルニアの頻度は少ないが（0.2〜0.3％），近年，手術後に伴う内ヘルニアが増加しつつある。

これに対し，通常の腹壁を介して外に飛び出すヘルニアを外ヘルニアという。

内瘻 （ないろう）
穴が開いて他臓器とつながる瘻孔のうち，腸管と腸管など臓器同士でつながったもの。一方，体表とつながった瘻孔を外瘻と呼ぶ。

先天性異常，外傷，炎症，腫瘍などの原因によって形成される。直接に両臓器が接しているものを直接瘻と呼び，間に膿瘍を介するものを間接瘻と呼ぶ。

ナーシングホーム
自活が難しく日常援助が必要な高齢者や身体障害者等に，看護や介護を提供する施設。本来，海外における施設名称であったが，近年は日本でも「ナーシングホーム」という名称を付した施設もあり，特別養護老人ホーム（指定介護老人福祉施設）や介護老人保健施設などの機能を有する施設が行政や民間企業等によって運営されている。

ナースコール
患者が看護師に病状の訴えを知らせるときや，所用を依頼したいときに利用するベル。病室，トイレ，洗面所，浴室などに備え付けられ，ナースステーションに通じる。対話が可能なインターフォンを備えた機種が一般的である。

ナースステーション
病棟内で看護師が常駐する部屋。患者からのナースコールに対応するほか，患者からの訴えを受けたり，家族の面会に応えるなど，病棟での看護の窓口となっている。

病院において看護を展開（看護事前評価・計画，記録，伝達，事後評価等）するうえで，看護単位における看護要員の動線の基点となる中心基地の役割をもつ。看護単位全体の動きを把握しやすい場所にあること，カウンターだけで窓や壁のない開放的な構造をもつこと，ブザーやインターフォン，電話等のコミュニケーション機器を備え機能的であることなどが，基本

な行

ない－なす

的要件である。

患者情報が集約されるとともに，チーム医療の進展につれ，チーム全体の拠点や情報交換の場として，「スタッフステーション」という名称に変更する病院も増えているという。

ナースセンター

看護師等の人材確保の促進に関する法律に基づき，1992年に設置された機関。各都道府県に一つの都道府県ナースセンターがあり，看護協会が都道府県知事の指定を受けて運営する。それらの中央機関である中央ナースセンターは，社団法人日本看護協会が厚生労働大臣の指定を受けて運営している。

都道府県ナースセンターは，主な事業としてナースバンク事業，訪問看護支援事業，「看護の心」普及事業などを実施している。

ナースバンク

潜在看護職者に就業の相談・斡旋を行う職業紹介所。国の補助金を受けて都道府県が設置し，看護協会が受託，運営している。就業相談に関連して，最新の医学・看護情報の提供と再就業のための研修なども行っている。

ナースプラクティショナー

ナースプラクティショナー（nurse practitioner：NP）とは，従来の看護業務に加え，一定の範囲内で診断や処方などの医療行為ができる資格制度であり，日本では「診療看護師」などと呼ばれる。アメリカなどで導入されており，日本でも医師不足対策の一つとして注目されている。

日本では，2008年4月から大分県立看護科学大学大学院でNP養成講座が開始されたことを筆頭に，複数の大学院がNP養成コースを設置・開講している。その関係者等が集まった団体「日本NP協議会」も2009年10月に設立されるなど，NP制度創設に向けた民間の様々な活動が展開されている。

2010年3月には，厚生労働省の「チーム医療の推進に関する検討会」が，将来のNPを目指した「特定看護師」制度の創設を提言する報告書をまとめた。これを受け，同年5月からは「チーム医療推進会議」や「チーム医療推進のための看護業務検討ワーキンググループ」が設置され，モデル事業の実施や，特定看護師の業務範囲等についての検討が進められた。

現時点（2019年4月現在）において，法律上，「特定看護師」という資格はないが，「特定行為研修を修了した看護師」を略して「特定看護師」と呼称することは問題ないとされている。

なお，特定行為研修とは，2015年3月の「保健師助産師看護師法第37条の2第2項第1号に規定する特定行為及び同項第4号に規定する特定行為研修に関する省令」の交付を受けて試行されているもので，特定行為研修の区分として21区分38行為が設けられている。

ナチュラルキラー（NK）細胞

免疫細胞の1種で，リンパ球に属する。同じリンパ球系の免疫細胞であるT細胞が樹状細胞からの指令を必要とするのと異なり，NK細胞はほかからの指令を受けることなく独力で働き，癌細胞やウイルス感染細胞などを攻撃する。この体内に侵入した病原体などをいち早く発見し，攻撃をする先天的な反応は自然免疫応答と呼ばれる。

ナビゲーション

K939画像等手術支援加算にある「ナビゲーションによるもの」とは，手術前または手術中に得た画像を3次元に構築し，手術の過程において，3次元画像と術野の位置関係をリアルタイムにコンピューター上で処理することで，手術を補助する目的で用いることをいう。3次元画像には手術器具の先端（ポインター）が表示され，実際に操作が行われている部位が示される。ポインターの位置認識方法は，①多関節アームの先端に手術器具を取り付け，各関節の角度により位置をとらえる多関節アーム式，②手術器具に発光ダイオードなどの赤外線発行部を取り付けて位置を認識する光学式，③磁場式などがある。

軟口蓋（なんこうがい）

口蓋の後方部で，粘膜に覆われる筋肉を基礎とした部分。大部分は口蓋帆（こうがいはん）に属する。

呼吸の際には喉頭蓋とともに気道を確保するように反射的に動く。食物を飲み込むときには軟口蓋が背側に動いて食道の入口を確保し，鼻や気管への逆流を阻止する。同時に喉頭蓋が気道を塞ぎ，声門も閉じて気管への誤飲を防ぐ。

軟膏薬

容易に皮膚に塗布できるような粘度である，半固形の外用薬。脂肪，ワセリン，グリセリン，乳化剤，懸濁化剤などを基剤として，主薬剤を均等に混合する。

基剤によって油脂性，乳剤性，水溶性，懸濁性軟膏に分かれる。

軟骨組織

骨とともに骨格系を作る支持組織の一つ。弾性があり，圧力に対し優れた抵抗力をもつ。結合組織とは異なり，血管，リンパ管，神経は含まれない。

軟骨細胞と細胞間質（軟骨基質）から成り，細胞間質の性状によって，①ガラス軟骨（胎児の骨格，成人の肋軟骨，気管など），②弾性軟骨（耳介など），③線維軟骨（椎間円板など）に分類される。

軟属腫

ポックスウイルス科の伝染性軟属腫ウィルスによる感染症の皮膚疾患で，一般的な呼称は「水イボ」。通常は子供の病気であり，プールでビート板や浮輪，タオルなどを介して感染する。

症状は，主に小児の手足や胴体に光沢を帯びた1〜5mm程度のイボができ，徐々に数が増える。その後イボを触った手で他の場所を引っ掻くなどして，皮膚の表面で感染は拡がる。

ほとんどの場合，放っておいても自然に治癒していく。しかし，イボの数が多かったり，範囲が広かったりすると時間を要するため治療が必要になる。

治療はペンレステープという麻酔のテープを貼って，ピンセットでイボを一つひとつ摘除する方法がある。

難聴

音の聞こえにくい障害。主に老化現象によって起きるが，先天性の難聴もある。

聴覚経路の種々の部位の障害で起こるが，部位と性質によって伝音性難聴，感音性難聴，混合性難聴に分類される。伝音性難聴は外耳から中耳にかけての障害で，中耳炎や鼓膜損傷が原因となる。感音性難聴は内耳以降の障害で，老齢や薬物，長時間の騒音などが原因となる。混合性難聴は上記2つの混合型。

また，難聴を引き起こす原因によって，騒音性難聴（職業性難聴），中毒性難聴，遺伝性難聴，心因性難聴（機能性難聴），突発性難聴，ヘッドホン難聴，気圧外傷，音響外傷などと呼ばれる。

伝音性難聴で両耳の聴力レベルが60dB以上の患者などに療養上の指導を行った場合，高度難聴指導管理料が算定できる。

難病

一般に治癒しにくい疾病のこと。1972年に厚生省（当時）が「難病対策要綱」を定め，難病対策の対象とする疾病の範囲を整理した。そこでは，①原因が不明，治療法が未確立で，後遺症を残すおそれが少なくないもの，②経過が慢性で，経済的な問題だけでなく，介護などに著しく人手を要し，家庭の負担が大きいもの——と定義されている。

現在，「難病の患者に対する医療等に関する法律」（難病法）により，331疾病が指定されている（2019年夏に2疾病が追加され，333疾病になる予定）。

難病指定医，協力難病指定医

2015年1月から新たに実施された難病医療費助成制度における指定医。専門医等を要件とする通常の「難病指定医」と，それをサポートする「協力難病指定医」から成る。

難病指定医の役割は，医療費助成の支給認定申請と更新に必要な診断書（臨床調査個人票または医療意見書）の作成，登録管理システムへの患者データの登録である。指定は基本的に5年ごとに更新される。

一方，協力難病指定医はかかりつけ医が1～2時間程度の簡易な研修を受けて認定されることを想定しており，その役割は日常診療のサポートと，助成申請の更新時の診断書作成で，新規申請時の診断書作成はできない。

難病の患者に対する医療等に関する法律（難病法）

2014年5月に成立。2015年1月から難病法に基づく特定医療費助成制度が，特定疾患治療研究事業に代わって施行された。特定疾患治療研究事業の対象は56疾患だったが，難病法では110疾患に拡大され，2019年4月現在，331疾病が指定されている（2019年夏に2疾病が追加され，333疾病になる予定）。

患者認定にあたっては指定医の診断を要件とし，指定医療機関での受診のみ助成対象とする。患者は受診時に，都道府県より交付される「特定医療費（指定難病）受給者証」を指定医療機関に提示する。

費用負担は，原則2割が患者負担となり，8割は医療保険により給付される。2割の患者負担分のうち，所得階層に応じて自己負担限度額が定められ，それを超えた分が公費負担となる。また，入院時食事療養費に係る標準負担額の全額が自己負担となる。

なお，2014年12月末時点における特定疾患治療研究事業の対象患者で，引き続き難病法による特定医療費助成制度の対象となる患者（難病療養継続者）に対しては，3年間の経過措置（2017年末まで）により，これまでより自己負担限度額が増える一般所得Ⅰ・Ⅱと上位所得者，重症患者に対して，自己負担限度額の軽減措置が設けられた。

なお，引き続き特定疾患治療研究事業として公費負担医療（自己負担なし）が行われるのは，①スモン，②難治性の肝炎のうち劇症肝炎，③重症急性膵炎，④プリオン病（ヒト由来乾燥硬膜移植によるクロイツフェルト・ヤコブ病に限る），⑤重症多形滲出性紅斑（急性期）——の5疾患（②③については更新のみで，新規申請は不可）。

軟部腫瘍

主に四肢や躯幹に発生するしこりや腫れ。大きさは，米粒大～直径30cmと様々である。痛みを伴うこともあるが多くは無痛である。良性が多いが悪性（軟部肉腫）の場合もある。遺伝子の異常に伴って発生すると考えられている。

エックス線，CT，MRI，骨シンチグラム，腫瘍シンチグラム等の画像で診断が可能であるが，悪性を疑う場合は腫瘍の一部を採取して，病理検査を行う。良性と診断されれば緊急手術の必要はないが，痛みや腫瘍が大きくなれば腫瘍切除術を行う必要がある。

に

肉芽腫 （にくげしゅ）

一般的に，炎症の治癒過程で形成される肉芽組織。結核菌などの感染によって生じるものや，手術で用いた縫合糸など異物の刺激によって生じるものがある。また，肉芽組織が形成する腫瘤や，マクロファージや類上皮細胞が結節状に増殖するものもある。

腹腔内手術後に腹膜にできた肉芽腫が増大し，癒着や腸閉塞などを起こした場合は，摘出術を行う。

肉腫

間葉から発生する（由来する）悪性腫瘍のこと。間葉とは，上皮（皮膚，あるいは腸管等の表面を構成する組織）に囲まれた部分，つまり脂肪，筋肉，血管，骨，軟骨などの組織を意味する。対比的に，上皮由来の悪性腫瘍が「がん」（厳密には「癌腫」）である。

主な肉腫として，骨肉腫，軟骨肉腫，横紋筋肉腫，平滑筋肉腫，線維肉腫，脂肪肉腫，血管肉腫，ユーイング肉腫（Ewing sarcoma）などがある。

2交代制

病棟看護における勤務形態の一つ。24時間を12時間ごとに2分割する形態と，3交代制（一般に，日勤：8～16時，準夜勤：16～24時，深夜勤：0～8時）の準夜勤と深夜勤を続けて担当する変則2交代制などがある。

ニコチン依存症

タバコに対して依存性の高い症状。タバコを吸わない状態が続くと，喫煙への渇望，刺激に対する過敏，不安，集中力・落着きの低下，頭痛，眠気，胃の不調などの症状が現れる。

2006年度診療報酬改定でニコチン依存症管理料が新設されたことで，一定の要件を満たすニコチン依存症の治療が保険適用となった。薬価収載されている禁煙補助薬としては，経皮吸収ニコチン製剤（商品名：ニコチネルTTS），バレニクリン酒石酸塩（商品名：チャンピックス）などがある。

二次救急

休日・夜間に入院や手術が必要となった重症患者に対する救急医療。〔→救急医療機関〕

二次救命処置

一次救命処置〔→一次救命処置〕を引き継ぎ，医師等が医療機関や救急車内で，気管挿管や静脈路確保，薬剤投与，電気的除細動など，より高度な心肺蘇生処置を行うこと（ACLS：advanced cardiovascular life support）。

二次健康診断

直近の定期健康診断（一次健康診断）の結果，所定の検査で異常所見が認められた場合に，受診労働者の請求に基づいて行われる精査健康診断。労災保険制度による給付の一つで，受診者の費用負担はない。

所定の検査とは具体的に①血圧測定，②血中脂質検査，③血糖検査，④腹囲の検査またはBMIの測定であり，二次健康診断等給付を受けるためには，①～④すべてで異常所見があると診断され，かつ，脳血管疾患または心臓疾患の症状を有していないと認められる

こと——が必要である。

二次健康診断の検査方法は，負荷心電図または胸部超音波検査（心エコー検査），頸部超音波検査（頸部エコー検査），微量アルブミン尿検査など。

西ナイル熱

鳥や哺乳類から蚊を媒介にしたウエストナイルウイルスによる感染症（ウエストナイル熱とも呼ばれる）。アフリカの風土病であったが，アメリカなど海外各国で多くの感染者を出している。日本では2005年にアメリカからの帰国者に感染が判明したのが最初。輸血や母乳による感染以外，ヒトとヒトとの間で直接感染は起こらない。

発症率は20％ほどで，頭痛や発熱といった典型的な症状とともに手足が麻痺し，やがて寝たきりや呼吸困難に陥り，わずかにウエストナイル脳炎を起こして死亡することもある。特異的な治療法はない。

日本では四類感染症に指定されている。

二重請求

自費による診療や保険適用のきかない診療として患者から全額料金を徴収しているにもかかわらず，診療を保険適用したように装い，レセプトで不正に請求すること。診療報酬請求では，詐欺や不法行為として不正請求に当たる。

保険医療機関の指定取消処分の原因の大半は，不正請求（架空請求，付増請求，振替請求，二重請求）が占めている。

二重分類（ダブルコーディング）

合併症の疾患（糖尿病性白内障等）を，ICDの疾病分類体系で表す場合の分類方法。原則として，1つの病態とそれに引き続く過程とを単一のコードで表し（基礎疾患コード＋症状発現コード），「†（剣印）と＊（星印）」の印のついた2つのコードで二重にコーディングをする。

このようなコードに該当する病態の場合は，どの病態，疾患に最も医療資源が投入されたかが判断の基準となる。なお，DPCにおいては，二重分類（ダブルコーディング）のルールは採用していない。

二重濾過血漿交換

血漿交換療法の一つ〔→血漿交換療法〕。二重濾過血漿交換とは，体外に取り出した血液を血漿分離器で血球成分と血漿成分に膜分離し，さらに血漿成分分離器によって血漿から病因物質を分離除去した後，アルブミン等の有用な蛋白を患者に戻す方法。

これに対し，分離した血漿成分を廃棄してしまい，新鮮な血漿を補充する方法を単純血漿交換と呼ぶ。

2025年モデル

社会保障・税一体改革で示された2025年に向けた社会保障改革で，「施設から地域へ，医療から介護へ」という方向性に沿った医療・介護提供体制のこと。

一般病床を「高度急性期」「急性期」「回復期」「慢性期」に分け，高度急性期が多い現状の「杯型」の病床分布から，高度急性期を大幅に減らして慢性期等を増やす「砲弾型」に転換するとしている。病床全体を166万床から159万床に削減する一方で，介護施設と居住系施設，在宅医療と訪問看護を大幅に増やし，地域包括ケアシステムを構築するとしている。

日常生活自立度判定基準

地域や施設等の現場で，認知症または障害がある高齢者について，日常生活自立度や介護の必要度を客観的かつ短時間に判定することを目的に作成された基準。「認知症高齢者の日常生活自立度判定基準」と「障害老人の日常生活自立度（寝たきり度）判定基準」が

ある。

入院基本料の加算算定などの基準として，また介護保険制度の要介護認定における指標として用いられている。

日常生活動作

生活を営むうえで不可欠な基本的行動（食事，更衣，歩行，排泄，整容，入浴など）であり，ADL（activities of daily living）と呼ばれる。高齢者や要介護者，身体障害者などの身体機能を評価する指標ともなり，医療機関や介護施設等では各種書式においてADL評価の記載が行われる。

日計表

レセプト請求業務において，35万点以上のレセプトでは，診療日ごとの症状・経過・診療内容を明らかにできる資料の添付が義務付けられているほか，所定単位当たりの価格205円以下の薬剤を除くすべての使用薬剤について，日々の使用量を記載した日計表の添付が求められる。

ニッシェ

胃のバリウム検査の結果所見で，胃壁にできた窪みにバリウムが溜まり，画像上で影となって映っていること。胃潰瘍や十二指腸潰瘍，がんが疑われる。

壁をくりぬいて花瓶や彫刻などの飾り物を置く窪み（英語のniche）と形状が似ていることから呼ばれている。

ニボルマブ

T細胞のPD-1受容体に結合して癌細胞のPD-1とT細胞の結合をブロックし，免疫の働きにブレーキがかかることを阻止する免疫チェックポイント阻害薬。商品名オプジーボ。

日本COPD対策推進会議

慢性閉塞性肺疾患（COPD）に関する医療従事者や国民への普及啓発を図り，発症予防や早期治療などを推進することを目的に，「日本COPD対策推進会議」が2010年12月に発足した〔→COPD〕。日本医師会，日本呼吸器学会，結核予防会，日本呼吸ケア・リハビリテーション学会の4団体から構成される。

COPD普及啓発用ポスターの作成，問診票や診断の流れ等を盛り込んだ医師向けリーフレットの作成，各都道府県での支部の設置と地域連携体制の整備——などに取り組んでいる。

日本医学会

医学・医療関連の学会単位の加盟による132の分科会（2019年現在）からなる連合体。1902年に創設され，1948年に日本医師会と合体し，その定款により日本医師会内に設置されることになった。医学に関する科学・技術の研究促進を図り，医学・医療の水準の向上に寄与することを目的とし，総会やシンポジウムの開催，医学・医療関連情報の収集と伝達などの事業を行っている。

日本医業経営コンサルタント協会

医業経営に関する調査研究をし，医業コンサルタントの水準の確保と資質の向上を図り，医業経営の近代化と安定化，国民医療の向上に資するために，1990年に設立された社団法人。

日本医師会

1916年に設立された医師の学術専門団体で，1947年に社団法人となった。会員数は2018年12月現在で約17万1千人。都道府県医師会の会員で構成され，都道府県医師会も独立した法人組織になっている。

医療関連法案改正や医療・保健・福祉，生命倫理などをめぐる政策提言や報告書作成を中心に，国際交

流，医師の生涯教育，広報活動など，幅広い事業を行っている。

日本医師会総合政策研究機構

日本医師会の医療政策研究機関として，1997年に創設されたシンクタンクで，様々な研究活動・情報収集・調査分析等を行っている（略称：日医総研）。その研究成果や企画・提案等をもとに，日本医師会の政策案が作成される。

日本医用機器工業会

医用機器製造および輸入販売企業によって，1974年に設立された団体（一般社団法人）。主な事業として，行政への協力・提言，日本工業規格等標準化の推進，ISOの医療機器関連の国内対策委員会運営，安全対策・事故対策の検討，各種研究会・講習会の開催などを行っている。

日本医療機能評価機構

厚生省（当時），日本医師会，医療関連団体等の出資によって，医療機関における医療の質を高め，医療機関の機能を学術的観点から中立な立場で評価し，その問題点の改善を支援することを目的に1995年に設立された財団法人（2011年度から公益財団法人）。

医療機能の第三者評価事業〔→病院機能評価〕を実施するとともに，産科医療補償制度運営事業，医療事故情報収集等事業，医療機能の評価に関する調査・研究，医療関係者の研修等の事業を行っている。

日本医療経営機構

「国民の視点から安心で安全な質の高い医療を持続的に提供すべく，全国レベルでの医療の経営力を高める養成プログラムを展開する」ことを目的として2009年に設立されたNPO法人。医療の経営がますます困難になっている現況にあって，その難題に対応できる人材が不足し，医療の経営力を効果的に養う仕組みも未整備であるため，同機構が医療経営の人材育成を目指すという。

人材交流を図るフォーラムや定期的な勉強会を開催するとともに，2011年度からは，医療経営に携わる医師・医療系・事務系の職員を対象に，遠隔教育や合宿形式・集中講義などによる「医療経営人材育成プログラム」を開講している。

日本医療社会事業協会

医療社会事業の専門知識・技術の向上と普及を図ることを目的に活動するソーシャルワーカーの団体で，1953年に設立された社団法人。研修・学会の開催，機関誌の発行などの事業を行っている。

日本医療福祉生活協同組合連合会

日本生活協同組合連合会（日本生協連）医療部会は2010年7月，医療・福祉を独立させた日本医療福祉生活協同組合連合会（医療福祉生協連）を設立した。医療部会は日本生協連の特別部会として1957年に発足し，多くの医療生協で構成されていたが，2008年施行の改正消費生活協同組合法で医療・福祉事業が明記されたことなどを受け，医療・福祉分野での専門性をもった新たな連合会を設立することで地域医療福祉の向上に貢献するとしている。

2010年10月から，医薬品・医療機器等の共同購入，医療福祉職員の確保育成，会員生協間の指導・連携などの事業を開始している。

日本医療法人協会

医療法人の健全な発展を図り，その設立を助成して国民医療の向上を図ることを目的に1952年に設立された社団法人。

医療法人制度に関する啓蒙活動，医療法人経営の近代化・安定化のための事業，医療法人の実態調査，広報活動などの事業を行っている。

日本医療保険事務協会

診療報酬請求事務従事者の資質向上と医療保険事務の効率化を図ることなどを目的に，1994年に設立された財団法人。

教育カリキュラムやテキストのガイドライン作成，「診療報酬請求事務能力認定試験」の実施，教職員や請求事務従事者向け研修，診療報酬に関する調査・研究などの事業を行っている。

日本栄養士会

国民の栄養の確保改善に関して調査研究を行い，栄養に関する国の施策の遂行に協力するとともに，栄養士の資質の向上を図り，もって国民の福祉の増進に寄与することを目的に活動する職能団体で，1945年に設立された社団法人。

日本介護支援専門員協会

介護支援専門員の職能団体（2005年11月設立。現在，一般社団法人）。全国の介護支援専門員のネットワークを構築し，専門的知識・技能の研鑽，介護支援専門員としての資質および社会的地位の向上に努め，公平・中立なケアマネジメントの実現を目的としている。主な事業は，①介護支援専門員の研修，②介護支援専門員に係る調査研究，③介護保険制度に関する提言，普及啓発，④介護支援専門員賠償責任保険の創設と運営——など。

日本看護協会

保健師，助産師，看護師，准看護師の資格をもつ個人の任意加入による職能団体で，1946年に設立された社団法人。より良い看護の提供を目指し，都道府県看護協会と連携して，保健・医療・福祉制度の改善への提言，看護に関する知識・情報の提供，看護職の無料職業紹介・進路相談，研修，資格認定などの事業を行っている。

日本健康会議

厚労省や経産省の協力のもと，健康寿命延伸や医療費適正化に向け，民間主導で取り組む団体。日本医師会，日本経済団体連合会，健康保険組合連合会などが参加し，2015年7月に発足した。

健康診断やレセプトの情報を健康管理に活かす「データヘルス」等について，健保組合や企業で効果を上げている先進事例をマニュアル化して普及を目指す。

同会議は「健康なまち・職場づくり宣言2020」で，予防・健康づくりについて一般住民を対象としたインセンティブを推進する市町村を800以上に増やすことなど8つの目標を掲げ，2020年までに実現を目指している。

日本公的病院精神科協会

全国自治体病院協議会，国立病院機構，日本赤十字社，済生会，厚生連が中心となり，2018年1月に設立された。

私立の精神科病院を中心に設立された日本精神科病院協会に対し，日本公的病院精神科協会（公精協）は，精神科病棟をもつ公立・公的な病院で構成される。

公的・公立病院は，厚生労働省への政策要望ルートである四病院団体協議会を構成する日本精神科病院協会には加盟できない。そのため，精神科医療の質の向上・改善に向けた政策や診療報酬に関する要望を公的立場から行うとしている。

日本国際病院

海外からの患者や健診・検診受診者を受け入れる施設として，メディカル・エクセレンス・ジャパン

（MEJ）が推奨する病院。2015年に閣議決定された「成長戦略（日本再興戦略）」で，外国人患者を受け入れる意欲と能力のある病院を「日本国際病院」に位置付けることが盛り込まれたことに基づく。

国民への医療提供体制に支障を来さないことが前提で，原則として年間10人以上の渡航受診者の受入れ実績があることなどが要件。MEJの評価委員会が推奨の可否を判断し，認定されると，当該医療機関の保険診療などの情報を海外に発信する。推奨期間は3年間で更新制となる。

日本作業療法士協会

作業療法士の社会的地位，学術技能と人格資質の向上を図り，国民保健の維持向上に寄与することを目的に活動する職能団体で，1966年に設立された社団法人。学会・研修会の主催，機関誌等の発行，作業療法啓発のための広報活動などを行っている。

日本歯科医師会

医道の高揚，歯科医学の進歩発達，公衆衛生の普及向上を目的に，都道府県歯科医師会および都道府県歯科医師会会員によって組織された団体で，1903年に設立された社団法人。

歯科医学の振興，公衆衛生の普及と予防医学の研究指導，歯科医師研修などを行っている。

日本社会医療法人協議会

社会医療法人の普及や育成などを目的とした一般社団法人。

社会医療法人は，公益法人である医療法人の区分の一つ。医療法人は非営利法人であり，ごく限られた事業しか行えないが，社会医療法人は救急医療やへき地医療を行うなど公益性を担保する条件を満たし，都道府県知事の認定を受けることで，比較的幅広い事業から得られる収益を，病院などの本来事業に充てることが可能となり，税制上の優遇措置も受けられる。制度発足当初の予測を上回り，2018年3月現在，291の法人が社会医療法人となっている。

日本社会医療法人協議会は，公益法人と同等の税制措置を導入することや，救急医療など現行の認定要件を緩和すること——などを今後の課題として掲げている。

日本私立学校振興・共済事業団

私立学校教職員共済法の規定により，私立学校教職員による共済制度を運用する。法別番号は「34」となる。

日本私立病院協会

私立病院の向上・発展を目的に，1964年に設立された団体。診療報酬の適正化・合理化運動，医療施設の改善，税制・財政の改善対策，管理運営の調査研究などの事業を行っている。

日本腎臓病協会／腎臓病療養指導士

日本腎臓学会が2018年7月に設立したNPO法人。前身の日本慢性腎臓病対策協議会設立から10年を機に，事業基盤を強化した。

主な事業は，①慢性腎臓病（CKD）の普及啓発，診療連携体制の構築，②「腎臓病療養指導士」の育成と制度運営，③薬剤・診断法・機器開発支援に関する産官学のプラットフォームの構築，④患者会・関連団体連携の4つ。

「腎臓病療養指導士」は2017年に日本腎臓学会などが立ち上げた資格制度で，資格対象は看護師・管理栄養士・薬剤師の3分野。多職種により包括的に腎臓病に対応する。生活・栄養・服薬と療法選択の療養指導を実施し，チーム医療の一員として活動する。

日本診療情報管理学会

診療録および診療情報管理に関する調査研究等を行う，主に診療情報管理士を会員とする職能団体であり，日本病院会の関連組織として1975年に発足した。

学術大会の開催，学会誌の発刊，診療情報管理士指導者の認定，診療情報管理士の生涯教育，WHO協力事業などの活動を行っている。2018年1月現在，正会員数5,297名。

日本診療情報管理士会

日本診療情報管理士協会，日本診療情報管理機構，診療情報管理東京ネットワークの3団体が解散し，2007年4月に新たに設立された診療情報管理士の職能団体。WHOやICDに関わる国際情勢や，急性期病院のDPC導入などで示された医療行政の動向など，診療情報管理士に関わる情勢の変化に対応して，医療における診療情報管理の重要性の認識と診療情報管理士の社会的地位の向上を目的としている。

診療情報管理士の能力・資質，技能の均質化を図る体制の確立と研究活動を進め，生涯教育研修事業，診療情報管理業務標準化事業，技能認定事業，日本診療情報管理学会との協力事業，求人・人材登録紹介事業等を行う。

日本スポーツ振興センター

独立行政法人日本スポーツ振興センター法に基づき，学校の設置者との契約（災害共済給付契約）により，学校の管理下における児童生徒等の災害（負傷，疾病，障害または死亡）に対して障害共済給付（医療費，障害見舞金または死亡見舞金の支給）を行う「災害共済給付制度」を運用する。

日本精神科病院協会

精神科病院の発展と精神障害者に対する医療・保護などを目的に，民間の精神科病院を会員として1949年に設立された社団法人（略称：日精協）。

施設運営管理の改善，制度・法規に関する調査研究，政策提言，学会開催，精神保健福祉の啓発などの事業を行っている。

日本製薬工業協会

製薬企業に共通する問題について，社会の理解を得てその解決を図り，医薬品産業の健全な発展を目指すことを目的に，1968年に設立された任意団体。

各種の委員会・検討会を設置して，医薬品流通の適正化，医薬品評価，MR向け教育研修，プロモーションコードの管理・運営，消費者くすり相談などの事業を行っている。

日本赤十字社

国際赤十字の一員として，日本で赤十字社の事業を推進する特殊法人。1877年，前身の博愛社が設立され，1986年に日本政府がジュネーブ条約に加盟したのに伴い，翌1987年社名が日本赤十字社と改められ，赤十字国際委員会の承認を得て国際赤十字に加わった。1952年に日本赤十字社法が制定されて特殊法人となり，毎年一定額の社費を納める個人や法人の社員によって組織・運営されている。

国際救援活動や国内の災害救援活動を行うほか，医療施設，血液センター，社会福祉施設，看護師養成施設などの施設を持ち，それぞれの事業を行っている。

日本糖尿病療養指導士

糖尿病とその療養指導全般に関する正しい知識を有し，医師の指示下で糖尿病患者に熟練した療養指導を行うことのできる医療従事者を，日本糖尿病療養指導士認定機構が認定する資格。同認定機構は，日本糖尿病学会，日本糖尿病教育・看護学会，日本病態栄養学

会が協力して2000年に任意団体として設立された。

2001年3月の第1回認定試験以降，年1回認定試験が実施されている。受験資格は，看護師，管理栄養士，薬剤師，臨床検査技師，理学療法士のいずれかの資格を有すること等である。また，認定者も5年ごとに更新が必要である。

日本年金機構

社会保険庁解体後，国（厚生労働大臣）から委任・委託を受け，公的年金に係る一連の運営業務（適用・徴収・記録管理・相談・裁定・給付など）を担う非公務員型の公法人（特殊法人）で，2010年1月に設立された。組織としては，本部，地方ブロック本部（9カ所），年金事務所（312カ所）から構成される。

日本版ACIP

ACIP（Advisory Committee for Immunization Practices）とはアメリカの予防接種諮問委員会のこと。政府外の独立組織として，ワクチンに関する産官学の専門家が有効性や安全性等を評価し，ワクチン政策を政府に勧告する。その権限は強く，国の政策に直接影響する。定期的に開催される議論の内容や決定事項も，国民にすべて情報公開される。

2013年には「予防接種施策全般について，中長期的な課題設定の下，科学的な知見に基づき，総合的・恒常的に評価・検討を行い，厚生労働大臣に提言する機能を有する」厚生科学審議会・ワクチン分科会が開かれた。

日本版CCRC

三菱総合研究所と日米不動産協力機構が提唱している社会モデル。CRC（Continuing Care Retirement Community）とは，健康時から介護が必要になったときまで移転することなく生活が続けられるコミュニティのことで，アメリカでは約2000カ所に約60万人の居住者がいる。

従来の高齢者住宅と異なり，高齢者が健康に暮らし続け，社会の担い手となり得る仕組みが整った新たな住まい・コミュニティであり，①健康・医療・介護，②街づくり，③雇用，④生涯学習，⑤社会参加——など多様な分野に関連する社会システムとされる。

この日本版CCRC促進に向けて，「エビデンスに基づく健康保険料減額措置」や「社会活動ポイント制度」などが提案されている。

日本版EHR

EHR（electronic health record）とは，生涯健康医療電子記録のこと。欧米各国で医療ITによるEHRの普及が進められているなか，日本政府のIT戦略本部も2009年7月に決定した「i-Japan戦略2015」において，日本版EHRの実現を目指す方針を打ち出した。地域の医療機関連携ネットワークを利用して個人のEHRの共有化を図る。

EHR実現によって，①個人が医療機関等から入手・管理する健康情報を医療従事者等に提示することで過去の診療内容に基づいた継続的な医療を受け，不要な検査を回避できる，②匿名化された健康情報を全国規模で集積し疫学的に活用することで，医療の質を向上させる——等の利点が挙げられている。

日本版NIH

NIH（国立衛生研究所）はアメリカの医学研究の拠点機関。専門研究所など27施設があり，6000人以上の科学者を含む1万8000人以上のスタッフで構成されている。

日本版NIHとは，アメリカのNIHと同様の機能をもつ機関を日本にも創設しようというもので，2013年6月に閣議決定された医療分野の成長戦略「健康・医療戦略」のなかで提言された。

具体的には，①推進本部（内閣）による研究分野の戦略の策定，②医療分野の予算の一元化と戦略的・重点的な配分，③研究管理を一元的に行う独立行政法人の設置——などを行い，iPS細胞による再生医療などの研究開発の司令塔機能を担うとしている。

基礎研究より産業応用を重視する方向性が強いことに対し，医学系の学会等から懸念の声も多い。

日本版コンパッショネートユース（CU）

医薬品には，審査・承認されるまでに，安全性・有効性・品質を確認する「開発段階」といわれる長い期間が存在するが，そうした新薬の審査・承認を待てない代替治療のない患者に，未承認薬へのアクセスを例外的に可能とする制度。

CUは欧米や韓国などではすでに制度化されており，運用にあたっては，患者のアクセス保証，安全確保，臨床試験の進行を妨げないという，相反する三要素の適切なバランスが課題となる。

政府の産業競争力会議は2014年1月，2015年度からCUの運用を開始することなどを盛り込んだ「産業競争力の強化に関する実施計画」をまとめた。一方，厚労省はモデル事業を国立がん研究センターですでに始めている。

日本版ネウボラ

日本医師会は2015年4月，少子化対策の政策として「日本版ネウボラ」創設を提案し，2018年現在，その取組みは全国に広がっている。これは，妊娠期から就学前まで，産婦人科・小児科・かかりつけ医が連携して切れ目のないケアを行う制度で，フィンランドの子育て支援制度「ネウボラ」をモデルとしている。「ネウボラ」とはフィンランド語で「アドバイスする場所」という意味。運営主体は市町村で，利用は無料。定期健診や専門職間・他機関のコーディネート等を行うネウボラ保健師は専門教育を受けた専門職である。

日本病院会

全病院の一致協力によって病院の向上発展と使命の遂行を図り，社会福祉増進に寄与することを目的として，1951年に設立された社団法人。2019年2月現在，正会員数2,483病院。

医の倫理の高揚，病院医療の質と病院機能の向上，患者サービスの向上，病院職員の教育研修の充実，病院経営の健全化などを目指し，病院の諸問題に関する調査研究・報告答申などの事業を行い，研究活動の集大成として日本病院学会，日本診療情報管理学会を毎年開催している。ほかにも，各種セミナーの開催や定期刊行物の発行を行う。また，国際病院連盟，アジア病院連盟の理事国として，国内唯一の加盟団体になっている。

日本病院団体協議会

全日本病院協会，日本医療法人協会，日本病院会，日本精神科病院協会，全国公私病院連盟，全国自治体病院協議会，日本私立医科大学協会に加え，国立病院機構，国立大学附属病院長会議，日本慢性期医療協会，労働者健康福祉機構の合計11団体が参加している団体（2005年4月に発足）通称：日病協。

主として診療報酬に関する要望活動等を行い，本協議会内には，「代表者会議」と診療報酬に関する事項を検討する「実務者会議」を設置している。

日本病院薬剤師会

医療機関に勤務する薬剤師の倫理的・学術的水準を高め，専門分野である臨床薬学・病院薬学や病院薬局

な行

にほ—にほ

業務一般の進歩発展を図ることを目的に，1955年に設立された団体（一般社団法人）。都道府県病院薬剤師会会員で構成されている。

薬事制度対策，学術振興，薬剤業務の改善，実務研修会等の開催，機関誌や関連図書の出版，専門薬剤師・認定薬剤師認定制度などの事業を行っている。

日本標準商品分類番号（JSCC）

統計調査の結果を，商品別に表示する場合の分類番号。

商品分類の範囲は，価値ある有体的商品で，市場において取り引きされ，かつ移動できるもののすべて。したがって，サービス，土地，家屋，立木，地下にある資源等は含まれない。

標準分類番号は，大分類，中分類，小分類等の順に配列されている。なお，基本コードは中分類番号としている。

【標準分類番号の例示】
  （3）　大分類　　生産用設備機器及びエネルギー機器
  41　　中分類　　保安・環境保全機器
  415　　小分類　　警報設備及び信号装置
  4151　　細分類　　火災警報設備
  41511　　細々分類　　火災報知設備の受信機
  415111　　6桁分類　　P型1級受信機

日本プライマリ・ケア連合学会

旧日本プライマリ・ケア学会，旧日本家庭医療学会，旧日本総合診療医学会の3学会が2010年4月1日に合併して設立された学会。医師，看護師，薬剤師，歯科医師など多職種の会員で組織される。

学術大会や研修・セミナーの開催，認定制度（プライマリ・ケア認定医，家庭医療専門医，プライマリ・ケア認定薬剤師），学会誌発行などの事業を実施している。

日本放射線技師会

診療放射線技術の向上を目的に活動する診療放射線技師の職能団体。1947年に設立された社団法人で，47の都道府県放射線技師会会員によって組織されている。放射線技師研修，資格認定試験などの事業を行っている。

日本慢性期医療協会

全国の慢性期医療に携わる医療機関または施設等の一致協力によって，慢性期医療の向上発展とその使命遂行を図り，慢性期医療の質の向上に寄与することを目的とする団体。慢性期医療に関する各種調査研究，研修会・認定講座等の実施，各種委員会活動，日本慢性期医療学会の開催などを行う。

同協会は1992年に介護力強化病院連絡協議会として設立され，1998年に介護療養型医療施設連絡協議会，2003年に日本療養病床協会，2008年に日本慢性期医療協会へと改称してきた（2009年に一般社団法人へ移行）。現在の名称への変更理由としては，慢性期医療の重要性と必要性を強く訴えていくため，としている。

日本薬剤師会

薬剤師の倫理的・学術的水準を高め，薬学と薬業の進歩発展を図ることを目的に設立された職能団体。創立は1893年で，1909年に社団法人となった。

社会保障制度改革への貢献，薬剤師職能の向上と充実，医薬分業の定着と質的向上などの指針に沿って，様々な事業を行っている。2018年10月現在，会員数約10万4千人。

日本薬局方

医薬品医療機器等法第41条に基づき，医薬品の性状

や品質の適正を図るため，薬事・食品衛生審議会の意見を聴いて厚生労働大臣がその規格基準等を定めたもの。1886年に初めて制定され，近年では約5年ごとに改正されている。現在は第十七次改正日本薬局方（平成28年厚生労働省告示第64号等）。

日本薬局方は，通則，生薬総則，製剤総則，一般試験法および医薬品各条等から構成される。日本薬局方に収載されている医薬品は局方品と呼ばれ，日本で繁用されている医薬品が中心となっている。

日本理学療法士協会

理学療法士の人格・倫理・技能の向上，理学療法の普及・発展などを目的に活動する職能団体で，1966年に設立された社団法人。

学会，研修会を中心に事業を行っている。

日本臨床衛生検査技師会

臨床検査技師と衛生検査技師の技能・知識の向上を図り，臨床検査を通じて医療や公衆衛生の向上に貢献することを目的に活動する職能団体で，1952年に設立された社団法人。

教育研修と職場環境の整備を中心に，学会・講習会などの開催，検査制度管理，検査技師の無料職業紹介，関連図書の刊行などの事業活動を行っている。

入院オーダ登録システム

入院予約の患者または入院した患者情報を院内LANのコンピュータに登録するシステム。患者情報としては，患者属性（氏名，年齢，ID番号，住所，保険情報等），診療情報，治療計画などが含まれる。

入院基本料

入院患者に対し，基本的な入院医療体制を評価するものとして1日単位で算定する入院料。入院の機能分化を進め，医療の質の向上と医療提供の効率化を図るため，従来の入院環境料，看護料，入院時医学管理料を統合したもので，2000年4月の診療報酬改定で創設された。

医療機関や病棟種類別に9種類が設定され，看護配置や看護師比率，平均在院日数などの基準，さらに，入院期間による初期加算によって所定点数が区分される。入院基本料を算定するには，入院診療計画，院内感染防止対策，医療安全管理体制，褥瘡対策，栄養管理体制について施設基準を満たさなければならない。

また，一定の基準を満たした場合に算定できる加算を入院基本料等加算と呼ぶ。診療録管理体制，地域，栄養サポートチーム，医療安全対策，褥瘡ハイリスク患者ケア，救急医療管理，療養環境，精神科措置入院診療，緩和ケア診療，臨床研修病院入院診療など，医療機関の機能を評価した加算もある。

入院後発症感染率

一定期間における，延べ入院患者に対して，入院後に発症した感染症例数の割合。診療の質評価やアウトカム評価における指標として利用される。

計算式：入院後発症感染率＝入院後発症した感染症の総数÷入院患者延数×1000（‰）。

なお，感染症例とは，入院後に何らかの病原微生物の感染に罹患し治療を必要とするもの。当該入院時にすでに感染症に罹患していた場合や，当該医療機関外で感染が認められたものは該当しない。

入院指示票（入院予約票）

外来診療や救急診療で，担当医（主治医）の診察や紹介状などに基づき入院加療の必要性が認められた場合，当該医療機関への入院を指示するために発行される書類。医療機関によって運用方法は異なるが，形式上，医療機関の院長が最終承認となっている場合もあ

る。医療機関によっては「入院指示書」と呼ばれることもある。近年は電子カルテ化が進み，紙媒体でなく，入院オーダーというかたちでシステム上で行われる場合もある。

入院時食事療養費

特定長期入院被保険者以外の入院患者に対し，入院時に療養の給付と併せて受けた食事療養の費用について支給される保険給付。食事は入院時食事療養費として現物給付され，患者は1食当たりの標準負担額を一部負担金（一律定額）として保険医療機関に支払う。

常勤の管理栄養士または栄養士が指導者（責任者）になり，適時適温の食事を提供し，地方厚生（支）局に届け出た場合の入院時食事療養（Ⅰ）と，それ以外の入院時食事療養（Ⅱ）がある。

入院時生活療養費

療養病床に入院する65歳以上の患者（**特定長期入院被保険者**）の生活療養にかかった費用に対して，保険者が支給する費用。患者は標準負担額を負担する。**生活療養**とは，食事療養および温度，照明，給水など適切な居住環境を提供する療養をいう（健康保険法）。

支給額は，生活療養に要する平均的な費用などをもとに定めた額から，平均的な家計の食費や光熱水費などから定めた額を控除した額。ただし，所得の状況，病状の程度等が斟酌される。

入院診療計画

入院患者に対して，医師や看護師などが共同で策定する総合的な診療計画。入院診療計画について，厚生労働大臣が定める基準を満たした場合に限り，入院基本料や特定入院料が算定できる。

算定基準として，病名，症状，治療計画，検査内容・日程，手術内容・日程，推定される入院期間，その他必要な事項を記載した入院診療計画書を交付し，入院日から起算して7日以内に患者に説明を行うことなどが定められている。

入院措置

行政により講じられる入院処置。感染症の予防及び感染症の患者に対する医療に関する法律では，一類感染症および二類感染症患者が対象となる。また精神保健法により，入院させなければ自傷他害のおそれがある場合で，知事の診察命令による2人以上の精神保健指定医の診察の結果が一致して入院が必要と認められた場合，知事の決定によって行われる措置入院を，文脈により「入院措置」ということもある。

入院付添看護費

交通事故による入院のために付添人が必要となった場合に認められる費用のこと。医師の指示があった場合または症状の内容・程度，被害者の年齢等から付添看護の必要性が認められる場合は，被害者本人の損害として認められる。

入院保証金

入院に際して，医療機関と患者との間で診療契約が締結され，相互に債権債務を負うことになるが，これらの債務の担保として患者から預かる金銭のこと。通常は退院時に精算される。

入外比率（入院・外来比率）

1日当たりの外来患者数と入院患者数の比率。各医療機関の職員数の規模や地域での役割等にもよるが，入外比率と経営収支差の関係では，比率が低いほうが収益（黒字）の比率が高いと考えられている。

計算式：入外比率＝1日平均外来患者数÷1日入院患者数

乳がん

乳管あるいは腺葉を形成する上皮細胞から発生する悪性腫瘍。40代から50代の女性に多いとされる。

好発部位は上外側部であり，症状は乳房部のしこりに始まる。進行すると，同じ側の腋の下（腋窩）のリンパ節に転移することもある。自分自身で異変に気づくことが多く，早期発見には自己診断が勧められている。エックス線検査（**マンモグラフィー**），超音波検査，生検などで診断を確定する。

乳がんの状態に基づき，乳房部分切除術などの手術が行われる。なお，腋窩リンパ節郭清が併せて施行される場合もある〔→**センチネルリンパ節**〕。そのほか化学療法，ホルモン療法などが行われる。

乳児

出生から満1歳に満たない児（母子保健法）。

入所施設

長期間継続して入所し，ケアを受ける施設。老人福祉法では，特別養護老人ホーム，養護老人ホーム，軽費老人ホームなどが該当する。広くは，病院や介護老人保健施設も含まれる。これに対して，通所サービスや短期入所サービスなどを提供する施設を利用施設と呼ぶ。

乳腺

乳房中にある小葉という母乳を分泌する組織と，母乳を乳頭まで運ぶ乳管という管からなる。

小葉と乳管は腺葉というブドウの房のような単位を作る。1つの腺葉からは1本の乳管が乳頭に開口し，腺葉が20個ほど集まって一つの乳腺を作る。前から見ると一つひとつの腺葉は乳頭を中心とした扇状に分布する。

乳房再建術

乳癌治療により失われた乳房を手術により元の形に復元するもの。自家組織による再建術と人工乳房による再建術がある。乳癌手術時に行う場合を一次再建といい，手術後に時期を経て再建術を行う場合を二次再建というが，一次・二次再建にはさらに一期的手術と二期的手術がある。

乳房切除後疼痛症候群

乳がん手術後，患側上肢に慢性的な疼痛や運動障害，浮腫などの症状が現れる状態のこと（**PMPS**：postmastectomy pain syndrome）。緊張，急な運動，疲労，衣服の接触，寒気，咳などで痛みが大きくなることが多い。腋窩リンパ節郭清に関連すると考えられている。

乳幼児加算

診療報酬において，乳児・幼児に対して，初診・再診，入院，投薬，注射，処置，手術，麻酔などの診療を行った場合に算定できる加算。

なお，乳児は満1歳に満たない者，幼児は満1歳から小学校就学に達するまでの者を指す。

尿一般検査

初診の一次スクリーニングとして広く実施されている一般的な尿検査。尿の成分や性質，量などを調べ，体の異常を探る。〔→**尿中一般物質定性半定量検査**〕

尿管

腎臓から膀胱へ尿を運ぶ管のこと。左右の腎臓の腎盂から始まり，腎門を出たあと左右の管が次第に接近して腹膜の外で後腹膜を下がり，左右別々に膀胱底に開口する。

尿管は膀胱壁を斜めに貫いて尿管口に達するので，膀胱壁の緊張が高まっても膀胱内の尿が尿管に逆流することはない。

な行

にゅ―によ

尿管カテーテル法

膀胱鏡下に，尿管口からカテーテルを尿管内に挿入し，腎臓の腎盂部まで到達させる方法。尿管カテーテルから造影剤を注入して逆行性腎盂造影を行うことができるため，腎盂・尿管がん，腎・尿管結石の診断などに有用である。また，腎盂洗浄などの処置目的でも行われる。

尿細菌検査

尿中の細菌について調べる検査。「尿中一般物質定性半定量検査」「尿沈渣（鏡検法，フローサイトメトリー法)」「細菌顕微鏡検査（塗抹検査)」「細菌培養同定検査」「簡易培養（尿中細菌定量培養)」などの方法がある。

尿酸

プリン体（核酸の成分の一つ）が分解してできる，細胞の最終代謝産物。血液中に尿酸が増えると結晶化して固まり，腎臓障害など身体各部に障害が現れる。尿酸が足の親指の付け根に蓄積し，激しい痛みを引き起こす病気が**痛風**である。

血液に溶け込んでいる尿酸の量が尿酸値であり，7.0mg/dLを超えると高尿酸血症と呼ばれる。

尿中一般物質定性半定量検査

一般的な尿検査方法だが，あらゆる臨床検査の基本となる重要な検査法。試験紙を用いる方法が一般的であり，近年では機器判定が主流となっている。

検査項目には，比重，pH，蛋白，糖，ウロビリノゲン，ウロビリン，ビリルビン，アセトン体（ケトン体)，アルブミンなどがある。

尿沈渣顕微鏡検査

尿を遠心分離して，尿の沈殿物を顕微鏡で調べる検査法。尿沈渣とは沈殿した成分（血球，細胞，円柱，結晶，細菌）の総称であり，尿路疾患，全身性疾患，悪性腫瘍などの診断情報が得られる。近年，スクリーニング検査用として，自動尿中有形成分定量測定装置が普及している。

尿道

膀胱の内尿道口から外尿道口まで尿を運ぶ管であり，尿の排泄経路としての役割を果たす。

構造上男女の差が著しく，男性は膀胱の内尿道口から前立腺を貫き，陰茎を通って外尿道口に至るが，女性は膀胱からまっすぐ降りる。そのため男性尿道は15～20cmに及ぶが，女性尿道は4cm足らずである。

尿道拡張

尿道よりブジーを挿入し，拡張すること。尿道狭窄がある場合に行われる。ブジーとは，管腔を探ったり拡張したりする棒状・管状の器具。尿道拡張には一般的に金属製のブジーが使用されるが，狭窄が著しい場合には糸状ブジーにより順次拡張していく「誘導ブジー法」が行われる。

尿道カテーテル法

尿道内にカテーテルを挿入して留置することであり，導尿や膀胱洗浄などの処置，残尿測定や膀胱内圧測定などの検査を目的として行われる。

尿糖検査

尿中に含まれている糖（ブドウ糖）を測定する検査。糖尿病の疑いがある場合に，スクリーニング検査として用いられる。

定量法と定性（半定量）的な測定法がある。定量法はブドウ糖酸化酵素やヘキソキナーゼなどの酵素反応によるもので，定性（半定量）はブドウ糖酸化酵素を利用した試験紙法が普及し，糖尿病患者自身による自己管理の手段の一つとしても利用されている。

尿路感染症

一般的には，非特異性細菌（大腸菌，変形菌，緑膿菌などのグラム陰性菌群およびブドウ球菌などのグラム陽性菌群など）によって，尿路（腎，膀胱，前立腺，尿道，精巣上体，精巣など）に発症した感染性炎症のこと。

感染経路として隣接または遠隔臓器，組織からのリンパ行性，血行性などがあるが，主として尿路管腔を逆行性に病因菌が侵入する経路が考えられている。治療は原因菌を同定し，抗生物質を投与する抗菌化学療法が主体であり，感染を持続させる因子を取り除くことが大切である。

尿路結石症

尿路（腎盂，尿管。膀胱，尿道）に存在する結石の総称であり，結石の存在する部位により呼び名が変わる。尿中に排泄される塩分が飽和状態になると，結石が形成される。

症状は，激しい痛み，血尿が見られる。感染が伴うと発熱がある。

治療は，薬剤による疼痛コントロール，直径10mm以下の結石の場合は薬物により自然排石を促す。直径10mm以上で自然排石が期待できない場合は，手術（体外衝撃波治療，内視鏡手術，開腹手術）が行われる。

尿路変更

尿の排泄経路を手術により変更すること。元の病気の種類等により術式は異なり，大きく尿の排泄のみを目的とするもの（失禁型）と，尿の保蓄を兼ねるもの（非失禁型）とに分けられ，さらにストーマの有無や各手技等により分類される。

二類感染症

感染症法に定める感染症の分類の一つで，感染力，罹患した場合の重篤性など，総合的に見て危険性が高い感染症。急性灰白髄炎，結核，ジフテリア，重症急性呼吸器症候群（SARS)，中東呼吸器症候群，鳥インフルエンザ（H5N1，H7N9）の7つがある。

感染者は状況に応じて入院し，消毒等の対物措置が採られる。

ニロチニブ塩酸塩水和物

慢性骨髄性白血病の発症や進行の原因であるBcr-Ablチロシンキナーゼという酵素の働きを抑える抗がん剤（商品名：タシグナ)。分子標的薬であり，保険適用は，慢性期または移行期の慢性骨髄性白血病である。

DPCでは「手術・処置等2」に本剤が設定されている区分がある（2019年4月現在)。

任意一括

被害者が自賠責保険と任意保険とに別に請求することなく，加害者が加入している任意保険会社が加害者に代わって窓口となり，示談交渉を引き受けて自賠責保険分と対人賠償保険（任意保険）の保険金を被害者に対してまとめて一括で支払い，示談終了後に立て替えた保険金を自賠責保険会社から回収する制度。

任意継続

健康保険の被保険者が退職等で資格を失ったとき，希望によって一定条件のもと，被保険者として加入が継続できる制度。その条件として，資格喪失の前日までに継続した2カ月以上の被保険者期間があること，被保険者でなくなった日から20日以内に届出を行うこと，保険料は被保険者の全額負担，等がある。

任意継続被保険者の期間は原則として2年間である。なお，健康保険法改正によって2007年4月以降

は，傷病手当金，出産手当金の支給対象からは除かれた。

任意接種

任意接種とは，定期接種（予防接種法で定められた予防接種）とは異なり，接種するかどうかは本人または保護者が任意で選択する予防接種のこと。そのため，市町村や保健所から接種に関する案内通知は届かない。

なお，定期接種でも接種対象年齢の枠を外れて接種する場合は，任意接種扱いとなる場合がある。

主な任意接種ワクチンは，おたふくかぜワクチン，水痘（水ぼうそう）ワクチン，インフルエンザワクチン，B型肝炎ワクチン，ヒブワクチン，小児用肺炎球菌ワクチンなど。

任意入院

精神保健福祉法で規定された入院形態の一つ。精神障害者に対して本人の同意に基づき入院治療を行うことで，人権擁護の観点と円滑かつ効果的な医療を行うための規定。

精神科病院の管理者は入院に際し，退院請求や都道府県への連絡先，病状によっては行動制限などを記載した書面を交付して，患者に説明を行い，患者からは自ら入院する旨を記載した書面（任意入院同意書）を入手しなければならない。

任意保険

自動車保険では，加入が義務付けられている自賠責保険と，任意で加入する任意保険がある。任意保険は，契約内容によって，①車両保険（自分の車に破損が生じたとき支払われる），②賠償保険（対人賠償保険と対物賠償保険とがあり，対人保険は相手方に人身損害があったとき，自賠責保険の限度額を超える分に対して支払われる。対物保険は相手方の物損の修理代に対して支払われる），③搭乗者傷病保険（運転者または同乗者が事故で死亡したり後遺症やけがをした場合に支払われる），④その他の保険（自損事故保険，無保険車傷害保険，人身傷害保険など）——に分かれている。

人間ドック

自覚症状の有無に関係なく，成人を対象に全身の健康状態を検査し，疾病の早期発見，生活指導などを行う健康診断の一種。一般に，日帰りドック（自動化検診，総合健診）と宿泊型の短期人間ドックに分けられる。

検査内容や費用は実施施設によって異なるが，加入している健康保険組合によっては，人間ドックの費用を補助する場合がある。

人間ドック健診情報管理指導士

人間ドックの結果の説明や受診者の相談業務といった，生活・運動指導を行う資格。2008年度からメタボリックシンドロームの有病者・予備軍の抽出を目的とした健診・保健指導の実施が保険者に義務化されたことに伴い，日本病院会と日本人間ドック学会が創設したもの。

対象者は，医師や看護師，保健師のほか，管理栄養士や健康運動指導士などで，将来的に1万人の育成を目指すとしている。

妊産婦

妊娠中または出産後1年を経過しない女性（母子保健法）。妊産婦に対して医療費の助成制度がある。

ちなみに，妊産婦死亡とは，妊娠中または分娩後42日以内の母体の死亡をいう。また，労働基準法では，産後とは妊娠85日以上の分娩後をいう（流死産を含む）。

妊娠高血圧症候群

妊娠20週以降，分娩後12週までに高血圧が見られる場合，または高血圧に蛋白尿を伴う場合のいずれかで，かつこれらの症候が単なる妊娠の偶発合併症によらないものをいう。

妊娠性歯肉炎

妊娠中のエストロゲンの増加により唾液の分泌が少なくなったり，歯周病原細胞の増殖が促されたりすること，また，つわりによる歯磨きのしづらさなどが原因で生じる口内疾患。

口臭や口内炎のほか，歯周病菌による低出生体重児および早産のリスクも指摘されている。

認知行動療法（CBT）

行動科学と認知科学を臨床の諸問題へ応用したもので，複数の理論・技法を包含する。治療は，問題を具体的な行動（思考，情緒，運動すべてを含む精神活動）として捉え，どのような状況でそれが生じるか行動分析を行い，全体像を理解したうえで，具体的な目標を立て，目標達成に向けて様々な技法を用いて進められる。

認知症

後天的な脳の器質的障害によって，記憶障害や見当識障害など知的機能が低下し，社会生活に支障をきたす病態のこと。原因としては，アルツハイマー病やレビー型小体病，ピック病などの脳変性疾患〔→**アルツハイマー型認知症**〕，あるいは脳血管障害が多い（両者の混合型もある）。

なお，日本では2004年12月，名称が「痴呆（症）」から「認知症」に改められた。

症状としては幻覚，妄想，暴言，徘徊，焦燥などが現れる。治療は，対症療法としての薬物療法やリハビリテーションが基本である。

認知症医療支援診療所

認知症の早期診断・早期対応が可能な医療機関。2012年6月に厚労省が公表した「今後の認知症施策の方向性について」のなかで設置する方針が示されたもので，当初は「身近型認知症疾患医療センター」という仮称だった。

厚労省が作成した2013〜2017年度のアクションプラン「認知症施策推進5か年計画（オレンジプラン）」では，5年間で認知症疾患医療センターと合わせて約500カ所を整備するとしている。

認知症カフェ

認知症の人やその家族が，地域の人や専門家と相互に情報を共有し，お互いを理解し合う場。各地の地域包括支援センターや介護事業者などが運営している。海外の先駆的事例から学び，日本では2012年のモデル事業でこの名称が用いられた。

デイサービスやデイケア，コミュニティセンターで月1回開催し，カフェや介護相談，アクティビティを行うところが多い。

政府は，カフェの設置を推進し，2016年末で総数4267カ所と普及・拡大したものの，厚労省の調査では「認知症カフェ」の約8割で本人の利用が進んでいないことが判明した。

認知症ケア専門士

認知症ケアに対する優れた学識と高度な技術，および倫理観を備えた専門技術士を養成し，認知症ケア技術の向上ならびに保健・福祉に貢献することを目的として設けられた，日本認知症ケア学会が認定する更新制の民間資格。

な行

にん
｜
にん

認知症ケアに関連する施設，団体，機関等において過去10年間で3年以上の認知症ケアの実務経験（教育・研究・診療を含む）を有する者が受験資格を有する。

認知症検査

認知症の原因疾患の診断について，心理検査，血液検査，画像診断等を組み合わせて総合的に行うもの。症状の種類と程度を知るために，まずスクリーニング検査を行い，異常のあった項目についてさらに詳細な検査が行われる。スクリーニングテストには改訂長谷川式簡易知能評価スケールやMMSE等が行われる。MMSEでは見当識，記憶・計算・注意力，言語機能，構成能力をチェックする。5〜10分の短時間で実施でき，認知機能障害の全体像の把握に有用な検査とされる。

認知症サポーター

認知症サポーター養成講座を受講・修了した者の名称で，地域で患者・家族を見守り，支援する役割を担う。全国に約1,110万人いるとされる（2018年12月末時点）。

同養成講座は，NPO法人「地域ケア政策ネットワーク全国キャラバンメイト連絡協議会」の事業の一環として，自治体や企業と共催される。同サポーターに特定の活動が義務付けられることはないが，今後「地域包括ケアシステム」の構築が進んでいくなかで，地域住民のニーズを把握するために，同サポーターによるフォローも期待されている。

厚労省は「認知症施策推進総合戦略（新オレンジプラン）」において同サポーターの養成と活動の支援を行うとし，学習機会をさらに増やす方針を打ち出した。

認知症サポート医

認知症患者のかかりつけ医（主治医）の日常診療活動を支援する医師。医療と介護が一体となった認知症患者の支援体制を構築するため，2005年度から導入された。厚生労働省の認知症地域医療支援事業における認知症サポート医養成研修事業に基づくものであり，本事業の実施主体は都道府県および指定都市だが，国立長寿医療研究センターに委託され実施される。

かかりつけ医への助言のほか，かかりつけ医を対象とした研修の企画立案，地域医師会や包括支援センターとの地域連携づくりの支援などを行う。

認知症疾患医療センター

認知症疾患医療センターとは，認知症について専門的医療を提供する機能や地域における連携拠点機能など一定要件を満たした医療機関であり，都道府県知事等が指定する。なお，B005-7認知症専門診断管理料およびB009診療情報提供料では，認知症疾患医療センター等に関連した点数が規定されている。

厚労省は2008年度から整備事業を進め，全国150カ所，かつ各都道府県・政令指定都市で1カ所以上を目標としていたが，2018年11月現在440カ所の指定がされている。

認知症対応型共同生活介護

地域密着型介護サービスの一つで，認知症高齢者が生活するグループホーム。認知症の要介護者が5〜9名の少人数で共同生活を行い，入浴，排泄，食事等の介護や機能訓練を受ける。それぞれの趣味や生活スタイルに応じた介護がなされ，認知症の症状があっても要介護者の自立を最大限にサポートする。

認知療法

うつ病や不安障害等の患者に対して，ものの考え方や受け取り方（認知）に働きかけて，気分を楽にし，行動をコントロールすることによって認知の偏りを修正し，問題解決を手助けする精神疾患の治療を目的としたカウンセリング療法。

他の治療技法に比べ，短時間で大きな効果があらわれることから，近年では世界的標準の治療となっているが，日本においては導入が遅れており，認知療法のできる医療機関は少ない。

認定医制度

医師の経験年数，症例数，指定病院における研修，認定試験などの基準によって専門医としての能力を認定・登録する制度。

各学会がそれぞれ独自に制度を実施しており，受験資格条件や認定医の呼称などにばらつきがあるため，日本専門医制・評価認定機構によって調整のための検討が行われている。

認定遺伝カウンセラー

日本遺伝カウンセリング学会と日本人類遺伝学会が共同認定する資格制度。臨床遺伝専門医と協力し，遺伝病の患者・家族の立場を尊重した心理的・社会的な援助や，患者・家族が検査や治療法等を自律的に決定できるよう支援する専門職を養成するため，2005年4月から正式に開始された。2018年現在までに同資格を取得した者は243名。

認定介護福祉士

2010年3月に厚生労働省社会援護局が設置した「今後の介護人材養成の在り方に関する検討会」は，2011年1月に「今後の介護人材養成の在り方について」という報告書をまとめ，介護福祉士の上位資格となる「認定介護福祉士」（仮称）制度の創設を提案した。

現在の介護職員の資格——ホームヘルパー2級，介護職員基礎研修，介護福祉士は，役割分担が曖昧で，資格取得がキャリアアップと必ずしも結び付いていないと指摘。また，介護福祉士資格取得後のさらなるキャリアアップの仕組みとして，チームリーダーや施設長等の段階では介護福祉士の上位研修を設けてキャリアデザインを描けるようにすることが必要ではないか，といった考え方から，認定介護福祉士のような仕組みを設けていくことが適当であるとしている。

認定看護師

特定の症状を抱える患者に対して，水準の高い看護を提供する専門的な看護知識や技術をもつと認定された看護師。救急看護，皮膚・排泄ケア，集中ケアなど19分野に分かれており，日本看護協会が養成・認定している。

単に医師の補助をするのではなく，治療の初期から社会復帰に向けた準備期間まで，患者や家族を支援し，患者の生活の質の向上に向けた取組みを行う。

緩和ケアや褥瘡対策などで，医療機関側の関心も高まっているが，資格を得るための看護師の自己負担額が大きく，医療機関の受け入れ態勢もまだ十分に整っていないなど，課題が残されている。

認定がん相談支援センター

国民や患者からのがんに関する相談に個別に対応する場。国立がん研究センターのがん対策情報センターが認定事業を行い，認定取得後は施設名と活動状況を公表する。

相談員の増加や相談支援機能の充実等の必要性増大を踏まえ，本認定事業の開始に至った。認定がん相談支援センターは，がん診療連携拠点病院等の指定要件と関係しない独自の取組みとして運用され，都道府県が設置する地域統括相談支援センターや，がん診療連

携拠点病院以外の施設も認定の対象とする。

申請受付は2016年4月から行われている。

認定個人情報保護団体

個人情報取扱事業者における個人情報の適正な取扱いの確保を目的として，個人情報の取扱いに関する苦情の処理や情報提供などの業務を行う民間団体。2005年4月に全面施行された個人情報保護法の規定に基づいて，主務大臣が認定する。

法人などが同団体となるには，法律の趣旨に沿った独自の指針の作成・公表や，苦情処理や情報提供の体制整備など複数の要件を満たさなければならない。

医療分野は「特に適正な取扱いの厳格な実施を確保する必要がある分野」と位置づけられており，全日本病院協会，日本病院会，特定非営利活動法人医療ネットワーク支援センター，特定非営利活動法人患者の権利オンブズマンなどが厚生労働大臣の認定を受けている。

認定疾病

原子爆弾被爆者に対する援護に関する法律における認定疾病は，同法第10条に規定される。健康診断の結果，原子爆弾による傷害作用に起因する負傷または疾病，いわゆる原爆症が発見され，医療を要する状態にある場合は，厚生労働大臣の認定を受け，指定医療機関において医療の給付を受けることができる。これまでに認定された主な疾病としては，再生不良性貧血，白血球減少症など造血機能障害，白血病・肺癌・甲状腺癌・皮膚癌などの悪性新生物，肝機能障害，原爆白内障，熱傷瘢痕，近距離早期体内被曝症候群がある。

認定匿名加工医療情報作成事業者

2018年5月施行の「医療分野の研究開発に資するための匿名加工医療情報に関する法律」（次世代医療基盤法）で求められる，医療情報の利活用のための匿名化を適正かつ確実に行うことができると国から認定された事業者。

次世代医療基盤法では，患者本人が提供を拒否しない場合，医療機関が認定事業者に医療情報を提供できる。認定事業者が匿名加工した収集情報は，医療分野の研究開発に使用される。

認定事業者は，高いセキュリティの確保や十分な匿名加工技術を有するなど，一定の基準を満たすことが必要となる。

認定被爆者

厚生労働大臣の認定（原爆症の認定）を受けて認定書を交付された者のこと。認定の要件は，放射線起因性（疾病が原爆放射線に起因すること），要医療性（現在医療を必要とする状態であること）——の2つ。

妊婦加算

診療報酬項目の初・再診料の加算の一つ。医師が診察のうえ，妊婦であると判断すれば算定が可能であり，母子手帳の確認等は必要ない。また，産科や婦人科でなくても算定できるとされたが，妊婦の負担が高くなることに対して国民の反発が大きく，妊娠の時間外加算等の特例とともに，2019年1月1日より凍結された。

妊婦健康診査

母子の健康状態を確認するため問診や血液検査，超音波検査等を定期的に行うこと。費用は1回当たり数千円から1万円程度。過去には医療保険適用外として自己負担の時期もあったが，国が少子化対策の柱として2007年度から5回分を無料化，2008年度以降は補正予算で14回分を公費負担する仕組みとなっている。2010年からは，HTLV-1抗体検査が妊婦健康診査の標準的な検査項目に追加された。

妊娠届を提出された区市町村が妊婦健康診査補助券を発行する。妊婦は診察代を補助券等で支払い，医療機関は受け取った補助券で市町村に代金を請求する。

ね

寝たきり老人

傷病，老衰，障害などのため，常時あるいは日常の大半を床についている状態で，生活介護を必要とする老人のこと。行政施策対象としては3月以上もしくは6月以上，この状態にある者を指すことが多い。

寝たきりになる原因として多いものは，脳卒中，骨折，老衰，腰痛，変形性関節症など。寝たきりのかなりの部分は，適切な訓練と介護によって予防できると考えられている。

熱傷

熱によって生じる皮膚・粘膜への外傷。重症度は主に皮膚損傷の深度と面積により分類される。

皮膚損傷の深度について，日本熱傷学会分類では，表皮熱傷を「I度」（皮膚の発赤と浮腫のみで瘢痕を残さず治癒する），真皮中層までの熱傷で皮膚付属器には到達しないものを「浅達性II度」（水疱が形成され，水疱底の真皮が赤色を呈する。通常1〜2週間で上皮化し，一般に肥厚性瘢痕を残さない），真皮下層までの熱傷を「深達性II度熱傷」（水疱底の真皮が白色を呈する。3〜4週間で上皮化するが，肥厚性瘢痕・瘢痕ケロイドとなる可能性が大きい），皮膚全層・皮下組織にまで損傷が及ぶ熱傷を「III度」（皮膚全層の壊死で白色皮革様，または褐色皮革様を呈し，皮膚が炭化した熱傷も含む。治癒に1〜3カ月以上を要し，植皮術を必要とする）としている。

熱性痙攣

小児の38℃以上の発熱に伴う痙攣発作であり，一般的には，急性脳炎やてんかんなど，痙攣の原因となる疾患がない場合のこと。

発症は6カ月から6歳までの小児に多い。発作の持続時間は一般的に数分以内と短く，概して予後は良好である。

熱中症

暑熱曝露あるいは身体運動による体熱産生の増加を契機として引き起こされる高体温を伴った全身症状の総称。めまい，失神（立ちくらみ），生あくび，大量の発汗，強い口渇感，筋肉痛，筋肉の硬直（こむら返り），頭痛，嘔吐，倦怠感，虚脱感，意識障害，痙攣，せん妄，小脳失調，高体温等の諸症状が含まれる。

ネブライザー

吸入療法または噴霧療法に用いられる装置。コンプレッサーから出る空気または酸素による吸入用の薬剤を霧状にし，吸入用のマスクで気道に吸入させる。気管支喘息の発作時などに使用される。気道狭窄を緩和したり，気道の分泌物の喀出を促進し気管支腔を清浄化することによって呼吸機能を正常化させる。

超音波を利用し，薬液を数ミクロンの微粒子に噴霧化することのできる超音波ネブライザーも使われる。

ネフローゼ症候群

尿中への大量の蛋白漏出によって低蛋白血症をきたし，全身性の浮腫を生じる腎臓疾患群の総称。原発性糸球体疾患に起因する一次性ネフローゼ症候群と，続発性糸球体疾患による二次性ネフローゼ症候群に分類

される。

ネララビン

再発性または難治性のＴ細胞急性リンパ性白血病およびＴ細胞リンパ芽球性リンパ腫に対して，初めて単剤での有効性が認められた抗がん剤（商品名：アラノンジー）。代謝拮抗剤に分類される。

副作用としては，傾眠，末梢性ニューロパシー，貧血，白血球減少症などが報告されている。

DPCでは「手術・処置等２」に本剤が設定されている区分がある（2019年４月現在）。

粘（滑）液嚢穿刺注入

単純な物理的炎症の場合は局所手麻酔薬とステロイドホルモンを，可能性の場合は抗菌薬を注入する。また，穿刺のみ行い，注入なしの場合もある。

年間多数該当

過去１年間（直近12カ月）に，高額療養費の支給（限度額適用認定証提示で自己負担限度額までの負担があった月を含む）が３回以上あった場合，４回目以降の支払い額が軽減される制度。

年金制度

社会保険制度の柱の一つで，老齢，障害，死亡，退職などを事由として，定期的に継続して金銭を支給する制度。老後の生活の支柱となるほか，家族の生活の安定と福祉の向上を目的としている。

公的年金と私的年金があり，公的年金には，厚生年金，国民年金，船員保険法による年金，公務員や私立学校，農林漁業団体職員の共済年金がある。

年金制度は拠出制を基本とし，各制度によって保険料率，受給要件，給付額が異なっており，その間に大きな格差が生じた。そのため，一定年齢に達した国民は等しく一定額の年金を受けられるように，国民年金を共通の基礎年金にするなど，制度改正がなされてきている。

捻挫 (ねんざ)

関節が生理的可動域以上の動きを強制され，関節包や靱帯などの関節周囲軟部組織が損傷されて一時的に亜脱臼状態になったり，そのあと元の位置に戻った状態。ただし，明らかな靱帯損傷や脱臼・亜脱臼はこの範疇に含めない。ときに小骨折を伴うこともある。

関節内外の出血や浮腫を起こし，疼痛，腫脹による関節機能障害を呈する。

粘膜下層剥離術

早期胃癌などに行われる内視鏡的手術。高周波切除器により病変の周囲を全周的に切開し，粘膜下層に薬液を注入して粘膜下層を浮かせる。そのうえで粘膜下層を剥離し，病変部を含む３cm以上の広範囲を一括で切除する方法。

粘膜点墨法

治療上の目印として，墨汁を消化管内壁（患部）に注射する。治療の前後の比較のためなどに行われる。

の

脳

脊髄とともに中枢神経系を形成する臓器。大脳・脳幹・小脳に分けられる。

大脳は高度な知能活動を営む新皮質と，本能的活動，情動，記憶などの中枢になっている古・旧皮質とに分かれている。

脳幹は全体としては呼吸，心臓活動など基本的な生命活動の中枢を担っている。個別の部位では，下垂体がホルモンを支配し，中脳が運動に関して統制するなど機能分化している。

小脳は身体の平衡を保つ部位で，筋肉群の共同運動の調節も行う。

脳炎

脳の実質内に生じる炎症性疾患の総称。ウイルス性と非ウイルス性に大別される。

急性脳炎は炎症により，発熱，頭痛，意識障害，麻痺などの急性症状を呈した状態をさす。

脳炎様の臨床症状が存在するにもかかわらず脳実質に炎症が見られない場合は，病理学的に脳炎に含めず，脳症に分類する。脳症の病理学的な特徴は炎症ではなく脳浮腫である。

脳幹 (のうかん)

中枢神経系を構成する器官集合体の１つ。脳の中心から一番奥に位置し，間脳・中脳・橋・延髄が含まれる。

心臓の拍動や呼吸体温調整，ホルモン調節といった生命を維持するための基本的な働きをコントロールする。

膿胸 (のうきょう)

胸腔内に膿性滲出液が貯留したもの。原因としては肺感染症に伴うものが最も多く，その50～60％が肺炎，特に誤嚥性肺炎に随伴して発症する。肺癌，気管支拡張症，糖尿病などの基礎疾患，歯周病，慢性アルコール中毒，意識障害などが危険因子として重要である。培養が困難な嫌気性細菌が起炎菌であることが多く，胸水培養は必ずしも陽性とはならない。肺炎球菌，黄色ブドウ球菌，腸内細菌なども起炎菌として重要である。

脳血管疾患

脳の血管の障害により脳細胞が破壊される病気の総称。主な脳血管疾患は「出血性脳血管疾患」と「虚血性脳血管疾患」の２つに分けられ，これらが急激に発症したものを脳卒中と呼ぶ。

「出血性脳血管疾患」は脳の血管が破れて出血することから起こるもので，血腫のできた部分の脳細胞が破壊されるもの。出血の部位によって「脳出血」と「くも膜下出血」の２つに分けられる。

「虚血性脳血管疾患」は脳の血管が詰まることによって脳細胞が酸素不足・栄養不足に陥るもので，代表的な疾患は「脳梗塞」と「一過性脳虚血発作」。脳梗塞はさらに原因によって大きく２つに分類される。脳の血管に血栓ができて血管を詰まらせる「脳血栓」と，心臓など脳以外の血管にできた血栓が脳へ運ばれて脳の血管を詰まらせる「脳塞栓」である。

脳血管疾患等リハビリテーション

脳血管疾患や中枢神経疾患等の患者に対して，基本的動作能力の回復を目指して行うリハビリテーション。種々の運動療法，実用歩行訓練，日常生活活動訓練，物理療法，応用的動作能力，社会的適応能力の回復等を組み合わせ，個々の症例に応じて行う。また，言語聴覚機能に障害のある患者には，言語機能もしくは聴覚機能の訓練を行う。

施設基準に適合し届出を行った保険医療機関が，厚生労働大臣が定める患者に対して本療法を行った場合に，脳血管疾患等リハビリテーション料が算定できる。

脳血管障害

脳血管の異常のため虚血や出血を起こし，脳が機能的または器質的に侵された状態の総称。脳血管障害は

脳卒中として急激に発症することが多い。

主な原因は動脈の塞栓だが，動静脈奇形，静脈の病変も原因となる。

脳血管内手術

血管内手術用カテーテルを用いて開頭せずに経皮的に行われる手術全般を指す。

脳血栓

脳血管に狭窄があり，そこで血栓が生じて脳の循環障害を起こす病気。原因としては動脈硬化，高血圧，脱水などが挙げられるが，最近は血液の側の異常（血液凝固能の亢進等）も注目されている。

症状は意識障害，片麻痺，一側知覚障害，言語障害などがあり，中大脳動脈領域に最も起こりやすい。高齢者に多く発症し，日本では増加傾向にある。治療薬としては，脳血管拡張剤やt-PAなどの血栓溶解剤などが用いられる〔→t-PA〕。

脳梗塞 （のうこうそく）

脳血管が詰まることで血行が途絶し，その流域下の脳組織に壊死を起こす疾患。肉眼的に，貧血性梗塞と出血性梗塞とに分類される。

原因としては，主に脳血栓や脳塞栓のほか，脳血管攣縮，急激な血圧低下などがある。症状は病変を生じた動脈によって異なるが，運動麻痺，知覚麻痺，失語症などを起こす。

脳挫傷

外からの衝撃で脳が損傷された状態。一般的には，肉眼的にも相当の変化がみられるものを指す。受傷局所のみならず反対側の脳実質の損傷も起こりうる。

挫傷の程度に応じた意識障害や，運動知覚麻痺，痙攣発作，失語症，視野欠損，嗅覚障害といった症状を引き起こす。同時に髄膜，脳実質の損傷，出血などにより，脳浮腫に発展することも多い。診断後，まず外科的処置を考慮する必要がある。

脳死

臨床的な脳死の基準としては，①深昏睡，②自発呼吸の消失，③瞳孔散大，④脳幹反射の消失，⑤平坦脳波，⑥以上の条件が揃った時点から6時間後まで継続的にこれらの条件が満たされていること——等とされてきた。法的には，臓器移植法第6条第2項において，「脳死した者」とは，「脳幹を含む全脳の機能が不可逆的に停止するに至ったと判定された」者と定義されている。

脳磁図 （のうじず）

脳の活動を調べる検査は脳波が一般的だが，脳波が脳の活動に伴う微弱な電流の変化を測定するのに対して，脳磁図（magnetoencephalography：MEG）は脳の活動が起こっている磁場を調べる。また，脳波検査では脳のどの部分で活動が起こっているかは特定できないが，MEGでは可能である。

てんかん発作や中枢神経疾患の感覚障害が脳のどの部分で起こっているかなどの診断や，神経障害の患者に対する手術部位を特定する場合などに用いられる。

脳死判定マニュアル

→　法的脳死判定マニュアル

脳シャント

水頭症に対しての外科的治療。シャント術は，脳で吸収されなくなった脳脊髄液を体内の別の場所へ管で短絡させて流す。カテーテル（2本）と脳室外の脳脊髄液の量，流れの方向，圧力を調節するためのバルブ1個を使用する。脳内の脳脊髄液圧が高くなると，バルブを通じて，過剰な髄液を下流の空洞へと排出する。

シャント治療の種類は，症状を引き起こしている原因によって選択される。
・脳室－腹腔シャント（VPシャント）…脳脊髄液を脳室から腹腔に排出。
・脳室－心房シャント（VAシャント）…脳脊髄液を脳室から心房に排出。
・腰椎－腹腔シャント（LPシャント）…脳脊髄液を腰部から腹腔に排出。

膿腫 （のうしゅ）

外傷などによって患部が膿をもった腫れ物。内出血して血豆ができたものを**血腫**と呼ぶ。

囊腫 （のうしゅ）

液状成分が貯まった袋状の腫瘍。**囊胞腺腫**は同義語である。内面が上皮で覆われ漿液を貯留する漿液性囊腺腫，粘液上皮で覆われ粘液を貯留する粘液性囊腺腫に分けられる。

卵巣に多く発生し（**卵巣囊腫**），多房性のことが多い。

脳出血

脳実質内に出血するもの。原因として，高血圧，動脈の壊死，小動脈瘤の破綻，脳腫瘍，頭部外傷などが挙げられる。

発症は急激であり，意識障害，片麻痺，一側の知覚障害，言語障害，膀胱直腸障害などがみられる。血腫が生じると局所症状のほかに頭蓋内圧亢進症状も起き，さらに脳室やくも膜下腔へ出血することもある。

致死的でない場合は2，3日で意識を回復するが，後遺症を残すことが多い。外科的に血腫を除去することも行われる。

脳腫瘍

頭蓋内にできる腫瘍の総称。腫瘍の性質も，好発年齢も，部位も，様々である。

腫瘍が発生する部位によって症状は異なるが，頭痛，吐き気，痙攣，視力低下などがよくみられる。診断は，主に頭部のCTやMRI撮影が行われる。

治療法の基本は手術だが，適応に応じて放射線治療，化学療法も併用する。ガンマ線を集中的に病巣に照射する治療法もある。〔→ガンマナイフ〕

能書 （のうしょ）

→　添付文書

脳神経

脳から出る12対の末梢神経。各神経は脳底から左右対称に一対ずつ出て，顔の知覚，筋肉，目，耳，鼻など，頭や顔部の働きを支配する。

脳神経外科手術

脳神経外科とは，脳，脊髄，末梢神経系およびその付属器官（血管，骨，筋肉など）を含めた神経系全般の疾患のなかで主に外科的治療の対象となりうる疾患について，診断，治療を行う医療の一分野をいう。その分野で行われる手術。

脳性麻痺

胎生期，生下時，出生後初期に起こった脳の病変によって，自発運動が障害された状態をいう。症状が進行しないのが特徴である。出生2000人に1〜2人の割で出現する。

脳脊髄液

脳や脊髄の周囲に存在する体液で，脳内の脈絡叢から分泌され，脳内外を循環し，頭頂部のクモ膜顆粒から吸収されると考えられている。脳脊髄液のタンパク質濃度は血液の100分の1程度であり，脳に由来する特徴的なタンパク質を多く含むことから，脳疾患の診断マーカーになると考えられている。

脳脊髄液関連の疾患として，脳脊髄液の減少により頭痛をはじめ多様な全身症状が現れる脳脊髄液減少症，低髄液圧症候群，脳脊髄液漏出症などが挙げられる。

脳塞栓 （のうそくせん）

心臓，大動脈，頸動脈などに血栓が生じ，それが脳に運ばれ中小動脈を閉鎖した状態。血栓の起源としては心臓が最も多い。また，血栓のほか，空気や脂肪なども塞栓を生じさせる。

急激な発作で発症するが，意識障害は軽く，また片麻痺などの局所症状も急速に軽快することが多い。

脳塞栓を起こすのは，塞栓の原因となりやすい心房細動，心筋梗塞，心内膜炎などの心臓疾患をもっている人が多い。

脳卒中

脳の循環障害，脳血管障害で起こる発作の総称。症状が急激に現れ，運動麻痺や意識障害が合併した状態となる。

脳血管の病変，血液異常，循環動態の異常が原因となる。脳血栓，脳塞栓，脳出血，くも膜下出血，一過性脳虚血発作，高血圧性脳症などが挙げられる。

脳卒中ケアユニット

脳卒中治療のための専用病床から成る治療室。脳梗塞，脳出血，くも膜下出血の患者に対して，専門医師等によって組織的，計画的に脳卒中ケアユニット入院医療管理が行われた場合，脳卒中ケアユニット入院医療管理料が発症後14日を限度として算定できる。

脳低温療法

頭部挫傷や脳出血，くも膜下出血，脳梗塞，心停止後の患者などに対して，罹患後できるだけ早い段階に脳を32〜33℃に冷やすことで神経細胞を保護し，損傷の拡大を抑える療法。3時間以内に治療を開始することが望ましい。

脳動静脈奇形

胎生早期の約3週に発生する脳血管の先天性異常。大小様々な異常動静脈間に毛細血管を介さずに直接吻合がみられ，正常血管に比べると，血管壁が薄く弱いため破綻しやすい。

脳動脈瘤

動脈壁の脆弱性等に起因して，脳動脈の血管壁が瘤状に変化したもの。動脈瘤の血管壁は破綻しやすく，クモ膜下出血の最大の原因となる。先天性のものがほとんどだが，細菌性，外傷性，梅毒性，動脈硬化性の動脈瘤もある。

脳動脈瘤クリッピング

脳の表面を走る動脈にできた瘤（脳動脈瘤）は，破れるとくも膜下出血を引き起こす。動脈瘤の頸部にクリッピングをする（脳動脈瘤頸部クリッピング），もしくは頸部にクリッピングができない場合には動脈瘤の流入血管のクリッピング（脳動脈瘤流入血管クリッピング）を行う。

脳波検査

頭皮上の一定部位に電極を装着し，脳の神経細胞の電気的活動を脳波計で検査すること。記録電極には針電極や円盤電極が用いられる。

脳波検査が最も有用とされるのは，てんかんである。賦活検査（過呼吸，光刺激，音刺激，睡眠など）を行って発作波や異常波を誘発させ，てんかんの診断を行う。また，昏睡や意識障害の程度や鑑別をするためにも，脳波検査は重要である。

脳誘発電位検査

上肢または下肢の感覚神経に，電気的または機械的刺激や負荷を加えることによって誘発される電位を，その刺激伝道路に置いた電極で記録し，コンピューターで解析する検査。体性感覚誘発電位，視覚誘発電位，聴性誘発反応検査（脳波聴力，脳幹反応聴力）などがある。

延べ患者数

外来患者および在院患者を延べで数えた統計数字。外来患者延べ数は，外来（新来・再来）診療，往診，巡回診療，健康診断，人間ドックなどで，診療録の作成または記載の追加を行った患者の延べ数。在院患者延べ数は，毎日午前0時時点で在院した患者の合計を最小単位として，その最小単位を統計上必要な日数分だけ足した合計をいう。

ノーマライゼーション

障害者や高齢者などハンディキャップを負った者が，通常の社会生活を送れるように社会のあり方を正していくこと。誰もが社会から排除されず，同じ条件で活動できることが正常な社会であるという考え方に基づく。そのため，障害者を福祉施設などに隔離的に処遇するのでなく，また機能訓練などによる社会への適応を一方的に強いるのでもなく，社会生活上の障壁を改善し，環境を整えていくという考え方である。

ノルアドレナリン

神経を興奮させる神経伝達物質であり，腎髄質や交感神経末端から放出されるアドレナリンの前駆体（つまり，ノルアドレナリンの一部が変化したものがアドレナリン）。神経伝達物質として末梢血管を収縮させ，血圧や心拍数を上昇させる。不安や恐怖を引き起こし，覚醒，集中を促し，痛みを感じなくさせるなどの働きがある。

ノロウイルス

冬季に流行する感染性胃腸炎の代表的な病原体。食品や手指などを介して経口で感染し，嘔吐や下痢，腹痛，軽い発熱などを引き起こす。軽症で済む場合も多いが，抵抗力の弱い高齢者や乳幼児は重症になることもあり，老人ホームなどで死亡者が出た事例もある。

感染経路は，汚染された貝類を十分加熱処理しないで食べたことなど，経口感染がほとんどである。しかし，ヒトの腸で増殖したウイルスが体外に出たときに，患者の便や嘔吐物，それらが付着した食品などが感染源となり，接触感染や飛沫感染によって二次感染を発生させる場合もある。

ワクチンはなく，治療は輸液などの対症療法に限られる。予防対策としては，①カキなど加熱が必要な食材を十分加熱する，②食事前やトイレ後の手洗いの励行，③感染者の嘔吐物や便を処理する際に飛沫を飛ばさず，塩素系消毒剤を使って消毒する――など。

ノンコンプライアンス

患者が，医療上の指示に従った行動がとれない状態のこと。治療条件や患者の背景によって異なるが，30〜60％の人が指示を守らないという報告もあり，自覚症状がない場合，その割合はさらに増大する。

ただし，ノンコンプライアンスは患者の意思決定の一つと捉える考え方もある。全米看護診断会議は，これを「専門家とクライアントがともに決定した生活処方にクライアントが従えないこと」と定義し，単なる専門家の一方的な指示からの離反としてのみ捉えることを避けるよう，提唱している。

ノンストレステスト

胎児仮死の診断を目的として，胎児心拍数を監視することをいいます。子宮収縮による負荷がない状態，すなわち"ノンストレスの状態"での胎児の心拍数を

調べる。

は

肺

心臓の右心房・右心室から送られてくる静脈血に，新鮮な酸素を与え，代わりに血液中の二酸化炭素を引き受けて排出するガス交換器官。ガス交換を行う無数の肺胞と，空気を送る気管支とから構成され，右肺と左肺がある。

肺には葉間裂という境があり，それぞれの気管支枝が分担する範囲によって，右肺は上葉，中葉，下葉に分けられ，左肺は上葉，下葉の肺葉に分けられる。

バイアル瓶

注射用薬剤の入ったガラスまたはプラスチックの瓶で，通常はゴム栓の蓋が付いている。注射する際は，そのゴム栓を注射針で穿刺して薬剤を吸引する。

保険診療上は，バイアル瓶から薬剤を使用した場合，使用量のみ薬剤料を請求する。

肺炎

肺に起きる炎症の総称。症状としては咳や痰，発熱などのほか呼吸困難を伴うことがある。

各種分類法があり，原因に基づく分類としては感染性肺炎（細菌性肺炎，ウイルス性肺炎，マイコプラズマ肺炎など），誤嚥性肺炎などの名称がある。病変形態に基づく分類としては，間質性肺炎などがある。

診断は，胸部エックス線や胸部CT，喀痰培養検査などで行われる。治療は，肺炎の種類に基づき，酸素吸入などの対症療法，抗生物質投与，ウイルス薬投与などが行われる。

肺炎球菌

グラム陽性双球菌で，主要な呼吸器病原性菌である。この菌は，主に気道の分泌物に含まれ，唾液などを通じて飛沫感染する。小児や高齢者は肺炎球菌を鼻咽頭に保菌しており，これらの菌が進展することで，気管支炎，肺炎等の呼吸器感染症や敗血症などの重い合併症を起こす。

肺炎球菌には93種類の血清型があり，2014年10月から定期接種で使用されている「ニューモバックスNP（23価肺炎球菌莢膜ポリサッカライドワクチン）」は，そのうちの23種類の血清型に効果がある。また，この23種類の血清型は，成人の重症の肺炎球菌感染症の原因の約7割を占めるという研究結果がある。

肺炎球菌ワクチン

市中肺炎の原因となる肺炎球菌に対するワクチン。23価肺炎球菌莢膜ポリサッカライドワクチン（ニューモバックスNP）を1回皮下接種または筋肉内注射することで接種する。

2014年の予防接種法政省令の改正により，定期接種がB類疾病（個人の発病またはその重症化を防止し，併せてこれによりそのまん延の予防に資するため特に予防接種を行う必要があると認められるもの）として実施されることになった。定期接種対象者には年齢区分（60〜65歳未満，以降5歳ごと）と，身体および免疫機能についての障害などが定められている。

バイオ医薬品

生物の生命現象や生体機能を活用するバイオテクノロジー（遺伝子組換え技術，細胞培養技術など）によって製造された医薬品の総称。商品化されたものに，B型肝炎ワクチン，ヒト成長ホルモン，インスリン，インターフェロン（α，β，γ），ウロキナーゼ，エリスロポエチンなどがある。

バイオエシックス

生命倫理。生命の意味や尊厳に抵触する制度・技術・医療などのあり方について考察する学問分野。主要なテーマとして，臓器移植と脳死，安楽死，尊厳死，クローン，遺伝子組換え，遺伝子診断・治療，出生前診断，生殖医療・生殖補助医療，延命治療と生命の質などが挙げられる。また，患者の人権をめぐる運動として，インフォームド・コンセントや自己決定権などが提起されてきた。

バイオクリーンルーム

空気中に浮遊する塵埃だけでなく，浮遊微生物や付着菌なども無菌状態または一定レベル以下に除去し，空気清浄が維持された部屋のこと（biological clean room）。医療機関では，手術室や無菌調剤室などが該当する。

空調系統としてはHEPAフィルターが使用されることが多い。バイオクリーンルームへ入室する人間や機器等の物品については，エアシャワー等を通すことで室内の無菌状態を保つ。

バイオシミラー

インターフェロン，成長ホルモン，抗体医薬といったバイオ医薬品の特許が切れたあとに，先行薬に似せて製造される薬の総称。後発薬という意味合いでは「ジェネリック医薬品」と同意。

バイオ医薬品の生産には高度な遺伝子組換え技術や多額の費用が必要なうえ，承認審査もきびしいことなどから，参入の壁が高いとされる。それでも，薬価は先行薬に比べ2，3割下がると見込まれている。2015年前後にバイオ医薬品の特許が立て続けに切れることもあり，普及による医療費削減効果が期待されている。

バイオセラミックス

焼結法でつくった金属以外の無機物の多結晶体をセラミックスという。そのうち，人体に直接移植，接触させて骨や関節の代替機能持たせたものをバイオセラミックスと呼ぶ。また，バイオセラミックスには，バイオイナート（生体不活性セラミックス）とバイオアクティブ（生体活性セラミックス）がある。

バイオイナートは，骨とは直接結合せず，骨との間に線維組織層を介して存在する。①アルミナ（水酸化アルミニウム），②ジルコニア等の種類がある。化学的に安定であり，強い耐食性と不溶性があり，長期間体内に埋入しても毒性，変質がない。

バイオアクティブは骨と直接結合する。そのため，長期的にも緩みを生じない。①リン酸カルシウム系セラミックス（ハイドロキシアパタイト，リン酸三カルシウム），②リン酸カルシウム系ガラス等。

バイオテクノロジー

生命工学，生物工学。バイオロジー（生物学）とテクノロジー（技術）の合成語。生命あるいはその機能を利用または模倣して，新しい物質や装置を作る技術。中核となる技術として，遺伝子組換え，細胞融合，クローン技術，細胞培養，バイオリアクター（酵素反応を利用した技術）などがある。従来からある発酵・醸造技術は，オールドバイオテクノロジーとして区別されることもある。

食品，医療，医薬・化粧品，化学工業，農林畜産，環境，エレクトロニクスなど応用分野は広いが，医療への応用については倫理的問題があり，遺伝子組換え食品などについては安全性をめぐっての議論がある。

バイオハザード

生物災害。バイオテクノロジーの産物や医療機関等からの感染性廃棄物などによって引き起こされる災害。遺伝子操作によって作られたバイオウイルスなどは未知のウイルスであるため危険性も大きく，厳重な管理が必要となる。感染性廃棄物の梱包容器には，バイオハザードマークなどを表示することが定められている。

バイオバンク

疾患の病態解明，オーダーメイド医療，再生医療の推進などのために，DNAや血清などの生体試料を集めるプロジェクトの総称。日本では，文部科学省が「バイオバンクジャパン」を2003年から実施している。

バイオプシー

胃，腎臓，肝臓，リンパ節など生体組織の病変と疑われる部位を採取・検査すること（biopsy）。通称は**生検**。

メスで組織の小片を採取することを**試験切除法**，鋭匙で組織を掻爬することを**試験掻爬法**，切除鉗子で組織片を採取することを**鋏切生検法**，腎や肝などの実質臓器に針を刺して組織小片を採取することを**針生検法**と呼ぶ。

バイオマーカー

生物指標化合物ともいい，血液や尿などの体液や組織に含まれるタンパク質や遺伝子などの生体内の物質で，疾患の経過や治療に対する反応に相関することから，観察，診断，治療の際の指標となるもの。

生体由来のデータであり，生化学検査，血液検査，腫瘍マーカーなどの臨床検査値，CTやMRI，PETなどの画像診断データ，血圧や心拍数などのバイタルサインも含まれる。

肺がん

気管や気管支，肺実質から発生する悪性腫瘍の総称。病因としては喫煙や有害化学物質の曝露などが考えられている。

発生部位や組織型の違いによって分類されるが，肺がんでは組織型に基づき，**小細胞がん**，**非小細胞がん**という2つの分類名称が使われる場合が多い。

咳，血痰，胸痛，呼吸困難などの症状が現れるが，それは，肺がんがある程度進行して比較的太い血管が侵されてからの場合である。

治療は手術，放射線療法，化学療法が基本であり，レーザー療法（または光線力学的療法）も行われる。

肺気腫

肺の終末細気管支より末梢の気道（呼吸細気管支）が肺胞壁の破壊を伴いながら異常に拡張しているが，明らかな線維化は認めない疾患と定義される。これらの部分における拡張と破壊および終末細気管支における炎症が原因となり，呼気は速やかに行えるものの，吸気において気道閉塞をきたす。

廃棄物の処理及び清掃に関する法律

廃棄物処理法。廃棄物の排出を抑制し，廃棄物の分別，保管，収集，運搬，再生，処分等の適正な処理を行い，生活環境の保全および公衆衛生の向上を図ることを目的に定められた法律。一般廃棄物や産業廃棄物の処理などについて規定している。

病院などから排出される医療廃棄物のなかで，感染性病原体を含むか，そのおそれのあるものを**感染性廃棄物**といい，廃棄物処理法では特別管理産業廃棄物に当たる。感染性廃棄物は，血液の付いた脱脂綿やガーゼ，包帯，注射針，はさみ，メス，アンプル，手袋，採血管など。取扱いは，管理責任者を置き，院内焼却

など自己処理が原則である。

在宅医療による同様の廃棄物は，廃棄物処理法では特別管理一般廃棄物に当たり，市町村が処理責任を負うが，受け入れている市町村はまだ多くない。

ハイケアユニット

特定集中治療室の後方病床として集中的な治療を行う治療室。意識障害や昏睡，心筋梗塞を含む急性心不全などの患者が当該治療室に入院した場合に，**ハイケアユニット入院医療管理料**が21日を限度として算定できる。

以下の施設基準を満たす必要がある。治療室を単位として行い，病床数は30床以下，専任の常勤医師が常時1名以上，看護師が常時4対1以上，特定集中治療室に準ずる設備を有し，重症度・看護必要度に係る基準を満たす患者が8割以上，など。

ハイケアユニット入院医療管理料

HCU（High Care Unit：ハイケアユニット）は，重症度が高く，高度な治療や看護ケア・処置が必要な患者や全身麻酔下での大手術後の術後管理が必要な患者に対する入院医療管理を評価した入院料。

肺結核

結核菌によって発症する肺の感染性疾患。結核は主に肺に発症することが多いが，腎臓，リンパ節，骨など肺以外の臓器で発症することもある。

診断は，咳，痰，倦怠感，寝汗などの自覚症状のほかに，ツベルクリン反応，エックス線検査，血沈などが参考になるが，喀痰中の結核菌の証明で確定する。

治療は基本的に，抗結核薬の服用となる。〔→**直接服薬確認療法**〕

敗血症 （はいけつしょう）

肺炎など感染症を起こしている部分から血液中に病原体が入り込み，重篤な全身症状を引き起こす全身性炎症反応症候群。無治療ではショック，DIC，多臓器不全などから死に至る非常に重篤な状態である。傷口などから細菌が血液中に侵入したものは菌血症と呼ばれ区別される。

診断は，各種培養検査を施行し，原因菌の確認と原発感染巣の確認を行う。起因菌が同定された場合，その菌に対して適切な抗菌剤を十分量使用する。

肺血栓塞栓症

下部深部静脈等で形成された血栓が肺に運ばれ，肺動脈が閉塞する疾患。ほとんど深部静脈血栓症に起因する。深部静脈血栓症は，手術や分娩，長期臥床，悪性腫瘍，エコノミークラス症候群などによる血液のうっ滞が誘因となって起こる。

多くは無症状で進行するため発見が遅れやすく，死に至ることもあるため，早期離床や積極的な運動などの予防が重要である。

肺血栓塞栓症予防管理料

肺血栓塞栓症を発症する危険性が高い患者に，予防のための医学管理を行った場合に算定する特掲診療料。2004年度診療報酬改定で導入された。

肺血栓塞栓症は手術後や外傷・出産後，あるいは急性内科疾患で入院中の患者に発症しやすく，重症化することが多いため，発症予防が重要とされている。予防対策として，弾性ストッキングまたは間歇的空気圧迫装置を用いて計画的な医学管理を行った場合に，算定できる。

配合禁忌

2種類以上の薬剤を調剤する場合に，相互作用（薬物干渉）のため配合してはいけない薬剤の組み合わせのこと。相互作用には，変色，混濁，沈殿，湿潤液化

薬効変化，ガス発生などがある。

また，調剤上問題はないが，薬理作用が拮抗する薬物同士のように，生体内において一方の薬物が他方の薬物の薬理作用に重大な影響を及ぼす組み合わせを，薬理的配合禁忌と呼ぶ。

肺高血圧

肺動脈圧が亢進する症例の総称。**原発性肺高血圧症**と**二次性肺高血圧症**に分けられる。

原発性肺高血圧症は若い女性に多くみられ，肺血管収縮をきたす原因不明の疾患。一方，二次性肺高血圧症は種々の心肺疾患によって引き起こされる。

低酸素症や呼吸性アシドーシス（血液中の二酸化炭素が増加したことで血液が酸性に傾いた状態）のために肺血管収縮が起こるので，酸素投与や肺胞換気量増大などによって，呼吸不全の改善を図ることが治療につながる。

配合不適

2種類以上の医薬品の配合が適当でない組み合わせのこと。散剤や注射剤の配合によって，物理学的変化（pH，成分濃度，溶解度）や化学的変化（湿潤，液化，分解）などが起きる可能性がある。その程度によって，配合禁忌，配合不適，配合注意にランク付けされる。

配合不適は，湿潤や液化が生じて薬効が減弱したり，患者の服用に支障をきたしたりする場合。別包にするなどの工夫をする。

配合注意は，変色などが生じるが薬効に影響がない場合。患者に説明が必要である。

肺サーファクタント

肺胞の細胞が作り出す表面活性物質であり，肺サーファクタントがあることで肺は潰れずに換気ができるとされる。息を吐いたときに肺胞がしぼみ，肺サーファクタントが反発し合って肺胞が押し広げられ，肺胞が完全に潰れるのを防いでいる。つまり，肺サーファクタントが足りないと潰れた肺胞を押し広げることがほとんどできないか，大変な力が必要となる。

肺サーファクタントは胎在32週位から分泌される。胎在35週位までは生成量が不十分なために，35週以前に出生した新生児は「呼吸窮迫症候群」を発症する可能性がある。治療としては，人工呼吸器を装着して呼吸補助を行い，牛の肺抽出物を用いた薬剤である「人工肺表面活性物質（人工サーファクタント）」を気管内に注入する。症状は速やかに改善する。ただし，呼吸窮迫症候群を発症した新生児は未熟児のため，呼吸障害が重い場合があり，人工呼吸器による治療が数日間必要となる。

DPCでは「手術・処置等2」に本剤が設定されている区分がある（2019年4月現在）。

倍散

散剤のような固形剤で常用量の少ない薬剤を，デンプン，乳糖などで一定の倍率に薄めたもの。倍散を調剤するときは，着色することが原則である。

肺腫瘍

肺に発生もしくは存在する腫瘍の総称。原発性・転移性，上皮性・非上皮性または良性・悪性などに分類される。

肺原発性腫瘍は悪性上皮性腫瘍，中皮細胞腫瘍，その他に分類され，悪性上皮性腫瘍は原発性肺癌を意味する。中皮細胞腫瘍は良性と悪性に分類され，良性はアデノマトイド腫瘍，悪性は悪性中皮腫で，上皮型，肉腫型，二相型，その他に分かれる。

このように多彩な病変を示すが，肺の腫瘍性疾患の95％は悪性疾患である。

賠償保険

自動車保険の任意保険の一つ。対人賠償保険と対物賠償保険があり，対人賠償保険は相手方に人身損害があったとき，自賠責保険の限度額を超える分に対して支払われる。対物賠償保険は相手方の物損（車両破損など）の修理代に対して支払われる。

肺静脈

肺循環系の一部を分担する静脈。肺静脈を通る血液は，肺の肺胞でガス交換が行われ酸素を多く含んだ動脈血であり，心臓に戻す役割をもつ。

肺塞栓症

急性肺血栓塞栓症はエコノミー症候群ともいわれ，主に下肢あるいは骨盤内の深部静脈血栓が塞栓源となり，血栓塞栓子が肺動脈を閉塞することで発症する。塞栓子の大きさや患者の心肺予備能によってはショックや突然死をきたし，重症例での予後は不良とされる。慢性肺血栓塞栓症は，肺動脈内の血栓が器質化して慢性化したもの。

近年，災害被災地において，狭い避難所などでの生活やストレスによる急性肺血栓塞栓症の発症が問題になっており，予防の必要性が訴えられている。

バイタルサイン

人間が生きている証としての各臓器の動き（**生命徴候**）。一般的に，血圧，脈拍，呼吸，体温の測定をバイタルサインチェックと呼ぶ。特に救急医療では，迅速に容態を把握して治療を開始するためにもバイタルサインチェックは欠かせない。

配置図

敷地の形状や道路との関係を示し，敷地内に建物をどのように配置しているかを表した図面。隣接地，各建物の境界線，敷地や建物の寸法，高低差，道路幅，建物と境界線との間の寸法，建物の最高の高さなどが記入される。

入院時医学管理加算，特定入院料，特掲診療料の一部の施設基準で，届出の際に平面図とともに配置図の提出が求められる。

肺動脈

肺循環系の一部を分担する動脈。肺動脈を通る血液は，身体各部から集まった静脈血である。

心臓から出るすべての血管のうち最も前方に位置する。右心房から起こり，左上方に向かい第4胸椎の高さで大動脈弓の凹部に達し右肺動脈と左肺動脈に分かれる。気管支とともに肺門から肺の中に入り，分岐を繰り返して毛細血管となり，肺胞の壁を灌流する。

梅毒 （ばいどく）

梅毒トレポネーマと呼ばれる細菌による感染症で，肉芽腫形成を特徴とする全身性疾患。子宮内で母子感染したものを先天梅毒，性交によって感染するものを後天梅毒と呼ぶ。

トレポネーマは接触のあった粘膜面から入り，急速に全身に広がり血中に存在する。感染約3週後に菌が侵入した部位に初期硬結を生ずる。その後まもなく（約6週後）梅毒血清反応が陽性となる。進行状態によって第1期から第4期まで分かれており，第4期には神経が侵される。治療は抗生物質で行う。

排尿障害

排尿機構が正常に維持されていない状態であり，尿失禁や頻尿などの症状を引き起こす蓄尿機能の障害と，排尿時間延長や尿閉などを起こす排尿機構の障害に分類される。

原因は様々だが，身体構造の違いにより，男性では

は行

はい—はい

前立腺肥大による排尿障害や，女性では下部尿路の周囲環境に原因がある場合が多くみられる。また男女ともに過活動膀胱による排尿障害も多いとされる。

バイパス移植術

動脈閉塞に対する血行再建の一方法であり，閉塞部を修復するのではなく，中枢側動脈と末梢側動脈との間に血液の迂回路（バイパス）を作成する手術法。

例えば，心筋梗塞に対する冠状動脈バイパス手術，腸骨動脈閉塞に対する腹部大動脈－大腿動脈バイパス移植術などがある。

再建部位に応じて人工血管あるいは自家静脈片を用い，端側吻合法で縫合することが多い。

ハイブリッド手術

ハイブリッド手術とは，カテーテルなど内科的治療法と外科手術を組み合わせる手術法のこと。例えば，循環器内科医と心臓血管外科医が協力して，閉塞性動脈硬化症に対するバイパスとバルーン拡張の同時施行や，胸・腹部大動脈瘤に対するステントグラフト治療などを行う。

その普及が期待されているが，ハイブリッド手術室や高機能画像診断装置などが必要であり，現在日本でハイブリッド手術を実施している施設はわずかだという。

培養検査

臨床検体を培地に接触させ，適当な環境下で微生物を培養して検出する検査方法。

廃用症候群

長期の臥床により起こる体を使わないことによる全身的な機能の退化をいう。具体的には，関節の拘縮・筋肉の衰え，心臓・肺機能及び内臓機能の衰え，さらに行動意欲の萎えをもたらす。

ハイリスク妊産婦共同管理

診療に基づいて紹介したハイリスク妊産婦の患者が，ハイリスク分娩管理加算を届け出ている病院に入院中の場合に，紹介元医療機関の医師が病院に赴き当該病院の保険医と共同して，ハイリスク分娩に関する医学管理等を行うこと。〔→ハイリスク分娩〕

ハイリスク分娩

母子の生命や健康に重大な影響を与える危険性のある妊娠・分娩。ハイリスク分娩管理を行った場合に加算点数が算定されるが，その対象として以下の疾患が挙げられている。

①妊娠22週から32週未満の早産，②40歳以上の初産，③分娩前のBMI（肥満度）が35以上の初産，④糖尿病（治療中のものに限る），⑤妊娠高血圧症候群重症，⑥常位胎盤早期剥離，⑦前置胎盤（妊娠28週以降で出血等の症状を伴うものに限る），⑧双胎間輸血症候群，⑨心疾患（治療中のものに限る），⑩特発性血小板減少性紫斑病（治療中のものに限る），⑪白血病（治療中のものに限る），⑫血友病（治療中のものに限る），⑬出血傾向のある状態（治療中のものに限る），⑭HIV陽性，⑮当該妊娠中に帝王切開術以外の開腹手術を行った患者または行う予定のある患者。

ハインリッヒの法則

産業災害の発生に関して，アメリカの技師ハインリッヒが発表した統計的法則（1：29：300）。

1件の重大事故（死亡・重傷）が発生する背景に，同種の29件の軽傷事故，300件の無傷事故（インシデント）があるというもの。

さらに，その前提として，事故として顕在化しない数千もの危険な行動や状態があり，それが重大事故に発展するかインシデントで止まるかは防御機能が働い

たかどうかの差で，根本的な原因は共通しているとされる。したがって，重大事故を防ぐには，多くのインシデント事例を分析して構造的問題を発見し，組織的なリスクマネジメントを実施することが求められる。

ハウスキーピング

医療施設内の清掃，洗濯，寝具設備の管理，消毒，害虫駆除などの業務。近年では，業者に業務委託するケースが増えている。

パウダーフリー手袋

パウダーが付いていない医療用手袋のこと。

医療目的の使い捨て手袋には，滑りを良くして着脱を容易にするためにパウダー（原料はコーンスターチ等）が塗布されている製品がある。しかし，パウダーがアレルギー誘発の可能性があり，気道炎症や肉芽腫，腹膜癒着などを引き起こした事例が報告されており，アメリカ食品医薬品局（FDA）は2016年12月，パウダー付き手袋の使用を禁止すると発表した。日本でも，厚労省医薬・生活衛生局が2016年12月に，2018年末までにパウダーフリー手袋への切り替えを医療機器製造販売業者などに周知する通知を出した。

パーキンソン症候群

パーキンソン病と類似の症状を示す病気全般で，パーキンソン病とは異なる疾患。

パーキンソン病

中脳黒質のメラニン細胞の変性・脱落を主病変とし，ドパミンが減少する脳神経系変性疾患〔→ドパミン〕。主に運動障害を呈する。指定難病の一つ。

高齢者に多く発症し，片側の手足の震えから始まり，病状が進むと両側が震えるようになる。震えは安静時に強くなり，動こうとすると止まる。足の踏み出しが困難で，一度歩き出すと前のめりに早足となり止まれない。また顔の筋肉がこわばると表情が乏しくなる。L-ドパ製剤などの薬物療法が治療の中心となる。

パーキンソン病関連疾患

進行性核上性麻痺，大脳皮質基底核変性症およびパーキンソン病のこと。指定難病の対象。

進行性核上性麻痺は，脳幹や小脳の神経細胞が減少し，注視麻痺，パーキンソニズム，認知症などの症状を呈する慢性進行性の神経変性疾患。発病時はパーキンソン病に似た動作緩慢や歩行障害などの症状を示し，鑑別診断が難しい。

大脳皮質基底核変性症は，中年期以降に発症し，ゆっくり進行する神経変性疾患。大脳皮質症状として主に運動失行，基底核症状として無動・筋強剛などが現れ，顕著な左右差がみられるのが特徴。

白紙委任（柔道整復）

接骨院や整骨院で，受領委任制度（患者が保険証を提示して窓口で一部負担金のみを支払い，柔道整復師に委任し，接骨院等が残りの負担分を保険者へ請求する制度）を利用する際，レセプトの書面に傷病名や施術日数，金額などの記載がない状態で委任状欄に患者の署名をもらうこと。

署名をもらう初検日等の時点で患者のその後の来院予定が予測できないことから白紙委任は許容されてきたが，不正請求の温床になっているとして問題視されていた。厚労省は2017年度より，不正請求の疑いがある場合にはカルテの提示を求めるなど審査を厳格化した。

白癬（はくせん）

真菌の一種である皮膚糸状菌による感染症。病変の部位によって足白癬（いわゆる水虫），爪白癬，手白癬などに分類される。臨床症状だけで診断はできず，

顕微鏡検査で確定診断を得る。

白内障

目のレンズに相当する水晶体が白く混濁する病気であり（かつては「しろそこひ」とも呼ばれていた），視力低下を引き起こす。先天性と後天性（老人性，糖尿病性，外傷性など）があり，最も多いのは老人性である。

治療は手術が基本で，濁った水晶体を取り出し，新たな眼内レンズを挿入する。所要時間は通常20〜30分以内とされる。

パクリタキセル

イチイという木の樹皮から抽出された成分をもとに合成された植物アルカロイドであり（タキサン系と呼ばれる），ドセタキセルと同じ系統の抗がん剤（商品名：タキソール，アブラキサン，ほか）。日本では1992年に卵巣がんの治療薬として認可され，現在では，乳がんや非小細胞肺がん，胃がん，子宮体がんの治療に用いられている（卵巣がんでは，カルボプラチンとの併用投与が標準的治療法となっている）。

DPCでは「手術・処置等2」に本剤が設定されている区分がある（2019年4月現在）。

バーコード

線の太さが1桁の数字を表すバーの組合せによって，製品情報などを表現するコード方式。バーコードリーダで読み取って，コンピュータに取り込む。

日本ではPOS（販売時点情報管理）システムとして普及し，店頭の端末が本部と結ばれることで売上管理や在庫管理などが容易に行える。また，物流における検品や仕分け，在庫管理などにも採用されている。

医療の現場では，バーコードを用いた看護支援システムが一部の病院で導入されている。これは主に，患者や薬剤などに識別用のバーコードを付け，互いに照合することで誤薬などの医療過誤を防止するシステムである。

橋本病（慢性甲状腺炎）

甲状腺ホルモンの減少が原因で甲状腺が大きくなり，顔や手足のむくみ，寒がり，体重増加などが起こる疾患。20代後半〜40代前後の女性に多いのが特徴。

甲状腺臓器特異性自己免疫疾患の1つで，体質の変化により，甲状腺に対する自己抗体（抗サイログロブリン抗体，抗甲状腺ペルオキシダーゼ）が甲状腺組織を攻撃し，徐々に甲状腺機能低下症になり身体の新陳代謝が停滞する。甲状腺が全体的に腫れる（甲状腺腫）のが症状で，薬物療法が中心となる。

バージャー病

四肢の動脈が閉塞する原因不明の難治性疾患（**閉塞性血栓性血管炎やビュルガー病**とも呼ばれる）。喫煙する中年男性に好発する。動脈に炎症が起こり，二次的に血栓を伴い，そのため動脈が閉塞する。併走する静脈にも同様の炎症がみられる。指趾のしびれ，冷感，蒼白，筋萎縮，間歇性跛行（一定距離を歩くと患部の足に疼痛が生じて足を引きずる現象）などが起こり，次いで潰瘍，安静時疼痛，壊死などを生じる。

治療は対症療法であり，血行を改善させる薬物療法や血行再建術を行う。指定難病の一つ。

播種（はしゅ）性血管内凝固症候群（DIC）

（DIC：Disseminated Intravascular Coagulation）
癌，白血病，重症の感染症などの基礎疾患が高じて，多くの臓器に微小な血栓が無数に形成され血管障害やつまりが生じ，組織に血液が行き渡らず虚血性の壊死を起こし，多臓器の機能不全や出血傾向をきたす症候群。

DICの治療は，血液を固める凝固作用と固まった血液を溶かす作用の相反した対応が必要で，きわめて困難である。予後は50%程度の大変重篤な病態。

端数処理

健康保険上の規定により，一部負担金の10円未満の端数に対して，5円未満を切り捨て，5円以上を切り上げて処理すること。

パスツール処理骨

骨肉腫など悪性腫瘍に罹患したため切除した骨を，60℃で加温処理して腫瘍だけを完全に死滅させ，骨のコラーゲンや蛋白など正常組織は変性させずに元の部位へ移植して再建する方法。

切除した骨や関節の部位は人工骨や人工関節を挿入して再建することが通常だが，破損や摩耗のリスク，感染症合併のリスクなどを伴う。そのため，この罹患骨を再利用する研究が進められ，1990年に日本で，牛乳の低温殺菌をヒントとした「パスツール処理法」が考案された。60℃の湯に浸すと悪性腫瘍は死滅するが，血管や神経は温存できることが判明している。なお，19世紀に低温殺菌法を発見したルイ・パスツールにちなむ命名。

パストラルケア

スピリチュアルケアとほぼ同義。特に宗教的な痛みを抱いた患者の言葉に耳を傾けることで，心の痛みを除き，癒しを与えるケアの手法。

パーセンタイル値

計測する集団の特徴を表す統計的な数値（代表値）の一つ。計測データを大小の順に並べ，下（あるいは上）から数えて何番目のデータが，どのような値を取っているかを示す。平均値のように極端な値のデータに影響を受けないのが利点。

例えば，10パーセンタイル値とは，全データのうちこの値以下のデータが全体の10%を占めるような値のこと。50パーセンタイル値なら，この値より小さいデータと大きいデータの数が等しく，中央値と呼ばれる。

DPCでは入院日数に応じた評価が加味されるが，入院期間Iの区分は在院日数の25パーセンタイル値を基準にしている。ほかにも，母子健康手帳の乳幼児身体発育基準値などに用いられている。

パーソナリティ障害

通常の人とは違った極端な反応や行動をとり，スムーズな日常生活や人間関係に悪影響を及ぼす場合に診断される精神的疾患の1つ。

パーソナリティ障害は，10種類・3つのタイプに分類されている。
A群（変わった考え方や行動をするタイプ）
・妄想性パーソナリティ障害（広範な不信感や猜疑心）
・統合失調質パーソナリティ障害（非社交的で他者への関心が乏しい）
・統合失調型パーソナリティ障害（会話が風変わりで感情の幅が狭く，しばしば適切さを欠く）
B群（感情の起伏が激しいタイプ）
・境界性パーソナリティ障害（感情や対人関係の不安定さ，衝動行為）
・自己愛性パーソナリティ障害（傲慢・尊大な態度を見せ自己評価に強くこだわる）
・反社会性パーソナリティ障害（反社会的で衝動的，向こうみずの行動）
・演技性パーソナリティ障害（他者の注目を集める派手な外見や演技的行動）

は行

はく—はそ

C群（不安で内向的なタイプ）
・依存性パーソナリティ障害（他者への過度の依存，孤独に耐えられない）
・強迫性パーソナリティ障害（融通性がなく，一定の秩序を保つことへのこだわり）
・回避性パーソナリティ障害（自己にまつわる不安や緊張が生じやすい）
　この障害の特徴の多くは，年齢とともに徐々に軽快し，治療によって改善が早くなると考えられている。

パターナリズム
　父親的温情主義。相手の意思に関わりなく，相手の利益のため善意に基づき，相手に代わって意思決定を行う行動様式。
　医療分野においては，治療に当たって患者の意思に関わりなく，医師の裁量だけで治療方法の決定を行ってきた従来の医師の姿勢を指す。近年，医師のパターナリズムが批判され，インフォームド・コンセントや患者の自己決定権といった考え方が広まっている。

働き方改革関連法
　労働者が，それぞれの事情に応じた多様な働き方を選択できる社会を実現する働き方改革を総合的に推進するため，①長時間労働の是正，多様で柔軟な働き方の実現，②雇用形態に関わらない公正な待遇の確保等のための措置を講じるもの。
　①長時間労働の是正，多様で柔軟な働き方の実現は具体的に，時間外労働を月45時間・年360時間とする上限の設定，高度プロフェッショナル制度の創設，勤務間インターバル制度の普及促進など。適用は2019年4月1日（中小企業は2020年4月1日）からとなる。
　②雇用形態に関わらない公正な待遇確保のための措置は，いわゆる正規雇用と非正規雇用労働者の間の不合理な待遇差の是正を図るもの。適用は2020年4月1日（中小企業は2021年4月1日）からとなる。
　医師については応召義務等の特殊性を踏まえ，2024年度からの適用となる。
　厚労省の「医師の働き方改革に関する検討会」は2019年3月28日，最終報告書を了承。それによると，2024年度から義務化される医師の時間外労働の上限は，原則を「年960時間，月100時間」とし，「地域医療の確保に必要な医療機関」と「一定期間，集中的に技能向上のための診療を必要とする医師」については特例として「年1860時間」を上限とした。また，連続勤務は28時間以内，9時間以上の勤務間インターバルの確保が2024年度から義務づけられることになる。

働き方ビジョン検討会
　正式名称は「新たな医療の在り方を踏まえた医師・看護師等の働き方ビジョン検討会」。団塊世代の高齢化や医療技術の革新等に伴う新しい医療のあり方と医師・看護師の働き方を議論する厚労省の有識者検討会で，厚労大臣の意向により2016年10月にスタートし，2017年4月にビジョンがまとめられた。
　ビジョンによると，今後の地域包括ケアシステムの普及や，人工知能（AI）やIoTなどICTの急速な進展を見据え，医師と他の医療職で行う「タスク・シフティング（業務の移管）／タスク・シェアリング（業務の共同化）」を提言している。

バッカル剤
　頬粘膜と歯肉の間に挿入し，薬剤を口腔粘膜から直接かつ徐々に吸収させることを目的とした剤型。
　消化液や肝臓で分解されてしまう薬剤が，この剤型で製造される場合が多い。ホルモン剤や消炎酵素剤などがある。

バックボード
　交通外傷等による頸椎損傷や脊髄損傷が疑われる患者の状態を悪化させないよう，患者の背部（back）に挿入し体位を固定して運ぶための板。救急隊による救助活動などにおいて用いられる。

パッケージソフト
　特定の業務処理向けあるいは業種向けに作られた汎用性のあるパソコン用ソフトウェアで，市販されているもの。医療機関向けにも，医療事務，病歴管理，健診業務，薬剤管理など，各種の業務に対応したソフトが販売されている。

白血球
　末梢血（血管中の血液のこと。血液を造る骨髄液との対比的な用語）にみられる顆粒球，リンパ球，単球といった有核細胞。顆粒球はさらに好中球，好酸球，好塩基球に分けられる。
　正常な成人末梢血の白血球数は4,500〜9,500/mm^{3}で平均は6,000〜8,000/mm^{3}とされるが，個人差も大きい。末梢白血球の過半数は好中球が占め，1/3はリンパ球である。好中球と単球は，その食菌性と運動性によって微生物の侵入に対して強力な防御作用を発揮する。抗酸球と好塩基球はアレルギーに関与し，リンパ球は免疫抗体の産生に重要な役割を果たしている。

白血球除去
　頻回に輸血を行う場合，輸血血液中の白血球に対して生じた抗白血球抗体が輸血血液中の白血球と反応して発熱反応等を起こすことがある。そこで，血液製剤から副作用の原因と考えられる白血球を減少させるため，製造工程において白血球除去フィルターを用いて，白血球除去を行った製剤が供給されている。

白血病
　白血球生成組織に悪性腫瘍が発生し，病的細胞が末梢血に多数出現する疾患。その病的細胞が諸臓器に浸潤して，正常な赤血球や白血球，血小板の生成も抑制するため，貧血症状や免疫障害，出血傾向，感染症などをきたす。
　主に増殖細胞が幼若型のものを急性（急速に進行するタイプ），成熟型のものを慢性（ゆっくりと進行するタイプ）に分ける。さらに，急性白血病は急性骨髄性白血病（acute myeloid leukemia：AML）と急性リンパ性白血病（acute lymphoblastic leukemia：ALL）に，慢性白血病は慢性骨髄性白血病（chronic myelogenous leukemia：CML）と慢性リンパ性白血病（chronic lymphocytic leukemia：CLL）に分類される。また，成人T細胞白血病もある〔→成人T細胞白血病〕。
　治療の基本は，化学療法や骨髄移植などである。

発症前Rankin Scale
　診断群分類番号010060脳梗塞における重症度区分。以下の0から5のいずれかを選択する。病歴からまったく推定できない場合は5を選択する。
0　全く症候がない
1　明らかな障害はない：日常の勤めや行動は行える。
2　軽度の障害：自分の身の回りのことは介助なしで行える。
3　中等度の障害：何らかの介助を必要とするが，歩行は介助なしに行える。
4　中等度から重度の障害：歩行や身体的要求には介助が必要である。
5　重度の障害：寝たきり，失禁状態，常に介護と見守りを必要とする。

発生源入力方式

オーダリングシステムにおいて，オーダが発生した部署でデータ入力を行う方式。カルテなどから医事課員がデータ入力を行っていた従来のやり方と違って，算定もれなどを防止するのに有効な方法である。

発達障害

脳の発達が生まれつき違う場合や幼児期の病気・外傷などによって起こる障害で，生活に支障が出る状態。幼児のうちから，対人関係の障害，コミュニケーションの障害，興味や行動の偏り等の症状が現れ，自閉症，アスペルガー症候群，注意欠陥/多動性障害（ADHD），学習障害（LD），トゥレット症候群など幾つかのタイプに分類される。

障害の程度や年齢，環境などにより症状は異なり，複数の障害が重なって現われることもある。

発達障害者支援センター

発達障害者への生涯一貫した支援の中核的な役割を担う。主に，①発達障害の早期発見，早期の発達支援等に資するよう，発達障害者およびその家族に対し，専門的にその相談に応じ，または助言を行う，②発達障害者に対し，専門的な発達支援および就労の支援を行う，③医療，保健，福祉，教育等に関する業務を行う関係機関および民間団体ならびにこれに従事する者に対し発達障害についての情報提供および研修を行う，④発達障害に関して，医療等の業務を行う関係機関および民間団体との連絡調整を行う——等の業務がある。全国に95カ所が設置されている（2019年2月現在）。

発達障害者支援法

発達障害者の自立や社会参加を支援し，その生活全般の支援と福祉の増進を図るために2004年12月に制定され，2005年4月から施行された法律。発達障害を早期に発見し，発達支援を行ううえで国と地方公共団体の責務を明らかにするとともに，学校教育における発達障害者への支援，発達障害者の就労の支援，発達障害者支援センターの指定等について定めている。

発達障害とは，自閉症，アスペルガー症候群その他の広汎性発達障害，学習障害（LD），注意欠陥多動性障害（AD/HD），その他これに類する脳機能の障害で，その症状が通常低年齢において発現するものとして政令で定めるものと定義されている。

また，都道府県は，専門的に発達障害の診断・発達支援が行える病院・診療所を確保しなければならない，としている。

バッチ処理

大量のデータを一括してコンピュータ処理する方式。データ処理を急がない場合の方法であり裏画面処理とも呼ばれ，日常業務に影響のないようにプログラムのCPUを使う優先順位を低めに設定するのが通常。なお，データの発生のつど処理する方式をリアルタイム処理と呼ぶ。

パッチテスト

アレルギー疾患を調べるため，疑わしい微量の薬物や抗原を皮膚に貼り付け，その部位に炎症が生じるかどうかというアレルギー反応をみる検査法（貼付試験）。開放法と閉鎖密封法がある。

開放法は，被検物質を単に塗布あるいは接触させる方法。感度が低いので，強い反応が予想される場合に行う。閉鎖密封法は，シートに少量の被検物質を塗布して背中や腕に貼る。2日間貼付し，除去1時間後と翌日に判定を行う。一度に30〜40種の物質のテストが可能だが，未知の物質を検査する場合は，濃度の設定

などに注意が必要である。

パッドテスト

女性の尿失禁の重症度を判定するテスト。500mLの水を飲み，15分間ほど安静したあとに一定時間，腹圧のかかる動作を行い，前後のパッドの重量差で尿の失禁量を測る。

（判定基準）

2g以下　尿禁制あり（正常）
2〜5g　　軽度
5〜10g　中程度
10〜50g　高度
50g以上　きわめて重症

発熱外来

新型インフルエンザ感染を疑う人を最初に診察・治療する専門外来。拡大感染期までは，疑い患者と一般患者とを振り分けることで感染拡大の防止を図るとともに，診療を効率化し混乱を最小限にすることが目的とされる。心配な人は，直接医療機関を受診する前に，まず都道府県の担当課や保健所の電話窓口等（発熱相談センター）に相談し，指示があれば最寄りの発熱外来を受診する。

国のガイドラインでは，国内で患者が確認されると同時に開設することが求められる。既存の医療機関に専用外来を設置するほか，医療機関の屋外（駐車場等）にテント等を設置する，あるいは医療機関以外の場所（公共施設等）に設置する——といった対応がなされる。

ハートスコープ

カルジオスコープ。胸壁に電極を付けて，心拍数をモニターする装置。新生児の心拍監視などに用いる。

ハート・プラスマーク

心臓・腎臓などに障害をもつ内部障害者の会である「ハート・プラスマークの会」が「見えない障害を持つ人に理解を」との願いから作成した独自のマーク。思いやりの心をプラスするという意味から，シンプルな人体の胸に大きな赤のハートと十字をデザインしたもの。

身体障害者の約26％（約85万人）は内部障害者だが，外見ではわからないため，日常生活で誤解を受けることや，必要な配慮を受けられないことも多い。同会のメンバーは外出時に服やカバン，車などにこのマークを付け，公共施設の駐車スペースや交通機関の優先席にこのマークを追加するよう要望するなどの活動を進めている。

ハートモニター

患者に装着した電極から心臓活動電位を計測し，連続して心電図波形をモニター画面に表示できる医療機器のこと（心電図モニター）。手術中の患者，ICU入室中の重症患者，救急患者等に用いられる。

鼻マスク式補助換気法

気道閉塞による無呼吸症候群の治療法として，外科的治療のほかに鼻マスク式補助換気法（鼻CPAP）が行われる。鼻マスクを装着し，鼻孔から一定の圧力（陽圧）を加え，咽頭部気道の開存性を維持する。主に睡眠時無呼吸症候群（閉塞型）の治療法として行われる。

パニック障害

突然の激しい動悸，発汗，呼吸困難や震えなどの身体症状を伴った強い不安に襲われる「パニック発作」を起こし，そこから「また発作が起こるのではないか」という「予期不安」や，発作への恐怖から外出困難や電車に乗れないなどの行動制限を示す「広場恐怖」を

は行

はつ〜はに

伴う不安障害の1つ。

セロトニンなどの脳内神経伝達物質の均衡異常が発症と関係しているといわれ，治療にはSSRI（選択的セロトニン再取り込み阻害薬）などを使用した薬物療法とともに，認知行動療法などの精神療法が併用される。

パネルディスカッション

一般的には，複数名の討論者（パネラー）が聴衆の面前で一定のテーマに対して公開討議をすること。なお，その討議後には，聴衆からの質問や意見を受け付けたりする場合が多い。

医学・医療では，各専門職種の学会の学術総会等においてパネルディスカッションが頻繁に行われる。

ハプトグロビン

血漿分画製剤の一種であり（商品名：ハプトグロビン静注2000単位「ベネシス」），熱傷・火傷，輸血，心臓手術等のため赤血球が壊れること（溶血反応）によって発症するヘモグロビン血症，ヘモグロビン尿症を改善させる。

DPCでは「手術・処置等2」に本剤が設定されている区分がある（2019年4月現在）。

パラメディカル

コメディカルと同義。医師以外の医療従事者のこと。ただし，語源的には，コメディカルが医師の指示のもとに，協力して医療を行う者であるのに対して，パラメディカルは医師以外で治療のために患者に触れることが許された者をいう。指圧師や検眼師，麻酔師，外科助手などを指し，医師の業務と重なる職種で必ずしも医師と協力関係にはない。

パラメディック

アメリカの救急医療従事者の資格制度，または高度な救急医療処置を行う専門職のこと。

救急処置を行う専門職はEMT（Emergency Medical Technician）といい，4段階に分類されている。EMT1は日本の救急隊員に近く，EMT2，EMT3と実施できる処置が増え，EMT4はパラメディックと呼ばれ，高度な救命処置を行うことができる。

バランスト・スコアカード

BSC（Balanced Scorecard）。組織の戦略的マネジメント手法の一つ。経営ビジョンと戦略を4つの視点で具体化し，部署レベルから個人レベルのアクションへ落としていくことで，実行・評価していく手法。その際，ツールとして達成目標と評価指標を記載するカードを用いる。4つの視点とは，「財務」，「顧客」，「内部業務プロセス」，「イノベーションと学習」をいう。これらの個々の視点から，個人や部門ごとの実施項目，数値目標，評価指標を設定し，社内のプロセス改善や各個人のスキルアップを促し，企業変革を推進していく。

パリアティブケア

緩和ケアの原語。末期がんなどの患者に対して苦しみや痛みを取り除き，快適に生活させることを目的とした治療のこと。〔→緩和ケア〕

バリアンス

予期せぬ変化，異なる事実や状態のこと。医療では，**クリティカル・パス**から外れた事態・病態などを意味する場合が多い。このバリアンスにいかに対応するかがクリティカル・パスの重要な課題となる。

バリウム

元素の一つだが，医療では，胃など消化管の造影撮影時に造影剤として飲み込む硫酸バリウムを指すことがほとんど。胃はエックス線を透過するので，透過しないバリウムが胃に入るとその部分が白くなる。撮影時には，X線吸収の小さい炭酸ガス（発泡剤）で胃を膨らませて（黒くなる），バリウムによる白との対照で細かな病変を映し出す（**二重造影法**）。

なお，硫酸バリウムは胃液や腸液に溶解せず，消化管から吸収されないので，毒性はない。

はり，きゅうによる施術

はり，きゅうによる施術は医業類似行為との位置付けにあり，「あん摩マッサージ指圧師，はり師，きゅう師等に関する法律」により定められている。医療機関で療養の給付を受けても所期の治療効果が得られない場合で，医師の同意（書）がある場合に，はり，きゅうの施術が，医療保険の療養費の支給対象となる。支給対象は，慢性病であって医師による適当な治療手段のない6つの疾患（神経痛，リウマチ，頸腕症候群，五十肩，腰痛症，頸椎捻挫後遺症）およびその他の慢性的な疼痛を主訴とするもので保険者が必要と認めたもの。なお，はり，きゅう師は，外科手術や薬品の投与はできない。

はり・きゅう療養費

はり・きゅうの施術について，健康保険から給付される「療養費」。健康保険の対象とならない場合は全額自己負担となる。健康保険給付は，対象となる傷病であること（神経痛，リウマチ，五十肩，頸腕症候群，腰痛症，頸椎捻挫後遺症），医師がはり・きゅうの施術について同意していること，医師による適当な治療手段がないこと——が要件となる。したがって，はり・きゅうの施術を受けながら，並行して医療機関で同じ傷病の診療を受けた場合，はり・きゅう療養費は認められない。

針生検法

体表から穿刺針を刺して，臓器や組織から検体を採取する生検方法。切開して採取する方法より患者の体に与える影響が少ない。細胞診や組織診など病理診断のために行う。〔→バイオプシー〕

バリデーション療法

認知症患者の怒りや悲しみといった感情を解放し，共感を示すことでコミュニケーションを図る治療法。暴言や徘徊にも理由があると受け止めることで，言動の落ち着きが回復し，症状の改善がみられるとされる。

認知症の特徴を「認知の混乱」「日時・季節の混乱」「同じ動作の繰り返し」「ほとんど動けず，話せない状態」の4段階に分け，段階に応じた接し方を提唱している。例えば，「認知の混乱」段階では，本人の言葉を繰り返す，思い出話をする，極端な表現を使う（最善，最悪の状態を想像させ，感情の発散の手助けとする）——などの方法が有効としている。

パリビズマブ

RSウイルス感染による重篤な下気道疾患の発症を抑制させる薬剤（商品名：シナジス）。

RSウイルス感染症は，冬に流行のピークがあり感染力が非常に強く，免疫ができにくいために何度も感染する疾患。症状としては，発熱や鼻汁などの上気道症状，その後，気管支炎や肺炎等の下気道症状が現れる。診断にはウイルスの抗原検出キットを用いる。

心肺に基礎疾患がある小児は重症化しやすいと言われ，入院治療が必要となるが，パリビズマブの予防的投与には重症化を防ぐ効果があるとされる。

DPCでは「手術・処置等2」に本剤が設定されている区分がある（2019年4月現在）。

バルーンカテーテル

カテーテルの先端近くに風船（バルーン）が付いているカテーテル。血管などの内部に挿入し、目的とする部位にバルーンを到達させたら、バルーンの中に空気や蒸留水を注入して膨らませる。

心筋梗塞に対する経皮的冠状動脈形成術（PTCA）、導尿処置等としての尿道カテーテル法などで用いられる。

バルーン内視鏡

小腸の病変精査に使用する内視鏡。内視鏡のスコープ外筒にバルーンを付け、バルーンを膨らませた状態で、腸管を傷つけずに尺取り虫のようにたぐり寄せながらスコープを挿入する。バルーンにはシングルとダブルの2種類がある。

小腸は長さが6～7mあり、曲がりくねっていて体内で固定されずに自由に動き、口からも肛門からも遠いため、内視鏡の挿入が非常に困難で「暗黒の臓器」と呼ばれていたが、バルーン内視鏡の使用により解決された。

全小腸を検査する場合は、経口と経肛門の両方からの挿入が必要となるため、2回に分けて行う。

パルスオキシメーター

動脈血酸素飽和度と脈拍数を経皮的に計測できる機器。血液中に含まれる酸素のヘモグロビンの割合〔酸素飽和度（サチュレーション、SpO_2ともいう）、単位%〕を計ることで、体内に充分な酸素が供給されているかを計測する。

パルスオキシメーターは洗濯ばさみのような形状をしており、はさみの内側から赤いLEDの光が出ている。その光を爪に当てて、指先を挟んで計測する。

パルスドプラ法

超音波検査において、断層画像上で目的とする血管にサンプルボリュームを設定し、血流の状態を観察・評価する方法のこと。頸動脈エコーや心エコーで追加して行われる。

ハルトマン手術

肛門を残した直腸切除のことで、人工肛門を造設する。根治的な切除ができないほど進行した直腸癌では、直腸切除を総腫瘍細胞を減少するための手段として行い、人工肛門を造設する。抗癌剤治療や放射線治療により、残存腫瘍の治療を行い、再発が認められない場合は、肛門からの排便を再手術により可能にすることができる。

ハローベスト

機械や器具を使って脊椎の整復固定を行う場合に使用するもの。脊椎固定器具。頭蓋骨に挿入したピンと真空成型された特殊プラスチック製のベストを専用のハードウェアで連結して頸椎を体外から間接的に固定する。

パワーリハビリ

動作の衰えや体力の低下、不活発な行動などの改善を目指す高齢者向けのリハビリ法。主にパワーリハビリ用のトレーニングマシンを使って、負荷を増やすことで動作をより強力にできるようにしていく。

動作の衰えや廃用症候群〔→生活不活発病〕などの慢性期の要介護者が無理なくリハビリを行う方法として、介護老人保健施設などで利用されている。

犯罪被害者給付制度

故意の犯罪行為によって死亡した被害者の遺族や、身体的に障害を負った被害者等に対して、その精神的・経済的打撃を緩和・救済するため、国が給付金を支給する制度。給付金には、被害者が死亡した場合の「遺族給付金」、重傷病になった場合の「重傷病給付金」、障害が残った場合の「障害給付金」があり、一時金として支給される。

半消化態栄養剤

患者に対する栄養管理の方法は、「静脈栄養」と「経腸栄養（EN）」の二つに大別される。消化管機能があり、かつ消化管が安全に使用できる場合は、生理的な投与経路である経腸栄養が第1選択となる。経腸栄養（EN）には、からだに必要な糖質、タンパク質、脂質、電解質、ビタミンおよび微量元素などを経腸的に投与する方法で、栄養素を口から補給する「経口法」と、チューブを用いて投与する「経管栄養法」がある。

使用する栄養剤の選択には、腸管の機能、特に栄養素の消化・吸収能と腸管の安静度について十分に留意する必要がある。通常、腸管機能が低下している患者には消化態栄養剤が用いられ、機能の回復に合わせて半消化態栄養剤、流動食、ミキサー食と、より食事に近いものが用いられる。

経腸栄養剤は医薬品扱いで、組成により成分栄養剤、消化態栄養剤、半消化態栄養剤に分類される。

半消化態栄養剤は、窒素源としてカゼインや大豆タンパク、糖質としてデキストリンを配合している。

絆創膏固定術

損傷部の安静保持と固定のために行うテーピング。保険診療では、足関節捻挫、膝関節靱帯損傷が適応だが、肋骨骨折や、近年では乳児臍ヘルニアにも用いられることもある。

掻痒感、水疱形成、循環障害などの合併症があり、皮膚のかぶれなどを防ぐため、まめに交換したほうがよい。ただし、算定上、交換は原則として週1回とされている。

ハンチントン病

主に成人に発症し、舞踏様運動と認知症を主症状とする遺伝性変性疾患。進行性であり、10～20年で死に至る。大脳中心部の神経細胞が変性・脱落し、進行性の不規則運動（舞踏様運動）や認識力低下、情動障害などの症状が現れる。以前はハンチントン舞踏病と呼ばれた。指定難病の一つ。

パンデミック

ある感染症の顕著な感染と死亡被害が著しい事態を想定した、世界的な流行を表す用語（汎発流行・世界流行）。パンデミックとは、ギリシア語で「すべての人々」を意味する言葉を語源としている。

伝染病（または感染症）の流行は、その規模に応じて、エンデミック（地域流行）、エピデミック（流行）、パンデミック（汎発流行・世界流行）に分けられ、規模が最も大きなものがパンデミックである。

なお、その地域で発生が見られないか低い頻度で発生していた感染症が、急に感染範囲や規模を拡大した場合はアウトブレイクと呼ぶ。

2009年の新型インフルエンザ流行では、WHOは同年6月にパンデミック状態（警戒レベルのフェーズ6）を宣言した。

万能細胞

すべての細胞に変わりうる細胞のこと。受精卵がそれに当たる。身体を構成する細胞はそれぞれ役割が決まっているが、受精卵は分裂を繰り返し、骨の細胞や皮膚の細胞、臓器の細胞などに変化する。この変化は「分化」と呼ばれ、分化した細胞は後戻りすることができない。

分化可能な細胞で、再生医療への応用などを研究されているES細胞やiPS細胞は、受精卵と違って一部

は行

はる―はん

の細胞には分化できないため，「万能」ではなく「多能性」をもつとされる。

ひ

ピアサポート
同じ問題を抱える者が集まり，自分の体験や考えを語り合うことで支え合い，問題解決の糸口を探ること。「ピア（peer）」は「仲間」の意。

政府は2012年，「第2期がん対策推進基本計画」に，がんのピアサポートを充実させる方針を盛り込み，全国でピアサポーターの養成が進んでいるが，総務省は2016年9月の「がん対策に関する行政評価・監視結果に基づく勧告」にて，一部の都道府県で研修が実施されておらず，拠点病院におけるピアサポーターの受入れも不十分だと指摘。改善措置として，研修内容の見直しなどが行われる。

非アルコール性脂肪肝炎
非アルコール性脂肪肝炎（**NASH**：non-alcoholic steatohepatitis）とは，アルコールを飲まない人に起こる脂肪肝症状のこと。一般的に脂肪肝は，アルコール摂取を主要因として肝臓内や肝臓周囲に脂肪が蓄積する病態と考えられているが，NASHではアルコール性肝障害と同じような病態を呈する。原因としては肥満，糖尿病，脂質代謝異常などが考えらえている。

NASHは，肝硬変や肝臓がんにもつながる可能性がある疾病である。治療は，脂肪肝と同様，食事療法や運動療法などが行われる。

ヒアルロン酸
硝子体，関節液，皮膚，軟骨などに存在する酸性ムコ多糖体。優れた保水力，非常に高い粘性・弾性などの特徴から，化粧品や医薬品等に利用されている。

薬剤としては，関節痛の治療法として高分子量ヒアルロン酸の関節内注射が行われる。また，検査マーカーとしては，慢性肝炎や肝硬変において血中ヒアルロン酸が上昇するため，肝線維化マーカーとして計測・評価されることがある。

被害者請求
自動車損害賠償保障法第16条で定められた，自動車事故の被害者が保険会社へ直接請求する請求手続きの方法。加害者が誠意を示さなかったり，誠意はあってもお金がないような場合，被害者（損害賠償請求権者）が保険会社に直接請求する制度。この場合に保険会社から支払われるお金は損害賠償額となる。

皮下植込型カテーテル
一般的に，ドーム型形状の中空の器具（リザーバー）と，それに接続するカテーテルから成る医療器具。あらかじめ目的血管内に挿入されたカテーテルをリザーバーに接続し，リザーバーを皮下に埋め込む。体外からリザーバーに専用針で穿刺し，薬液等を注入する。

長期間，無菌的に埋め込まれているので血管へのアプローチが容易となり，抗がん剤など皮下に漏れると組織障害を起こす可能性の強い薬液の注入が日常的に容易となる。合併症として，敗血症や血栓形成，蜂窩織炎等がある。

日帰り手術
手術をした日または手術翌日に帰宅できる手術。欧米では「デイ・サージェリー」と呼ばれている。

痔や鼠径ヘルニア，白内障，尿管結石，大腸ポリープなど比較的侵襲の少ない手術が適応となる。

費用も身体への負担も少なく，日常生活のリズムを変わらずに早期に社会復帰ができるというメリットがある。

ピカ新
従来にはなかった有用性が高い画期的な新薬の俗称。「ピカピカの新薬」が縮まって，業界用語として使用される。

皮下注射
皮膚と筋肉の間にある皮下組織に薬を注射する方法。薬は注射部位の毛細血管から吸収され全身に循環する。注射の効果は，皮内注射以外の注射方法よりやや遅く，効きめが長い。ワクチン，インスリンなどが該当する。

皮膚面にほぼ平行または10～30度の角度で，針を2/3ほど刺入する。

光カード
レーザー光によって読み書きを行う光記録層を内蔵したカード型記憶媒体。主な特性として，①記憶容量が大きい（磁気カードの約4万倍，64kbit ICカードの約400倍），②改竄（かいざん）ができない，③携帯性に優れている，④磁気や静電気に強い，⑤様々な機能を付加できる——などが挙げられる。

健康診断の結果を記録・蓄積するヘルスカード，母子健康カード，診療支援システムなどで実用化されている。

光磁気ディスク
MOディスク。レーザー光と磁気を用いて磁性媒体への読み書きを行う記憶媒体。レーザー光を当て，磁性体の磁化の向きによってデータを記録するもので，古いデータを消去し再書き込みができる。なお，単にMOという場合，ISO規格の光磁気ディスクのことを指す。

光ディスク
レーザー光によってデータを読み書きする記憶媒体。レーザー光を当て記録膜を変化させてデータを記録し，その反射光の変化を読み取ることでデータを再生する。

機能別に分けると，CD-ROMに代表される再生専用型，CD-Rに代表される追記型（一度だけ記録可能），DVD-RAMに代表される書き換え型がある。

光トポグラフィー
脳の活動状況を調べる検査法。大脳皮質に近赤外線を照射し，脳表面を通過して戻ってきた近赤外線を測定して，ヘモグロビン濃度の変化を検出し画像化させる。ヘモグロビンがもつ酸素量によって近赤外線の吸収される量が変化する性質を利用している。

脳表面にある言語野や運動野など脳の高次機能の活動を調べることができ，言語野関連病変（側頭葉腫瘍等）の術前検査，難治性てんかんの外科手術のための焦点計測などに応用されている。

非観血的
医療行為のうち，出血を伴わない方法のこと。非観血的整復術と言えば，手術で整復するのではなく，徒手や牽引によって脱臼や骨折などを元の状態に整復する方法である。非観血的血圧測定と言えば，血管内に専用カテーテルを挿入して測定する観血的血圧測定ではなく，上腕にカフ（マンシェット）等を巻いて血圧を測定する方法を指す。

鼻腔（びくう）
外鼻孔から後鼻孔に至る粘膜で覆われた左右一対の腔のこと。鼻中隔によって左右に隔てられている。

主に鼻腔内部の中鼻道が吸い込んだ空気の塵を除い

て清浄化し，加温・加湿する。また最上部にある嗅裂が臭いの元になる粒子を感じとり，大脳新皮質の嗅覚中枢に電気信号を送る。

鼻腔栄養

鼻腔から管を挿入し，栄養補給として流動物を胃・十二指腸，空腸上部に注入すること。意識障害，拒食症，食道狭窄，口腔や咽頭の疾患などで行われる。

流動物は通常，牛乳，卵，おも湯，果汁，成分栄養剤などで，注入は4～6時間ごとに1回200～600mL（200～600kcal）が適当とされる。ただし，吐き気，嘔吐，下痢などを起こしやすいので，注入量，速度，濃度などを調整する必要がある。

ピークフローメーター

ピークフローとは，息を勢いよく吐き出したときの息の流れる速度（最大呼気流速度）を指し，ピークフローを測定するための装置をピークフローメーターという。計測を続けることで気道の状態を客観的に評価できる。喘息患者の管理に用いられる。

肥厚性瘢痕（ひこうせいはんこん）

外傷，熱傷，手術による縫合創などの創部が縫合閉鎖，上皮化が完了した後，隆起拡大増殖していく赤味を伴う隆起した瘢痕。

表皮および真皮に及び炎症が生じ，持続した状態であり，外観的な問題に加え，痛みやかゆみ，皮膚のひきつれ，関節部にかかる場合には拘縮による機能障害の原因となることもある。同様に隆起した瘢痕であるケロイドとは，一般的に症状の消退のしやすさや炎症の範囲により区別される。

腓骨（ひこつ）

下腿の後外側にあり，脛骨に平行して存在する管状の長骨。脛骨と長さはほぼ同じ。

上端と下端は膨らんでおり，皮下でよく触知できる。この骨は脛骨に付属したようになっており，前腕のような回転運動はできない。膝関節にはほとんど関与せず，下端では脛骨とともに距骨と距腿関節を構成している。

尾骨（びこつ）

脊柱の下端仙骨の下位に位置する尾椎（4～5個）が融合したもの。これらの各尾椎は本来の椎骨の形をもたずに萎縮している。

非常勤

その施設に専任で従事せず，常勤でない勤務形態。日々雇用職員やパート職員など。なお，常勤は正規職員，または正規職員と同様の勤務形態のこと。

施設基準の人員配置基準で用いられる表現。

ヒス束

心臓の刺激伝導系の一部として，心臓の房室結節から左右脚に分かれ，心室に分布する伝導線維の集まり。洞結節で発生して房室結節へ伝わった電気刺激が，次にヒス束へと伝わり，そのあと左右脚からプルキンエ線維へと伝わる。〔→体表ヒス束心電図〕

ヒス束心電図

先端に電極のついた細いカテーテルを心臓内の右房前中隔に挿入し，右心房（A波），ヒス束（H波），右心室（V波）の3つの波を記録する装置。

特に房室ブロックのブロック部位を特定する際に，通常の心電図では特定できないためヒス束心電図の記録が有用である。不整脈の診断やペースメーカー導入の適応を決定する際にも使用される。

非ステロイド性抗炎症剤

ステロイド剤ではない，抗炎症作用，鎮痛作用，解熱作用のある薬剤の総称（**NSAIDs**：non-steroidal anti-inflammatory drugs）。

NSAIDsは，胃腸障害，気管支喘息（アスピリン喘息），肝障害，腎障害，薬への依存症などの副作用はあるが，少量での鎮痛効果，大量投与で抗炎症効果がある薬物として普及してきた。現在イブプロフェンなどは，医師発行の処方せんがなくても薬局などで購入できるようになっている。

ヒステロスコピー

子宮鏡検査のこと（hysteroscopy）。硬性または軟性内視鏡を子宮腔に挿入し，子宮内を観察する。

子宮内膜ポリープ，子宮筋腫，子宮内膜がん，子宮腔内癒着症など子宮内腔の検査・診断目的で施行されるが，治療も同時に行う場合がある。なお，観察前には子宮内腔を拡張させることが必要であり，生理食塩水や炭酸ガスなどで拡張させる。

ヒストグラム

データの分布図の一つで，ばらつきのある多数のデータ全体の分布状況を知るのに用いる。データの存在する範囲を区間に分け，区間の幅を底辺として，その区間に含まれるデータの度数に比例した面積をもつ長方形を並べた棒グラフで作成する。

ひと目でデータの分布状況がわかり，臨床検査でもよく用いられている。

微生物核酸検査

微生物の核酸（細胞の中にある遺伝子で，DNAとRNAがある）をとらえて，微生物の存在を知る方法。

脾臓（ひぞう）

胃の端に接するリンパ性の器官。抗体を作って免疫付与の働きをするリンパ球を産生し，古くなった赤血球を破壊して鉄の再利用を図る。

脾臓から出る脾静脈は，肝臓につながる門脈と接続し，血液中の血色素とその分解物，異物や有害物質の残骸を肝臓に運ぶ。

ビタミン

体内では合成できない，あるいは合成されても十分でない栄養素の一つで，生物の活動に不可欠な有機化合物。大きく分けて水溶性ビタミンと脂溶性ビタミンがある。

生体に必要な量は微量であるが，不足すると様々な欠乏症を引き起こす。またビタミンAとDには過剰症がある。ビタミンA，B_1，B_2，C，D，E，Fなど多くの種類をもつ。

ビタミン剤については，患者の疾患・症状の原因がビタミンの欠乏または代謝異常である場合であり，かつ必要なビタミンの食事による摂取が困難な場合あるいはそれに準ずる場合において，医師がビタミン剤の投与が有効であると判断した場合に限り，保険適用となる。

鼻中隔（びちゅうかく）

鼻腔を左右に分けている隔壁。この基礎をなしているのは前方の鼻中隔軟骨，後上方の篩骨（しこつ）の鉛直板，後ろ下方の鋤骨（じょこつ）。

ピック病

若年性認知症の一つ。**若年性認知症**とは，64～40歳（初老期）および39～18歳（若年期）に発症する認知症疾患の総称。脳の前頭葉と側頭葉の組織が萎縮し，神経細胞に異常な物質（ピック小体）がみられるのが特徴。アルツハイマー病の初期症状が記憶力など知的機能低下であるのに対して，ピック病では人格変化や情緒障害が現れる。ときに万引きなどの逸脱行動もみられるが犯罪の認識がなく，それで初めて発症に気づかれる場合もある。原因は不明で，厚生労働省が実態

調査を進めている。

ビッグ・ファーマ（巨大製薬企業）

アメリカの巨大製薬企業の通称。製薬会社はアメリカで最も収益性が高い業種で，膨大な研究費を注いで新薬を開発し，巨額の利益を得ているとされる。アメリカは先進国で唯一薬価規制のない「自由価格制」で，値段が企業の意のままであり，それがビッグ・ファーマの富の源泉であるとされる。その販売戦略は，「薬を売るために病気がつくられる」とも指摘されている。

必置資格

法令によって，一定の事業を行う場所などに，資格をもつ者を管理監督者として配置することが義務付けられた資格または制度。

医療関係では毒物劇物取扱責任者，看護師等確保推進者などが該当し，介護関係では介護支援専門員などが該当する。

ヒトTS細胞

胎盤幹細胞（TS細胞）は，自己複製能と胎盤の細胞に分化する能力をもつ胎盤由来の特殊な細胞である。

マウスTS細胞の培養法はすでに確立されていたが，2017年，東北大学らの研究チームがヒト胎盤の細胞（トロフォブラスト幹細胞）からのTS細胞の樹立に世界で初めて成功した。胎盤の発生や機能，胎盤異常による疾患の病態解明や治療法開発に有用であるとともに，将来的に生殖医療や再生医療への応用が期待されている。

非特異的IgE

IgEは，喘息や鼻アレルギー，蕁麻疹などのⅠ型アレルギーに係る免疫グロブリンである。アレルゲン（抗原）を試薬とし，血清中の総IgEを定量測定する検査で，抗原に対する特異性を有しないため，非特異的IgEと称する。RIST法（radio immuno sorbent test）等により行われる。

ヒトゲノム

→　ゲノム

ヒト自家移植組織

体の組織・臓器が失われたり，機能不全に陥った場合は，一般に薬物療法や移植等による治療が行われる。移植療法で，自家移植の場合は，移植する組織をどこから必要とする量を採取するかが問題になり，また，同種移植では，ドナー（提供者）が必要であり免疫拒絶反応が起きる。こうした問題を解決するため，患者自身の細胞を培養し移植する"再生医療"が開発されてきた。再生医療においては，本人の細胞（一部）を体外で増やすため，取られた部分にはほとんど障害が残らず，また自分自身の細胞なので，免疫拒絶反応が起きず，同種移植のようにドナーを待つ必要がない。

ヒト絨毛性（じゅうもうせい）ゴナドトロピン

胎盤絨毛細胞から分泌される性腺刺激ホルモン（human chorionic gonadotropin：HCG）。妊娠によって大量に分泌されるため，妊娠状態の確認や，絨毛性疾患，胞状奇胎，子宮外妊娠，流産，早産，胎児死亡などの診断目的で，HCGの検査が行われる。また，ヒト絨毛性ゴナドトロピン-βサブユニット（HCG-β）は，卵巣がんや精巣腫瘍などの腫瘍マーカーとしても利用される。

ヒト心房性ナトリウム利尿ペプチド

主に心房で合成され血液中に分泌されるホルモン（human atrial natriuretic peptide：HANP）。腎臓に働き利尿を促進すると同時に，末梢血管を拡張し血圧降下作用物質としても働く。また，心房以外に心室や中枢神経にも存在する。

浮腫を伴う疾患の診断や重症度判定，心房細動，急性心筋梗塞，腎不全，副腎機能低下症，尿崩症，食塩欠乏，脱水などの検査に有用である。

ヒトパピローマウイルス

ヒトパピローマウイルス（HPV）は，子宮頸癌や尖圭コンジローマ等の発症原因となるとされ，100種類以上の型が確認されている。子宮頸癌から高頻度で検出されるHPV16型や18型等のハイリスク型HPV（31，33，35，39，45，51，52，56，58，59，68型を含めた13種類を指す）に持続感染した場合，疾病発症のリスクが高くなるとされる。

人免疫グロブリン

特定の抗体を多く含んだ血液製剤。B型肝炎の感染予防効果のある「抗HBs人免疫グロブリン」（HBIG），破傷風に対する免疫をつけて予防効果のある「抗破傷風人免疫グロブリン」（TIG），赤血球抗原であるD抗原に対して抗体の濃度が高い「抗D人免疫グロブリン」の3種類の製剤が国内では使用されている。

「抗D人免疫グロブリン」については，Rh（−）の血液型（D抗原のない赤血球）の妊婦がRh（＋）（D抗原のある赤血球）の子どもを出産した際，抗D抗体が妊婦にできるのを予防するのに有効である。

一人医師医療法人

医療法人形態の一つで，2人以下の医師・歯科医師が常勤する診療所を開設する医療法人。1985年の第一次医療法改正で創設された制度。

法人化することによって以下のようなメリットがある。①診療所経営の収支と医師個人の家計収支が明確に区分され，医業経営の合理化・近代化を図ることができる。②所得税に適用される超過累進税率から法人税の2段階比例税率が適用され，税務上有利になる。③後継者対策が容易になる。④医療法人は原則として3人以上の理事を必要とするが，一人医師医療法人では都道府県に申請して承認を受けると，理事が一人でもよいという特例が設けられている。

皮内注射

皮内に薬液を注入する注射法。皮内は血管に乏しく吸収が遅いので薬効が長く持続することから，ツベルクリン反応やワクチン注射などで用いられる。

注射部位は前腕内側や上腕外側を選び，皮膚を十分伸展させ，針を表皮と真皮の間に入れるように刺す。注入後はマッサージせず自然吸収させる。

皮内テスト

特定の抗原を皮内注射して皮膚の反応を調べる検査。その抗原に対して免疫が成立している場合，抗原に対する抗体が産生され，皮膚に反応が認められる。

アレルギー性疾患の原因や感染症の原因菌などの検索および臨床診断に応用する。結核菌感染の有無を調べるツベルクリン反応などが代表的なものである。

皮内反応検査

アレルギーの治療を行うためには，アレルギー症状を起こすアレルゲンが何かを特定する必要がある。アレルゲンを特定する方法の一つとして皮内反応検査があり，次の3種類となる。①スクラッチテスト（皮膚に浅い傷を作り，アレルゲンスクラッチエキスを滴下し，15〜30分後の皮膚反応をみる），②皮内テスト（アレルゲンエキスを少量皮内に注入して，15〜30分後の皮膚反応をみる。スクラッチテストより敏感性が高い），③パッチテスト（皮膚貼付試験ともいう。布に

パッチテスト用試薬を滴下または塗布して皮膚に貼付し，24時間または48時間後に皮膚の反応をみる。接触性皮膚炎のアレルゲンの確定のために行われる）。

泌尿器
尿の分泌，排出に関係する器官。腎臓，腎盂，尿管，膀胱，尿道など。

被爆者医療
第二次大戦末期に広島，長崎で原子爆弾に被爆した人々に対する医療。1957年に制定された原子爆弾被爆者の医療等に関する法律に基づき，被爆者健康手帳を交付し，健康診断や原爆症の認定医療（全額国費負担）などを実施している。

被爆者援護法
→　原子爆弾被爆者の医療等に関する法律

被爆者健康手帳
被爆時に一定の地域にいた者，原爆投下後2週間以内に入市した者，被爆者の救護等を行った者およびそれらの者の胎児について交付される手帳。被爆者健康手帳の交付を受ければ，被爆者であることが証明され，医療費が無料となるほか，健康診断を受診することができるなど，各種施策の対象となる。保持者は2018年3月末時点で約15.5万人。

皮膚
体の表面を覆う組織であり，表皮，真皮，皮下組織から構成される。表皮の厚さは約0.2mmで，下にはそれを裏打ちする真皮が連なり，さらにその下には汗腺，脂腺，毛根と毛包，血管・リンパ管・末梢神経など皮膚に付属する皮下組織がある。
身体の内部を保護するという最も重要な働きのほか，分泌，排泄，体温調節，栄養貯蔵，種々の感覚受容，呼吸などの機能がある。

皮膚炎
皮膚に起きる炎症の総称であり，湿疹とほぼ同義とされる。接触性皮膚炎（かぶれ），アトピー性皮膚炎，脂漏性皮膚炎などがある。
通常は痒みを伴い，紅斑，丘疹，小水疱，膿疱，苔癬化といった経過をたどるが，それぞれの症状の段階が入り交じったり，途中の段階でかさぶたや角質層のはがれを示して治癒するという場合もある。

皮膚科光線療法
光源ランプを用いて発疹に直接紫外線を当て，過剰な免疫反応を抑える治療方法。
紫外線には波長によって種類があるが，効果が認められるのは，中波長紫外線（UVB）と長波長紫外線（UVA）である。

皮膚筋炎
横紋筋が冒される特発性の炎症性筋疾患で，自己免疫疾患の一種。膠原病の一つとして分類されている。皮膚症状のあるものを皮膚筋炎（DM）と呼び，皮膚症状のないものを多発性筋炎（PM）と呼ぶ。指定難病の一つ。

皮膚欠損用創傷被覆材
真皮以上の深度を有する皮膚欠損部位に対して創傷治癒の促進，創傷面保護および疼痛軽減を目的として使用する医療材料。①真皮に至る創傷用，②皮下組織に至る創傷用，③皮下組織に至る創傷用，④筋・骨に至る創傷用の4種類に分類される。

皮膚バンク
広範囲熱傷患者の自家皮膚が再生するまでの間，ドナーから提供された同種皮膚を一時的に患者に移植する治療法をスキンバンク治療法という。熱傷後にタイミングよく移植できなければ命を落とすことにつなが

るため，必要なときに移植できるよう，皮膚バンクに皮膚を凍結保存しておく。
2006年に地域のスキンバンクが統合し，2009年には一般社団法人日本スキンバンクネットワークとして改組。全国80病院が加盟する。

被扶養者（ひふようしゃ）
被保険者が主に扶養する者。その範囲は，①直系尊属，配偶者，子，孫，弟妹，②被保険者の三親等内で同一世帯に属する者等が，健康保険法で規定されている。また，被扶養者に収入がある場合についても，その金額などに認定基準が設けられている。
健康保険の対象となるが，保険事故による保険給付の受給権は被保険者にあるため，被保険者の家族療養費として給付される。なお，国民健康保険においては，被保険者は世帯主・世帯員となり，被扶養者の区分はない。

ヒブワクチン
主に乳幼児の細菌性髄膜炎を予防するためのワクチン。ヒブとは，ヘモフィルス−インフルエンザ菌b型（Haemophilus influenzae type b）の略称（Hib）であり，かつてはインフルエンザの病原体と間違われたことから，このような名称が付けられたが，インフルエンザウイルスとは別の細菌である。
髄膜炎は脳や脊髄を包んでいる髄膜に細菌やウイルスが感染して起こる病気で，発症すると死亡する場合もあるほか，知的障害や聴力障害など重症化することが多い。最近では抗生物質が効かない耐性菌も増加し，小児細菌性髄膜炎の半分以上がヒブ菌の感染によるものと考えられている。
日本では，2008年12月に初めてヒブワクチン（商品名：アクトヒブ）の販売が開始され，任意接種ではあるが日本国内でもヒブワクチンの予防接種が可能となった。生後2カ月から5歳未満までの乳幼児が対象であり，標準的な接種スケジュールは初回接種時の月齢または年齢によって3通りが定められている。
2011年，ヒブワクチン，小児用肺炎球菌ワクチンを含む同時接種後の死亡報告が相次いだため，接種が一時見合わせられた。
2013年，予防接種法改正により，4月から任意接種から定期接種となった。

皮弁（作成）術
移植片（皮弁）の一部を離断しないことにより，血行を保持することができ，血行不良の移植床でも，移植生着させることができる。

ヒポクラテスの誓い
ヒポクラテスによる，医師としての宣誓文。師への尊敬，後進への教育，患者に対する最善の医療，安楽死や中絶の拒否，専門性の尊重，医療の平等，守秘義務などを謳っており，現在でも医師の道徳的規範とすべき内容をもっている。
ヒポクラテス（B.C. 460〜377？）は古代ギリシャの医師で，現代西洋医学の祖とも言われる。

被保険者
医療保険の保険者に保険料を支払って医療保険に加入し，病気やけがなどの保険事故があったとき保険によって必要な給付を受けることができる人を被保険者と呼ぶ。

被保険者資格証明書
国民健康保険や後期高齢者医療制度において，保険料滞納世帯に対し保険証の返還を求め，保険証の代わりに交付するもの。これにより受診した場合，患者は医療費の全額を医療機関で支払うことになるが，保険

は行

ひに―ひほ

料を納入すれば，後日保険者から医療費が現金給付される。

非ホジキンリンパ腫

ホジキン病以外の悪性リンパ腫（リンパ系組織から発生する血液の癌）。日本では悪性リンパ腫のほとんどが非ホジキンリンパ腫である。その細胞由来により，Tリンパ腫，Bリンパ腫，NK（ナチュラルキラー）リンパ腫などに分類される。低悪性度リンパ腫，中悪性度リンパ腫，高悪性度リンパ腫の3つに大別されているが，細分化すると40種類近くに分けられる。

飛沫感染（ひまつかんせん）

咳やくしゃみなどで飛散した飛沫粒子（しぶき）に含まれる病原微生物を吸い込むことで感染する感染様式。インフルエンザ，流行性耳下腺炎（おたふくかぜ），風疹などが飛沫感染による。また，食中毒を引き起こすノロウイルスの場合，糞便経口感染のほかに嘔吐物が飛沫化して感染することもある。

飛沫粒子は半径1m以内に落下し，長く浮遊することはないので，感染はその範囲に限られるが，飛沫核が遠くまで漂って感染するものを空気感染と呼ぶ。

空気感染は，鼻，口，気管，肺からの分泌物が咳やくしゃみなどで飛び散って水分が蒸発し，軽い微粒子となって浮遊し，それを肺に吸い込むことによって感染する感染様式。そのため病棟の同じフロアでも感染する危険性がある。

肥満症

肥満に何らかの健康障害を合併した状態のこと。

肥満とは本来，体脂肪が増加した状態を指すが，便宜的に体重増加と同義に考えられる。摂取カロリーが消費カロリーを超える際，その差が中性脂肪として脂肪細胞に貯蔵される結果，体脂肪が増加し体重も増える。標準体重や肥満指数〔カウプ指数（BMI），ローレル指数など〕でも簡易的に判定できる。

疾患を伴わない過食と運動不足に基づく単純性肥満においても，糖尿病，動脈硬化，肝・胆道疾患などの合併率が高くなる。

びまん性

病変がはっきりと限定できずに，全身や臓器全体など広範囲に広がっている状態のこと。

日めくりパス

1日ごとの経過記録機能を備えるクリティカルパス。医師・看護師・コメディカルの経過記録が一つに収まるため，患者情報が共有できる，職種による重複記載がなくなる等のメリットがある。

180日超入院

保険外併用療養費の選定療養の一つ。同一疾病で一般病棟入院基本料等を算定する病床への通算入院日数が180日を超える場合，入院基本料等が減額され，保険外併用療養費が適用されて差額徴収の対象となる。ただし，厚生労働大臣が定めた医療必要度が高い特定の状態等にある患者を除く。

なお，保険医療機関は入院費の一部を徴収する場合，年に1回地方厚生（支）局長の許可を得なければならない。

日雇特例被保険者

「日々雇用される者で1カ月未満の者」「2カ月以内の期間を定めて使用される者」「季節的業務（4カ月以内）に使用される者」「臨時的事業の事業所（6カ月以内）に使用される者」の条件に該当する者。日雇特例被保険者の保険者は全国健康保険協会となる。法別番号は「03」と「04」の2つがあり，「03」は一般療養の被保険者を指し，「04」は特別療養費の患者を指す。一般療養の適用を受けるには2カ月で26日以上の保険料の納付が必要である。この保険料の納付期間を満たすまでは，日雇労働者が保険者に申請することにより，「特別療養費」の対象として保険診療を受けることができる。

ヒヤリ・ハット報告

医療現場で事故には至らなかったが「ヒヤリ」とした事例や「ハッ」とした事例を報告すること。そのような事例を多く集め，分析した結果を公表することで，事故の未然防止に役立ててもらうことを目的とする。

ヒュー・ジョーンズの分類

慢性呼吸不全など呼吸器疾患の運動機能と呼吸困難からみた重症度（Ⅰ～Ⅴ段階）の評価基準で，Fletcher-Hugh-Jones分類とも呼ばれる。

Ⅰ　同年齢の健康者と同様の労作ができ，歩行，階段昇降も健康者並みにできる。

Ⅱ　同年齢の健康者と同様に歩行できるが，坂道・階段は健康者並みにはできない。

Ⅲ　平地でも健康者並みに歩けないが，自分のペースなら1マイル（1.6km）以上歩ける。

Ⅳ　休み休みでなければ50m以上歩けない。

Ⅴ　会話・着替えにも息切れがする。息切れのため外出できない。

因みに心不全による呼吸困難に対してはニーファ（NYHA）分類が使われる。

ヒューマンエラー

人に起因する事故。事故の原因の多くは，注意不足や確認もれなど人為的なものとされる。リスクマネジメントにおいては，人はミスを犯すものだということを前提に，事故防止のシステム化，業務のマニュアル化，労働環境の改善などを図る必要がある。

病衣貸与

入院時に病院が患者に病衣を貸与すること。なお，1998年の診療報酬改定により，病衣貸与加算は廃止された。

美容医療

様々な医療技術を用いて人間の容姿をより良い状態にする医療分野のこと。保険適用外のため自費診療となる。美容医療には二重瞼，隆鼻，脂肪吸引，豊胸などの美容整形（形成外科分野），レーザー脱毛，しみ治療，ピーリング，ヒアルロン酸注入などの美容皮膚（皮膚科分野），デトックス，痩身治療，各種点滴療法や処方薬などの美容内科（内科分野）などがある。

病院

医師または歯科医師が公衆または特定多数人のため医業または歯科医業を行う場所であって，20人以上の患者を入院させるための施設をもつもの。

病院会計準則

病院を単位として，財務諸表を作成するために定められた基準。目的は2つある。①開設主体の異なる病院間で，その財政状態や運営状況を体系的，統一的に捉えること（施設会計），②自院の経営実態を把握し，改善向上に役立てるため，有用な会計情報を提供すること（管理会計）。総則，真実性，正規の簿記などを規定した一般原則，貸借対照表原則，損益計算書原則，キャッシュ・フロー計算原則，附属明細表原則などから構成され，基本的に企業会計に準じている。

上述した準則の目的①について，現実には開設主体は医療法人だけでなく，公益法人，国立大学法人等各種あり，それぞれ法律等で会計基準が定められているため，会計情報を相互に比較することは難しい。そこ

で，厚生労働省は「**病院会計準則適用ガイドライン**」を策定し，準則の具体的な適用の仕方を示している。

また，病院という施設単位の財務諸表作成であるため，医療法人などの開設主体が複数の施設を開設・運営している場合，法人全体の経営状態は不明である。そのため，医療法人全体の財政状態と運営状況を明らかにする**医療法人会計基準**の制定が検討されている。

病院管理

病院という組織に適した管理手法によって，近代的な病院経営を行うこと。倫理と目的，それに沿った組織作りと職務規定などをベースに，財務管理，施設管理，人事管理，物品管理，情報管理，広報活動や職員教育などを実施することで，安定した病院経営を行い，医療サービスの質の向上を目指す。

病院機能評価

地域において医療施設が果たしている機能について，第三者機関が客観的に評価すること。日本では，日本医療機能評価機構が1997年から評価事業を実施している。

審査は書面審査と訪問審査で構成される。まず，病院が事前に提出する調査票によって書面審査を行い，その分析をもとに複数のサーベイヤー（評価調査者）による訪問審査を実施し，審査結果報告書案を評価機構に提出する。評価機構は報告書をもとに最終審査を行い，医療の質が一定の水準以上を満たしていると判断した病院に対して，認定証を交付する。

2013年4月からは，第三世代（3rdG：Ver. 1.0）の運用を開始。第三世代においては評価項目だけでなく評価手法を含めた抜本的な改定が実施されており，その主な特徴は，①病院の特性に応じた機能種別の選択，②評価内容の重点化，③プロセス重視の審査，④継続的な質改善活動の支援——など。

病院群輪番制病院

救急医療制度において，休日・夜間の重症救急患者の受入れを輪番で担当する二次救急医療機関の一つ。二次医療圏ごとに整備され，参加した病院には市町村から補助金が交付される。

病院経営管理指標

個々の医療機関の経営改善努力に有益な情報を提供すること等を目的として，厚生労働省が実施する調査研究。病院の経営安定化・効率化に資するため，病院会計準則に基づく他院と自院の客観的データを収集し比較検討する分析手法に基づく。

資料作成に必要なデータは，各会計年度における損益状況（損益計算書）や財務状況（貸借対照表），および収益性，安全性，機能性等を図るためのデータが使用される。

病院事業管理者

知事や市長がもつ公的病院に対する諸権限を委譲された経営責任者。公的病院の場合，地方公営企業法の財務規定等が適用されるが，「組織」，「職員の身分取扱い」に関する規定を条例によって適用（全部適用）することで，病院事業管理者を置くことができる。事業経営・運営の権限と責任を明確にし，効率的な経営を行うのが狙い。

同管理者は，①内部組織の設置，②職員の任免・給与等の身分取扱い，③予算の原案の作成，④資産の取得・管理・処分——などの業務を行う。2017年度現在，219団体360病院がこの経営形態を採っている（全国病院事業管理者協議会調べ）。

病院情報システム

病院業務をコンピュータとネットワークによって構築したシステム。

初期段階では医事会計などの窓口業務で採り入れられ，その後各種の業務や部署に拡張されてきた。現在では，情報通信技術の高度化・低廉化に伴い，レセプト電算処理システム，オーダリングシステム，電子カルテシステム，医用画像管理システム，物流管理システムなどの導入が進み，院内LANによるそれらシステムの統合・一元化が図られている。さらに，地域連携や遠隔医療の進展に伴って，外部医療機関とのネットワークへ拡張していくと考えられている。

病院船

戦争や飢餓，災害の現場において，傷病者に医療の提供を行う船舶のこと。多くの国々が病院船を所有しているが，日本は2019年現在，1隻も所有していない。近代戦時国際法のもとでは，病院船は一定の標識を行い医療以外の軍事活動は行わない等の要件を満たせば，いかなる軍事攻撃からも保護される。

東日本大震災を受けて発足した，民主・自民・公明3党の議員でつくる「病院船建造推進，超党派議員連盟」は2011年5月，最先端の医療設備・機器を備えた病院船の建造，海上からの医療支援体制の整備の必要性を訴え，病院船建造に関する調査費を2011年度2次補正予算案に計上するよう求める要請書を政府に提出した。

病院総合医

日本病院会が独自に育成・認証する「総合的な診療を行える能力をもつ医師」のことで，新専門医資格の「総合診療専門医」とは異なるもの。

「病院総合医」は，卒後6年以上の医師を対象とし，チーム医療の実施や地域医療全般に対応する能力をもち，病院での即戦力となることが想定されている。日病の会員病院が「病院総合医育成プログラム基準」に則って「育成（研修）プログラム」を作成し，自院の医師を対象に研修を行い，これを日病が認証する。研修期間は2年だが，「総合診療専門医」としての実績がある場合は短縮可能。

病院報告

医療法に基づき厚生労働省が実施する医療統計の一つ。全国の病院，療養型病床群をもつ診療所を対象に，患者の利用状況や医療従事者の勤務状況を把握し，医療行政の基礎資料を得ることを目的としている。

病院・診療所の管理者は保健所に毎月患者票を提出し，年に1回従事者票（病院のみ）を提出する。患者票には在院患者，新入院患者，退院患者，外来患者などの数を，従業者票には医師・歯科医師・薬剤師・看護師などの数を記載する。なお，これと並行して医療施設調査が実施される。

病院ボランティア

健康な市民が医療施設において行う自発的で無報酬の奉仕活動。職員だけでは十分に対応できないサービスを担っている。

外来では受付・施設案内，車椅子の介助，子どもの世話などを行い，病棟では身の回りの世話，話し相手，買い物，図書の移動貸出し，読み聞かせ，食事介助などを行う。そのほか，病院行事の手伝いや衛生材料作りなどの活動もある。その活動内容の検討やボランティアの手配など，コーディネーターが病院とボランティアとの間の調整を行うことが多い。

病院前救護体制

救急患者に対して初期治療を行いながら，救急医療機関に搬送するまでの救急医療（プレホスピタルケ

ア）体制。医師のメディカルコントロールの確立，救急搬送先の確保，救急救命士の業務内容の充実と教育・養成，心肺蘇生法の啓発・普及，ドクターヘリの導入などが課題となっている。

評価療養

保険外併用療養費には評価療養と選定療養がある。評価療養とは，適正な医療を効率的に提供する観点から保険給付の対象とすべきか否かについて評価を行うことが必要な療養。

先進医療，医薬品の治験に係る診療，医療機器の治験に係る診療，薬価基準収載前の承認医薬品の投与，保険適用前の承認医療機器の使用，薬価基準に収載されている医薬品の適応外使用などがある。

標欠医療機関

医師・看護師等の配置数について，医療法が定めた標準人員数を満たさない医療機関。定期的に行われる立入検査で指導監査の対象となるほか，診療報酬算定において減算となる。

病児保育

病気の子どもに対して，身体的・精神的・教育的等の発達ニーズを満たすために，専門家集団（保育士，看護師，栄養士等）によって保育や看護等の世話をすること。国の施策としては，1994年から開始された「乳幼児健康支援一時預かり事業」として実施されている。

病児保育施設は，医療施設併設型，乳児院併設型，保育所併設型，単独型，センター型，訪問型に分かれる。また，近年では，病児保育・病後児保育を行うNPO法人もある。

被用者保険

医療保険の一分野で，被保険者が職場を同じくする職域保険。全国健康保険協会管掌健康保険，組合管掌健康保険，船員保険，国家公務員共済組合，地方公務員等共済組合，私立学校教職員組合の6つがある。

標準病名マスター

財団法人医療情報システム開発センター（MEDIS-DC）が，厚労省からの委託を受けて開発した「ICD10対応標準病名マスター」のこと。電子カルテで使用することを目的に作られたもので，「標準的な病名」とその「コード」などで構成されている。

標準負担額

入院時に食事療養または生活療養の給付を受けたときに患者が負担する金額。保険医療機関には入院時食事療養費から標準負担額を差し引いた額が支払われる。低所得者に対しては，負担額減額認定証によって減額措置が採られる。

病床回転率

病院の入院機能を計る指標の一つで，1病床が年間何人の患者に使用されたかを示す。暦日数を平均在院日数で割って算出する。

病床稼働率

病床利用率。病院の入院機能を計る指標の一つで，1日平均，病床がどの程度利用されているかを示す。1日平均入院患者数を病床数で割って算出する。

病床機能報告制度

医療機関が担っている現在の病床機能と今後の方向性（病棟単位）を都道府県に報告する制度。2014年度から導入された。2025年の医療体制改革実現に向けて，一般病棟・療養病棟の病床機能の情報収集を行うためのデータベースとなるもので，都道府県は情報を活用し，医療計画のなかで，その地域にふさわしい「地域医療ビジョン」を策定する。「地域医療ビジョ

ン」では，2次医療圏ごとに必要な病床数を機能別に明確にし，機能分化や連携を進めるための施設や設備が打ち出される。

医療機能は，「高度急性期」「急性期」「回復期」「慢性期」の4区分。医療機関は，このなかから，「現状」の病床区分と「今後の方向」（6年後）の病床区分を報告する。4区分の内容は以下のとおり。

・高度急性期：急性期の患者に対し，状態の早期安定化に向けて，診療密度が特に高い医療を提供する機能
・急性期：急性期の患者に対し，状態の早期安定化に向けて，医療を提供する機能
・回復期：急性期を経過した患者への在宅復帰に向けた医療やリハビリテーションを提供する機能。特に，急性期を経過した脳血管疾患や大腿骨頸部骨折等の患者に対し，ADLの向上や在宅復帰を目的としたリハビリテーションを集中的に提供する機能（回復期リハビリテーション機能）
・慢性期：長期にわたり療養が必要な患者を入院させる機能。長期にわたり療養が必要な重度の障害者（重度の意識障害者を含む），筋ジストロフィー患者又は難病患者等を入院させる機能

病状照会

医療機関に対する患者の病状についての問合せ。生命保険会社（民間）や警察（捜査目的）からの問合せには，患者の同意を得たうえで対応する。裁判所からの診療録提出の依頼（文書送付嘱託）は法令に基づくため，患者の同意なく回答できる。

病床転換

保険医療機関が施設基準として承認された病床区分（一般・療養・精神・結核・感染症）を転換すること。高齢者医療に対応して一般病床から療養病床へ，あるいは療養病床再編成による療養病床から介護老人保健施設へ，といった転換がみられる。

病診連携

病院と診療所が連携して患者の診療に当たる地域連携の形態の一つ。

一般的には，かかりつけ医がより専門的な検査や治療が必要と判断したときに，先進的な設備が整い専門医のいる病院に患者を紹介する。一方，病院は急性期の治療を終え，なお継続的な治療が必要な患者を診療所に紹介（逆紹介）する。そのような機能分担によって，地域医療の充実が図られる。

ひょう疽

指趾先端の化膿性炎症。この部位は皮膚が厚く皮下組織が疎で，膿を形成しても自潰しにくく，炎症が腱や骨に沿って広がり，骨髄炎・関節炎・腱鞘炎等に波及しやすい。

病態栄養専門師，病態栄養専門医

臨床における栄養状態の評価，栄養補給，栄養教育などの栄養管理能力をもつ管理栄養士および医師に対して，日本病態栄養学会が認定する資格。病態栄養専門師は2003年から，病態栄養専門医は2008年から実施されている。

生活習慣病や血管病などの疾病動向に応じた病態栄養の理解と研究，臨床栄養学に基づいて，医療チームに参画し患者の栄養指導・栄養管理を行う。生活習慣改善の取組みに病態栄養専門士や病態栄養専門医が関わることで，費用対効果に優れた治療も期待されている。

費用対効果評価専門部会

診療報酬改定での費用対効果評価の試行的導入に向

け，2012年5月に中央社会保険医療保険協議会（中医協）に設置された専門部会。

費用対効果の評価とは，既存の医療技術・医薬品・材料等と比較して，新規の技術等によりどれだけ治療効果が高まるのかを検証し，その費用対効果を勘案して診療報酬を決めていこうというもの。

病棟クラーク

病棟の看護ステーション等に常駐し，病棟の事務処理，入退院の事務手続き，医師や看護師の申し送りの伝達，医療機関内の各部門との連絡などを行う事務職。医師，看護師，コメディカル，患者などとのコミュニケーションを図り，各種の医療行為が円滑に行われるようにするための役割も担っている。〔→医療秘書〕

病棟配膳

病院給食において，各病棟に配膳室をもち，看護職員と責任者を配置して，盛付け・配膳を行う方式。〔→中央配膳〕

病棟薬剤師

チーム医療の推進により，病棟における薬剤師の果たすべき役割が大きいことから，病棟に専任配属された薬剤師のこと。

病棟薬剤師が入院中の患者に対する薬物療法における有効性の担保，安全性の確保等薬物全般に責任をもって業務を行うことの評価として，2012年度診療報酬改定において，病棟薬剤業務実施加算が新設された。算定するためには，薬剤管理指導業務に要する時間以外に各病棟で週20時間以上の病棟薬剤業務を行う必要がある。

病病連携

病院同士が連携して患者の診療に当たる地域連携の形態の一つ。自院にない診療科をもつ病院や療養型・リハビリ病院，特定機能病院などと連携を図り，それぞれの機能特性を活かした地域医療を目指すもの。

標榜科目

医療法に基づき，医療機関が広告等に表示できる診療科目。

医業では内科，心療内科，精神科，神経科（神経内科），呼吸器科，消化器科（胃腸科），循環器科，アレルギー科，リウマチ科，小児科，外科，整形外科，形成外科，美容外科，脳神経外科，呼吸器外科，心臓血管外科，小児外科，皮膚泌尿器科（皮膚科，泌尿器科），性病科，こう門科，産婦人科（産科，婦人科），眼科，耳鼻咽喉科，気管食道科，リハビリテーション科，放射線科の27科，歯科医業では歯科，矯正歯科，小児歯科，歯科口腔外科の4科が政令で定められている。また，それ以外に医師，歯科医師が厚生労働大臣の許可を得て広告ができる標榜科として麻酔科が医療法施行規則で定められている。

2008年4月1日から「患者等への医療に関する情報提供の推進」に関する取組みとして，適切な医療機関の選択と受診を支援する観点から，広告可能な事項について大幅な規制緩和が行われ，従来からある内科や外科等基本となる20診療科名に厚生労働省令で定める①身体や臓器の名称，②患者の年齢，性別等の特性，③診療方法の名称，④患者の症状，疾患の名称――と組み合わせた診療科名も広告することが可能となった。例えば，胃腸内科，老年内科，女性内科，乳腺外科，疼痛緩和内科，児童精神科等である。なお，法令上根拠のない名称，組合せ診療科名で診療内容が明瞭でないもの，医学的知見・社会通念に照らして不適切な組合せ（例えば化学療法科，性感染症科，インプラント科等）は表示できない。

一方，神経科，呼吸器科，消化器科，循環器科，皮膚泌尿器科（皮膚科，泌尿器科は単独であれば可能），性病科，こう門科，気管食道科，胃腸科については，従来は可能であったが新たな標榜はできなくなった。ただし2008年4月1日以前から標榜している場合には，看板の書き換え等，広告の変更を行わない限り引き続き広告することが認められている。〔→診療科〕

「病名くん」

病名検索ソフトウェアの一つで，標準病名マスター・傷病名マスターの病名・修飾語検索の機能などをもつ。「標準病名マスター作業班」によるフリーソフト。

表面麻酔

局所麻酔剤を粘膜の表面に作用させて神経末端側を麻痺させる方法。眼球で用いられる滴下法，鼻咽腔や喉頭に霧状にして吹きつける噴霧法，粘膜面に塗る塗布法，気管内に注入する注入法などがある。

麻酔剤にはリドカイン，メピバカイン，テトラカインなどが用いられる。表面麻酔は高濃度を必要とし，粘膜面からの吸収が速やかであるため，中毒の発生に注意する必要がある。

病理解剖

病気による死亡後，診断の妥当性や治療効果，死因の解明などを目的に行う系統的な解剖。病理解剖は遺族の承諾を得て，死体解剖保存法に従って行わなければならない。

病理学的検査（病理診断）

疾患の診断や原因を究明するため，臓器，組織，細胞などを対象に行う検査で，病理組織検査と細胞診検査に大別される。

病理組織検査は，採取した組織の形態的変化を顕微鏡で観察し，病変の状態を診断するもの。疾患の有無，炎症の原因，腫瘍の性質などを調べ，治療方針決定のための情報を提供する。

細胞診検査は，検体の細胞の形態的変化を観察し，細胞数や種類，前がん細胞・悪性細胞の有無，炎症の程度などを細胞学的に診断するもの。主に，悪性病変のスクリーニングや術後経過観察などに用いられる。

なお，診療報酬点数表上では2008年度改定によって「検査」の部から独立し，「病理診断」となった。

病理組織顕微鏡検査（病理組織標本作製）

手術や生検で人体から採取した組織を顕微鏡で検査すること。特に腫瘍の良性と悪性の判別，原発巣および転移巣の確認，抗がん剤や放射線療法の効果の有無などを診断する。

病理組織迅速顕微鏡検査（術中迅速病理組織標本作製）

外科的生検，または手術中に切除した組織を病理医がすばやく診断を下す顕微鏡検査。腫瘍の悪性度はどうか，切除した腫瘍の断端に浸潤があるか，リンパ節への転移があるか，周辺組織のどこまで広がっているか，などを明らかにする。執刀医はこの診断結果を受けて，手術の継続や術式の変更，終了を決める。

病歴管理システム

病歴検索システム。患者の基本情報，病名，治療，処置などの病歴情報をデータベース化して管理するシステム。必要な項目による検索，患者の年齢分布や地域分布等の統計処理などが容易にできる。近年では，電子カルテシステムとして，さらに機能が拡充されている。

日和見菌 (ひよりみきん)

腸内に存在する細菌群の一種。およそ100種類ある

とされる細菌のうち，約４割が善玉菌（乳酸菌等），３割が悪玉菌（ブドウ球菌等），残りの３割が日和見菌で善玉菌と悪玉菌双方の性格を併せもち，日和見的な活動をする。腸内バランスが崩れ，悪玉菌が優勢になると悪玉菌に加勢することで，腸内の腐敗が進行する，アンモニア・硫化水素等の有害物質が発生する，発がん物質の産生量が増える，下痢や便秘になりやすくなる，免疫力が低下する──などの状態を引き起こす。

びらん

びらん（糜爛）とは，一般的に「潰瘍」より軽度の状態を示し，上皮組織が損傷していても，その下層部の組織は損傷していないもの。例えば，皮膚のびらんは水疱，膿疱が破れた状態であり，消化管のびらんは粘膜組織が欠損している状態である。

ビリルビン

胆汁色素。ヘモグロビンが細網内皮系（異物摂取の力が強い細胞群）の細胞によって分解されて生じる化合物。腸内に排出されたビリルビンはウロビリノゲン，ウロビリンと変化して，ウロビリノゲンは一部肝臓に再吸収されて再び胆汁中に排出される。

ビリルビンが増加すると**黄疸**を生じる。

鼻涙管（びるいかん）ブジー法

涙（涙液）の排出経路を「涙道」と呼ぶが，涙道の一部分を成す鼻涙管が閉塞または狭窄したことで涙液の通過障害が起きた場合に，涙点からブジーと呼ばれる金属製の棒を挿入して鼻涙管を拡張させる処置方法のこと。

疲労骨折

繰り返し加わる外力による疲労のために生じる骨折をいう。疼痛が出現した時点でのエックス線では骨膜反応しかみられず，数週間後に亀裂骨折線が認められるということが多い。全身に出現するが下肢に多く，代表的なものとして，ランニング骨折，跳躍骨折などがある。ほとんどは局所の安静のみで治癒するが，跳躍骨折は癒合が遅れやすく，完全骨折に移行する場合もある。

貧血

末梢血液の単位容積中の赤血球数，血色素量，ヘマトクリット値などが正常値以下に減少した状態。皮膚・粘膜の蒼白，体温の低下，倦怠感，眩暈（めまい），頭痛などの症状が現れる。

鉄欠乏性貧血，悪性貧血，骨髄線維症，再生不良性貧血，溶血性貧血，脾機能亢進症，出血などによって引き起こされる。治療は，これらの原因の除去，補充などによる。

頻脈（ひんみゃく）

脈拍数が毎分100以上になること。心臓の洞結節の刺激形成の頻度が増えたために起こる洞頻脈，異所性自動能の突然の亢進によって発作的・瞬間的に頻拍が起こる発作性頻脈，心房細動あるいは心房粗動に伴う頻脈などに分類できる。

自覚症状がないことも多いが，動悸，眩暈，不安感，前胸部不快感などがあり，重症ではうっ血性心不全やアダムス・ストークス症候群（心拍動が起こらず脳の血流が停止して発作的に起こる意識障害）を引き起こすこともある。

治療は，頻脈を引き起こした基礎疾患および頻脈の種類や重症度に基づき選択される。

ふ

ファイバースコープ

柔軟な細いグラスファイバー（ガラス繊維）からできた内視鏡装置の総称。これを用いた検査や処置行為などを意味する場合は，ファイバースコピーと呼ぶ。

ファブリー病

先天性のスフィンゴ糖脂質代謝異常症。伴性劣性遺伝形式をとる疾患で，細胞のライソゾームに存在する酵素（α-ガラクトシダーゼ）の活性が欠損・低下することにより，皮膚，心血管系，腎などにPAS陽性物質（セラミドトリヘキソシド）が蓄積する。ライソゾーム病に属する指定難病の一つ。

ファミリーハウス

長期入院する子どもに親が付き添えるよう，医療施設の近くに設けられた宿泊施設。欧米で普及していたが，安価で利用でき利用希望者が多いことから，社会貢献の一環として開設に乗り出した企業もある。

ファロー四徴症

心室中隔欠損・肺動脈狭窄・大動脈騎乗・右室肥大の４つの異常を併せもつ先天性心疾患。血液中の酸素量が通常の人より少なくなるためチアノーゼ（全身が紫色になる状態）となる。

予後は肺動脈狭窄の重症度によって左右されるが，成人まで生存することも稀ではない。治療は，根治手術またはブラロック－タウシック手術（肺血流量を増加させて低酸素症を改善することを目的として行う姑息手術）を行う。

フィジカルフィットネス

運動プログラムによって体調，体型を整え，健康な体を作ること。体力を付けるジョギングやエアロビクス，肥満防止のダイエットなど。

部位不明・詳細不明コード

傷病名の確定に至らない事例や，必要な検査を実施しても明確な結果が得られない事例がある。また，保険診療の範囲では確実な傷病名の確定に至るとは限らず分類の選択が不可能な場合もあることから，ICDにおいて「詳細不明・部位不明」分類（.9）が設定されている。機能評価係数Ⅱの保険診療指数においては，未コード化傷病名の割合が10％以上の場合，0.05点減算される。

フィブリノゲン

線維素原。トロンビンとともに血液凝固機構の中心的働きをする血液凝固第Ⅰ因子。可溶性であるが，トロンビンの作用により不溶性のフィブリン（線維素）として析出し，血液凝固が起こる。

先天的疾患として，無および低フィブリノゲン血症，異常フィブリノゲン血症の一部が知られている。後天的に減少する疾患としては，高度肝障害によるフィブリノゲンの生成障害がある。また，消費の亢進による減少には，DIC，血栓症，大量出血がある。血栓症治療に用いられる蛇毒製剤投与によっても，フィブリノゲンが減少することがある。

フィブリンモノマー

凝固過程で生じる物質の一つで，フィブリノゲンがトロンビンによって分解されて生じる。フィブリンモノマーが互いに重合して，フィブリンポリマーとなり凝固が完了する。一方で，一部がフィブリノゲン，FDPなどの血漿蛋白と結合し，可溶性フィブリンモ

ノマー複合体を形成する。

DIC，血栓症などの凝固亢進状態，糖尿病合併症（網膜症，腎症の一部），膠原病などの診断に有用である。

風疹（ふうしん）

RNAウイルスである風疹ウイルスが原因の急性発疹感染症。ヒトからヒトへ飛沫感染する。一般に日本では「三日はしか」とも言われ，通常は軽症だが，まれに血小板減少性紫斑病や脳炎を合併することがある。

フェーズ1〜6

世界保健機関（WHO）が定める新型インフルエンザの警戒レベル。6段階に分類され，フェーズ1：人に感染する動物のインフルエンザは未確認，フェーズ2：動物のインフルエンザの人への感染の確認，フェーズ3：ウイルスが少人数に感染，人から人への感染は未確認，フェーズ4：集団レベルの流行を引き起こすウイルスの人から人への感染を確認，フェーズ5：世界6地域のうち，1地域の複数国で継続して流行，フェーズ6：6地域のうち2地域以上で流行が続く（パンデミック）——等と定義されている。

WHOは2009年6月12日，メキシコ新型インフルエンザについてフェーズ6を宣言した。

フェーズ1センター

国立がん研究センター内の早期臨床試験拠点のこと。世界トップレベルのフェーズ1（動物実験後，人間に適用する最初の段階）試験を実施できる体制を作り，ドラッグ・ラグの解消および日本発の抗癌剤の開発などを行っていくことを目指すとしている。

フェニルケトン体

フェニルケトン尿症による異常代謝産物。フェニルケトン尿症とは，知能障害や痙攣などの中枢神経症状と，赤毛・色白などのメラニン色素欠乏を主症状とする先天性代謝異常症の一つである。

新生児マススクリーニングにおける先天性代謝異常症の診断のため，フェニルケトン体の検査が実施されている。

フェニルケトン尿症

フェニルアラニンをチロシンへ変換する酵素であるフェニルアラニン水酸化酵素の先天的欠損によりフェニルアラニンが代謝されず，血中に増加し，尿中にフェニルケトンが多く排泄される先天性アミノ酸代謝異常症。治療しないと精神発達遅滞，痙攣，毛髪や皮膚のメラニン色素異常などを起こす。遺伝形式は常染色体劣性遺伝。新生児先天代謝異常スクリーニングにより早期に診断し低フェニルアラニン食を与えれば，重篤な神経障害を防ぐことができる。

フェリチン

球形のアポフェリチン中に鉄を貯蔵する可溶性蛋白。鉄欠乏性貧血，ヘモクロマトーシス，ヘモジデローシス，消化器腫瘍などの診断に適している。

血中フェリチン濃度低下で最も一般的な原因は鉄欠乏である。女性は月経により鉄を失うため貯蔵鉄が少なく，フェリチン値は男性より低い。

フェンタニル

1960年代に開発された合成オピオイド。麻酔補助薬として使用され，鎮痛作用はモルヒネの50〜100倍とされる。

アメリカでは2013年頃から，オピオイド鎮痛薬の過剰摂取を原因とする死亡事例が急増しており，その背景として不法に製造されたフェンタニルの影響が指摘されている。

フォーカスチャーティング

看護記録における，コラム形式の経過記録方法のこと。focus（焦点），data（患者の状態や情報），action（患者への介入や行為），response（その結果や反応）の4要素から成り立つ。focusは「フォーカスコラム」へ記載し，data，action，responseは「DARコラム」にそれぞれ記載していく。

SOAP（subjective objective assessment plan）の記述方法とは異なる。

フォーミュラ食

低カロリー食品のなかでも，蛋白質を主原料として，ビタミン・ミネラルを配合し，炭水化物と脂質を極力少なくした規格食品のこと（高蛋白・低糖質・低脂質食）。肥満症患者に対しては，フォーミュラ食の適正使用による減量対策などが医療機関でも行われることがある。

フォーミュラリー

科学的根拠と経済性を踏まえて，高品質かつ安価な薬剤を選択し推奨する医薬品リストのこと。欧米で導入が進んでおり，国内でもDPC病院を中心に導入が始まっている。

「骨太の方針2016」で高額な降圧薬や生活習慣病治療薬等の処方の在り方を検討すべきとの考えが示されたことを受け，中医協でも診療報酬改定の検討項目に挙げられており，薬剤費の適正化に効果のあるフォーミュラリーに注目が集まっている。

付加給付

医療保険における保険給付の一つで，共済組合や健康保険組合などの保険者が法定給付を補うため，その規約に基づいて独自に定めた給付。法定給付の給付率を高めたり，給付期間を延長したりして上乗せを行う。例として，一部負担金還元金，家族療養付加金などがある。〔→法定給付〕

負荷試験

被検者に運動・食事・薬物といった負荷（刺激）を与えて，負荷前と負荷後の変化をみる検査法のこと。ブドウ糖負荷試験による糖尿病の発見，運動負荷試験による狭心症や冠状動脈硬化の発見，そのほか各種分泌機能検査などもこの負荷試験に含まれる。

不活化ポリオワクチン（IPV）

ポリオウイルスを不活化させたうえで，免疫をつけるのに必要な部分のみを集めて作られたワクチン。生ポリオワクチン（OPV）と異なり，接種によるワクチン関連麻痺性ポリオ（VAPP）発生のリスクがないなどのメリットがある。2012年9月から定期接種ワクチンに導入された。

付加年金

国民年金において，第1号被保険者を対象に老齢基礎年金に上乗せして支給される給付。付加保険料を一定期間納付し，老齢基礎年金の受給権を得たときから支給される。

不規則抗体

血液中のABO式血液型以外の抗原に対する抗体を調べる検査。赤血球上には様々な抗原が存在するが，ABO式などの先天的抗体（A型に対する抗B抗体，B型に対する抗A抗体）を規則性抗体，Rh式血液型のように通常は抗体が認められないものを不規則抗体と呼ぶ。

不規則抗体には，輸血歴や妊娠歴がある人でつくられる免疫抗体と，免疫刺激のない自然抗体がある。安全な輸血や，血液型不適合など新生児溶血性疾患の予防のため，不規則抗体が検査される。

腹腔鏡検査（E-腹）

腹壁を穿刺して腹腔内に内視鏡（腹腔鏡）を挿入し，腹腔内臓器を観察する検査。体外からの画像診断では捉えられない微小な病変や局在病変を直接確認できるほか，近年では超音波腹腔鏡（腹腔鏡下の超音波検査）の併用によって，肝の深部病変も確認でき狙撃生検（最も疑わしい部位から細胞を採取する方法）ができる。

腹腔鏡自体は，消化器疾患の内視鏡的手術や婦人科領域（卵採取や不妊手術）にも多用される。

腹腔穿刺

超音波ガイド下に腹壁へ直接注射針を穿刺して，腹腔内の貯留液を吸引すること。

腹腔内貯留液の量や性状を調べる検査として，または腹腔内出血や末期がんによる貯留腹水を排出する処置や治療として行われる。

腹腔内膿瘍

腹腔内の限局性化膿性疾患。汎発性腹膜炎，腹部外傷，腹部手術などに続発して起こり，横隔膜下，肝下面，左右傍結腸溝，骨盤腔などに膿瘍を形成した状態をいう。起炎菌は腸内細菌が多い。

複合型サービス

従来の小規模多機能型居宅介護に訪問看護を組み合わせた介護保険サービス。2012年介護報酬改定において新設された。一定の医療行為やリハビリテーション，看護師のアセスメント等を可能にし，今後増加が見込まれる医療ニーズの高い要介護高齢者の在宅療養を支援する狙いがある。

2015年介護報酬改定において，サービスの内容がわかりやすくなるように，「看護小規模多機能型居宅介護」と「短期利用居宅介護費」に分類された。

副交感神経

交感神経（内臓・腺・血管などの不随意性器官に作用してその機能を司る自律神経）と対となる自律神経。交感神経と拮抗性に作用する。

副交感神経の代表は，延髄から出る**迷走神経**と仙髄から出る**骨盤内臓神経**である。迷走神経は首から胸部を通って腹部に入り，腹部内臓に広く分布する。骨盤内臓神経は大腸下部，膀胱，性器に分布する。

ほとんどすべての器官が交感神経と副交感神経の支配を受けており，抑制と促進のバランスを保っている。例えば，四肢の血管収縮は交感神経が作用し，副交感神経は血管拡張を指示する。また，胃や腸の運動促進は副交感神経が作用し，交感神経で運動抑制を行う。

複合施設

一般に，同一敷地内あるいは同一建物内で，他業種・他分野の２種以上の事業を行う施設。

社会保障，社会福祉の分野では，保健・医療・福祉の一体化が進められ，施設系サービスと居宅系サービス，医療機関と老人福祉・保健施設，老人ホームと保育所などの複合施設が見られる。

副甲状腺

甲状腺両葉の背面にある，上・下極に一対ずつ計4個の臓器。「**上皮小体**」とも呼ばれる。

副甲状腺ホルモンを合成・分泌する内分泌器官（腺）であり，副甲状腺機能亢進症や副甲状腺機能低下症などが起きる。

副甲状腺機能亢進症

副甲状腺ホルモンが過剰に分泌される疾患。原発性，続発性および偽性副甲状腺機能亢進症とに分類される。原発性副甲状腺機能亢進症は副甲状腺の腺腫，過形成，癌などからの副甲状腺ホルモンの分泌亢進であり，続発性副甲状腺機能亢進症は慢性腎不全，妊娠などにより慢性に血中カルシウムが低下することで副甲状腺ホルモンが分泌亢進するものである。

副甲状腺ホルモン

副甲状腺で合成されて血中に分泌されるホルモンであり（parathyroid hormone：**PTH**），84個のアミノ酸が単一鎖を形成する。血中のカルシウムやリンの濃度を調節する機能をもつ。

パラトルモン，**上皮小体ホルモン**とも呼ばれる。

複合免疫療法

抗がん剤，がんワクチン，免疫増強剤，分子標的薬，免疫チェックポイント阻害薬などを，個々のがんに応じて適切な組合せで併用する治療法のこと。

オプジーボやキイトルーダといった免疫チェックポイント阻害薬を用いた併用療法は特に開発が進んでおり，2016年時点で700件以上の早期臨床試験が行われている。

複雑骨折

骨折部が体外に開放している骨折。筋骨格系の治療と感染の治療を複合的に行うことから"複雑"と呼ばれる。骨の外界への露出が重視されるため，骨折部が1カ所で骨が真二つに折れただけの場合，または骨折の瞬間のみ表皮を突き破りその後元の位置に収まった場合も，骨が表皮に到達していれば単純骨折ではなく複雑骨折とされる〔→開放骨折〕。

なお，粉砕骨折を複雑骨折と表現するのは医学的には誤用。

複雑性指数

DPCにおける機能評価係数Ⅱの一つ。診療の複雑さについて，当該病院における一入院当たり包括点数の相対値により評価する。

複雑性指数＝当該医療機関の包括範囲出来高点数（一入院当たり）を診断群分類ごとに全病院の平均包括範囲出来高点数に置き換えた点数÷全病院の平均一入院当たり包括点数

複視

両目で見た単一の物が二重に見えること。目を動かす筋肉が麻痺する眼筋麻痺が原因となり，眼球の動きが悪くなって斜視の状態になり，めまいや複視症状が起こる。

福祉医療機構

2003年10月に設立された，厚労省所管の独立行政法人。社会福祉施設・医療施設整備のための資金貸付事業，WAM NET による情報提供事業，経営診断・指導事業，社会福祉振興事業に対する助成事業，社会福祉施設職員等の退職手当共済事業などを行う。

福祉事務所

生活保護法，児童福祉法，身体障害者福祉法，知的障害者福祉法，老人福祉法，母子及び寡婦福祉法の福祉六法に関わる事務を行う機関。都道府県，市・特別区での設置が義務付けられている。生活保護の認定・実施，児童福祉，身体・知的障害者福祉，高齢者福祉などについての相談・指導，生活一般に関する相談，関係機関への紹介などの業務を行っている。

副子，副木

→ シーネ

福祉用具購入費

居宅介護（支援）福祉用具購入費。介護給付の一つで，要介護認定を受けた要支援・要介護者の介護のために福祉用具を購入した場合に支給される。

支給限度基準額は同一年度で10万円（自己負担1

割）であり，腰掛便座や簡易浴槽など，入浴や排泄用の特定福祉用具が対象となる。支給方法は，償還払いか登録事業者の受領委任払いで行われる。

福祉用具貸与

介護保険の給付対象となる居宅サービスの一つ。要支援・要介護者の生活の便宜や機能訓練のため，車椅子や体位変換器などの福祉用具を貸し出す。

副傷病

DPCの診断群分類点数表において，定義テーブルや樹形図に定められている，各疾患に併発する可能性がある傷病名。DPCレセプトには「副傷病名」欄が設けられており，副傷病名およびその対応するICD-10コードを記載する。

副腎

腎臓の上部にある左右一対の内分泌器官。腎上体とも呼ばれる。

皮質と髄質という組織部位に分けられる。副腎皮質からは，糖質代謝に影響を及ぼすコルチゾールや，電解質代謝に強力な作用を発揮するアルドステロン（電解質コルチコイド）などが分泌される。

髄質からは，交感神経末端を興奮させて血管の収縮，心拍数の増加，心収縮力の増大，血圧上昇，瞳孔散大，肝臓のブドウ糖生成の促進などを行うアドレナリン，あるいはノルアドレナリンが分泌される。

副腎疾患

副腎にできた腫瘍により，副腎から過剰にホルモンが分泌され発症する疾患のこと。

ホルモンを過剰に分泌するものを機能性腫瘍，分泌されないものを非機能性腫瘍という。

機能性腫瘍には，原発性アルドステロン症，クッシング症候群，褐色細胞腫の3つが挙げられ，難治性高血圧症や様々な代謝異常を引き起こす。

治療は，患側の副腎や腫瘍の摘出手術，薬剤を用いての内科的なコントロールが行われる。

副腎皮質刺激ホルモン

下垂体前葉の好塩基性細胞から分泌されるホルモン。副腎皮質に作用して，副腎皮質ホルモンの分泌を促進させる。視床下部からの副腎皮質刺激ホルモン放出ホルモンによって分泌が刺激され，糖質コルチコイドによって抑制される。

過剰分泌でクッシング症候群，分泌不全で副腎皮質機能低下を起こす。

腹水

腹腔内に液体が貯留した状態のこと。1L以上貯留すると臨床的に腹水と判断される。

化学的性状によって滲出性と漏出性に分けられる。滲出性の腹水は腹膜の炎症，悪性腫瘍，結核性およびがん性腹膜炎で認められ，漏出性の腹水は肝硬変，うっ血性心不全，低蛋白血症，ネフローゼ症候群などにみられる。

腹直筋

3種類の腹部の筋（前腹筋・側腹筋・後腹筋）のなかの前腹筋の一種。胸郭を引き下げ，骨盤を引き上げ，脊柱を前屈させる働きがある。

副鼻腔 （ふくびくう）

上顎洞，篩骨洞（しこつどう），前頭洞，蝶形骨洞など鼻腔を取り囲む骨の内部にある空洞。これらの内腔は鼻腔の粘膜と続いているので，鼻粘膜の炎症から副鼻腔炎や蓄膿症などが起こりやすい。

副鼻腔炎

鼻腔の周囲にある副鼻腔は通常，骨で囲まれた空洞だが，鼻腔の炎症が副鼻腔に及び，粘膜が腫れ，膿を伴った鼻水が溜まった状態を，副鼻腔炎という。

副鼻腔炎には，風邪に続いて急激に発症する急性副鼻腔炎，炎症が慢性的に持続する慢性副鼻腔炎がある。

急性副鼻腔炎は，膿を伴った鼻汁，鼻づまり，頭痛や顔面の痛みがある。慢性副鼻腔炎は，急性炎症ほどの強い痛みはないが，同様の症状が持続する。慢性副鼻腔炎が長期化すると，鼻の粘膜がポリープのように腫れあがった「鼻茸」が生じ，強い鼻づまりや嗅覚の低下がみられる。

治療は，急性の場合，ネブライザー治療や薬物治療が行われる。慢性の場合，急性と同様の治療のほか，内視鏡手術が行われる。

腹膜 （ふくまく）

腹腔・骨盤腔の内壁とその腔内にある器官の表面を覆っている膜のこと。

内壁を覆っている膜を壁側腹膜といい，臓器の表面を覆っている膜を臓側腹膜と呼ぶ。壁側腹膜と臓側腹膜はつながっていて，接続部分は器官に対する脈管・神経の通る間膜であり，この2つの腹膜で覆われている内側を腹膜腔と呼ぶ。腹膜腔には少量の腹膜液が入っている。

腹膜炎

腹膜に起こる炎症。腹膜とは，腹腔内臓器および腹壁，横隔膜，骨盤底の内壁を覆い，密閉された腹腔を形成するもの。原因が不明な原発性腹膜炎と原因が判明している続発性腹膜炎，急性腹膜炎と慢性腹膜炎に分類される。腹膜炎の多くは続発性の急性腹膜炎で，原因は急性虫垂炎，消化管穿孔，膵炎などの消化器疾患や女性生殖器疾患である。

腹膜灌流

患者の腹膜を透析膜として用いて，体内の有毒物質，過剰な電解質や水分などを除去する方法。具体的には，腹腔内に透析液を注入すると濃度差のため不純物が腹膜を介して透析液に移行してくるという性質を利用して，透析液をチューブから体外に除去して血液を洗浄することである。

腹膜透析法〔→連続携行式腹膜灌流〕，尿毒症や薬物中毒の治療として行われる。

通常，腹腔内に挿入した1本のカテーテルから1～2Lの透析液を注入し，30～60分滞留させた後に排出させるという操作を繰り返す。血液透析に比べて透析能率が悪く，腹膜炎の危険性があるという欠点はあるが，ベッドサイドで簡単に行え，心血管系への負担が少ないという利点もある。

腹膜透析

腹膜を透析膜として利用する人工透析の一方法で，腹膜灌流ともいう。

腎不全に対する治療法で，殺菌した透析液を腹腔内に注入し，患者の体内から過剰の水とタンパク質代謝の結果，生じた窒素含有性老廃物を，腹膜を通して除去し，血漿の酸・塩基平衡と電解質濃度を改善させる。

服薬指導

主に薬剤師が患者に対して有効かつ安全に薬物療法を行えるように指導すること。薬剤名，用法・用量，使用上の注意事項，副作用・相互作用，保管上の注意などの医薬品情報を提供する。

診療報酬上，「薬剤管理指導料」として評価され，患者1人につき週1回に限り，月4回を限度に算定できる。

賦形剤 (ふけいざい)

薬剤を服用しやすいように形を整えたり，希釈したりするための添加物。投与量において無害であり，薬剤の効果を妨害しないものを用いる。

錠剤には乳糖，デンプン，丸剤にはカンゾウ，散剤にはデンプン，乳糖，白糖，水剤には水や芳香水，坐剤にはカカオ脂などを添加する。

負債比率

レバレッジ比率または，ギアリング比率とも呼ばれている。負債比率は企業の財務上の安全性を計る指標のひとつであり，自己資本（株主資本）に対する他人資本（負債）の割合を示す数値のこと。貸借対照表においては貸方側の資本構成を示す指標であり，100％以下で財務が安定しているとされるが，これが低ければ低いほど借金の少ない会社として財務の安定性が高いとされている。一方で負債比率が低すぎると財務レバレッジが機能しなくなるという性質がある。

ブジー

管腔器官に挿入し，その内径を拡張させる医療器具。食道，直腸，尿道，尿管，鼻涙管などが閉塞したり狭窄した場合に拡張させる処置で用いられる。形状や材質，用途によって様々なブジーがある。

浮腫 (ふしゅ)

体の一部（または全身）が正常より膨らんでいる状態のことであり，一般的な用語としては「むくみ」が相当する。医学的には，細胞内や組織間隙，体腔内などに各種体液やリンパ液などが貯留すること。「水腫」も同義。

細血管内圧の上昇，血漿膠質浸透圧の低下，毛細血管透過性の亢進，組織圧の低下などの諸要因によって各種液体が貯留し，浮腫として体表面に現れる。

局所的な浮腫としては，乳がん手術の腋窩リンパ節郭清によるリンパ浮腫，静脈血栓症による浮腫などがある。全身性浮腫は，うっ血性心不全，ネフローゼ症候群などによって引き起こされる。

不随意運動

自分の意に反して，あるいは無関係に，手足や顔面など体の一部あるいは全体が勝手に動く異常な運動の総称。薬剤の副作用など様々な原因が考えられているが，脳梗塞などの脳神経疾患によって出現することが多いとされている。

具体的には，振戦，アテトーゼ，ミオクローヌスなどがある。

不正請求

医療では，診療報酬を不正に請求すること。実施していない診療や受診していない患者の診療について請求する架空請求，医薬品の処方を高額な他の医薬品名で請求するなどの振替請求，投薬・注射・検査などの数量を多めにして請求する水増し請求などがある。

不正請求を行った場合，保険医療機関の指定取消し，保険医の登録取消しの行政処分を受けることがある。

なお，過剰診療や過剰な投薬・検査などによる請求を過剰請求というが，診療内容が過剰か適正かの判断には難しい面がある。

不整脈

正常人の心拍数は成人で安静時に60〜70/分，10歳で90/分，5歳で105/分，新生児で130/分だが，この本来規則正しい脈のリズムが乱れる状態を不整脈と呼ぶ。脈が速い場合（頻脈）や脈が遅い場合（徐脈），リズムが不整の場合がある。

心電図で見ると，波形や間隔が一定でない。期外収縮，心房粗・細動，発作性上室性頻拍，洞不全症候群，房室ブロックなどで起きる。

不整脈があってもまったく自覚症状がない場合から，苦悶，不安感，意識障害を起こす場合まで様々である。状態も，放置しても差し支えない場合から致命的な場合まで様々である。

復興特区

「復興特別区域法」の対象となった東日本大震災被災地の区域のこと。復興特別区域法は2011年12月に，222市町村を対象に施行された。特区の認定により，①人員配置基準の緩和（最長5年），②医師配置基準の緩和（通常の9割まで，3年間）——などが適用され，介護施設等でも同様の緩和が行われた。

物品管理

病院内で使用する医療材料，医療機器，医薬品，再生滅菌物，帳票，事務用品などの物品について，発注から入庫検品，在庫管理，出庫に至る倉庫機能を中心とした管理業務。

物流管理

一般の物品管理に加えて，病院内外の流通（搬送，回収等），各部署からの請求情報，各部署の在庫なども管理化に置き，物品の流れを一元化して，総合的に中央管理するもの。その方式としてコンピュータを利用したSPDがあり，さらにその発展型としてロジスティクスシステムがある。

物理療法

水や熱，光，電気，機械的な力などの物理的作用を治療として利用する方法の総称。

鍼，灸，マッサージ・指圧，牽引療法，温熱療法，超音波療法，パック療法などがある。疾患の急性期にはかえって増悪させることがあるので，注意が必要。

不定愁訴 (ふていしゅうそ)

めまい，ほてり，動悸，頭痛，しびれ，全身倦怠感などの不快感・違和感を患者が訴えるものの，他覚症状に乏しく，原因となる異常を見つけられない状態。

不適合事項

都道府県等が立入検査（医療法第25条第1項の規定に基づく）を実施した際，所定の事項（人員若しくは衛生管理，構造設備若しくは診療録，帳簿書類等）や厚生労働省で通知している留意事項に虚偽や不備があること。この場合，都道府県等は病院開設者または管理者に対して通知し，報告書の提出を求め，改善のために必要な指導を行う。

ブドウ糖

→ グルコース

フーバー針

ヒューバー針ともいう。針の先端（薬剤注入口）が側面にくるように，少し折れ曲がった構造をしている。

不飽和鉄結合能

トランスフェリンが血清中の鉄と結合し，なお鉄と結合しうる残りのトランスフェリン量。トランスフェリンとは，肝臓で産生され，鉄と結合して鉄を運搬する血漿蛋白のこと。

血清中の鉄は，正常ではトランスフェリンの約3分の1に結合しており，残りの約3分の2が不飽和鉄結合能となる。これを鉄と併せて測定することにより，貧血や鉄欠乏状態，肝細胞障害，造血能亢進などを診断する指標となる。

なお，一般に，総鉄結合能＝血清鉄＋不飽和鉄結合能（mg/dL）である。

不明熱

発熱が3週間以上続き，経過中に38.3℃以上の発熱が数回以上見られ，かつ1週間の入院精査でも発熱の原因が不明で診断確定しないもの。ただし，38.3℃というのは口腔内の温度であり，腋窩であれば若干（0.5℃程度）温度は低くなる。一過性のウイルス感染症を除外するために3週間以上としている。上記は古典的な不明熱の定義であり，他に好中球減少に伴う不明熱，院内発症の不明熱，HIV感染患者の不明熱がある。

部門別原価管理

原価管理を部門単位で行うこと。それによって，具体的にコストの発生様態を分析し，各部門の職員に原価意識を浸透させ，よりきめ細かなコスト削減を図ることができる。〔→原価管理〕

プライバシーマーク

個人情報保護を実践している事業所を認定し，その証として「プライバシーマーク」の使用を許諾する制度。第三者認証機関である財団法人日本情報処理開発協会またはその指定機関が，個人情報保護のためのJIS規格（JIS Q 15001）に準拠したコンプライアンス・プログラム（CP）に基づいた運用が行われているかどうかについて，評価・審査を行う。

個人情報保護法が医療機関にも適用されるため，プライバシーマーク取得に取り組む医療機関も増えつつある。

プライマリ看護

1人の患者に特定の1人の看護師が，入院から退院までの全期間の看護を担当する方法。担当看護師は，その患者の状態を把握しやすいという利点がある。

プライマリ・ケア

かかりつけ医，薬剤師，保健師，栄養士などの連携によって，地域における患者や家族の健康や福祉について包括的・持続的にケアを行う保健医療体制。疾病予防，健康教育，初期診療，家庭医療，日常医療などが重視される。

プラグ治療（涙点プラグ挿入術）

涙が鼻腔へ流れ出ないよう，微小プラグで涙点を塞ぎ涙をせき止め，目の表面が乾燥しないようにする処置。ドライアイに対する治療法の一つである。

ドライアイとは，角膜が露出して乾燥し，痛みや疲れを訴えるようになる状態のことである。パソコンやテレビゲームの画面をじっと見ることでまばたきの回数が減ることが原因の一つと考えられている。軽症の場合は目薬で治るが，ある程度重症になるとこのプラグ治療で治すことになる。

このプラグは特定保険医療材料として，またその手技は「涙点プラグ挿入術」として保険請求できる。

プラスチックカニューレ型静脈内留置針

長時間または数日間にわたり点滴注射をしなければならない場合などに使用する，血管に刺したまま留置しておくことができる注射針のこと。

注射のたびに針を刺す必要がなく，患者の苦痛を減らすことができる。

プラスミン

蛋白質分解酵素（プロテアーゼ）の一種。凝固反応で生成されたフィブリンを分解し，凝固塊を再溶解させる（線維素溶解：線溶）働きがある。

プラスミンインヒビター（アンチプラスミン活性）は，血中プラスミンと特異的に結合し，線溶系の活性を抑える蛋白質。線溶系の活性度を調べる検査として測定される。

なお，抗プラスミン薬はプラスミンの線溶の働きを抑え，止血作用を発揮する薬剤。

プラセボ（偽薬）

本物の薬のような外見をしているが，薬として効く成分は入っていない偽りの薬剤のこと（プラシーボとも呼ばれる）。実際は，少量ではヒトに対してほとんど薬理的影響のないブドウ糖と乳糖が使われている。

新しく開発された薬剤の効果を確かめる臨床試験（治験）において，プラセボが用いられる。

ブラッドアクセス

血液透析治療で体外循環を行う際，血液を体外へ導き出し，体内に戻す出入り口のこと。ブラッドアクセスの種類には，慢性期治療で長期に反復使用する場合の内シャントのほか，緊急的に透析治療が必要な場合は，大腿静脈や鎖骨下静脈にダブルルーメン・カテーテルを挿入するか，直接動脈に穿刺する方法がある。

ブラッドパッチ

脳脊髄液減少症の患者に対して，患者自身の血液を脳脊髄液に注射し，血液の凝固作用で脳脊髄液の漏洩箇所を塞ぐ治療法。

脳脊髄液減少症とは，事故や転倒による激しい衝撃によって硬膜から脳脊髄液が漏れ出し，慢性的に頭痛やめまい，吐き気などの症状を呈する疾患であり，いわゆる「むち打ち症」との関連性が指摘されている。ブラッドパッチ療法は半年から1年の間隔を空けて2，3回行い，患者の約7割に症状の改善がみられる。痛みなどが完全に消えることは少ないが，画期的な治療法と言われている。

2012年，先進医療として認定され，2016年診療報酬改定より，脳脊髄液漏出症（関連学会の定めた診断基準において確実または確定とされたもの）に対して，ブラッドパッチが行われた場合，保険適用となった。

フリーアクセス

受診する保険医療機関を患者が自由に選べる仕組みのこと。諸外国では最初に受診する医療機関が規制されている場合もあるが，日本の保険診療ではフリーアクセスが大原則である。

いつでも最寄りの医療機関に受診でき早く治療を受けることができる，診断や治療方法に不安がある場合には別の医療機関を選択できる等のメリットがある。一方，デメリットとしては，医師の負担増，医療費の増大等が指摘されている。

プリオン病

プリオン蛋白が脳に蓄積し，脳神経細胞の機能が侵され，脳に海綿状の変化が生じる感染性の疾患群。代表的な疾患に，ヒトのクロイツフェルト・ヤコブ病，動物では牛海綿状脳症（BSE）がある。

2015年1月から難病法に基づく特定医療費助成制度が施行され，プリオン病は指定難病の一つとなったが，ヒト由来乾燥硬膜移植によるクロイツフェルト・ヤコブ病については特定疾患治療研究事業の対象となる（患者自己負担なし）。引き続き特定疾患治療研究事業の対象となるのは，①スモン，②難治性の肝炎のうち劇症肝炎，③重症急性膵炎，④プリオン病（ヒト由来乾燥硬膜移植によるクロイツフェルト・ヤコブ病に限る），⑤重症多形滲出性紅斑（急性期）――の5疾患（②③については更新のみで，新規申請は不可）。

振替請求（ふりかえせいきゅう）

実際に行った診療内容より保険点数の高い診療に意図的に振り替えて請求すること。

診療報酬請求では，詐欺や不法行為として不正請求に当たる。保険医療機関の指定取消処分の原因は，不

正請求（架空請求，付増請求，振替請求，二重請求）が大半を占める。

ブリンクマン指数

喫煙が人体に与える影響を調べるための指数。「1日当たりの平均喫煙量（本数）×喫煙年数」で求める。

日本人については，喫煙指数400以上で肺がんに要注意，600以上は肺がんの高度危険群，1200以上で喉頭がんの危険性が極めて高い，とされる。喉頭がんについては，非喫煙者と比べ，女性は約6倍，男性は約8倍という数値であり，男性の喉頭がん患者の大多数はこのレベルに達している。

保険診療のニコチン依存症管理料では，この値が200以上のものを対象患者としている。

ブルーブック

日本版オレンジブック（医療用医薬品品質情報集）の情報に基づき，後発医薬品の品質情報を有効成分ごとに体系的にとりまとめたデータシート。「医療用医薬品最新品質情報集」とも言う。厚労省が2017年3月に作成・公表した。

後発医薬品の普及促進に向けた取組みの一つで，後発医薬品の品質に関する学術的評価と監視指導を一元的に実施し，品質への信頼性の向上を図る狙いがある。

記載される主な項目は，「有効成分」「品目名」「効能効果／用法用量」「安定性」「薬効分類」「規格単位」「生物学的同等性試験結果」――等の15項目。

フルオロウラシル

フッ化ピリミジン系の抗がん剤で，代謝拮抗剤に分類される。商品名は「5-FU」（ファイブ・エフ・ユー）。様々ながんに広く適応があり，消化器がんを中心とした化学療法において，最も重要な抗がん剤の一つとして普及している。

DPCでは「手術・処置等2」に本剤が設定されている区分がある（2019年4月現在）。

ブルガダ症候群

ブルガダ症候群は，心電図上の特徴的なST部分の上昇と心室細動による突然死を起こす。アジア人に多く，ぽっくり病の一部が含まれると考えられている。

失神や心肺停止，心室細動の既往がある人を症候性ブルガダ症候群と呼び，検診などの心電図検査で発見され，症状のない人は無症候性ブルガダ症候群と呼ばれる。男女比が9：1と男性に多い。

プレート

骨折の手術において，骨片を固定する特定保険医療材料の一つ（**固定用内副子**）。チタンプレートや吸収性プレートがあり，症状や適応等に基づき使い分ける。

チタンプレートは吸収性プレートに比べて強度が強く，安価であるが，術後半年から1年後くらいに除去手術を行う必要がある。吸収性プレートはチタンプレートと違い除去手術の必要はないが，操作性が劣り強度がやや弱い（術中・術後のネジの破折等），高価である（チタンプレートの10倍）などの欠点がある。

プレアボイド報告

薬剤治療において薬剤師が関与することで，予知可能な副作用を回避したり副作用の重篤化を回避または軽減できた等の事例を報告すること。日本では，日本病院薬剤師会がプレアボイド報告を収集している。

プレアボイド報告による事例集積によって，医薬品の適正使用推進，医薬品を使用した患者の安全管理のほか，薬剤師による服薬指導に活かされることが期待されている。

フレイル

高齢者の虚弱を意味する英語「Frailty」に対応する概念。日本老年医学会が2014年5月に呼称を定めた。

同学会によると，「フレイル」とは「高齢期に生理的予備能が低下することでストレスに対する脆弱性が亢進し，生活機能障害，要介護状態，死亡などの転帰に陥りやすい状態」のことで，自立から要介護へ移行する中間段階に位置する状態であるとともに，早期に発見・介入することで自立状態へ復帰できる可能性があるとされる。

プレゼンティーズム

出勤しても，健康上の問題から生産性が落ちている状態のこと。

近年，従業員の健康と生産性を管理する「健康経営」の推進が大きな政策課題となっているが，なかでもプレゼンティーズムの影響の大きさが注目を集めている。アメリカの研究では，従業員の健康に関するコストのうち，医療・薬剤費が24％なのに対し，生産性の損失は4分の3を占め，そのなかで最大の項目がプレゼンティーズムだった。

プレパンデミックワクチン

感染症が世界的大流行（パンデミック）を起こす前に使用すべきワクチン〔→パンデミック〕。過去に流行した鳥インフルエンザウイルス（H5N1亜型）等を元に製造されるが，新型のインフルエンザではウイルス変異も考えられるため，流行した場合に治療効果があるかどうかは不明だが，新型ウイルスに対する新たなパンデミックワクチンが製造されるまでの間は少なくとも基礎免疫をつけるために使用する。

フローサイトメトリー

サイトメトリーとは，短時間（数秒から数分）に多量（数千個から数百万個）の細胞を1個ずつ定量測定する統計的精度の高い細胞測定法で，フローサイトメトリーとイメージサイトメトリーに大別される。

フローサイトメトリーは，シース流を用いて，懸濁させた細胞を1個ずつセンシングゾーンに導き，高速で散乱光と蛍光などを測定する方法である。

ブロードバンド

広帯域通信網のこと。高速で大容量の情報を送受信することができるアクセス回線。

既存の銅線を使って交換機を経由せずにインターネット網に接続できるADSL（非対称デジタル加入線）もその一つ。ADSLはISDN（総合デジタル通信網）の約10倍の速度で送受信できる。

また，ケーブルテレビ（CATV）の普及で，その回線を利用したブロードバンドも注目されている。

フローボリュームカーブ

呼吸運動の状態を数値的に調べるスパイログラフィー検査（呼吸機能検査）の一つ。大きく息を吸って，できるだけ強く早く息を吐き出させたときの息の容量を横軸に，スピードを縦軸に置いてグラフに描いたもの。喘息などの診断に用いられる。

健康な場合は，曲線が一気に上昇し，時間の経過とともに下がる。この曲線を基準に形態を比較することで，換気機能障害の種類を推定する。

保険診療では，曲線を描写し記録する等の要件を満たした場合にのみ算定できる。

プログラム法

今後の社会保障制度改革の実現に向けた手順や全体像を示した法案。正式名称は「持続可能な社会保障制度の確立を図るための改革の推進に関する法案」。政

府・与党が2013年10月の臨時国会に提出し，同年12月に可決成立した。

プログラム法案の骨子は，政府の有識者会合である社会保障制度改革国民会議の報告書を踏まえたもので，少子化対策・医療・介護・年金の社会保障4分野で，消費税率引上げを前提に給付と負担の見直し策を網羅している。具体的には，国民健康保険の運営主体を都道府県に移すことや，介護保険の軽度の「要支援」向けサービスを段階的に市町村事業に移行させること──などが盛り込まれている。

プロスタグランジン製剤

プロスタグランジンとは，動物の組織や器官に存在する必須脂肪酸から生合成される生理活性物質であり，その作用は多種多様である（血管拡張，胃粘膜保護，子宮収縮，血小板凝集抑制，腸管収縮など）。薬剤としては，血管拡張や血小板凝集抑制の作用に基づき，末梢循環障害の改善や肺動脈性肺高血圧等の治療に用いられる。

DPCでは「手術・処置等2」に本剤が設定されている区分がある（2019年4月現在）。

プロセス指標

医療の質を評価する「臨床指標」を構成する指標の一つ。「臨床指標」は「ストラクチャー指標」，「プロセス指標」，「アウトカム指標」の3つに分類される。

「プロセス指標」は実際に行われた診療の適切さなど「医療の過程」を表す指標であり，具体例として早期リハビリテーション開始率，糖尿病患者での血糖コントロール等が挙げられる。

プロセスベンチマーク

自院で医療行為をいつどれだけ実施したかという医療プロセスを他医療機関と比較分析すること。それにより医療プロセスの改善を図り，医療の質の向上につなげる。急性期病院においては，「DPC調査データ」を用いた分析により，医療の質の向上に向けた取組みが行える。

プロテーゼ

体内に埋め込む人工の医療用具のこと。保険診療では義眼や鼻孔プロテーゼなどがある。

なお，自由診療の美容形成では，隆鼻や顎形成など様々な目的で各種プロテーゼが用いられる。

プロテイン

蛋白質。20種のアミノ酸がペプチド結合により多数連結したもの。一般的には，蛋白質を主成分とするプロテインサプリメントを指す場合が多い。

プロテインサプリメントは栄養補助食品として，主に筋肉を維持または増強する目的で摂取されるが，サプリメント自体は単なる高蛋白食品でしかなく，薬物的な筋肉増強効果があるわけではない。

蛋白質は卵や肉・魚などから摂取できるが，それらを大量に採取すると往々にして脂肪分も大量に摂取することになる。その結果，カロリー摂取過多で余分な体脂肪が付く原因になるため，炭水化物や脂肪分の少ないプロテインサプリメントが補助的に使われることになる。

プロトコール

あらかじめ定められている規定や手順，計画のこと。医療分野では，臨床ならば各疾患に対する診断手順や治療手順等のことを指し，クリニカルパスもプロトコールの一種と考えられる。また，治験ならば，その試験を進める手続きや実施計画書を意味する。

プロトロンビン

血液凝固第Ⅱ因子。トロンボプラスチンの作用でトロンビンに変化する。トロンビンはフィブリノゲンに作用してフィブリンになり，血液凝固が始まる。

血液中のプロトロンビン活性度が20%以下になると血液が凝固しなくなる。

プロトロンビン時間

血液凝固機序は，内因系（血管が損傷すると血中の凝固因子自体が活性化して凝固を進める）と外因系（血管が損傷すると外から組織液が入り，血中の凝固因子を活性化させて凝固を進める）に大別されるが，プロトロンビン時間（prothrombin time：PT）は，後者の外因系凝固機能を測定する検査法の一つ。具体的には，被検血漿に組織トロンボプラスチンと塩化カルシウムを加え，フィブリンが析出する（凝固する）までの時間を測定する。

基準値より時間が延長すると，血友病など外因系凝固因子の欠乏，肝機能の急激な障害等が示唆される。

プロトンポンプ阻害剤（PPI）

胃の壁細胞から分泌される胃酸の活性を抑制する薬剤。胃酸が原因となって発症する消化性潰瘍（胃潰瘍・十二指腸潰瘍）や逆流性食道炎などの治療薬として使われる。

H₂ブロッカー（ファモチジンなど）よりも強力に胃酸の分泌を抑制する。PPIは「Proton Pump Inhibitor」の略語。

プロラクチン

下垂体の前葉から分泌される乳汁分泌ホルモンであり，199個のアミノ酸残基からなる単鎖ペプチド（prolactin：PRL）。女性ホルモンの存在下で乳汁分泌を促進させるが，下垂体の障害などによって異常分泌をきたす。

授乳期にPRLは増加するわけだが，まだ授乳期を迎えていない妊婦でもPRLが多く分泌されてしまう状態が**高プロラクチン血症**であり，不妊症や月経不順の患者にみられる。

吻合術 （ふんごうじゅつ）

血管や食道，腸管，尿道など，筒状の臓器（管腔臓器）の端と端をつなぎ合わせること。血管損傷時の処置や，手術手技の一つとして行われる。血管交互，腸管交互のような同一臓器間の吻合と，胃と腸を縫い合わせるような異種臓器間の吻合がある。

分枝血管

主要血管は，人体の中心を流れる血管──腹部動脈（腹腔動脈，上および下腸間膜動脈をも含む），骨盤動脈等──をいい，その血管から分枝した血管を分枝血管という。

分子標的薬

体内の特定の分子（がんの増殖や転移に必要な分子や炎症性疾患に関わる分子）を狙い撃ちして，その機能を抑えるという作用機序に基づく薬剤のこと。例えば，がん細胞に結合するレセプター（受容体）の代わりに，分子標的薬としてのモノクローナル抗体をがん細胞に結合させてしまうことで，がん細胞の動きを阻害する。

従来の化学療法薬は，がん細胞も正常細胞も区別することなく攻撃するため重い副作用を伴うが，分子標的薬は特定の原因細胞しか標的としないため，副作用をより少なく抑えられる。

主な分子標的薬（商品名）として，イレッサ，ハーセプチン，グリベック，タルセバ，ネクサバール，アバスチン，リツキサン，ゼヴァリン，マイロターグ，ボルケイドなどがある。

は行

ふろ─ふん

文書料
医療機関が発行する文書類にかかる料金。診断書，入院証明書，通院証明書，死亡診断書などで，これらについては保険外負担となる。料金額は医療機関ごとに随意に設定される。

ただし，療養担当規則第6条において，患者が保険給付を受けるために必要な証明書や意見書については，傷病手当金，出産育児一時金，家族出産育児一時金に係る証明書または意見書を除き，無償交付とすると定められている。

分染法
特定の染色液によって染色体の縞模様（バンドパターン）を描き出す方法。描画される分染パターンによって個々の染色体を識別することができる。

一般的に行われる染色法はG分染法（Gはギムザの略）。トリプシン処理後にギムザ染色を行うもので，最も細かくバンドが染め出される。ほかに，Q・C・R分染法，高度分染法などがある。

分服
1日に服用する薬を数回に分けて服用すること。服用の仕方は医師の指示に基づく。

分娩誘発法
児を娩出させるために人工的に陣痛を誘発する方法。妊娠中絶の前処置，頸管が未成熟な症例の分娩誘発の前処置として行う。海綿の特性を利用し拡張する**ラミナリア**，ゴム製のバルーンを挿入する**コルポイリンテル**，ヘガール型頸管拡張器による拡張法，子宮下部にバルーンを挿入する**メトロイリンテル**などによる手技がある。

噴霧薬
薬剤を霧状にして目的の場所に使用する薬。
縫合処置を行う前に皮膚に使用する表面麻酔剤や，ネブライザーのときに使用する吸入薬などがある。

噴門部（ふんもんぶ）
胃の入口部であり，食道と胃の境目として，食道から送られてきた食物が胃にたどり着く。平滑筋が発達して括約筋として働き，食物が通過したあと胃から逆流しないようにする。噴門腺を通して粘液を出す。

分離肺換気法
閉鎖循環式全身麻酔の種類の一つ。通常の換気法を行うと，換気に伴い，肺の拡張・収縮の動きがあり，肺や食道等の手術の妨げとなることがある。換気を高頻度で行うと，肺の拡張・収縮の動きが小さくなり，手術が行いやすくなる（高頻度換気法）。また，片肺のみを換気する方法を分離肺換気法という。高頻度換気法と分離肺換気法を組み合わせることにより，両肺に異なった換気法を行うことができ，片肺についての手術等を行いやすくなる。

ペアン
手術や外科処置の際に出血部位を挟んで圧迫止血に用いる鉗子。類似の鉗子にコッヘルがあり，見た目はほとんど同じで見分けがつけにくい。

ペアンは，柔らかい素材や組織を鋏む際に使用する。鉤（こう，フック状で曲がった部分に引っ掛けて使う）がないため，把持力は弱いが，柔らかい組織の損傷は少ない。主に外科の開腹手術などで使用される。

コッヘルは，人体の丈夫な組織，筋膜・腹膜・骨の把持や手術創を拡げる際に使用する。鉤のある有鉤型とない無鉤型がある。主に整形外科や脳神経外科などで使用される。コッヘルを小型化したモスキートと呼ばれるものもある。

ペイアズユーゴー原則
「pay as you go」を冠した「ペイアズユーゴー原則」とは，「歳出増又は歳入減を伴う施策の新たな導入・拡充を行う際は，原則として，恒久的な歳出削減又は恒久的な歳入確保措置により，それに見合う安定的な財源を確保する」というルール。2010年6月に閣議決定された「財政運営戦略」に盛り込まれた。

平均在院日数
入院基本料等の施設基準に係る指標で，入院患者が平均して何日在院したかを示すもの。直近3カ月間の集計を用いて，次式で算出する。

ただし，回復期リハビリテーション病棟入院料や亜急性期入院医療管理料を算定する患者等，一部計算の対象としない患者もいる。

平均在院日数＝在院患者延日数÷{（新入院患者数＋新退院患者数）÷2}

※小数点以下は切上げ。

近年，医療費抑制のため，在院日数の短縮が課題となっている。

平均寿命
ある年に生まれた者（出生児）が何年生きられるかという平均生存年数。0歳の平均余命。日本の平均寿命は2017年で，男性81.09年，女性87.26年と，世界最高水準である。

平均自立余命
あと何年自立した生活が期待できるかを示した，健康寿命の考え方に基づく指標の1つ。日本医師会の日医公衆衛生委員会の答申では，超高齢化社会における「健康な状態」を，「疾病や障害を有していても，加齢による身体的・精神的な衰退を最小限にとどめ，様々な持病とうまく付き合い，日常生活を自立した状態で精神・身体ともに充実してすごせること」と定義し，これに基づく健康寿命の算定方法に，介護認定を基にした65歳時の平均自立余命を用いるという考え方が示されている。

平均通院回数
外来患者延数を初診患者数で割った数字。診療行為の効率性や初診患者の割合を計る指標となる。

平均余命
ある年齢の者がその後生存できると期待される年数。生命表の中で示される指標の一つ。

平衡機能検査
眼振を含めた眼球運動の検査および身体動揺の機能検査。

眼振検査は自発眼振の検査と誘発眼振検査に分けられる。また，肉眼観察やフレンツェル眼鏡による眼振観察，眼振計による記録など，コンピューターによる眼振の詳細な分析が行われる。

身体平衡に関する機能検査は，主に重心動揺の変化を検索する。重心動揺の変化をグラフに記録するほか，コンピューター解析によって，重心動揺の揺れの周波数特性や，ある時間内での総軌跡長等によって分析される。

閉鎖骨折
骨折部が外界と接触していない骨折（**単純骨折，皮下骨折**）。骨折は転倒，転落，衝突などで骨に大きな力が加わったときに，全身のどこでも起こりうる。高

齢者や子どもの場合，大きな外力がかからなくとも骨折することがあり，激しい痛み，内出血，外出血，腫れ，変形などの症状がみられる。

骨折箇所は適切な治療を受ければ，通常は一定期間で癒合して元どおりになる。〔→開放骨折〕

閉鎖循環式全身麻酔

循環式ガス麻酔器を用いて，麻酔ガスを吸入させることで全身麻酔をかけること。

循環式ガス麻酔器とは，呼吸のたびにガスが呼吸回路を循環するもので，回路に呼気弁と吸気弁の一方弁，炭酸ガス吸収装置が装備されている。

閉塞性睡眠時無呼吸（OSA）

睡眠中に呼吸が止まってしまう「睡眠時無呼吸症候群（SAS）」のうち，上気道の閉塞が原因であるものを閉塞性睡眠時無呼吸（OAS）という。

上気道閉塞の要因としては，首や喉の脂肪沈着や扁桃肥大，舌根や口蓋垂による上気道狭窄などがある。

平面図

間取り図。敷地や間取りを把握するための図面。主要な設備や間取りには寸法（内法）が記載され，間取り，部屋の用途名称，壁，開口部の様子などがわかる図面でなければならない。

入院時医学管理加算，特定入院料，特掲診療料の一部の施設基準で，届出の際に配置図とともに平面図の提出が求められる。

ペインクリニック

急性および慢性の痛みの診断と治療を専門に行う診療科。悪性腫瘍，帯状疱疹，反射性交感神経性ジストロフィー，頭痛，顔面麻痺，腰痛などが多く，神経ブロックを中心に薬物療法，理学療法，心理療法などを行う。

ヘガール

手術時に縫合針をつかむ医療用具。モスキート鉗子より強く挟め，クランプもできる。

ペガプタニブナトリウム

加齢黄斑変性症の治療として，硝子体に注入する分子標的薬（商品名：マクジェン）。脈絡膜において新生血管の発生・発育を促進させる血管内皮増殖因子の働きを阻害する。

DPCでは「手術・処置等2」に本剤が設定されている区分がある（2019年4月現在）。

へき地医療

交通の便をはじめ社会的・経済的・自然的条件に恵まれず，医療の確保が難しい山間地や離島などにおける医療。国は，1956年以来，8次にわたるへき地保健医療計画によって，無医・無歯科医地区に医師・歯科医師を供給し，へき地中核病院，へき地医療支援病院を創設してきた。

2001年度から第9次計画に基づき，へき地医療支援機構を都道府県に1カ所創設，へき地診療所等への診療支援を行うへき地医療拠点病院群の構築，へき地医療情報システムの充実強化などを進めている。

2009年度の第9次までは厚労省の指導に基づいて都道府県が立案していたが，第10次からは都道府県が主体性をもって計画をまとめるかたちに変更された。2011年度からは第11次計画に基づき，へき地医療支援機構の強化やへき地勤務医のキャリアパス支援などを推進している。

ペグインターフェロン

インターフェロンにペグ（PEG：ポリエチレングリコール）と呼ばれる合成高分子を結合させたC型肝炎治療薬。血中濃度が緩やかに変化するため治療効果が持続することから，週3回または連日の筋肉注射が必要だった従来のインターフェロン製剤と比べ，ペグインターフェロンは週1回程度の皮下注射でよい。

国内で100万〜200万人とされるC型肝炎ウイルス感染者の治療に対し，厚生労働省研究班はペグインターフェロンと抗ウイルス薬リバビリンの投与を48週間続ける併用療法を第一選択としている。

ベクトル心電図

心起電力の変化を三次元（立体的）で捉え，大きさと方向の変化する起電力のベクトルを診断に用いる検査法（vectorcardiography：VCG）。ベクトル心電図の誘導法は補正直交軸誘導と呼ばれ，体表面7点からの電気情報を入力し抵抗値を加えることで，X，Y，Z，の直交軸になるよう補正を行う。現在Frank法が国際的に広く用いられている。

通常の心電図より心腔内刺激伝導障害や心筋梗塞の部位と程度がより精密に判定される。標準12誘導心電図では検出しにくい右室肥大や非定型的な心筋梗塞（小さな前壁梗塞，下壁梗塞，後壁梗塞）などの検出に有用である。また，左室肥大や右室肥大の程度，WPW症候群（ウォルフ・パーキンソン・ホワイト症候群）における副伝導路の位置の推定，心筋梗塞の範囲の推定などでも，詳しい情報が得られる。

ペグビソマント

先端巨大症の治療に用いられる成長ホルモン受容体拮抗薬（商品名：ソマバート）。成長ホルモン受容体に直接作用し，過剰分泌されている成長ホルモンの働きを阻害する。

DPCでは「手術・処置等2」に本剤が設定されている区分がある（2019年4月現在）。

ペースメーカー

機械的に電気刺激を起こし心臓の収縮を正常な状態にする機械のこと。

心臓は通常自らの力で電気刺激を発して一定のリズムで収縮しているが，心房細動や上室性頻脈などの場合，自らの力で電気刺激を発することができなくなったり，一定のリズムで心臓を動かせなくなったりする。そうした場合の治療に用いられるのが，ペースメーカーの留置である。

大別すると，体内に埋め込む体内式ペースメーカーと，体外から電気線（リード）を通して心臓に刺激を与える体外式ペースメーカーの2種類がある。

ベーチェット病

口腔粘膜のアフタ性潰瘍，外陰部潰瘍，皮膚症状，眼症状の4つを主症状とする原因不明・慢性再発性の全身性炎症性疾患。自己免疫疾患の一つで，古典的な膠原病には含まれないが，膠原病類縁疾患と位置づけられる。4つの主症状すべてがそろったものを完全型ベーチェット病と呼ぶ。指定難病の一つ。

ベッセルシーリングシステム

これまでのバイポーラ（双極性電極）メスを進化させた新しい電気凝固装置。従来のバイポーラメスは，挟んだところに光電圧の電流を流し，高熱により血管を炭化させることで血栓を作りシール（閉鎖）するものだったが，本システムは，切離と併せてコンピュータ制御により低電圧の電流を最適な出力で流し，周辺組織の損傷を最小にとどめ血管の蛋白質を変性させるもので，融合・一体化による強固なシールが可能となる。

ベッドコントロール

病床を稼働させるために，入院から退院までの患者導線の調整・管理を行うこと。病床管理とも呼ばれ

ペットボトル症候群

糖分を多く含むスポーツドリンクや清涼飲料水などを大量に飲み続けることによって，急激に引き起こされる糖尿病様の症状のこと。こうした症状を呈した患者の多くがペットボトルの清涼飲料水を飲んでいたことから，「ペットボトル症候群」と名付けられた。

多糖の清涼飲料水を大量に摂取することで血糖値が上昇し，血糖値が上昇すると喉が渇くため，さらに大量摂取するという悪循環に陥ることで引き起こされる。脱水症状や高血糖症状が続くと，意識障害や昏睡状態に陥ることもある。

10代〜30代の若者に多く見られるが，最近では夏季の猛暑のせいか発症者が増え，中高年層でも見られるようになった。

ベバシズマブ

がんに栄養や酸素を補給する血管が作られないようにして（血管新生を抑える），がんの成長や転移を阻害させる分子標的薬（商品名：アバスチン）。保険適用は，治癒切除不能な進行・再発の結腸・直腸がん，扁平上皮がんを除く切除不能な進行・再発の非小細胞肺がんである。

DPCでは「手術・処置等2」に本剤が設定されている区分がある（2019年4月現在）。

ヘパリン

多数の硫酸基をもつ強い有機酸で，強力な血液凝固抑制薬。トロンボプラスチンに作用してプロトロンビンがトロンビンになるのを阻止し，フィブリノゲンからのフィブリン生成も阻害する。このほか，血液凝固機構の数カ所に作用する。播種性血管内凝固症候群および血栓塞栓症の治療，血液体外循環時における灌流血液の凝固防止などに用いられる。

ヘパリンロック

輸液を投与せずに血管内にカテーテルを留置すると，先端部分に血液が逆流して凝固し，カテーテルを閉塞させる。この閉塞を予防するためにヘパリン加生理食塩水をカテーテル内に充填しておく。この手技をヘパリンロックと呼ぶ。原液のヘパリンを用いてもよいが，ヘパリンそのものによる合併症予防のため，希釈して用いられる。実際には直接または延長チューブを介してカテーテルにヘパリン加生理食塩水を注入して，血液が逆流しないようにカテーテルや延長チューブに蓋をする

ペプシン

胃液の蛋白質分解酵素の一種。胃腺中では不活性のペプシノーゲンとして存在し，胃液中の塩酸（約0.5％）に触れると活性化してペプシンとなる。

胃炎や胃潰瘍の原因として，ヘリコバクター・ピロリ感染のほか，胃液中の塩酸やペプシンと，これらから胃の内面を守っている胃粘膜成分のバランスが崩れることなどが挙げられる。

ペプチドワクチン療法

がん細胞に特有のペプチドを患者に注射し，患者自身のもつ免疫力を高めてがんの増大を抑える治療法。ペプチドによって活性化された免疫細胞ががん細胞を攻撃し，排除する。

ヘマトクリット値

血液中に占める赤血球の容積の割合（単位：％）。採取した血液を遠心分離器で固形成分と血漿に分けるか，または自動血球計測器を使用して測定する。

基準値よりヘマトクリット値が低ければ赤血球の数が少ないことを意味しているので，鉄欠乏性貧血など

の貧血性疾患や白血病などが疑われる。

ペメトレキセドナトリウム水和物

アスベストの曝露が原因とされる悪性胸膜中皮腫患者に有用性が確認された，世界初の抗がん剤（商品名：アリムタ）。代謝拮抗剤に分類され，保険適用は，悪性胸膜中皮腫，切除不能な進行・再発の非小細胞肺がんである。

DPCでは「手術・処置等2」に本剤が設定されている区分がある（2019年4月現在）。

ヘモグロビン

赤血球に含まれる色素蛋白。肺で取り入れた酸素を身体に運搬する重要な役割を担う。鉄を含む「ヘム」と，蛋白質である「グロビン」から構成される。

ヘモグロビンが不足すると，供給される酸素の量も不足してしまうため，動悸や息切れ，めまいなどの酸欠症状が出る。重症の場合には脳に酸素が不足し，意識を失う。正常値の目安は，1dL中11.9〜17.0gであり，「g/dL」という単位で表す。

ヘモフィルター

血液濾過器。人工腎臓用特定保険医療材料の一つで，灌流液を用いることなく限外濾過（原液に圧力を加えるか，透析液を減圧して低分子溶質を取り除く方法）によって血液浄化を行う器具のこと。

ヘリカルCT

寝台を一定速度で動かし続けて行う撮影方法。スパイラルスキャンとも呼ばれ，一度の息止めで体幹部全体を撮影することが可能。切れ目のない撮影データが得られるため病変の見逃しも少なく，頸部より下の撮影はほとんどがこの撮影法で行われている。

ヘリコバクター・ピロリ

強いウレアーゼ（尿素分解酵素）活性をもつグラム陰性桿菌（通称：ピロリ菌）。胃粘膜の表層上皮細胞の表面に密着して存在している。感染により多核白血球浸潤を伴う胃炎が発症する。

消化性潰瘍や胃がんとの関連が認められている。

ヘリコバクター・ピロリ除菌療法

ピロリ菌とは，胃潰瘍の約90％，十二指腸潰瘍の100％に近い患者に認められており，また，胃癌の発生にも関与することが明らかになっている。このピロリ菌の除菌方法は，まず，3種類の薬剤（プロトンポンプ阻害薬剤，アモキシリン水和物製剤，クラリスロマイシン製剤）を1日2回，7日間服用する。その後，除菌終了後4週間経過後に判定が行われる（一次除菌療法）。これにより約7〜8割が除菌に成功するとされる。成功しなかった場合の再除菌療法では，クラリスロマイシン製剤に代えて，メトロニダゾール製剤が使用され，8〜9割が成功するとされる。

ヘルスケア

生命・健康の回復，維持，増進を図ること。

フィットネスクラブ，健康食品，健康機器，健康グッズなど，健康への関心の高まりに呼応して，様々な産業がヘルスケア分野に参入している。

ヘルスケアネット日本海（日本海ヘルスケアネット）

山形県・酒田市で2018年4月に発足した「地域医療連携推進法人」。構成するのは日本海総合病院を運営する山形県・酒田市病院機構などの9法人。

地域医療連携推進法人は，地域医療構想を達成するための選択肢の一つとされ，経営母体の異なる医療機関や介護施設が一体的に連携を推進するための制度（2017年4月施行）。

日本海ヘルスケアネットでは，構成する病院や施設

を病床機能で分け，地域全体で適切な医療サービスを提供できるシステムを構築し，医師の再配置や医療機器の共同利用，医薬品の共同購入なども行う。

ヘルスケアリート

高齢者施設や病院などを投資対象とした証券化金融商品，またはその投資法人。リートとは，投資家等から集めた資金により不動産を購入し，賃貸収益や売却益を分配する商品。

日本では高齢者の増加に伴い，高齢者住宅や有料老人ホームなどのヘルスケア施設の供給促進が課題となっている。これを受け，国交省では，欧米では市場として確立しているヘルスケアリートの検討委員会を設置し，その導入を検討している。

ベルテポルフィン

中心窩下脈絡膜新生血管を伴う加齢黄斑変性症の治療薬（商品名：ビスダイン）。**光線力学療法（PDT）**で使用される薬剤である。ベルテポルフィンは薬事上，希少疾病用医薬品でもある〔→**オーファンドラッグ**〕。

DPCでは「手術・処置等2」に本剤が設定されている区分がある（2019年4月現在）。

ヘルニア

体内の臓器などが，本来あるべき部位から脱出した状態。体腔内の裂隙に迷入したものを内ヘルニア，体腔外に逸脱したものを外ヘルニア，脱出した臓器などが脱出穴で締め付けられた状態を陥頓ヘルニアと呼ぶ。

腹部の内臓に多く見られ，腹壁に生じた裂け目から腹部の内臓が腹膜に包まれたまま腹腔外に脱出する。一般的に多いのは，鼠径ヘルニア（脱腸），臍ヘルニア（でべそ），椎間板ヘルニアである。

ヘルペス

ヘルペスウイルスによる感染症で，疱疹とも呼ばれる。小豆くらいまでの大きさの水疱が多数発生する。単純性疱疹や帯状疱疹などに分類される〔→**帯状疱疹**〕。

一般的には，①赤く膨れ上がり，②水ぶくれとなり，③水ぶくれが破け，④かさぶたになって乾燥し，⑤最後に神経痛を伴う痛みが起こる——といった経過をたどる。通常，明らかな瘢痕は残らない。

かつては死亡率の高い疾患であったが，現在では死亡することは稀である。

返還金

保険医療機関で行われる診療の内容または診療報酬の請求に不正または著しい不当があったことを疑うに足りる理由があった場合，監査が行われる。不正・不当が明らかになった医療機関は，行政上の措置として，①取消処分，②戒告または注意を受けることになる。また，経済上の措置として，不正・不当が認められた事項に係る全患者分の診療録等を対象に返還させる。これを返還金という。

変形性股関節症

関節軟骨の退行性変化（変性や破壊）に始まり，様々な関節変化が進行する疾患。軟骨の変性・破壊は，人種，性別，加齢，肥満および遺伝などの素因下に，機械的負荷（活動性・運動，外傷，職業など）が加わり発生する。さらに機械的負荷により，軟骨細胞の代謝障害が起き軟骨破壊が進行し，滑膜炎，関節水腫，骨破壊の進行を引き起こす。明らかな原因疾患がないものを一次性変形性股関節症といい，股関節に構造上の欠陥をもたらす原疾患に続発するものを二次性変形性股関節症という。二次性変形性股関節症の二大原因は，先天性股関節脱臼と臼蓋形成不全である。わが国には二次性が多く，女性に多い疾患である。

変形性膝関節症

膝関節の関節軟骨の摩耗，骨棘形成，変形，関節可動域制限など関節構成体の退行性変化と増殖性変化を示す疾患。膝関節の外傷などの原因に続発して起こる二次性関節症もあるが，多くは加齢に伴う一次性関節症であり，高齢者人口の増加とともに増加している。

娩出術 （べんしゅつじゅつ）

帝王切開術のこと。子宮を切開して，胎児を娩出すること。産道，娩出力，娩出物（胎児）の分娩の3要素のいずれかに異常があり，自然分娩（経膣分娩）が不可能か，または緊急に娩出しないと母体もしくは胎児が危険な状態のときに行われる。膣式と腹式があるが，現在，通常は腹式帝王切開が行われる。

片頭痛 （へんずつう）

発作性反復性に起こる片側性の拍動性頭痛で，日常生活に支障が及ぶほどの強い頭痛。脈打つような痛みや嘔吐などの症状を伴うのが特徴。

ベンゾジアゼピン

向精神薬の一群。抗不安薬や睡眠薬として用いられる。長期処方や多剤処方が問題とされており，2018年の診療報酬改定では，医薬品の適正使用の推進が課題となり，長期処方や多剤処方で減算されることとなった。依存性の高さも指摘されており，離脱症状を生じることもある。

弁置換術

働きの悪くなった弁（僧帽弁，大動脈弁）を切除して，代わりに人工弁を置換する手術（僧帽弁置換術，大動脈弁置換術）。

人工弁は，大きく機械弁と生体弁の2種類に分けられる。機械弁には傾斜円板弁，二葉弁などがあり，生体弁にはブタの大動脈を特殊処理した弁やウシ心膜から作られた弁などがある。

僧帽弁置換術では，右側左房切開，右心房切開（経中隔的）のうえ罹患弁に到達したら，人工弁縫着に必要な辺縁部組織を3mmほど残して切除し，ここに弁を縫着させる。

ベンチマーク分析

ベンチマーキング。ある指標を設けて他病院と比較することで，経営や診療の水準を評価する分析手法。ベンチマークは本来，土地測量の水準点の意味で，判断や判定のための基準・尺度のこと。

指標としては医療の質（再入院率，合併症発生率等）や運営効率（医療コスト，平均在院日数等）などがある。指標ごとにデータ分布を作成して標準値を求め，現状の問題点や改善策を探る。

ベントカテーテル

ベントカテーテルの定義は，以下のとおり。

①一般型：次のいずれにも該当。

ア　血液等を持続的に排出するカテーテルである。

イ　心腔内，大動脈または肺動脈に挿入留置するものである。

ウ　②に該当しない。

②ガス注入型：次のいずれにも該当。

ア　血液などの吸引及び術野への炭酸ガス注入を同時に行うための構造が一体化したものであることが，薬事法承認事項または認証事項に明記されている。

イ　心腔内に挿入留置するものである。

扁平上皮癌

皮膚悪性腫瘍の一つで，表皮に存在する表皮角化細胞が悪性増殖してできる癌。「有棘細胞癌」とも呼ば

れる。

発症は中年以降に多く，どこの皮膚・粘膜にも生じるが，露出部に多く生じる。症状は，小結節上の病変から始まり，しだいに拡大して隆起性の腫瘤や難治性潰瘍を形成する。進行すると付近のリンパ節（所属リンパ節）や他の臓器に転移する。診断は臨床所見に加えて生検（理組織検査）で確定される。

弁膜症

心臓の弁（僧房弁，三尖弁，大動脈弁，肺動脈弁）の働きが損なわれる疾患。血液の流入や駆出が損なわれる狭窄症と，血液の逆流が起こる閉鎖不全症（逆流症ともいう）がある。発症頻度は，僧房弁と大動脈弁に多くみられ，同時に2つ以上の弁が弁膜症を発症した状態を「連合弁膜症」という。

片麻痺（へんまひ）

同側の上下肢に運動障害が生じた状態。麻痺を生じた側とは反対側の脳内包での障害によるものが大半であるが，脳脚から延髄までの損傷による片麻痺では，病神経側の脳神経麻痺が加わる（交代性片麻痺）。また，延髄の錐体交叉部に病巣があると，一側の上肢と反対側の下肢が麻痺する（交差性片麻痺）。

片麻痺の大半は，脳血管障害によって急激に始まるが，慢性進行性の片麻痺は脳腫瘍や動脈閉塞などで起こる。

返戻（へんれい）

保険医療機関が審査支払機関に対して提出した診療報酬明細書の記載に不備があった場合に，明細書が差し戻されること。

診療に関する内容や回数，開始日などの不備があった場合は審査支払機関から返戻され，保険の記号や番号の間違い，重複請求などがあった場合は保険者から返戻される。

ペンローズドレーン

術後，浸出する分泌物や血液等を排出する目的に使用される器具。材質はシリコンであるため柔軟性に優れ，生体組織への影響が少なく体内留置に適している。また，体液・血液などの付着・凝固もしにくく薬液にも冒されにくい特性がある。保険請求は，24時間以上体内留置した場合に算定可能である。

ほ

保医発通知

厚生労働省の保険局医療課長名による通知。都道府県主管課（部）長宛に診療報酬等に関する具体的解釈を示したもの。

包括医療

疾病の診断・治療だけでなく，疾病予防や健康増進，治療後のケアやリハビリテーションなども含めて医療を包括的・継続的にとらえる考え方のこと。

包括型地域生活支援プログラム

欧米諸国で始まった，精神障害者の地域生活支援プログラムのこと。従来は入院治療を必要としたような重度精神障害をもつ人が，地域で自分らしく安定した在宅生活ができるよう，精神科医や看護師などがチームを構成し，訪問活動を中心に支援する包括的なプログラムである。略称はアクト（ACT：assertive community treatment）。

日本の精神科医療でも，アウトリーチの概念が普及するにつれ，ACTの取組みが各地で進められている。

包括払い

実際に行った医療行為とは関係なく，特定の疾患に対して定額の報酬が支払われる方式。医療費の削減ができ，効率的な医療を行う医師が評価されるというメリットがある一方，過少診療につながり医療の質が低下するというデメリットもある。

剖検率

死亡者数に対する病理解剖数の割合を示すもので，医療評価では重要である。臨床研修指定病院，高機能病院ではこの比率が高いことが望まれる。

膀胱

左右の腎臓から尿管を通り集められた尿を一時的に貯留する臓器。骨盤腔内の恥骨の後ろに位置する。

内圧がある限度になると尿意を催す。排尿のための排尿反射は，膀胱壁の伸展刺激や尿道からの刺激に対するもので，尿道括約筋をゆるめ，膀胱筋を収縮させて尿を押し出す。押し出された尿は，尿道を通って体外へ排出される。

膀胱癌

膀胱に発生する悪性腫瘍。膀胱癌のほとんどは移行上皮癌（尿路上皮癌）であり，まれに腺癌，尿膜管癌などがみられる。血尿や膀胱炎などの症状がある。尿路性器癌のなかでは以前は最も多い癌であったが，現在は前立腺癌に次いで2番目に多い。

膀胱鏡検査（E-膀胱）

膀胱鏡による膀胱内腔の検査。膀胱鏡には硬性膀胱鏡と軟性膀胱鏡がある。

検査前処置として，キシロカインゼリーなどの麻酔剤を尿道から注入する。膀胱鏡を介して水を注入し，膀胱を満たす。水が膀胱内に貯まると膀胱壁が伸展し，膀胱内腔全体を観察できる。組織に異常が認められた場合は，膀胱鏡下生検を実施することもある。

縫工筋

大腿四頭筋とともに大腿前面に位置する細長い帯状の伸筋。大腿神経に支配され，大腿の挙上や外旋・外転・膝関節の屈曲のときに作用する。

縫合術

外傷によって生じた組織の損傷部や，手術処置として組織と組織を縫い合わせること。ただし，吻合術とは異なる〔→吻合術〕。縫合糸で皮膚と皮膚を寄せて縫い合わせたり，臓器（例えば胃や腸など）の裂けた部分を縫い合わせたりする。

縫合用の糸は，組織の張力，癒合期間，感染の有無などにより適切な種類と太さのものを選択する。縫合は組織の張力に合った強さで行うことが必要で，強すぎる縫合は局所の循環障害や組織の断裂を起こす。

単一結節縫合，真皮縫合，埋没縫合など様々な縫合方法がある。

膀胱洗浄

尿道内に挿入したカテーテルを通して膀胱内を洗浄すること。長期間留置するカテーテルへの石灰沈着の防止，膀胱出血や膀胱・前立腺部の手術後の凝血塊排出，膀胱の感染に対する治療などで行われる。

各目的に応じて，生理的食塩水やクエン酸塩溶液，抗生剤の溶液などが用いられる。一時的に洗浄する場合や，持続的に溶液を灌流させる場合もある。

報告品目
→ 相談品目

房室ブロック

心房から心室に刺激が伝わらない，または刺激伝導が遅延する疾患。正常の心臓の調律は右心房上部の洞結節から電気的刺激が規則的に発せられ，これが心室

との境界にある房室結節から心室に電気的興奮が伝わって心室は収縮を始める。この心房から心室への興奮伝導が障害された場合を房室ブロックといい，房室結節の障害を意味する。軽いものから順に1度，2度，3度と分類される。

1度房室ブロックは伝導遅延のみの場合で，2度房室ブロックは伝導遅延が延長し，ついに刺激が心室の興奮を起こせなくなったもの。1度，2度を合わせて不完全ブロックとも言う。

3度房室ブロックは完全房室ブロックで，心房からの刺激はまったく心室に伝導されなくなる。徐脈性心不全やアダムス・ストークス発作を生じやすく，ペースメーカー植込みが必要となる。

放射性同位元素

同位元素（アイソトープ）のうち放射性元素のこと（ラジオアイソトープ：RI）。

原子の原子核は陽子と中性子からできているが，陽子数（原子番号）は同じだが中性子数が異なる原子を互いに同位元素と呼ぶ。この放射性同位元素を利用する検査法をシンチグラフィーと呼ぶ。

放射線情報システム

フィルムレス運用に基づき，画像データの保存・管理・データベース化，診断結果のレポート，材料在庫管理など放射線科部門の情報管理を行うシステム（RIS：radiology information system）。導入する医療機関が増えており，情報の共有化，画像検査業務の効率化など様々な利点が挙げられている。

放射線治療

電離放射線を用いて行う局所療法。放射線を人体に一定量以上照射すると，細胞の運動を停止させ死滅させることができるので，主に悪性腫瘍の治療に用いられる。

病巣摘出が不可能なときや手術と同程度の効果があるときは，単独で放射線療法を行うが，手術と併用される場合もある。

放射線同位元素内用療法

放射性同位元素（RI）を内服や注射により体内に取り込み，病巣へRIを集積させ放射線（β線等）を照射する療法。RI内用療法は，病巣のみを特異的に治療でき，正常な細胞を傷つけない特徴がある。

法人

権利能力は，生まれてから死ぬまですべての人が有するもので，法律上これを自然人といい，自然人以外で権利能力を与えられたものを法人と呼ぶ。法人は，**財団法人・社団法人**という分類や，**公益法人・営利法人・中間法人**などの分類がある。〔→医療法人〕

蜂巣炎 （ほうそうえん）

皮膚深部から皮下脂肪組織にかけての細菌による化膿性炎症のこと。黄色ブドウ球菌，ときには連鎖球菌による皮下結合組織の炎症で，筋肉内，筋膜下にもできることがある。蜂窩織炎，蜂巣織炎，フレグモーネとも言う。

包装格差

医薬品の包装単位の大小から発生する価格格差。同じ医薬品でも包装単位の大きさによって製造コストが異なるので，大きな単位（包装）で購入する医療機関にはそれだけ低価格で納入できる。保険診療で使用する医薬品は請求価格が定められているため，大量に購入する医療機関と少量しか購入しない医療機関の間で，利益に格差が生じることになる。

包帯交換（包交）

創部の消毒などに伴い，創部を保護している包帯，絆創膏，ガーゼ類を交換すること。創部の清潔を保つ目的と，創部の状態や経過を確認するために行う。

法定給付

医療保険の保険給付において，法律によってその種類と要件が定められた給付。疾病・負傷時の療養の給付，入院時食事療養費，入院時生活療養費，保険外併用療養費，傷病手当金のほか，死亡時の埋葬料，分娩時の出産育児一時金，出産手当金などがある。

なお，保険者が独自に定めて実施するものを付加給付と呼ぶ。〔→付加給付〕

法的脳死判定マニュアル

臓器移植法に基づく脳死判定（法的脳死判定）の基準を明確にするために，厚生労働省によって作成された報告書。脳死判定の必須条件や実施手順をまとめている。脳死判定の必須項目として，①深昏睡，②両側瞳孔径4mm以上，瞳孔固定，③脳幹反射の消失，④平坦脳波，⑤自発呼吸の消失——を挙げている。

乏尿 （ぼうにょう）

1日に通常排泄される尿量（約1500〜2000mL）が低下し，1日の尿量が400〜500mL以下となった病態。腎臓病，肝臓病，心不全などが乏尿の原因とされる。さらに尿量が低下し，1日の尿量が50〜100mL以下となった場合は「無尿」と呼ばれる。

法別番号

保険者番号のなかで，給付の適用を受ける社会保険制度の種類を表す上2桁の数字。主な例を挙げると，全国健康保険協会管掌健康保険「01」，組合管掌健康保険「06」，生活保護法「12」，国家公務員共済組合法「31」など。なお，国民健康保険の保険者番号には用いられない。

訪問介護

ホームヘルプ。介護福祉士や訪問介護員（ホームヘルパー）が要支援・要介護者の自宅を訪問し，入浴・排泄等の身体介護，調理・掃除等の家事援助などを行う居宅サービス。

訪問看護

看護師や保健師，助産師などが患者の自宅や施設を訪問して，看護すること。医療保険と介護保険両方に規定され，医療機関をはじめ訪問看護ステーション，保健所や保健センターなどの行政機関，民間企業なども行っている。

訪問看護指示料

在宅で療養を行っている患者であって，疾病，負傷のために通院による療養が困難な者に対する適切な在宅医療を確保するため，指定訪問看護に関する指示を行うことを評価した診療報酬。

訪問看護ステーション

健康保険法や介護保険法に基づき，在宅療養患者に対して訪問看護サービスを提供する事業者。主治医の指示に基づいて，看護師，保健師，理学療法士等が訪問して看護ケアを行う。

以下のような施設基準を満たす必要がある。

①人員基準：保健師・看護師・准看護師を常勤換算で2.5人以上配置する，など

②設備基準：必要な広さをもつ専用の事務室がある，など

③運営基準：訪問看護計画書・報告書を医師に提出し，医師の指示を受けてサービスを提供している，など

なお，健康保険法による指定を受けた保険医療機関，介護保険法による指定を受けた介護療養型医療施設は，訪問看護事業者のみなし指定が受けられる。

訪問看護療養費

居宅で療養している人が，かかりつけ医の指示に基づき，訪問看護ステーションの看護師から療養上の世話や診療の補助を受けた場合に支給される保険給付。

訪問看護療養費は，厚生労働大臣が定める基準に従って算出した額から，患者が負担する基本利用料を控除した額で，保険者が被保険者に代わって指定訪問看護事業者に支払う。

訪問診療

患者の病状に基づいた訪問診療の計画が立てられており，かつ，実際に当該計画に基づいて患家を定期的に訪問し診療を行うもの。

具体的には，医療従事者が患者の自宅を訪問し，医師の診察に基づき，患者や患者家族と面談を行い，日々のケアについて話し合い診療計画を立てる。

診療計画には，医師による訪問診療，必要な医療行為（点滴の実施，尿カテーテルの管理，褥瘡の管理，酸素装置の管理，中心静脈栄養の管理，経鼻栄養カテーテルの管理）などがある。医師は月に1～2回定期的に訪問する。〔→往診〕

訪問調査

要介護認定の申請を受け，市町村（特別区）の職員や介護支援専門員が被保険者の家庭や施設を訪問して行う聞き取り調査。概況調査，基本調査，特記事項からなる。

概況調査は，介護・福祉サービスの利用状況，家族や住居の生活環境に関するもの。基本調査はコンピュータによる一次判定の資料となるもので，日常生活動作など被保険者の心身の状況に関する項目と点滴，透析など特別な医療に関する項目の計85項目について行う。特記事項は，基本調査内容以外で介護時間に影響を与えると思われる事項を具体的に記述するもの。

訪問入浴介護

巡回入浴車等で要支援・要介護者の自宅を訪問し，入浴介助を行う居宅介護サービス。介護保険給付の対象となる。

訪問リハビリテーション

通院困難で在宅療養を行っている患者や要支援・要介護者に対して，医師の指示に基づき理学療法士や作業療法士が自宅を訪問し，リハビリテーションを行うこと。

制度的に3種類に分けられる。一つは，診療報酬上のもので，在宅訪問リハビリテーション指導管理料などとして算定される。二つ目は，訪問看護ステーションによる訪問看護の一環として行われるもので，訪問看護料が療養費として支払われる。三つ目は，介護保険における居宅サービスの一つで，訪問リハビリテーション費として算定される。

法律

衆参両議院の議決によって成立し，強制力をもった社会的規範。内閣が制定する命令を政令，各省大臣が制定する命令を省令といい，法律と併せて法令と呼ぶ。政令や省令が法律の委任を受けている場合は，法律と同等の効果をもつ。

例えば医療法の場合，医療法が法律，医療法施行令が政令，医療法施行規則が省令である。

ボーエン病

皮膚・粘膜における表皮内癌。真皮内への浸潤を示し，有棘細胞癌になったものをボーエン癌と言う。

ホーエン・ヤールの重症度分類

パーキンソン病の症状の程度を表すための分類方法。症状の程度や治療の成果を確認する指標となる。

1度：症状が片方の手足のみの状態で，日常生活への影響はまだきわめて軽微。

2度：症状が両方の手足にみられるが，まだ障害は軽く，日常生活は多少の不自由はあっても従来通り可能であり，歩行障害はないかあっても軽微。

3度：症状が両方の手足に見られ，典型的な前屈姿勢，小刻み歩行が見られる。日常生活はほぼ自立している。

4度：両方の手足に強い症状があり，歩行は自力では不可能であるが，介助があれば可能。日常生活でもかなりの介助を要する。

5度：ベッドまたは車椅子の生活でほとんど寝たきりの状態。全面的な介助を要する。

補完代替療法

主たる治療法を補ったり，代わりに行ったりする治療のこと。鍼・灸，マッサージ療法，運動療法，心理療法，アロマテラピーやアニマルテラピーなどが挙げられる。ケアにかかる時間や知識の習得，資金面が課題とされている。

ポケットドクター

スマートフォン，タブレットの画面で医師の診察を受けられる遠隔診療サービス。医師不足の過疎地域や離島での活用に加え，外出がむずかしい高齢者や多忙な社会人らの利用を見込んでいる。

無料の専用アプリを利用し，スマホ等に搭載されたカメラを通じて医師が対応する。提供されているサービスは，「かかりつけ医診療」（実際に診察を受けた医療機関での再診が対象）と「予約相談」（近場に専門医がいない場合やセカンドオピニオンを受けたいときなどに医師の助言を受けるもの）。

2018年診療報酬改定によりオンライン診療料が新設されたことから，一定の要件を満たせば，医療保険での取扱いが可能となった。

保険医

保険医療機関で保険診療に従事する医師。厚生労働大臣に申請して登録を受ける。健康保険法と保険医療養担当規則に従って診療を行い，船員保険法，国民健康保険法など他法による医療も担当しなければならない。

保健医療2035

2035年を見据えた保健医療政策のビジョンのこと。『「保健医療2035」策定懇談会』が厚労大臣の意向で設置され，国民の健康増進，保健医療システムの持続可能性の確保，保健医療分野における国際的な貢献，地域づくりなどの分野における戦略的な取組みに関して，2015年2月より6月まで検討が行われた。

検討会でまとめられた3つのビジョンは，①リーン・ヘルスケア～保険医療の価値を高める，②ライフ・デザイン～主体的選択を社会で支える，③グローバル・ヘルス・ケア～日本が世界の保険医療を牽引する――である。

保険医療機関

厚生労働大臣から指定を受け，健康保険法などによる保険診療を行う医療機関。船員保険法，国民健康保険法など他法による医療も担当しなければならない。

保険医療機関の指定と保険医の登録を要する方式は二重指定制度といわれ，診療報酬の請求などの事務的・経済的責任を医療機関が，診療の主体や責任などを医師個人が担い，保険診療の責任分担を明確にしている。

保険医療機関及び保険医療養担当規則

療担規則，療養担当規則と略される。保険医療機関および保険医が保険診療を行ううえで準拠すべき基本原則であり，「第1章　保険医療機関の療養担当」，「第2章　保険医の診療方針等」，「第3章　雑則」から成っている。

「第1章」には，療養の給付の範囲・方針，受給資格の確認，一部負担金の受領，証明書等の交付，診療録の記載・整備などが定められ，「第2章」には，診療の一般的方針，療養・指導の基本準則，施術の同意，診療の具体的方針などが定められている。

保険外負担

保険医療機関において，患者が診療費の一部負担金以外に支払う保険適用外の費用。実費徴収が認められるのは，①おむつ代，テレビ代などの日常生活費，②保険給付と関係のない文書発行費，③保険外併用療養費制度における自費負担など。

実費徴収が認められないものは，①手技料に包括されている材料費・サービス料，②点数表で算定上の回数制限以上に実施した費用，③新薬，新医療材料，先進治療など保険適用とならない治療・診療など。

保険外併用療養費

健康保険法で認められる保険外診療で，**選定療養**と**評価療養**の区分がある。以前の特定療養費のことで，2006年10月に見直しが行われた。

一般的に，健康保険が適用される「保険診療」と適用されない「保険外診療」があり，両者の併用診療（混合診療）は禁止されている。しかし，保険外診療の一部の医療行為に限り併用が認められている。その場合，患者に対する説明と同意を得て，別途，「特別の料金」（10割自己負担）を徴収する。

療養の給付 （保険給付分：原則7割）	療養の給付 （一部負担金： 一般・原則3割）	保険外併用療養費 （評価療養・選定療養） に係る特別の料金
◄――（保険対象療養＝保険外併用療養費）――►◄‥（保険外療養）‥‥►		
◄――保険給付――►	◄‥‥‥‥‥‥患者負担‥‥‥‥‥‥►	

保険外併用療養費制度

特定療養費制度は，高度先進医療や特別なサービス（選定療養）を受けた際に，診察料・薬剤料・入院料などの基礎的部分を医療保険が給付し，特別なサービスや特別な医療の部分を患者（被保険者）が自己負担する制度として行われてきた。保険外併用療養費制度はその特定療養費制度から2006年10月に名称変更されたもの。

保険外併用療養費は，**評価療養**（厚生労働大臣が定める高度の医療技術を用いた療養，その他の療養であって保険給付の対象とすべきか否かについての評価を行うことが必要な療養），または，**選定療養**（被保険者の選定に係る特別の病室の提供やその他の療養）を受けた場合に支給される。

評価療養は，先進医療，医薬品の治験に係る診療，医療機器の治験に係る診療，薬価基準収載前の承認医薬品の投与，保険適用前の承認医療機器の使用，薬価基準に収載されている医薬品の適応外使用などが挙げられる。

また，選定療養は，特別の療養環境の提供，予約診療，時間外診療，200床以上の病院または特定機能病院・一般病床400床以上の地域医療支援病院の未紹介患者の初診，200床以上の病院または特定機能病院・一般病床400床以上の地域医療支援病院の他院紹介患者の再診，制限回数を超える医療行為，180日を超え

る入院，前歯部の材料差額，金属床総義歯，小児う触の治療後の継続管理などが挙げられる。

保険給付

医療保険などの被保険者に保険事故が発生した場合に，保険者が支給する補償。法定給付と付加給付がある。また，給付の方法として，現物給付と現金給付がある。

保険局医療課

医療・介護・年金保険，労災・雇用保険，社会保障を所管する総合的官庁である厚生労働省は，様々な「局」から成る組織である。その一つである保険局には，総務課，国民健康保険課，高齢者医療課，医療介護連携政策課，調査課，医療課がある。医療課は，診療報酬に係る業務を所管している。

保健師

国家資格であり，保健師助産師看護師法に根拠規定がある。地区活動や健康教育・保健指導などを通じて疾病の予防や健康増進など公衆衛生活動を行う。保健師になるには看護師国家試験および保健師国家試験に合格する必要がある。

保険事故

医療保険において保険給付の対象となる傷病。職域保険や公務員等の共済組合では，業務上の疾病や負傷などは除外される。

保健師助産師看護師法

保健師，助産師，看護師，准看護師の資格や業務を定めた法律（略称：保助看法）。保健師，助産師，看護師，准看護師は，2年ごとに氏名，住所，その他省令で定める事項を就業地の都道府県知事に届ける。

なお，2002年3月の法改正によって，保健婦は保健師に，助産婦は助産師に，看護婦は看護師に，准看護婦は准看護師に名称が改められた。

保険者

保険契約の事業主体のこと。公的保険においては，医療保険や介護保険，年金保険の事業主体のことを指す。その権限において保険料を徴収し，被保険者などに保険給付を行い，保険医療機関に対して一部負担金を除く診療費を支払う。また，疾病予防や健康増進を図る保健施設を運営している。

全国健康保険協会管掌健康保険は全国健康保険協会（協会けんぽ）が保険者であり，船員保険は政府，国民健康保険は市町村・特別区，組合管掌健康保険は健康保険組合，各種共済組合は共済組合がそれぞれ保険者である。

保険者請求

医療保険等の保険者（前項）に保険給付額（診療報酬等）を請求すること。医療費は本来，医療機関からそれぞれの保険者へ請求されるべきであるが，国内には何万もの医療機関と保険者があるため，個々の対応は困難である。そのため，支払基金などの審査および支払機関が，医療機関と保険者の仲介役として，医療機関からの医療費請求を保険者に対して行っている。

保険者徴収

医療機関ではなく，保険者が患者の一部負担金を直接徴収すること。患者が窓口での支払を行わず，医療機関が未収金回収に努めてもなお支払いを受けられない場合，保険者が被保険者から徴収し，医療機関へ交付する。

保険者のレセプト事前点検

政府の規制改革会議は2014年6月の第2次答申で，保険者が審査支払機関と同様のチェックを手掛けるのは効率的でないと指摘。これを受けて厚労省は，保険

は行

ほけ―ほけ

者が先にレセプトを点検し，疑義があるレセプトのみを審査支払機関に審査依頼できる体制の構築に向けて検討を始めている。

厚労省案では，保険者が事前点検を希望する場合，審査支払機関は受け付けたレセプトをコンピュータでチェックしたのち，保険者に渡し，保険者は1カ月程度で点検を行う。保険者点検終了後，審査支払機関が医療機関にひとまず診療報酬を支払い，保険者点検で疑義のあがったレセプトについてのみ審査支払機関が審査を行い，査定額は診療報酬支払の翌月に調整するという流れ。

保険者番号

各保険者に割り当てられた固有の番号。

健康保険では通常8桁の数字で表され，法別番号（2桁）＋都道府県番号（2桁）＋保険者別番号（3桁）＋検証番号（1桁）で構成される。

国民健康保険では6桁の数字で表され，都道府県番号（2桁）＋保険者（市町村等）別番号（3桁）＋検証番号（1桁）で構成される。

保健所

地域住民の健康の保持・増進のため，企画，調整，指導やそれに必要な事業を行う行政機関。地域保健法に基づき，都道府県，指定都市・中核市，その他の政令市・特別区に設置される。

業務は，地域保健に関する思想の普及・向上，地域保健統計，栄養改善・食品衛生，環境衛生，母性・乳幼児・老人保健，伝染病その他の疾病予防，衛生上の試験・検査など多岐にわたる。

保険診療

保険医療機関における保険医による診療，または医療保険が適用される診療。健康診断，美容整形，正常分娩，予防注射，歯列矯正などは保険診療とならない。

保険診療に対して，医師と患者の自由な契約によって行われる診療を自由診療と呼ぶ。

保険診療指数

DPC/PDPSの機能評価係数Ⅱの1項目。提出するデータの質や医療の透明化，保険診療の質的向上等，医療の質的な向上を目指す取組みを評価する。①「部位不明・詳細不明コード」の使用割合が10％以上の場合0.05点減算，②DPCデータの様式間の記載矛盾のあるデータの件数が全体の1％以上の場合0.05点減算，③未コード化傷病名の割合が2％以上の場合0.05点減算，④病院情報を自院のHPで公表した場合0.05点加算，⑤保険診療への取組み（2019年度から）――の5項目。

保険請求事務

保険診療の費用を請求する一連の業務。診療報酬点数表に基づいて診療行為を算定し，患者一部負担金を差し引いた額を審査支払機関に請求する。

保険免責制

外来受診1回ごとの保険給付にかかる医療費について，一定額を保険の対象として免責（患者負担）する制度。厚生労働省の「医療制度構造改革試案」（2005年10月）に，医療費削減案として盛り込まれた考え方。

例えば，免責額が1000円で医療費が1万円かかった場合，患者の窓口負担額は免責額1000円に，残る9000円の自己負担（3割）額2700円を加えた3700円となる。

しかし，患者負担は将来にわたり3割を限度とするという健保法改正時（2002年）の趣旨に反する，国民皆保険の崩壊につながりかねない――などの反対意見が多く，導入は見送られた。

保険薬剤師

健康保険法等医療保険各法に基づき登録された薬剤師。登録は，保険薬剤師名簿に記載することによって行われる。保険薬局において医療保険各法の調剤を行う場合に登録が必要。保険医療機関で調剤を行う薬剤師は登録の必要がない。

保険薬局

薬局のなかで特に保険指定を受けた薬局であり，保険医が保険診療によって交付した処方せんに基づき，保険調剤を行うことができる。保険薬局で保険調剤を行うためには薬剤師が保険薬剤師でなければならない。また，保険薬局には「保険薬局」の表示が義務付けられている。

保険優先

公費負担医療制度において，医療保険が公費に優先して医療費を負担すること。全額国庫負担の①原爆援護法による認定疾病医療，②戦傷病者特別援護法による療養の給付・更生医療，全額公費負担の③感染症法による新感染症医療――以外の公費負担医療制度においては，保険優先が原則となる。

例としては，感染症法による結核患者に対する命令入所・適正医療，精神保健福祉法による措置入院・通院医療，生活保護法による医療扶助，母子保健法による養育医療などがある。

例えば国民健康保険に加入する結核一般患者が適正医療を受けた場合，都道府県は医療費の95％を負担することになるが，保険優先なのでその負担割合は保険給付70％，公費負担25％，患者負担5％となる。

保険料

社会保険において，被保険者や事業主が保険者に支払う掛け金。被用者保険では，被保険者の給与所得に対応する標準報酬月額に保険料率を掛けて計算する。

賞与から徴収される保険料を特別保険料，健康保険組合が共同で行っている交付金交付事業の財源を確保するために，各組合が拠出する保険料を調整保険料と呼ぶ。

なお，健康保険法改正により2003年4月から被用者保険の保険料算定対象が賞与を含めた年収ベース（総報酬制）となった。

保険料率

保険料を計算する際に，被保険者や事業主の負担割合を表す数値。医療保険の種類や健康保険組合によって異なる。健保組合では，保険財政を健全に保つために必要な保険料を確保できるよう，各組合の実情に沿って30/1000～95/1000の範囲で決めることができる。

なお，健康保険の保険料率には法定上限があるが，介護保険の保険料率は上限の外枠とされている。

母子感染

何らかの微生物（細菌，ウイルス）が，母親から子へ感染すること。感染経路には，妊娠中の胎内感染，出産時の産道感染，出生後の経母乳感染などがあり，次のような疾患がある。B型肝炎，C型肝炎，ヒト免疫不全ウイルス（HIV/AIDS），ヒトT細胞白血病ウイルス-1型（HTLV-1）疾患，サイトメガロウイルス感染症，水痘，先天性風疹症候群，トキソプラズマ症，梅毒，B群溶血性レンサ球菌（GBS），性器クラミジア。

ホジキンリンパ腫

白血球の中のリンパ球が悪性化する悪性リンパ腫は，ホジキンリンパ腫（Hodgkin lymphoma：HL）と非ホジキンリンパ腫とに大別される。HLは，基本的にリード・シュテルンベルグ細胞やホジキン細胞と

呼ばれる大型細胞が認められる。なお，ホジキンとは，HLを発見した医師の名前が由来である。

日本では，年間約10万人が悪性リンパ腫を発症するが，そのうちホジキンリンパ腫を発症する者は約10%とされる。主な症状は，頸部リンパ節の腫脹だが，そのほか頻度の高い症状としては，縦隔リンパ節・腋窩リンパ節・腹部大動脈領域のリンパ節の腫脹がある。これらリンパ節の腫れは痛みを伴わないことが多く，腫脹によって圧迫症状が出てから受診する者が多い。

各種分類法があり，それぞれの特徴に応じて放射線療法や化学療法などが行われる。〔→Ann Arbor分類〕

母子健康手帳

母子保健法に基づき，妊娠の届出をした者に交付される手帳で，妊娠初期から乳幼児の時期における母子の一貫した健康記録となるもの。妊娠中の経過や出産の状態，出産後の経過，新生児期・幼児期の発育状況，健康診査や保健指導，予防接種などの記録が記載される。そのほかに，妊娠中の注意事項や育児情報も掲載されている。

ポジトロン断層・コンピューター断層複合撮影

PET（陽電子放出断層装置）とCTが一体型となった画像診断装置によって，PET撮影とCT撮影を同時に施行する検査法のこと（略称：PET-CT）。PETによるがん細胞など生体の機能画像と，CTによる形態画像を重ね合わせた鮮明な画像を一度に撮像できるため，病変部の詳細な位置が特定できたり，より有用な診断情報が得られる。特に，がんや脳などの診断で施行される。

2006年度から保険導入され，要件を満たした届出医療機関に限り算定できる。

ポジトロン断層撮影

→ PET

母子保健法

母性と乳幼児の健康の保持・増進を図るために，健康診査，保健指導などの保健対策と医療の給付を主体とした医療対策について定めた法律（1965年制定）。保健対策として，1歳6カ月児健診や3歳児健診，母子健康手帳の交付などを市区町村に義務付け，医療対策として未熟児に対する養育医療の給付などを規定している。

法律による定義では，「妊産婦」は妊娠中または出産後1年以内の女子，「乳児」は1歳に満たない者，「幼児」は満1歳から小学校就学の始期に達するまでの者，「新生児」は出生後28日を経過しない乳児とされている。

補助呼吸

自発呼吸を呼吸器により補助するもの。C-PAP（持続的陽圧呼吸）とIMV（間歇的強制換気）などがある。C-PAPは，自発呼吸の呼気時に陽圧をかけ，さらにPEEP（呼気終末に陽圧を加える）を加え，気道を常に陽圧に保つものである。IMVは，自発呼吸で不足する換気を強制換気を加えて補うもので，人工呼吸器からの離脱（ウィーニング）の際に行われる。

補助循環

重症心不全などに対し，機械装置によって心臓のポンプ作用を一時的に補助・代行し，血液の循環不全を改善させる処置のこと。心臓の負荷の軽減や，冠血流を増加させ心筋への酸素補給を増大させる効果なども得られる。

経皮的心肺補助法（遠心ポンプと膜型人工肺を用いた閉鎖回路の人工心肺装置によって，大腿動静脈経由で心肺補助を行う方法。PCPS：percutaneous cardi-opulmonary support と呼ばれる），IABP〔→大動脈バルーンパンピング法〕，補助人工心臓（ventricular assist device：VAD）などの方法がある。

補助人工心臓

心臓のポンプ機能のみを代行するもので，開心術後の体外循環離脱困難，低心拍出症候群などが適応となる。

ポストアキュート

急性期入院後に引き続き入院医療を要する状態を指す。なお，サブアキュートは，在宅や介護施設等での急性増悪により入院を要する状態を指す。

「病床機能報告制度」において医療機能は，①高度急性期，②急性期，③回復期，④慢性期——に分類されているが，サブアキュートは急性期，ポストアキュートは回復期に位置づけられている。

ホスピス

がん末期患者などの精神的・身体的苦痛を和らげる緩和ケアを行い，安らかな死を迎えさせることを目的とした医療施設。医療保険では緩和ケア病棟といい，看護師の人数や部屋の広さなどの基準が通常より手厚く定められている。

ホスピタルフィー

医療機関の運営コストを評価した診療報酬。それに対して，医師の技術を評価した診療報酬をドクターフィーと呼ぶ。

日本の診療報酬体系はホスピタルフィー中心と言われ，ドクターフィーとの区別が課題になっている。DPC/PDPSでは，ホスピタルフィー的要素を包括化の範囲にする，という考え方に基づく。〔→ドクターフィー〕

母性健康管理指導事項連絡カード

妊娠中および出産後の女性労働者が主治医から受けた指導事項や必要な措置の内容を，事業主が正確に知るために発行されるカード。男女雇用機会均等法第13条では，事業主に対し，妊娠中および出産後の女性労働者への母性健康管理の措置を義務づけている。

補装具

身体障害者の身体的・機能的障害を補う装具。盲人安全杖，補聴器，義肢，車椅子など。

障害者自立支援法により，援護の実施者は身体障害者の申請に基づいて，各種補装具を交付・修理，またはそのための費用を支給する。

保存血液輸血

赤血球の細胞機能が適正に保たれる範囲内で一定期間経過した，適正量の抗凝固剤を添加した全血の輸血。2～6℃で保存され，期間は採血後72時間以上21日以内。大量出血などすべての血液成分が不足する状態で，赤血球と血漿の同時補給が必要な場合に用いられる。

保存療法

病巣の摘出や手術など根本的な治療を行わない治療法の総称。対症療法（病気の原因に対してではなく，その時の症状を軽減するために行われる治療法）が中心に行われる。

補体蛋白

血清中に存在し，感染症では感染予防や炎症反応の形成に関与する一連の蛋白。血中に存在する補体蛋白のうちC3が最も多く，C4はこれに次いで多い。血清補体価とともにC3，C4蛋白量の測定は，膠原病や自己免疫性疾患，腎疾患など病態の診断，経過観察で行われる。

は行

ほた―ほる

母体保護法

母体の生命・健康を保護するため，不妊手術や人工妊娠中絶，受胎調節の実地指導などについて定めた法律。1948年に制定された優生保護法が1996年に改正されたもの。

不妊手術は，妊娠や分娩が母体の生命に危険を及ぼすおそれがある場合などに，本人と配偶者の同意を得て行われるもので，法の規定以外の場合では禁止されている。

人工妊娠中絶は，胎児が母体外で生命を維持することのできない時期（通常満22週未満）に，人工的に胎児とその付属物を母体外に排出することで，妊娠の継続や分娩が母体の健康に著しい害を及ぼす場合や，妊娠が暴行や脅迫などによる場合に，本人と配偶者の同意を得て行われる。

墓地，埋葬等に関する法律

墓地，納骨堂，火葬場の管理や埋葬などについて定めた法律（1948年制定）。死亡または死産後24時間以内の埋葬・火葬が禁じられ，埋葬や火葬などを行うときは市町村長・特別区長の許可を得なければならない。

補聴器周波数特性測定

補聴器特性検査装置を用いて，補聴器の品質管理を行うこと。入力される音量によって各種周波数がどの程度増幅しているか，電池の消費量は適切か，といった音響・電気的な事項を確認し，補聴器の性能や状態を評価・記録する。

発疹 （ほっしん）

目に見える，皮膚に生じた様々な変化の総称。発疹の形，色，配列，発生部位，分布，あるいは痒み等の要素から，紅斑，紫斑，白斑，色素斑，丘疹，結節，苔癬 （たいせん），水疱，膿疱，膨疹，鱗屑 （りんせつ），壊疽などに分類される。

ボツリヌス毒素

ボツリヌス毒素は，ボツリヌス菌が産生する神経毒素で，神経・筋の伝達を遮断し，筋肉麻痺により微量で致死性の中毒を起こす。一方，筋肉の緊張を低下させる目的で，眼瞼痙攣，片側顔面痙攣，痙性斜頸，上肢痙縮，下肢痙縮等の治療に用いることが認められている。

保発通知

厚生労働省の保険局長名による通知。都道府県知事宛に，医療保険の運用に関する厚生労働省の一般的な解釈を示したもの。

母斑 （ぼはん）

先天的要因による皮膚組織の奇形腫的病変。皮膚の色調や形態の変化を伴い，俗に「あざ」という。自然に消退することはない。色調の変化を伴うものに血管性母斑（血管腫），色素性母斑，青色母斑，白斑性母斑，貧血性母斑などがある。

ホームページ

インターネットで公開したWeb（ウェブ）ページ。特にそのトップページ。それぞれ固有のホームページアドレス（URL）をもつ。

従来，ウェブサイトでの広告は医療法の広告規制の対象外だったが，2017年に成立した改正医療法で医療の広告規制が見直され，医療機関のウェブサイトによる情報提供も広告規制の対象となった。厚労省は2018年5月，改正省令と告示を発出し，「医療広告ガイドライン」を改定。ガイドラインでは，禁止される広告として，①虚偽広告，②比較優良広告，③誇大広告，④患者の主観に基づく体験談，⑤術前術後の写真（ビ

フォーアフター）――などを挙げている。

ホームヘルパー

訪問介護員。援助の必要な高齢者などの自宅を訪問し，介護や身の回りの世話をする者。

介護保険では，入浴や排泄，食事などの介助をする身体介護や，掃除，洗濯，調理などの日常生活の家事援助などのサービスを行う。

ボーラス

急速静注。短時間で薬剤を投与すること。

ポリープ

表皮，粘膜，漿膜などから隆起する限局性病変で，あくまで肉眼的に判断したもの。有茎性のものと無茎性のものに大別される。

発生原因は炎症や過形成，腫瘍など様々である。胃ポリープ，大腸ポリープ，鼻茸 （はなたけ），子宮頸管ポリープなどがある。

ポリオ

急性灰白髄炎。ポリオウイルスの中枢神経組織への感染による急性ウイルス感染症。一般的に「小児麻痺」とも呼ばれる。ポリオウイルスはエンテロウイルスに属するRNAウイルスで，経口感染し主に腸管で増殖するが，90～95％は不顕性感染となり，1～2％が麻痺型となる。ワクチンの普及により世界のほとんどの地域で野生株による発症はなくなっている。

ポリグラフ検査

生体内の複数の現象を同時に記録する装置をポリグラフ（多用途記録計），これを使用して行う検査をポリグラフ検査（ポリグラフィー）と呼ぶ。

ポリグラフで表すことができる生体現象は，生体から電気を発生する心電図・脳波・脈波・筋電図・網膜電図・皮膚電気反応と，電気的に変換し記録することができる心音・血圧・血流・呼吸・体温などである。

ポリファーマシー

ポリファーマシーは，単に服用する薬剤数が多いことではなく，それに関連して薬物有害事象のリスク増加，服薬過誤，服薬アドヒアランス低下等の問題につながる状態をいう。

患者の病態，生活，環境により適正処方は変化するため，何剤からポリファーマシーとするかについて厳密な定義はない。また，併存疾患の増加と同時に，複数の診療科・医療機関の受診により，処方薬の全体が把握されない問題や，重複処方との関係についても問題が指摘されている。

ポリペクトミー

癌が粘膜内もしくは粘膜下層にとどまる早期胃癌（病期Ⅰ）については，内視鏡的治療が可能となる。そのときに，ポリープ（粘膜の隆起）を切除すること。ポリープの茎部分をワイヤーで締め付け，高周波電流で焼き切る。

ホルター型心電図検査

携帯型磁気テープ記録装置を用いて，日常生活中の心電図を長時間連続記録し，解析する検査。ホルター心電計で1回に記録される時間は24～48時間であり，通常の心電図記録と比べ膨大な心電図情報が収集できる。長時間心電図は，各種不整脈発作，狭心症，これらに対する薬剤の効果判定，ペースメーカー機能のチェック，突然死の予知，成人病検診への応用など，適応範囲は広い。

ボルテゾミブ

多発性骨髄腫の治療薬であり，細胞内に存在するプロテアソームという酵素複合体を阻害する，プロテアソーム阻害剤である（商品名：ベルケイド）。

DPCでは「手術・処置等2」に本剤が設定されている区分がある（2019年4月現在）。

ホルネル症候群

頭頸部交感神経の麻痺により眼球に眼瞼下垂，縮瞳，眼球陥凹（三大徴候）が生じる病態。交感神経遠心路には3つのニューロンがあり，そのいずれが障害されても，本症候群を発症する。

ホルモン製剤

ホルモンの補充に使われる薬剤。卵胞ホルモン（エストロゲン），黄体ホルモン（プロゲステロン）などの女性ホルモン製剤，テストステロンなどの男性ホルモン製剤，その他，視床下部ホルモンや性腺刺激ホルモン（ゴナドトロピン）などがある。

ホルモンとは，生体内の特定の器官や細胞で作られる生理的活性有機物質であり，分泌される部位から隔たった，ほかの特定の細胞や組織の調節作用として働く。アドレナリンやインスリンのように特定の器官を刺激したり代謝に関係するものと，ホルモン分泌を促進させるものに大別される。

本態性

疾患の原因が特定できない状態。例えば，本態性高血圧とは，原因が明らかではない高血圧のこと。

ポンペ病

ライソゾーム酵素の一つである酸性α-グルコシダーゼ欠損により生ずる糖原病の1つ（Ⅱ型）。ライソゾームに関連した酵素の欠損により，分解されるべき物質が老廃物として体内に蓄積してしまう先天代謝異常疾患の総称である「ライソゾーム病」として難病に指定されている。

ま

マイクロカテーテル

血管造影用マイクロカテーテルの定義は，以下のとおり。

①薬事法承認または認証上，類別が「機械器具（51）医療用嘴管および体液誘導管」であって，一般的名称が「血管造影用カテーテル」「医薬品投与血管造影用カテーテル」「ヘパリン使用医薬品投与血管造影用カテーテル」「非中心循環系動脈マイクロフロー用カテーテル」「中心循環系動脈マイクロフロー用カテーテル」「血管造影キット」「医薬品投与血管造影キット」「非中心循環系血管内カテーテル」「マイクロカテーテル」または「中心循環系マイクロカテーテル」である。

②造影剤，薬液等の注入を目的に使用するカテーテルである。

③カテーテルの外径が3.4Fr以下であり，カテーテルにマーカーまたはボールチップがついている。

④バルーンを有しない。

マイクロ波

波長1m以下の電波であり，極超短波とも呼ばれる。医療分野では，マイクロ波の加熱効果が様々に応用されている。

肝悪性腫瘍マイクロ波凝固法は，マイクロ波によって病変部を加熱・壊死させる温熱療法で，すでに確立された手術として保険適用になっている。過多月経に対して子宮内膜を加熱・壊死させる治療法（マイクロ波子宮内膜アブレーション）も試みられている。また，リウマチや関節痛などに対して体内患部を温め，血液循環の促進や鎮痛などを図る温熱療法（ジアテルミー）や，医療機器・材料の滅菌や医療廃棄物の処理にも用いられている。

マイクロ波凝固療法

マイクロ波を組織に作用させると，組織内の水分が波動振動を起こし発熱する。それにより組織のある範囲を確実に壊死させることができ，併せて凝固止血が図れる。その原理を利用して，内視鏡下でのポリープ等の壊死，凝固等に用いられるもの。例えば，肝臓癌に対しては，肝臓の表面より肝細胞癌まで細い針（電極）を穿刺して，これよりマイクロ波を発振させ，その際に生じた誘電熱により肝細胞癌を凝固壊死させる治療法である。

埋葬料，埋葬費

健康保険法等に基づく保険給付の一つ。

埋葬料：被保険者が死亡したとき，埋葬を行った家族（被保険者に生計を維持されていた者であれば，被扶養者である必要はない）に支給される給付。給付額は政令で定められている。

埋葬費：死亡した被保険者に家族がいないとき，埋葬を行った者に支給される給付。埋葬料の額の範囲内で，埋葬にかかった費用相当額が支給される。

なお，国民健康保険で埋葬料に当たる給付は**葬祭費**。

マイナンバーカード

2016年から配布される，社会保障と税の共通番号（マイナンバー）を利用するための個人番号カード。住民票をもつすべての国民が12桁のマイナンバーを指定され，それぞれの市区町村に申請することで交付される。カードにはマイナンバーのほかに氏名や住所，生年月日，性別，顔写真が記載され，本人確認のための身分証明書ともなる。主に社会保障や税など，法律で定められた行政手続きに使用される予定である。

マイナンバー法（個人識別番号法）

2013年5月，「行政手続における特定の個人を識別するための番号の利用等に関する法律」（いわゆるマイナンバー法）が成立。2016年1月から，社会保障・税などの個人情報をまとめて管理する「共通番号制度」が施行された。開始時期に備え，氏名・住所・生年月日・性別・個人番号が記載された紙の「通知カード」が送付された。またこの通知カードを自治体の窓口へ持ち込み新たに手続きすることで，顔写真つきのICカードである「個人番号カード」に切り替えることもできる。

同制度は，全国民に番号（マイナンバー）を付与し，年金，医療，福祉，税務などの個人情報を国が一元的に管理する仕組み。ただし，個人情報の不正利用や改ざん，外部流出などの恐れや個人情報を国に管理されることへの懸念も指摘されている。

埋伏歯（まいふくし）

標準的な萌出時期を経過しても，歯冠が萌出しないで口腔粘膜下または顎骨内にある状態にある歯のこと。完全に顎骨内にある場合は完全埋伏歯，一部歯冠が露出している場合は不完全埋伏歯と呼ばれる。

マイルス手術

直腸切断術のことをいう。腫瘍が骨盤筋群あるいは肛門括約筋に浸潤していたりする場合に，肛門および括約筋を含めた直腸切断が行われる。永久人工肛門造設が必要となる。

マグネシウム

Mg。酵素の補助因子として，生体の調節に重要な役割をもつ微量金属（ミネラル）。食品では，ナッツ

は行

ま行

ほる―まく

類，海藻，魚，豆，野菜などに多く含まれる。

マグネシウムの欠乏は，虚血性心疾患，不整脈，高血圧，脳血管障害と関連する。また，高マグネシウム血症では腎機能低下などの症状が生じる。ただし，臨床検査においては，Na，K，Cl，Pに比べて測定される頻度は少ない。

マグネットホスピタル

元々はアメリカ看護協会による用語であり，「医師にとって魅力のある病院，医師が集まる拠点病院」（以下，MH）の意。2007年4月に開催された「第2回医療構造改革に係る都道府県会議」で，医師確保対策の一環として，MHを活用した研修医の研修等に対し助成を行う考えが示された。

地域医療対策協議会が，MHの選定，研修の連絡調整等の事務を行う。大学病院の医師派遣機能が低下している現状から，MHには国公立病院や県立病院等，病床数で400～500規模の病院を想定。MHが医師の供給調整機能を担って，地域の勤務医確保を目指すとともに，MHでの勤務要件に一定期間のへき地勤務を組み込む等の手法が検討されたが，その後，目立った進展はない。

マーケティング

企業および他の組織がグローバルな視野に立ち，顧客との相互理解を得ながら，公正な競争を通じて行う市場創造のための総合的活動（日本マーケティング協会による定義）。近年，病院はきびしい経営環境におかれ，マーケティングへの関心の高まりから，患者満足度調査や診療圏調査などが実施されている。

なお，商品・サービスの提供によって利益を上げるため，消費者の動向・嗜好を調査・分析する手法をマーケティングリサーチと呼ぶ。また，組織や事業の社会的側面（公益性）を重視して，マーケティング手法を応用したものをソーシャルマーケティングといい，組織の利益よりも社会的利益（患者の利益）が追求される。

麻疹（ましん）

一本鎖RNAである麻疹ウイルスが原因の急性熱性発疹性疾患。「はしか」とも呼ばれる。不顕性感染は少なく，感染したら95％以上が発症する。五類感染症に指定されている。

麻疹・風疹混合ワクチン

麻疹ウイルスや風疹ウイルスの感染によって起こる麻疹（はしか），風疹（三日はしか）を予防するワクチンで，2006年4月から予防接種が開始された。麻疹（measles），風疹（rubella）の頭文字から**MRワクチン**と呼ぶ。

子どもを対象に接種回数は2回と定められている。第1期は1歳児，第2期は5歳以上7歳未満で小学校入学前1年間の者とされている。

麻酔管理料

麻酔前後の診察を行い，硬膜外麻酔または脊椎麻酔，マスクまたは気管内挿管による閉鎖循環式全身麻酔を行った場合に算定する麻酔料。

麻酔科を標榜する保険医療機関で，常勤の麻酔科標榜医が麻酔前後の診察を行い，専ら常勤の麻酔科標榜医が麻酔を行うもので，診察は緊急の場合を除き麻酔の実施日以外の日に行われなければならない。

麻酔用薬

手術や処置などによる痛みを患者に感じさせないため，神経細胞の機能を可逆的に抑制する薬剤のこと。

中枢神経系に作用して意識の消失を伴う全身麻酔薬と，末梢神経系に作用して意識を保つ局所麻酔薬に大別される。全身麻酔薬はさらに吸入麻酔薬と静脈麻酔薬に分けられる。局所麻酔薬は作用する部位により，硬膜外麻酔薬，脊髄麻酔薬などが含まれる。

まちなか集積医療

超高齢社会において，中心市街地の空洞化に悩む地方都市の中心部に医療施設を立地させるという考え。2010年3月に総合研究開発機構（NIRA）によって提言された。

「まちなか集積医療」の試みは長野県小諸市，福島県郡山市，鳥取県鳥取市，兵庫県三木市，静岡県掛川市など全国で実践されている。

まちの保健室

気軽に立ち寄れる健康相談やコミュニケーションの場として，駅や郵便局，地域の集会所などに設置された相談所のこと。各都道府県看護協会や各地の看護師らがボランティアなどで参加し，日常の健康管理のアドバイスを行っている。

2000年度に日本看護協会がモデル事業を開始し，運営費も助成している。

末期医療

→　ターミナルケア

末梢血液一般検査

静脈から血液を採取し，赤血球数，白血球数，血色素測定（Hb），ヘマトクリット値（Ht），血小板数を検査すること。

末梢血液像

白血球，赤血球，血小板などの形態や分布状態を調べる検査。血液疾患をはじめ各種疾患の診断や治療効果，予後判定などに用いる。

末梢血幹細胞

造血幹細胞のうち，末梢血液中の造血幹細胞を薬剤で増殖したもの。造血幹細胞は赤血球・白血球・血小板をつくり出す元になる細胞で，骨髄内に存在する。骨髄には分化と呼ばれる細胞分裂からそれぞれの細胞に成長する働きがある。造血幹細胞は赤血球・白血球・血小板にそれぞれ成長していく。骨髄移植・末梢血幹細胞移植や臍帯血移植を行う際の根拠法として，「移植に用いる造血幹細胞の適切な提供の推進に関する法律」が制定されている。

末梢血幹細胞移植

通常，骨髄に比べると末梢血中の造血幹細胞は少なく，末梢血を集めても生着に十分な細胞数は確保できない。しかし，造血因子である顆粒球コロニー刺激因子（G-CSF）を健常人へ注射すると，骨髄より末梢血へ多量の造血幹細胞が循環してくる。このG-CSF注射後，成分分離装置によって末梢血の一部を集めることで十分な造血幹細胞を確保できるようになる。

末梢神経

中枢神経系と身体各部を結ぶ情報伝達路として機能する神経系のこと。末梢神経系は，脳に出入りする12対の脳神経と，脊髄に出入りする31対の脊髄神経に分けられる。

さらにその働きの性質から，体表からの情報を受けたり意思による運動を支配する体性神経系（運動・感覚神経）と，意思に関係なく作用して内臓や血管などの器官を支配する自律神経系に分類される。

自律神経系は，対になって拮抗性に働く交感神経系と副交感神経系から成る。

末梢神経障害

神経叢または神経根よりも遠位にある脊髄神経の機能障害。感覚障害，疼痛，筋力低下，萎縮，深部腱反射低下，血管運動神経症状が現れる。筋電図・神経伝

導速度の検査で確定診断される。

末梢動脈疾患（PAD）

末梢動脈が狭くなったり，詰まったりすることが原因で血液の流れが悪くなり，様々な症状を引き起こす病気。初期症状として間歇性跛行が現われ，数年かけて進行していく。動脈硬化が原因となることが多く，狭心症や心筋梗塞，脳梗塞などを合併することが多いため，注意が必要である。

マッチュー

ヘガール針持器と用途は同じであるが，持ち手のデザインが異なる。モスキート鉗子より強く挟むことができ，クランプもできる。

マッチング

医師臨床研修制度において，研修医がどの臨床研修病院で研修を行うか，その組合せを決めるシステム。研修希望者が研修施設，研修プログラムの情報をもとに自由に選択した希望研修先と，研修プログラム提供側の意向とを突き合わせて，研修希望者と研修プログラムを透明かつ効率的に対応付ける。実施機関は医師臨床研修マッチング協議会。

マナーエリア

携帯電話の医療機器への悪影響を防ぎ，患者らの連絡手段として安全に使ってもらうために医療機関内に設けられた携帯電話の使用許可エリア。病院内で携帯電話の使用を望む患者は多く，また携帯電話の医療機器に与える影響は少ないことから，使用ルールを設ける病院が増えている。

医師，臨床工学技士らの研究会が病院向けに作成した手引書では，院内を「使用禁止エリア」と「使用許可エリア」に分類し，さらに後者を「マナーエリアⅠ」，「マナーエリアⅡ」，「無制限エリア」に分類する案を推奨している。手引書では，「多人数病室は，マナーモードで通話は不可，メールは可」といった病院側が認める使用範囲の例も紹介している。

マネジドケア

管理医療手法を用いた医療保険制度の総称。アメリカで創設・普及したもので，組織としてはHMOとPPOが代表的である。医師と患者の間で決定すべき医療行為について，保険者がその治療法や薬の品目にまで具体的に立ち入って管理し，制限を課すことで医療費の抑制を図っている。

しかし，「医師の裁量権」が大幅に制限されることや，患者が受けたい治療も受けられないという「過小診療」の傾向，また保険者が医療プランを事前に審査する仕組みに対して，審査基準を明らかにしないまま医療行為の必要性を判定することに違法性があるといった指摘など，批判も多い。

麻痺

中枢神経や末梢神経の障害によって，一部の筋肉の運動機能が損われている状態のこと。原因に基づく分類としては，それぞれ「中枢性麻痺」と「末梢性麻痺」に分類される。

症状による分類としては，運動（動かすこと）をしようとしても四肢などに十分な力が入らない状態を「運動麻痺」と呼ぶ。運動麻痺はさらに，四肢を少しは動かせたり感覚が鈍く感じたりする状態の「不全麻痺」，全く動かすことができない状態や全く感覚がない状態の「完全麻痺」に分けられる。

また，脳血管障害などによって一側上肢・下肢のみ麻痺した状態を「片麻痺」と呼ぶ。

麻痺側上肢集中訓練

脳梗塞等によって半身麻痺（片麻痺）が生じている場合，体の一部を拘束して強制的に麻痺している側を使うよう促す治療法（CI療法：constraint induced movement therapy）。短期間の入院で集中的に訓練を行い，積極的に麻痺側を使用することで，大脳皮質間のネットワークを再構築させ運動機能の改善を促すと考えられている。

日本脳卒中学会による「脳卒中治療ガイドライン2015」では，上肢機能障害に対するリハビリテーションとして，上肢麻痺が軽度の患者ならば適応に基づき，CI療法が強く推奨されている。

麻薬

阿片やコカインなど「麻薬及び向精神薬取締法」によって規制を受ける薬物のこと。

鎮痛作用や麻酔作用のため診療に欠かせないが，連用すると精神的依存を生じさせる。また，使用の中断によって退薬症状（身体的依存）が生じるもの生じないものがある。

麻薬の使用・管理などの取扱いは，免許を受けた医師および薬剤師が担当する。

麻薬及び向精神薬取締法

麻薬・向精神薬について必要な取締りを行い，それらの濫用による保健衛生上の危害を防止することを目的とした法律（1953年，麻薬取締法が改正）。

医療機関における麻薬施用者（医師・歯科医師）や麻薬管理者（医師・歯科医師・薬剤師）は，都道府県知事の免許を必要とする。麻薬施用者でなければ麻薬を施用することや，麻薬を記載した処方せんを交付することができない。そのほか，麻薬の保管や施用に関する記録などについて定められている。

麻薬処方せん

麻薬を処方する文書。都道府県知事の免許を受けた麻薬施用者だけが交付できる。処方せんには，患者の氏名，麻薬の品名，分量，用法・用量，麻薬施用者の氏名，免許証番号などを記載し，記名押印（署名）する。

マルク

骨髄穿刺の略語で，主に白血病の診断をするために，骨髄に穿刺し髄液を採取して造血能力や血液の成熟度，異常細胞の有無を確認する検査。再生不良性貧血や溶血性貧血・悪性貧血等の診断や，各種癌の骨髄転移の診断にも用いられる。

マルチウインドウ

複数のプログラムを同時に実行しながら，個々の処理画面（ウインドウ）をモニター上に同時に表示するシステム。

マルチスライスCT

体軸方向に並んでいる複数の検出器を備え，1回転で複数のデータを収集できるCT（コンピューター断層撮影）。薄いスライス厚での撮影ができるが，一度のエックス線照射で同時に撮影するため，1列の検出器を螺旋状に動かして撮影するヘリカルCTとは異なり，スライス画像間にズレが生じない。

また，被曝量が少なくて済むだけでなく，撮影時間も大幅に短縮できる。呼吸を止めにくい乳幼児や高齢者，重篤患者の症状も鮮明に撮影ができる。

マンシェット

身体の一部に巻き付けて空気を入れることで加圧するゴム帯。血圧測定時に使用する。

腕に巻き付けるものが一般的だが，大腿測定用のものもある。

慢性胃炎

胃粘膜の病気（びらんなど）を繰り返した結果，そ

ま行

まつ〜まん

の部分の胃表面（胃腺）が萎縮してしまい元の状態に戻らなくなった病態のこと。

原因として，胃酸と胃粘膜の不均衡，食事，薬剤，加齢，自己免疫などの要因が考えられている。長期にわたる食欲不振，吐き気，嘔吐，上腹部不快感などがあるが，根治は困難である。

慢性維持透析患者

腎臓の機能が低下（腎不全）すると体のバランスが崩れ，それが進行すると尿毒症になり，命に危険が及ぶこともある。これに対して根本的な治療は「腎移植」だが，移植以外の治療手段として最も一般的に行われているのが「透析療法」（血液透析と腹膜透析）である。腎不全患者は腎移植をしない限り，透析治療を継続することになる。この状態の患者を慢性維持透析患者という。

慢性肝炎

主にB型またはC型肝炎ウイルスの持続的感染によって肝臓が長期間にわたり炎症することで，肝臓の細胞（肝細胞）が壊れる疾患のこと（ただし，ウイルス感染が原因ではないタイプの慢性肝炎も稀にある）。その結果，次第に肝臓に線維が形成されて（線維化して）硬くなり，肝硬変や肝がんに進行する場合もある。

他覚的には，肝腫大と肝の硬さの増加に特徴がある。診断は血液検査や超音波検査，肝生検などによる。主な治療としては，インターフェロン製剤や核酸アナログ製剤などによる薬物療法が行われる。

慢性呼吸不全

正常なガス交換が障害され，動脈血中の酸素分圧が60mmHg未満になることを呼吸不全と言い，このような呼吸不全が1カ月以上続く状態を慢性呼吸不全と言う。二酸化炭素の蓄積を伴わないⅠ型と，二酸化炭素の蓄積を伴うⅡ型に分類される。

慢性糸球体腎炎

腎臓で血液から尿を濾過する糸球体に何らかの障害が生じて，1年以上，異常な尿所見が継続している状態の疾患。

慢性糸球体腎炎は1つの病気ではなく，様々な病気の総称で，IgA腎症，膜性腎症，膜性増殖性糸球体腎炎などが含まれる。

症状の大半は無症状だが，進行すると浮腫，高血圧が現れ，尿毒症状（頭痛，吐き気など），貧血，倦怠感などを呈する。

治療は，食塩制限や腎機能低下時の蛋白制限を中心とした食事療法と，薬物療法である。

慢性疾患

急激な症状は少なく，長期的になだらかに変化する病態の疾患のこと。慢性胃炎や胃潰瘍，糖尿病，高血圧症，不整脈など。

慢性腎臓病

2002年にアメリカ腎臓財団が提唱した新しい疾病概念であり，腎臓の機能が慢性的に低下していく病態のこと（chronic kidney disease：CKD）。定義は，3カ月以上続く尿蛋白など腎臓病を疑う異常所見，3カ月以上の糸球体濾過量（GFR）が60mL/分のいずれかを満たす病態とされている。

CKDはGFRの値によってステージ分類され，ステージが進むにつれて重症度が増し，人工透析や腎移植が必要な状態となる。

慢性腎不全

進行性の慢性腎疾患によって生体内部環境の恒常性が維持できなくなった状態をいうが，これには急性腎不全から回復できずに進行性になった場合と，急性症

状は明らかでなく徐々に腎機能の低下していった場合がある。原因の大部分は慢性糸球体腎炎と糖尿病性腎症であるが，その他，腎盂腎炎，先天性腎尿路奇形や遺伝性腎疾患によることも多い。

腎糸球体濾過率（GFR）30～50mL/分程度では軽度の貧血，多飲多尿，夜尿などがみられる。徐々に進行した腎不全では明らかな症状のないこともあるが，多くは易疲労感，食思不振，発育障害，顔色不良，高度貧血，浮腫，高血圧，骨病変などを呈する。

慢性疼痛

様々な病因によって，日常的に痛みが続く状態。腰痛やがん性疼痛，関節炎が多数を占めている。アメリカの調査では，自殺者の10人に1人が慢性疼痛とされており，不安症やうつ病を併発する割合も高いことがわかった。患者のケアには，自殺予防対策や生きる希望を与えることが重要である。

慢性動脈閉塞症

動脈閉塞とは，文字どおり動脈が閉塞をすることである。動脈が閉塞するまでの時間により，急性動脈閉塞と慢性動脈閉塞に分類される。急性動脈閉塞では，迅速に血流を回復しないと，発症から6～8時間で不可逆的変化となる。慢性動脈閉塞では側副血行路で血流は維持されるが，その発達の程度により臨床症状が異なる。慢性動脈閉塞では間歇性跛行（歩行時に腓腹部が硬く張り痛むが，休憩で軽快することを繰り返す），重症下肢虚血（足が締め付けられるように痛い。足に傷ができていつまでも治らない）等の症状を来す。

慢性疲労症候群（CFS）

ごく軽度の労作で強度の肉体的・精神的疲労が起こり，それが長期間にわたり続く疾患。海外では「筋痛性脳脊髄炎（ME）」という病名でも呼ばれている。原因は未解明の部分が多く，治療法は確立されていない。症状としては，肉体・精神の著しい疲労感のほか，微熱，喉頭痛，筋力低下などがあり，重症化すると寝たきりや経管栄養となる場合もある。

日本では「慢性疲労症候群」という病名が一般的だが，患者団体からは，その病名が「怠け病」や精神疾患であるような誤解を与え，重症度が伝わらず，福祉サービスもほとんど受けることができないとして，厚労省に対し，病名の変更を訴えている。現在，アメリカや日本等の患者団体が使っている病名は「慢性疲労免疫不全症候群（CFIDS）」。

慢性不眠症

不眠症が慢性化している状態。認知行動療法の有効性が高く，薬物療法と比べて安全性が高い，効果が長く維持できるという報告もあるが，患者自身の努力が必要になるため，なかなか普及が進まないという課題がある。

万年筆型注入器

糖尿病などの自己注射適応患者（性腺刺激ホルモン放出ホルモン剤の自己注射を除く）が使用する，ペンの形をした携帯用の薬剤注入器であり，繰り返し使用できる。ペン型注入器（注射器）とも呼ばれる。

通常，インスリン入りカートリッジと注入器用注射針を本体にセットして使用する。注射針は1回ごとに廃棄，交換する。

マンモグラフィー

乳房をX線撮影する方法のこと（mammography）。なお，一般的なX線撮影装置ではなく，乳房専用のX線撮影装置が必要である。

乳がんの初期症状の一つである石灰化や腫瘍などを

写し出すことができるため，乳がんを早期発見するための乳がん検診や，乳がん診療において施行される。

み

ミエログラフィー

脊髄造影のこと。様々な原因による脊柱管内の神経組織の圧迫の位置や程度を評価する検査。現在の脊椎脊髄疾患の病態把握や今後の治療方針を決定するために必要なもの。MRIよりも骨病変の描出に優れている。検査方法は，脊髄に造影剤を穿刺注入して，その通過状態をX線診断によりチェックして，脊髄腫瘍や椎間板ヘルニア，その他脊柱管内の病変の診断を行う。

未コード化傷病名

各医療機関が独自に使用している病名のこと。いわゆるワープロ病名。電子レセプトにおける傷病名の記録については，原則，傷病名コードで記録することと規定されているが，コード化されていない傷病については未コード化傷病名コード「0000999：＊＊未コード化傷病名＊＊」で記録する。機能評価係数Ⅱの保険診療指数においては，未コード化傷病名の割合が2％以上の場合，0.05点減算される。

未収金

患者に対して請求した医療費のうち，規定の期日までに支払われていない費用。

未収金の時効

患者から未払いの医療費に対する請求の権利が，時間の経過によって消滅すること（消滅時効）。診療を行った日の翌日から3年とされている（民法）。

なお，公立病院は地方自治法の適用を受け5年とする解釈がこれまでは一般的であったが，2005年11月の最高裁判決によって民間病院と同様に3年とされた。

未熟児

低出生体重児。在胎期間や胎外生活適応性などの不足も含め，出産体重が2500g未満の児。さらに，1500g未満を極低出生体重児，1000g未満を超低出生体重児と呼ぶ。

母子保健法では，身体の発育が未熟のまま出生した乳児で，正常児が出生時にもつ諸機能を得るに至るまでの者と定義されている。入院が必要な未熟児に対し，その養育に必要な医療（養育医療）の給付，または養育医療に要する費用が支給される。

未診断疾患イニシアチブ（IRUD）

診断がつかない患者のゲノム（DNAの配列）を解析し，希少疾患や新疾患の診断・治療法の開発につなげるプロジェクト。国立研究開発法人日本医療研究開発機構（AMED）が主導している。

主治医がIRUDの拠点病院（大学病院等）に紹介し，拠点病院が診断委員会を設けて調査し，診断のつかない場合は解析センター（国立成育医療研究センター等）でゲノムの解析を行う。AMEDと国立成育医療研究センター，国立精神・神経医療研究センターが「コントロールセンター」の役割を担う。

2015年より開始されている。

未妥結減算ルール

医薬品は納入が先行し，価格調整は後から行われるという商習慣がある。医薬品は生命に関わる商品であり，滞りなく供給されることが優先されているため，これまでは「妥結」（価格の決定）が遅れるほど卸が納入価を安くする傾向があった。

未妥結減算ルールとは，医薬品納入価の「妥結率」（医療用医薬品の販売総額のうち，取引き価格が妥結した医薬品の販売額の割合）が50％未満の許可病床数200床以上の病院と保険薬局に対し，初・再診料等の基本診療料を約25％減算するルールである（2014年診療報酬改定により導入された）。

同ルールの問題点として，卸側が価格をつり上げる可能性などが指摘されており，厚労省でもその対策を検討するとしている。

ミッテル

薬を表すドイツ語。薬剤は服用方法によって内服薬，頓服薬，外用薬に大別できるが，ミッテルという場合は内服薬を指すことが多い。

密封小線源治療

放射線治療の一つとして，放射線を発生する物質（放射性同位元素）を小容器（小線源）に密封し，それをがんや腫瘍病変の表面に密着・挿入させて放射線を照射するという密封小線源照射療法。口腔，舌，乳房，前立腺，食道，子宮，肺などのがんに用いられる。大きな病変には適さないが，高い線量の放射線を病変部に集中して照射できるため，周囲の正常組織への照射を最小限に抑えることができる。

身近型認知症疾患医療センター

厚生労働省認知症施策検討プロジェクトチームが2012年6月18日に公表した認知症対策の一環。同チームの「今後の認知症施策の方向性について」のなかで「身近型認知症疾患医療センターの整備」について記載されている。概ね65歳以上人口6万人に1カ所程度の診療所または病院が「身近型認知症疾患医療センター」となり，的確な診断や投薬の適切な管理等を行える認知症の専門の経験を有する医師及び臨床心理技術者を配置するなど整備を進め，かかりつけ医と連携し，早期の対応ができるようにするというもの。

みなし看護補助者

看護補助者の数を算出するに当たり，看護補助者とみなしてカウントする看護職員のこと。入院基本料等の施設基準に定める必要数を超えて配置している看護職員を看護補助者とみなすことができる。

水俣病 （みなまたびょう）

水俣病とは，1950年代に，熊本県水俣地方の化学工場の排水中に含まれていた有機水銀が原因で水俣湾の魚介を食べた人が罹患した疾患で，神経が冒され，四肢の麻痺，言語障害等を主症状とする。鹿児島，新潟でも同様の公害（健康被害）が発生した。国の認定基準に該当する患者については，公害医療の対象となる。

また，認定外の患者については，①「四肢末端の感覚障害」を基準とした対象者に，医療保険自己負担分を公費併用レセプトにより公費負担としている「（水俣病総合対策費の国庫補助による療養費及び研究治療費」。②①の対象外で「一定の要件に該当する場合は，「水俣病被害者の救済及び水俣病問題の解決に関する特別措置法（水俣病被害者救済法）」に基づき，2010年5月より「水俣病被害者手帳」を交付し，療養等の給付を行う。

脈拍

通常は，体表面からも触知できる動脈の拍動のこと。心臓のポンプ機能で，血液は一定間隔で全身に送られるが，送られた血液は圧力がかかっているため，動脈内に流れる際，少し血管を拡張させる。このため血管を皮膚の上から触れると，少し押し返すような感

覚を受ける。これが脈拍として触知される。正常では整脈で，成人で毎分60〜100拍。

脈波図

脈波とは，心臓の収縮によって血液が大動脈に押し出されることで発生した血管内の圧力変化が抹消方向に伝わって行くときの波動のことであり，この脈波を測定するのが脈波図検査である。

脈波は，この波動による血管内の圧力変化を示す**圧脈波**，この波動による血管の容積変化を示す**容積脈波**などに細分化されて表される。

バージャー病，レイノー病，不整脈，大動脈炎症候群など循環器系疾患の診断に用いられる。

未来投資会議

将来の経済成長に資する分野における投資を官民が連携して進め，未来への投資拡大に向けた成長戦略と構造改革の加速化を図るための司令塔として開催される会議。内閣総理大臣を議長とし，関係する国務大臣や有識者が参加する。産業競争力会議と未来投資に向けた官民対話を統合し，2016年9月に設置された。

2018年6月の「未来投資会議2018（成長戦略）」では，医療・介護関連として，以下の内容を「次世代ヘルスケア・システムの構築プロジェクト」に盛り込んだ。

■**個人に最適な健康・医療・介護サービス**
・個人の健診・診療・投薬情報が医療機関等の間で共有できる全国的な保健医療情報ネットワークを構築する（2020年度からの本格稼働を目指す）。
・健康状態や服薬履歴等を本人や家族が随時確認できる仕組み：PHR（Personal Health Record）を構築する（2020年度より本格的な提供を目指す）。

■**医療・介護現場の生産性向上**
・介護現場の生産性を高めるため，ICT化を徹底推進し，2020年度までに介護分野でのデータ連携を目指すとともに，ロボット・センサー，AI等の開発・導入を推進し，次期以降の介護報酬改定等で評価する。

■**遠隔・リアルタイムの医療とケア**
・在宅での医療・ケアのため，服薬指導を含めた「オンラインでの医療」の充実に向けて，次期以降の診療報酬改定での評価，「医薬品医療機器等法」の改正の検討などを行う。

ミラー・アボット管
→ イレウス管

ミラノ基準

肝臓がんに対する生体肝移植術の適応基準として，「がんが径5cm以下1個，または径3cm以下3個以内」というミラノ基準が国際的に認められている。

日本でも，肝細胞がんを合併している肝硬変（非代償期）に対する生体肝移植術が2004年に保険適用となった際，同基準が採用された。ただし，どの時点で基準を満たしていればよいのか定められていなかったため，内科的治療後に移植を行った場合には保険適用が認められなかった事例など，医療現場の混乱を招いた。そのため2007年6月の中医協で見直しが了承され，厚生労働省が通知を発出し，判断時期が明確化された。

ミレニアム・ビレッジ・プロジェクト（MVP）

アフリカの最貧地域で，「ミレニアム開発目標」（国連加盟各国が達成すべき開発目標）の達成を目的として始められた国際的なプロジェクト。保健医療，教育，農業，テクノロジーとイノベーション，水とエネルギー，ジェンダーと公平性，環境，ビジネスと起業

家精神——という8つのセクターごとに戦略を設定し，これに基づく施策をコミュニティ主導の包括的アプローチを用いて行い，極度の貧困となる要因の削減を試みる。

民間保険

民間の保険会社が商品として売り出し，個人が任意に加入する保険。医療保険としては，疾病による入院に対して給付を行うもの，特定の疾病に罹患した場合に給付を行うものなどがあるが，ほかにも多様なニーズに応じた商品が販売されている。

民事再生法

2000年4月に施行された破綻処理手続きのための法律。従来の和議法を改善したもので，倒産企業の早期復活を目的としている。

①事業が完全に行き詰まる前に，破綻が予想される段階で適用が申請できる，②申請企業の経営陣が再生債務者として引き続き再建に当たることが認められる，③再生計画は金額で過半を占める債権者の同意があれば認可される——などの点で和議法と異なる。

む

無影灯 （むえいとう）

手術室の天井に設置されている手術用の照明灯のこと。手術中は，手術野を明るく照らすため高照度の光が必要であり，複数の光源から集中的に手術創傷面を照らして，術者や医療スタッフの頭や肩で光が遮られることで生じる影を消す照明灯である。

現在では，無影灯という呼び方ではなく，手術用照明灯と呼ぶことが一般的である。

無過失補償制度
→ 産科医療補償制度

無気肺

何らかの原因で肺葉やその一部の含気が失われ，肺容積が縮小した状態。以下のように分類される。
①閉塞性無気肺：気道内異物・浸出物・痰・腫瘍・炎症・瘢痕などによる気道内腔の閉塞，あるいは気管支壁外の腫大リンパ節や腫瘍による圧排性の気道閉塞に起因する。
②受動性無気肺：胸水，肺気腫，気胸，横隔膜ヘルニア，腫瘍などによる肺外からの直接的な圧迫に起因する。
③粘着性無気肺：気道閉塞は伴わず，肺胞表面活性物質の減少や活性の低下に起因する。低出生体重児肺硝子膜症，急性呼吸窮迫症候群（ARDS），肺水腫，尿毒症肺，放射性肺臓炎など。

無菌製剤処理

無菌室・クリーンベンチ等の無菌環境で，無菌（滅菌）化した器具を使用して行う製剤処理。医療機関では，中心静脈注射，点滴注射または植込み型カテーテルによる中心静脈栄養の際に行われる。

2名以上の常勤の薬剤師がいること，専用の部屋（5m²以上）を有する，などの施設基準を満たした保険医療機関で，無菌製剤処理が行われた場合に無菌製剤処理料が算定できる。

無菌治療室 （クリーンルーム）

空気中の浮遊微粒子の濃度が規定されたレベル以下に管理された閉空間のこと。必要に応じて温度，湿度，圧力などの環境条件も管理されている。

室内の清浄化には，①汚染空気を入れない：扉を解

放状態にしない。隙間のないようしっかり閉める，②発塵（発菌）をなくす：面会者の制限管理。毛髪や埃の粘着清掃等を行う，③発塵（発菌）したら直ちに排出する，④ゴミを堆積させない：衣類，食品等を極力持ち込まない——の4原則が必要とされる。

白血病，再生不良性貧血，骨髄異形成症候群，重症複合型免疫不全症等の患者に対して無菌治療室での管理が行われる。

ムコ蛋白

糖質を含む複合蛋白の総称。糖質部分は六炭糖，シアル酸，ヘキソサミンなどの多糖体で構成されている。正常血清中の総蛋白の約10％を占めている。ムコ蛋白の測定は，炎症性疾患のスクリーニングに有用である。

なお，糖を結合した蛋白質を表す語はムコ蛋白質ではなく，糖蛋白質およびプロテオグリカンである。

無作為化対照試験

治験や臨床試験等において，データの偏りを軽減させるため，被験者を無作為に処置群と比較対象群に割り付けて実施し，評価を行う試験（RCT：randomized controlled trial）。

無資格診療

医師の資格をもたない者が診療を行うこと。医師法第17条に「医師でなければ，医業をなしてはならない」と規定され，医師以外の者の医業を禁止している。

むし歯（齲歯）

口腔内の微生物の感染により歯質が溶けて歯の表面に穴が開き，さらに歯髄（歯の神経）が痛むようになる疾患。

初期症状は知覚過敏だが，進行して穴が深くなり，神経近くに及ぶと歯髄が炎症を起こし，強い痛みが生じる。歯髄が壊死すると痛みは消えるが，さらに進行すると顎の骨を破壊しながら炎症が広がっていく。

症状の進行の程度により，充填処置，歯髄保護処置，抜歯が行われる。

予防と治療後のメンテナンス，かかりつけ歯科医の定期的受診が重要である。

無床診療所

患者の入院施設をもたない診療所。入院施設がある診療所を有床診療所と呼ぶ。

無診察治療等の禁止

自ら診断しないで治療を行い，診断書や処方せんを交付してはならない，などと医師法に定められた条文（第20条）。同じく，自ら出産に立ち会わないで出生証明書もしくは死産証書を交付し，または自ら検案をしないで検案書を交付してはならない，と定められている（ただし，受診後24時間以内に死亡した場合は，死亡診断がなくても死亡診断書を交付できる）。

無診察投薬

医師が患者を直接診察することなく臨床診断を下し，投薬を行うこと。法令としては，医師法第20条に「無診察治療等の禁止」が定められている。

無侵襲的出生前遺伝学的検査

母体血を用いた新しい出生前遺伝学的検査のこと。妊婦の血液中に含まれる胎児のDNAを検出し，胎児の13・18・21番染色体の数が正常か，増加する異常をもっているかを調べる。

むずむず脚症候群

正式名はレストレスレッグズ症候群（または**下肢静止不能症候群**）と呼ばれる，夜間に足が痒くなる，痛くなるといった不快感が生じる疾患。日本では，この疾患の認知度がまだ低いとされる。

寝返りをうったり足を動かせば不快感は軽くなるが，じっとしているとぶりかえすため，不眠を招くこともある。原因は不明だが，ドパミンの機能障害や鉄欠乏が関与すると考えられている。中高年以上に多い。完治は困難だが，薬物療法による改善は見込まれており，早期受診が回復の鍵となっている。

無痛分娩

麻酔などで痛みを緩和しながら行う分娩法。硬膜外鎮痛法を用いることが多い。痛みを和らげることで，胎児への血流や酸素供給を保つことができるというメリットがある一方，脊髄くも膜下腔への誤注射などの医療事故も報告されており，安全性の確立や体制の整備が求められている。

無動性無言

自発的な運動や発語が全くなく，反応を示さない状態。ただし，瞬きや眼を動かし追視することはできる。また，痛み刺激に対して逃避反応がみられ，睡眠・覚醒のリズムは保たれる。

脳幹・視床の病変による網様体賦活系の部分的障害が原因で，脳波は意識障害としての所見となり，病変部位に対応した神経症状・麻痺症状を示す。回復しうる状態であり，植物状態とは異なる。

無保険者

国民健康保険料を滞納すると短期被保険者証が発行され，滞納が1年以上に及ぶと健康保険証が没収される（それに代えて資格証明書が発行される）。無保険者とは，こうして保険証を失い，医療機関での保険給付が停止状態（医療費の全額自己負担）となった者のこと。自己負担となった医療費は，市町村の国保担当課に申請すれば，7割が戻ってくることになっているが，過去の滞納保険料が差し引かれることになる。

日本は国民皆保険であり，日本国民および90日以上の在留者は必ず何らかの健康保険に加入または医療扶助を受給していることになっているにもかかわらず，保険証を持っていない事実上の無保険者が多数存在し，年々増加している。滞納世帯数は388万9千世帯（全世帯数の18.8％），短期被保険者証世帯数は124万1千世帯，資格証明書世帯数は29万1千世帯に上っている（2012年現在）。

無料低額診療制度

経済的な理由で必要な医療を受けることができない人を救済するため，無料もしくは低額で診療を受けられる制度。社会福祉法第2条第3項第9号に規定され，1951年に始まった。要件を満たし届出を行った医療機関のみが実施し，患者の医療費減免分を医療機関自らが負担する代わりに，固定資産税の減免などの優遇措置を受ける。診療費の減免方法や減免する額などは，実施医療機関がそれぞれ独自に決める。

医療機関が新たに制度を実施することに対し，国は2001年の通知（平成13年社援発第1276号）で「必要性が薄らいでいるので，抑制を図る」としているが，生活困窮者の増大から，制度を導入し始めた医療機関が増えているという。生計困難者であれば国籍や在留資格等は問わないとされており，2008年の通知（社援総発第0308001号）では，「生計困難者であれば，人身取引被害者，配偶者からの暴力（DV）被害者その他の者についても，積極的に無料低額診療事業の対象とするよう」求めた。

ムンテラ

医師が患者に対して，疾患の診断，病状などの説明を行うこと。または，その内容。語源は，ドイツ語のMund（口）-Therapie（治療）の略とされている。

ま行

むこ—むん

ムンプスウイルス

流行性耳下腺炎（おたふくかぜ）の原因ウイルス（mumps virus）。飛沫感染し，主に唾液腺で増殖，2〜3週間の潜伏期の後，耳下腺の腫脹が認められる。重篤な合併症としてムンプス性難聴が知られ，ほかにも唾液腺，髄膜，精巣（睾丸），卵巣，甲状腺，心臓，脾臓などが侵される。生殖器の炎症は不妊の原因となる。予防には生ワクチンが有効で，免疫は永続的である。

め

明細書の無償交付

保険医療機関は，患者から一部負担金等を受領したときは，正当な理由がない限り，医療費の内容のわかる領収証を無償で交付するよう義務付けられている（保険医療機関及び保険医療養担当規則第5条の2関係）。

また，電子レセプト請求を行っている保険医療機関は，個別の診療報酬点数の算定項目（投薬等に係る薬剤または特定保険材料の名称を含む）がわかる明細書の無償交付が義務付けられている。

なお，公費負担医療に係る給付により自己負担がない患者（全額公費負担の患者を除く）についても，電子レセプト請求を行っている保険医療機関については，自己負担がある患者と同様に，明細書の無償交付が原則義務とされている。

迷走神経

脳神経の一つ。延髄から出ており，副交感神経や咽頭・喉頭・食道上部の運動神経，腺の分泌神経などが含まれる。体内で多数枝分かれして複雑な経路をとり，腹腔にまで広く分布している。内臓（胃腸や心臓，血管など）に多く分布し，痛みや精神的ショックなどが原因で迷走神経が刺激されると，心拍数や血圧の低下，貧血による失神を引き起こすこともある。

迷もう麻酔

揮発性吸入麻酔薬を開放点滴麻酔法によって吸入させる麻酔法。開放点滴麻酔法とは，ガーゼをかぶせた専用マスクに揮発性吸入麻酔薬（エーテルやフローセンなど）を滴下させて行うものである。

麻酔深度第1期後半の軽い朦朧（もうろう）状態にさせることで手術を行う。小児に対する麻酔や，小手術の際に行われることが多い。

メイヨー台

手術において，メスや持針器など各種手術器具をその上に並べる作業台のこと（メーヨー台とも呼ばれる）。通常は機器出し（直接介助）看護師の傍に配置され，同看護師がメイヨー台の上から必要な器具を取り，医師へ受け渡す。その名称は，アメリカの著名な医療機関であるMayo Clinicの創設者の名前に由来する。清潔な領域に保つことは当然だが，器具類の並べ方も，使用する順に並べて置き，メスやハサミなど先端の鋭い器具は術者に向けて置かない等の決まりがある。

メス（刃物）

手術や解剖に用いられる極めて鋭利な刃物であり，オランダ語のmes（ナイフの意味）が語源。なお，メスと言う呼び方は日本独自であり，外国ではランセット（lancet）またはスカルペル（scalpel）と呼ぶ。

刃はわずかに触れただけでも皮膚が切れるほど鋭利であり，細かい操作がしやすいよう刃は緩やかなカーブ形状のものが多い。構造的には刃を固定したもの，着脱可能な使い捨て（ディスポーザブル）タイプのもの等がある。そのほか，電子医療機器としてはレーザーメス，電気メス，超音波メス，ウォータージェットメス等がある。

メタボリックシンドローム

内臓脂肪症候群。内臓脂肪が蓄積して血糖や血圧，中性脂肪などが高めになり，動脈硬化疾患が発症しやすい肥満症，高血圧，糖尿病，脂質異常症など複合型リスクの病態。

日本動脈硬化学会や日本糖尿病学会など8学会がまとめた診断基準では，ウエスト周径が男性85cm以上，女性90cm以上で，「リポ蛋白異常」，「血圧高値」，「高血糖」のうち2項目以上が当てはまる場合と定められた。ウエスト周径が基準値を超える場合，わき腹の肉をつまんで2cmより厚ければ皮下脂肪の割合が高く，逆に2cm以内だと内臓脂肪の割合が高いとされる。

メチシリン耐性黄色ブドウ球菌

多くの抗菌薬に耐性を示す黄色ブドウ球菌（MRSA：Methicillin-Resistant *Staphylococcus Aureus*）。院内感染の最も代表的な原因菌である。最近はセフェム系抗生物質にも耐性を示す菌が出現し，深刻化している。

大気中にごく普通に存在している細菌だが，患者（特に高齢者）など抵抗力の弱い人に感染すると，肺炎，腸炎，敗血症などを引き起こす。特に腸炎は抗菌薬投与時に菌交代症として発症し，致命率が高い。

メディアドクター

医学記事の品質を向上させようとする活動。活動内容は，医療の専門家やジャーナリストが社会に発信された医療・保健記事を臨床疫学などの視点から採点，評価し，その結果をインターネット上に公表するというもの。

メディカル・イノベーション

2010年6月に閣議決定された新成長戦略で，国家戦略プロジェクトの一つとして「医療の実用化促進のための医療機関の選定制度等」（メディカル・イノベーション）が掲げられた。がんや認知症など重点疾患ごとに研究費や人材を重点的に投入し新医療の実用化を促進するほか，先進医療に対する規制緩和を図ることでドラッグ・ラグ，デバイスラグを解消することなどが謳われている。

メディカルウイング

救急現場から重篤患者を医療機関に搬送する小型ジェット機のこと（医療優先固定翼機）。北海道は，北海道航空医療ネットワーク研究会が中心となって，ドクターヘリが対応できない地域の救急医療をカバーするため，小型ジェット機による搬送制度の構築を検討している。なお，かつてはドクタージェットと呼ばれていたが，メディカルウイングに改称された。

すでに，研究運行が開始されている。

メディカルコンサルタント
→ 医業経営コンサルタント。

メディカルコントロール

医療行為が医師以外の専門職に委ねられるときに，医師がその医療行為に対して指示・指導・助言・検証を行って，医療の質を保障すること。

特に，救急患者の搬送中に行われる救急隊員や救急救命士による救急医療において，医師のメディカルコントロールの確立が求められる。

メディカルコントロール（MC）協議会

救急救命士に対する指示体制や救急隊員に対する指導・助言体制の調整，救急活動の事後検証に必要な措置に関する調整などを行う組織。全都道府県と各地域に設置されている。

メディカルジェット

医師不足などで高度医療を受けられない地域の患者を搬送するための小型航空機。機内には人工呼吸器やモニター類などの医療機器を備え，医師や看護師が同乗する。

短時間での遠距離搬送が可能。また，天候に左右されにくく夜間飛行が可能な点や，機内の気圧変化や振動も少なく，患者の身体的負担が軽いなど利点が多い。

ハイリスク分娩や心疾患等の手術のための高度専門医療機関への搬送など，事前の計画に基づいた使用が想定されている。

2017年7月から北海道での運行が始まり，費用は国と道が半分ずつ負担する。

メディカルスクール

アメリカにおいて医学教育を行う4年制の専門職大学院。大学医学部ではない一般の4年制大学で学士課程を修了した者でも，メディカルスクールを修了すれば医師になることができる。

日本では近年，医師不足・偏在の解消等のため，医学部以外の大学既卒者や社会人にも医師への道が開けるよう，メディカルスクール構想がたびたび話題になってきた。

メディカルツーリズム

医療観光。医療と観光を組み合わせた国外医療旅行（medical tourism）のこと。近年，自国の医療費高騰や医療提供遅延等の要因により，自国でなく他国で医療を受ける旅行者が増えているとされる。

インドやタイなどアジア各国では，欧米に比べ医療費も低価格なうえ，高度医療を提供できる病院が増え，医療を観光資源の目玉として，外国人旅行客の獲得に力を入れている。各国政府も観光誘致のため，ビザ要件の緩和などで政策的に後押ししている格好である。日本語通訳が常駐している日本人専門部署を設けた病院や，日本の旅行会社と組んで健康診断とゴルフなどを組み合わせた旅行を日本人向けに企画した病院もあるという。

メディケア

アメリカの公的医療保障の一つで，連邦政府が運営する主として高齢者向けの健康保険。一定の要件を満たす65歳以上の高齢者，身体障害者，慢性腎透析患者を対象とする。主に入院医療費や施設入所費用などのパートAと呼ばれる給付と，医師の診療報酬，退院・退所後の在宅ヘルスケアなどのパートBと呼ばれる給付がある。

メディケイド

アメリカの公的社会保障の一つで，各州政府が運営する主として生活困窮者向けの医療扶助制度。母子家庭援助や障害者援助の受給者，高齢者などを対象とし，入院サービス，外来サービス，在宅ケアサービスなどの基本サービス，処方薬剤，ナーシングホームの入所などの付加サービスが給付される。

アメリカには，メディケア，メディケイド以外に公的医療保険がないため，数多くの無保険者がおり問題となっている。

メトトレキサート

葉酸代謝拮抗剤に分類される，抗がん剤または抗リウマチ薬。抗がん剤としては，単剤投与では白血病や絨毛性疾患（絨毛がん，破壊胞状奇胎，胞状奇胎）が適応である（商品名：メソトレキセート等）。ただし，他剤との併用療法ならば，乳がん，胃がん，膀胱がん，肉腫，悪性リンパ腫に対する治療にも用いられている。

抗リウマチ薬としては，関節リウマチ，関節症状を伴う若年性特発性関節炎が適応である（商品名：リウマトレックス等）。

DPCでは「手術・処置等2」に本剤が設定されている区分がある（2019年4月現在）。

メニエール病

回転性のめまい，耳鳴り，難聴が反復する慢性の内耳疾患。原因は不明だが，ほとんどの場合で内リンパ水腫によって症状が引き起こされると考えられている。

治療には鎮静剤，血管拡張剤，利尿剤などが用いられるが，難治性では手術が行われることもある。

めまい

自分や周囲が動いていないにもかかわらず，動いているという違和感の総称をいう。

症状は，目が回るという回転感や，ふわっとする浮遊感を感じたり，吐き気やおう吐が見られる。

めまいは様々な疾患により生じるため，診断は全身にわたる診察が必要となる。

治療は，めまいそのものに対する治療，めまいの原因となっている疾患に対する治療の2つが行われる。

メルセブルグの三徴

バセドウ病診断上，3大症状である「眼球突出」「甲状腺の腫れ」「頻脈」のこと。

免疫

感染や病気，体内への侵入生物を回避するために生物的防御力をもっている状態のこと。

免疫学的検査

免疫機能の状態を調べることで，身体に侵入した細菌やウイルスを特定する。

免疫グロブリン検査

血清の蛋白，特にγ-グロブリンという物質の中に大部分が含まれている免疫グロブリンを測定することによって，炎症性の疾患を診断する検査法。骨髄腫，マクログロブリン血症，感染性疾患，肝硬変などの診断に用いられる。

免疫グロブリン製剤

血液中に含まれる免疫グロブリン（抗体）という蛋白質を高い純度で精製・濃縮した製剤。IgM，IgG，IgA，IgD，IgEの5種類が存在する免疫グロブリンは，体内に侵入した細菌などを破壊する，好中球による細菌の捕食作用を助ける，細菌が産生した毒素を中和する——などの働きがある。また，抗生物質の治療効果を高め，感染防止の役割も果たす。

原則として，献血された健康なヒトの血液を原料とする。製造過程でウイルス等を除去・不活性化し，出荷前にエイズや肝炎等の原因ウイルスについて検査が行われる。しかし，ヒトの血液を原料とするため，感染の可能性を完全に否定することはできない。

免疫抗体法

診療報酬点数表上の名称で，「酵素抗体法」，「蛍光抗体法」を包含したものと解釈される。酵素抗体法は免疫染色とも呼ばれ，抗体または抗原を標識して対応する抗原または抗体を検出する方法。蛍光抗体法は，細胞あるいは組織のなかの抗原物質やそれに結合した抗体分子を検出するため，蛍光色素で標識した抗体ま

ま行

めて—めん

たは抗原を用いる方法。

免疫染色

病理組織標本による"形態学的観察"では診断がつかない場合は，補助的手段として抗原抗体反応を基とした免疫組織化学の手法〔免疫染色（免疫抗体法）〕を用いた診断が行われる。

組織に局在する種々の物質（ホルモン，リンパ球表面メーカー，腫瘍マーカー等）を特異的に観察することができる。また免疫抗体法には酵素抗体法と蛍光抗体法の２種類がある。

免疫チェックポイント阻害薬

癌細胞が免疫から逃れるために体内の免疫機能を抑制することを防ぎ，免疫細胞の活性化を持続させる薬剤。PD-1，PD-L1，CTLA-4の３種がある。薬ごとに標準治療となる癌の種類が異なっている。１型糖尿病や甲状腺機能障害などの副作用が報告されており，慎重な使用が求められる。免疫チェックポイント阻害薬を用いた併用療法（複合免疫療法）の開発も進んでいる。

免疫電気泳動検査

血液の蛋白質に電気を通して細かく分離し（電気泳動法），血清蛋白質の組成を分析する検査法。

電気泳動で分離した各蛋白質に，抗体を含んだ抗血清を加えると，抗原抗体反応を起こして培地上に線を描く（沈降線）。この線の形や蛋白質の移動距離・大きさなどから，個々の成分の同定と濃度を推測することができる。

免疫グロブリン異常症，M蛋白血症などの診断に用いられる。

免疫抑制剤

臓器移植では，体内に元々ある臓器が，移植された臓器を異物と認識して排除しようとする拒絶反応が起きる場合があり，その拒絶反応を防ぐために用いる薬剤。シクロスポリン，シクロホスファミド，アザチオプリン，メトトレキサート等，副腎皮質ステロイドは免疫抑制剤である。

面積加算

定められた面積の基準を超える環境を整えた場合に算定できる加算。

１床当たりの平均床面積が８m^{2}以上である病室に対する療養環境加算，１床当たりの食堂の床面積が0.52m^{2}以上である病棟・診療所に対する食堂加算などがある。

面接懇談

保険診療の誤請求が多いとされる保険医療機関について，地方厚生局や都道府県担当者等が当該医療機関関係者と直接会って懇談し，保険請求に関する改善要請を行うこと。レセプトの書面審査だけでは不十分で，電話連絡や文書連絡等によって繰り返し改善要請を行っても改善されない保険医療機関に対して，任意で実施される。

懇談では，レセプトとカルテ内容を照らし合わせる点検が行われる場合もあり，不適切な請求とされたものは診療報酬の査定・減点が行われる。

メンタ湿布

便秘症などの腸管機能不全に対して，腸管機能を改善させるため，腹部に温湿布（ハッカ油やお湯）を行う処置の俗称。メンタ（Mentha）はラテン語でハッカ（薄荷）の意味。

メンタルヘルス

精神保健。職場や学校，家庭などにおける人間関係や慣れない環境，過重な労働など様々な要因からもたらされるストレスに対して，心の健康を保つこと。

面皰（めんぽう）

毛孔に閉塞が生じ，毛包が袋状に拡張したもの。内容に皮脂や角質を含む。

も

毛細血管

動脈と静脈の間にある，非常に細い血管のこと。

動脈によって運ばれた栄養分などは，毛細血管を通って組織へ運ばれ，組織で発生した老廃物は毛細血管を通って静脈へ運ばれる。体内の代謝に直接関わっている血管と言える。

網（もう）赤血球

骨髄から放出されたばかりの最も若い赤血球のこと。網赤血球は細胞内にRNAを含有し，特殊な染色法（超生体染色法）を行うと，その残存RNAが網状構造に青色で染め出される構造をもつ。

溶血性貧血，急性出血後などでは高値を示し，再生不良性貧血などでは低値を示す。

妄想性障害

奇異ではない妄想（誤った確信）によって特徴づけられる精神障害。妄想性障害における妄想は「恋人に裏切られる」「見張られている」「自分が偉大と思い込む」など，実生活でも起こりうるものであることが多く，幻覚・幻聴・異常思考・感情的鈍麻など統合失調症に特有の症状は見られない。

盲腸

大腸の入口として，結腸の起始部を形成する消化管の一部。盲腸は回腸の先にあり，下の端には虫垂がある。盲腸の先は結腸（上行結腸）となる。

盲腸炎

盲腸に発生した炎症性の病変。虫垂炎が盲腸に広がり炎症を起こしている場合が多く〔→**虫垂炎**〕，盲腸のみ炎症を起こしている例は稀である。そのため虫垂炎と同義に用いられることが多い。

症状は右下腹痛や発熱，白血球数増加など，虫垂炎とほとんど同じである。治療は抗生物質の投与が主であるが，症状が重い場合は手術を行う。

網膜

眼球の奥（眼球壁）にある膜のなかで，一番内側にある膜。機能としては，光を感じる部分である。

人が物を見る際には見ている物を光としてとらえ，水晶体（レンズ）で光を集中させて，網膜で焦点を合わせる。網膜にある視細胞がそれぞれ神経線維とつながり，100万本ほど集まって視神経となり，脳の視覚中枢に信号を伝えて視覚が生じる。

網膜電位図検査

眼に光刺激を与えたとき，網膜に起こるわずかな電気反応を記録する検査（electroretinogram：ERG）。成熟白内障で水晶体全体が濁っている場合には眼底検査ができないため，網膜の機能が正常であるかを大まかに調べるために行われる。

検査方法は暗室で10分程度眼を休め，暗い状態に眼を慣らせ，そのあと麻酔薬の点眼をし，コンタクトレンズ型の電極を装着して行う。

網膜剥離

外側から強膜，脈絡膜，網膜という３つの層からなる眼球の壁のうち，網膜が脈絡膜からはがれてしまう疾患をいう。

光視症（暗闇でも光が見えることがある）や飛蚊症（蚊のような小さな虫が飛んでいるように見える）が生じるほか，視野狭窄などの視野の異常，網膜剥離が黄斑部に及ぶと，視力低下や変視症を生じる。
治療は，眼の外から行う強膜バックリング手術，内側から行う硝子体手術がある。

毛様体
眼球における，虹彩と脈絡膜の間にあるぶどう膜。
内側は水晶体と硝子体に接し，外側は強膜と接する。主な役目は毛様体筋による調整機能，毛様体上皮による房水（眼内の後房および前房を満たす液）の産生などである。

持分（もちぶん）
持分があるということは，法人の設立時に出資した額に応じて法人の資産に対して持ち分相当の財産権をもつということ。
社員（社団の構成者，出資者）が社員資格を喪失した場合は，その持ち分に相当する資産の払い出しを請求する権利を有する。しかし，頻繁に払い出しを認めてしまうと法人の財産の存続基盤が弱くなってしまうので，あくまでも，払い出しは死亡のような社員資格喪失のときに限られる。

モニタリング制度
WHO国際医薬品モニタリング制度。WHOが参加国から医薬品の副作用情報を収集し，提供する制度。日本は1972年から参加し，国内モニターで得られた情報や行政措置などについて情報交換し，安全対策を講じている。なお，厚生労働省は医薬品等安全性情報報告制度を実施し，すべての医療機関，薬局から直接，副作用情報を収集している。

モノクローナル（単クローン）抗体
単一のクローン抗体で，一つの抗体細胞からは一種類の抗体しか産生されないという性質を利用して作られた抗体。モノクローナル抗体を利用した検査法として「T細胞サブセット検査」「造血器腫瘍細胞抗原検査」などがあり，悪性腫瘍，悪性リンパ腫，白血病などの診断に重要である。

モービルCCU
地域の医療機関からの要請を受けて，救急の心臓病患者を冠状動脈疾患集中治療室（CCU）のある病院へ搬送する心臓病専用救急車。心臓病は，発症から治療までの時間が短いほど救命率が高いため，搬送中から高度な治療を開始するのが目的。救命救急センターや地域医療支援病院で導入が進んでいる。
専門医師・看護師・臨床工学技師等が同乗し，人工呼吸器や大動脈バルーンパンピングなどの医療機器，抗凝固剤・強心剤・血栓溶解剤などの心臓病治療薬等を搭載，24時間365日体制で稼動している。

モルヒネ
アヘンに含まれるアルカロイド（窒素を含む塩基性の植物成分）で，チロシン（アミノ酸の一種）から生合成される麻薬の一つ。鎮痛・鎮静薬として様々な原因による疼痛の軽減に有効だが，依存性が強い麻薬であるため，各国で法律により使用がきびしく制限されている。

問診
患者の診察時に，どのような症状があるのか（現病歴），今までにどんな疾病にかかったことがあるか（既往歴），家族の状況や睡眠の状況，アルコールや喫煙の量など（生活歴）を聞き取ること。これによって現病に関する多くの情報が得られ，診断の方向づけができる。

最近は，このような質問事項が記入されている文書（問診表）に患者が事前に記載し，医師が診察前にあらかじめ把握しておく場合も多い。

モンスターペイシェント
医療従事者や医療機関に対して，自己中心的で理不尽な要求や暴言・暴力を繰り返す患者や，その保護者などを意味する和製英語。医療現場でモラルに欠けた行動をとる患者をこのように呼んでいる。

門脈
消化管と脾臓からの静脈血を集めて肝臓へ送り込む静脈系の血管。解剖学的には，消化管で一度毛細血管網に分かれ，静脈に集合して門脈となり，再び毛細血管網に分かれるという構造である。
門脈に関連する疾患として，肝硬変等によって門脈の血圧が上昇する門脈圧亢進症や，その結果，食道の粘膜下層の静脈が太くなって破裂する場合もある**食道静脈瘤**などがある。

や

夜間
小児科標榜医療機関における6歳未満乳幼児の初・再診に係る「夜間であって別に厚生労働大臣が定める時間」とは，一般の保険医療機関が診療応需の態勢を解除してから，翌日に再開するまでの時間（深夜・休日を除く）。午前6時～午前8時，午後6時～午後10時（土曜日の場合は正午～午後10時）をいう。なお，深夜は午後10時から午前6時までの時間。

夜勤時間帯
午後10時から翌朝5時までの時間帯を含む連続した16時間をいう。それぞれの保険医療機関において適切な時間帯を設定することができる。

夜勤専従者
専ら夜間勤務時間帯に従事する者。
「夜間勤務等看護加算に関する施設基準」などで，夜勤専従者の扱いが記載されている。例えば，月平均夜勤時間数の計算に含まれる実人員と延夜勤時間数から夜勤専従者は除かれ，1日平均夜勤要員数の算定にはすべての夜勤従事者の夜勤時間数が含まれる。

薬害肝炎訴訟
2002年10月，C型肝炎に感染した被害者が原告となり，損害賠償を求めて提訴した訴訟のこと。C型肝炎ウイルスに汚染された血液製剤を，出産や手術で止血剤として投与され感染したとして患者が国と製薬企業に損害賠償を求めた。2008年1月には薬害肝炎救済法が成立し，投与が確認され国と和解した原告には給付金が支払われた。

薬剤一部負担金
薬剤の給付を受けたときに，被保険者本人に係る一部負担金のほかに，薬剤費の一部を患者が負担する制度。
1997年，薬剤の多大投与に歯止めを掛けることを目的に導入されたが，1999年に老人保健で廃止され，一般の保険でも2003年3月末をもって廃止された。

薬剤感受性検査
検出された細菌に対して，どの薬剤が感受性（菌の発育を阻止する力）をもつのかを調べる検査のこと。
検査方法は感受性ディスク法が一般的で，細菌の集落（コロニー）を培地に塗布し，濃度別に分けた複数の抗生物質のディスク（濾紙片）を乗せて培養を行う。

感受性の強いディスクのまわりには菌が繁殖せず，透明な部分（発育阻止帯）ができ，この大きさによって感受性の有無が測定できる。

薬剤管理指導料

保険医療機関の薬剤師が医師の同意を得て，薬剤管理指導記録に基づき，患者に対して直接服薬指導を行った場合に，週1回に限り算定できる診療報酬。服薬指導は，服薬に関する注意や効果・副作用等に関する状況把握を含む。

常勤の薬剤師が2人以上配置されていることや，医薬品情報の収集・伝達を行うための専用施設（医薬品情報管理室）を設置していること，などの施設基準を満たす必要がある。

薬剤血中濃度測定

個々の患者の薬物血中濃度を測定し，有効血中濃度になるよう用法・用量を個別に調整する技術のこと（TDM：therapeutic drug monitoring）。治療薬物モニタリングとも呼ばれる。薬物投与後の薬効には個人差があり，同じ用量の薬物を服用しても血液中の薬物濃度は人によって異なる場合が多いため，定期的なTDMに基づく投与計画の修正が必要となる。

診療報酬点数表では，特定の薬剤（ジギタリス製剤，テオフィリン製剤，抗てんかん剤など）についてTDMを測定し薬剤投与量を精密に管理した場合，要件を満たせば特定薬剤治療管理料が算定できる。

薬剤師

薬剤師法に基づき，調剤，医薬品の供給・管理，その他の薬事衛生を司る国家資格。厚生労働大臣の免許を受ける。

医師・歯科医師，獣医師以外，薬剤師だけが販売や授与の目的で調剤をすることができるが，調剤は医師・歯科医師，獣医師の処方せんによって行う。近年，単に調剤を行うだけではなく，服薬指導などの業務を中心としたチーム医療の一員として位置付けられている。

薬剤性腎障害（DKI）

「薬剤性腎障害診療ガイドライン2016」において，「薬剤の投与により，新たに発症した腎障害，あるいは既存の腎障害のさらなる悪化を認める場合」と定義されている。

発症のメカニズムによって，①中毒性腎障害，②アレルギー機序による急性間質性腎炎（過敏性腎障害），③薬剤による電解質異常，腎血流量減少などを介した間接毒性，④薬剤による結晶形成・結石形成による尿路閉塞性腎障害——の4つに分類できる。また，腎の障害部位によって，①薬剤性糸球体障害，②薬剤性尿細管障害，③薬剤性腎間質障害，④薬剤性腎血管障害——の4つに分類することもできる。

薬剤費比率

医療費に占める投薬と注射による薬剤費（検査や処置・手術に伴って使用される薬剤の費用は含まない）の割合のこと。

全体としては，薬価基準の引下げ，医薬分業の進展，定額払いの拡大などから，年々低下する傾向にある。しかし，諸外国と比べ比率が高いため，"薬漬け医療"の根拠とされる場合があるが，分母となる医療費が低いこと，公定薬価が高いこと，薬剤費の範囲が異なることなどから一概には比較できない。

薬剤溶出性ステント

金属ステントに薬剤がコーティングされ，時間とともに薬剤がステント周辺の血管壁に溶け出すステント（drug eruting stent：DES）。主に狭心症や心筋梗塞などの治療に用いられる。

従来のステントでは血管を広げても再狭窄する可能性があるという問題があったが，薬剤溶出ステントは再び血管が狭くなるという現象を薬剤によって抑制できるとされる。

薬事・食品衛生審議会

医薬品，医療用具，食品衛生などに関する行政執行上の重要事項について審議する厚生労働大臣の諮問機関。2001年から中央省庁再編に伴い，食品衛生調査会と中央薬事審議会が統合されてできた。30名以内の委員で構成される。2つの分科会（薬事分科会と食品衛生分科会）がある。

薬事法

医薬品，医薬部外品，化粧品，医療用具について，その品質や有効性，安全性を確保することを目的に，必要な規制を定めた法律（1960年制定）。地方薬事審議会の設置や薬局の開設，医薬品等の製造承認，販売許可，基準・検定，取扱い，広告などについて規定している。

2013年の薬事法等の一部改正により，2014年11月から名称が「医薬品，医療機器等の品質，有効性及び安全性の確保等に関する法律」（医薬品医療機器等法）に改められた。〔→医薬品医療機器等法〕

薬疹（やくしん）

薬剤投与後に生じる皮疹，粘膜疹の総称。

発症機序には，薬剤本来の薬理作用や毒性に基づくもの，アレルギー性機序に基づくもの，薬剤の種々の間接的作用に基づくものなどがある。したがって皮膚疾患の性質も様々である。治療には抗ヒスタミン剤を用いることが多い。

薬袋（やくたい）

調剤した医薬品を入れる袋のこと。患者名，内服薬・頓服薬・外用薬の区分，服用量，服用回数，服用日数，服用方法，調剤した保険医療機関名または調剤薬局名などが記載されている。

薬物性胃炎

薬物の服用が原因で起こる胃炎。急に起こることが多く，心窩部痛，悪心，嘔吐などの症状がある。

健胃消化剤や制酸剤などの薬物療法を行うが，化学薬物による場合などの急性症例に対しては，胃洗浄などの緊急的な処置を行うこともある。

薬物相互作用（DDI）

複数の医薬品を併用することで，薬効が本来より強まったり弱まったりして，有害作用が起こること。薬物動態学的相互作用（吸収，分布，代謝，排泄の過程でほかの薬物の体内動態に影響を与える作用）と，薬力学的相互作用（同じ薬理作用をもつ医薬品の併用，逆の薬理作用をもつ医薬品の併用，副作用をもつ医薬品の併用によって，薬効が増減する作用）の2つに分類される。

2018年7月，科学的に妥当な薬物間相互作用の評価のため，「医薬品開発と適正な情報提供のための薬物相互作用ガイドライン」が公表された。

薬物耐性

薬剤を反復投与してきたため，同量の投与では初期の効果を得られなくなってしまった状態のこと。薬剤耐性とも呼ぶ。

原因としては，薬物の吸収や代謝などが変化する場合と，生体細胞の抵抗性が増大する場合がある。耐性は，特に麻酔，アルコール，催眠薬などにみられるが，それ以外の薬剤でも広範にみられる。ある薬剤に耐性を生じると，類似の薬剤に対しても耐性が現れること

があり，これを交差耐性と呼ぶ。
　また，病原体が，特定の薬剤に対して抵抗力をもつこと薬剤耐性と呼ぶ。薬剤耐性の病原体には，該当薬剤の効果がなくなってしまう。

薬物モニタリング
　→　薬剤血中濃度測定

薬歴（管理）
　患者ごとに作成される薬剤の服用歴のこと。
　薬歴には，患者が過去に使用した医薬品の名称，数量，副作用，アレルギーの有無など患者からの情報に加えて，処方せんを受け付けるたびに，処方した医療機関名，医師名，処方日，処方内容，患者への指導事項，調剤日などが記載されている。
　調剤報酬点数表では，薬剤服用歴管理指導料が設定されている。

薬価維持特例
　特許期間中の新薬の薬価を維持するもの。2010年改定の薬価算定基準の見直しにより，後発品の上市までの間，市場実勢価格に基づく薬価の引下げを一時的に緩和する「新薬創出・適応外薬解消等促進加算」として施行することになった。

薬価改定
　保険診療に用いられる医薬品の基準価格について実勢購入価格に基づき見直しを行うこと。2年に1回程度，全面改定が行われ，1990年以降はすべて引下げとなっている。

薬価基準収載医薬品コード
　薬価基準収載医薬品に対して付与される，英数字12桁の分類コード。厚生労働省医政局経済課が定める。
　コードの頭から薬効分類番号（4桁），投与経路および成分（3桁），剤型（1桁），同一分類内別規格分類（1桁），発売順番号（2桁），誤記入を検索するための番号（1桁）となる。
　例：アセトアミノフェン20％1g　1141007C1059

薬価基準制度
　保険診療で使用することのできる医薬品の範囲と価格を公的に定める制度。保険医療機関は薬価基準（使用薬剤の公定価格）に基づいて保険請求を行う。
　現行制度については，薬価差の問題などが指摘され，改革が求められている。問題点としては，製薬企業が新規性は乏しいが薬価差は大きい新薬開発に集中しがちであること，不透明な取引が行われること，医療機関においては高薬価シフトや薬剤多用などの歪みが生じることなどが指摘されている。
　制度改革の論点としては，①薬剤使用の適正化，②健全な医薬品市場の形成，③有用性の高い医薬品開発，④透明性・効率性の高い制度の構築——などが挙げられている。

薬価差（益）
　医薬品の購入価格と保険請求価格（薬価基準）の差額。医療機関の利益となり，かつては経営に大きく貢献してきたが，薬剤の過剰使用の原因とも指摘され，年々薬価差の縮小が図られている。その結果，医薬分業も進展してきた。

薬価算定方式
　保険医療機関と保険薬局が使用できる医薬品の価格の算定方法。既収載医薬品については，医療機関や薬局の購入価格（市場実勢価格）を調査し，その結果に基づき定期的に改定される。新医薬品については，同じ効果をもつ類似薬がある場合は類似薬効比較方式によって類似薬の価格を参考として算出されるが，類似薬に比し高い有効性が認められる場合には，補正加算が行われる。類似薬がない場合は，原材料費，製造経費等を積み上げた原価計算方式により算出される。

薬価調査
　厚生労働省による医薬品の実勢購入価格の調査。これをもとに薬価改定を行う。

薬局
　薬剤師が販売や授与の目的で調剤業務を行う場所。薬事法では，医療機関などに設置された調剤所を除く。開設に当たっては所在地の都道府県知事の許可を受け，6年ごとに更新する。許可を受けるには，薬局の構造設備と薬事に従事する薬剤師の員数が，厚生労働省令で定める基準を満たしていることなどが必要となる。
　なお，一般に医療機関内の調剤所も薬局と称するが，医薬品の販売は行わず，院内で使用する薬剤の調剤・管理を行う。

薬局ビジョン
　地域包括ケア時代を見据え，かかりつけ薬剤師・薬局の今後のあり方を厚労省が示したもの。
　同ビジョンでは，薬剤師・薬局が，25年までにかかりつけ機能をもち，2035年までに門前薬局などの立地依存型の存在から脱却することを打ち出している。また，薬剤の調製などの対物業務から，服薬指導や在宅訪問での薬学管理等の対人業務へシフトすることを明記。これらを踏まえ，具体的機能として，①服薬情報の一元的・継続的把握，②24時間対応・在宅対応，③医療機関などとの連携——の3つを盛り込んだ。

薬効分類番号
　日本標準商品分類番号における冒頭「87」の次の3桁が，薬効分類番号。
　なお，日本標準商品分類番号とは，日本の市場で取引され，かつ移動できる商品すべてに付けられる番号で，商品別の把握を必要とする統計調査等に利用される。原則6桁の数字であり，医薬品では添付文書の右上に記載されている。
　日本医薬品集の薬効群は，この薬効分類番号に則っている。

ゆ

有床診療所
　患者の入院施設をもつ診療所。ベッド数は医療法の規定により19床以下。入院施設のない診療所を無床診療所と呼ぶ。

疣贅（ゆうぜい）
　皮膚から盛り上がってできている小さなできもの（いぼ）。もっとも多いものは，ヒトパピローマウイルス（HPV）が感染してできるいぼで，ウイルス性疣贅と呼ばれる。
　いぼの代表的なものは，手足にできる尋常性疣贅で，他には顔や腕にできる扁平疣贅，外陰部にできる尖圭コンジローマがある。

遊走腎
　生理的呼吸性移動の範囲を超えて腎が移動する状態のこと。特に吸気時または立位時に下方に大きく移動するため腎下垂とも言う。内臓下垂症の部分症状である。

誘発筋電図
　末梢神経を電気的に刺激し，支配筋から誘導した活動電位を記録したもの。神経・筋接合部の異常の有無

を確認するために行われる。

誘発試験
化学的・機械的・生物学的な刺激を加え，潜伏性の疾患を顕症させる（症状を引き起こす）試験。特にアレルギー性疾患におけるアレルゲンの判定に用いられる。気管支喘息に対する吸入試験，食物アレルギーに対する経口誘発試験，アレルギー性鼻炎に対する鼻粘膜試験などがある。

幽門
胃が十二指腸に移行する部分。第一腰椎の右側に位置する。幽門の粘膜には幽門腺がある。

遊離コレステロール
コレステロールは，脂肪酸とエステル結合しているエステル型コレステロール（血液中の総コレステロールの30％を占める）と，結合していない遊離型のコレステロール（残り30％）とに大別される。遊離コレステロールは，余分なものとして末梢細胞から肝臓へ転送され，胆汁酸に変換されるか，そのまま胆汁中に分泌される。

総コレステロールと同時に測定して比率を見ることで，肝実質障害の指標となる。異常値を示す疾患として，LCAT欠損症，急性肝炎，劇症肝炎などがある。

有料老人ホーム
常時10人以上の老人を入所させ，食事の提供，その他日常生活の便宜を与える施設（老人福祉法に基づく）。利用料は全額入所者の負担である。ケアハウスとともに，介護保険の特定施設入所者生活介護の指定基準に含まれている。

輸液
水分，電解質，栄養素などが含まれる薬液を長時間かけて少しずつ経静脈的に注入する方法（**点滴静脈注射**）。飲食不能状態，水分電解質の高度な喪失状態，全身衰弱状態などの場合に行われる。

血液代用剤や栄養剤を，通常は1分間に約60〜80滴くらいの量で，長時間かけて静脈内に注入する。

輸液点滴セット
静脈内に薬剤を点滴注入する際に使用される医療材料セット。注射針，回路，調整バルブ等から成る。以前は特定保険医療材料として保険請求が認められていたが，その後，点滴注射の加算項目となった。現在は注射料の手技料に含まれ，別に請求できない。

輸液ポンプ
薬剤を自然に滴下させるのではなく，電気でポンプを稼働させて微量の薬剤を長時間にわたり注入させる**自動輸液ポンプ**。輸液量が正確であり，輸液がなくなれば警報が鳴るなど安全装置が組み込まれている。

点滴の際に輸液ポンプを用いて，1時間に30mL以下の速度で注入した場合は，緩徐に注入する用法が認められている薬剤に限り，精密持続点滴注射加算という加算点数が算定できる（1歳未満の乳児については薬剤にかかわらず算定可）。

輸血
血液中の赤血球などの細胞成分や凝固因子などの蛋白成分が，量的に減少したり，機能的に低下したりしたときに，その成分を自己または他者の血液から補充する治療法。通常は，他人の血液から調製された輸血製剤を点滴投与することを指すが，手術などのため，あらかじめ採血・保存しておいた自己の血液を輸血することを自己血輸血と呼ぶ。〔→自己血輸血〕

輸血関連急性肺障害
輸血による重篤な副作用の一つであり，激しい呼吸困難のほか血圧低下，発熱などの症状が起きる肺機能障害のこと（**TRALI**：transfusion-related acute lung injury）。

献血血液中のある種の蛋白質（抗体）が患者の白血球と結び付き，免疫の働きに異常をきたすことが原因と考えられている。しかし，未解明の部分が多いため，輸血が原因であることが見落とされ，心原性肺水腫，過量輸液・輸血，肺炎，誤嚥などと誤診される可能性もあるという。

輸血拒否
信仰上の理由から医療行為としての輸血を拒否すること。輸血を拒否する宗派に，キリスト教の一派「エホバの証人」（正式名称「ものみの塔聖書冊子協会」）がある。

最高裁は，輸血を拒否する自己決定権を尊重し，本人の同意なしに輸血を行うことは不法行為との判決を下している。しかし，未成年者の子どもに対する輸血拒否については様々な見方があり，コンセンサスは得られていない。

輸血同意書（輸血承諾書）
血液製剤を輸血するに当たり，事前にその必要性や危険性等などについて文書を用いて説明したうえで，輸血実施に同意した患者家族から署名してもらう同意書。診療報酬では輸血料の算定要件となっているほか，新鮮凍結血漿（FFP）についても，診療報酬上は「点滴注射及び中心静脈注射」の項に分類されるが，同意書の必要性が定められている（様式は，輸血同意書とは別様式）。

なお，1回の同意書の有効期限は7日程度の輸血とされており，場合によっては再同意の必要性がある。

輸血用血液フィルター
血液を大量に輸血する際，血液中の雑菌，異物，破壊された血球などを除去するためのフィルターのこと。様々な種類があるが，保険請求が認められるのは，①微小凝集塊除去用（保存血液などから微小凝集塊を除去する），②赤血球製剤用白血球除去用（赤血球製剤もしくは全血製剤から白血球を除去する），③血小板製剤用白血球除去用（血小板製剤から白血球を除去する）──の3種類である。

輸血療法委員会
輸血療法を適正に行うための管理体制として，医療機関内に設置される組織。病院管理者と輸血療法に携わる各職種から構成される（「輸血療法の実施に関する指針」厚生労働省）。

輸血療法の適応，血液製剤の選択，輸血用血液の検査項目・検査術式の選択と精度管理，輸血実施時の手続き，血液の使用状況調査，症例検討を含む適正使用推進の方法，輸血療法に伴う事故・副作用・合併症の把握方法と対策などを検討し，改善状況について検証する。

輸血管理料を算定するための施設基準としては，輸血療法委員会を設置し，年6回以上開催する，などが定められている。

ユニット型個室
介護保険制度で，リビングを併設した8畳以上の個室のこと。

なお，**ユニット型準個室**は，リビングを併設した固定壁で，天井との間に隙間がある6畳以上の個室。また，従来型個室はリビングを併設しない個室。

ユニットケア
介護施設で居室や療養室をいくつかのグループ（ユニット）に分け，そのユニットごとに食堂や談話室を設けて職員を配置し，入所者の介護を行う処遇形態。

大型施設などでの従来の集団介護では，個別対応が不十分でプライバシーを保てないなどの問題があるが，グループホームのように介護単位を小さくすることで，家庭的な環境を整え，時間的拘束を減らし，入所者1人ひとりのペースに合わせた個別的介護ができるようになる。

厚生労働省は，国庫補助に必要な1人当たりの施設基準面積を拡大するなど，処遇改善と施設整備の多様化を図り，ユニットケア促進を進めている。

ユニバーサル・ヘルス・カバレッジ（UHC）

「すべての人が，適切な健康増進，予防，治療，機能回復に関するサービスを，支払い可能な費用で受けられる」ことを目指す目標のこと。2000年の「国連ミレニアム宣言」を基にまとめられた「ミレニアム開発目標（MDGs）」の後継として2015年，「持続可能な開発目標（SDGs）」が発表され，そのターゲットの1つとして，UHCの達成が位置づけられている。

また，2016年の主要国際首脳会議（伊勢志摩サミット）で，日本はG7として初めてUHCの推進を主要テーマに設定し，途上国でのUHCの推進を表明した。

ユビキタス健康医療

医療機関内，地域医療連携，日常生活圏，災害・救急医療の4つのネットワークを統合した医療ICT（情報通信技術）の将来像。総務省のICTに関する検討会の報告書で示された。

ネットワークを通じて，いつでもどこでも最適な医療サービスを受けることができ，健康管理や予防医療が実現される医療をいい，医療従事者の負担軽減や医療過誤の防止，患者の疾病予防および早期発見といった効果が期待される。

具体的な利活用策として，患者の紹介・逆紹介を支援する「地域医療連携支援システム」や「在宅患者モニタリングシステム」などが提案されている。

ユマニチュード

知覚・感情・言語による包括的コミュニケーションに基づく認知症ケアの方法。「ユマニチュード」とはフランス語で「人間らしさ」のこと。

よ

よう

数個の近接する毛嚢が化膿したもので，せつ（細菌感染症の一種。おでき）が集合性に生じたもの。

養育医療

未熟なまま出生し，正常児に備わるべき諸機能が十分発育していない乳児を病院・診療所に入院させて養育すること。養育医療の給付は母子保健法第20条で規定され，医師が入院養育の必要を認めた乳児に対して，保護者の申請に基づいて決定，指定医療機関で行われる。

その認定基準は，出生時体重が2000g以下の乳児，または生活力が特に弱く以下のような症状を有している乳児である──①痙攣，運動異常，②体温が34℃以下，③強いチアノーゼなど呼吸器，循環器の異常，④繰り返す嘔吐などの消化器の異常，⑤強い黄疸。

要介護度

介護の必要の程度を示した区分で，要支援1および2，要介護1～5の7段階が設けられている。要支援は，要介護状態になる重度化の防止を目的とする。

要介護認定は本人（家族）の申請に基づき，訪問審

査・主治医意見書をもとに最終的に介護認定審査会が行う。判定基準は，視力・聴力，麻痺，関節の動きなどの身体の状態，尿意・便意の認識や排泄・入浴などの日常生活能力，意思伝達能力，問題行動などの認知状態など。各区分の目安は次のとおり。

要支援1・要支援2：社会生活上，一部介助が必要な状態。食事・排泄・衣類着脱はほぼ自立。立ち上がり・歩行が不安定で支援を要する。

要介護1：生活の一部に介護が必要な状態。立ち上がり・歩行，座位保持が不安定。排泄，入浴，衣類着脱に一部介助が必要。

要介護2：中等度の介護が必要な状態。立ち上がり・歩行が自力でできない。排泄，入浴，衣類着脱に介助が必要。物忘れ，日課に対する理解の低下，周囲への無関心がみられる。

要介護3：重度の介護を要する状態。排泄，入浴，衣類着脱に全面的介助が必要。昼夜逆転，介護への抵抗がみられる。

要介護4：最重度の介護を要する状態。入浴，排便に全面的介助が必要。尿意・便意がなく，昼夜逆転，介護への強い抵抗，野外徘徊がみられる。

要介護5：過酷な介護を要する状態。全面的介護が不可欠。意思の伝達がなく，介護への抵抗，野外徘徊が増す。

要介護認定

介護サービスの利用を希望する被保険者に対して，介護保険の給付対象かどうか（要支援・要介護状態かどうか）を認定する手続き。

市町村（特別区）が，介護保険利用の申請を受けると，市町村職員または市町村委託の認定調査員（ケアマネジャー）が，本人の状態（身体的機能，知的能力，問題行動など）について認定調査票に基づき訪問調査を行い，調査結果をコンピュータ処理することによって一次判定を行う。その一次判定と訪問調査員による特記事項，主治医の意見などをもとに，市町村に設置された介護認定審査会が最終的な判定を下す。

認定は基本的に7段階に分けられ，その区分によって支給限度額が決まる。要介護認定の有効期間は原則6カ月とされ，継続してサービスが必要な場合は更新認定を受ける。

なお，2005年10月の法改正により，認定調査は原則として市町村が直接実施するか，指定受託法人に委託するかに限定された。

容器包装リサイクル法

容器包装に係る分別収集及び再商品化の促進等に関する法律（2000年4月施行）。容器包装として使用済みのガラス瓶，PETボトル，紙製容器包装，プラスチック製容器包装について，利用事業者が引き取って再商品化することを義務付けた法律。医療用医薬品の容器包装についても適用される。なお，病院や診療所が薬剤を交付するときに用いる薬袋は対象にならない。

溶血性貧血

赤血球の破壊が亢進して起きる貧血（赤血球が破壊されることを溶血と言う）のこと。先天性と後天性に分けられる。先天性のものには赤血球膜異常，酵素異常，ヘモグロビンの構造異常に基づくものなどがあり，後天性のものには抗赤血球抗体によるもの，幹細胞の突然変異により補体に対する感受性が増すもの，物理的破砕，脾機能亢進によるものなどがある。

溶血性連鎖球菌

多数の細菌が鎖状につながる連鎖（レンサ）球菌の

うち，溶血性を示す細菌の総称（略称：**溶連菌**）。通常は，A群β型溶血性連鎖球菌のことを指す。

溶連菌による感染症として，咽頭炎や扁桃炎，膿痂疹（いわゆる「とびひ」），猩紅熱（しょうこうねつ）などがある。治療は，抗生物質の投与など。

なお，五類感染症の定点把握対象疾患として，A群溶血性レンサ球菌咽頭炎が定められている。

養護老人ホーム

心身機能の減退といった身体上・精神上の理由または住宅事情や家族関係など環境上の理由のいずれかに経済的な理由が重なって，自宅での生活が困難となった65歳以上の高齢者が入所し，生活援助を受ける施設。「経済的な理由」とは，本人の属する世帯が生活保護を受けているか，市町村民税を免除されている場合をいう。費用は，本人または扶養義務者の収入や納税額に応じて全額または一部負担となる。

幼児

満1歳から小学校就学の始期に達するまでの者（母子保健法）。

様式1

DPC対象病院・準備病院が厚生労働省に提出する調査データの一つで，カルテからの匿名化情報。定められた入院基本料・特定入院料を算定する病棟・病室へ入院した，定められた対象患者について作成する。

内容は退院時サマリーと同様の，主傷病名，入院の目的，手術術式等の情報。入院日から退院日までの期間を基本とするが，一般病棟から療養病棟等へ転棟があった場合，転棟した時点で様式1を別に作成・提出する。同一疾患で7日以内に再入院した場合は，新たに一連とした様式1も追加作成する。

様式3

DPC対象病院・準備病院が厚生労働省に提出する調査データの一つで，病床数，入院基本料等加算の算定状況，開設者の種別の情報を示す施設調査票。

患者単位ではなく医療機関単位での情報であるため，医事課等において別途把握が必要となるデータである。

様式4

DPC対象病院・準備病院が厚生労働省に提出する調査データの一つで，医科保険診療以外のある症例調査票。自費のみによる出産，健康診断のための入院，労災保険のみの入院等も含め，すべての症例が対象となる全患者情報である。入院を通してどのような支払いがなされたのかという実績について，退院時点の確定情報でデータを作成する。「医科レセプトのみ」，「歯科レセプトあり」，「保険請求なし」，「保険と他制度の併用」，「その他」のいずれかに分類する。

患者単位のレセプトだけではわからない情報であり，様式3と同じく医事課等において別途把握が必要となるデータである。

要指示薬

必ず医師，歯科医師または獣医師の指導のもとに使用しなければならない医薬品として，薬事法第49条に基づき厚生労働大臣が指定したもの。

例えば抗生物質のように病原菌に耐性を生じやすいもの，医学的検査がなければ危険を生じやすいものなどがある。

陽子線治療

がん病巣部に，光速近くまで加速させた水素の原子核（陽子）を照射する治療法。エックス線では，がん周囲の正常な組織まで損傷させてしまい副作用が出やすいが，陽子線は病巣部分でエネルギーを放出するように調整できるため，副作用が少ないとされる。

手術が難しい頭部や頸部のがん，初期の肝がん，肺がん，前立腺がんなどに行われる。現在は再発例も少なく，臓器の機能が温存でき通院治療も可能である。

しかし，照射は先進医療として高額の自己負担となる。治療に必要な加速器を備えた施設も少なく，限られた患者しか受けられないのが現状である。

要指導医薬品

「薬事法及び薬剤師法の一部を改正する法律」（2014年6月施行）により，一般用医薬品（OTC）のネット販売が原則可能となったが，一般用医薬品のなかで，医療用医薬品から転用されて間もないスイッチ直後品目や劇薬については，薬剤師が対面販売することを義務づける「要指導医薬品」に位置付けることで，ネット販売を実質的に禁止した。

なお，スイッチ直後品目に関しては，原則3年以内の安全性調査によるリスクの確定後にネット販売が認められる。

痒疹（ようしん）

結節・丘疹を主徴とする反応性疾患。急性痒疹と慢性痒疹がある。痒疹結節は，蕁麻疹様丘疹あるいは漿液性丘疹として始まり，掻破を反復する間に，その頂上に小びらん・血痂を生ずるドーム状丘疹で，激しい掻痒がある。虫刺に対する過敏性が考えられる病型もあるが，多くは原因不明。アトピー素因・精神的因子を重視するものもあり，内臓疾患に合併することもある。

腰椎（ようつい）

脊柱を構成する椎骨の一種。5個存在する。

一般の椎骨と同様に，椎体，椎弓，棘突起，上下関節突起，椎孔などがある。

頸椎や胸椎と比べて椎体と棘突起は幅広くなると同時にほぼ水平に突出しているので，この間より腰椎穿刺が可能となる。

腰椎穿刺（ようついせんし）

髄液を採取したり，または髄液腔（くも膜下腔）内へ麻酔薬などを注入することを目的として，体表からくも膜下腔まで穿刺すること。所定の消毒を行ったのち，左右の腸骨棘の上端を結ぶヤコビー線（両側腸骨稜の最上点を結ぶ線）を目安として，専用穿刺針を用いて行う。

腰椎麻酔

くも膜下腔に局所麻酔剤を注入して，脊髄の前根・後根を麻痺させる局所麻酔のこと（**脊髄麻酔**とも呼ばれる）。主に下腹部以下の手術に用いられる。

第2腰椎以下の棘突起間から針をくも膜下腔に刺し，ここに高比重液（稀に低比重液）にした局所麻酔剤を注入し，体位を変えて麻痺の高さを調節する。

腰痛症

腰痛を主訴とするが，腰椎圧迫骨折や椎間板ヘルニアなど明らかな原因疾患がある場合を除く，腰痛の原因が不明な状態（非特異的な腰痛）を総称して腰痛症と呼ぶ。筋肉や筋膜の障害，姿勢不良による疲労，仙腸関節等の機能障害，精神的要因などが関連すると考えられている。

治療法としては，NSAIDsの投与，神経ブロック，関節運動学的アプローチ（AKA）などがある。

用度課

事務部門の1つとして，医薬品，医療材料，医療機器など物品の購入管理や在庫管理を行う部門。物品管理についての知識と採算管理能力も必要とされる。

用法用量変化再算定

医薬品の主たる効能・効果の「用法・用量」を変更した際に，変更前後の1日薬価が同額になるよう再算定する仕組み。計算方法は，「(通常の薬価改定後の薬価)×(従前の用量／変更後の用量)」となる。

2018年薬価の抜本改革までは，「主たる効能・効果」の変更に伴い用法・用量が大幅に拡大した場合は再算定の対象にならないとされ，オプジーボの効能追加時に，1日薬価の投与量が2.25倍に増えたものの再算定の対象とならず，特例措置で薬価を50%引き下げるに至った。

これを受けて，「主たる効能・効果」の変更に伴い用法・用量が大幅に拡大した品目についても再算定の対象に加えることとなった。

抑うつ

気の重い，抑えつけられたような精神状態のこと。なお，「うつ」とは「鬱」の読み方である。「抑うつ気分」，「抑うつ状態」，「抑うつ反応」などの言葉がある。

「うつ病」の症状の一つとして，「抑うつ気分」が挙げられる。

翼状針

→　トンボ針

抑制帯

意識障害や精神病の興奮患者の安静を保つために，患者の手足あるいは体幹をベッドに固定させる帯。

抑制・拘束は，患者の人権に配慮し，多くの施設で原則禁止されているが，チューブやドレーン等を自己抜去するおそれがある，転倒・転落等のおそれがある，などの理由で，患者自身の生命が危険にさらされる可能性がある場合，やむを得ず検討されることがある。

抑制率（身体抑制率）

一定期間における，延べ全入院患者数に対して，実施した身体抑制件数の割合。身体抑制の理由としては，徘徊，転倒，異食，破壊・粗暴行為等の防止，治療の円滑化などが挙げられる。

身体抑制は極めて限られた状況下で必要最小限のみ許される行為であるため，抑制率は診療の質の評価項目として計測されることがある。

予後

疾患あるいは患者の経過，終末のこと。

治療の予後，生命の予後，社会復帰の予後，視力や四肢の運動，臓器の機能に関する予後などがある。情報処理理論の導入により，予後予測の定量評価が試みられている。

予防医療

予防医学に基づいて行われる予防接種，保健指導等の医療行為・医療サービスのこと。生活習慣の改善や予防接種等により病気になるのを防ぐだけでなく，病気になっても早期発見・治療を行い重症化を防ぎ，病期からの回復を早めたり，再発防止に努めることも含まれる。予防医療には，①1次予防：食生活などの生活習慣を改善し，適度な運動によって健康的な身体を維持したり，予防接種を受けるなどして病気を未然に防ぐ，②2次予防：定期検診や検査などで早期に病気を発見することにより，病気の早期治療に取り組む，③3次予防：病気になっても適切な治療などにより病気の増悪防止に努め，リハビリテーションにより病気の回復や再発防止を図る――の3段階がある。

予防給付

要介護認定による要支援者の状態の改善，生活機能の向上を目的に支給される保険給付。2006年4月の制度改革によって，新予防給付として創設された。

居宅サービス（11種類），介護予防支援，地域密着型介護予防サービス（3種類）に分類される。介護予防支援は，要支援1・2の者に対する予防給付のケアプランを作成し，サービス提供の管理・調整等をするもので，ケアプラン作成は地域包括支援センターが行い，サービス提供の管理・調整等は同センターもしくは同センターが委託した居宅介護支援事業者が行う。

2015年4月施行の改正介護保険法により「総合事業（介護予防・日常生活支援総合事業）」が施行され，今まで介護保険で賄ってきた要支援1・2に対する予防給付が「総合事業の訪問型サービスと通所型サービス」となって市町村の予算で提供されるようになった（3年の移行期間を経て2018年度から完全実施）。

予防接種

ワクチン（病原体や毒素の力を弱めて作った薬液）を接種し免疫をつけることで，病気（感染症）に対する抵抗力を高め，発病を予防したり症状を軽くしたりする方法。日本では，予防接種法に基づく予防接種制度が行われている〔→予防接種法〕。

なお，国際動向や疾病の重篤性等を踏まえた厚生科学審議会感染症分科会予防接種部会における意見書（2010年）等を受け，厚生労働省は，子宮頸がん予防（HPV）ワクチン，ヒブ（インフルエンザ菌b型）ワクチン，小児用肺炎球菌ワクチンを2013年4月から予防接種法上の定期接種とした。

予防接種健康被害救済制度

予防接種法第3章（第11～18条）に規定された，予防接種によって健康被害を受けた者に対する救済措置。健康被害とは，予防接種後に異常が現れ，疾病・障害・死亡の被害を受けることで，予防接種そのものによる副反応や他の疾病の混入（紛れ込み事故）などによる。救済措置としては，医療費・医療手当，障害児養育年金，障害年金，死亡一時金，葬祭料の給付が行われる。

そもそも，健康被害の予防のために，予防接種の希望者がその必要性を理解しているか，接種不適当者または接種要注意者に該当しないか，当日の体調はどうか，などについて十分な予診を行う必要がある。

なお，法的予防接種以外の任意接種によって健康被害が生じた場合は，医薬品副作用被害救済基金法に基づき手続きを行う。

予防接種法

伝染のおそれがある疾病の発生や蔓延を予防する等のため，1948年に制定された法律。予防接種を行う対象疾病，実施方法，予防接種による健康被害の救済制度などを規定している。

実施主体は市町村長であり，医師は市町村長から依頼を受け国の機関委任事務として予防接種を行う立場なので，故意または重大な過失がない限り最終的な責任は国が負う。

予防接種は，同法に基づく定期接種と，接種者の希望によって受ける任意接種とに大別される。

定期接種の対象疾病は，「一類疾病」（発生・蔓延の予防目的で接種）として①ジフテリア，②百日咳，③急性灰白髄炎（ポリオ），④麻疹，⑤風疹，⑥日本脳炎，⑦破傷風，⑧結核，⑨政令で定める疾病――が，「二類疾病」（個人の発病やその重症化を防止する等の目的で接種）としてインフルエンザが定められている。

任意接種の疾病としては，おたふくかぜ（流行性耳下腺炎），水痘，B型肝炎，肺炎球菌等がある。

や行

よう―よほ

予防的抗菌薬投与

　術後感染を防ぐために抗菌薬を使用すること。原因菌の感受性を確認したうえで，必要最小限の投与期間とすることが，耐性菌の出現を防ぐ意味と医療経済上の観点から求められる。

与薬

　疾病回復，健康増進，疾病予防の目的で，医師が患者に薬を与えること。薬物の適用決定とその指示の権限は医師にある。

予約診察

　予約に基づく診察。保険外併用療養費として認められ，患者の希望によって予約診察が行われた場合は，予約料を実費徴収することができる。

　医療機関は届出が必要で，その要件は，①日時があらかじめ決められている，②予約をしなくても診察が受けられる体制が整っている，③日時・予約料を見やすい場所に掲示している，④患者の自由な選択と同意による——など。

4種混合ワクチン（DPT-IPV）

　従来から実施している定期予防接種の三種混合ワクチン（D：ジフテリア，P：百日咳，T：破傷風）に不活化ポリオワクチン（inactivated polio vaccine）を加えたものをいう。2012年11月から定期予防接種として導入された。

四病院団体協議会

　日本病院会，全日本病院協会，日本医療法人協会，日本精神科病院協会の4団体によって，2000年に設置された病院団体（略称：四病協）。従来の日本民間病院連絡協議会（民病協）に日本病院会が加わり，新たな協議会として発足したもの。

　医道の高揚，病院医療の発展向上を図り，国民の保健・医療・福祉の増進に寄与することを目的とする。医療制度，診療報酬，税制など分野ごとに委員会を設置し，紹介率算定式の統一化，消費税の損税問題などについて検討，提言している。

四類感染症

　感染症法に定める感染症の分類の一つ。動物や飲食物等を介して人に感染し，国民の健康に影響を与えるおそれのある感染症。2003年11月の改正で，動物由来感染症対策の強化のため従来の四類感染症は，媒介動物の輸入規制，消毒，物件の廃棄等の物的措置をとるもの（四類感染症）と，従来どおり発生動向調査のみ行うもの（五類感染症）とに分かれた。E型肝炎，A型肝炎，鳥インフルエンザ（H5N1，H7N9を除く），マラリアなど43疾患。

ら

ライフ・イノベーション

　新成長戦略（2010年6月に閣議決定）に掲げられた「ライフ・イノベーションによる健康大国戦略」では，医療・介護・健康関連産業の成長産業化およびアジア等海外市場への展開促進，日本発の革新的な医薬品や医療・介護技術の研究開発推進などの政策目標が掲げられている。

　厚労省が中心となり2011年度予算の特別枠に要求した「健康長寿社会実現のためのライフ・イノベーションプロジェクト」は，「日本発のがんワクチン療法による革新的がん治療の開発事業」など7つの事業から成る。

ライム病

　ボレリアの感染に起因する細菌感染症で，マダニによって媒介される。ヒトからヒトへの感染，動物からの直接感染はない。全身性の多様な症状を示す。

ラクナ梗塞

　脳梗塞の一種で，その約半数を占める。脳血管のうち毛細血管が高血圧等により動脈硬化を起こし，詰まって発症する。高齢者に多く発症し，症状はゆっくり進行する。小さい梗塞では症状が出ないことも多く，この症状のない梗塞を「無症候性脳梗塞」という。

　抗血栓薬や脳保護薬などを用いて治療を行う。

ラジオアイソトープ（RI）

　→　放射性同位元素

ラジオイムノアッセイ

　放射性同位元素を用い，抗原抗体反応または特異物質との結合を利用した微量測定法（放射免疫測定法）。感度，特異性の点で優れており，一度に多数のサンプルを測定できるという利点もある。

　甲状腺ホルモン，ガストリン，下垂体ホルモン，ステロイドホルモンなどの各種ホルモンや，HB抗原，CEA，IgEなどが測定される。

ラジオ波焼灼療法

　体外から電極を挿入してラジオ波を放出し，その高熱によって肝腫瘍（肝がん）を焼灼する方法。マイクロ波凝固療法より治療範囲が広く，焼灼の程度も高いため，治療回数が少なくて済むというメリットがある。

ラチェット規定

　経済連携協定などにおいて，特定の一方向へ向けた変更（緩和）のみが認められ，それに逆行する変更（規制）は認められないとする規定。加盟国が協定締結後に規制強化を行うのを防ぐことを目的とする。「ラチェット」とは，一方向にしか回らない爪歯車のこと。

　2007年4月に締結された米韓自由貿易協定を例にとると，銀行，保険，電力・ガス，電気通信，医療機器など広範な分野で，ラチェット規定が適用されている。

　TPP（環太平洋戦略的経済連携協定）ではISD条項とともに，ラチェット規定も適用が見込まれており，医療においても，混合診療や株式会社による医療機関経営の解禁などの規制緩和が行われた場合，たとえ問題が生じたり国民が反対したとしても二度と逆戻りできなくなる。

ラニビズマブ

　中心窩下脈絡膜新生血管を伴う加齢黄斑変性症の治療薬（商品名：ルセンティス）。血管内皮増殖因子（VEGF）に結合して，その働きを阻害することで新生血管を抑制・退縮させる抗体医薬である。

　DPCでは「手術・処置等2」に本剤が設定されている区分がある（2019年4月現在）。

卵管

　卵子を卵巣から子宮へ運ぶ一対の管。子宮広間膜に包まれてその上縁を走る。一端は子宮の外側隅から子宮壁を貫いて子宮腔に開口する。もう一端は，卵管の外側に近いところでラッパのように広がって卵管膨大部になり，さらに房状に深く切れ込んで卵管采となり，卵巣と向かい合い，卵子を受け取る。

卵子核移植

　病気をもつ女性の卵子から核を取り出し，他の女性から提供された健康な卵子の核と交換する移植技術。提供された卵子から本来の核は除去されるが，細胞内のミトコンドリアにも遺伝子があるため，子は遺伝的

に3人の親をもつことになる。

ミトコンドリアDNAは体形や運動能力などに影響すると考えられており、「デザイナーベビー」につながる可能性も懸念されている。また、ミトコンドリアDNA（約2万塩基対）はDNA全体（30億塩基対）の0.01％未満だが、両親以外の遺伝子も受け継ぐことがもたらす影響は確定していない。

イギリスでは2015年2月、母親から遺伝する難病ミトコンドリア病が子へ伝わるのを防ぐために、同技術が世界で初めて合法化されたが、倫理面からの反発も出ている。

卵巣

卵子を生じ成熟させるとともに内分泌腺としての機能をもつ雌性性腺器官。左右一対で、子宮の両側にある。

卵巣内には常にある数の一次卵胞（卵子を包む球状の細胞集団）があり、下垂体から卵胞刺激ホルモンや黄体形成ホルモンの刺激を受けると成熟して二次卵胞となる。さらに成熟を続け、直径2cmにも及ぶ成熟卵胞となり、黄体形成ホルモンの作用で破れ、卵子を排出する。これが排卵である。

卵巣がん

卵巣に発生する悪性腫瘍で、その発生由来となる細胞により、表皮上皮性腫瘍、間質性腫瘍、胚細胞性腫瘍の3つに分類される。

初期症状はほとんどない。腫瘍が大きくなると、下腹部のしこり、圧迫感、頻尿などの症状が出る。進行が進み腹膜転移が起こると、腹水のために腹部全体が大きくなる。

治療は手術や化学療法が行われる。

り

リウマチ

rheumatismという言葉に由来する、関節やその周辺、筋肉など運動器の疾患を広く包含する概念であり、単一疾患を意味するものではない。ただし、狭義には関節リウマチのことを指す場合が多い。

関節リウマチ、全身性エリテマトーデス（SLE）、リウマチ熱、痛風などを包む。

リウマチ因子スクリーニング

リウマチ因子とは、免疫グロブリン（IgG）に対する自己抗体であり、関節リウマチ患者の約70〜80％で陽性になる。そのため、通常は関節リウマチの診断を目的にリウマチ因子を検出する定性検査がリウマチ因子スクリーニングである（リウマチ因子測定も同義）。そのほか、全身性エリテマトーデスなどの膠原病、肝疾患などでも陽性率が高い。一般的にはラテックス凝集法によって血清を調べる。

保険診療では、リウマチ因子スクリーニングは基本診療料に含まれ、別に算定できない。

利益相反（COI）

ある一方の利益になると同時に、他方への不利益になる行為。利益相反行為は法律で禁止されている。

医療業界における具体例としては、臨床試験にまつわるCOI問題として、医師や科学者が製薬企業などの営利企業と金銭的関係をもつことにより、科学的かつ中立的であるべき判断が行われなくなる、との指摘がある。

この問題をめぐり、日本製薬工業協会は、2011年3月、大学や医師等との金銭的関係を公開することとしたガイドラインを発表。また、日本医師会でも、会員と企業間の正当な金銭授受について疑惑をもたれたり不合理な批判を受けることを避けるため、日本医学会のなかに「利益相反会議」を設置して、適正なCOIマネジメントが行われるよう支援している。

リエゾンナース

精神科看護の知識や技術をもち、他の診療科の看護師などと連携を図りながら、主に精神的ケアに当たる看護師。入院生活や治療への適応が難しいなど、対応困難な患者や家族に対してコンサルテーションやケアを行う。また、看護師の仕事上の相談を受けるなど、看護師のメンタルヘルスを支援する役割も担う。

理学的検査

「理学的」とは「身体的」と同様の意味であり、医師が用手的に患者の身体に対して直接、打診や触診、聴診などを行い、様子を見て機能障害の場所や状態などを調べる検査法のこと。

理学療法

外傷や脳血管障害等に起因する運動障害に対し、運動療法を主体として（物理療法を補助して）運動機能（基本的動作能力）の回復を図る療法。

理学療法士

PT。理学療法士及び作業療法士法で定められた国家資格で、医師の指示のもとに理学療法を行う専門職。作業療法士や言語聴覚士などとともに、リハビリテーションに携わる。

身体に障害のある者に対して、主に基本的動作能力の回復・維持を図るため、治療体操などの運動を指導し、マッサージや温熱など物理療法を行う。

リカバリールーム

検査や手術後等に全身状態のモニタリングを行いながら安静を保持したり、具合の悪い患者の一時的な休憩室（場合によっては点滴室等）として使用する部屋のこと。

罹患率（りかんりつ）

発生率。一定期間内に、ある集団で新たに発生した疾病の症例数を割合として示すもの。

通常、「罹患率＝症例数÷集団人数×期間」で表し、年間1万人当たりの新たに発生したがんの症例数などを示す。疾患に罹患する可能性を示すので、"リスク"とも呼ばれる。罹患期間や致死性かどうかに影響を受けないので、予防対策の効果などを調べることができる。

なお、ある時点において集団のなかで疾病に罹患している者の割合を有病率と呼ぶ。

リキッドバイオプシー

主に癌の領域で、血液などの体液サンプルを用いて腫瘍の遺伝子情報を調べ、診断や治療効果予測を行う技術。

例えば、腫瘍が遺伝子変異を起こして現在使用している薬への耐性を獲得した場合、患者の状態や病態によっては、再生検がむずかしいこともある。このようなときにリキッドバイオプシーを用いることで、再生検よりも患者の体の負担を減らしつつ、遺伝子変異に対応した適切な薬を選択できる。

リザーバー留置

あらかじめ血管内へ挿入したカテーテルをリザーバーに接続し、皮膚の下に埋め込んでおくこと。皮膚の上からリザーバーに針を刺して薬剤を注入できるため、何度もカテーテルを挿入するよりも、患者の身体への負担や感染症のリスクを減らすことができる。

リスクマネジメント

一般に，リスク管理のこと。医療では，医療事故や医療過誤，それに伴う医療訴訟を防ぐために行う管理手法を指す。人間は過ちを犯すものという理解を前提に，各医療機関の状況に合ったリスクマネジメント体制を整備する必要がある。

リーズナブルゾーン方式

→ R幅方式

リツキシマブ

抗CD20モノクローナル抗体と呼ばれる分子標的薬であり，CD20陽性のB細胞性非ホジキンリンパ腫が適応である（商品名：リツキサン）。

DPCでは「手術・処置等2」に本剤が設定されている区分がある（2019年4月現在）。

リテンションマネジメント

職員をリテンション（維持）するためのマネジメント，つまり，収益を生み出す職員を一定期間組織内に確保するために，職員定着・離職対策の施策を行うことをいう。まず，組織の問題を見直し，人材の適正な評価，労働環境の良さ，仕事に対する誇り，組織風土とのマッチ，公私のバランス，経営理念や事業基盤をしっかり組み立てることが重要であり，大切な職員が長く能力を発揮できるよう環境を整えるための各種施策を実行していく。

リニアック

医療用直線加速装置。X線や電子線などの放射線をがん組織などに照射する放射線治療装置のこと。なお，マイクロトロンとは医療用円型加速装置のこと。

リネン室

患者用のリネン類や寝具類を保管する部屋。リネン類には，タオル類，シーツ，枕カバー，便尿器カバーなどがある。

リハビリテーション

疾病や傷害などの結果として生じる身体的・精神的な機能障害を予防あるいは回復するために行う訓練。基本的動作能力の回復等を目的とする理学療法，応用的動作能力や社会的適応能力の回復等を目的とした作業療法，言語聴覚能力の回復等を目的とした言語聴覚療法等で構成される。2006年4月診療報酬改定によって，点数表上では従来の理学療法，作業療法，言語聴覚療法の区分が廃止され，心大血管疾患リハビリテーション，脳血管疾患等リハビリテーション，運動器リハビリテーション，呼吸器リハビリテーション——と疾患群別に再編された。

そして2016年診療報酬改定では，廃用症候群リハビリテーションが新設された。

また，患者の治療過程における時期によって，急性期リハビリテーション，回復期リハビリテーション，維持期リハビリテーションに分けられる。「急性期」は筋力低下や呼吸機能低下などを防ぐため早期から機能訓練を始めるもの，「回復期」は急性期の治療を終えて社会復帰に必要な機能訓練，体力増進を図るもの，「維持期」は在宅などで機能低下を防ぐためのものである。

リビングウィル

事前指定書。自分が意思決定の能力を失ったときにどのような医療を選択するかについて，意思決定能力があるときに意思を示すこと，またはその文書。

不治の病気で死期が迫った場合に，延命措置を拒み尊厳死を求める宣言書を作成する，などがその例。しかし事前指定書が有効であるためには，その作成時に意思決定能力と医療の選択肢に関する理解力があること（医師の判断と説明が必要），他者（親戚や社会）からの圧力がないこと，指定内容が不適切でないこと（過剰または過少な医療を指定するなど）——といった倫理的要件を満たす必要がある。

リフィル処方

慢性疾患など長期の投薬が必要な患者が，医療機関を受診することなく，同じ処方箋で，薬局で直接，同じ薬を複数回受け取ることができる制度。アメリカ，フランス，イギリス，オーストラリアなどで導入されている。

リフィル処方には患者の利便性向上や医療費抑制，残薬削減などのメリットがあり，導入が検討されているが，薬剤師が安全性を担保する必要がある，転売に悪用される可能性があるといった問題も指摘されている。

リプロダクティブヘルス

性と生殖に関する健康。WHO（世界保健機関）は，"生殖過程に病気や異常が存在しないだけでなく，生殖過程が身体的・精神的・社会的に完全に良好な状態"と定義している。

具体的目標として，①女性自身が妊娠についての調節をできること，②すべての女性が安全な妊娠と出産を享受できること，③すべての新生児が健全な小児期を享受できること，④性感染症のおそれなしに性的関係がもてること——が挙げられる。

リポ蛋白

コレステロール，トリグリセライド，リン脂質などの脂質成分とアポリポ蛋白とからなる複合体。主な役割は，小腸あるいは肝で合成された脂質を血中に運搬し，各組織に供給することで，組織はこれをエネルギー源の原料として用いる。

粒子線治療

癌に対する放射線療法の一つ。従来はエックス線などの質量が限りなくゼロに近い光子線が用いられてきたが，粒子線治療では，質量を持つ「重粒子線」「陽子線」を用いる。一定の深さでエネルギー量が最大になるため，病巣に十分な放射線量を当てることができる，病巣から後方の放射線量がほぼなくなるため病巣より深い部位では副作用を起こさないなどのメリットがある。痛みやかゆみも生じない。

成人の場合，治療室に入ってから10〜20分程度で治療が終わるため，通院治療も可能。高額な治療費が普及の障害となっており，保険適用の拡大を求める声があがっている。

留置カテーテル

尿路など体内に挿入したカテーテルを特定の位置で固定し，一定期間は脱落しないようにする方法（持続カテーテルとも呼ばれる）。

輸液や内圧測定のため血管内や心臓内に留置することもあるが，頻繁に行われるのは膀胱留置カテーテルである。前立腺疾患，尿道狭窄，外傷などによる排尿障害に対し，導尿や膀胱洗浄等の目的で膀胱留置カテーテルが行われる。

流動食

噛まなくても飲み込める食物。一般的に病人は消化器系の機能が減退するので，食事には消化器の負担を軽減する流動食や半流動食が用いられる。重湯，葛湯，オートミールなどがあり，飴砂糖類，牛乳，卵，果汁，スープ，ゼリー，プリンなども広い意味での流動食といえる。

療育指導連絡票

長期療養児に対して保健所で療育指導を行う必要が

ある場合に，医療機関から保護者を経由して保健所に提出する書類。交付した場合，B009診療情報提供料（Ⅰ）が算定できる。

療育手帳
知的障害と判定された者に交付される手帳。これを所持することで，一貫した指導・相談や各種の援助が受けやすくなる。

判定は児童相談所（18歳未満）または知的障害者更生相談所（18歳以上）が行い，都道府県知事が手帳を発行する。障害の程度によってA（重度），B（その他）の区分があり，区分に応じて特別児童扶養手当，心身障害者医療費助成，国・地方税の優遇措置，心身障害者扶養共済制度への加入，公営住宅の優先入居などの援助が行われる。

療育の給付
児童福祉法に基づき，結核に罹患し長期の療養が必要な児童に対して，医療だけではなく入院中の教育についても助成を行い，児童の心身両面にわたる健全育成を図るための給付。公費負担医療の一つ。

なお，療育とは医療と育成のこと。

利用施設
通所サービスや短期入所サービス，介護支援などを提供する施設。

老人福祉法では，老人デイサービスセンター，老人短期入所施設，老人福祉センター，老人介護支援センターが規定されている。

量子メス
第5世代量子線（重粒子線）がん治療装置。

重粒子線治療は，これまでの放射線治療では十分な効果を得られなかった，血流の少ないがん細胞に対しても強い治療効果をもつ。正常細胞へのダメージは最小限に，がん細胞に高い線量を集中させて死滅させるため，患者への負担も少ない。

現在の治療装置は第3世代で，設置には60m×10mと非常に大きなスペースが必要となる。

量子科学技術研究開発機構では，行政や企業と協力し，パワーレーザー技術によって小型化を進め，通常の病院にも設置可能な10m×20m程度の第5世代の治療装置「量子メス」を今後10年程度かけて開発する。

領収証の交付
保険医療機関や保険薬局などが，患者から療養の給付に対する一部負担金等の支払いを受けたとき，個別の費用ごとに区分して記載した領収証を無償で交付することを義務付けた規定（保険医療機関及び保険医療養担当規則第5条の2）。医科診療報酬点数表の各部単位で金額の内訳がわかるもの，としている。

2008年度以降，レセプトオンライン請求が義務づけられた保険医療機関では，患者から求められたときは明細書を交付しなければならない。また，2009年1月からは，患者にDPC点数に関して明細書の発行を求められた場合，使用医薬品，実施検査の名称を付記することが望ましいとして明細書の様式例も示された。

なお，レセプトオンライン請求が義務づけられた医療機関以外でも，患者の要望があったときは，個別の診療報酬点数の算定項目がわかる明細書の発行に努めることが求められている。

両心室ペーシング
左心室へ電子信号が伝わる経路に障害がある心室間伝導障害の重症心不全患者に対し，左右の心室をほぼ同時に刺激し，正しい収縮リズムを保つ治療法。重症心不全患者の治療において，従来の非薬物療法〔心臓移植，補助循環（補助人工心臓），手術療法〕に並ぶ

選択肢となっている。

両心室ペースメーカー
心筋症や虚血性心疾患のため心機能が高度に低下しており，かつ心臓の壁運動の同期性がなくなっている症例に対して，適応に基づき両心室ペースメーカーの移植が行われる場合がある。右心室と左心室それぞれにリード線を挿入し，左右の心室に同時に電気を流すことで，心臓の動きが再同期されて一斉に協調して動くようになり，心臓のポンプ機能が改善する。この両心室ペーシングは，**心臓再同期療法**（cardiac resyncronization therapy：CRT）とも呼ばれる。

移植術，交換術等を実施する保険医療機関は，所定の施設基準を満たし，地方厚生（支）局長への届出が必要となる。

良性腫瘍
病理学的に悪性所見をもたない腫瘍のこと。腫瘍の増殖が遅く，他臓器への転移はしない。

療養介護医療費
指定障害福祉サービス事業者から当該指定に係る療養介護医療を受けたときに支給されるもので，障害者総合支援法の自立支援医療の定めが準用される。

療養型病床群
長期療養を必要とする患者を入院させる一群の病床のこと。医療施設機能体系化の第一歩として，第二次医療法改正（1992年）で創設されたが，2000年の第四次医療法改正で「療養病床」と名称が変更された。

療養型老人保健施設
厚生労働省が推進する療養病床再編の一環として，2008年5月に新設された老人保健施設（新型老健）。厚生労働省は医療費の抑制や，家庭の事情等で高齢者が病院にとどまる社会的入院の解消のため，介護保険が適用される介護型療養病床の全廃や医療型療養病床の大幅削減の方針を打ち出したが，受け皿となる従来の老健では医療必要度の高い患者の受入れがむずかしく，適切な介護を受けられない高齢者の急増が懸念されたため，従来の老健よりも医療機能を強化した新型老健が，廃止・削減される療養病床の転換先として位置づけられている。

療養担当規則（療担規則）
　→　保険医療機関及び保険医療養担当規則

療養担当手当
厚生労働省の認可のもと，北海道知事・北海道医師会・北海道歯科医師会の協定により徴収できる料金。北海道地区だけに認められている寒冷地手当（暖房代）で，外来診療7点（月1回），外来歯科診療12点（月1回），入院診療10点（1日につき）が算定できる。算定期間は11月1日から4月30日までと決められている。

療養の給付
保険給付の一つで，被保険者が病気やけがをしたときに，保険医療機関によって受けることのできる医療サービス。診察，検査，薬剤・特定保険医療材料の支給，処置，手術，入院などがある。

現物給付を原則とする。

療養費
療養の給付等（療養の給付，入院時食事療養費，入院時生活療養費，保険外併用療養費）を行うことが困難な場合，または被保険者がやむを得ず保険医療機関等以外の病院等で診療等を受けた場合などに，療養の給付等に代えて支給される給付。〔**→療養費払い制度**〕

ら行

りよ―りよ

療養費同意書交付料

医師が療養の給付を行うことが困難であると認めた患者に対して，あんま・マッサージ，はり，きゅうの施術に係る同意書または診断書を交付した場合に算定する診療報酬項目。

療養費払い制度

被保険者が受診した医療機関で診療費全額をいったん支払い，後に保険者に申請して，療養費として保険給付分の払い戻しを受ける制度のこと。

具体的には，①あんま・はり・きゅうの施術を受けた場合，②柔道整復師に脱臼・捻挫等の治療を受けた場合，③コルセット・ギプスなどの補装具を作った場合，④在宅療養で看護師による付添い看護を受けた場合，⑤保険の届出が遅れて保険証が間に合わなかった場合，⑥やむを得ず保険医療機関でない医療機関で診療を受けた場合，⑦海外旅行中に病気になり治療を受けた場合，⑧輸血のため生血を利用した場合，など。

療養費支給額は厚生労働省が定めた料金で換算され，支払額との差額が患者負担となる。支給申請を行う場合，療養の内容に応じて医師の同意書や意見書，証明書（①〜③，⑧），領収証，明細書などが必要である。

療養病床

一般病床，精神病床，感染症病床，結核病床以外の病床で，長期にわたり療養を必要とする患者を入院させるための病床。

2000年の第四次医療法改正で新設された病床種別の一つで，それまでの「その他の病床」が「一般病床」と「療養病床」に区分され，「その他の病床」を有する病院は2003年8月末までに，一般病床か療養病床かの届出を行った。

医療費適正化計画に基づく療養病床の再編により，介護療養病床（介護療養型医療施設）については2011年度末に廃止される予定だったが，2011年の法改正で2018年3月末まで延長され，さらにその後の経過措置により2024年3月末までが期限となった。

療養病棟入院基本料

長期にわたり療養の必要な患者を入院させるための療養病床に係る入院基本料。看護配置，看護師比率，看護補助配置等が施設基準に適合し，地方厚生（支）局に届け出た保険医療機関で算定できる。基本料には，検査，投薬（悪性腫瘍用薬，疼痛コントロールのための医療用麻薬を除く），注射（悪性腫瘍用薬，人工腎臓・腹膜灌流を受けている腎性貧血状態の患者に対するエリスロポエチン，疼痛コントロールのための医療用麻薬を除く），画像診断（単純エックス線撮影・診断料），処置（創傷処置・喀痰吸引・酸素吸入・皮膚科軟膏処置などの簡単な処置）が含まれる。

療養（補償）給付

労働者が業務（通勤）災害によって負傷・疾病し，療養する場合に支給される保険給付。通勤災害による場合は，「補償」という文字が入らない。

指定医療機関で受診する場合は原則として医療費がかからないが，非指定医療機関で受診する場合はいったん被災労働者が費用を負担し，後で払い戻しを受けることになる。医療費は診療報酬点数表ではなく，労災診療費算定基準をもとに計算される。

緑内障（りょくないしょう）

眼球内の房水の流れが阻害されて眼圧調整機能が崩れ，眼圧が上昇して視機能に異常が生じた状態のこと（かつては「しろそこひ」とも呼ばれていた）。**原発緑内障**と**続発緑内障**に大別される。

原発緑内障はさらに，隅角緑内障，閉塞隅角緑内障と先天性緑内障に分類される。

治療は，薬物療法（βブロッカー，エピネフリン，ピロカルピンなどの縮瞳剤，炭酸脱水酵素阻害剤，高浸透圧利尿剤）や手術療法などがある。

淋菌（りんきん）

大きさ$0.6〜1.0\mu m$のナイセリア属のグラム双球菌。湿った部位を好み，主として人体の粘膜で増殖する。

淋菌による感染症が淋病であり，STDの一つである。五類感染症の定点把握対象疾患として，淋菌感染症が定められている。

リンクナース

感染対策の院内管理体制にあって，感染対策委員会（ICT）と病棟との間の連携役となる看護師。ICT会議に参加し，決定事項を病棟に伝達し，感染防止の指導などを行う。

ほかにも褥瘡対策チームなど，一般に専門チームと病棟等との橋渡し役としての看護師の意味でも用いられている。

臨時処方

定期薬のほか，一時的に短期間投与する医薬品を処方すること。

臨床遺伝専門医

遺伝子診断に関する専門知識と豊かな臨床経験をもつ医師の養成を目的として，厚生労働省が設置を検討している認定制度。制度案では，日本人類遺伝学会，日本遺伝カウンセリング学会等から選出した専門家らで専門医制度委員会を設け，認定試験を実施するとしている。受験資格は指定施設で3年以上の研修経験や，一定の研究論文があることなど。

ゲノム研究の進展によって遺伝子診断の対象は年々広がっている。世界保健機関のデータをもとに行われた試算では，遺伝病に関する相談が国内で年に約3万2000件，将来的には30万件以上に上ると予想されている。それに伴って，遺伝情報の扱い方や差別，プライバシー等，倫理上の問題が課題となる。

臨床研究中核病院

世界に先駆けた日本発の医薬品や医療機器を創出するための中核施設として，高度な知識・経験を必要とする治験等の計画・実施が可能な基盤を整備した病院のこと。

欧米と比較して早期・探索的臨床試験のインフラが不十分である現状を踏まえ，2012年度から設けられた制度で，毎年度，厚労省により施設が選定され，重点的な支援が行われている。

2014年6月に成立した「医療・介護総合確保推進法」にて医療法が改正され，「臨床研究中核病院」が医療法上で位置付けられた（2015年4月1日施行，同時に申請受付開始）。病床数400床以上で，内科，外科をはじめ16の診療科のうち10以上を標榜する病院が対象。また，臨床研究の質を担保するための実績要件や，人員要件があるほか，臨床研究の不正防止に向けたガバナンス体制も求められている。

臨床検査技師

臨床検査技師，衛生検査技師等に関する法律で定められた国家資格で，医師の指導監督のもとに各種の検査を行う専門技術者。

検査には，微生物学的検査，血清学的検査，血液学的検査，病理学的検査，寄生虫学的検査，生化学的検査，政令で定める生理学的検査がある。また，医師の具体的な指示によって，診療の補助として検査のための採血を行うことができる。

臨床研修制度

医師または歯科医師になるために医学部卒業後，臨床研修を受ける制度。

1968年に従来のインターン制度が廃止され，医学部卒業後，国家試験に合格すれば医師免許を取得できるようになり，卒後臨床研修は努力義務となった。しかし，2000年の医師法，歯科医師法の一部改正により，2年以上（歯科は1年以上）の卒後臨床研修が必修化された（施行は医師は2004年4月から，歯科医師は2006年4月から）。また，病院等の管理者は臨床研修を修了した医師でなければならないとされた。

臨床研修病院

医師の臨床研修施設として厚生労働大臣が指定した医療機関。臨床研修の実施体制に応じて基幹型，協力型の2種類がある。

臨床研修病院として指定を受けるには，①到達目標が達成できる研修プログラムがある，②一般病床300床以上または年間3000人以上の新入院患者の受入れ，③各診療科目をもち総合的な医療機能が備わっている，④診療科ごとに十分な指導力のある指導医がいる――等の要件を満たさなければならない。

臨床研修病院入院診療加算

必修化された医師臨床研修制度に伴い，臨床研修指定病院に対して，研修機能の整備状況から医療の質を評価する加算で，入院初日に算定する。2004年度診療報酬改定で新設された。

算定要件として，診療録管理体制加算の算定，一定以上の指導医の配置，その指導医が研修医の診療録の記載について指導・確認する体制づくり――などが挙げられている。また，保険診療の質の向上のため，医師や看護師，その他医療従事者，事務関係者など全職種の職員を対象に，保険診療に関する講習を年2回以上実施する必要がある。

臨床研修評価システム（EPOC）

臨床研修のオンライン評価を行うためのシステム。厚労省の研修目標に準拠している。このシステム上で，研修医は自己評価，レポートの電子ファイルのアップロード，指導医への評価依頼等を行い，指導医は研修医から依頼を受けた項目の評価等を行う。

臨床工学技士

臨床工学技士法で定められた国家資格で，医師の指示のもとに，生命維持管理装置の操作，保守点検を行う専門技術者。

手術室や集中治療室での人工心肺装置，各種監視装置などの操作，血液浄化業務，高気圧酸素療法業務など，人命に直結した医療機器を取り扱う高度に専門的な職種である。

臨床試験薬

新医薬品の研究開発段階でスクリーニングおよび動物実験を終え，人体に実際に投与してテストを行う段階の薬品。新医薬品の製造承認を申請する場合，その試験データを提出しなければならない。

臨床指標

自院の医療の質を向上・改善するための取組みとして，項目（転倒転落率，褥瘡発生率，患者満足度等）ごとに数値化したもの。これにより，医療の質の客観的な評価が可能となる。

医療の質は，①構造（ストラクチャー：Structure），②過程（プロセス：Process），③アウトカム（Outcome）の3つの側面から評価される。指標を数値化・可視化することで改善の原動力となり，結果として医療の質が改善されることを目的とする。

臨床修練制度

日本の医師・歯科医師免許をもたない外国人医師・歯科医師が，研修のために日本国内で診療を行うことを許可する制度（「外国医師等が行う臨床修練に係る医師法第十七条等の特例等に関する法律」）。発展途上国の医療水準の向上に寄与する目的で設けられ，2年以内の臨床修練を行うことができる。

厚生労働大臣が指定する病院で，臨床修練指導医の実地指導監督下においてのみ医業を行うことができる。ただし，処方せんは交付できない。

臨床試用医薬品

薬価収載はされているが，医薬担当者が当該医薬品の使用に先立って，品質・有効性・安全性・使用上の注意・製剤的特性などについて確認・評価するため，医療機関に対し試用に供する医薬品（医薬品サンプル）。

医療保険上では給付対象となる「薬剤」には該当しないとされ，薬剤料の請求は認められない。ただし，薬価基準に収載されている医薬品であれば，その医薬品に係る処方料，調剤料などの技術料の保険請求は認められている。

臨床心理士

心理療法，心理検査，心理相談を行う臨床心理の専門家（別称：心理療法士）。資格の法制化は行われていないが，（財）日本臨床心理士資格認定協会によって認定試験が実施されている。

医療機関では精神科，心療内科，小児科などで求められる職種。また，保健・福祉分野では保健所，リハビリセンター，児童相談所など，その他，教育関連，司法関連，産業分野と活動する職域は幅広い。

臨床調査個人票

難病法における指定難病の治療を受けている患者が，医療費助成の申請を行う際に添付する文書。患者が受診した難病指定医が，診断基準・重症度に関する事項や検査所見等の臨床情報について記載したもので，申請には3カ月以内のものを提出する必要がある。

臨床評価指標

病院の様々な機能について適切な指標を用いて表したもの。「クリニカル・インディケーター」ともいわれる。指標の経年比較や，他病院とのベンチマーク分析により問題点を把握・改善し，医療サービスの質向上に役立てることを目的とする。

臨床病理検討会

臨床医や病理医，検査担当医などが，診断や診療のプロセスの妥当性を討論する検討会のこと（CPC：clinico-pathological conference）。診断が確定して今後の治療方針等を検討する外科病理CPC，または剖検（病理解剖）の症例を対象にした剖検CPCとに大別される。

医師臨床研修制度では，研修医の臨床各科ローテーション中におけるCPCへの参加とCPC終了後のレポート作成が必修項目となっている。各研修病院では，CPC研修を実施するために研修医数に応じた剖検症例数等を確保することが求められる。

リンパ管

主にリンパ球を含むリンパ液が流れる管。血管と同様に管腔と管壁から成り，全身に広く分布している。毛細リンパ管として始まり，次第に太い管となってリンパ本幹である胸管となって静脈に流れ込む。

リンパ管がないのは，上皮と軟骨，眼球，中枢神経系，脾臓だけである。

ら行

りん－りん

リンパ管腫

リンパ管の形成異常によって，リンパ管が肥大（拡張）したりリンパ管の数が増殖した病変のこと。リンパ管腫の大多数は，子どもの頃に発症するという。男女差や遺伝性はないとされる。主な症状は腹痛，発熱，嘔吐，排便困難など。分類としては，海綿状リンパ管腫と囊胞状リンパ管腫とに大別される。

いくつかの治療法があるが，薬剤治療ではピシバニールなどが投与される。

リンパ球

免疫細胞のリンパ系に存在する直径 8 ～12μm の球形細胞であり，外の異物から身体を守る免疫の担い手である。病気を予防するために働くが，ストレスや加齢，食生活や過労などによって活動が鈍くなる。胸腺，骨髄，脾臓，リンパ節などの組織に豊富に分布し，リンパ液はほとんどリンパ球で占められている。

リンパ節

リンパ系の所々に存在する，球状または大豆状の小体。リンパ液の中を流れている異物や細菌などをせき止める，リンパ液の濾過装置としての働きがある。

主に腋窩リンパ節，鼠径リンパ節などがある。細菌に感染してリンパ節に炎症が起こると，リンパ節が腫れる。

リンパ節郭清

リンパ節を切除すること。悪性腫瘍の発生した部位により転移を起こしやすいリンパ節（所属リンパ節）が明らかになっており，この系統に従って切除が行われる。

リンパ節転移

癌の転移は，①血液によるもの，②リンパ液によるもの，③多臓器によるもの――の3つに分けられるが，②のことを「リンパ節転移」という。リンパ液は細胞の周りに存在し，そのままリンパ管に流れ込むため，転移が起こる。

リンパ浮腫

末梢から送られてくるリンパの流れが停滞することで，四肢に浮腫が現れる疾患。初期症状として，腕や脚のむくみ，だるさ，疲れやすさなどが現われるが，自覚症状のない患者も多い。症状が悪化すると，皮膚の過伸展による疼痛のため歩行困難に陥ったり，感染によって四肢の切断に至ったりすることもある。

根治的治療法はなく，弾性ストッキングの着用，リンパドレナージマッサージ，利尿剤の使用，抗血小板療法などの対症療法が行われる。より低侵襲で整容性の高い治療として，脂肪吸引術を行うケースもある。

倫理委員会

医療行為，医学的研究について，医学的・倫理的・社会的観点から実施の可否を審議する医療機関の院内機関。

委員会は院外の学識経験者なども交えて構成され，対象者の人権擁護，利益・不利益と危険性，医学上の貢献度，対象者や親権者の理解と同意などに留意しながら審議を行う。審議対象となる例として，臓器移植に伴う脳死判定や遺伝子解析研究などがある。

る

涙管 （るいかん）

涙（涙液）が，涙点から鼻の奥へ流れていく通り道となる管。涙は，瞬きにより眼全体に広がるが，一部は蒸発し，残りは涙点→涙囊→鼻涙管を通って鼻に排出される。

類乾癬 （るいかんせん）

乾癬・脂漏性湿疹・毛孔性紅色粃糠疹・扁平苔癬と区別できる一連の慢性の潮紅・落屑性病変を一括して類乾癬と総称する。

涙腺 （るいせん）

眼球の上の耳側に位置し，涙（涙液）を産生・分泌する器官。また，上下両眼瞼に副涙腺があり，ここからもわずかではあるが涙が分泌されている。

涙点

眼瞼の内側（目頭）にある上下2個の小点のことで，涙の排出口。涙点の異常によって涙が涙道に入らなくなると，流涙が生じる。

類天疱瘡 （るいてんぽうそう）

表皮基底膜部の蛋白に対する自己抗体により表皮下水疱が形成される自己免疫性疾患の総称。水疱性類天疱瘡（限局性類天疱瘡・小水疱性類天疱瘡・結節型類天疱瘡・増殖性類天疱瘡など）・瘢痕性類天疱瘡・妊娠性疱疹・若年性類天疱瘡――などがある。

涙囊 （るいのう）

涙腺から排出された涙が流れ込む小さな袋状の器官。涙囊に発症する主疾患として，細菌等の感染で起こる急性涙囊炎，鼻疾患に続発する慢性涙囊炎などがある。

涙囊ブジー法

鼻涙管閉塞症などが疑われる症例に対し，涙の排出口である涙点から水を流して鼻への通過を確認する「涙囊洗浄」を行ったうえで，閉塞がある場合は涙囊ブジーと呼ばれる細い金属製の棒を挿入し，閉塞部位を特定して再開通させる方法のこと。

れ

霊安室

医療機関で死亡した遺体を一時的に安置しておく部屋。

暦月 （れきげつ）

暦（こよみ）のうえで決められた1月のことで，毎月1日から末日までのこと。

暦週 （れきしゅう）

暦上の1週（日～土曜日）のこと。したがって，暦週による「1週につき1回算定」とは，前回算定日から1週経過していなくても，暦上の週が変われば再算定できるという意味になる。

なお，点数表上で「○週」「週○回」などと記されている場合は，特にことわりがない場合は原則的に「暦週」として解釈する。

レーザーメス

レーザー光線を発射して，組織を瞬間的に高温によって気化させて組織を離断させる装置のこと。

レーザー療法

レーザー光を用いた治療法のこと。光線力学療法（PDT），レーザーメス，内視鏡下手術，あざ（母斑）や血管腫等の除去，網膜病変等の光凝固などがある。

レジオネラ症

レジオネラによる細菌感染症で，肺炎やポンティアック熱として発症する。温泉や循環式浴槽などの環境で増殖し，そこから感染することが多い。レジオネラニューモフィラが代表的な起炎菌。

レーシック手術

角膜屈折矯正手術の一種で，目の角膜にエキシマレーザーを照射し，角膜の曲率を変えることにより視力を矯正する。1990年代に欧米を中心に手術方法が認知されるようになった。

レジデント

研修医。大学卒業後，医師国家試験に合格し，医師免許証を取得して研修医制度に参加している医師。医師法により，診療に従事しようとする医師は卒後2年以上，医学部附属病院または厚生労働大臣の指定する病院で臨床研修を受けなければならない。臨床研修を修了すると，その旨が医籍に登録され，臨床研修修了登録証が交付される。

レシピエント

臓器移植において，臓器の提供を受ける患者。臓器提供者をドナーと呼ぶ。

レシピエント移植コーディネーター

臓器移植を受ける患者（レシピエント）の管理やケアを担当する日本移植学会の認定資格（認定制度は2014年開始）。

レジメン

癌治療において，投与する薬剤の種類や量・期間・手順等を具体的に時系列で記した計画書のこと。癌の種類により効果的な薬剤が異なるため，多くのレジメンが存在する。

レジリエンス

「回復力」「弾力性」を指す言葉で，心理学においては「逆境から素早く立ち直り，成長する能力」と定義されている。統合失調症や双極性障害においては，自尊心，精神性，QOL，絶望感がレジリエンスと相関しているという研究結果が得られている。

レスパイトケア

レスパイトケアとは，患者や要介護者等を在宅で日常的にケアしている家族を，他の者がケアを代替することで，一時的にケアから解放させ休息させる家族介護者支援のこと。

レスピレーター

→ 人工呼吸器

レセスタ

既存の医事会計システムやレセコンからレセプト出力情報を取り出して，レセプト電算処理システム仕様の電子レセプトに変換するソフトウェア。厚生労働省がレセ電算の普及促進等のため開発・提供していたが，「2010年6月末には病院での電子レセプト請求による普及率が98.6％に達し，電子レセプト請求への移行が概ね完了していることから，2010年8月31日をもって診療報酬請求利用版レセスタの新規配布および一時利用の受付けを終了」としている。

レセプト

→ 診療報酬明細書

レセプトオンライン請求

診療報酬明細書（レセプト）の情報を電子化して，インターネットもしくは専用回線を利用して審査支払機関へ送信し，審査支払機関もレセプト審査後，電子データのまま保険者に送信する方式。

それまでのレセプト電算処理は，紙レセプトに代えてフロッピーディスクやMOなどの電子媒体にレセプトを記録して提出するものであり，審査方法は紙レセプトと同様で，紙で見るか画面で見るかだけの違いだったが，レセプトオンライン請求ではコンピュータによる機械的なレセプト点検・分析・統計が可能となる点で大きく異なる。

2006年4月の厚生労働省令によって，レセプトオンライン請求の義務化が全医療機関に対して段階的に定められた。しかし，各保険医協会による批判，義務化撤回訴訟等を受け，2009年11月に省令改正が行われ，一定の基準を満たす医療機関のオンライン請求義務化は免除された。

レセプト開示

患者等の求めに応じて保険者がレセプトを開示すること。1997年に厚生省（当時）は，原則開示（患者本人の請求が原則）するよう都道府県に通知している。

レセプトコンピュータ

レセコン。診療報酬請求・明細書を作成するための専用コンピュータ。一般には，大型コンピュータによる医事会計システムをパソコンレベルにダウンサイジングしたもの。近年は，電子カルテ・DPCなどに対応できるものが主流となっている。

レセプト点検

審査支払機関による査定・返戻，または診療報酬の請求もれを防止するため，医療機関において診療報酬請求・明細書を審査支払機関に提出する前に，レセプトに記載された診療内容や事務的内容をチェックすること。

レセプト電算処理システム

保険医療機関・保険薬局が，電子レセプトをオンラインや電子媒体によって審査支払機関に提出し，審査支払機関が受付，審査および請求支払業務を行い，保険者が受け取る仕組みのこと。保険医療機関・保険薬局，審査支払機関，保険者を通じて一貫した整合性のあるシステムを構築し，レセプトに関する業務量の軽減と事務処理の迅速化実現を目的とする。

レセプト電算処理マスターコード

レセプト電算処理システムにおいて，診療行為や調剤行為，医薬品等について規定されているコード類のこと。電子レセプトとは，レセプト電算処理マスターコードを使ってCSV形式のテキストで電子的に記録されたレセプトのことを呼ぶ。

従来，医療機関がいわゆるレセコンを使用する場合，診療報酬点数や薬価，傷病名などは機器メーカーの推奨コードもしくは医療機関独自のコードによって管理されてきた。しかし，医療情報のIT化やレセプトの電算処理・オンライン請求等を踏まえ，コードを標準化させる必要が生じてきた。そのため，支払基金やMEDIS-DC等によって，保険医療機関・保険薬局，審査支払機関および保険者等の共通仕様となるコードの標準化が進められている。

レセプト病名

広義には，診療報酬明細書（レセプト）に記載された病名。狭義では，本来の病名ではなく保険請求上記載した病名。**保険病名**ともいう。様々な疾病を疑って検査などを行い，疾病の疑いが晴れた場合でも，検査に対応する病名の記載がないと審査で検査料の請求が認められないため，慣例的に行われている。

なお，レセプトの傷病名欄には，「磁気テープ等を用いた請求に関して厚生労働大臣が定める規格及び方式」に規定された傷病名を用いる。

レナリドミド水和物

レナリドミド水和物とはサリドマイド誘導体であり，希少疾病用医薬品にも指定されている抗がん剤（商品名：レブラミド）。再発または難治性の多発性骨髄腫（デキサメタゾンとの併用療法），5番染色体長腕部欠失を伴う骨髄異形成症候群が適応である。

DPCでは「手術・処置等2」に本剤が設定されて

ら行

れし—れな

いる区分がある（2019年4月現在）。

レニン

腎の傍糸球体装置で産生され，血圧上昇に関与する蛋白質。血中のアンギオテンシノーゲンに作用してアンギオテンシンⅠ，さらに強い血管収縮作用をもち昇圧作用等の高い生理活性のあるアンギオテンシンⅡを生成する。

レニン活性検査は，産生されたアンギオテンシンⅠの量を測定することで，レニンの動態把握を行う。高値を示す疾患として，腎血管性高血圧，褐色細胞腫など，低値を示す疾患として原発性アルドステロン症などがある。

レノグラム

腎尿路疾患に対する核医学的検査方法の一つ。腎臓へのRIの集積と排泄の時間変化を動態画像収集によって計測するもので，その時間放射能曲線の形から診断を行う。他の検査では困難な左右の腎機能を別々に測定できるため，腎血管性高血圧などの患者では，左右どちらの腎臓がどの程度悪いのかがわかる。

レビー小体型認知症

老年期に認知症の症状を示す病気の一つ。変性性認知症のなかでは，アルツハイマー型認知症に次いで多く，高齢者の認知症の約20％を占めている。男性は女性の約2倍発症しやすい。他の認知症と比べて進行が早いという特徴がある。

代表的な症状は，記憶障害，パーキンソン症状（振戦，寡動，拘縮，無表情など），具体性のある幻視など。幻視に伴って，妄想や異常行動が見られることもある。患者に病識がないことが多い。

レボホリナートカルシウム

活性型葉酸製剤に分類される抗がん剤（商品名：レボホリナート，アイソボリン等）。胃がん，結腸がん，直腸がんに対する，レボホリナート・フルオロウラシル療法またはレボホリナート・フルオロウラシル持続静注併用療法として投与される。

DPCでは「手術・処置等2」に本剤が設定されている区分がある（2019年4月現在）。

連携政策課

「医療介護連携に関する政策を担当する課」の略称。医療と介護の連携に係る厚労省・保険局の組織改革の一環として，2014年7月に新設され，同局の総務課に設置されていた「医療費適正化対策推進室」と「保険システム高度化推進室」が移管された。

「医療介護総合確保促進会議（総合確保会議）」を所掌するほか，社会保障審議会・医療保険部会と医療部会が診療報酬改定の「基本方針」を取りまとめる際の事務局となる（診療報酬改定の具体的な点数配分などについては，これまでどおり医療課を事務局として中医協で検討する）。

連続携行式腹膜灌流

一般的な腹膜灌流を，慢性腎不全の患者自身が在宅でも施行できる仕組みにした透析方法（continuous amburatory peritoneal dialysis：CAPD）。手術によって体内に留置したカテーテルを通じて，透析液の注入，貯留，排液を繰り返す（透析液を交換する）ことで，腹膜透析を行う。

CAPDの長所は，1日4回程度の透析液交換が必要だが患者の生活スタイルに合わせて調整できる，血液透析のように週に何回も通院する必要がない，心臓や血管への負担が少ない——などが挙げられる。

連帯保証人

債務者と連帯して債務負担を約束した保証人のこと。通常の保証人がもつ「債告の抗弁権」（民法第452条），「検索の抗弁権」（民法第453条），「分別の利益」（民法第456条）がないため，債務者とまったく同じ立場となる。

レントゲン線

→　エックス線

ろ

瘻孔（ろうこう）

深部器官が皮膚や粘膜または他の器官と病的に交通した状態（フィステル）。体表面と交通したものを外瘻と呼び，内器官相互または腔相互の交通を内瘻と呼ぶ。瘻孔からは分泌物，排出物が出る。

労災隠し

事業者が故意に労働災害を報告しないこと，または虚偽の報告をすること。労災とばしとも呼ばれる。被災労働者は権利としての補償や保護が受けられず，事故に対する事業主の責任が問われないまま原因究明や改善がなされない，といった社会的問題を引き起こす。偽装請負や入札資格への影響なども労災隠しの要因となっている。

なお，労働安全衛生法第100条に報告に関する規定があり，事業者に事故報告を義務付けている。

労災指定病院

業務や通勤に起因する傷病について，労災保険を使用して受診できる病院のこと。労災指定外の医療機関で受診した場合，患者はいったん医療機関に全額自己負担をし，後日，労働基準監督署に療養（補償）給付の請求を行うことになる。

労災診療費算定基準

医療機関が労災患者の診療を行った場合に労災保険（国）に請求する診療報酬の算定方法を定めた基準。労災診療費は，健康保険の診療報酬点数に労災独自の診療単価を乗じて算定する以外にも，初診料等について独自の金額により算定する，処置等について健康保険の点数に独自の倍率を乗じた点数により算定する，労災保険独自に設けられた加算基準を適用して算定するなどの複雑な基準をもつ。

労災二次健診制度

一次健康診断の結果，①血圧，②血中脂質，③血糖，④BMI（肥満度）のすべての項目において異常所見があると診断され，かつ，脳・心疾患の症状を有していないと認められる場合に，当該労働者の請求に基づき給付が行われる制度。循環器系の異常に関する二次的な健康診断と，その結果に基づく特定保健指導（栄養，運動，生活等）が，労災保険の法定給付として行われる。

老人介護支援センター

在宅の寝たきりや認知症の高齢者とその介護者に対し，在宅介護に関する総合的な相談に応じ，必要な保健福祉サービスが受けられるように行政機関やサービス実施機関との連絡調整等を行う施設。老人福祉法第20条の7の2に規定されている。

老人居宅生活支援事業

老人福祉法で定められた老人居宅介護等事業，老人デイサービス事業，老人短期入所事業，小規模多機能型居宅介護事業，認知症対応型老人共同生活援助事業，複合型サービス福祉事業のこと。上記は介護保険法上の名称とは異なる。

老人診療報酬点数表

老人保健法の規定による医療費算定に関する基準。2006年4月診療報酬改定時に廃止され，一部高齢者独自の点数は一般点数表の中に組み込まれた。

老人短期入所施設

在宅で介護を受けている65歳以上の高齢者が，介護者の都合で一時的に介護を受けられない場合に短期間入所できる施設。日常生活に必要な介護，離床促進や日常生活動作訓練などの在宅復帰の支援，在宅福祉サービスの提供プログラムの作成などを行う。

老人福祉法第20条の3に規定されている。

老人デイサービスセンター

心身に障害があり，日常生活に支障のある65歳以上の高齢者に対して，入浴，給食，機能訓練などの各種通所サービスの提供，また介護者に対する介護指導などを行う施設。老人福祉法第20条の2の2に規定されている。

老人病院（棟）

一般的に，老人慢性疾患患者に対して，積極的な治療よりも介護や機能訓練を重点的に行う病院（棟）のこと。診療報酬上の老人病院（棟）は，医療法の員数の標準を満たしていない場合で，65歳以上の老人入院比率が60％以上の病院（棟）を指していた。特例許可老人病院（棟）は1999年4月より新規許可は認められず，2003年3月末をもって廃止された。

老人福祉施設

高齢者福祉施策を実施する各種施設。老人福祉法では，老人デイサービスセンター，老人短期入所施設，養護老人ホーム，特別養護老人ホーム，軽費老人ホーム，老人福祉センター，老人介護支援センターをいう。一般的には，ほかに有料老人ホーム，老人憩いの家，老人休養ホームなども含まれる。

老人福祉センター

60歳以上の者を対象に，無料または低料金で，生活や健康などに関する相談に応じ，健康の増進や教養の向上，レクリエーションのためのサービスを提供する施設。老人福祉法第20条の7に規定されている。

事業の種類や施設の規模，設備の違いによって特A型，A型，B型の3種類がある。

老人福祉手当

地方公共団体が条例によって実施している制度で，在宅で寝たきりや認知症の老人に対して支給する手当。在宅サービスの充実，介護保険の導入などにより，廃止される傾向にある。

老人福祉法

老人福祉制度を規定する法律で，老人の心身の健康と生活の安定のために，必要な措置を行って老人の福祉を図ることを目的として，1963年に制定された。市町村が行うべき福祉の措置規定，老人福祉施設の設置規定などが設けられている。高齢者医療確保法，介護保険法，各種年金法とともに，日本の高齢者施策を形成している。

老人ホーム

高齢者のための入所施設。特別養護老人ホーム，養護老人ホーム，軽費老人ホーム，有料老人ホームなどの種類がある。

老人訪問看護ステーション

在宅の寝たきり老人などに対して，訪問看護サービスを行う訪問看護事業所。かかりつけ医の指示に基づいて，看護師や保健師を派遣し，清拭，褥瘡処置，リハビリテーションなどの看護サービスを提供する。

老人訪問看護制度

在宅の寝たきり老人などに対して，かかりつけ医との連携のもとで，訪問看護サービスを提供する制度。一定の基準を満たし，都道府県知事の指定を受けた者が指定老人訪問看護事業者となり，サービス提供地域に訪問看護ステーションを設置する。

サービス提供に対して，訪問看護ステーションには老人訪問看護療養費が，指示を出したかかりつけ医には診療報酬から訪問看護指示料が支払われる。また，介護保険において訪問看護は居宅サービスの一つとして位置付けられ，要介護と認定された者に対する訪問看護は介護保険により給付される。

老人保健拠出金

かつての老人医療に要する費用について，医療保険の各保険者が拠出する納付金であり医療費拠出金と事務費拠出金があった。2008年4月，後期高齢者医療制度の創設に伴い廃止された。

老人保健制度

1982年に制定された老人保健法に基づき，老後においても健康を保持して適切な医療を受けられるよう，疾病の予防・治療，機能訓練など総合的な保健事業を実施する制度。原則75歳以上（一定の障害がある場合65歳以上）を対象に，医療等の事業（医療給付，老人保健施設，老人訪問看護）とそれ以外の事業（健康手帳の交付，健康診査，機能訓練，訪問指導等）を実施する。

2008年度から老人保健制度は廃止され，代わって高齢者医療確保法による後期高齢者医療制度が創設された。

老人保健法

老人保健制度を規定する法律で，老後の健康と適切な医療の確保のため，疾病の予防・治療，機能訓練などの保健事業を総合的に実施し，国民保健の向上と老人福祉の増進を図ることを目的に，1982年に制定された。

2006年6月健康保険法等の一部を改正する法律により，2008年4月からは「高齢者の医療の確保に関する法律」（高齢者医療確保法）に改められた。

労働安全衛生法

職場における労働者の安全と健康を守り，快適な職場環境の形成を促進することによって，労働災害を防止することを目的に制定された。そのための危険防止基準の確立や責任体制の明確化などが定められている。

労働基準監督署（長）

都道府県労働局により管轄される。労働基準法や，労働者災害補償保険法（労災保険）等の法律に基づき，労働条件の確保や改善指導，労災保険の給付などを行う。

業務災害の医療を受ける場合において，指定医療機関では被災労働者から提出された書類を最終的に労働基準監督署（長）に提出することになる。

労働基準法

労働条件に関する最低基準を定める法律。賃金の支払の原則，労働時間の原則（1週40時間，1日8時間），時間外・休日労働（労使協定の締結），割増賃金（時間外・深夜2割5分以上，休日3割5分以上），解雇予告，年次有給休暇，就業規則などについて規定している。2018年に成立した働き方改革関連法では，時間外労働の上限規制や高度プロフェッショナル制度創設などの労基法改正も盛り込まれた。

ら行

ろう—ろう

労働災害防止計画

労働災害を減少させるために国が重点的に取り組む事項を定めた中期計画。2018年4月～2023年3月までの5年間を計画期間とする「第13次労働災害防止計画」では、死亡災害15%以上減少、死傷災害5%以上減少を目標として掲げたほか、死亡災害の撲滅を目指した対策、過労死等の防止等の労働者の健康確保対策、就業構造の変化及び働き方の多様化に対応した対策、疾病を抱える労働者の健康確保対策——等の推進など重点的な取組みを掲げている。

労働者災害補償保険

略称：労災保険。労働者災害補償保険法（1947年制定）に基づき、業務災害や通勤災害などによって生ずる疾病、負傷、死亡、廃疾に対して保険給付を行う社会保険制度。また、傷病を受けた労働者の社会復帰促進、遺家族に対する援護、労働者福祉の増進などの事業も行う。

保険給付の種類としては、業務災害、通勤災害それぞれにつき療養、休業、障害、遺族、葬祭、傷病年金、介護に関する給付がある。

診療を担当する医療施設は、労働者健康福祉機構が運営する労災病院と都道府県労働基準局が指定する労災指定病院・診療所で、相当の理由があってそれ以外の医療機関で受診した場合は、償還払いによる療養費の支給となる。

なお、労働基準法に労働者の災害補償についての規定があるが、使用者が費用負担するもので実効性が低いため、労災保険は国が保険料を徴収し、使用者に代わって労働者に対して確実に補償を行うものである。

労働者派遣契約

派遣元事業主と派遣先事業主の間で結ぶ契約。派遣労働者が従事する業務の内容、就業中の派遣労働者を直接指揮命令する者、労働者派遣の期間・就業日、派遣就業の開始・終了の時刻や休憩時間、安全衛生に関する事項などを定めなければならない。また、派遣先は派遣労働者の国籍、信条、性別、社会的身分、派遣労働者が労働組合の正当な行為をしたこと等を理由として労働者派遣契約を解除してはならない。派遣先の都合で労働者派遣契約を解除する場合は、派遣労働者の新たな就業機会の確保、派遣元事業主による休業手当等の支払い費用の負担等、派遣労働者の雇用安定を図るために必要な措置を講じなければならない。

労働生産性

従業員1人当たりで、どれだけの付加価値を生み出しているかを表す指標。「付加価値÷従業員数」で算出される。労働生産性が高いほど、少ない従業員で大きな付加価値を獲得していることになる。

労働分配率

組織において生産された付加価値全体が、どれだけ労働者に還元されているかを示す割合。「人件費÷付加価値」で算出される。

労働保険事務組合

事業主から委託を受けて労働保険の保険料の申告・納付等の労働保険事務を行うことについて厚生労働大臣の認可を受けた事業主団体等をいう。労働保険事務は事業主が行うことが原則だが、中小事業主については事務組合に委託することができる。常時使用する労働者が、①金融・保険・不動産・小売業にあっては50人以下、②卸売の事業・サービス業にあっては100人以下、③その他の事業にあっては300人以下の事業主が委託できる。

漏斗胸（ろうときょう）

胸骨、肋軟骨および肋骨の一部が漏斗状に陥凹した状態のこと。遺伝的傾向の強い先天性疾患で、乳幼児期より始まり成人期に固定する奇形である。

老年医学

高齢者に特有の病気について、老化過程も含め、その原因や治療法、予防法などを研究する学問。

高齢者の医療では、身体的疾患の治療だけでなく、クオリティ・オブ・ライフ（QOL：生活の質）の側面が重視される。充実した生活を送れるかどうか、治療後の生活も視野に入れ、治療を進める必要がある。その意味で、老年科専門医は総合的な医療知識とともに、人間に対する深い理解が求められる。

老齢基礎年金

公的年金の加入期間が25年以上で65歳に達したときに支給される基礎年金。基礎年金とは、一定年齢に達した国民は誰でも等しく一定額の年金を受けることができるようにとの考えから、国民年金を共通の基礎年金を支給する制度に発展させたもの。ほかに障害基礎年金、遺族基礎年金がある。

老齢厚生年金

厚生年金の被保険者期間があって、老齢基礎年金を受けるのに必要な資格期間を満たした者が65歳になったときに、老齢基礎年金に上乗せして老齢厚生年金が支給される。

老齢福祉年金

保険料拠出制の国民年金制度発足時（1961年4月）に、すでに高齢のため受給資格期間を満たせない者に無拠出の年金を支給する制度。

該当者は、①明治44年4月1日以前に生まれた人、②明治44年4月2日～大正5年4月1日までに生まれ、保険料納付済期間が1年未満で、かつ保険料納付済期間と免除期間を合わせた期間が、生年月日に応じて4年1カ月から7年1カ月以上ある人のいずれか。ただし、老齢福祉年金は全額国庫負担なので、一定額以上の所得がある場合、または本人が限度額を超える他の公的年金を受けている場合には支給停止となる。

ロコモティブシンドローム

運動器の障害による要介護状態や要介護リスクの高い状態を表す新しい言葉として、日本整形外科学会が提唱している用語。和文では「運動器症候群」である。

「ロコモティブ」は本来、原動力、強力な推進力という意味であるが、医学関係では人間の首から下の骨、関節、筋肉、神経など内臓を除いた部分を指し、メタボリックシンドロームと対になる症状と言われている。

ロジスティクスシステム

物流管理と情報通信ネットワークを一体化したシステム。医療の場合、製造業者、卸売業者、医療機関などが情報通信ネットワークで統合され、受発注情報や在庫情報、物流情報などを共有する。

常に最新の在庫状況などを把握でき、物品の送り状作成や配送依頼などの事務処理が自動化されるため、効率的で確実性のある物流管理ができ、納期短縮や在庫削減にもつながる。また、電子決済も可能である。

ロジスティックチーム

2010年7月に厚労省で開かれた「災害医療のあり方に関する検討会」で、創設が提案・了承されたDMAT（災害派遣医療チーム）の後方支援専属チームの名称。ロジスティックとは「後方支援」の意で、チームは病院の事務担当者などで構成することが想定されている。

同チームの役割は、被災地のDMAT都道府県調整

本部やDMAT活動拠点本部などでの業務や病院支援，情報収集を行うこと。具体的な活動内容としては，①被災地域内の情報管理やDMATの登録・管理等，②医療活動に必要な物資の管理や調達等，③統括DMAT登録者の本部業務のサポート――などが挙げられている。

露出部

医療上，顔面，頸部，上肢は肘関節以下，下肢は膝関節以下をいう。わかりやすくいえば，半袖，半ズボン，帽子を着用した状態で皮膚が露出している部分である。

ロタウイルス

感染性胃腸炎の代表的な起因ウイルスで，レオウイルス科に属する。感染経路として経口感染と経気道感染がある。

ロタウイルス感染症は冬季に流行し，乳幼児が激しい嘔吐や下痢症状を呈するのが特徴である。

ロタウイルス感染症を予防するワクチンとして，日本では2011年11月からロタリックスが販売されている。

肋間（ろっかん）神経

背中から出て胸腹部に分布する末梢神経であり，12対の胸神経の前枝を指す。上部7対は肋骨に沿って胸骨に向かい，下部5対は前下方に向かって走行し腹部に分布する。

肋骨（ろっこつ）

胸椎と前胸部の間にある弓状の弾性に富んだ12対の骨のこと。胸部骨格を形成する。

上方7対は胸骨とつながっているので真肋，下方5対を仮肋とも呼ぶ。腹部側は肋軟骨で，仮肋のうち上方3対は融合して肋骨弓を作る。

ロービジョン

視機能が弱く，矯正もできない状態をいう。「弱視」または「低視力」といわれる状態のことであり，全盲のことではない。日常生活や就労等の場で不自由がある。

ロボット支援手術

内視鏡の3次元画像をモニターで確認しながら，ロボットアームの先に付けた鉗子を遠隔操作して行う手術。既存の内視鏡手術と比べて，手術部位の立体的な視野が得られる，座ったまま手術できるため医師の負担が軽減されるなどのメリットがある。従来の手術よりも切り開く部分が小さいため，出血や合併症が減るなど，より低侵襲な手術が可能になる。

ロールシャッハテスト

心理テストの一種で，投影法（曖昧な刺激素材を示して，できるだけ多くの反応を被検者から引き出す方法）による人格診断法。ロールシャッハテストの絵は，紙の上に落としたインクのしみを2つ折りにして左右対称にした形（インク・ブロット）で，全く意味をもたない絵である。

10枚の絵を被検者に見せて，一定の手順に従って質問し，その絵が何に見えるか，なぜそう見たのかを被検者に語らせる。検査者は一定の基準に従って反応各要素を整理分析し，人格特徴や心的機能を推定する。

ロールフィルム

画像診断で使用されるロール状のフィルム。心臓・血管の動態把握するために使用され，シネフィルムと呼ばれることもある。2004年度診療報酬改定で材料価格基準から削除されたが，「間接撮用フィルム」に換算して算定する。

わ

ワークステーション

パソコンより高性能なコンピュータで，専門的で高度な処理を必要とする業務やネットワークサーバーとして使用される。

ワクチン

各種感染症の原因であるウイルスや細菌を精製・加工し，病原性（毒性）を弱めた抗原。接種して生体内に抗体を生じさせることで免疫力を高め，感染や重症化を防ぐ。

生きたウイルスや細菌の病原性（毒性）を極力抑えた生ワクチン製剤，病原性（毒性）を完全になくして免疫を作るのに必要な成分だけを製剤化した不活化ワクチン，またはトキソイドなどの種類がある。

ワクチン接種は副反応を引き起こすこともあるため，アレルギーなど被接種者の体質を事前に確認する必要がある。

ワーク・ライフ・バランス（WLB）

ワーク・ライフ・バランスとは「仕事と生活の調和」と訳される言葉。2007年12月，政府・経済界・労働界等の合意に基づき「仕事と生活の調和（ワーク・ライフ・バランス）憲章」と「行動指針」が策定された。2010年6月には，「憲章」「行動指針」に新たな視点や取組みを盛り込んだ新合意が決定された。

医療界では，女性医師や看護師等の多様な勤務形態を導入するなどワーク・ライフ・バランスの取組みを進める医療機関が増えている。日本看護協会は，2010年度から看護職のワーク・ライフ・バランス推進ワークショップ事業に取り組み，講義や意見交換を通じてWLB推進の行動計画の策定・実施につなげていくとしている。

ワッシャー（座金）

ボルトとナットを締め付ける際にナットの下に入れる薄い金属板状の部品（輪）のこと。これらの固着具と部材とのなじみを良くしたり，ナットの回転を防止するために用いられる。

ワーファリン

抗血栓薬。血栓症の治療に用いられる。

血液の凝固を阻害する強い作用をもつことから，心筋梗塞や脳卒中の治療に用いられる。特に，心臓手術のあとや，心房細動などある種の不整脈により生じる脳卒中（心原性脳塞栓症）の予防効果が高いことがわかっている。そのほか，静脈血栓症，肺塞栓症，腎炎など，血栓や塞栓に起因する様々な病気に広く用いられている。

腕（わん）神経叢

第5～8頸神経の全部および第1胸神経の大部分から成り，しばしば第4頸神経および第2胸神経の分布を受けて成り立っている。これらの神経は，肩甲部，上肢の知覚および運動を支配している。

ら行

わ行

ろしーわん

英 字 略 語

A／α

A型ボツリヌス毒素

ボツリヌス毒素とは，ボツリヌス菌が産生する神経毒である。その抗原特異性によってA～Gの型に分類されるが，そのなかで最も毒性が強いものがA型ボツリヌス毒素とされる。神経毒として筋を弛緩させる作用があるため，その特性を逆に薬剤として利用するのがA型ボツリヌス毒素製剤であり，眼瞼痙攣や片側顔面痙攣，痙性斜頸，上肢痙縮，下肢痙縮等の治療に使われる（商品名：ボトックス）。

なおボトックスは，希少疾病用医薬品〔→オーファンドラッグ〕に指定されている。

DPCでは「手術・処置等2」に本剤が設定されている区分がある（2019年4月現在）。

Aモード法

超音波診断装置の画面表示法の一つで，エコーの強さ（振幅：amplitude。Aは頭文字）を縦軸に，距離を横軸にとる。現在ほとんど使われていない。

ABC（activity based costing）

活動基準原価計算。原価計算・管理会計において製造間接費を管理する計算方法。経営資源の消費を活動・ビジネスプロセスの視点から集計し，それを製品などの原価対象に配賦する。ABCを基礎とした経営管理手法を**ABM**（activity based management）と呼ぶ。

ABC分析

対象をその構成比からABCにランク付けし，重点的に管理すべき目標を見つける経営管理の分析手法。医療機関では医薬品管理に用いられている。

例えば，仕入金額の高い品目から合計して，全品目の仕入総額の70％までを占める品目の集合をA，70～90％までをB，残りをCと分類する。分類Aに入る品目数は全体の一部であるにもかかわらず，全仕入総額の大きな割合を占めるということであれば，分類Aの品目について重点的に管理することで，効率的な仕入管理を図ることができる──という考え方である。

ABI（Ankle-Brachial-Index）

足関節の収縮期血圧を上腕の収縮期血圧で除して得た血圧比。通常，下肢の血圧は上肢の血圧と同じか少し高いため，その血圧比を測定することで下肢動脈の狭窄・閉塞等を評価できる。下肢の末梢動脈疾患（PAD）等の診断に有用とされる。

ACTH（adrenocorticotropic hormone）

副腎皮質刺激ホルモン。39個のアミノ酸から成るポリペプチドで，下垂体前葉のACTH産生細胞からPOMCと呼ばれる前駆物質を経て産生・分泌される。コルチゾールとともに視床下部，下垂体，副腎皮質系の機能・病態の診断には不可欠な検査項目である。異常値を示す疾患として，クッシング症候群，異所性ACTH産生腫瘍などがある。

ADHD（注意欠如・多動性障害）

「注意欠如・多動症／注意欠如・多動性障害」と訳される。発達障害の一つで，忘れ物・うっかりミスが多いなどの「不注意」症状と，落ち着かない・待てな

いなどの「多動性」「衝動性」症状により定義される。治療は行動療法や心理療法などの心理社会的アプローチによる方法と薬物療法を組み合わせて行う。

ADL（activities of daily living）
→　日常生活動作

ADL区分

ADL（activities of daily living，日常生活動作）の状況を評価した患者分類。日常生活動作とは，移動，更衣，衛生，食事等に関わる動作や会話を指す。

具体的には，当日を含む過去3日間の支援のレベルを，4項目（①ベッド上の可動性，②移乗，③食事，④トイレの使用）について，0～6点（0：自立，1：準備のみ，2：観察，3：部分的な援助，4：広範な援助，5：最大の援助，6：全面依存）の範囲で評価し，その合計点で分類する。区分は3段階あり，合計点23～24点がADL区分3，11～22点が区分2，0～10点が区分1となる。なお，評価に当たっては「医療区分・ADL区分に係る評価票」を用いる。

慢性期入院医療について，病態，日常生活動作能力，看護必要度等に応じた包括評価を進め，介護保険との役割分担の明確化を図る，という方針に従い，2006年7月から医療療養病棟における医療区分・ADL区分等に基づく患者分類評価が導入された。

ADR（alternative dispute resolution）

裁判外紛争解決制度。中立的・専門的な第三者機関による斡旋・調停・仲裁などによって，訴訟以外の方法で法的解決を図る制度。2004年11月「裁判外紛争解決手続きの利用の促進に関する法律」（ADR法）が成立し（2007年4月施行），裁判より簡易・迅速に，柔軟性のある紛争解決手段として商取引や環境問題や医療分野など様々な分野で活用されつつある。

A-DROPスコア

肺炎の重症度分類。以下の5項目のうち入院時（入院中に発生した場合は発症時）の状態に該当する項目の合計数のこと。
・男性70歳以上，女性75歳以上
・BUN 21mg/dL以上又は脱水あり
・SpO$_2$ 90％以下（PaO$_2$ 60Torr以下）
・意識障害あり
・血圧（収縮期）90mmHg以下

ADSL（asymmetric digital subscriber line）

非対称デジタル加入者回線。従来の電話回線（メタリックケーブル）を使って高速データ通信を行う技術を総称してDSL（またはxDSL）といい，そのうちサーバー（電話局）とユーザー間の上り（発信）と下り（受信）でデータ通信速度が異なる非対称な通信方式（通常は下りが高速）のこと。

新たなインターネット接続サービスとして商用化されており，ISDNに比べて回線速度が格段に優れ，常時接続，定額料金で，同時に電話も利用できる。

AED
→　自動体外式除細動器

AI（aortic insufficiency）

大動脈弁閉鎖不全。左心室と大動脈との間に存在する半月弁が，心室収縮期の終わりに充分に閉鎖することができない疾患。AR（aortic regurgitation）と呼ばれる場合もある。

原因はリウマチ性が大半を占め，そのほか梅毒性，解離性大動脈瘤，大動脈炎症候群，先天性などがある。動悸，息切れなどが初期症状で，左心不全に陥る。内科的療法では著効がみられないことが多く，外科的に弁置換術や弁形成術を行う。

AI（artificial insemination）

人工授精。人工的に腟，頸管，子宮腔または卵管内に注射器などで精子を注入し，受精を期待する方法。

配偶者間人工授精（AIH）と非配偶者間人工授精（AID）とに分けられる。

AI（artificial intelligence）

人工知能。AIとは，人間にしかできなかったような高度に知的な作業や判断を，コンピュータにより行えるようにしたもの。

情報技術の進歩に伴って人工知能とされるシステムの内容は変化してきている。かつて人工知能の一分野として研究・開発されていたものが，技術が成熟し普及すると人工知能とは呼ばれなくなる。例としては，文字認識技術（OCR）や検索エンジン，かな漢字変換システム，ロボット掃除機などが挙げられる。

2000年代後半以降に人工知能とされるものは，大量のデータから規則性を学習し，推論や回答，情報の合成を行う機械学習（ML：Machine Learning）が主流となっている。特に，人間の神経回路を模したニューラルネットワーク（NN）により精度の高い推論を行うディープラーニング（深層学習）研究に大きな進展がある。応用分野としては，画像や映像の人物や物体を識別する画像認識システム（コンピュータビジョン），人間の言葉を聞き取り内容を理解する音声認識システム，言葉を組み立てて発声する音声合成システム，ロボットや自動車などの自律的制御システム，自動要約や質問応答システム——などがある。

Ai（autopsy imaging）

Ai（オートプシー・イメージング）とは，**死亡時画像診断**のこと。CTやMRIなどで遺体を撮影し，遺体の外見や臓器解剖だけではわからない死因を検索する方法。

死因が不明の場合，遺体を傷つける解剖は遺族に拒否されることも多い。一方Aiは，遺体を傷つけず，画像で所見が認められれば解剖にも進みやすい，事後に遺族の不信感が明らかになった場合や医療裁判にも有用——などの利点を有するため，広く普及が求められている。

Ai情報センター

CTやMRIなどで遺体を撮影し，遺体の外見や臓器解剖ではわからない死因を検索する方法であるAi（死亡時画像診断）の読影業務を，専門医がインターネット経由で請け負う組織。体表観察だけでの誤った死因究明がなされているといった指摘があるなかで，Aiによる中立的な死因究明システムの定着・普及を目指す。

センター所属の読影専門医は，医療機関からの要請を受け，送信された画像を基に診断し，報告書などを作成・送付する。鑑定業務は，放射線科専門医による2読体制で実施し，原告，被告関係なく，第三者の公平公正中立的な意見を提示する，としている。

AIDS（acquired immunodeficiency syndrome）

→　**エイズ（AIDS）**

ALK阻害薬

非小細胞肺癌の約5％にみられる癌細胞の増殖を促すALK融合遺伝子を阻害する薬剤。シグナル伝達因子の活性化を抑え，腫瘍細胞の増殖や血管新生を抑制

する。現在，既存のALK阻害剤に耐性変異がみられる変異型ALKにも効果が期待される第3世代ALK阻害薬（ロルラチニブ，商品名ローブレナ）が承認されている。

ALT（alanine aminotransferase）

アラニンアミノトランスフェラーゼ。アミノ酸を作り出す酵素の一つで，特に肝臓の細胞に多く含まれている。かつては**GPT**（グルタミン酸ピルビン酸転移酵素）と呼ばれていた。

肝機能障害が進むとALTが血液中に漏れ出すことで血液中のALT値が上昇するため，肝炎や肝硬変などの肝疾患を診断する目的でALTの検査が行われる。

AMDA

医師ボランティアグループ「認定特定非営利活動法人アムダ」のことで，1984年設立時のアジア医師連絡協議会（The Association of Medical Doctors of Asia）の頭文字をとったもの。本部は岡山市にあり，世界30カ国に支部をもつ。国連NGOとして認定されている。

アムダは，相互扶助の精神に基づき多国籍医師団を結成し，災害や紛争発生時に医療，保健衛生分野を中心に支援活動を行っており，①誰でも他人の役に立ちたい気持ちがある，②この気持ちの前には，国境・民族・宗教・文化等の壁はない，③援助を受ける側にもプライドがある——の3原則からなる「人道支援の3原則」を活動成功の鍵としている。日本のほか，フィリピン，インド，ネパール，スリランカ，インドネシアなど世界各地で医療救援活動を行っている。

AMR（薬剤耐性）

薬剤耐性（AMR：Antimicrobial Resistance）とは，病気の原因となる細菌が獲得する，薬に対する耐性のこと。すなわち，病原体が変化して抗生物質・抗菌薬が効かなくなること。抗生物質の長期間投与等によりAMRを獲得し，従来の抗菌薬では死滅しなくなった細菌を「薬剤耐性菌」，複数の薬剤が効かないものを「多剤耐性菌」と呼ぶ。

AMT（付加製造技術）

AMT（付加製造技術）は，設計データを基に材料を付加させ，3Dプリンタで造形する技術の総称。少量多品種，オーダーメイド製品の受注生産が可能であり，医療分野では人工骨，人工関節，義肢や再生医療などに応用されている。また，今後は人工臓器の製造・開発に有効と期待されている。

Ann Arbor分類（Cotswolds分類）

悪性リンパ腫の病期分類。従来はホジキンリンパ腫の病期分類として使用されていたが，現在は非ホジキンリンパ腫の病気分類としても使用されている。

なお，最近の画像診断の進歩によってAnn Arbor分類を改訂したものはCotswolds修正版と呼ばれる。

DPC調査では，「様式1」の「診療情報」において，悪性リンパ腫の場合はAnn Arbor分類に基づく病期の入力が求められる。

≪Ann Arbor分類のCotswolds修正版≫

病期	基準
Ⅰ期	1カ所のリンパ節領域またはリンパ組織に病変がある
Ⅱ期	横隔膜より上か下，いずれかに2カ所以上の病変がある
Ⅲ期	横隔膜の上下，いずれにも病変がある
Ⅳ期	肝臓や骨髄等，リンパ節以外の臓器への浸潤

Ann Arbor分類の付加事項（略）

ANP（Atrial Natriuretic Peptide）

心房性ナトリウム利尿ペプチド。主に心房から分泌

英字

A
｜
A

され，浮腫を伴う疾患の診断，重症度判定などに有用とされる。また，血中濃度を測定することによって心不全の病態を数量化して把握することができ，心機能の客観的な評価ができる。そのため，心不全の診断，重症度の把握，経過観察に有用とされる。

ASP（application service provider）

データセンターをもち，ネットワークを介してアプリケーション機能や関連サービスを提供するシステム業者。ネットワークアウトソーシングとして，様々な業種向け，業務用ASPサービスが提供されている。

短期間でシステムを立ち上げることができ，初期投資をはじめ運用保守，障害対策，システム更新などに要する費用を軽減できる。

AST（aspartate aminotransferase）

アスパラギン酸アミノトランスフェラーゼ。アミノ酸を作り出す酵素の一つで，様々な臓器に分布しているが，特に肝臓や心筋，骨格筋などに多く含まれている。かつてはGOT（グルタミン酸オキサロ酢酸転移酵素）と呼ばれていた。

上記の臓器障害などによってASTが血液中に漏れ出すと血液中のAST値が上昇するため，肝機能障害や心筋梗塞などを診断する目的でASTの検査が行われる。

ASV療法

持続陽圧呼吸療法のうち，ASV（Adaptive-servo Ventilator）を用いた療法。患者の息を吸う量や時間の変化に合わせて空気を送り込み，換気量が常に一定になるようにする（適応補助換気）。CPAP（持続陽圧呼吸）で効果が十分でない，中枢性睡眠時無呼吸を合併する慢性心不全患者（チェーンストークス呼吸を伴うもの）に有効性が認められる。

ATL（adult T-cell leukemia）

→ 成人T細胞白血病

AYA世代（Adolescent and Young Adult）

15歳から30歳前後，または40歳前後の思春期・若年成人期を指す。厚労省がん対策推進総合事業「総合的な思春期・若年成人（AYA）世代のがん対策のあり方に関する研究」では，こども医療費手当が支給されなくなる15歳から，介護保険制度を利用できない39歳を年齢の上限においた。

AYA世代の癌は一般的に予後不良とされ，診療の専門家や公的な支援制度も少ないなどの問題もある。

α_1-アンチトリプシン

肝臓から分泌される糖蛋白で，トリプシンやプラスミンなどの蛋白質分解酵素を抑制する（α_1-antitrypsin：α_1-AT）。先天性のα_1-AT欠乏症または欠損症は，肺気腫を引き起こす。一方，炎症や組織障害ではα_1-ATの産生が亢進されるため，その血中濃度の高値は，悪性腫瘍や感染症などを示唆する。

α_1-マイクログロブリン

肝細胞で産生され，体液中に広く存在する糖蛋白（α_1-microglobulin：α_1-MG）。低分子のため，糸球体基底膜を容易に通過して（透過性が高い），尿細管で再吸収される。糸球体濾過率の低下を反映してα_1-MGが増加することで，腎障害などの早期検査基準となる。

α線

放射性物質から出る放射線の一種。

Ra（ラジウム），U（ウラン），Th（トリウム）など重い原子核で崩壊が起こると，この原子核から陽子2個，中性子2個のHe（ヘリウム）の原子核が高速で飛び出す。この原子核をα粒子と呼ぶ。

α-フェトプロテイン

肝臓がんの腫瘍マーカー（α-fetoprotein：AFP）。肝炎や肝硬変で血中濃度が上昇するため，肝臓病の早期発見，診断，経過観察などに用いられる。本来は，妊娠早期の胎児にみられる血清蛋白質の一種である。

B／β

B型肝炎

B型肝炎ウイルス（hepatitis B virus：HBV）によって発症する肝炎。ウイルス保有者からの血液，特に輸血による感染，体液感染，母子感染などによる。

一過性感染と持続感染とがある。前者は1〜6カ月の潜伏期間後，消化器症状ないし感冒様症状をもって発症し，黄疸などを起こすが，大半は2〜3カ月以内に肝機能は正常化する。それに対して後者は大部分が潜行性に発症し，慢性肝炎に移行する可能性が高い。

B型肝炎ワクチン

B型肝炎を予防する目的で投与される不活化ワクチン。母親がキャリアであることが判明した場合に母子感染予防として保険での接種が可能であるが，母親がキャリアでない場合には任意接種となっている。乳幼児期に3回の接種を行ったほぼすべての人がHBs抗体を獲得でき，獲得した免疫は少なくとも15年持続することが確認されている。

B群連鎖球菌感染症（GBS）

幅広い年齢層で感染症を起こすが，特に新生児や乳児の敗血症や髄膜炎などの重症感染症の主な起因菌となる。膣内の常在菌であり，妊婦の保菌率は10〜30%とされる。分娩時に新生児に感染し発症する率は1%前後と低いが，ひとたび発症すれば急速に重篤化し，死亡や後遺症に至ることもある。そのため，アメリカCDCガイドラインでは，妊娠35〜37週の妊婦に対するGBS検査の実施と，結果により予防的抗生物質投与などの管理対策についてが定められた。

B-細胞

B細胞のBは，Bone（骨）の頭文字を取ったもの。B細胞は，体液性免疫の中心となるリンパ球の一種で，骨髄などの造血器に由来する未熟リンパ球が骨のなかで分化していくので，こう呼ばれる。抗体を作れる唯一のリンパ球であり，細菌やウイルスなどの病原菌を捕え，細胞内に取り込み分解して，B細胞受容体を抗体に作りかえて病原菌を退治する。

Bモード法

超音波診断装置の画面表示法の一つで，エコーを明るさの強弱（輝度：brightness。Bは頭文字）で表す。反射源までの距離に応じた位置に輝点を表示し，反射が強くなるほど明るくなる。

一般的に「超音波検査」といった場合，Bモード法を指すことがほとんどである。診療報酬では，断層撮影法として点数が掲げられている。

BFHI（baby-friendly hospital initiative）

「赤ちゃんにやさしい病院」イニシアティブ。

ユニセフとWHOが，母乳育児を中心とした適切な新生児ケアを全世界で推進するため，長期にわたり母乳育児に積極的に取り組んでいる施設を「赤ちゃんにやさしい病院」に認定する事業。「母乳育児を成功させるための10か条」（母親が分娩後30分以内に母乳を飲ませられるよう援助する，母子同室にする――など）を推進していることが条件である。

日本では，ユニセフから認定審査業務を委嘱された日本母乳の会が，同業務を行っている。2018年8月現在，日本国内では68施設が認定されている。

BIPAP（Biphasic Positive Airway Pressure）

人工呼吸器の動作モードの一つ。吸気相と呼気相の両方の陽圧を設定できるCPAP（持続的陽圧呼吸）のことを指す。

BISモニター

患者の前額部に電極を取り付けて脳波（EEG）の測定およびBIS値（鎮静の程度を0〜100までに数値化したもの）の表示を行うとともに，リアルタイムで解析処理をして鎮静度を測定するモニターのこと。手術室や集中治療室のモニタリングとして用いられる。

BMI（body mass index）

肥満度を表す指数。BMI＝（体重kg）／（身長m）^{2}の計算式で求められ，日本肥満学会では，BMI 22の場合を標準体重としている。**カウプ指数**とも呼ばれる。

BNP

脳性ナトリウム利尿ペプチド（Brain Natriuretic Peptide）の略称。長時間心臓に負担がかかった際に，主として心室から分泌されるホルモンで，慢性および急性心不全患者では重症度に応じて著明に増加する。

BOT（basal supported oral therapy）

近年普及してきた糖尿病の治療法の一つで，「経口血糖降下剤と基礎インスリン注射との併用療法」と呼ばれる。経口血糖降下剤で血糖コントロールが安定しない患者に対して，その経口服薬を続けながら，1日1回で済むインスリン注射も併用する。インスリン注射を使うことに抵抗感を抱く患者も多いが，早期にBOTを開始することで，膵臓機能が回復してインスリン注射を止めることができる場合もあるとされる。

BPSD

認知症の症状は，「中核症状」と「周辺症状」の2つに大別されるが，後者のことを「BPSD（Behavioral and Psychological Symptoms of Dementia）」という。中核症状は，すべての患者に普遍的に現れる，物忘れ，判断力低下，失語や失認，計算能力の低下等の症状のことをいい，BPSDは，中核症状から二次的に起こる症状のことをいう。具体的には，暴力，暴言，徘徊，不潔行為等の行動症状，抑うつ，不安，幻覚，妄想，睡眠障害等の心理症状のことで，症状発生の要因に注目した表現である。

BSL4施設

バイオ・セーフティ・レベル4施設の略称。最も危険度の高い病原体を扱う研究施設で，高度安全実験施設とも呼ばれる。

BSLは病原体を危険度（感染力，感染したときの深刻さ，予防法の有無など）で分類した指標で，世界保健機関（WHO）の指針により4段階に分けられる。「1」はワクチンなど人間に無害な病原体，「2」はインフルエンザ，はしかなど，「3」は結核や鳥インフルエンザ，SARSなど，そして「4」はエボラ出血熱や天然痘，ラッサ熱など致死率・感染力が高い重篤な感染症の病原体が該当する。

Burn Index

熱傷の重症度判定基準。Burn Index＝0.5×II度熱傷面積％＋III度熱傷面積％の値であり，10〜15以上が重症熱傷とされる。

臨床現場で用いられるほか，DPCにおいては，診断群分類を決定する際の要素として樹形図上に設定されている場合がある。

β線

放射性物質から出る放射線の一種であり，負（マイナス）の電気を帯びた電子の流れ。透過力はα線よりも強いが，薄い金属板で遮断できる。

ベータ線の生体組織内における飛程は3mm程度だが，放出エネルギーの組織分布が比較的均等になるので，表在性疾患の治療には適している。

また，非ホジキンリンパ腫等に対する治療法として，ベータ線を放出する放射性同位元素であるイットリウム（^{90}Y）を標識したイットリウム（^{90}Y）イブリツモマブチウキセタンによる標識抗体療法がある。

C

C1，C2，C3

病床の機能別分類の境界点のこと。都道府県が策定する地域医療ビジョンに2025年の病床必要量を盛り込むために設定される。

厚労省の「地域医療構想策定ガイドライン等に関する検討会」では，患者に対する診療報酬から入院基本料などを除いた1日当たりの出来高点数で，C1（高度急性期と急性期の境界点）は3000点，C2（急性期と回復期の境界点）は600点，C3（回復期と慢性期の境界点）は225点を目安に検討が進められている。

同検討会は，これらの点数を基準に医療機能別の推計入院患者数を算出し，それを病床稼働率で割り戻して病床必要量を算出する案を提案。その病床稼働率は，高度急性期75％，急性期78％，回復期90％，慢性期92％――と設定された。

C型肝炎

フラビウイルス科のウイルス。感染した血液や血液の混入した体液を介して感染する。70％前後が持続感染を引き起こし，その後慢性肝炎となる。放置すると肝硬変・肝細胞癌に進行するリスクが高まる。

C反応性蛋白

C反応性蛋白（**CRP**）を，血清学的方法によって患者血清から検出する方法。

C反応性蛋白とは，ヒト血清中にあって肺炎双球菌菌体抗原（C多糖類）と反応する蛋白であり，炎症または組織崩壊のある疾患では陽性になる。鑑別診断には利用できないが，炎症の有無，重症度の判定に便利である。化膿性疾患，感染症，リウマチ熱などは陽性率が高い。

C-ペプタイド

インスリン生合成の過程でプロインスリンの分解によって生じる副産物。血中・尿中のC-ペプタイド（**CPR**：C-peptide immunoreactivity）濃度を測定することにより，膵ランゲルハンス島β細胞機能や内因性インスリン分泌能が推測できる。特に1型糖尿病において有用な検査である。

CAPD（continuous amburatory peritoneal dialysis）

→　連続携帯式腹膜灌流

CAR-T療法

免疫細胞のT細胞を患者から取り出し，遺伝子を導入してがん細胞への攻撃力を高めた「キメラ抗原受容体T細胞（CAR-T細胞）」にし，体内へ戻してがんをたたく治療法。白血病などの血液癌では高い効果が確認されている。

CCPマトリックス

Comorbidity Complication Procedure Matrix。手術

処置と副傷病等の組合せに基づき，DPCの医療資源必要度（重症度）をより詳細に評価する分類法。2018年の調整係数廃止に向け，次期診療報酬改定で部分的に試行導入される可能性がある。

現在の樹形図を用いたDPC分類が木になったままのリンゴを選別するのに対して，CCPマトリックスは収穫後のリンゴを細かく吟味して選別する方法だとされる。例えば，手術・処置等2（①なし，②中心静脈栄養，③化学療法）×副傷病等（①なし，②糖尿病，③尿路感染症）で本来9種類のマトリックスとなるものを，重症度から「低」「中」「高」の3分類にするなど，枝分かれの構造にとらわれずに類似したグループをまとめられる。

CCS分類

カナダの心臓血管協会（Canadian Cardiovascular Society）が作成した，狭心症の重症度判定に用いられる分類法。クラスⅠ〜Ⅳの4段階に分かれ，クラスⅣが最も重症な狭心症である。

診療報酬点数表では，全身麻酔の「麻酔が困難な患者」（イ）の判定基準に利用されている。また，DPCでは，「様式1」の「診療情報」における項目「狭心症，慢性虚血性心疾患（050050）における入院時の重症度」において，CCS分類のクラスⅠ〜Ⅳの4段階に対応させた1〜4までの値の入力が求められる。

CCU（coronary care unit）

冠状動脈疾患集中治療病棟（病室）。

心筋梗塞や狭心症など，主として冠血管性疾患で発作を起こした患者を，専門的な知識をもったスタッフ（医師，看護師など）が集中的に治療を行う病棟（病室）。各種患者監視記録装置，治療機材などが配置されている。

CFS（chronic fatigue syndrome）

ごく軽度の労作で強度の肉体的・精神的疲労が起こり，それが長期間にわたり続く疾患。海外では「筋痛性脳脊髄炎（ME）」という病名で呼ばれている。国内では約38万人が罹患しているとされるが，原因は未解明の部分が多く，治療法は確立されていない。症状としては，肉体・精神の著しい疲労感のほか，微熱，喉頭痛，筋力低下などがあり，重症化すると寝たきりや経管栄養となる場合もある。

日本では「慢性疲労症候群」（CFS：chronic fatigue syndrome）という病名が一般的だが，「慢性疲労症候群をともに考える会」は，その病名が「怠け病」や精神疾患であるような誤解を与え，福祉サービスもほとんど受けることができないとして，厚生労働省に対し，病因・病態の解明および病名の改名を訴えている。

CGA（comprehensive geriatric assessment）

高齢者総合機能評価。アメリカで行われている高齢者の医学的治療指針へのアプローチ手法。主治医だけでなく，看護師，薬剤師，栄養士，理学療法士，ソーシャルワーカーが高齢者の入院時の治療方針の決定に参画し，退院時の総合評価や調整に役立てる。看護師がADLを評価したり，薬剤師が服薬指導を行ったり，栄養士が栄養指導をする。

医療従事者が包括的ケアを行った場合は，高齢の心不全患者に対する100日以内の再入院率や30日以内の早期再入院率が，介入しなかった場合より低いといった研究結果が報告されている。

CHADS₂スコア

脳梗塞発症に関連する5つの危険因子（心不全，左室機能不全／高血圧症／75歳以上／糖尿病／脳梗塞，一過性脳虚血発作の既往）のスコアの合計点により，心房細動による脳梗塞発症リスクを評価する指標。

非弁膜症性心房細動（NVAF）患者の脳卒中リスクの評価と抗血栓療法の適応検討において広く利用されている。

Child-Pugh分類

肝硬変の重症度判定に用いられる分類法（チャイルド・ピュー分類）。肝性脳症，腹水，血清ビリルビン，血清アルブミン，プロトロンビン活性値の5項目のポイントを合計した点数で，肝臓の重症度を評価する。DPCでは，「様式1」の「診療情報」における項目「肝硬変のChild-Pugh分類」において，同分類に基づく値の入力が求められる。

≪肝硬変のChild-Pugh分類≫

	1点	2点	3点
肝性脳症	なし	軽度	時々昏睡
腹水	なし	少量	中等量
血清ビリルビン値（mg/dL）	2.0未満	2.0〜3.0	3.0超
血清アルブミン値（g/dL）	3.5超	2.8〜3.5	2.8未満
プロトロンビン活性値（%）	70%超	40〜70%	40未満

各項目のポイントを加算しその合計点で分類する。Child-Pugh分類　A：5〜6点，B：7〜9点，C：10〜15点

CIN

国立高度専門医療研究センター（NC）や臨床研究中核病院を拠点とする，疾患登録情報を活用した臨床開発インフラ。クリニカル・イノベーション・ネットワークの略称。

難治性・希少疾患などの症例情報が一元的に集積することで治験の組入れ等が効率化されることに加えて，関係機関が連携することにより，産学連携や人材確保，研究依頼などに係る負担が軽減され，国内外のメーカーによる国内臨床開発の活性化が見込まれる。

Coombs試験

抗グロブリン試験。抗原と抗体だけでは反応が起こらない場合や弱い場合に，抗体に対する抗体を加えることによって反応を起こす方法。

直接Coombs（クームス）検査（体内で血球に不完全抗体が結合しているか否かをみる）と，**間接Coombs検査**（血清中に遊離の不完全抗体が存在しているか否かをみる）がある〔→**間接Coombs検査**〕。

COPD（chronic obstructive pulmonary disease）

慢性閉塞性肺疾患のこと。COPDは，タバコ煙を主とする有害物質を長期に吸入曝露することで生じた肺の炎症性疾患であり，慢性の咳や痰などの症状を呈するほか，様々な合併症を引き起こす可能性がある。

気管支の炎症や肺胞の破壊によって始まり，咳，痰，息切れが続いて次第に悪化し，重症になると気流閉塞となり呼吸困難に陥る。

CPS（cognitive performance scale）

認知機能尺度。認知機能障害を分類する指標で，0（障害なし）〜6（最重度）の7段階で評価し，CPS3以上を「障害あり」と判定する。

CR（computed radiography）

フィルムの代わりに，エックス線エネルギーを記録するイメージング・プレート（IP）という板状のプレートにX線を当て，画像読取装置でそのX線エネルギーを読み取り，コンピューター処理によって画像化する技術。撮影後も，コントラストや濃度調整等の

様々な画像処理が可能である。

CR容器

子どもが開けにくい工夫が施された容器（child-resistant packaging）。キャップを押しながら回すことで開けることができるような，子どもにとっては難しい動作をしなければ開けられない仕掛けがある構造。

乳幼児では薬の誤飲事故が多く，特に乳幼児に処方されるシロップ剤（水薬）はキャップの付いた容器で処方されるが，これを子どもが開けて飲んでしまうという事故が後を絶たなかった。CR容器は，こうした事故を防ぐために考案された工夫である。

CRC（clinical research coordinator）

→ 治験コーディネーター

CSCATTT

CSCATTTとは，多数の傷病者事故や大災害へ体系的に対応するための医療施設の行動基準であり，command & control（指揮と統制），safety（安全），communication（情報伝達），assessment（評価），triage（トリアージ），treatment（治療），transport（搬送）を表した略語である。より多くの救命を目指す場合，人的・物的資源の効果的配分が重要となるため，指揮命令系統（C）を早期に確立させたうえで，医療者自身の安全確保等を図りながらCSCATTTの原則に沿って組織的に行動することが重要だと指摘されている。

CT（computed tomography）

→ コンピューター断層撮影

CT検診

低線量CTによる肺癌検診。CT検診による肺癌発見率は胸部X線検診に比べ10倍程度高く，また早期での発見比率が高いとされている。現在，肺がんCT検診認定機構による認定医，認定技師制度に加え，①装置・撮影，②実施者，③精度管理，④実績，⑤安全管理の5項目からなる基準で施設認定制度が運用されている。

D

Dダイマー

血液を凝固させる役目を果たしたフィブリン（血液凝固に関わるタンパク質）がプラスミンによって，処理・分解（線溶）される際の分解成分の一つである。検査は，線溶亢進，凝固・線溶状態を疑うとき，播種性血管内凝固症候群（DIC），血栓症の診断や治療の経過観察等のときに行われる。

Dファイル

DPCで厚生労働省に提出する調査データにおいて，DPC対象病院のみが提出する包括レセプト情報。

診断群分類点数表によって算定する患者の包括評価点数，医療機関別係数等に関する匿名化された請求情報である。

D-Call Net

交通事故発生時にドクターヘリの早期出勤判断を行う救急自動通報システム。

同システムでは，事故を検知した車載機が現在位置や衝突の方向，激しさ，シートベルト着用の有無などの車両データをオペレーションセンターに自動配信し，過去の事故データと照合して乗員のけがの程度を推定。その情報をドクターヘリ基地病院へ送ることで，事故現場の人間とコンタクトが取れない場合でも

素早く救命活動を始められる。

試験運用は2015年11月から行われ，2018年6月より全国で本格運用が開始された。

DESIGN分類

褥瘡の重症度分類および評価スケールの一つであり，日本褥瘡学会によって2002年に開発された。①depth：深さ，②exudate：滲出液，③size：大きさ，④inflammation/infection：炎症／感染，⑤granulation tissue：肉芽組織，⑥necrotic tissue：壊死組織——の頭文字に基づく名称である。

重症度が高いほど点数が高くなる仕組みであり，褥瘡の創部を評価した際は，前述のアルファベットと該当する点数の数字を並べて表記する。

褥瘡の深達度（皮膚組織のどこまでが損傷しているか）を示す分類としては，日本褥瘡学会は2002年版DESIGN分類の「深さ」項目においてd0からD5に至る計6段階評価を設定した。さらに，2008年改訂版のDESIGN-Rにおいては，判定不能例を「U」として追加して計7段階評価に変更している。

保険診療では2019年度現在，D3〜D5の褥瘡に対して一定の要件を満たす処置を行った場合，重度褥瘡処置が算定できる。

≪DESIGN-Rの深さ（depth）項目≫

d0	皮膚損傷・発赤なし
d1	持続する発赤
d2	真皮までの損傷
D3	皮下組織までの損傷
D4	皮下組織を越える損傷
D5	関節腔，体腔に至る損傷
U	深さ判定が不能の場合

DI（drug information）

薬剤情報。薬剤師や医薬品メーカーが提供する医薬品に関する情報。薬剤師会や医薬品メーカーなどはDIセンターを設置し，医療用医薬品や一般用医薬品，治験薬，臨床検査薬などの最新の薬剤情報をデータベース化して公開，医療機関や薬局からの問合せに応えている。

DIC〔disseminated intravascular coagulation（syndrome）〕

播種性血管内凝固（症候群）。何らかの病因によって血液の線維素溶解現象が亢進し，各臓器の循環不全・機能不全を起こした状態。血中にFDP（線維素分解産物）が増加し，血小板が活性化されることで全身の細小血管内に血栓が生じてしまう。

転移性悪性腫瘍，急性白血病，重症感染症，持続性ショックなどに続発する。出血，血栓による乏・無尿，昏睡，ショックなどが起こる。原疾患の治療のほか抗凝血剤，抗線溶剤，血栓溶解剤などの投与が行われる。

DIC（drip infusion cholecystography）

点滴静注胆嚢撮影法。主に胆嚢を造影剤によって造影撮影し，結石の有無，胆汁分泌能，胆嚢の大きさや形状，位置関係などを調べる検査法。

DICOM（Digital Imaging and Communications in Medicine）

動画を含む医用画像や，画像を用いた検査に関する情報データの規格および，それらを通信・印刷・保存・検索するための国際標準規格。主に放射線部門においてCT・MRI・内視鏡・超音波・マンモグラフィ・X線一般撮影などで用いられる。画像のやりとりだけ

でなく，画像検査全体に関わるワークフロー改善を目的とする。

DiedAi（ダイダイ）

日本医師会が2017年7月からホームページ上で無料公開を始めた死亡診断書（死体検案書）作成支援ソフト。パソコンにダウンロードして使用する。死因の病名が検索でき，病名に応じて確認すべきポイントが表示される仕組みで，画面上のガイドにしたがって記載欄に入力し，出力（印刷）して役場に提出する。

DiNQL（ディンクル）

「労働と看護の質向上のためのデータベース」の略称。日本看護協会が運用する事業で，看護管理者のデータマネジメントの取組みを支援するため，ベンチマーク評価等を行うITシステムを提供している。

「病院・病棟情報」「看護職情報」「褥瘡」「感染」など全8カテゴリー・136項目の評価指数があり，インターネット上で必要項目を入力すると，レーダーチャートによるベンチマーク評価が確認できる。

DM

糖尿病（diabetes mellitus）の略語。

DMAT（disaster medical assistance team）

広域災害の発生時に被災地に迅速に駆けつけ，災害急性期（48時間以内）の救急治療を行うために，専門的な訓練を受けた災害医療派遣チーム。災害対策基本法に基づく防災基本計画に従って，国が医師・看護師等の教育研修を推進し，災害時にチームを編成する。

チームは，国立病院機構災害医療センター等で実施される「日本DMAT隊員養成研修」を修了し，厚生労働省に登録された者（DMAT登録者）で編成される。DMAT運用の専門的知見があると厚生労働省に認定された者を統括DMAT登録者といい，DMAT運用の責任者となる。

DMATは都道府県，厚生労働省から要請を受けたDMAT指定医療機関（DMATに協力する意志があり，厚生労働省または都道府県に指定された医療機関）から派遣される。具体的な活動の柱は，広域医療搬送（被災地で対応困難な重症患者を被災地外に搬送），広域医療搬送拠点の臨時医療施設（ステージングケアユニット：SCUで患者の症状の安定化，搬送のためのトリアージ），病院支援（被災地内の病院に対する医療の支援），現場医療活動（トリアージ，緊急治療，がれきの下の医療等）など。

DNA（deoxyribonucleic acid）

デオキシリボ核酸。RNAウイルス以外のすべての生物の遺伝子の本体。

デオキシリボースという五炭糖，リン酸，塩基から構成されるデオキシリボヌクレオチドが連なった鎖が2本ねじれて二重螺旋を作っている。塩基にはアデニン，グアニン，シトシン，チミンの4種があり，それぞれ組み合わせとなる塩基の種類が決まっている。

2本の鎖の間の水素結合が切れて鎖が離れ，それぞれの鎖が鋳型となってDNAの複製が行われる。

Do処方

処方箋用語。「同じ」を意味する略語として使われる。「繰り返す，コピーする」の意味の英語「ditto（ディトウ）」に由来する。「前回do」，「Rp. do」，「do処方」などと書かれることがあるが，すべて「前回と同じ処方」を意味する。

DOA（dead on arrival）

来院時心肺停止（患者）。心停止・呼吸停止状態で搬送されてきて，心肺蘇生を行う必要がある患者のこと。すでに死亡が確認されているものは指さず，救急

隊員が入室まで救急蘇生法を続行していたという条件がつく。アメリカの救急隊で使用される俗語であったが，日本でも救急医療の発達に伴い使用されるようになった。

DOTS

「直接服薬確認療法」の略称。結核患者が適切な量の薬を服用するところを医療従事者が確認し，経過を観察する治療方法。

結核患者の治療には多剤投与で約15カ月の期間を要するため，患者が自身の判断で治療を中断するケースが少なくない。しかし，治療の途中で服薬を中止すると多剤耐性結核菌が発生する危険性もあるため，現在の感染症法では，保健所の保健師等による家庭訪問指導や，医師による服用指示といったDOTS事業が規定されている。

DPAT（災害派遣精神医療チーム）

自然災害や犯罪事件，事故等の発生後に被災者や支援者に対し，精神科医療や精神保健活動を行うチーム。Disaster Psychiatric Assistance Teamの略。

東日本大震災発生後，2012年3月まで延べ57組の「こころのケアチーム」が被災地で精神的ケアを行った。しかし，その活動要領が不明瞭だったため運用の一部が非効率的になった課題を踏まえ，厚労省が，DMAT（災害医療チーム）の活動要領を参考に，名称を改め定義や位置付けを明確にした。その定義は，①1チームは精神科医師，看護師，事務職員など数名による構成とする，②活動期間は1週間単位で，必要に応じ数週間〜数カ月の派遣を行う，③設置主体は基本的に都道府県とする——など。

DPC（diagnosis procedure combination）

狭義では，傷病名とそれに対する様々な診療行為の組み合わせである「診断群分類」のこと（diagnosis：診断，procedure：手技，combination：組み合わせ）。具体的には，国際疾病分類ICD-10に規定された疾患に対して，重症度，年齢，手術・処置等の有無，副傷病の有無などを設定した患者分類である（日本独自）。

広義では，急性期入院医療において，この診断群分類のうち1日当たりの定額点数が定められた分類に対して診療報酬の支払いを行う制度がDPC（診断群分類包括評価）と呼ばれていた。

しかし，こうした意味合いが2010年末の中医協で整理され，後者の支払い制度を意味する場合はDPC/PDPS（Diagnosis Procedure Combination/Per-Diem Payment System）と呼ばれることとなった。

2003年3月の閣議決定に基づき，2003年度から特定機能病院を対象に現行のDPC制度が導入された。以降，段階的に門戸が拡大され，義務ではなく自発的な手挙げ方式で一般急性期病院などが参加し，DPC対象病院は2018年4月1日現在で1,730病院，全一般病床（約89万床）の約55％（約49万床）を占めるに至っている。

DPC対象病院が厚生労働省へ提出するデータに基づき，疾病構造や地域特性，診療実績など日本の医療の現状に関する様々な情報が蓄積・検証されることで，医療の見える化，医療資源の適正配分，地域医療提供体制の構築など日本の医療政策に活用されることが期待されている。

DPC準備病院

DPC対象病院になるための準備段階にあり，調査データを厚生労働省に提出している病院。診療報酬は出来高で請求する。

DPC準備病院の基準は以下のとおり。

①看護配置基準が10対１以上の一般病棟をもつ急性期病院である（10対１以上を満たさない場合は，満たすべく計画を策定）。

②診療録管理体制加算を算定している，または同等の診療録管理体制をもっている。

③標準レセプト電算マスターに対応したデータの提出を含め，「７月から12月までの退院等患者に係る調査」に適切に参加できる。

④「適切なコーディングに関する委員会」を設置し，年２回以上開催する。

DPC準備病院からDPC対象病院へ移行するには，一定要件を満たす必要がある。

DPC対応型クリニカルパス

DPC病院の平均在院日数，DPC分析システムを利用したクリニカルパスのこと。

DPCの「入院期間Ⅱ日」は，DPC病院の平均在院日数を示しており，この日数内で退院している患者の割合が多ければ，効率の良い診療が行われていると考えられる。また，DPCの様式１，Ｅファイル，ＦファイルデータをDPC分析システムに読み込ませておくことで，他医療機関とのベンチマークが可能となる。そのため，パスの作成にあたっても，抗生剤の使用期間，術後からカウントした退院日，検査・画像診断等の回数とタイミング等が比較でき，自院が適切な診療を行っているのか検討できる。

DPC対象病院

DPCを導入し実際に診療報酬を請求している病院。DPC対象病院の要件は，以下のとおり。

①一般病棟入院基本料，特定機能病院入院基本料（一般病棟），専門病院入院基本料について，７対１または10対１入院基本料の届出を行っている。

②診療録管理体制加算の届出を行っている。

③厚労省が実施する「退院患者調査」「特別調査」に適切に参加し，入院患者及び外来診療データを提出している。

④上記③の調査において適切なデータを提出し，かつ，調査期間（１カ月当たり）のデータ／病床比が0.875以上である。

⑤「適切なコーディングに関する委員会」を設置し，年２回以上開催している。

DPC特定病院群

2012年度改定で新設された基礎係数において，３群に分けられた医療機関群のうちの一つ。2018年度改定までの名称は「DPC病院Ⅱ群」。診療密度，医師研修の実施，高度な医療技術の実施，重症患者に対する診療の実施などの実施要件を満たす必要がある。

DPC標準病院群

2018年度診療報酬改定におけるDPC制度の見直しで，最も多くの医療機関が所属するⅢ群の名称を「DPC標準病院群」に，Ⅰ群は「大学病院本院群」に，Ⅱ群は「DPC特定病院群」にそれぞれ変更された。

DPP-4阻害薬

飲食等で産生される消化管ホルモンであるインクレチンの分解酵素DPP-4（dipeptidyl peptidase-4）の働きを阻害する薬剤で，２型糖尿病の経口糖尿病治療薬として投与される。

従来からの経口糖尿病治療薬とは異なり，DPP-4阻害薬はインクレチンの血中濃度を上昇させ，血糖値に合わせてインスリン分泌を促進させることで，血糖値の上昇が穏やかになるようにコントロールできる。

DRG/PPS （diagnosis related group/prospective payment system）

診断群別包括支払い方式。

DRGは，医療従事者や診療材料などの医療資源の必要度から，疾病を診断名グループに整理・分類し，それに基づいてコスト管理を行う手法。PPSは，医療費の包括払いのこと。すなわち，DRG/PPSは診断名グループを包括支払い方式の基本単位とする仕組みであり，アメリカで開発された。

日本でも，1998年から2003年まで国立病院などで「急性期入院医療定額払い方式」が試行されたが，2003年４月以降はDPCに移行した。

DSA （digital subtraction angiography）

動脈内にカテーテルを挿入し，目的の血管までカテーテルを進め，造影剤を注入し撮影する方法。動脈瘤，閉塞性動脈硬化症などの血管狭窄または閉塞，肝がん・腎がんなどの進展状態の診断に有効である。

E

Ｅ型肝炎

Ｅ型肝炎ウイルスによる急性肝炎。主に発展途上国にみられ輸入感染症とされていたが，近年日本でも豚や猪，鹿などの肉の刺身などによる感染例が報告されている。ウイルスに汚染された飲料水が主な感染経路で，主要なウイルス性肝炎では唯一，身近な動物や家畜が感染源となっている。

感染しても発症しない場合は多いが，発症すると腹痛や食欲不振，気分の悪さなどの症状が現れる。治療法はなく対症療法となる。予防策は，食事前に手をよく洗い，加熱調理を行うことである。

e-文書法

電子文書法。「民間事業者等が行う書面の保存等における情報通信の技術の利用に関する法律」（2005年４月施行）の通称。保存を義務付けられた文書の電子化を認める法律。医療機関では，紙で作成された診療録等や処方せん，照射録等をスキャナで読み取ったうえで保存，また，電子的に作成された診療録等や照射録等の電子保存が認められている（処方せんの電子作成は不可）。

なお，損益計算書や貸借対照表，高額の領収証などは対象から外されている。

EBウイルス （Epstein-Barr virus）

1964年に熱帯アフリカの小児に多発するバーキットリンパ腫から分離された，ヘルペス属ウイルスの一種。名称は発見者であるEpsteinとBarrに由来する。EBウイルスの急性感染症として，伝染性単核球症がある。〔→伝染性単核（球）症〕

EBM （evidence based medicine）

根拠に基づく医療。生物医学的知識と医師の個人的経験に基づいていた従来の診療とは異なり，患者集団の診断・治療・予後などに関するデータを疫学的・生物統計学的に解析し，その根拠に基づき，目の前の個々の患者に適した診療を行うこと。

EBN （evidence-based nursing）

科学的根拠に基づいた看護のこと。すなわち，看護熟練者の経験や知識・直感等によって行われてきた従来の看護に代わり，現時点で得られる科学的なエビデンス（根拠）に基づき，個々の患者にとって最善の看護ケアを提供するという考え方のこと。

近年，医療の領域ではEBM（evidence-based medicine）の重要性が強調され，看護の領域でもEBNの重要性が認識されている。

ECG （electro cardio gram）
→ 心電図

EDI （electronic data interchange）
電子データ交換。標準的な書式で作成した文書類を，組織間で通信回線を使って電子的に交換するシステム。厚生労働省はEDIを利用した診療報酬請求業務の普及を目指している。

EDRG
Expanded DRG（拡張型DRG）。「エピソード払い」（Episode-Based Payments）などとも呼ばれている。治療行為の始めから終わりまで（術前検査から手術，入院，リハ施設，在宅ケアまで）を一つのエピソードとして，その疾病の治療に関わる医療費をひとまとめにして支払う方法のこと。オバマケアの一環として，アメリカでは2013年1月末からEDRGの試行が始められている。

EDRGでは，医療を提供したグループ（急性期病院，回復期リハ施設，在宅ケア提供者など）に対して医療費の総額が一括で支払われ，グループ内でそれを分け合うことになる。そのため，これまで分断されていた治療行為がよりコーディネートされ，無駄が省かれ，サービスの質が上がると期待されている。

EFファイル
DPCで厚生労働省に提出する調査データにおいて，医科点数表による出来高情報を記載する文書様式の名称。

Eファイルは診療明細情報で，レセプト点数と整合性のとれた最小の診療データ。薬剤単位，生化学検査のマルメ単位などに該当し，この点数を積み上げるとレセプト点数と同じになる。

Fファイルは行為明細情報で，Eファイルの各レコードを個々の行為に分解したデータ。生化学検査のマルメのなかの一つひとつの項目に該当し，診療行為，医薬品などレセコンマスターの単位と同じだが，レセプト点数の合計と一致するとは限らない。

なお，Gファイルは包括診療明細情報のこと。

EGFRチロシンキナーゼ阻害薬 （EGFR-TKI）
EGFR遺伝子変異陽性の非小細胞肺癌治療などに使用される分子標的薬。EGFR遺伝子変異により異常活性化したチロシンキナーゼの働きを阻害し，癌細胞の増殖を抑制する。

これまでに，第1世代薬にイレッサ（一般名ゲフィチニブ）とタルセバ（エルロチニブ），第2世代薬ジオトリフ（アファチニブマレイン酸塩錠），第3世代薬のタグリッソ（オシメルチニブ）が認可されている。

e-Health
インターネット医療。インターネットを介して医療に関する各種情報を提供・利用すること。また，医療者が患者との間で文字や画像等の情報をやりとりして，直接対面以外の方法で診察，診断，治療，管理指導等またはこれらに準ずることを行うこと。

具体的には，電子カルテ，処方せんの発行システム，レセプト処理のほかに，ホームページなどでの医療相談サービスや医療機関の検索サービスなどを指す。

EKG （elektrokardiogramm）
→ 心電図

ELISA （enzyme linked immuno sorbent assay）
酵素免疫測定法。抗体が，特定の物質との結合に極めて特異的であることを利用して，抗体を酵素で標識し，抗体と結合する物質を検出する方法。代表的な検査項目として，PIVKA-Ⅱ，サイトケラチン19フラグメント，抗ガラクトース欠損IgG抗体などがある。

EMG （electromyogram）
→ 筋電図

EMIS （Emergency Medical Information System）
→ 広域災害救急医療情報システム

EMT （emergency medical technician）
→ パラメディック

ER （emergency room）
救急総合診療部。直訳すると救急救命室を意味するが，北米型のERシステムのことを指す。24時間365日すべての救急患者を受け入れ，ER医によってすべての科の診断および初期治療を行い，必要があれば各専門医にコンサルトするシステム。

ERAS （イーラス）
術後回復強化プログラムのことで，外科手術患者の早期回復を達成するための周術期の集学的ケアパスのこと。Enhanced Recovery After Surgeryの略。この周術期のプロトコールを見直すことで，早期離床，早期回復が可能となり，その結果，在院日数が短縮し，医療費も節減できると言われている。

ES （electrosyneresis）
電気向流法または向流電気泳動法。免疫電気泳動法の一つで，荷電粒子の浮遊する電解質溶液に通電すると，粒子は各粒子の荷電と逆の極側に移動するという現象を利用して，移動度から目的の物質を測定する。

ES細胞
胚性幹細胞。生体のあらゆる組織に分化する能力をもっている細胞のこと。欠陥のある臓器などの再生を図る**再生医療**に利用される。

一定条件下で培養された着床直前の初期胚は，未分化状態で集合塊を形成しながら増殖する。その集合塊からクローン化された細胞株でES細胞が発生する。

ESCO （energy service company）
エスコ事業。工場やオフィスビルの省エネルギーに関して包括的なサービスを提供し，省エネの成果の一部を報酬として得る事業。省エネ効果をESCOが保証し，省エネによる経費節減効果ですべての経費を賄うことが特徴。

包括的サービスには，①省エネ方法検討のための診断・コンサルティング，②計画立案・設計施工・施工管理，③導入後の省エネ効果の計測・検証，④導入設備・システムの保守・運用管理，⑤事業資金の調達などがあり，導入する病院も増えているという。

ESWL （extracorporeal shock-wave lithotripsy）
→ 体外衝撃波結石破砕装置

EVAHEART
東京女子医科大学，サンメディカル技術研究所などが協同開発した，次世代型植込み型補助人工心臓。2011年4月より保険収載された。

体内に埋め込まれる遠心ポンプと体外に携帯するA4サイズのコントローラからなる構造で，小型ながら高い流量性能をもつ。従来の植込み型補助人工心臓と比較すると，高い耐久性をもつことも特徴である。心臓移植までの期間を延ばしたり，あるいは心臓移植をすることなく在宅療養・社会復帰を可能にし，患者の高いQOLを実現するものとして期待されている。

F

FDG
ポジトロン断層撮影〔→**PET**〕やPET-CT検査において人体に投与する放射性医薬品であり、正式には^{18}F-FDG（フルオロデオキシグルコース）と呼ばれる。検査用ブドウ糖に放射性核種を組み合わせた製剤。がん細胞が多くのブドウ糖を取り込む性質を有するため、FDGの集積場所は、悪性腫瘍の可能性が疑われる。

FIM
機能的自立度評価表。日常生活動作（ADL）を機能的に評価する方法の一つ（Functional Independence Measure：FIM）。

食事や移動などの「運動ADL」13項目と、「認知ADL」5項目から構成され、各項目を1～7点で評価する（「1」は全介助～「7」は完全自立）。合計すると18～126点での評価となる。

もともと欧米で普及していたが、ADL評価法のなかでも最も信頼性と妥当性があると言われ、日本でもリハビリテーションや介護の現場で広く使われている。保険診療上でも、リハビリテーション実施計画書などにおいて、その点数を記載する場合がある。

FOLFIRI療法
主に大腸がんに対して行われる標準的な化学療法の一つであり、レボホリナート、フルオロウラシル、イリノテカンの3剤を組み合わせるレジメン（フォルフィリ療法と読む）。①FOL、②F、③IRIに分けると、①FOL：フォリン酸（レボホリナートカルシウム）、②F：フルオロウラシル、③IRI：イリノテカンのこと。

FOLFOX療法
主に大腸がんに対して行われる標準的な化学療法の一つであり、レボホリナート、フルオロウラシル、オキサリプラチンの3剤を組み合わせるレジメン（フォルフォックス療法と読む）。①FOL、②F、③OXに分けると、①FOL：フォリン酸（レボホリナートカルシウム）、②F：フルオロウラシル、③OX：オキサリプラチンのこと。

持続静脈注射を長時間行う治療法ではあるが、皮下埋込み型リザーバー（注入ポンプ）を使用することができるため、外来化学療法でFOLFOX療法を実施している医療機関もある。

FPIA (fluorescence polarization immunoassay)
蛍光偏光免疫測定法。蛍光標識した抗原は、分子量が小さい場合は液相中に活発に回転運動している。偏光励起光を当てても蛍光の偏光度が小さいが、抗体と結合し分子量が大きくなると回転運動が抑制され、蛍光の偏光度が増大することを利用して、蛍光の偏光強度を測定する。

FSH (follicle-stimulating hormone)
卵胞刺激ホルモン。下垂体前葉から分泌される性腺刺激ホルモンの一つで、標的臓器である性腺に対して作用する。女性では卵胞の発育を促進し、男性では精巣の発達を促す。

G／γ

GAF尺度
精神疾患の重症度を示すスコア（global assessment of functioning score）で、「機能の全体的評定尺度」などとも訳される。精神的健康と病気という一つの仮想的な連続体に沿って、心理的、社会的、職業的機能を考慮し、0から100の値で評価する仕組みであり、値が低いほど重症度が高い。

保険診療では、2010年度から精神病棟入院基本料13対1、同10対1、精神療養病棟入院料に設定された「重症者加算」において、GAF尺度による評価が初めて試行的に導入された。

GCS (Glasgow Coma Scale)
世界的に使用されている、意識障害の評価法。開眼・言語・運動の3分野に分けて評価する。正常は15点満点であり、点数は小さいほど重症である。

≪Glasgow Coma Scale≫
E. 開眼 (eye-opening)
　4. 自発的 (spontaneous)
　3. 言葉により (to speech)
　2. 痛み刺激により (to pain)
　1. なし (none)
M. 運動反応 (best motor response)
　6. 命令に従う (obeying)
　5. 払いのける (localizing)
　4. 逃避的屈曲 (withdrawal flexing)
　3. 異常な屈曲 (abnormal flexing)
　2. 伸展する (extending)
　1. なし (none)
V. 言語性反応 (best verbal response)
　5. 見当識あり (orientated)
　4. 錯乱状態 (confused)
　3. 不適当 (inappropriate)
　2. 理解できない (incomprehensible)
　1. なし (none)

GOT (glutamic-oxaloacetic transaminase)
→ **AST**

GPT (glutamic-pyruvic transaminase)
→ **ALT**

GVHD
移植片対宿主病（graft-versus-host disease：GVHD）。組織適合性のない二者間で輸血が行われた場合に、輸血血液に混入したリンパ球が受血者を非自己と判断して受血者体内で増殖することで拒絶反応が生じた病態であり、輸血を含む同種移植時の合併症の一つである。

症状としては輸血後1～2週間で発熱・紅斑、さらに肝障害、下痢、汎血球減少が進行し、これに伴い出血・感染症がみられ、発症すると死亡率は90％以上となる。根治療法は確立されていないが、ステロイド投与などが推奨されているほか、血液照射も予防効果があるとされている。〔→**血液照射**〕

γ線
→ **ガンマ線**

γ-GT (γ-glutamyl transpeptidase)
蛋白質分解酵素の一つで、肝臓の解毒作用に関係する（「**γ-GTP**」という略称もある）。アルコールや薬剤などで肝細胞が壊れると血中に現れることから、肝機能の指標となる。その他、胆道系への分泌障害や膵

英字

F
|
γ

295

臓の障害でも血中に流出する。

H

H₂ブロッカー

胃酸の分泌を抑える薬剤。胃壁細胞の表面にあるヒスタミンのH_2受容体にヒスタミンが入ることで，胃酸は分泌される。胃酸が過剰に分泌されると胃粘膜を荒らし，胃炎・胃潰瘍などが発症する。そのため，H_2受容体にヒスタミンが入らないようブロックすることで，胃酸の分泌を抑える働きがある。

Hファイル

急性期一般入院基本料，7対1・10対1特定機能病院入院基本料（一般病棟のみ），救命救急入院料等の施設基準にある「重症度，医療・看護必要度」に係る評価票の各評価項目の点数。DPC導入の影響評価に係る調査で提出が求められていて，2016年度改定で新設された。1日ごとに情報を入力して1カ月分を1つのファイルに作成する。原則として3カ月分を一括して提出する。

HAV（hepatitis A virus）

A型肝炎ウイルス。エンテロウイルス属に含まれるRNAウイルスであり，大便，汚染食品，水などからの経口感染によって急性肝炎を起こす。

HBc, HBe, HBs

HBはB型肝炎ウイルス（HBV）のこと。HBVは二重構造をしており，ウイルスDNAを包むコア粒子の部分と，それを覆う外殻とに大別される。

HBc（hepatitis B core）抗原：HBVのコア粒子（芯）の表面部分を構成する蛋白質。

HBe（hepatitis B envelope）抗原：HBVのコア粒子（芯）の一部を構成する蛋白質。HBe抗原が陽性の場合，肝臓の中でHBVが盛んに増殖していることを示唆する。

HBs（hepatitis B surface）抗原：HBVの外殻を構成する蛋白質。

HBs抗原・抗体検査

HBs抗原は，B型肝炎ウイルスの表面に存在する抗原で，HBs抗原の測定は，①患者がB型肝炎ウイルスに感染しているかどうか，②医療従事者や他の患者に対して感染させる可能性があるか，を知るために行われる。

HBs抗体は，HBs抗原に対する免疫力で，HBs抗体の測定で，①過去にB型肝炎ウイルスに感染したことがあるか，②B型肝炎ウイルス感染に際して，防御力をもっているかどうか，を知るために行われる。

HBV（hepatitis B virus）

B型肝炎ウイルス。ヘパドナウイルス属に含まれるDNAウイルスで，輸血，血液，体液，その他非経口的経路で感染しB型肝炎を起こす。

HCG（human chorionic gonadotropin）

ヒト絨毛性ゴナドトロピン。胎盤から分泌される性腺刺激ホルモンで，αとβのサブユニットがある。妊娠の早期確認，流産，子宮外妊娠，絨毛性疾患の診断，治療効果・寛解の判定などに有用である。

HCV（hepatitis C virus）

C型肝炎ウイルス。直径55～57nmの球形のRNA型ウイルス。HCVは二重構造で，ウイルス遺伝子とこれを包んでいるヌクレオカプシド（コア粒子），それを覆う外殻から成り立っている。

輸血や非加熱血液製剤の投与からHCVに感染したC型肝炎患者が薬害C型肝炎訴訟を展開したことなどを受け，薬害肝炎患者を救済する**肝炎対策基本法**が2009年に成立した。

HDS-R（Hasegawa's Dementia Scale-Revised）

年齢，見当識，3単語の即時記銘と遅延再生，計算，数字の逆唱，物品記銘，言語流暢性の9項目からなる30点満点の認知機能検査。改訂長谷川式認知症スケールともいう。

認知機能障害が疑われる場合にスクリーニング検査として行われ，20点以下の場合，認知症が疑われる。

HDV（hepatitis D virus）

D型肝炎ウイルス。表面がHBs抗原で覆われ，内部は環状のRNAから成り立っている。そのため，HDVは単独では感染を起こさず，B型肝炎ウイルスキャリアに重感染する。または，急性B型肝炎に同時感染する。HDV感染は重症化しやすく，劇症肝炎になることも多い。

HER2タンパク

がん遺伝子の一つであるHER2/neuの遺伝子産物。HER2/neuは乳がん患者で高頻度に過剰発現がみられ，過剰発現した乳がん患者は転移・再発がしやすく，予後不良と言われている。そのため，HER2タンパクを調べる検査は，過剰発現乳がん患者の診断補助，術後再発のモニタリングに有用である。

HIV（human immunodeficiency virus）

ヒト免疫不全ウイルス。後天性免疫不全症候群〔→**エイズ（AIDS）**〕の原因となるウイルスであり，遺伝物質としてリボ核酸（RNA）を有するレトロウイルス。体内に侵入して免疫系のリンパ球であるT4リンパ球に感染，増殖する。このためT4リンパ球が破壊され，免疫低下または免疫不全を起こす。

HLA抗原（human leukocyte antigen）

ヒト白血球型抗原または組織適合性抗原とも呼ばれる，白血球などの細胞膜にある蛋白質の一種。赤血球のABO式血液型と同様，白血球をはじめとした全身の細胞にもHLAという型があり，輸血など臓器移植では，このHLA型が一致していないと拒絶反応を起こしやすい。

HMO（health maintenance organization）

アメリカにおけるマネジドケア方式の医療保険制度の一つ。組織内に保険機構をもち，病院を所有して運営し，医師を雇用して給料を支払うタイプや，組織外の病院と契約して人頭制で前払いするタイプなど，いくつかの形態がある。

保険加入者は保険会社が指定した家庭医にかかる。家庭医は自ら継続して診療に当たるか，専門医に紹介するかを判断するが，医療費の抑制のため専門医への紹介は煩雑な手続きを経る。診療内容についてもその必要性が事前に審査され，処方薬も制限を受ける。

家庭医への支払いは人頭制の定額なので，利益を出すために医療に対する抑制が働く。一方，保険料は低額で，患者の自己負担はない。しかし，診療内容についての利用審査は，インフォームド・コンセントなどとの関係から強い批判を受けている。

HOMAS2

国立大学42病院で運用される病院管理会計サービス。2016年4月に運用が開始された。

HOMAS2の特徴は，1つは共通の原価計算ルールの設定で，これにより他院との比較が可能になり，自院の診療内容や患者特性が分析できる。2つ目はサーバーの一元化で，クラウドの利用により各病院での専

用サーバーが不要になり，コストが削減された。

全病院が毎月，東大病院に設置された一元サーバーにDPCデータと財務データを提出すると，共通ルール原価計算が行われて各病院の原価計算結果が出て，病院ごとの「入院実績比較」などが比較可能になる。

HPKIカード

HPKI（Healthcare Public Key Infrastructure；保健医療福祉分野の公開鍵基盤）は，保健医療福祉において電子情報のやり取りの際に公開鍵基盤の暗号技術によるセキュリティを提供するもの。厚労省HPKIルート認証局の監査の下，医師や薬剤師などの国家資格などを証明するHPKIカードが発行されている。

医師のHPKIカード（医師資格証）は日本医師会電子認証センターが発行し，ICチップが内蔵され，本人確認の電子認証，電子カルテや診療情報提供書へのHPKI電子署名，電子処方箋の運用等に対応している。厚労省は，医師採用時の資格確認に使用することを認める通知を出している。

HPL

ヒト胎盤性ラクトーゲン（human placental lactogen：HPL）。胎盤から分泌される蛋白ホルモンで，胎児→胎盤→母体の種々の代謝系に極めて重要な影響を及ぼす，母体の代謝調節因子。

血中HPLは妊娠初期から次第に増加し，妊娠末期にピークとなり，分娩後に消失する。胎盤機能などを推定するため，HPL値が測定される。

HPV検診

発癌性のあるヒトパピローマウイルス（HPV）に感染しているかどうかを調べる検診のこと。HPVは，子宮頸癌の原因となるウイルスで100種類以上存在するが，ハイリスク型とローリスク型に分かれる。ハイリスク型（発癌性ウイルス）は15種類ほどであるが，HPV 16型・18型の2種類は子宮頸癌を発症した20〜30代女性の70〜80％で見つかっている。

通常，子宮頸癌が発症するのには数年から十数年の期間がかかるが，子宮頸癌予防ワクチンを接種してもすべてのHPVの感染を防ぐことはできないため，定期的に検診を受けることで前癌病変の早期発見，早期治療をすることができる。

一般的に子宮頸癌検診で行われているHPV検査は簡便で，非侵襲的な細胞診検査が実施されているため，前癌病変の検出感度は80％にとどまるが，前癌病変を95％の高感度で検出できるHPV-DNA検査を併用することで，「陰性であれば，2〜3年以内に子宮頸癌になる可能性は低い」というエビデンスが得られる精度の高い検診が可能となった。

HPVワクチン

子宮頸がんの原因であるヒトパピローマウイルス（human papilloma virus：HPV）に対するワクチン。海外ではHPVワクチン製剤が広く使用されており，日本では2009年12月にサーバリックス，2011年8月にガーダシルが発売になった。

2013年，予防接種法改正により，定期接種となった。しかし，ワクチンとの因果関係が否定できない持続的疼痛が，接種後に特異的にみられる事例が発生したことにより，2013年6月厚労省は，「副反応の発生頻度等がより明らかになり，国民に適切な情報提供ができるまでの間，定期接種を積極的に勧奨すべきでない」と通達し，現在に至っている。

HTLV-1

ヒトT細胞白血病ウイルス1型〔human T-cell leuke-mia virus（HTLV)-1〕とは，主に母乳を通じて母親から子どもに感染し，成人T細胞白血病（ATL）やHTLV-1関連脊髄症などを発症させる原因ウイルス。厚生労働省によると，感染者数は約108万人と推定され，ウイルスを除去する根治療法はない。

政府の「HTLV-1特命チーム」が2010年10月に決定した方針を受け，厚労省は同月，HTLV-1抗体検査を妊婦健康診査の標準的検査項目に追加するとともに，妊婦健康診査臨時特例交付金に基づく公費負担の対象とできるよう，補助単価（妊婦1人当たり）の上限額を改定する通知を発出した。

HTLV-1抗体

HTLV-1感染によるATL〔→成人T細胞白血病〕やHAM（HTLV-1関連脊髄症）の発症が疑われる場合，HTLV-1抗体の検査が行われる。

Hugh-Jones分類

慢性呼吸不全など呼吸困難の指標として広く用いられている分類法（ヒュー・ジョーンズ分類と読む）。呼吸困難の程度を5段階に分類している。

Ⅰ度：同年代の健常者と同様の生活，仕事ができ，階段も同様にのぼれること。

Ⅱ度：歩行は同年代の健常者と同様にできるが，階段の上り下りができない。

Ⅲ度：健常者とは同様に歩けないが，自分自身のペースで1kmぐらいの歩行ができる。

Ⅳ度：休み休みでなければ50m以上の歩行ができない。

Ⅴ度：会話や着替えにも息が切れて，外出もすることができない。

DPC調査では，「様式1」の「診療情報」における項目「Hugh-Jones分類」において，同分類に基づく値の入力が求められる。

Ｉ

I-131内用療法（放射性ヨード療法）

甲状腺がんがヨードを取込む性質を利用して，I-131という放射線を放出するヨードカプセルを服用する放射線療法。体内に入った放射性ヨードは甲状腺がんに吸い寄せられるため，病巣へ集中して放射線を照射できる。

DPCでは「手術・処置等2」に本治療法が設定されている区分がある（2019年4月現在）。

IADL （Instrumental Activities of Daily Living）

「手段的日常生活動作」と訳される。日常生活を送るうえで必要な動作のうち，ADL（日常生活動作）より複雑で高次な動作（買い物，掃除，洗濯，金銭管理，電話応対，服薬管理，交通機関の利用等）のこと。

IAHA法 （immune adherence hemagglutination）

免疫粘着赤血球凝集反応。抗原抗体反応の後，補体（免疫，炎症反応に関与する蛋白）が結合した複合体が赤血球と付着し，赤血球が凝集する現象を利用した検査であり，抗原，抗体，補体を検出する。水痘の診断や感染歴を知るのに用いられる。

IC （informed consent）

→ インフォームド・コンセント

ICカード （integrated circuit card）

ICを内蔵し，演算機能と記憶機能をもったカード。磁気カードの100倍程度の記憶容量がある。個人基本情報のほか医療・保健・福祉情報を保存することで，在宅を訪問する関係スタッフがカードで情報を共有し

英字

H
｜
I

たり，個人が健康管理用データベースとして携帯したり，本人確認用ツールとして各種の証明書を発行してもらったり——と用途は広い。

厚生労働省などは患者の利便性の向上，重複検査の回避，医療費不正請求防止などのため，健康保険証のICカード化を進めている。

ICD (International Statistical Classification of Diseases and Related Health Problems)

疾病及び関連保健問題の国際統計分類。異なる国や地域から，異なる時点で集計された死亡や疾病のデータの体系的な記録・分析・解釈および比較を行うため，世界保健機関（WHO）が作成した分類。最新の分類は，第10回目の修正版として1990年に採択されたものに対し，2003年にWHOが一部を改正した分類であり，ICD-10（2003）と呼ばれている。

日本では，「疾病，傷害及び死因分類」がICD-10に準拠して作成されているほか，DPCでも用いられている。

ICD-9-CM (International Classification of Diseases 9th Revision, Clinical Modification)

ICD-9を基にアメリカで作られた，医療行為（処置・手術）の分類。MEDIS-DCによる「手術・処置マスター」でも，ICD-9-CMコードが利用されている。

ICD-10-NA (International Classification of Diseases to Neurology)

ICDに専門的な情報を付加した派生分類の一つであり，「国際疾病分類－神経疾患への適用」と訳される。1997年にWHOが刊行した。ICD-10の分類とコーディング体系を保持しているが，さらに細分類化され，5桁レベル以上で精密に神経疾患を分類できるようになっている。

ICD-11

改訂が予定されている国際疾病分類の通称。2012年5月，WHOより改訂案が示された。

ICDの正式名称は「疾病および関連保健問題の国際的統計分類」。1900年に国際統計協会に制定されて以降，10～20年おきに改訂が行われている（現行版はICD-10の2013年版）。

ICD-11では，これまでの章立てに「第4章　免疫機構の障害」，「第7章　睡眠・覚醒障害」，「第17章性保健健康関連の病態」などを新たに加える予定で，ウェブサイトでの提供など電子的環境での活用を想定した様々なツールが提供されることになる。

ICD-11は2017年5月に世界保健機関（WHO）の世界保健総会（WHA）で承認され，2018年6月に公表，2019年5月のWHO総会で承認される見通し。

ICD-O-3

国際疾病分類腫瘍学第3版のこと。腫瘍学（oncology）のために作られた分類である。

腫瘍の局在topography（部位，T）と形態診断morphology（病理組織診断，M）との組合せで用いる。

ICF (International Classification of Functioning, Disability and Health)

国際生活機能分類。障害に対する国際分類で，従来用いられてきた国際障害分類（ICIDH）の改訂版として，2001年にWHO総会で採択された。障害や健康に関する1424項目の組合わせにより生活機能を分類するもので，正式名称は「生活機能・障害・健康の国際分類」。ICD（国際疾病分類）とともに，WHOの中心分類に位置付けられる。

ICFでは，機能障害などによる社会的不利を，生活機能の問題と環境面の相互影響によるものという考え方を採用している。生活機能を，「心身機能・身体構造」「活動」「参加」からなる「生活機能」と，それに影響がある「背景因子」の組合わせにより分類し，レベルに応じて項目が設けられている。分類はアルファベットと数字で表現する。

医療・介護・福祉の一部関係団体からは，チーム医療のための「共通言語」としてICFを採用すべき，との声も挙がっている。

ICG (indocyanine green)

肝機能や肝予備能を調べる負荷試験で使用される色素の一つ（インドシアニングリーン：ICG）。一定量のICG溶液を静脈注射し，一定時間後に採血して血中ICG濃度を測定する。

ICGは血中リポ蛋白に結合して肝臓に運ばれ，肝細胞に摂取されて胆汁に排泄される。その過程で血中ICG濃度を経時的に測定することによって，肝臓の色素排泄機能（解毒作用）を調べる。

高値を示す病態に，肝硬変，慢性活動性肝炎，慢性非活動性肝炎などがある。

ICS (infection control staff)

感染管理スタッフ。四病院団体協議会が主催（厚生労働省後援）する「感染管理講習会」を修了した者に資格認定される感染対策の専門スタッフ。器材等の洗浄・滅菌管理，感染サーベイランス，病原菌検査・処置，患者・家族への説明，マニュアル作成，院内教育など，インフェクション・コントロール（感染症制御）について，幅広い業務を担う。感染症の専門知識だけでなく，疫学・微生物学・薬理学の知識や最新情報を身につけ，科学的根拠に基づいた感染防止対策の評価や改善法などのスキルが求められる。

なお，病院内の感染症対策に取り組む医師の資格認定としてICD（infection control doctor）があり（病院感染制御に関連する16学会からなるICD制度協議会主催），同様に看護師の資格認定としてICN（infection control nurse）がある（日本看護協会主催による認定看護師）。

ICT (infection control team)

感染対策チーム。医師，看護師，薬剤師，臨床検査技師などで構成される，院内の感染対策専門チーム。感染対策委員会の提言を受けて，年間計画の策定，マニュアル作成，実行，サーベイランス，評価，報告などを行う。

ICU (intensive care unit)

集中治療室，**集中治療部門**。生命維持が危険な状態の重症患者に対して，専任の医療スタッフと高度な医療機器を整え，集中的に治療を行うための施設。

ICUにはあらゆる症例を扱うgeneral ICUのほか，新生児や未熟児を対象とするNICUなど専門分野に特化したものがある。

IDカード (identification card)

身分証。社員証，会員証，診察券など，本人であることを認証するカード。エンコード（ID番号入り磁気テープ）加工したものが一般的だが，ICカードも使われている。

ID番号 (identification number)

身元番号。人，組織，物品，ファイルなどを分類，識別するために付けた記号，番号またはコード。医療機関の場合は，診療録管理などのため患者番号や職員番号などに用いる。

IgA，IgD，IgE，IgG，IgM

免疫グロブリン（Ig）のクラス。免疫血清学検査の指標となる。

IgA：IgGに次ぎ高濃度で血中に存在する。唾液，涙液，鼻汁，気道粘液，消化管分泌液，乳汁などに高濃度に含まれ，粘膜面での局所免疫に関与する。

IgD：Bリンパ球の膜表面に多く存在し，上気道感染の防衛に重要な働きをしていると考えられている。血清IgDの測定は，IgD型骨髄腫や原因不明の発熱を伴う高IgD血症に用いられる。

IgE：I型アレルギーの疾患〔→**アレルギー性疾患**〕に関与する免疫グロブリン。アレルギー体質の診断や経過観察の目的で測定される。

IgG：血中に最も多く存在し，胎盤透過性をもつ免疫グロブリン。免疫不全症，感染症，腫瘍，自己免疫性疾患など抗体を産生する疾患を観察するために測定され，免疫比濁法が用いられる。

IgM：最大の分子量をもち，B細胞の分化や抗体産生，アポトーシスなどの免疫系に関与する。感染症で最も早期に産生されるが，IgGなどの抗体が作られる時期には低下する。

II（intradermal injection）
→　**皮内注射**

IM（intramuscular injection）
→　**筋肉注射**

IMRT（intensity-modulated radiation therapy）

強度変調放射線治療。原発性の頭頸部・前立腺・中枢神経腫瘍に対し，2008年4月に保険適用された。

がんの悪性度が高いため手術や通常の放射線治療の適応になりにくい症例などに，IMRTによる治療が考慮される。コンピューター制御によって複数の方向からの放射線を腫瘍組織の形に合わせて照射する。正常組織の被曝が少ないため副作用や後遺症もかなり抑えられる。課題としては，治療計画の作成に大きな労力がかかること，照射量の調節が難しく診療放射線技師に高度な技術が求められること，医学物理士など専門スタッフが必要なこと——等が指摘されている。

IMV

間歇的強制換気（Intermittent Mandatory Ventilation）の略称。補助呼吸のひとつで，自発呼吸で不足する換気を強制換気を加えて補う。人工呼吸器からの離脱（ウィーニング）の際に行われる。

IoT

Internet of Thingsの略で，「モノのインターネット」と訳される。あらゆるモノがインターネットにつながり，情報交換することで相互に制御する仕組み。

医療・ヘルスケア分野では，スマートフォン等と連携して薬の飲み忘れを通知する「IoT錠剤ケース」などの開発なども行われている。

厚労省は，IoT導入等によるビッグデータの収集・活用を推進しており，総務省の試算によると，地域社会にIoTを導入し，新たな医療サービスを生み出すことなどで，2020年度に年間1兆3000億円の経済効果を見込んでいる。

IPPV

間歇的陽圧換気（Intermittent Positive Pressure Ventilation）の略称。吸気時に陽圧をかけ，呼気時に大気圧に戻し，強制的に換気を行う。人工呼吸（器）の基本モード。

iPS細胞（induced pluripotent stem cells）

iPS細胞とは，人間の体細胞から，あらゆる細胞や組織になる可能性をもつ「人工多能性幹細胞」のこと。京都大学の山中伸弥教授らのグループが2006年に世界で初めて作製した。

以前は，同様の能力をもつES細胞（胚性幹細胞）が再生医療の中心と考えられていたが，受精卵から作製するため倫理的な問題があるとされ研究に大きな制約を受けていた。一方，iPS細胞はヒトの皮膚細胞から作られるので，規制は最小限になる可能性が高い。アメリカもiPS細胞の作製に成功し，日米の実用化競争が激化している。

国内では，iPS細胞を使った臨床研究や計画が相次いでいる。パーキンソン病患者の脳にiPS細胞から作った神経細胞を移植する研究，脊髄損傷患者を対象としたiPS細胞による臨床研究，重症の心不全患者を対象に，iPS細胞から作製した心筋シートを移植する臨床研究などがある。

iPS細胞ストック

細胞移植による拒絶反応が起きにくい特別な細胞の型をもつドナー（HLAホモドナー）の皮膚や血液などからiPS細胞を作成し，冷凍保存する計画のこと。京都大学iPS細胞研究所と，同大医学部付属病院が連携して実施する。

同研究所によれば，HLAホモドナー75名分のiPS細胞を揃えることにより日本人の約80％をカバーすることができるという。

IROOP（アイループ）

国立精神・神経医療研究センターと国立長寿医療研究センターの共同研究として実施される，認知症の発症予防を目指したインターネット健常者登録システムのこと。"Integrated Registry Of Orange Plan"の略。

Webサイトから，40歳以上の健常者に対し登録を募る。登録者はインターネット上で生活習慣などのアンケートに回答し，認知機能を簡易にチェックできる検査を半年ごとに電話で受けることができる。また，希望者には，臨床研究や，薬の治験の案内を行う。集めた情報の研究利用も想定している。

iRS細胞

人の体細胞からiPS細胞を作る際の中間段階の幹細胞株。再プログラム化細胞とも言い，京都大のチームがその作製に成功した。

iRS細胞は培養条件を変えることでiPS細胞への再プログラム化を効率よく開始する。また，iPS細胞ではむずかしかった単一細胞からの増殖が可能で，iRS細胞をゲノム編集することにより遺伝子改変されたiPS細胞の作製が容易になる。

Is値（Seismic Index of Structure）

Is値（Seismic Index of Structure）とは，建物の耐震性能を表す指標のこと。その値が大きいほど耐震性は高く，Is値が0.6以上の建物は倒壊する危険性が低いとされる。逆に，Is値0.3未満の建物は，震度6強の地震で倒壊する危険性が高いと判断される。

2010年9月の追加経済対策に盛り込まれた病院等の耐震化対策について，厚生労働大臣は，Is値が0.3未満の建物をもつ災害拠点病院などを優先して耐震化対策を実施する考えを示した。厚生労働省が2018年3月に公表した病院の耐震改修状況調査によると，Is値0.3未満の建物を持つ病院は288施設あり，うち30施設が災害拠点病院や救命救急センターであった。

ISD条項

投資家対国家の紛争解決（Investor State Dispute Settlement）条項の略。自由貿易協定等を結んだ国家間において，投資家（企業）が相手国政府との紛争解決の手続が行えるように定めた条項のこと。この条項が盛り込まれることにより，投資家が相手国政府から不当な差別を受けて損害を被ったと判断した場合に直接，相手国政府を国際投資紛争解決センターに訴えることが

英字

可能になる。これは条約であるためISD条項が国内法よりも上位となり，国内の司法機関が関わる余地はなくなる。TPPや日米FTA等でISD条項が盛り込まれることが懸念されている。

ISDN (integrated service digital broadcasting)

サービス総合デジタル網。通信方式がデジタル化され，高度な情報通信処理機能をもったネットワーク。利用者は1本の加入者線によって電話に加え，データ通信など様々な非電話系サービスを利用することができる。

ISO (International Organization for Standardization)

国際標準化機構。工業・技術規格の国際的な標準化を推進することを目的とした国際機関。医療機関が取得する規格として，主にISO9001とISO14001がある。

ISO9001は品質保証システムの規格ISO9000シリーズの一つで，製品の設計能力の実証に関する規格。医療機関では医療過誤の防止対策などを目的として取得する。

ISO14001は環境管理システムの規格ISO14000シリーズの一つで，環境に配慮した業務の仕組みや手順（環境マネジメントシステム）の仕様と利用の手引の規格。医療機関では医療廃棄物や院内感染対策として取得する。

IV (intravenous injection)

→ **静脈内注射**

IVH (intravenous hyperalimentation)

→ **中心静脈栄養法**

IVR (interventional radiology)

放射線診断技術の治療的応用。血管内治療・手術，画像支援治療など，エックス線での透視下やエコー下，CT下，内視鏡下などで画像を見ながら体内にカテーテルや針を挿入して治療する方法の総称。身体への負担が少なく，入院期間も短くて済む。

≪IVRによる主な治療≫

【IVRの代表的血管治療】	【IVRの代表的非血管治療】
・動脈，静脈塞栓術	・生検
・リザーバー留置術	・胆管ドレナージ
・経皮的血管拡張術	・腫瘍穿刺ドレナージ
・ステント留置術	・胃瘻，腸瘻造設術
・血栓溶解術	・ラジオ波凝固術
・血管内異物除去術	

J

JACHI (Japan Accreditation Council for Healthcare Information)

医療健康情報認証機構。インターネットを活用した医療健康情報「eヘルスケア」サービスの質の審査と認証，良質なサービスの振興に向けた人材教育等を行う目的で設立された第三者機関。2006年9月，NPO法人日本技術者連盟から分離独立し，有限責任中間法人になった（現在，一般社団法人）。

説明責任・著者表示・開示・プライバシー・セキュリティー等10の原則に沿って審査し，認証サイトにはシール「JACHI（ジャシー）マーク」を発行して，情報の信頼性やサイトの安全性を保証する。認証サイトの基準遵守を常に監視するほか，問題が発生した場合，苦情・報告・処理等に，サイトと協力して速やかな解決を図る。認証は1年ごとの更新制。

JCHO

独立行政法人／地域医療機能推進機構の略称。独立行政法人／年金・健康保険福祉施設調整機構（RFO）の改組により，2014年4月に発足した。これまでRFOが全国社会保険協会連合会等に運営を委託していた全国の社会保険病院や厚生年金病院等を直営する病院グループ（病院57施設，介護老人保健施設26施設，訪問看護ステーション12施設，地域包括支援センター10施設，看護専門学校7施設など）となる。

JCI認証

JCI（Joint Commission International；国際病院評価機構）とは，安全な患者ケアを提供する病院の認証等を行う国際的な非営利組織（本部：アメリカ・シカゴ，世界各地に支部を設置）。JCI認証は，医療機関の国際的な信用度の指標の一つであり，病院にJCI認証を求める国外の保険会社が多いとされる。1994年から認証事業を開始。

日本では2019年現在，29機関が取得している。

JCRP

厚生労働・文部科学・経済産業の3省が連携し2014年に始めたがん研究事業。ジャパン・キャンサーリサーチ・プロジェクトの略で，「がん研究10カ年戦略」を踏まえ，がんの基礎研究から臨床・実用化に向けた研究までを一体的に推進することを目的とする。

2015年度までの達成目標は，①新規抗がん剤の有望シーズの10種取得，②早期診断バイオマーカー・免疫治療予測マーカーの5種取得，③がん死亡率の20%減少など。

さらに2020年頃までの目標としては，①日本初の革新的がん治療薬創出に向けた10種類以上の治験，②小児がん・難治性がん・希少がんなどの治療薬実用化に向けた5種類以上の治験，③ドラッグ・ラグ，デバイス・ラグの解消――などを掲げている。

JHAstis（ジャスティス）

日本病院会の出来高病院経営支援ツール。日本病院会戦略情報システムの略称。

「出来高病院の経営支援」を具体化するもので，参加病院から提供された個人情報をマスキングしたレセプトデータを基に，病院ごとに必要な各種データが定期的にレポート形式で配信されるシステム。

JMAT

日本医師会が，大規模災害において被災者の生命と健康を守るための支援活動を行う目的で被災地に派遣する災害医療チーム（JMAT）のこと。東日本大震災では，災害発生後48時間以内の活動を目途とするDMATなどの活動を受け継ぎ，全国の各都道府県医師会が独自にJMATを結成・派遣した。1チームは原則として医師1人，看護職員2人，事務職員1人とし，派遣期間は3〜7日間を目途とする。

JSS（脳卒中重症度評価スケール）

日本脳卒中学会が病態を客観的に評価する目的で作った脳卒中重症度評価スケールのことである。世界で唯一の定量的ストローク（脳卒中）スケールである。

脳卒中重症度評価スケールとして世界的に使われているのは，意識・視野・眼球運動・四肢筋力・感覚等15種類の評価項目から成り，点数が高いほど重症の状態を示す「NIHSS」だが，対象の状態を連続する数値の変化に着目してとらえる定量性が欠如する欠点があり，その不都合を解決するためにJSSが開発された。主に，急性期では重症度や治療効果の判定に，慢性期ではADLやQOLの評価に用いられる。このほか，JSS-M（脳卒中運動機能障害重症度スケール），

JSS-H（脳卒中高次脳機能スケール），JSS-d（脳卒中うつスケール），JSS-E（脳卒中情動障害スケール），JSS-DE（脳卒中うつ・情動障害同時評価表）が開発されている。

K

Killip分類

急性心筋梗塞に伴う心不全の重症度分類であり，胸部聴診所見から急性心不全の病態を判定するもの。

DPC調査では，「様式1」の「診療情報」における項目「急性心筋梗塞（050030，050040）における入院時の重症度」において，Killip分類のクラスⅠ〜Ⅳの4段階に対応させた1〜4までの値の入力が求められる。

≪心不全のKillip分類≫

分類	症状
Ⅰ	肺野にラ音なく，心不全の徴候なし
Ⅱ	肺野に50%以下のラ音，Ⅲ音（軽〜中等度の呼吸困難）
Ⅲ	肺野に50%以上のラ音（肺水腫，高度の呼吸困難）
Ⅳ	心原性ショック（チアノーゼ，意識障害）

L

LA法

ラテックス凝集（反応）法。ラテックス粒子を付けた抗体と，検体の標的となる抗原が，抗体反応によって結合し凝集する性質を利用した検査。凝集の程度を吸光度で測定し，抗原の濃度を定量化する。リウマトイド因子やCRPなどの測定法として用いられる。

LAN (local area network)

建物内や同一敷地内に構築するコンピュータネットワーク。病院内で構築したものを院内LANと呼ぶ。

LD (lactate dehydrogenase)

乳酸デヒドロゲナーゼ（「LDH」という略称もある）。ブドウ糖の代謝に関わり，多くの組織に存在する。臓器の疾患や細胞組織の障害があると，血液中のLD値が上がる。基準値の120〜240IU/Lより高い場合，肝炎，肝臓がん，肝硬変，急性心筋梗塞，心不全，筋肉ジストロフィー症などが疑われる。

なお，高い数値が出た場合，その病変部位を推測するためLDアイソザイムを検査することがある。

LDR

出産の一連の流れ〔陣痛（labor）〜分娩（deliver）〜回復（recovery）〕を一つの部屋で行うこと。

陣痛室や分娩室など各ステージを分け，出産の進行に応じて妊婦が移動するスタイルは，病院出産が広まった昭和30年代から，多くの出産を安全・効率的にこなすために始まり，一般化した。しかし，出産の進行によって分娩室等へ移動する必要があるため，そうした妊婦の身体的な負担などを軽減させる目的で，LDR室を設ける医療機関が増えているという。

LE現象検査

エリテマトーデス（LE：lupus erythematosus）現象を利用した検査。

全身性エリテマトーデス（SLE）では，崩壊した細胞から放出された核がLE因子と反応して膨化し，膨化した核を好中球などが貪食する（その好中球をLE細胞という）。また，膨化した核の周りを好中球が放射状に囲み，ロゼット（菊花状の形態）を形成することがある。このLE細胞とロゼットの出現をLE現象と呼ぶ。なお，LE因子は**抗核抗体**（真核細胞の核内にある自己抗体群の総称）の一つ。

LE細胞はSLEで高率に陽性となるため，スクリーニング検査に広く用いられる。

LGBT

レズビアン，ゲイ，バイセクシャル，トランスジェンダーの頭文字を取り，性的少数者の一部を総称したもの。すべての性的少数者を指すことばではない。

LH (luteinizing hormone)

黄体形成ホルモン（黄体化ホルモン）。下垂体前葉から分泌される2つの性腺刺激ホルモン（ゴナドトロピン）のうちの一つ。もう一つは，卵胞刺激ホルモン（FSH）。女性ではFSHとともに卵胞を発育させ，排卵と黄体形成を促進させる。男性では精巣のライディッヒ細胞に作用し，テストステロン（男性ホルモン）の分泌を促進させる。

排卵の前に黄体形成ホルモン濃度が急激に増加すること（LHサージ）を利用するのが尿中LH検査であり，排卵時期の予測等に用いられる。

LHやFSHの血清濃度の測定で異常値を示す場合，視床下部や下垂体の疾患，精巣疾患等が疑われる。

LH-RH

男性および女性ホルモンの分泌を刺激する，黄体形成ホルモン放出ホルモン（luteinizing hormone-releasing hormone：LH-RH）。薬剤としては，前立腺がんや乳がんのホルモン療法等に使用され，LH-RHアゴニスト製剤（一般名：ゴセレリン，リュープロレリン）などがある。

LTAC (Long Term Acute Care)

長期急性期ケア。 → **長期急性期病床**

M

Mモード法

超音波診断装置の画面表示モードの一つで，Mはmotion（またはmovement）の頭文字。横軸に時間，縦軸に距離（生体深度）を表示して，反射源の経時的な運動曲線を記録する。心エコー検査の画像診断で用いられ，主に心臓の弁や心筋の動きを検査する。

MCCベビーテスト

2〜30カ月の乳幼児を対象に，精神発達の程度を調べる発達検査方法の一つ（Mother-Child-Counseling baby test）。心理検査者が対象児に一定の課題を与え，その反応や行動を直接観察し，標準レベルと比較して判定する。

MD法

骨粗鬆症の診断や経過観察のために行う，骨塩定量検査方法の一つ。両手の第二中手骨と標準的物質であるアルミニウム製の棒を同時にX線撮影し，両者の陰影をミクロデンシトメーターと呼ばれる専用装置（フィルム上の非常に小さな領域の試料の濃度や透過率を測定する装置）で比較し，骨量を評価する。

MDC (major diagnostic category)

主要診断群。DPCコードのうち最初の2桁がMDCを表し，01神経系疾患，02眼科系疾患…17精神疾患，

18その他，と18に分類されている。続く4桁がICD-10に対応する病名で，上6桁で病名を表現している。

MEDIS-DC

財団法人医療情報システム開発センターの英語名Medical Information System Development Centerの略称。1974年に設立された，厚生労働省と経済産業省が主管する財団法人。医療情報システムに関する基本的・総合的な調査や研究・開発・実験，医療情報システムの開発成果の普及促進，医療情報の収集と提供――等を行う。

具体的には，標準マスターの開発と普及（病名マスター，手術・処置マスター，臨床検査マスター等），医薬品情報提供，セキュリティの基盤整備（プライバシーマークの認定等）など多くの事業を行っており，財団のホームページから，病名マスターや手術・処置マスター等のデータをダウンロードできる。

MERS

中東呼吸器症候群の略称。サウジアラビアやアラブ首長国連邦を中心に広がる，新種のコロナウイルスによる感染症。感染すると2～15日の潜伏期間を経て，重症の肺炎，下痢，腎障害等を引き起こす。このウイルスに対抗するための特別な治療薬やワクチンはなく，集中治療室管理などの対症療法となる。ヒトからヒトへの感染は限定的だが，近年，欧米で中東からの帰国者の感染が急増。多数の死亡者も出ている。国内での発生報告はないが，2015年1月から二類感染症に規定された。

MML (Medical Markup Language)

異なる医療機関（電子カルテシステム）の間で診療データを交換するための標準フォーマット。システムの異なる他施設とのデータ交換の際，データをMML文書に変換して送出し，受信側で自施設のシステムに合った形式に変換してデータベースに格納（データベースへのマッピング）することで交換が可能となる。

MMPI (Minnesota Multiphasic Personality Inventory)

ミネソタ多面的人格目録検査。質問紙法で行う人格検査の一つで，1940年代にアメリカのミネソタ大学で開発された方法。

人間の性格（パーソナリティー）を，心気症，抑うつ，ヒステリー，精神病質的偏倚，男性性・女性性，パラノイア，精神衰弱，統合失調症，軽躁性，社会的内向性の10の尺度で評価する。また，受検態度の歪みを検出する妥当性尺度（「どちらともいえない」という回答が多い，良く見せたいという傾向が強い，などの判定）を検査するのも，特徴の一つである。

MMSE検査

ミニメンタルステート検査（Mini-Mental State Examination：MMSE）と呼ばれる，アメリカで考案された知能検査法の一つ。アルツハイマー型認知症などの診断に利用される。主に記憶力，計算力，言語力，見当識を測定する簡便な検査法であり，口頭による質問形式で実施される。

modified Rankin Scale (mRS)

国際的に最も利用されている，脳卒中の評価指標（判定基準）であり，重症度を7段階に分類している。

DPC調査では，「様式1」の「診療情報」における項目「入院時modified Rankin Scale」および「退院時modified Rankin Scale」において，同スケールに基づく値の入力が求められる場合がある。

MR (medical representatives)
→ 医薬情報担当者

MRA (magnetic resonance angiography)

磁気共鳴血管撮影。MRIを応用して血液の流れを画像化する血管撮影法。動脈穿刺などの観血的処置を要さず，造影剤も必要としない。任意の方向から観察できるため，血管病変のスクリーニングや術前検査として用いられる。

MRI (magnetic resonance imaging)
→ 磁気共鳴画像診断装置

MRSA
→ メチシリン耐性黄色ブドウ球菌

MS法人 (medical service corporation)

医業経営管理法人。病医院業務のうち診療サービス以外の業務を事業として行うために設立された関連会社。病医院の経営管理効率を高めるのが狙いだが，節税対策を目的とする場合も多い。対象となる主な業務に，薬品材料の販売・調剤，医療機器などの動産リース，保険請求・給与計算事務などの請負，清掃・給食業務などの請負，医療用消耗品などの物品販売――などがある。

MSBP (Münchhausen syndrome by proxy)

「代理によるミュンヒハウゼン症候群」の略。親が子どもの病気を捏造して医療機関にかかるという児童虐待。加害者には母親が多く，子どもの症状や自分のことについて巧みに嘘を語る。周囲には献身的に看護する人に見えるが，医師らの目の届かないところで，薬を飲ませる，肌を傷つけるなど，様々な方法で子どもを病気に仕立てる。小さいころ親から大事にされなかった女性が，自分を肯定し受け入れてくれる人を医師らに求めて起こす場合が多いという。

日本での報告はまだ少ないが，SIDS（乳幼児突然死症候群）と診断されたケースに潜んでいる場合もあり，注意が必要である。

MSW (medical social worker)
→ 医療ソーシャルワーカー

Muse細胞

ヒトの生体内に存在し，あらゆる組織への分化が可能な多能性幹細胞。

同細胞は骨髄や皮膚等に存在する間葉系幹細胞のなかにあり，体内の様々な損傷部位を修復することが確認されている。

ES細胞やiPS細胞を再生医療に用いる場合，目的とする細胞に分化誘導し，腫瘍化の危険性のある細胞を除去する必要がある。それに対し，Muse細胞は，採取してきて体内に投与するだけで組織修復をもたらし，腫瘍化することもほぼない。安全性についても一定の実績を有することから，再生医療の実現に有効な細胞として期待されている。

MVV (maximal voluntary volume)

最大換気量。一定の時間内にどれだけ多くの空気を肺内で出し入れ（換気）できるかという量を示す。

最大換気量の検査は，マウスピースを口にくわえ，鼻をつまんだ状態で口だけで呼吸を行う。通常12秒間行い，1分に換算した（5倍した）値で表す（L/分）。

N

NAG (N-acetylglucosaminidase)

N-アセチルグルコサミニダーゼと呼ばれる，前立腺と腎臓（特に近位尿細管）に含まれる加水分解酵素。尿細管や糸球体の障害で尿中に現れるため，腎機能の

検査指標となる。また，腎移植後の経過観察や上部尿路感染の検査にも用いられる。

NBM （narrative based medicine）

物語に基づく医療。患者と対面して対話するなかで，患者が抱える「病の物語」を把握することを重視したカウンセリング手法。医療の主役である個々の患者の特性を尊重し，人間的視点から語り手と聞き手の関連性を作り出すことで，患者と「病の物語」を共有する。

意識的にあいづちを打ち効果的にオウム返しを行って患者の話をよく聞き，「はい・いいえ」では答えられない質問で患者の内なる心を意識化させる。引き出された患者の考えから，患者に行動計画を公言させて実施を促す。EBM（根拠に基づく診療）と併用することで治療効果が上がるとされている。

NCD （National Clinical Database）

日本外科学会などが立ち上げた一般社団法人で，外科系の手術・治療全般のデータベース事業を行う。従来は施設や学会ごとに集められていたデータを集中管理することにより，医療の質向上に貢献することを目的とする。データベース活用により，①診療圏ごとの外科医療体制の現況把握，②専門医の適正配置，③手術料の精緻化，④新たな術式の開発（治療成績の向上），⑤外科医療の施策提言に向けたエビデンスの提示——等が可能になるという。

症例データベースへの参加要件はなく，費用もかからない。2011年から外科症例の登録を開始している。

NDB （ナショナルデータベース／レセプト情報・特定健診等情報データベース）

国の保有するデータベースで，電子化されたレセプト情報や特定健診等の情報が，匿名化処理を行われて格納されている。

医療費適正化計画のための調査・分析等に用いるデータベースとして構築された。2011年度からは，上記の目的以外の利用のためのデータ提供も始まり，有識者会議の審査に通れば，行政機関や大学，民間企業等の第三者もNDBのデータを利用できるようになった。

NDM-1

NDM-1（ニューデリー・メタロ-β-ラクタマーゼ1）とは，カルバペネムを含む各種の広域β-ラクタム抗菌薬を分解する酵素。大腸菌や肺炎桿菌などの腸内細菌科の細菌に，NDM-1を産生する新たなタイプの多剤耐性菌が2009年に初めて報告された。2010年6月以降，インドやパキスタンで本菌に感染したとされる事例が欧米で報道されている。

本菌は，ほぼすべてのβ-ラクタム抗菌薬とともに，フルオロキノロン系，アミノ配糖体系など広範囲の抗菌薬に多剤耐性を示す。日本国内では2011年3月に，3人の患者からNDM-1遺伝子をもつ腸内細菌が確認されたが，この患者から他の人への感染は認められていない。

NHS （National Health Service）

イギリスにおいて，政府から委託されて医療サービスを提供する組織（国民保健サービス，NHS：National Health Service）。日本とは異なり，イギリスでは医療に社会保険制度は導入されていない。

NHSは1948年に設立され，財源は国の税金で賄われている。イングランド，スコットランド，ウェールズ，北アイルランドと地方ごとに支部が設立され，それぞれが独立単位として運営されている。

プライマリ・ケアはGPと歯科医が支え，傘下の病院はトラストという組織体として運営される。

NICU （newborn intensive care unit）

新生児特定集中治療室。未熟児を含めハイリスク新生児を対象に，呼吸管理や各種の監視装置を用いた観察を行い，新生児の生存率を高めるため集中的治療を行う施設。

次の監視装置等を常備しなければならない。救急蘇生装置，新生児用呼吸循環監視装置，新生児用人工換気装置，微量輸液装置，経皮的酸素分圧監視装置または経皮的動脈飽和度測定装置，酸素濃度測定装置，光線治療器。治療室は原則バイオクリーンルーム。

専任の医師および助産師または看護師が24時間勤務していること等が要件である。

NIPT （無侵襲的出生前遺伝学的検査）

妊婦の血液から，胎児の染色体や遺伝子を調べる非侵襲的検査。妊婦の血液中の胎児由来遺伝子を用いた検査としては，従来は胎児の性別診断および血液型診断のみが実用化されていたが，2011年より，胎児がダウン症に罹患しているかどうかを診断することが可能になった。

診断の精度は99％以上といわれる。従来の羊水検査と比較すると母体への負担が少なく，流産の危険性もない一方，人工中絶の件数増加につながるなどの倫理的問題も孕む。

2015年3月，日本産婦人科学会が「母体血を用いた新しい出生前遺伝学的検査の指針」を公表し，これを受け厚労省も通知を発出した。

そのなかでは，「必要な患者に対し，診察から検査，診断，治療に至るまでの医師が行う診療行為の一環としてなされるべき」「検査前後における専門家による十分な遺伝カウンセリングにより，検査を受ける妊婦やその家族等に検査の意義や限界などについて正確に理解していただくことが必要」「検査対象者については，（中略）一定の要件を定めることが必要」など，NIPTに対する基本的考え方をまとめている。

NOTES

NOTES（natural orifice translumenal endoscopic surgery）は，経管腔的内視鏡手術と呼ばれる。体表面を切開することなく内視鏡を自然孔（口，肛門等）から挿入後，胃や大腸などの管腔壁を経て腹腔内に到達させ，対象臓器の診断・処置を行う手技・手術のこと。腹腔内で観察や処置を行ったのち，管腔壁の切開部を閉鎖して自然孔から内視鏡を出す。体表面を切開しないため，術後の疼痛がより少なく，審美的なメリットも大きいという。より低侵襲な手術として注目を集めている。

世界中で研究開発と臨床応用が進んでおり，日本でも2008年に初めての臨床応用が行われた。NOTES用の様々なデバイスの開発も進んでいる。

NST （nutrition support team）

栄養サポートチーム。栄養状態の悪い患者に対して，各専門スタッフがそれぞれの知識や技術をもちよって栄養支援を行うチーム医療。褥瘡患者や血清アルブミン値3.0g/dL以下の患者などを対象に，チームスタッフで回診・カンファレンスを行い，各患者に応じた栄養療法のケアプランを立案・実施する。

2004年に病院機能評価（ver. 5.0）の評価項目でNSTの設置が採用されたほか，2010年度改定では栄養サポートチーム加算が新設された。

NYHA分類

ニューヨーク心臓協会（New York Heart Association：NYHA）の分類法で，心不全の重症度を「心疾患を有するが身体活動に制約のないもの」から「いかなる身体活動も苦痛を伴うもの」まで4種類に分類する。

英字

N
｜
N

O

OAE
耳音響放射検査（Otoacoustic Emission）の略称。音が聞こえたときに内耳の有毛細胞から音が発生し，その音をマイクで記録し内耳機能を判定する。新生児の聴覚スクリーニング法としても利用される。

OCR（optical character reader）
光学式文字読取り装置。印刷文字や手書き文字を光学的に読み取る入力装置。

手書き帳票の入力処理，FAXを利用したエントリシステム，活字文書のデータ化など，多様な業務に応用されている。

OCT
光干渉断層計（Optical Coherence Tomography）の略称。赤外線の光を用い，網膜の断層像を描く。視神経乳頭の陥凹，網膜神経線維層の厚みの両方を測定できる。

OD錠
口腔内崩壊錠（oral dispersing tablet）と呼ばれる，内服薬の剤型の一種。唾液や少量の水を薬と一緒に含むことで，口腔内において速やかに崩壊する。子どもや高齢者，嚥下能力が低下した患者でも服用しやすいのが特徴である。〔→チュアブル錠〕

OFF-JT（off the job training）
職場外研修。集合研修など，通常業務から離れて，業務遂行に平均的に必要となる一般的知識やスキルを習得させる教育体制。長所は体系的な教育ができること。

OJT（on the job training）
職場内訓練。職場内で仕事を通して日常的に行われる教育訓練。企業における従業員教育の基本的訓練方法の一つで，上司や先輩のサポートを受けながら実際に業務を行い，必要な知識・スキルを習得していく。長所は実践的な教育ができること。

OMR（optical mark reader）
光学式マーク読取り装置。マークシートやカードに記入したマークを読み取る入力装置。

アンケート集計や入学試験採点，人事管理業務，臨床検査などに利用されている。一般に赤外線によってマークを検出しているため，記入には主に鉛筆が使用される。

ORCA（online receipt computer advantage）
日本医師会が進めているレセコン・オンライン化プロジェクトの名称（進化型オンラインレセプトコンピュータシステム）（通称：オルカ）。

医療機関のパソコンと日医のネットワークセンターをインターネットでつなぎ，レセプトコンピュータソフト等を無料で提供するというもの。

OS（operating system）
コンピュータの基本ソフトウェア。プログラムの実行を制御し，入出力制御，記憶領域割当て，スケジューリングなどを実行させる。

OS上でアプリケーション・プログラムが動作する。

OT（occupational therapist）
→　作業療法士

OTC医薬品
OTC医薬品とは正式には「**一般用医薬品**」であり，薬局やドラッグストアなどで販売されている医薬品のことである。英語で「カウンター越し」を意味する"Over The Counter"の頭文字から，OTC医薬品と呼ばれる。

薬剤師や医薬品登録販売者からの情報に基づき自己判断・自己責任で購入・使用する医薬品（従来は大衆薬，市販薬などと呼ばれていた医薬品）であり，医師の処方せんに基づかなければ使用できない「医療用医薬品」と対比的に使われる言葉である。

P

P4P
Pay for Performanceの略で，医療の質に対する支払い方式のこと。アメリカ医学アカデミーの定義によると，「EBMに基づいて設定された基準や指標で，医療の質を測定し，その結果に基づいて質の高い医療提供に対して経済的インセンティブを与えることである。その目的は単に高質で効率的な医療にボーナスを与えることにとどまらず，高質の医療への改善プロセスを促すことにある」（2006年）。P4Pは2000年以降，アメリカ，イギリス，オーストラリア，カナダなど欧米先進諸国が導入している。元々は，医療費の効率的な支払いを行おうとするアメリカの民間保険会社が先導してきたものとされる。

P4Pでは，大きく3つのインセンティブ・モデルがある。モデル1は，パフォーマンスに応じた保険償還の割増しモデルで，臨床指標やガイドライン準拠率の達成度や改善度に応じてボーナスを与える方式。質パフォーマンス指標を用いて病院をベンチマークし，成績上位10％の病院に包括支払の○％のインセンティブを支給する。モデル2は，同じ質パフォーマンスであれば，コスト削減に成功した病院にインセンティブを与えるという方式。モデル3は，質パフォーマンスの報告と，報告するITシステム導入に対するインセンティブで，P4R（Pay for Reporting）とも呼ばれている。

PA（フィジシャンアシスタント）
医師の指導・監督のもと，診察，薬剤の処方，手術の補助など，医師が行う医療行為の大部分（約8割）を行うアメリカ発祥のコメディカル資格。

アメリカのPAは，職務に就くためには24～32カ月のカリキュラムを専門学校にて履修し，国家試験に合格後，州免許を取得する必要がある。現在，アメリカだけでなく，イギリス，カナダ，台湾などでも導入されている。

日本では，チーム医療推進のために早期の創設を求める声がある一方，大幅な法改正の必要性や業務独占への懸念などから，反対する意見も強い。

PBM（薬剤給付管理）
Pharmacy Benefit Managerの略。薬剤給付管理と訳される。アメリカでは1970年代に，保険者を対象として薬剤費の請求や支払い手続きを代行したり，薬剤使用データを管理したり，保険給付による処方薬のコスト削減などを目的とするPBM会社が誕生した。

民間医療保険やメディケアなど公的医療保険・企業保険の保険者を顧客として，製薬企業・医薬品卸・薬局・医療機関・患者といった様々な関係者の間に立って，薬剤給付の適正管理をコーディネートするものである。

PCA（patient controlled analgesia）
患者自己管理鎮痛法。PCA用装置を用いて，患者

自身が疼痛の状況に合わせて鎮痛剤を投与させる方法。静注，皮下注，硬膜外投与，いずれの方法でも薬剤の投与ができる。通常は持続投与に用いるが，患者がボタン操作を行い，設定量の薬剤を余分に投与することも可能。

PCAPS（patient condition adaptive path system）

患者状態適応型パスシステム。患者の状態に応じて最適な治療法が提供できるように，複数のパターンを類型化したパスシステム。

従来のクリティカルパスは，バリアンスが発生すると使えなくなる。それに対して，患者状態の変化に対応するユニットシートと呼ばれる一つのまとまった治療過程を組み合わせることで，刻々と変化する個々の患者の状態に応じて，最も適切な治療を実施するためのガイドとなるパスをいう。

PCAS（Post-Cardiac Arrest Syndrome）

心停止後症候群（PCAS）は心停止から自己心拍再開後に生じる種々の臓器機能不全。自己心拍再開後の時相により，第1段階（心機能不全），第2段階（脳機能不全），第3段階（多臓器不全，敗血症）に分類される。PCASにより大多数の患者は死亡，植物状態，重度障害などの転帰をとる。

治療としては，心・肺・脳への灌流の最適化，心停止の原因検索とその救急治療，良好な神経学的予後に向けた低体温療法，蘇生後の血糖管理が行われる。

PCI

経皮的冠動脈インターベンション（Percutaneous Coronary Intervention）の略称。

心筋梗塞等の影響で閉塞している冠動脈を，体外から挿入したカテーテルを使用して開大する方法の総称。

PDCAサイクル

マネジメント手法の一つ。計画（Plan），実行（Do），評価（Check），改善（Act）のプロセスを順番に実施し，改善結果に応じて必要なら最初の計画に戻る。Plan→Do→Check→Actのサイクルを繰り返すことで，品質の向上・維持だけでなく，業務の改善活動を推進するもの。

各ステージでは以下のような作業を行う。

Plan：目標を決め，その実現のためプロセス設計（改正）を行う。

Do：Planで決定した計画を実行する。

Check：Doの結果を評価し，目標と結果を検証する。

Act：Checkの結果に従ってPlanを改正し，継続的改善と品質の向上を図る。

PEIT

経皮的エタノール注入療法（Percutaneous Ethanol Injection）の略称。超音波ガイド下で，腹壁から腫瘍まで細い針を刺し，無水エタノールを注入し，がん細胞を壊死させる方法。

PET（positron emission tomography）

ポジトロン断層撮影。陽電子（ポジトロン）を放出する放射性核種で標識した薬剤を体内に注入し，その薬剤の体内での状態を画像化する診断技術。具体的には，FDG薬剤〔→FDG〕を静脈から注射し，薬が体のなかを移動し特定の場所に集まる様子をPETカメラと呼ばれる専用機器で体外から撮影する。

PET-MRI

磁気共鳴画像（MRI：Magnetic Resonance Imaging）と陽電子放射断層撮影（PET：Positron Emission Tomography）の画像を同時に撮影できる画像診断装置のこと。

PETは，体のなかの細胞の働きを断層画像として捉えるもので，苦痛がなく，一度で全身の検査ができるため，小さな癌も捉えることができる。癌細胞は正常な細胞に比べて3〜8倍の糖代謝をしているが，その性質を利用して放射性同位元素をつけたフルオロデオキシグルコース（FDG）を投与して撮影し，画像からFDGが多く集積する部位を特定する。

一方，MRIは，強い磁場のなかで体に電磁波を当て体内の水素原子核に電波を与え，そこから発生した電波をコンピュータで解析して臓器等を断層映像化するもので，検査被ばくはない。

PETは，体内からの放射線を画像化して細胞の機能の違いから病巣を見つけるもの，MRIは，電磁波で「形」の違いから病巣を見つけるものであり，特性は大きく異なるが，両者の画像が一致し，解剖学的・機能的情報を合わせて画像化できるため，正確な診断や治療が可能になる。

PFI（private finance initiative）

公的機関の施設の設立・運営を民間業者が行い，行政がそれをサービスパッケージとして購入する方式。PFI事業を導入している病院がある一方，様々な問題からPFI契約を途中で解消した病院もある。医療機関でのPFI導入に対しては，批判的意見も多い。

pH測定

水溶液の性質（酸性，アルカリ性）を測定する検査。pH（ペーハー）はその単位で，0〜14の目盛で表し，pH 7を中性とし，それ以下が酸性，それ以上がアルカリ性となる。

胃食道逆流症の検査では，専用のpH電極を胃や食道に挿入してpHを測定する。胃酸の逆流によってpHは低下し（酸性），胆汁の逆流によってpHは上昇（アルカリ性）する。測定を24時間持続的に行うことで，夜間時の逆流も確認できる〔→**胃食道逆流症**〕。

PHR（Personal Health Record）

個人が生涯にわたり自分の健康・医療・介護情報を収集し活用する仕組み。カルテや健診，運動といったヘルスケア情報を一元的に管理・活用することで健康増進に役立てるとともに，医療機関や適切な健康サービス業者等でより効果的・効率的な医療・健康サービスの提供が可能になるとされる。利用例としては，心電図や血液検査結果等の情報を共有することによる病診連携や，生活習慣病の疾患管理手帳の電子化などが挙げられる。

PIVKA-Ⅱ（protein induced by vitamin K absence-Ⅱ）

ビタミンK欠乏性蛋白-Ⅱ。ビタミンKに依存性の高い血液凝固第Ⅱ因子（プロトロンビン）が，ビタミンK不足のため合成されず，血中に貯留したプロトロンビン前駆体。血液凝固検査として，ビタミンK欠乏性出血症の診断に用いられるほか，肝細胞がんに特異性が高く，腫瘍マーカーとしても用いられる。

PMDA

→ **医薬品医療機器総合機構**

POMR（problem oriented medical record）

問題指向型診療録。POS方式で書かれた診療記録のこと。診療の経過を時系列的に並べるのではなく，患者の肉体的・精神的な問題点を整理した形式で診療内容を記載するもので，基礎データ，問題リスト，初期計画，経過記録の4つの基本要素から成る。

これによって問題解決のため論理を組み立て，医師，看護師，パラメディカルが問題点に対して共通の理解をもち，一つの計画の下にそれぞれの職務を遂行することができる。

英字

P
｜
P

POS方式 (problem oriented system)

問題指向型システムを用いた方式。患者の問題点を抽出・注目して，問題解決のために医療者が患者中心に対処する方法やツールを使って，質の高い医療を行うこと〔→POMR〕。

PPO (Preferred Provider Organization)

アメリカにおけるマネジドケア方式の医療保険制度の一つ。病院・医師がグループを形成した医療提供者集団のことで，保険会社と医療サービスのディスカウント契約を結ぶ。

加入者はHMOのように医療機関の指定を受けることはなく，自由に医師を選択できる。しかし，医師の監督や資格調査が十分でなく，支払い手続きの煩雑さなどが問題とされている。

PSA (prostate specific antigen)

前立腺特異抗原。前立腺から分泌される蛋白質分解酵素の一種。前立腺がんで血液中の量が上昇するため，前立腺がんの腫瘍マーカーとして測定されるが，前立腺肥大症などでも上昇することはある。

前立腺がんは，進行が比較的ゆっくりの場合が多い。そのため，前立腺生検などの詳細な検査結果や年齢などから，特に治療を行わずに経過観察しようと判断された前立腺がん患者では，PSA値を定期的に測定して前立腺がんを監視するだけに留める**PSA監視療法**（待機療法）が選択されることがある。

PSW (psychiatric social worker)

→ 精神保健福祉士

PT (physical therapist)

→ 理学療法士

PTC (percutaneous transhepatic cholangiography)

→ 経皮経肝胆道造影法

PTCD (percutaneous transhepatic cholangio drainage)

経皮経肝胆管ドレナージ。体外から皮膚・肝臓を通して肝内胆管まで穿刺針を刺し，そのあとにドレーンを挿入・留置することで，持続的に胆汁を体外に排泄させること。閉塞性黄疸（腫瘍や胆管結石によって胆管が閉塞）の診断や治療に用いられ，胆道減圧，減黄や全身状態の改善を図る。その他，胆管結石の除去や急性化膿性胆管炎の治療などでも行われる。

PTCR

経皮経管的冠動脈内血栓溶解療法（Percutaneous Transluminal Coronary Recanalization）の略称。

カテーテルを用いて血栓溶解剤を冠動脈内に直接注入するもの。血栓溶解剤を全身静脈投与する方法と比べて，効率よく血栓を溶解することができる。

Q

Q助

救急車を呼ぶ必要のある症状かどうかの緊急度を判定するスマートフォン用アプリで，全国版救急受信アプリ（愛称「Q助」）として，総務省消防庁が2017年5月より無料提供を始めた。パソコンなどで利用できるウェブ版も同庁のホームページで公開している。

画面上で症状や痛みのある部位などを選ぶと，「今すぐ救急車を呼びましょう」「できるだけ早めに医療機関を受診しましょう」「様子を見て」など緊急度に応じた対応が表示される。受診にあたって，近くの医療機関やタクシーを検索することも可能である。

QALY (質調整生存年)

Quality-adjusted life year の略。生存期間と生活の質の両方を同時に評価する指標のことで，生存期間に生活の質（QOL）を表す効用値を掛け合わせて算出する。効用値は，完全な健康を1，死亡を0とする。例えば，5年間健康（QOL＝1）で過ごした後，何らかの病気によりQOLが0.5となり，その5年後に死亡した人の10年間QALYは，1×5＋0.5×5＝7.5となる。

QC (quality control)

品質管理。良質な製品を効率的に作る管理手法で，職員の意識を向上させ，日常業務の改善を図るもの。日本では，生産部門に限らず安全対策，省エネまで，全社的に取り組んでいる企業が多い。

QCサークル活動 (quality control circle activities)

現場の監督者と作業担当者が品質管理に対する意識を高め，具体的なアイデアを出し合って実践する組織内の活動。医療の質の向上のために，医療界でも取り組むところが出ている。

QOL (quality of life)

生命の質，生活の質。医療や介護を受けている者が人間的な時間を過ごしているか，という視点で捉えた医療や介護の質。

末期患者に対する過剰な医療や，福祉体制の不備が生み出す"寝たきり老人"などに対する反省から，サービス提供側の視点ではなく，受け手の生活の視点から医療や介護のあり方を問い直すもの。

R

R4システム (新全老健版ケアマネジメント方式)

全国老人保健施設協会が，老健施設の役割・機能を反映させた新しいケアマネジメントシステムとして構築・提供しているもの。介護支援ステップをR-1～R-4の4段階に分けていることから（「R」はRokenの頭文字），「R4システム」と称している。

4段階とは，R-1（各種アセスメント），R-2（ケアプランの作成），R-3（ケアプランの実施と確認），R-4（変化のチェックとDoの評価）である。

Rコード

ICD-10における「症状，徴候および異常臨床所見・異常検査所見で他に分類されないもの」であり，接頭語が「R」であるため「Rコード」という通称が使われる。

DPCでは，入院時併存症，入院後発症疾患には使用してよいが，医療資源を最も投入した傷病名のICD-10コードには用いてはならない一部のRコードが定められている。

R幅方式

加重平均値一定価格幅方式（リーズナブルゾーン方式）。薬価差を縮小するため，1992年から薬価改定の際に採用された算定方式。

加重平均値は，医療機関への医薬品の納入総額を納入総量で割った値。一定価格幅（R幅）は，医薬品の包装単位や納入地域など取引条件によって価格差が生じるため，その許容範囲として設定された基準。加重平均値と薬価の差がR幅の範囲内にあれば，薬価は据え置かれ，超えた場合は下げられる。

2000年に廃止され，市場実勢価格加重平均値調整幅方式に変更された。〔→**市場実勢価格加重平均値調整**

幅方式〕

RBRVS（資源準拠相対評価尺度）

アメリカの公的医療保険制度におけるドクターフィーは，RBRVS（Resource-Based Relative Value Scale：資源準拠相対評価尺度）に準ずる診療料金表に基づいて支払われる。RBRVSは，医師の行う行為を，①医師の仕事量（技術料），②診療費用（諸費用），③医療過誤（保険料）の3要素に分解し，それらの相対的な評価を数値として示している。

RFO（Readjustment of Facilities for insured persons and beneficiaries Organization）

RFOとは，独立行政法人年金・健康保険福祉施設整理機構のこと。社会保険病院や厚生年金病院等の年金福祉施設を，譲渡または廃止等によって整理を図るという目的で，2005年10月に設立された。

譲渡先としては地方公共団体，公益性のある法人，医療法人に限定され，基本的には救急や産科機能の維持など地域医療への貢献が求められる。

Rh式血液型検査

血液中にあるD抗原の有無を調べる血液型検査。D抗原陽性をRh＋，D抗原陰性をRh－と表記する。

日本人の99.5％はRh＋とされる。Rh－の患者に対してRh＋の血液を輸血してしまうと，抗D抗体が産生されて溶血反応を生じる危険性があるため，原則として同じRh－の血液が用いられる。

RI（radio-isotope）

→　放射性同位元素

RI（放射性同位元素）内用療法

薬剤を組み込んだRI（放射性同位元素）を，癌細胞・組織に発現する分子を標的に体内投与する放射線治療。RI内用療法は，放射線の外照射と比べ，投与による内照射のため，すべての病巣を一度に標的とでき，さらに画像診断により薬剤が病巣に届いているかを確認できるという利点をもつ。国内では神経内分泌腫瘍，前立腺癌の骨転移にRI内用療法が使われる。

RMP

「医薬品リスク管理計画」（リスク・マネジメント・プラン）の略称。新医薬品やバイオ後続品の承認申請をする際，厚労省が製薬企業に医薬品リスク管理計画書の提出を求める制度。新薬のリスクと対策計画の情報を製薬企業，行政，医療関係者のあいだで共有することを目的とする。

製薬企業は，①医薬品との関連性がわかっているリスク，②関連性が疑われるリスク，③安全性を予測するうえで十分な情報が得られていないリスクを特定したうえで，医薬品安全性監視計画とリスク最小化計画をまとめ，医薬品医療機器総合機構（PMDA）に提出する。RMPはPMDAのサイトで公開され，新たな副作用が判明した場合，計画の見直しが行われる。

RP

処方（recipe）の略語。

RPHA（reversed passive hemagglutination）

逆受身赤血球凝集反応のこと。RPHA法を利用した便潜血試薬（ヒトヘモグロビンを特異的に検出する試薬）があるほか，肝がんの腫瘍マーカーであるα-フェトプロテイン（AFP）の測定にRPHA法が用いられる。

RPR法（rapid plasma reagin）

梅毒のスクリーニング検査として行う，梅毒脂質抗原使用検査における方法の一つ。脂質抗原を吸着させた炭素粒子と患者の血清を混ぜ，凝集するかどうか観察する。

RSウイルス（respiratory syncytial virus）

急性呼吸器感染症の原因ウイルス。飛沫感染や接触感染などで感染し，乳幼児に発症しやすく，細気管支炎や肺炎などの下気道症状が現れる。五類感染症の定点把握疾患に指定されている。

検査は，鼻咽頭拭い液などを検体に，抗原に特異的に反応するモノクローナル抗体を用いてRSウイルス抗原を検出するイムノクロマト法で行う。

RUG（resource utilization groups）

アメリカのナーシングホームで用いられている，個別の患者の病態やケアコスト等に基づく患者分類と包括支払い方式のこと。現在のRUG-Ⅲは，リハビリや認知障害，ADLなどの評価基準による44の患者分類から成り，各分類に1日当たりの定額料金（1日当たりのケア時間に各職種の平均給与水準による重み付けを行った値）が設定されている。

日本で2006年から始まった慢性期入院医療の包括支払い制（療養病棟入院基本料等）は，RUGの考え方を基本として作成されている。

S

S状結腸

左腸骨窩で下行結腸から移行して，S状の屈曲をしながら仙骨の前面に達して直腸に連なる結腸。その長さや位置の個人差が著しく，回盲部あるいは肝臓の下面に近づいていることもある。

SARS（severe acute respiratory syndrome）

重症急性呼吸器症候群。新型コロナウイルスによる呼吸器系の感染症。中国広東省での症例が最初とされ，2003年の流行初期に集団発生し注目された。患者との濃厚な接触や咳などの飛沫によって感染し，急な発熱，咳，呼吸困難などインフルエンザに似た症状がみられる。治療法は確立されておらず，全身状態を改善する対症療法が中心となる。

SCU（stroke care unit）

脳卒中集中治療室。発症急性期の脳卒中患者に対する専門的治療と全身管理，観察を24時間体制で行う集中治療室。

急性期の症例では，専門医療チームが専用の治療病棟で急性期治療とリハビリテーションを組織的・計画的に行えば，社会復帰率の向上や在院期間の短縮などが得られるということが，世界的なエビデンスとなっている。〔→脳卒中ケアユニット〕

SDI法（succinic dehydrogenase inhibition）

先進医療として認められている「抗悪性腫瘍剤感受性検査」の方法。患者から摘出したがん組織と各種抗がん剤を混合培養し，生残腫瘍細胞の活性をミトコンドリアのSD活性によって判定する。個々の患者に対し，最も有効で適切な薬剤を選択することができるとされる。

Sheaの分類

皮膚潰瘍の重症度を示す分類表。

Ⅰ度：紅斑又は表皮の壊死若しくは欠損
Ⅱ度：真皮全層に及ぶ潰瘍（壊死又は欠損）
Ⅲ度：皮下脂肪深層に達するものであって筋膜を超えない潰瘍（壊死又は欠損）
Ⅳ度：筋膜を超えた潰瘍（壊死又は欠損。関節・骨の露出又は壊死を含む）

SMO （site management organization）

治験施設支援機関。治験業務の一部を実施医療機関から受託・代行する機関（企業）。厚生労働省による「SMO の利用に関する標準指針策定検討会報告書」（2002年11月）では，実施可能な業務範囲として以下の項目を挙げている。

治験事務局の設置・運営に関する業務，治験の実施に関する手順書の作成の業務，治験審査委員会に関する業務，治験薬の管理に関する業務，治験についての被験者に対する説明と同意の取得，治験の実施に関する業務（臨床検査，観察等），治験依頼者が行うモニタリングおよび監査ならびに治験審査委員会および規制当局による調査への協力，症例報告書の作成，治験中の副作用の報告。

また，実施できない業務には，法的に制限されているもののほか，モニタリングや監査業務がある。

SNOMED-CT

元々はアメリカ病理学会によって作成された，包括的な臨床用語集（Systematized Nomenclature of Medicine-Clinical Terms）の略称。現在は IHTSDO という国際機関で管理されている国際医療用語集であり，半年に1回更新されている。

SOAP形式

POS の考え方に基づいた患者情報の記録形式の一つ。S（Subjective）は主観的データで，患者の訴えや自覚症状をいう。O（Objective）は客観的データで，体温や血圧など測定や検査によるもの。A（Assessment）は情報や事実から患者の問題点を導き出す評価。P（Plan）は問題解決のための計画をいう。

診療録や看護記録，薬歴などを SOAP 形式でまとめることで，患者の問題点をより明らかにすることができる。

Society5.0

人間中心の社会（Society）の「狩猟」「農耕」「工業」「情報」に次ぐ，科学技術などを駆使して構築される新たな経済社会の構想のこと。

同構想は，2016〜2020年度にかけて，AI やネットワーク技術，ビッグデータ解析技術等の強化を基盤に，「高度道路交通システム」「エネルギーバリューチェーンの最適化」などを開発するとしている。

政府の規制改革会議は，「Society5.0」に向けた医療の改革について，医薬品の配送までを含めた総合的な遠隔診療・服薬指導や，AI や ICT を全面的に活用した医療の実現に向けて検討するとしている。

SOFAスコア

Sequential Organ Failure Asessment。呼吸器や循環器，中枢神経系，凝固系等の各項目にある区分に対して，それぞれの障害度合いをスコア化し，その合計点で重症度を判定するもの。

SOGI

性的指向（sexual orientation）と，自分の性自認（gender identity）の頭文字をとったもの。性の多様化に関連し，LGBT など特定の性的少数者ではなく，すべての人に当てはまる概念。

SP （simulated patient）

模擬患者。医療面接実習の相手となる患者役を行う人のこと〔→医療面接〕。一定の訓練を受け，実際の患者と同じような症状や心情を再現し，医療コミュニケーション能力訓練のための体験・参加型学習で活躍している。

SP-D

肺サーファクタントタンパク D（Surfactant Protein D）の略称。

肺サーファクタントは，Ⅱ型肺胞上皮細胞から産生・分泌され，SP-A，SP-B，SP-C，SP-D の4種類が存在する。SP-D は特発性間質性肺炎において著明に増加する。

SPD （supply processing and distribution）

院内物流代行と訳される。コンピュータによって物流管理を一元的に行うシステムである。

自前の倉庫をもって院内配送を行う方式と，卸売業者の倉庫から直接院内の部署に搬入する方式がある。物品管理業務の効率化，在庫圧縮と医療材料費等の削減，職員の負担軽減，院内スペースの有効活用，物品消費状況のデータベース化などのメリットがある。

消費物品のバーコードを回収して，消費データを作成し，配送・納品を行う方式が一般的。

SPECT （single photon emission computed tomography）

シングルホトンエミッション（単一光子放射線）コンピューター断層撮影。単一光子を放出するガンマ線放射核種を標識した薬剤を静脈注射し，ガンマカメラによって検出した薬剤の濃度分布をコンピューター処理によって画像化する撮影法。動的な生体機能を検査でき，脳循環測定や神経伝達機能測定，血管狭窄など血管内治療の必要性を判断する術前診断などに用いられる。

ST （speech therapist）

→ 言語聴覚療法士

ST上昇

心電図上の ST 部分が上昇していること。急性心筋梗塞になっていることを意味する。冠動脈が完全閉塞すると，その部分を示している心電図波形の ST 部分が上昇してくる。

Stanford分類

大動脈解離の分類の一つ。A 型は上行大動脈に解離があるもの，B 型は上行大動脈に解離がないもの。基本的に A 型は緊急手術，B 型は内科的な降圧療法となる。

STAP細胞

STAP（スタップ）とは「Stimulus-Triggered Acquisition of Pluripotency（刺激惹起性多能性獲得）」の略称。マウスの体の細胞を弱酸性の液体で刺激するだけで，あらゆる細胞に分化できる新型の万能細胞の作製に成功したとして，2014年1月に理化学研究所・再生科学総合研究センターのチームが発表したが，論文に画像の使い回しなど疑義の指摘が相次ぎ，理研が捏造と改ざんの不正を認定。その後の検証実験等でも存在は確認できなかった。

STEM7

→ 手術基幹コード

SWOT分析

組織における「機会」「脅威」を分析する手法。S（Strengths）＝強み，W（Weaknesses）＝弱み，O（Opportunities）＝機会，T（Threats）＝脅威を示し，S と W が内部環境，O と T が外部環境に対応している。

組織の「強み」「弱み」を知り，外部環境における「機会」「脅威」を分析することで，組織のポジションを明確にすることができる。

T

T波

心臓は，洞結節，心房内，房室結節，ヒス束，左脚，右脚に電気が流れて収縮・弛緩を繰り返すが，電気的な活動の様子（波形）をグラフの型に記録するのが心電図である。電極を付けた部位により波形は異なるが，基本的にはP波・R波・T波の3つの波形ができる。初めの波を「P波」，それから背の高い波を「R波」，その次の波を「T波」といい，心電図の波形はこの繰り返しからできている。

T波は，収縮した心臓が弛緩したとき（もとに戻るとき）にできる波で，普通は上向きだが，病状によっては先鋭化したり，平坦になったり，下向きになったりする。

TAE

肝動脈塞栓術（Transcatheter Arterial Embolization）の略称。

がんに栄養を運んでいる動脈を人工的に塞ぎ，血液の供給を絶ち，栄養を与えないことでがん細胞を死滅させ，治療する方法のこと。大腿部のつけ根からカテーテルを血管まで進め，塞栓物質を注入し塞ぐ。

THP (total health promotion plan)

健康保持増進措置。労働安全衛生法と厚生労働大臣による健康作り指針に沿って厚生労働省が推進する事業であり，労働者の健康づくりを事業者の努力義務とし，産業医による健康測定に基づいて総合的な健康指導（運動，栄養，保健，心理相談など）を行うもの。事業者はTHP認定サービス機関に委託して，実施することが多い。

TiSA

新サービス貿易協定（TiSA：Trade in Service Agreement）。アメリカ政府主導によるもので，より高い次元のサービス貿易自由化を目指す。交渉対象となるサービス貿易にはモノ以外のすべての貿易——金融，電気通信，教育，観光，保険，医療などが含まれる。交渉は2013年6月に始まり，日本やEUなど20以上の国や地域が参加している。

日医総研はワーキングペーパーで，TiSAは「環太平洋連携協定（TPP）に次いで米国政府が放ってきた"第二の矢"だ」と警鐘を鳴らした。交渉国間ではすでに「交渉対象から特定分野をあらかじめ除外しない」との意見で一致していることや，営利資本による病院・診療所の運営を認めていない医療法が改正される可能性を指摘している。

TKC医業経営指標（M-BAST）

TKC経営指標（BAST）は，株式会社TKCがTKC会員（税理士・会計士）の関与先企業の経営成績と財政状態を分析したもので，この医業版がTKC医業経営指標（M-BAST）。経営指標として，「経営分析表」「要約貸借対照表」「要約損益計算書」を収録している。

国公立・公的医療機関以外の関与先医療機関の決算データを集計したもので，2018年版では，一般診療所8,339件，歯科診療所4,187件，病院824件，介護保険施設189件の合計13,539件のデータが分類・編集されている。

TM (tomography)

→ **断層撮影**

TNM分類

がんの進行度分類であり，国際的な規約として用いられる。がんの大きさ・浸潤（T：tumor＝腫瘍），リンパ節転移の有無・程度（N：lymph nodes＝リンパ節），遠隔転移の有無（M：metastasis＝転移）の3つの判定項目によって分類される。

≪TNM分類の基本≫

		0	1	2	3	4
T	固まりにはなっていない		大きさ，浸潤の程度，臓器別に分類			
N	リンパ節転移なし		リンパ節転移の程度，臓器別に分類			
M	遠隔転移なし	遠隔転移あり				

TogoVar

科学技術振興機構と情報・システム研究機構が日本人ゲノム配列の個人による違い（バリアント）とそれに関係する疾患情報などを収集・整理し無料公開するデータベース（日本人ゲノム多様性統合データベース）。日本国内の各プロジェクトで生産された個人ゲノムを集計したバリアントの頻度情報や文献情報などを，様々な条件を用いてワンストップで検索できる。

すでに海外では大規模なバリアントの統合データベースが公開されているが，TogoVarは日本人を対象にした個別化医療に向け，日本人ゲノム情報基盤となることを目指す。

t-PA

血栓溶解薬である組織プラスミノーゲン活性化因子（t-PA：tissue-plasminogen activator）。脳梗塞の発症から3時間以内に，画像検査で症状の変化が極めてわずかな場合など適応に基づきt-PA製剤（一般名：アルテプラーゼ）を点滴投与することで，血栓が溶解して閉塞血管を再開通させる。ただし，発症後3時間を過ぎると，脳内出血を誘発するなどt-PAの効果はむしろ出血傾向を呈し逆効果となるため，注意が必要とされる。

DPCでは「手術・処置等2」に本剤が設定されている区分がある（2019年4月現在）。

TPP（環太平洋戦略的経済連携協定）

Trans-Pacific Strategic Economic Partnership Agreementの略。ブルネイ，チリ，ニュージーランド，シンガポールの4カ国間で2006年に始まった自由貿易協定で，当初の目的は「小国同士の戦略的提携によりマーケットにおけるプレゼンスを上げること」だったが，2009年11月にアメリカが参加を表明したことで，様相は一変。実質的にはアメリカが主導した。

TPPでは，「例外なき関税・非関税障壁の撤廃」が基本原則となる。具体的には，加盟国間で工業品，農業品を含む全品目の関税を撤廃し，政府調達（国や自治体による公共事業や物品・サービスの購入など），知的財産権，労働規制，金融，医療サービスなどにおけるすべての非関税障壁を撤廃し自由化することを目標としている。

医療分野については，日本の公的医療保険制度や各種の法的規制が非関税障壁だと見なされ，公的給付の縮小や混合診療拡大，営利企業による医療機関経営などが求められる可能性も指摘されていた。

しかし，2017年1月にアメリカが離脱を通知。アメリカ以外の11カ国による協定が2018年3月に署名された。協定の名称は「環太平洋パートナーシップに関す

英字

T—T

る包括的及び先進的な協定」で，略称はCPTPP，TPP11。参加11カ国約5億人の国内総生産合計は，世界経済の13％ほどを占める。

TQM活動（total quality management activities）

設計，調達，販売，マーケティング等の各部門が連携して，統一的な目標（良い製品をより早く，より安く）の下に行うTQC（total quality control：品質管理活動）の活動に加え，顧客満足の概念を取り入れた総合的品質管理活動。多様化し，短期間で変化する顧客ニーズや市場ニーズに合わせることを目的の一つとして，総合的（トップダウン型）に品質管理活動を行う。

医療界でも「医療のTQM推進協議会」が発足し，患者本位の医療の質や病院サービスの質の確保と改善のためのシステムづくりに取り組んでいる。

U

UCG（ultrasound cardiography）

心臓超音波検査。心臓に超音波を当て，その反射像を画面に映し出し，心臓の形や大きさ，弁の動きや形，異常血流の有無などを調べ，心機能を評価する。心エコー検査とも呼ばれ，痛みが無く患者には苦痛や不快感を与えずに心臓機能を捉えることが可能である。心臓弁膜症や心筋梗塞などの診断や治療効果判定に用いられる。

UCGには以下の4つがある。①Mモード法：光の強弱として心臓の運動を連続的に記録する，②経胸壁心エコー法：断層およびMモード法を併せて行い心臓の内部構造と動態を同時に見ることができる，③経食道心エコー法：心臓や大血管の画像を得るために行われ，通常の体表面からの検査と比べて臓器への照射角度が異なること，肺・肋骨・胸骨などの障害物の影響がきわめて少ないなどの特色がある，④負荷心エコー法：強心剤を使って一時的に心拍出量を増やし，エコーで心筋の動きが低下するか否かをみて狭心症の判定をするもの。

UICC病期分類

国際対がん連合（UICC）が策定した，がんの進行度を表す基準として国際的に活用されている分類方法。

部位ごとに原発がんの大きさ・広がり・深さを「T」，原発がんの所属リンパ節転移の状況を「N」，他臓器への遠隔転移状況を「M」と区分し，「TNM分類」とも呼ばれる〔→**TNM分類**〕。それらを総合して，病期（ステージ）を判定する。

DPC調査では，「様式1」の「診療情報」における項目「UICC病期分類」において，UICC病期分類の「TNM」の入力が求められる場合がある。

V

VRE

バンコマイシン耐性腸球菌。バンコマイシン（VCM）に耐性を獲得した腸球菌のこと。健常者の場合は，腸管内にVREを保菌していても通常，無害，無症状であるが，術後患者や感染防御機能の低下した患者では腹膜炎，術創感染症，肺炎，敗血症などの感染症を引き起こすことがある。感染症法ではVREの感染症症例の全例について報告義務が課せられている。

W

wet dressing

wet dressingとは，湿潤療法，ラップ療法などと呼ばれる，創傷や褥瘡，皮膚潰瘍などに対する治療法の一つ。従来はガーゼと消毒薬での治療が主流であったが，ワセリン等を塗布したドレッシング材（被覆材）やラップによって創傷部を乾燥させない（湿潤状態を保つ）治療法として確立されてきた。

WHO（World Health Organization）

世界保健機関。「全世界すべての人にできるかぎりの健康を与える」ことを目的に，1948年に設立された国際連合の専門機関の一つ。

国際保健事業の指導・調整機能を担い，伝染病・風土病対策，保健・衛生統計の収集・刊行，国際疾病分類（ICD）の策定，薬品のモニタリングなど，加盟国と協力して広範な活動を行っている。天然痘根絶はその成果の一つ。

日本は1951年に75番目の加盟国となり，1996年には神戸にWHO健康開発総合研究センターが開設された。

X

X線

→ エックス線

Z

Zコード

Zコードとは，国際疾病分類ICD-10において，国際比較や原死因のコーディングには使用しないと規定されているコード類のこと（Zが頭文字のコード）。

DPC提出データでは，診療情報の疑い病名であってもZコードは使用しない，入院時併存症や入院後発症疾患にもZコードは入力不要（ただし入力しても構わない），などと定められている。

ZTT（zinc sulfate turbidity test）

→ クンケル反応

付　録

1．検査・画像診断・処方せん・カルテ等の略称
2．人体解剖図

1. 検査・画像診断・処方せん・カルテ等の略称

■検査の略称

略　称	正式名称
インピーダンス／コマク	鼓膜音響インピーダンス検査
エストロ半定量	エストロゲン半定量
エストロ定量	エストロゲン定量
眼底血圧	網膜中心血管圧測定
矯正	矯正視力検査
凝固	全血凝固時間
頸管スメア	子宮頸管粘液採取
抗CLβ_2 GPI	抗カルジオリピンβ_2グリコプロテイン I 複合体抗体
語音	標準語音聴力検査
ゴナド	ゴナドトロピン
残気	機能的残気量測定
自記オージオ	自記オージオメーターによる聴力検査
出血	出血時間
純音	標準純音聴力検査
心カテ	心臓カテーテル法による諸検査
心外膜マッピング	心外膜興奮伝播図
スリットM（前眼部）	細隙燈顕微鏡検査（前眼部）
スリットM（前眼部及び後眼部）	細隙燈顕微鏡検査（前眼部及び後眼部）
PLA$_2$	ホスフォリパーゼA$_2$
精眼圧	精密眼圧測定
精眼底	精密眼底検査
精眼筋	眼筋機能精密検査および幅輳検査
精視野	精密視野検査
像（自動機械法）	末梢血液像（自動機械法）
像（鏡検法）	末梢血液像（鏡検法）
タン分画	蛋白分画
腟スメア	腟脂膏顕微鏡標本作製
ツ反	ツベルクリン反応
トレッドミル／フカ	トレッドミルによる負荷心機能検査
尿カテ	尿管カテーテル法（ファイバースコープによるもの）
肺気分画	肺気量分画測定
プレグナ	プレグナンジオール
ヘパトグラム	肝血流量
卵管通過	卵管通気・通水・通色素検査
両視機能	両眼視機能精密検査
涙液	涙液分泌機能検査
レチクロ	網赤血球数
1,5-AG	1,5-アンヒドロ-D-グルシトール
1,25(OH)$_2$D$_3$	1,25-ジヒドロキシビタミンD$_3$
5-HIAA	5-ハイドロキシインドール酢酸
11-OHCS	11-ハイドロキシコルチコステロイド
17-KGS	17-ケトジェニックステロイド
17-KGS分画	17-ケトジェニックステロイド分画

略　称	正式名称
17-KS分画	17-ケトステロイド分画
17α-OHP	17α-ヒドロキシプロゲステロン
ABO	ABO血液型
ACE	アンギオテンシン I 転換酵素
ACG	心尖（窩）拍動図
ACP	酸ホスファターゼ
ACTH	副腎皮質刺激ホルモン
ADA（AD）	アデノシンデアミナーゼ
ADNaseB	抗デオキシリボヌクレアーゼB
AFP	α-フェトプロテイン
Alb	アルブミン
Ald	アルドステロン
ALP	アルカリホスファターゼ
ALP・アイソ	ALPアイソザイム
ALT	アラニンアミノトランスフェラーゼ
Amy	アミラーゼ
Amy・アイソ	アミラーゼ・アイソザイム
ANA（蛍光抗体法）	抗核抗体（蛍光抗体法）
ANP	心房性Na利尿ペプチド
APTT	活性化部分トロンボプラスチン時間
ASE	溶連菌エステラーゼ抗体
ASK（定性）	抗ストレプロキナーゼ（定性）
ASK（半定量）	抗ストレプロキナーゼ（半定量）
ASO（定性）	抗ストレプトリジンO定性
ASO（半定量）	抗ストレプトリジンO半定量
ASO（定量）	抗ストレプトリジンO定量
ASP	連鎖球菌多糖体抗体
AST	アスパラギン酸アミノトランスフェラーゼ
AST・アイソ	ASTアイソザイム
AT活性	アンチトロンビン活性
AT抗原	アンチトロンビン抗原
B-〜	血液検査
B-A	動脈血採取
BAP	骨型アルカリホスファターゼ
B-C	血液採取（静脈血以外、耳朶・指尖等）
B-Echo	エステル型コレステロール
B-Pl	血小板数
B-Tcho	総コレステロール
B-TP	総蛋白
B-V	静脈血採取
B-像（自動機械法）	末梢血液像（自動機械法）
B-像（鏡検法）	末梢血液像（鏡検法）
B-タン分画	蛋白分画
BBT	基礎体温
BFP	塩基性フェトプロテイン
BiL／総	総ビリルビン
BiL／直	直接ビリルビン
BMG, β_2-m	β_2-マイクログロブリン

略　称	正式名称	略　称	正式名称
BMR	基礎代謝測定	EF-喉頭	喉頭ファイバースコピー
BP	血圧	EF-十二指腸	十二指腸ファイバースコピー
BS	血糖，グルコース	EF-小腸	小腸ファイバースコピー
BS-〜	血清検査	EF-食道	食道ファイバースコピー
BSP	ブロムサルファレイン試験（肝機能テスト）	EF-胆道	胆道ファイバースコピー
		EF-中耳	中耳ファイバースコピー
BT	出血時間	EF-直腸	直腸ファイバースコピー
BT	血液型	EF-腹	腹腔ファイバースコピー
BUN	尿素窒素	EF-鼻咽	鼻咽腔ファイバースコピー
BW	ワッセルマン反応（血液）	EF-ブロンコ	気管支ファイバースコピー
CA19-9	糖鎖抗原19-9	EF-副鼻腔	副鼻腔入口部ファイバースコピー
cAMP	サイクリックAMP	EF-膀胱尿道	膀胱尿道ファイバースコピー
C-PTHrP	副甲状腺ホルモン関連蛋白	EIA	酵素免疫測定法
CAP	シスチンアミノペプチダーゼ	ELISA	固相酵素免疫測定法
CAT	幼児児童用絵画統覚検査	EKG	心電図検査（ドイツ語の略語）
CBC	全血球計算	EMG	筋電図検査
Ccr	クレアチニンクリアランステスト	ENG	電気眼振図（エレクトロレチノグラム）
CEA	癌胎児性抗原	EOG	眼球電位図
CH₅₀	血清補体価	ERG	網膜電位図
ChE	コリンエステラーゼ	ESR	赤血球沈降速度
CIE	二次元交叉免疫電気泳動法	EVC	呼気肺活量
CIE，CIEP	免疫電気向流法	E₂	エストラジオール
CK	クレアチンキナーゼ	E₃	エストリオール
CK-MB	クレアチンキナーゼMB型 アイソザイム測定	F-〜	糞便検査
		F-集卵	虫卵検出（集卵法）（糞便）
CK・アイソ	CKアイソザイム	F-塗	糞便塗抹顕微鏡検査
CPR	C-ペプチド	FA	蛍光抗体法
CPT	寒冷昇圧試験	FANA	蛍光抗体法による抗核抗体検査
CRA	網膜中心動脈	FDP	フィブリン・フィブリノゲン分解産物
CRE	クレアチニン	Fe	鉄
CRP	C反応性蛋白	FECG	胎児心電図
CRP定性	C反応性蛋白定性	FIA	蛍光免疫測定法
CVP	中心静脈圧測定	FSH	卵胞刺激ホルモン
D-Bil	直接ビリルビン	FTA-ABS試験	梅毒トレポネーマ抗体
DBT	深部体温計による深部体温測定	FT₃	遊離トリヨードサイロニン
DNA	デオキシリボ核酸	FT₄	遊離サイロキシン
DLco	肺拡散能力検査	F-U	便ウロビリノゲン
E-〜	内視鏡検査	G-6-Pase	グルコース-6-ホスファターゼ
E-関節	関節鏡検査	G-〜	胃液検査
E-胸腔	胸腔鏡検査	G-胃液	胃液一般検査
E-クルド	クルドスコピー	GFR	糸球体濾過値測定
E-コルポ	コルポスコピー	GH	成長ホルモン
E-喉頭	喉頭鏡検査	GITT	耐糖能精密検査
E-喉頭直達	喉頭直達鏡検査	GL	グルコース（血糖）
E-直腸	直腸鏡検査	GPB	グラム陽性桿菌
E-腹	腹腔鏡検査	GTT	糖負荷試験
E-ヒステロ	ヒステロスコピー	GU	グアナーゼ
E-鼻咽	鼻咽腔直達鏡検査	HA	赤血球凝集反応
E，Z，Uro	蛋白，糖，ウロビリノゲン	HBc，HBs	B型肝炎ウイルス（HBV）の抗体検査
ECG	心電図検査（英語の略語）	HBD	オキシ酪酸脱水素酵素測定
ECG携	ホルター型心電図検査	HBE	ヒス束心電図
ECGフカ	負荷心電図検査	Hb	血色素測定
Echo（EC）	エステル型コレステロール	HbA1c	ヘモグロビンA1c
ECLIA	電気化学発光免疫測定法	HbF	ヘモグロビンF
EEG	脳波検査	HBV	B型肝炎ウイルス
EF-〜	ファイバースコープ検査	HCG-β	ヒト絨毛性ゴナドトロピン-βサブユニット
EF-胃・十二指腸	胃・十二指腸ファイバースコピー		
EF-嗅裂	嗅裂部ファイバースコピー	HCG定性	ヒト絨毛性ゴナドトロピン定性

付録

313

略　称	正式名称	略　称	正式名称
HCG 半定量	ヒト絨毛性ゴナドトロピン半定量	PH	プロリルヒドロキシラーゼ
HCG 定量	ヒト絨毛性ゴナドトロピン定量	PK	ピルビン酸キナーゼ
低単位 HCG	低単位ヒト絨毛性ゴナドトロピン	PL-～	脳脊髄液検査
HCt	ヘマトクリット値	PL-検	髄液一般検査
HCV	C 型肝炎ウイルス，C 型肝炎ウイルス（HCV）の抗体検査	PL-トウ	髄液糖定量
HDL-Ch	HDL-コレステロール	Pl	血小板数
HDV 抗体価	デルタ肝炎ウイルス抗体	POA	膵癌胎児性抗原
HGF	肝細胞増殖因子	PRA	レニン活性
HI	赤血球凝集抑制反応	PRL	プロラクチン
HPL	ヒト胎盤性ラクトーゲン	PSP	色素排泄試験
HPT	ヘパプラスチンテスト	PSTI	膵分泌性トリプシンインヒビター
HPV	ヒト乳頭腫ウイルス	PT	プロトロンビン時間
Ht	ヘマトクリット値	PTH	副甲状腺ホルモン
HVA	ホモバニリン酸・ホモバニール酸	PTHrP	副甲状腺ホルモン関連蛋白
IAHA	免疫粘着赤血球凝集反応	R	赤血球数
IAP	免疫抑制酸性蛋白測定	RA テスト	ラテックス結合反応利用リウマチ因子検出検査
IEP	血漿蛋白免疫電気泳動法検査	RBC	赤血球数
IF	免疫蛍光法	RBP	レチノール結合蛋白
Ig	免疫グロブリン	Ret	網赤血球数
sIL-2R	可溶性インターロイキン-2 レセプター	RF	リウマトイド因子
IRMA	免疫放射量法	RF 半定量	リウマトイド因子半定量
L-CAT	レシチン・コレステロール・アシルトランスフェラーゼ	RF 定量	リウマトイド因子定量
LAP	ロイシンアミノペプチダーゼ	RIA	ラジオイムノアッセイ，放射免疫電気泳動法
LAT（LA）	ラテックス凝集法	RLP-C	レムナント様リポ蛋白コレステロール
LD	乳酸デヒドロゲナーゼ	RSV 抗原	RS ウイルス抗原定性
LD・アイソ	LD・アイソザイム	S-～	細菌検査
LH	黄体形成ホルモン	S-M	排泄物，滲出物，分泌物の細菌顕微鏡検査（その他のもの）
LPIA	ラテックス凝集法	S-暗視野	〃　　（暗視野顕微鏡）
MAO	モノアミンオキシダーゼ	S-位相差 M	〃　　（位相差顕微鏡）
Mb 定性	ミオグロビン定性	S-蛍光 M	〃　　（蛍光顕微鏡）
Mb 定量	ミオグロビン定量	S-同定	細菌培養同定検査
MED	最小紅斑量測定	S-培	簡易培養
MMF	最大中間呼気速度	S-ディスク	細菌薬剤感受性検査
MMPI	ミネソタ多相（多面的）人格（検査）表	S-薬剤感受性	細菌薬剤感受性検査
MVV	最大換気量測定	SA	赤血球膜シアル酸
NAG	N-アセチルグルコサミニダーゼ（尿）	SAA	血清アミロイド A 蛋白
NEFA	遊離脂肪酸	SCC	扁平上皮癌関連抗原
NH₃	アンモニア	SLX	シアリル Leˣ-i 抗原
NPN	残余窒素測定	Sm-Ig	B 細胞表面免疫グロブリン
OHCS	ハイドロキシコルチコステロイド	SP-A	肺サーファクタント蛋白-A（羊水）
OGTT	経口ブドウ糖負荷試験	T-Bil	総ビリルビン
P	リン（無機リン，リン酸）	T-～	病理組織検査
P-～	穿刺，穿刺液検査	T-M	病理組織標本作製
P-関節	関節穿刺	T-M/OP	術中迅速病理組織標本作製
P-上ガク洞	上顎洞穿刺	TAT	トロンビン・アンチトロンビン複合体
P-ダグラス	ダグラス窩穿刺	TBA	胆汁酸
PAP	前立腺酸ホスファターゼ抗原	TBC	サイロキシン結合能
PBI	蛋白結合沃素測定	TBG	サイロキシン結合グロブリン
PBS	末梢血液像	Tcho（T-C）	総コレステロール
PC テスト	ペニシリン皮内反応	TDH	腸炎ビブリオ耐熱性溶血毒
PCG	心音図検査	TdT	ターミナルデオキシヌクレオチジルトランスフェラーゼ
PEF	肺機能検査	TG	中性脂肪（トリグリセライド）
PF	P-F スタディ	TIA	免疫比濁法
PF₃	血小板第 3 因子	TIBC	総鉄結合能
PF₄	血小板第 4 因子		
PgR	プロジェステロンレセプター		

付録

略　称	正式名称	略　称	正式名称
TK活性	デオキシチミジンキナーゼ活性	U-トウ	尿グルコース
TL	総脂質測定	U-ミロン	Millon反応
TP	総蛋白	UA	尿酸
TPA	組織ポリペプタイド抗原	UCG	心臓超音波検査（心エコー図）
TR，TuR	ツベルクリン反応	UIBC	不飽和鉄結合能
TSH	甲状腺刺激ホルモン	UN（BUN）	尿素窒素
TTD	一過性閾値上昇検査	VCG	ベクトル心電図
TTT	チモール混濁反応	VMA	バニールマンデル酸
T$_3$	トリヨードサイロニン	W	白血球
T$_4$	サイロキシン	WBC	白血球数
U-〜	尿検査	Z	糖
U-インジカン	インジカン（尿）	Zn	血清亜鉛測定
U-ウロ	ウロビリノゲン（尿）	ZTT	硫酸亜鉛試験
U-検	尿中一般物質定性半定量検査	α_1-AT	α_1-アンチトリプシン
U-ジアゾ	ジアゾ反応	α_2-MG	α_2-マクログロブリン
U-タン	尿蛋白	β-LP	β-リポ蛋白
U-沈（鏡検法）	尿沈渣（鏡検法）	β_2-m	β_2-マイクログロブリン
U-沈	尿沈渣（フローサイトメトリー法）	γ-GT	γ-グルタミルトランスペプチターゼ
U-沈／染色	尿沈渣染色標本	γ-GT・アイソ	γ-GTアイソザイム
U-デビス	デビス癌反応検査		

■画像診断の略称

略　称	画像診断方法名	略　称	画像診断方法名
アンギオグラフィー（AG）	血管撮（造）影	CUG	膀胱尿道造影
エンツェファログラフィー	気脳法または脳写。脳脊髄腔の造影剤使用撮影	DCG	膀胱二重造影
キモグラフ	動態撮影	DIC	点滴静注胆管・胆嚢造影
スポット撮影（SP）	狙撃撮影	DIP（DIVP）	点滴静注腎盂造影
トモグラフィー（トモ）	断層撮影	DSA	デジタルサブストラクション血管造影法
バリウム透視	造影剤使用消化管透視診断	Disco	椎間板造影法
ピエログラフィー	造影剤使用の腎盂撮影	Enema	注腸造影
ブロンコ	気管支造影	ERCG	内視鏡的逆行性膵胆管造影
ポリゾ	重複撮影	ERCP	内視鏡的逆行性胆管膵管造影
ミエログラフィー（ミエロ）	脊髄造影撮影	ERP	内視鏡的逆行性膵管造影
リンフォグラフィー	造影剤使用リンパ管撮影	HDG	低緊張性十二指腸造影
		HSG	子宮卵管造影
ACG	血管心臓造影法	Hystero	子宮卵管造影
AG	血管撮（造）影（アンギオグラフィー），動脈撮影	IA-DSA	動脈内デジタルサブストラクション血管造影法
angio	血管造影	IC	経口胆嚢造影
AOG	大動脈造影	IP（IVP）	経静脈性腎盂造影
BAG	上腕動脈造影	IVC	経静脈性胆管（胆嚢）造影
BE	注腸造影	IVCG	下大動脈造影，下大静脈造影
BG	気管支造影（ブロンコ）	IV-DSA	経静脈性デジタルサブストラクション血管造影法
CAG	脳血管撮影	IVU	静脈性尿路造影法
	冠動脈造影，冠状動脈血管造影	KUB	腎臓，尿管，膀胱を含むエックス線撮影
	頸動脈撮影，頸動脈造影	Kymo	動態撮影
CECT	造影CT	LW-X-P	腰椎撮影
CG	膀胱造影	MAMMO	乳房撮影
CT	コンピューター断層撮影	MCG	排尿時膀胱エックス線造影
		MLG	脊髄腔造影
		MRI	磁気共鳴画像診断法
		Myelo	脊髄造影法
		NG	腎造影
		OCG	経口胆嚢造影撮影法
		PAG	骨盤動脈造影・肺血管造影

略　　称	画像診断方法名
PECT	ポジトロン放出断層撮影
PEG	脳室撮影・気脳造影法
PET	ポジトロン断層撮影
Pneumo	関節空気造影法
Polyso	重複撮影
PP	腹腔気体造影
PRP	後腹膜気体造影
PTC	経皮的胆嚢胆道造影
PTP	経皮経肝門脈造影法
PTU	単純尿路エックス線撮影
PVG	気脳室撮影法
RAG	腎動脈造影法
RCT	RIコンピューター断層撮影法
RP	逆行性腎盂造影（尿管カテーテル法）
RPP	逆行性気体性腎盂造影撮影法
RTV	エックス線テレビジョン
RVG	右室造影
SAB	選択的肺胞気管支造影
SCAG	選択的腹腔動脈造影
SIMA	選択的下腸間膜造影

略　　称	画像診断方法名
SMAG	上腸間膜動脈造影
SP	スポット撮影
SPECT	単光子射出コンピューター断層撮影
SRA	選択的腎動脈造影
SSMA	選択的上腸間膜造影
STEREO	立体撮影（ステレオ撮影）
SVA	選択的臓器動脈造影撮影法
SVCG	上大動脈造影
Tomo	断層撮影，トモグラフ
UCG	経尿道的膀胱造影
UG（OG）	尿道造影撮影法
upper GI series	上部消化管造影
VAG	椎骨動脈造影法
VCG	排尿時膀胱造影
XCT	エックス線コンピューター断層撮影法
X-D（x-d）	エックス線透視診断
X-D（X-DL）	エックス線透視診断
X-P（x-p）	エックス線写真撮影
X-Ray	エックス線

■処方箋・カルテ等における略称

略　　称	意味／正式名称
分3，3×，3× tgl, auf3, t.d.s.	いずれも1日3回に分けて服用の意
1 W	1週間分
（1-1-2）	朝1錠（包），昼1錠（包），夜2錠（包）を服用
3×v.d.E.（3×v）	1日3回に分けて，食前に
3×n.d.E.（3×n）	1日3回に分けて，食後に
3×z.d.E.（3×z）	1日3回に分けて，食間に
5st×4	5時間ごとに1日4回服用
6st×4×3TD	6時間ごとに1日4回3日分
×10	10倍散（レセプトには10％と記載）
×100	100倍散（レセプトには1％と記載）
A	管（アンプル）
Add	「加える」の意
b.i.d.	1日2回に分けて服用
b.i.n.	夜中2回
C（Cap）	カプセル
Q.O.D., dieb.alt.	隔日に服用
DIV	点滴静脈内注射（点滴注射）
do	「同上」の意
G（Granule）	顆粒
h.s.,v.d.S	就眠時に服用
IVH	中心静脈栄養法
IM	筋肉内注射
Inj	注射
IP	腹腔内注射
IV	静脈内注射
n.d.E.（pc）	食後に
Oh	1時間ごとに
o.m.	毎朝
omn.bin	2時間ごとに
omn.hor	毎時（omn.2hrなら2時間ごとに）
P	何回分，何包ということ

略　　称	意味／正式名称
Pil	丸薬
prn	必要に応じて
Pulv	粉末
q.d.	1日1回
qid	1日4回
q.wk	1週1回
q.2h	2時間ごとに
Rp	処方の冒頭に書く「処方せよ」の意
S（Syr）	シロップ
SC	皮下注射
sofort v.d.E.	食直前に服用
sofort n.d.E.	食直後に服用
Sol	溶液
Suppo, Supp.	坐剤
T（Tab）	錠剤
TD，T	何日分（錠剤の「T」とは位置で見分ける）
tid	1日3回
TR	ツベルクリン反応
Ung	軟膏
V	瓶（バイアル）
v.d.E.（ac）	食前に
z.d.E.	食間に
【医薬品】	
アセコリ	塩化アセチルコリン
アトモヒ	モルヒネ・アトロピン
アンナカ	安息香酸ナトリウムカフェイン
エピレナ	エピネフリン
エフェド	塩酸エフェドリン
エルゴメ	マレイン酸エルゴメトリン
塩カル	塩化カルシウム
塩コカ	塩酸コカイン
塩ナト	塩化ナトリウム

略　称	意味／正式名称	略　称	意味／正式名称
塩プロ	塩酸プロカイン	ビカ	炭酸水素ナトリウム
塩モヒ	塩酸モルヒネ	ヒコアト	オキシコドン・アトロピン
塩リモ	塩酸リモナーデ	ビタカン	ビタカンファー
R	リンゲル液	プロテスホル	プロピオン酸テストステロン
EM	エリスロマイシン	ボール水	ホウサン水
SM	硫酸ストレプトマイシン	PC	ペニシリン
果	果糖	ミョウバン	硫酸アルミニウムカリウム
カナマイ	カナマイシン	モヒ	塩酸モルヒネ
カマ	酸化マグネシウム	輸チト	輸血用クエン酸ナトリウム
強ミノC	強力ネオミノファーゲンC	硫アト	硫酸アトロピン
KM	硫酸カナマイシン	硫キ	硫酸キニーネ
サリソ	サリチル酸ナトリウム	硫ク	硫酸マグネシウム
ザルベ	軟膏	流パラ	流動パラフィン
ジギ	ジギタリス	硫麻	硫酸マグネシウム
重ソ	炭酸水素ナトリウム	リンコデ	リン酸コデイン
臭曹	臭化ナトリウム	Aq	注射用（蒸留）水
ストマイ	ストレプトマイシン	B_1	塩酸チアミン（ビタミンB_1剤）
生食	生理食塩水	B_2	リボフラビン（ビタミンB_2剤）
単舎	単シロップ	B_6	塩酸ピリドキシン（ビタミンB_6剤）
タンナルビン	タンニン酸アルブミン	B_{12}	シアノコバラミン（ビタミンB_{12}剤）
胎ホル（HCG）	胎盤性性腺刺激ホルモン	C	アスコルビン酸（ビタミンC剤）
ツボクラ	塩化ツボクラリン	G	ブドウ糖注射液
ニコアミ	ニコチン酸アミド	IN（A）H	イソニコチン酸ヒドラジド
ネオM	ネオフィリンM注射液	Ins	インスリン
ネオスチ	メチル硫酸ネオスチグミン	PTU	プロピルチオウラシル
ハイポ	チオ硫酸ナトリウム	V.M	バイオマイシン
ピオクタニン	塩化メチルロザニリン		

付録

317

2. 人体解剖図

1 体表区分

2 全身の骨格

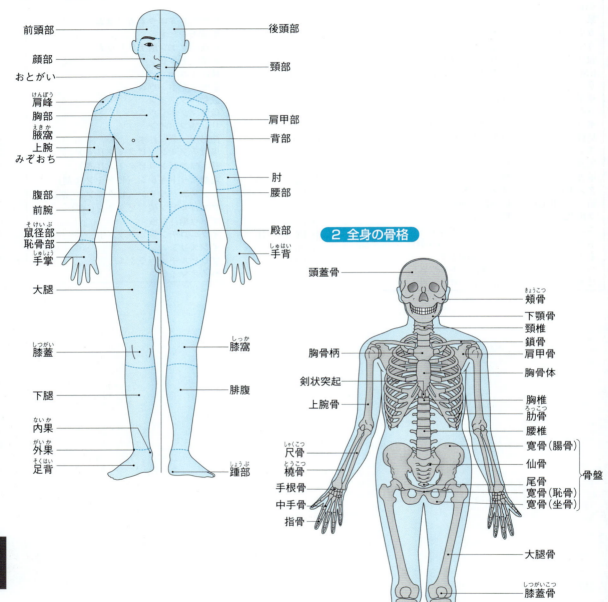

3 全身の筋肉

4 動脈と静脈

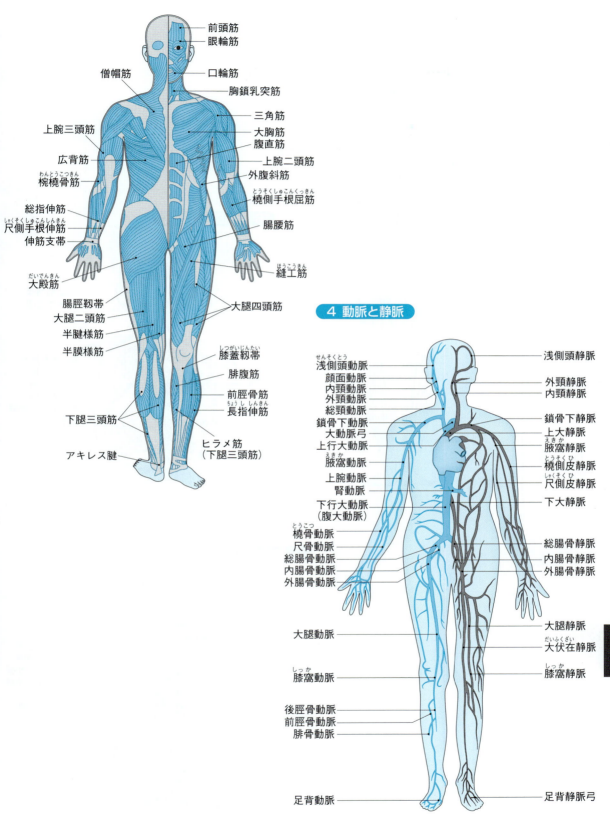

付録

5 全身の神経網

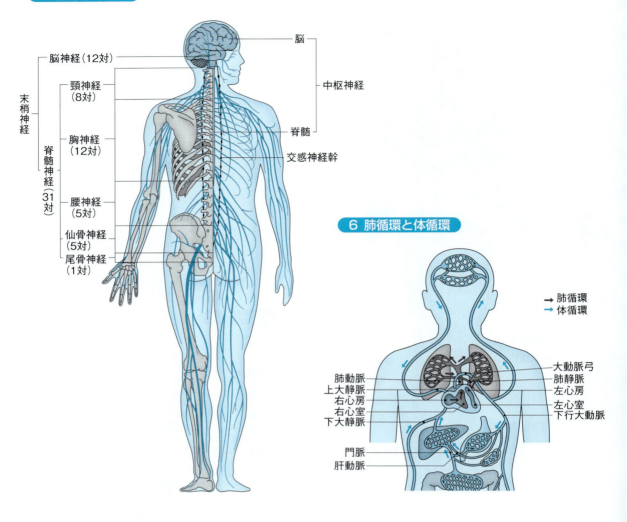

6 肺循環と体循環

7 胸部全体

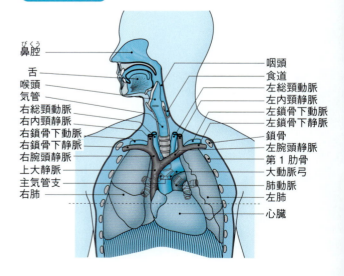

付録

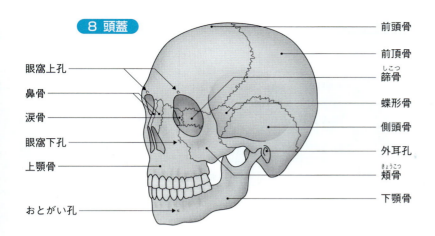

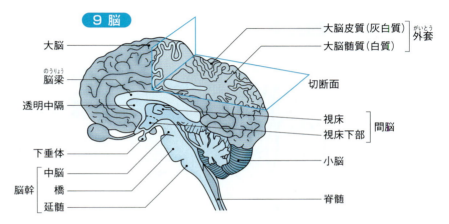

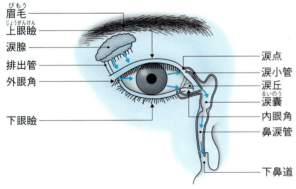

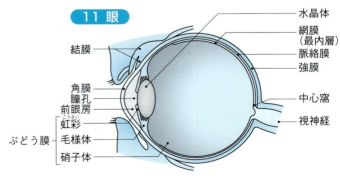

12 鼻腔（側壁部）

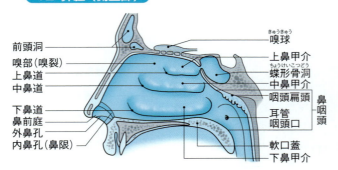

13 耳

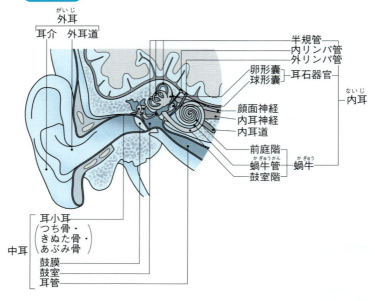

14 口腔

15 内臓

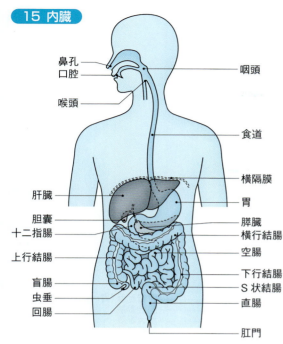

16 心臓

17 肺葉, 気管, 気管支

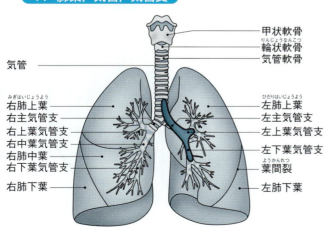

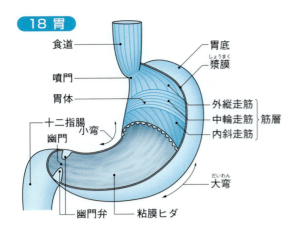

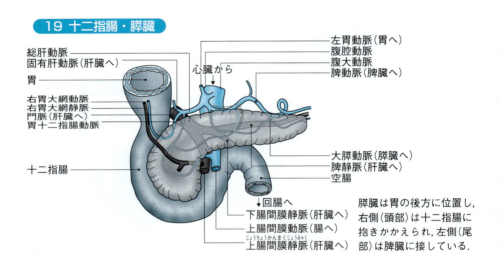

膵臓は胃の後方に位置し，右側（頭部）は十二指腸に抱きかかえられ，左側（尾部）は脾臓に接している．

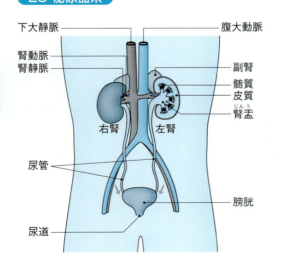

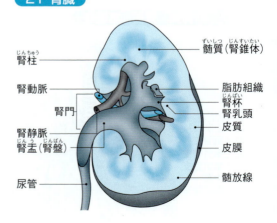

22 男性生殖器

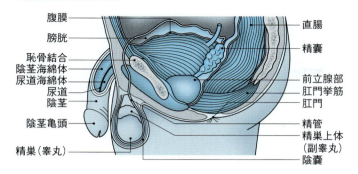

23 女性生殖器

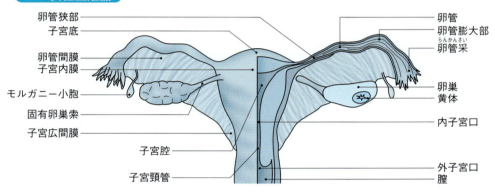

24 骨

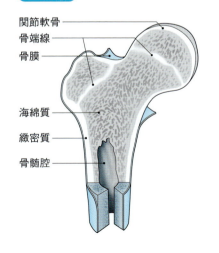

25 皮膚

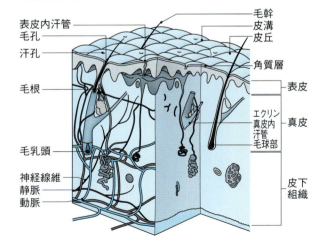

索　引

あ

アイソザイム …………………………3
アイバンク ……………………………3
アウトカム ……………………………3
アウトカムマスター …………………3
アウトソーシング ……………………3
アウトライヤー ………………………3
アウトリーチ ……………………3, 250
「赤ちゃんにやさしい病院」イニシ
　アティブ ………………………288
秋疫 ……………………………………3
亜急性期 ………………………………3
亜急性期入院医療管理料 ……………3
亜急性期病床 …………………………3
アクシデント …………………………3
悪性関節リウマチ ……………………3
悪性高熱症 ……………………………4
悪性黒色腫 ……………………………4
悪性腫瘍 ………………………………4
悪性腫瘍特異物質治療管理料 ………4
悪性症候群 ……………………………4
悪性新生物 ……………………………4
悪性リンパ腫 …………………………4
アクティブカルテ ……………………4
アクトヒブ …………………………233
アクリノール湿布 ……………………4
アジア健康構想 ………………………4
アシストロボット ……………………4
アジュバント …………………………4
預り金 …………………………………4
アスパラギン酸アミノトランスフェ
　ラーゼ …………………………288
アスピリン ……………………………4
アスピレータ ……………………4, 61
アスペルガー症候群 ………………227
アスペルギルス菌 …………………136
アセッサー ……………………………4
アセトアミノフェン …………………5
アセトン体 ……………………………5
アダリムマブ …………………………5
アップコーディング …………………5
アッペ …………………………………5
圧脈波 ………………………………262
アデノイド ……………………………5
アデノウイルス ………………………5
アテローム ……………………………5
アドバンス・ケア・プランニング
　（ACP） ………………………5
アドバンス助産師 ……………………5
アドヒアランス ………………………5
アトピー性皮膚炎 ……………………5
アドミニストレーター ………………5
アドレナリン …………………………5
アナフィラキシーショック …………6
アナムネ（アナムネーゼ）…………6
アニサキス ……………………………6
アノマロスコープ ……………………6
アバタセプト …………………………6

アフターケア制度 ……………………6
アブミ骨 ………………………………6
アポトーシス …………………………6
アポモルヒネ …………………………6
アポリポ蛋白質 ………………………6
アミノ酸 ………………………………6
アミラーゼ ……………………………6
アミロイドーシス …………………43
アメニティ ……………………………6
アメーバ赤痢 ………………………156
アメンチア …………………………11
アライメント …………………………7
アラニンアミノトランスフェラーゼ
　…………………………………287
粗付加価値 ……………………………7
アリバイガイド ………………………7
アルガトロバン水和物 ………………7
アルカリホスファターゼ（ALP）…7
アルキル化剤 …………………………7
アルツハイマー型認知症 ……………7
アルドステロン ………………………7
アルブミン製剤 ………………………7
アルブミン定量 ………………………7
アルミニウム …………………………7
アレルギー性疾患 ……………………7
アレルゲン ……………………………7
アレルゲン刺激性遊離ヒスタミン …8
アンギオ ………………………………8
アンギオグラフィー …………………8
アンギオ室 ……………………………8
アンギオテンシン ……………………8
アンギオテンシンⅠ ………………282
安静度 …………………………………8
安全確保の義務 ……………………96
安全な血液製剤の安定供給の確保等
　に関する法律 ………………………8
アンチエイジングドック ……………8
アンチトロンビンⅢ …………………8
アンフェタミン類 …………………41
アンプル ………………………………8
罨法 ……………………………………8
罨法薬 …………………………………8
あん摩マッサージ指圧師，はり師，
　きゅう師等に関する法律 …………8
あん摩マッサージ指圧療養費 ………9
アンモニア ……………………………9
安楽死 …………………………………9

い

胃悪性腫瘍手術 ………………………9
胃液 ……………………………………9
胃液検査 ………………………………9
胃炎 ……………………………………9
胃潰瘍 …………………………………9
医学教育モデル・コア・カリキュラ
　ム ……………………………………9
医学的に説明困難な症状 ……………9
胃がん ………………………………10
易感染症患者 ………………………10

医業外収益 …………………………10
医業外費用 …………………………10
医業経営管理法人 …………………302
医業経営コンサルタント …………10
医業収益 ……………………………10
医業収支比率 ………………………10
医業収入 ……………………………10
医業費用 ……………………………10
医業利益率 …………………………10
医局 …………………………………10
育児休業給付 ………………………10
育児休業手当金 ……………………10
育成医療 ……………………………10
医原性疾患 …………………………10
医行為 ………………………………10
胃酸 …………………………………11
医事課 ………………………………11
意識障害 ……………………………11
意識障害レベル ……………………11
維持期リハビリテーション ………11
医師資格証（ICカード）…………11
医師事務作業補助者 ………………11
医師主導治験 ………………………11
胃持続ドレナージ …………………11
医師の裁量権 ………………………11
石原式色覚検査表 ……………………6
医師法 ………………………………12
医師免許 ……………………………12
慰謝料 ………………………………12
胃・十二指腸ファイバースコピー
　………………………………………12
異状死体等の届出義務 ……………12
胃食道逆流症 …………………12, 305
移植片対宿主病 ………………12, 295
異所性 ………………………………12
石綿健康被害救済法 ………………12
胃切除術 ……………………………12
胃洗浄 ………………………………12
移送費 ………………………………12
遺族（補償）給付 …………………12
胃ゾンデ ……………………………12
1型糖尿病 …………………………193
一患者一診療録 ……………………13
一患者一ファイル …………………13
1剤 …………………………………13
1次医療 ……………………………13
一次救急 ……………………………13
一次救命処置 ………………………13
1処方 ………………………………13
1調剤 ………………………………13
1日平均患者数 ……………………13
1秒率 ………………………………13
1秒量 ………………………………13
一部負担金 …………………………13
一部負担金減免 ……………………13
一部負担金の減額 …………………13
一部負担金の返還 …………………13
一類感染症 …………………………13
一過性脳虚血発作 …………………13

327

一酸化窒素吸入療法 …………13
逸失利益 …………14
逸脱 …………14
一般疾病医療 …………81
一般病院 …………14
一般病床 …………14
一般名処方 …………14
一般名処方加算 …………14
一般用医薬品 …………14,304
一般用検査薬 …………14
遺伝学的検査に関するガイドライン
　…………14
遺伝子 …………14
遺伝子医療 …………14
遺伝子診断 …………14
遺伝子治療 …………15
移動円滑化促進法 …………15
医道審議会 …………15
イブリツモマブチウキセタン …15
イマチニブメシル酸塩 …………15
医務技監 …………15
イメージインテンシファイア …15
医薬産業強化総合戦略 …………15
医薬情報担当者 …………15
医薬品医療機器総合機構 …………16
医薬品医療機器等法 …………16
医薬品共同購入 …………16
医薬品再評価 …………16
医薬品サンプル …………108,279
医薬品情報管理室 …………16
医薬品情報システム（DIシステム）
　…………16
医薬品の臨床試験の実施に関する基
　準 …………16
医薬品費比率 …………16
医薬品副作用被害救済制度 ………16
医薬分業 …………16
医用画像管理システム …………16
イリゲーター …………16
医療安全管理体制 …………16
医療安全支援センター …………17
医療安全調査委員会 …………17
医療イノベーション …………17
医療イノベーション5か年戦略　17
医療インバウンド事業 …………17
医療介護改革推進本部 …………17
医療・介護総合確保推進法（医療・
　介護一括法案） …………17
医療介護福祉士 …………18
医療過誤 …………18
医療観察法 …………18
医療監視 …………18
医療関連サービス …………18
医療関連サービス振興会 …………18
医療機関コード …………18
医療機関債 …………18,177
医療機関ネットワーク事業 ………18
医療機関別係数 …………18
医療技術評価（HTA） …………18
医療機能情報提供制度 …………19
医療機能評価 …………19
医療基本法 …………19
医療区分 …………19
医療クラスター構想 …………19

医療経営士 …………19
医療経営人材育成事業 …………19
医療計画 …………19
医療経済研究機構 …………19
医療経済実態調査 …………61
医療券 …………19
医療圏 …………19
医療健康情報認証機構 …………300
医療広告ガイドライン …………20
医療コーディネーター …………20
医療産業研究会 …………20
医療資源病名 …………20
医療事故調査制度 …………20
医療事故防止対策適合品マーク　20
医療施設 …………20
医療施設調査 …………20
医療情報システム …………20
医療情報データベース
　（MID-NET） …………20
医療審議会 …………21
医療水準 …………21
医療生活協同組合 …………21
医療セプター …………21
医療ソーシャルワーカー …21,73
医療滞在ビザ …………21
医療ツーリズム特区 …………21
医療的ケア児 …………21
医療等ID …………21
医療特区 …………21
医療トレーサビリティ …………21
医療ネグレクト …………21
医療の質の評価 …………22
医療の標準化 …………22
医療廃棄物 …………22
医療費 …………22
医療費控除 …………22
医療秘書 …………22
医療費助成制度 …………22
医療費通知 …………22
医療費適正化計画 …………22
医療被曝 …………22
医療費抑制政策 …………22
医療扶助 …………22
医療ブロックチェーン …………22
医療法 …………23
医療法改正（第一次〜第四次） …23
医療法改正（第五次） …………23
医療法改正（第六次） …………23
医療法改正（第7次） …………23
医療法改正（第8次） …………23
医療法人 …………23
医療法人会計基準 …………235
医療法人の附帯業務 …………24
医療保険制度 …………24
医療保険福祉審議会 …………24
医療保護入院 …………24
医療メディエーター …………24
医療面接 …………24
医療用医薬品 …………24
医療要否意見書 …………24
イレウス …………24
イレウス管 …………24
イレッサ …………24
胃瘻 …………25

胃瘻栄養 …………25
インアクティブカルテ ………4,25
陰圧創傷治療システム …………25
陰窩 …………25
院外処方 …………25
院外処方箋 …………25
院外処方箋料 …………25
インキュベーター …………25
インクレチン製剤 …………194
陰茎 …………25
インジカン …………25
インシデント …………25,224
インスリン …………25
インスリン製剤 …………25
インターフェロン …………26
インターベンション治療 ………26
インターロイキン2受容体 ………26
インターン制度 …………26
インテリジェント・ホスピタル　26
咽頭 …………26
インドシアニングリーン …………298
イントラネット …………26
院内学級 …………26
院内感染 …………26
院内掲示 …………26
院内死亡率 …………26
院内処方 …………26
院内託児所 …………27
院内トリアージ …………203
院内肺炎 …………27
院内メディエーター …………27
院内倫理委員会 …………27
院内DOTS …………26
院内LAN …………26
陰嚢 …………27
インバウンド医療観光 …………27
インヒビター …………27
インフォームド・アセント ………27
インフォームド・コンセント 12,27
インプラント …………27
インフリキシマブ …………27
インフルエンザ …………27

う

ヴィダール反応 …………27
ウイルス …………27
ウイルス検査 …………28
ウイルス抗体価 …………28
ウイルス性肝炎 …………28
植込型カテーテル …………28
植込型除細動器 …………28
植込型補助人工心臓 …………28
ウエルネス …………28
ウォーキングカンファレンス …28
うおのめ …………71
うがい …………53
右心カテーテル法 …………28
右心室 …………28
右心房 …………28
疑い病名 …………28
内法 …………28
うっ血性 …………28
うつ病 …………28
ウロキナーゼ …………28

ウロビリノゲン ……………28	塩酸リドカイン ……………59	戒告・注意 ………………36
ウロビリノゲン反応 ………28	炎症 …………………………32	介護サービス ………………36
ウロビリン体 ………………29	炎症性腸疾患 ………………32	介護支援専門員 ……………36
ウロポルフィリン …………29	延髄 …………………………33	外骨腫 ………………………36
運動器不安定症 ……………29	エンテロウイルス …………93	介護認定審査会 ……………36
運動器リハビリテーション …29	エンドトキシン ……………33	介護費用保険 ………………36
運動療法 ……………………29		介護福祉経営士 ……………36
	お	介護福祉士 …………………36
え	応益負担 ……………………33	介護扶助 ……………………37
エアマット …………………29	横隔神経 ……………………33	介護プロフェッショナルのキャリア
エイズ ………………………29	横隔膜 ………………………33	段位制度 ………………37
エイズ治療拠点病院 ………29	応急入院 ……………………33	介護報酬 ……………………37
衛生検査技師 ………………29	横行結腸 ……………………33	介護保険 ……………………37
衛生検査所 …………………29	応召義務 ……………………33	介護（補償）給付 …………37
鋭匙 …………………………29	黄色ブドウ球菌 ……………33	介護予防サービス費 ………37
栄養カテーテル ……………29	往診 …………………………33	介護離職ゼロ ………………37
栄養管理実施加算 …………29	黄体形成ホルモン …………301	介護療養型医療施設 ………37
栄養管理体制加算 …………29	黄疸 …………………………238	介護療養型老人保健施設 …37
栄養機能食品 ………………105	嘔吐 …………………………33	介護老人福祉施設 …………37
栄養ケア・ステーション（ST）30	応能負担 ……………………33	介護老人保健施設 …………37
栄養サポートチーム …30, 303	黄斑 …………………………33	介護ロボット ………………38
栄養士 ………………………30	悪寒 …………………………33	外耳 …………………………38
栄養指導 ……………………30	オキサリプラチン …………33	外シャント …………………38
栄養情報担当者 ……………30	オキシダーゼ ………………34	介助犬 ………………………38
営利法人 ……………………30	お薬手帳 ……………………34	回診 …………………………38
会陰 …………………………30	悪心 …………………………34	開心術 ………………………38
腋窩 …………………………30	オステオポローシス ………97	疥癬 …………………………38
疫学 …………………………30	オストメイト ………………34	咳嗽 …………………………38
液化酸素装置 ………………30	オセルタミビル ……………174	介達牽引 ……………………38
液剤 …………………………30	おたふくかぜ ………………264	回腸 …………………………38
エキシマレーザー …………30	オーダーメイド医療 …15, 34	ガイディングカテーテル …38
エコーウイルス ……………30	オーダリングシステム ……34	回転術 ………………………38
壊死 ………………………6, 30	オーディオメーター ………34	開頭術 ………………………38
エステラーゼ染色 …………30	オートエンボッサー ………34	ガイドワイヤー ……………38
エストラジオール …………31	オトガイ神経 ………………34	外反母趾 ……………………39
エストロジェン ……………31	オートクレーブ ……………34	外鼻 …………………………39
エストロジェンレセプター …31	オートノミー ………………34	外皮用殺菌剤 ………………39
エタネルセプト ……………31	オートファジー ……………34	回復期リハビリテーション …39
エタノール局所注入療法 …47	お泊まりデイサービス ……34	回復期リハビリテーション病棟 39
エタノールの局所注入 ……31	オーバーテーブル …………34	回復室 ………………………39
エダラボン …………………31	オーバービューパス ………34	外腹斜筋 ……………………39
エックス線 …………………31	オピオイド …………………35	開放型病院 …………………39
エックス線単純撮影 ………175	オーファンドラッグ ………35	開放骨折 ……………………39
「エパデール」スイッチOTC薬 31	オプジーボ …………………35	開放点滴式全身麻酔 ………39
エピゲノム …………………31	オマリズマブ ………………35	外保連試案 …………………39
エピソード払い ……………31	オリブ橋小脳萎縮症 ………172	回盲部 ………………………39
エビデンス …………………31	オレンジ手帳 ………………35	潰瘍 …………………………39
エピネフリン ……………5, 31	オレンジブック ……………35	潰瘍性大腸炎 ………………32
エピルビシン ………………31	オレンジプラン ……………35	外用薬 ………………………39
エボラ出血熱 ………………31	温熱療法 ……………………35	外来 …………………………39
エラスターゼ ………………31	オンライン診療料 …………35	外来化学療法加算 …………39
エリスロポエチン ………32, 164	オンライン請求 ……………35	外来管理加算 ………………39
エリテマトーデス …………32		外来基本伝票（外来指示票）…40
エリブリンメシル酸塩 ……32	**か**	外来迅速検体検査加算 ……40
エルゴメーター ……………32	開業医 ………………………35	外来診療料 …………………40
エレクトロキモグラフ ……32	会計課 ………………………35	外痩 ……………………40, 205
遠隔医療 ……………………32	会計検査院 …………………35	カイロプラクティック ……40
遠隔トリアージ ……………32	介護医療院 …………………35	カウプ指数 …………………289
遠隔病理診断 ………………190	介護うつ ……………………35	カウンセリング ……………40
嚥下障害 ……………………32	介護休業 ……………………36	カウンターショック ………40
援護寮 ………………………32	介護給付 ……………………36	科学的介護 …………………40
円座 …………………………32	外国人患者受入れ医療機関認証制度	化学物質過敏症 ……………40
塩酸バンコマイシン ………32	（JMIP） ………………36	化学療法 ……………………40
塩酸モルネヒ ………………32	外国人未払い医療費補填制度 …36	過活動膀胱（OAB）………40

かかりつけ医	40	株式会社の医業参入	44	看護管理	49
かかりつけ連携手帳	40	カプセル	44	看護記録	49
核医学診断	40	カプセル型内視鏡	44	がん告知	49
架空請求	41	花粉症	44	勧告入院	49
核酸	41	がま腫	45	看護計画	49
核酸医薬	41	過眠症	45	看護系学会等社会保険連合	55
覚醒剤	41	画面審査（電算機審査）	45	看護サマリー	106
覚醒剤取締法	41	ガラクトース	45	看護師	49
拡大治験	41	カラードプラエコー	45	看護師確保対策法	49
喀痰吸引	41	カリウム	45	看護室	49
拡張型心筋症	41	顆粒	45	看護師特定行為	49
確定拠出年金	41	顆粒球	45	看護師特定能力認証制度	49
角膜	41	仮渡し金制度	45	看護師のお礼奉公	49
角膜移植	41	カルシウム	45	看護小規模多機能型居宅介護	49
角膜銀行	3	カルジオスコープ	45	看護職員	49
下行結腸	41	カルシトニン	45	看護体制	49
過誤査定	41	カルテ	45	看護単位	50
過誤調整	41	カルテ開示	45	寛骨	50
過誤返戻	42	カルテ管理システム	45	看護必要度	50
下肢静脈瘤	42	カルテ中央管理	46	看護部門	50
下肢静止不能症候群	263	カルテ番号	46	看護方式	50
下肢装具	42	カルボプラチン	46	看護補助者	50
過失相殺	42	加齢黄斑変性症	46	看護要員	50
下肢末梢動脈疾患指導管理加算	42	過労死	46	監査	50
下垂体	42	川崎病	46	肝細胞がん	50
下垂体腫瘍	42	がん	46	監察医	50
下垂体ブロック	42	がん悪液質	46	監査要綱	50
ガスクロマトグラフィー	42	眼圧測定	46	鉗子	50
カスタマイズ	42	がん遺伝子	14	カンジダ菌	136
ガストリン	42	簡易培養検査	46	カンジダ抗原	50
ガストロカメラ	42	肝炎医療コーディネーター	46	カンジダ症	50
かぜ症候群	55	肝炎インターフェロン治療	46	間質性肺炎	51
火葬	42	肝炎ウイルス検査	46	患者自己管理鎮痛法	304
画像管理伝送システム（PACS）	42	肝炎対策基本法	46	患者紹介ビジネス	51
画像支援ナビゲーション手術	42	肝炎治療特別促進事業	47	患者状態適応型パス	51
火葬場	43	感音性難聴	47	患者状態適応型パスシステム	305
家族介護慰労金	43	眼窩	47	患者属性情報	51
家族出産育児一時金	43	寛解	47	患者台帳	51
家族性アミロイドーシス	43	感覚器	47	患者調査	51
加速乳房部分照射	43	カンガルーケア	47	患者登録	51
家族埋葬料	43	肝がん	47	患者の権利	51
家族療養費	43	がん患者リハビリテーション	47	患者の権利宣言	51
肩腱板損傷	43	肝機能検査	47	患者満足度	51
ガーダシル	297	肝機能障害	47	患者申出療養	51
カタラーゼ	43	眼球	47	患者ID	51
喀血	43	眼球銀行	3, 47	監視用医療機器	51
学校医	43	環境基本法	47	勧奨接種	52
学校保健安全法	43	管腔臓器	180	冠状動脈	52
活性化部分トロンボプラスチン時間		肝クリアランステスト	47	冠状動脈造影	52
	43	ガングリオン	48	肝静脈	52
割創	165	冠血管	48	がん診療連携拠点病院	52
活動基準原価計算	286	間欠性	48	がん性疼痛	52
合併症	43	間歇注入シリンジポンプ	48	関節	52
滑膜	43	観血的	48	関節可動域	52
家庭医	40, 44	間歇的（自己）導尿	48	間接クームス（Coombs）検査	52
カテコールアミン	44	観血的手術	48	関節拘縮	52
カーデックス	44	観血的整復	48	関節穿刺	52
カテーテル	44	間欠熱	48	関節リウマチ	52
カテーテルシース	44	完結の日	48	乾癬	52
蝸電図	44	がんゲノム医療	48	感染管理スタッフ	298
カニューレ	44	眼瞼	48	感染症	53
カニュレーション	44	がん検診	48	感染症指定医療機関	53
カバー率指数	44	肝硬変	48	感染症病床	53
過敏性腸症候群	44	看護学校	48	感染症法	53

感染制御専門薬剤師 ……………53
感染性廃棄物 ………………22
感染対策チーム …………298
がん専門薬剤師 ……………53
肝臓 ……………………53
含嗽 ……………………53
肝臓食 …………………53
乾燥ポリエチレングリコール処理人
　免疫グロブリン …………53
患側 ……………………53
がん対策基本法 ……………53
がん対策推進協議会 ………53
癌胎児性抗原 ………………54
灌注器 …………………54
灌注法 …………………16
浣腸 ……………………54
がん治療認定医 ……………54
眼底カメラ …………………54
眼底検査 ………………54
鑑定入院 ………………54
冠動脈 …………………54
冠動脈ステント（冠動脈カニュー
　レ，ステント）……………54
がん登録 ………………54
がん登録推進法 ……………54
眼内レンズ ………………54, 139
がんナビゲーター …………54
がん難民 ………………55
間脳 ……………………55
肝嚢胞 …………………55
肝膿瘍 …………………55
カンファレンス ……………55
冠不全 …………………55
肝不全 …………………55
がん分子標的薬 ……………55
鑑別診断 ………………55
感冒 ……………………55
漢方薬 …………………55
看保連 …………………55
ガンマグロブリン …………55
ガンマ線 ………………55
ガンマナイフ ………………55
官民データ活用推進基本法 …56
がん免疫療法 ………………56
がん抑制遺伝子 ……………14
管理栄養士 ……………56
肝リピドーシス（脂質蓄積症）…56
灌流 ……………………56
灌流液 …………………56
寒冷凝集反応 ………………56
がんワクチン ………………56
緩和ケア ………………56
緩和ケア病棟 ………………56

き

キイトルーダ ………………56
偽陰性 …………………57
既往症 …………………6
既往歴 …………………57
記憶媒体 ………………57
期外収縮 ………………57
器械出し看護師 ……………57
器官 ……………………57
気管 ……………………57

基幹型臨床研修病院 ………57
気管支 …………………57
気管支炎 ………………57
気管支拡張症 ………………57
気管支鏡 ………………57
気管支喘息 ………………57, 161
気管支ファイバースコピー …57
偽関節 …………………57
気管切開 ………………57
気管内挿管 ……………58
気管内チューブ ……………58
疑義照会 ………………58
気胸 ……………………58
基金拠出型医療法人 ………58
危険ドラッグ ………………58
記号・番号 ……………58
義肢 ……………………58
義肢装具士 ……………58
器質性 …………………58
器質性精神障害 ……………58
既収載医薬品 ………………58
基準該当サービス …………58
希少疾病用医薬品 ………35, 59
希少疾病用医療機器 ………59
キシロカイン ………………59
偽性 ……………………59
寄生虫 …………………59
規則 ……………………59
基礎係数 ………………59
基礎償還点数 ………………59
基礎代謝測定 ………………59
基礎年金 ………………59
キット製品 ……………59
基底細胞癌 ……………59
気道 ……………………59
キナーゼ阻害薬 ……………59
機能障害 ………………59
機能性 …………………59
機能性ディスペプシア（FD）…59
機能的自立度評価表 ………295
機能評価係数Ⅰ ……………60
機能評価係数Ⅱ ……………60
機能不全 ………………60
機能別看護 ……………60
機能別看護方式 ……………50
ギプスシーネ ………………60
ギプスシャーレ ……………60
ギプスベッド ………………60
ギプス包帯 ……………60
気分障害 ………………60
基本診療料 ………………60, 146
基本的検査 ……………60
基本的日常生活活動度 ……60
逆受身赤血球凝集反応 ……307
逆ザヤ …………………60
逆紹介 …………………60
逆紹介率 ………………61
逆流性食道炎 ………………12
逆行性大腸造影法 …………181
キャッシュ・フロー ………61
ギャッチベッド ……………61
キャリアパス要件 …………61
キャンサーボード …………61
ギャンブル等依存症対策基本法　61

吸引器 …………………61
吸引留置カテーテル ………61
救急安心センター …………61
救急医療管理加算 …………61
救急医療機関 ………………61
救急医療指数 ………………62
救急医療情報センター ……62
救急医療対策事業実施要綱 …62
救急医療体制 ………………62
救急医療用ヘリコプター ……196
救急救命士 ……………62
救急救命処置 ………………62
救急救命処置録 ……………62
救急告示制度 ………………62
救急総合診療部 ……………294
救急蘇生法 ……………62
救急病院等を定める省令 ……62
休業損害 ………………62
休業（補償）給付 …………62
救護施設 ………………62
球後麻酔 ………………63
休日夜間急患センター ……63
給食課 …………………63
丘疹 ……………………63
急性胃炎 ………………9
急性期一般入院基本料 ……63
急性期リハビリテーション …63
急性疾患 ………………63
急性腎不全 ……………63
急性膵炎 ………………63
急性熱性皮膚粘膜リンパ節症候群
　………………………46
急性腹症 ………………63
旧措置入所者 ………………63
吸着型血液浄化器 …………63
吸入療法 ………………63
給付管理業務 ………………63
給付制限 ………………63
給付率（給付割合）…………63
救命救急センター …………63
救命救急入院料 ……………63
橋 ………………………63
教育入院 ………………64
協会けんぽ ……………160
胸郭 ……………………64
胸管 ……………………64
狂牛病 …………………64
胸腔鏡 …………………64
凝固因子 ………………64
凝固因子インヒビター ……64
凝固時間測定 ………………64
共済組合 ………………64
共済組合法 ……………64
狭窄 ……………………64
狭心症 …………………64
胸水 ……………………64
偽陽性 …………………64
矯正医官 ………………65
行政解剖 ………………65
矯正固定 ………………65
強制保険 ………………65
胸腺 ……………………65
胸椎 ……………………65
共同指導 ………………65

331

共同利用型病院方式 …………65
強毒菌 ………………………65
強度変調放射線治療 ………299
強皮症 ………………………65
胸膜 …………………………65
強膜 …………………………65
矯味剤 ………………………65
業務委託 ……………………65
業務起因性 …………………65
業務災害 ……………………65
業務上疾病 …………………65
業務独占資格 ………………66
業務別看護 …………………60
協力型臨床研修病院 ………66
許可病床 ……………………66
局所灌流（法） ……………66
局所麻酔 ……………………66
局方名収載品目 ……………66
極量 …………………………66
虚血性 ………………………66
虚血性心疾患 ………………66
虚血性脳血管障害 …………66
居宅 …………………………66
居宅介護支援 ………………66
居宅介護支援事業者（所） …66
居宅サービス ………………66
居宅療養管理指導 …………66
拠点型サ高住 ………………66
ギラン・バレー症候群 ……67
起立性調節障害 ……………67
筋萎縮性側索硬化症 ………67
筋炎 …………………………67
禁煙治療 ……………………67
禁忌 …………………………67
禁忌薬 ………………………67
緊急措置入院 ……………67, 153
筋ジストロフィー …………67
近視レーザー手術 …………67
筋組織 ………………………67
筋注麻酔 ……………………67
筋電図 ………………………68
筋肉内注射 …………………68

く

クアハウス …………………68
区域会議 ……………………68
空気感染 ……………………68
空腸 …………………………68
偶発症 ………………………68
躯幹 …………………………68
くすり教育 …………………68
組合管掌健康保険 …………68
くも膜下腔 …………………68
くも膜下出血 ………………68
クライアント・サーバー・システム
　………………………………68
クラウドコンピューティング …68
クラッシュ症候群 …………69
クラミジアトラコマチス …69
グラム陰性菌 ………………65
グラム陽性菌 ………………65
クリアランス ………………69
グリコアルブミン …………69
グリコヘモグロビン ………69

クリッピング ………………69
クリティカル・パス ……69, 228
クリニカル・インディケーター　69
クリニカル・オーディット …69
クリニカル・ガバナンス …69
クリニカルファーマシー …70
クリニクラウン ……………70
グリーフケア ………………69
クリーンベンチ ……………69
グルカゴン …………………70
グルココルチコイド ………98
グルコース …………………70
クルドスコピー ……………70
グループケアユニット ……70
グループホーム ……………70
グループホームケア実践士 …70
くるみん認定 ………………70
クレアチニン ………………70
クレアチン …………………70
クレアチンキナーゼ ………70
クレンメ ……………………70
クロイツフェルト・ヤコブ病 …71
クロスマッチ ………………74
グロブリン …………………71
クローン ……………………70
クローン規制法 ……………70
クローン病 ………………32, 71
クンケル反応 ………………71

け

ケアハウス …………………71
ケアプラン ………………36, 71
ケアマネジャー …36, 71, 271
ケアミックス ………………71
ケアミックス病院 …………71
経営分析 ……………………71
経過措置 ……………………71
経過措置型医療法人 ………58
経過措置品目 ………………71
経カテーテル肝動脈塞栓療法 …47
鶏眼 …………………………71
経管栄養 ……………………72
経管腔的内視鏡手術 ………303
鶏眼・胼胝処置 ……………72
経気管肺生検法 ……………72
蛍光顕微鏡 …………………72
蛍光偏光免疫測定法 ………295
脛骨 …………………………72
警察共済組合 ………………72
掲示事項等 …………………72
憩室 …………………………72
経常収支比率 ………………10
経静脈栄養 …………………138
経常利益 ……………………72
継続療養 ……………………72
経腸栄養 ……………………138
頸椎 …………………………72
頸動脈エコー ………………72
経皮経肝胆管ドレナージ …72, 306
経皮経肝胆道造影法 ………72
経皮経肝胆嚢ドレナージ …204
経皮的 ………………………72
経皮的冠状動脈形成術 ……72
経皮的血管形成用バルーンカテーテ

ル ……………………………76
経鼻的持続陽圧呼吸療法（CPAP）
　………………………………72
経皮的心肺補助法 …………255
経皮的動脈血酸素飽和度測定 …73
経皮的内視鏡下胃瘻造設術 …73
経皮的針生検法 ……………73
軽費老人ホーム ……………73
傾眠 …………………………73
経理課 ………………………73
稽留熱 ………………………184
痙攣 …………………………73
外科医がいなくなることを憂い行動
　する会 ……………………73
外科系学会社会保険委員会連合（外
　保連） ……………………73
劇症肝炎 ……………………73
激変緩和係数 ………………73
劇薬 …………………………73
ケースミックス ……………73
ケースワーカー ……………73
血圧 …………………………73
血圧測定 ……………………74
血液 …………………………74
血液化学検査 ………………74
血液ガス分析 ………………74
血液型 ………………………74
血液凝固異常 ………………74
血液凝固因子 ………………74
血液凝固因子製剤 …………74
血液凝固時間測定 …………74
血液凝固阻止剤 ……………74
血液形態・機能検査 ………74
血液交叉試験 ………………74
血液浄化法 …………………74
血液照射 ……………………75
血液製剤 ……………………75
血液製剤の使用指針 ………75
血液成分分離 ………………75
血液成分輸血 ………………154
血液像検査 …………………75
血液・体液用薬 ……………75
血液透析 ……………………75
血液培養 ……………………75
血液法 ………………………8
血液濾過 ……………………75
血液濾過器 …………………248
結核 …………………………75
結核緊急事態宣言 …………75
結核検診 ……………………76
結核指定医療機関 …………76
欠格条項 ……………………76
結核病床 ……………………76
結核予防会 …………………76
結核予防法 …………………76
血管拡張術 …………………76
血管形成術 …………………76
血管腫 ………………………76
血管新生療法 ………………76
血管性頭痛 …………………76
血管造影 ……………………76
血管塞栓術 …………………76
血管内視鏡検査 ……………76
血管内手術用カテーテル …76

血気胸 ……………………58
血球計算 ……………………77
血球成分除去療法 ……………77
血胸 ……………………77
結紮 ……………………77
血腫 ……………………77, 219
血漿 ……………………77
血漿交換療法 ………………77
血小板 ……………………77
血小板凝集能 ………………77
血小板製剤 …………………77
血小板輸血 …………………77
血漿分画製剤 ………………77
血漿輸血 ……………………77
血清 ……………………77
結石 ……………………77
結節性 ……………………77
血栓 ……………………77
血栓除去術 …………………76
結滞 ……………………78
結腸 ……………………78
血糖 ……………………78
血糖検査 ……………………78
血餅 ……………………78
血便 ……………………78
結膜 ……………………78
結膜炎 ……………………78
血友病 ……………………78
ケトアシドーシス ……………5
ゲートオープナー ……………78
ケトン体 ……………………5, 78
ゲノム ……………………78
ゲノム解析 …………………78
ゲノム創薬 …………………15
ゲノム編集技術 ……………78
ゲーム障害 …………………78
ゲムツズマブオゾガマイシン …78
ゲームてんかん ……………79
ケリーパッド ………………79
腱 ……………………79
検案 ……………………79
牽引療法 ……………………79
原因療法 ……………………79
現役並み所得者（一定以上所得者）
…………………………79
検疫法 ……………………79
原価管理 ……………………79
減額査定通知制度 ……………79
原価計算方式 ………………79
減価償却費 …………………79
減感作療法 …………………79
嫌気性培養 …………………79
現金給付 ……………………79, 83
健検 ……………………79
健康管理手帳 ………………80
健康経営 ……………………80
肩甲骨 ……………………80
健康寿命 ……………………80
健康診査 ……………………80
健康診断 ……………………80
健康増進施設 ………………80
健康増進法 …………………80
健康手帳 ……………………80
健康日本21 …………………80

健康フロンティア戦略 …………80
健康保険組合連合会 …………81
健康保険法 …………………81
健康保持増進措置 ……………309
健康マップ …………………81
言語聴覚士 …………………81
言語聴覚療法 ………………81
検査室 ……………………81
検査入院 ……………………81
原子爆弾被爆者に対する援護に関す
る法律 ……………………81
研修医 ……………………81
研修協力施設 ………………81
腱鞘 ……………………81
検証番号 ……………………81
検食 ……………………82
原子力災害拠点病院 …………82
健診 ……………………82
検診 ……………………82
健診給付病院 ………………82
原審査 ……………………82
健診団体連絡協議会 …………82
原審どおり …………………82
健側 ……………………82
献体 ……………………82
検体検査 ……………………82
検体検査判断料 ……………82
検体測定室 …………………82
懸濁剤 ……………………82
見当識障害 …………………82
限度額適用・標準負担額減額認定証
…………………………82
原発性胆汁性肝硬変 …………82
顕微受精 ……………………83
現病歴 ……………………83
現物給付 ……………………83
肩峰 ……………………83
減免措置 ……………………83

こ

抗悪性腫瘍剤 ………………83
高圧酸素療法 ………………83
抗アレルギー薬 ……………83
高位浣腸 ……………………83
広域医療法人 ………………83
広域災害救急医療情報システム
（EMIS）……………………83
広域連合 ……………………83
後遺障害 ……………………83
抗ウイルス剤 ………………83
公益法人 ……………………84
高エネルギー放射線治療 ………84
構音障害 ……………………84
口蓋 ……………………84
公害医療 ……………………84
公害医療機関 ………………84
公害健康被害の補償等に関する法律
…………………………84
公害疾患特掲診療費 …………84
口蓋垂 ……………………84
光化学療法 …………………84
口角 ……………………84
高額医療・高額介護合算療養費制度
…………………………84

高額介護サービス費 …………84
高額居宅支援サービス費 ………84
抗核抗体 ……………………301
光学式文字読取り装置 ………304
高額長期疾病 ………………84
高額治療継続者（重度かつ継続）84
高額療養費 …………………85
高額療養費資金貸付制度 ………85
高額療養費受領委任払制度 ……85
高額療養費の現物給付 ………85
高額レセプト ………………85
膠芽腫 ……………………85
口渇 ……………………85
抗加齢医学 …………………8
高カロリー輸液 ……………85, 138
睾丸 ……………………153
抗がん剤 ……………………85
交感神経 ……………………85
交感神経ブロック ……………85
交感輸血 ……………………85
高気圧酸素治療 ……………86
後期高齢者 …………………86
後期高齢者医療広域連合 ………86
後期高齢者医療制度 …………86
後期高齢者支援金 ……………86
合議精算方式 ………………86
抗菌スペクトル ……………86
抗菌薬 ……………………86
口腔 ……………………86
口腔乾燥症 …………………202
口腔ケア ……………………86
口腔錠 ……………………204
口腔内崩壊錠 ………………304
合計特殊出生率 ……………86
高血圧症 ……………………86
抗血小板薬 …………………86
抗原抗体反応 ………………86
膠原病 ……………………86
硬口蓋 ……………………87
広告規制 ……………………87
広告することができる診療科名 87
抗コリン薬 …………………87
高コレステロール血症 ………87
虹彩 ……………………87
好酸球 ……………………87
抗酸菌 ……………………87
高脂血症 ……………………87
膠質反応 ……………………87
高次脳機能障害 ……………88
公衆衛生（学）………………88
抗腫瘍性抗生物質 ……………88
甲状腺 ……………………88
甲状腺機能検査 ……………88
甲状腺機能亢進症 ……………88
甲状腺機能障害 ……………88
甲状腺機能低下症 ……………88
甲状腺クリーゼ ……………88
甲状腺刺激ホルモン …………88
甲状腺疾患 …………………88
控除対象外消費税問題 ………88
高診療密度病院群 ……………88
更生医療 ……………………89
更生援護 ……………………89
厚生科学審議会 ……………89

333

抗精神病薬 ……………………89	呼吸療法認定士 …………………93	固定用内副子 …………………244
向精神薬 …………………………89	国際式10/20法 ………………183	コーディングデータ ……………97
向精神薬多剤投与 ………………89	国際生活機能分類 ……………298	コードホワイト …………………97
厚生年金基金 ……………………89	国際先端スーパー特区 …………93	こども保険 ………………………97
厚生年金保険 ……………………89	国際先端テスト …………………93	ゴナドトロピン …………………98
抗生物質 …………………………89	国際戦略総合特区 ………………93	個別看護方式 ……………………98
厚生労働省 ………………………89	国際標準化機構 ………………300	個別指導 …………………………98
厚生労働省の通知文 ……………89	コクサッキーウイルス …………93	鼓膜 ………………………………98
高専賃 ……………………………89	告示 ………………………………94	コミュニティカー ………………98
光線力学療法 ……………89, 249	国保組合・国庫補助率 …………94	コメディカル ……………………98
咬創 ……………………………165	国保無保険児童救済法 …………94	雇用保険制度 ……………………98
構造設備基準 ……………………90	国民医療費 ………………………94	コリンエステラーゼ ……………98
梗塞 ………………………………90	国民皆保険制度 …………………94	五類感染症 ………………………98
酵素抗体法 ………………………90	国民健康保険 ……………………94	コルチゾール ……………………98
酵素補充療法 ……………………90	国民健康保険組合 ………………94	ゴールドプラン …………………98
酵素免疫測定法 ………………294	国民健康保険団体連合会 ………94	ゴールドプラン21 ………………98
抗体医薬品 ………………………90	国民健康保険中央会 ……………94	コールトリアージ ………………98
公知申請 …………………………90	国民健康保険被保険者資格証明書	コルポイリンテル ……………246
公的医療機関 ……………………90	……………………………………94	コルポスコピー …………………99
公的扶助 …………………………90	国民年金 …………………………94	コルポスコープ …………………99
後天性免疫不全症候群 …29, 90	国民年金基金 ……………………94	コレステロール …………………99
高度医療評価制度 ………………90	国民保健計算 ……………………94	コレラ ……………………………99
喉頭 ………………………………90	コクランレビュー ………………95	コロイド反応 ……………………87
喉頭癌 ……………………………90	国立高度専門医療研究センター　95	根拠に基づく医療 ……………293
高度急性期 ………………………90	国立病院機構 ……………………95	混合介護 …………………………99
高度救命救急センター …………90	国立保健医療科学院 ……………95	混合診療 ………………99, 253
高度難聴指導管理 ………………91	心のケアチーム …………………95	コンジローマ …………………159
口内炎 ……………………………91	こころの健康基本法（仮称）……95	昏睡 ………………………………99
公認心理師 ………………………91	コ・ジェネレーション …………95	コンタクトレンズ検査料 ………99
更年期障害 ………………………91	ゴシェ病 …………………………90	根治手術 …………………………99
後発医薬品 ……………91, 170	ゴーシェ病 ………………………95	コンパニオン診断薬 ……………99
広汎性発達障害 …………………91	５疾病５事業 ……………………95	コンパートメント症候群 ………99
紅皮症 ……………………………91	個室ユニット型特養 ……………95	コンビニ検診 ……………………99
公費負担医療 ……………………91	個人情報保護法 …………………95	コンピュータ支援診断 ………100
高プロラクチン血症 …………245	護送患者 …………………………96	コンピュータ断層撮影 ………100
後方病床 …………………………91	姑息的手術 ………………………96	コンピューテッド・ラジオグラフィ
硬膜 ………………………………91	骨塩定量検査 ……………………96	ー ………………………………100
硬膜外ブロック …………………91	国家公務員共済組合法 …………96	コンプライアンス ……………100
硬膜外麻酔 ………………………91	国家公務員共済組合連合会 ……96	混乱・錯乱状態スケール（NEE-
肛門 ………………………………92	国家公務員災害補償法 …………96	CHAM）………………………100
公立学校共済組合 ………………92	国家公務員特定共済組合 ………96	
効率性指数 ………………………92	国家戦略特別区域法 ……………96	**さ**
公立病院改革プラン ……………92	国家戦略特区 ……………………96	在院患者数 ……………………100
行旅病人及行旅死亡人取扱法 …92	国境なき医師団 …………………96	在院患者延数 …………………100
抗リンパ球グロブリン …………92	骨棘 ………………………………96	災害医療 ………………………100
高齢者医療制度 …………………92	骨切り術 …………………………96	災害共済給付制度 ……………100
高齢社会 …………………………92	骨結核 ……………………………96	災害拠点病院 …………………100
高齢者虐待防止法 ………………92	骨髄 ………………………………96	災害支援ナース ………………100
高齢者総合機能評価 …………290	骨髄移植 …………………………97	災害時健康危機管理支援チーム
高齢者の医療の確保に関する法律	骨髄炎 ……………………………97	（DHEAT）……………………100
……………………………………92	骨髄穿刺 …………………………97	細菌 ……………………………100
高齢受給者 ………………………92	骨髄バンク ………………………97	細菌検査 ………………………101
抗VEGF療法 ……………………83	骨髄抑制 …………………………97	細菌顕微鏡検査 ………………101
誤嚥 ………………………………93	骨折固定帯 ………………………97	細菌性赤痢 ……………………156
誤嚥性肺炎 ………………………93	骨折整復術 ………………………97	細菌培養同定検査 ……………101
股関節 ……………………………93	骨粗鬆症 …………………………97	細菌薬剤感受性検査 …………101
呼気一酸化炭素濃度測定器 ……93	骨盤 ………………………………97	サイクルエルゴメーター ……101
呼気ガス分析 ……………………93	骨盤腔鏡 …………………………70	剤形 ……………………………101
呼吸器（系）……………………93	骨盤内臓神経 …………………240	採型ギプス ……………………101
呼吸器リハビリテーション ……93	コッヘル …………………………97	採血および供血あっせん業取締法
呼吸ケアチーム …………………93	骨膜 ………………………………97	………………………………101
呼吸心拍監視 ……………………93	固定術 ……………………………97	採血事業者 ……………………101
呼吸性アシドーシス …………223	固定チームナーシング方式 ……50	債権回収業者 …………………101
呼吸抑制 …………………………93	固定比率 …………………………97	在庫管理 ………………………101

再指定 ……………………101
再審査結果連絡表 ……………101
再審査請求 ……………………101
再審査等支払調整額通知書 ……101
再生医療 ………………………102
再生医療安全性確保法 ………102
再生医療イノベーションフォーラム
　……………………………………102
再生医療推進法 ………………102
再生医療等製品 ………………102
済生会 …………………………102
再製造SUD（Single-use device）
　……………………………………102
再生不良性貧血 ………………102
最大換気量 ……………………302
臍帯血移植 ……………………102
臍帯血供給事業者 ……………102
さい帯血バンク ………………102
在宅医療 ………………………102
在宅介護 ………………………103
在宅酸素療法 …………………103
在宅自己注射 …………………103
在宅成分栄養経管栄養 ………103
在宅中心静脈栄養法 …………103
在宅当番医制 …………………103
在宅復帰支援担当者 …………103
在宅療養支援診療所 …………103
在宅療養支援病院 ……………103
在宅療養指導管理 ……………103
財団 ……………………………120
財団法人 ………………………103
最適使用推進ガイドライン …103
再入院 …………………………103
再入院率 ………………………104
裁判外紛争解決制度 …………286
裁判外紛争解決手続 …………104
細胞医療 ………………………104
細胞診 …………………………104
財務諸表 ………………………104
材料価格基準 …………………104
裁量権 ……………………………34
材料費 …………………………104
サイロキシン …………………104
差額診察室 ……………………104
差額ベッド ……………………104
作業環境測定士 ………………104
作業療法 ………………………104
作業療法士 ……………………104
鎖骨 ……………………………104
坐骨神経 ………………………105
坐剤 ……………………………105
挫傷 ……………………………165
左心カテーテル法 ……………105
左心室 …………………………105
左心房 …………………………105
嗄声 ……………………………105
挫創 ……………………………165
擦過傷 …………………………165
査定 ……………………………105
査定率 …………………………105
サバリックス …………………297
サービス付き高齢者向け住宅（サ高
　住）……………………………105
サブアキュート ………………105

サブトラクション ……………105
サプリメント …………………105
サーフロー針 …………………105
サーベイヤー …………………105
サーベイランス ………………105
サーベイランスシステム ……106
サマリー ………………………106
サーモグラフィー ……………106
佐薬 ……………………………106
サリドマイド …………………106
サルコイドーシス ……………106
サルコペニア …………………106
サルコペニア肥満 ……………106
サルコーマ ……………………106
産科医療補償制度 ……………106
三角筋 …………………………106
酸化酵素 …………………………34
産業医 …………………………106
産業競争力会議 ………………106
産業競争力強化法 ……………107
残気量測定 ……………………107
産後うつ ………………………107
産後ケア事業 …………………107
散剤 ……………………………107
散剤自動鑑査システム ………107
三叉神経 ………………………107
三叉神経痛 ……………………107
三酸化ヒ素製剤 ………………107
三次医療圏 ………………………19
三種混合ワクチン ……………107
参照価格制度 …………………107
酸素テント ……………………108
酸素飽和度測定 ………………108
算定要件 ………………………108
散瞳 ……………………………108
サンドボックス制度 …………108
散布図 …………………………108
サンプル薬 ……………………108
三方活栓 ………………………108
残薬 ……………………………108
残量廃棄 ………………………108
三類感染症 ……………………108

し

ジアテルミー …………………257
シアル酸 ………………………108
自衛官（健康保険）……………108
自営業者保険 …………………108
シェーグレン症候群 …………108
ジェネリック医薬品 ……91, 170
ジェネリック医薬品使用促進通知サ
　ービス …………………………108
耳介 ……………………………109
歯科医師法 ……………………109
自家移植 ………………………109
歯科衛生士 ……………………109
歯科技工士 ……………………109
痔核 ……………………………109
視覚器 …………………………109
資格取得 ………………………109
資格喪失 ………………………109
歯科口腔保健 …………………109
自家骨移植 ……………………109
自家採血輸血 …………………109

自家診療 ………………………109
自家造血幹細胞移植 …………109
ジカ熱 …………………………109
自家培養軟骨 …………………109
自家培養表皮 …………………110
耳管 ……………………………110
時間外・深夜・休日加算 ……110
時間外特例医療機関 …………110
磁気共鳴画像診断装置 ………110
磁気共鳴血管撮影 ……………302
色素希釈法 ……………………125
ジギタリス製剤 ………………110
子宮 ……………………………110
子宮鏡検査 ……………………231
子宮筋腫 ………………………110
子宮頸癌 ………………………110
支給限度額 ……………………110
子宮卵管造影 …………………110
シクロスポリン ………………110
シクロホスファミド …………111
止血剤 ……………………………75
止血用加熱凝固切開装置 ……111
試験開頭術 ……………………111
試験開腹術 ……………………111
資源準拠相対評価尺度 ………307
試験切除法 ……………………222
試験掻爬法 ……………………222
時効 ……………………………111
嗜好調査 ………………………111
自己血回収術 …………………111
自己血貯血 ……………………111
自己決定権 ……………………111
自己血輸血 ……………………111
自己抗体検査 …………………111
自己資本比率 …………………112
自己診療 ………………………112
篩骨洞 …………………………112
自己負担金 ……………………112
自己免疫疾患 …………………112
死産 ……………………………112
死産証書 ………………………112
持参薬 …………………………112
死産率 …………………………112
脂質異常症 ……………………112
自主返還 ………………………112
思春期外来 ……………………112
視床 ……………………………112
市場拡大再算定 ………………112
視床下部 ………………………112
耳小骨 …………………………112
市場実勢価格加重平均値調整幅方式
　……………………………………113
視診 ……………………………113
持針器 …………………………113
シース …………………………113
システムアドミニストレーター 113
ジストニア ……………………113
姿勢矯正用鏡 …………………113
次世代医療基盤法 ……………113
次世代医療ICT基盤協議会 …113
施設課 …………………………113
施設基準 ………………………113
施設サービス …………………113
事前指定書 ……………………276

刺創 …………………………… 165
持続可能な社会保障制度の確立を図
　るための改革の推進に関する法律
　……………………………… 113
持続緩徐式血液濾過 ………… 113
持続吸引 …………………… 113
持続的胸腔ドレナージ ……… 113
持続的注入・排液・排気用導管 113
持続皮下インスリン注入療法 … 114
死体解剖保存法 …………… 114
死体検案書 ………………… 114
肢体不自由児施設 ………… 114
肢体不自由児（者） ………… 114
自治体財政健全化法 ……… 114
市中肺炎 …………………… 114
市町村地域包括ケア推進事 …… 114
市町村保健センター ……… 114
市町村民税非課税世帯 …… 114
弛張熱 ……………………… 114
膝蓋骨 ……………………… 114
失外套症候群 ……………… 114
膝関節 ……………………… 114
疾患特異的iPS細胞 ……… 115
疾患別リハビリテーション …… 115
失行症 ……………………… 115
失語症 ……………………… 115
湿潤療法 …………… 165, 310
湿疹 ………………………… 115
実働病床数（実働可能病床数） 115
実費徴収 …………………… 115
湿布処置 …………………… 115
疾病及び関連保健問題の国際統計分
　類 ………………………… 298
疾病群別定額払い方式 …… 115
疾病・障害認定審査会 …… 115
室料差額 …………………… 115
指定医薬品 ………………… 115
指定医療機関 ……………… 115
指定感染症 ………………… 115
指定管理者制度 …………… 115
指定居宅介護支援事業者 … 116
指定居宅サービス事業者 … 116
指定難病 …………………… 116
児童 ………………………… 116
指導 ………………………… 116
指導医 ……………………… 116
自動運動 …………………… 116
自動再来受付機 …………… 116
自動車損害賠償責任保険 … 116
自動体外式除細動器 ……… 116
指導大綱 …………………… 116
児童福祉法 ………………… 116
自動腹膜灌流装置 ………… 116
自動吻合器 ………………… 116
自動分包機 ………………… 116
自動縫合器 ………………… 117
自動輸液ポンプ …………… 270
シーネ ……………………… 117
シネアンギオグラフィー …… 117
視能訓練士 ………………… 117
支払基金 …………………… 117
支払督促（制度） ………… 117
自費診療 …………………… 117
ジフテリア ………………… 107

自閉症スペクトラム障害（ASD）
　……………………………… 117
司法解剖 …………………… 117
脂肪肝 ……………………… 117
死亡時画像診断 …………… 287
脂肪腫 ……………………… 117
死亡診断書 ………………… 117
死亡届 ……………………… 117
死亡率 ……………………… 117
嗜眠 ………………………… 117
事務長 ……………………… 117
事務点検 …………………… 117
事務連絡 …………………… 118
シャイドレーガー症候群 …… 172
シャウカステン …………… 118
社会医学系専門医 ………… 118
社会医療診療行為別調査 … 118
社会医療法人 ……………… 118
社会貢献活動支援士 ……… 118
社会参加支援加算 ………… 118
社会的入院 ………………… 118
社会福祉士 ………………… 118
社会福祉事業法 …………… 118
社会福祉充実残額 ………… 118
社会福祉法 ………………… 118
社会福祉法人 ……………… 118
社会保険医療協議会 ……… 119
社会保険審査会 …………… 119
社会保険審査官 …………… 119
社会保険診療報酬支払基金 … 119
社会保険制度 ……………… 119
社会保障カード …………… 119
社会保障審議会 …………… 119
社会保障制度 ……………… 119
社会保障制度改革国民会議 … 119
社会保障制度審議会 ……… 119
社会保障と税の一体改革 … 119
若年性認知症 ……………… 231
瀉血 ………………………… 119
斜視 ………………………… 120
ジャストインタイム方式 …… 120
社団 ………………………… 120
社団法人 …………………… 120
尺骨 ………………………… 120
シャント …………………… 120
シャントバルブ …………… 120
自由開業医制度 …………… 120
縦隔 ………………………… 120
縦隔鏡検査 ………………… 120
縦隔腫瘍 …………………… 120
習慣性アンギーナ ………… 120
就業制限 …………………… 120
周産期医療 ………………… 120
周産期母子医療センター … 120
十字靱帯 …………………… 121
重症急性呼吸器症候群 … 121, 307
重症筋無力症 ……………… 121
重症心身障害児施設 ……… 121
重症度，医療・看護必要度 … 121
自由診療 …………………… 121
銃創 ………………………… 165
住宅改修費 ………………… 121
集団指導 …………………… 121
集団的個別指導 …………… 121

集中治療室 ……………… 121, 298
重点審査 …………………… 121
重度意識障害（者） ………… 121
柔道整復師 ………………… 121
柔道整復術 ………………… 121
柔道整復療養費 …………… 122
重篤 ………………………… 122
十二指腸 …………………… 122
十二指腸ファイバースコピー 122
重複診療 …………………… 122
重複投与 …………………… 122
終末期医療 ………………… 122
終末期医療ガイドライン …… 122
終末呼気炭酸ガス濃度測定 … 122
羞明 ………………………… 122
絨毛 ………………………… 122
終夜睡眠ポリグラフ検査 … 122
縦覧点検 …………………… 122
重粒子線治療 ……………… 122
主観的包括的栄養評価法 … 122
受給資格 …………………… 123
宿直（宿日直） …………… 123
樹形図 ……………………… 123
手根骨 ……………………… 123
主治医意見書 ……………… 123
手術基幹コード …………… 123
手術承諾書 ………………… 123
手術ナビゲーションシステム … 42
手術部位感染 ……………… 123
受診時定額負担制度 ……… 123
受精卵診断 ………………… 123
受胎調節実地指導員 ……… 123
出血・凝固検査 …………… 123
出血傾向 …………………… 123
出血時間測定 ……………… 124
術後感染症 ………………… 124
術後死亡率 ………………… 124
出産育児一時金 …………… 124
出産手当金 ………………… 124
出資額限度法人 ………… 58, 124
出生届 ……………………… 124
出生率 ……………………… 124
出生前診断 ………………… 124
出席停止 …………………… 124
術前検査 …………………… 124
術前貯血式自己血輸血療法 … 124
術中希釈式自己血輸血療法 … 125
術中術後自己血回収術 …… 125
術中迅速診断 ……………… 125
守秘義務 …………………… 125
主病名 ……………………… 125
腫瘍 ………………………… 125
主要診断群 ………………… 301
腫瘍マーカー ……………… 125
腫瘍用薬 …………………… 125
腫瘤 ………………………… 125
受療行動調査 ……………… 125
受療者医療保険学術連合会（受保
　連） ……………………… 125
准介護福祉士 ……………… 125
循環器 ……………………… 125
循環血液量測定 …………… 125
准看護師 …………………… 126
循環式人工腎臓用吸着筒 … 126

純水製造装置 ……………………126	上皮小体 ……………………240	処方監査 ……………………134
常位胎盤早期剥離 ……………126	上皮組織 ……………………130	徐放錠，徐放性カプセル ……134
消炎酵素剤 …………………126	上鼻道 ………………………130	処方箋 ………………………134
消炎鎮痛等処置 ………………126	傷病手当金 …………………130	処方箋医薬品 ………………134
紹介外来制 …………………126	傷病（補償）年金 ……………130	処方箋の交付義務 ……………134
障害基礎年金 ………………126	傷病名マスター ………………130	徐脈 …………………………134
障害共済年金・障害一時金 …126	静脈 …………………………130	刺絡 …………………………119
生涯健康医療電子記録 ………191	静脈栄養法 …………………130	自立支援医療 ………………134
障害厚生年金 ………………126	静脈内注射 …………………130	自立支援医療費 ……………153
障害児施設医療費 ……………126	静脈麻酔 ……………………130	自立支援給付 ………………126
障害者基本法 ………………126	静脈留置針 …………………131	自律神経系 …………………134
障害者権利条約 ………………126	生薬 …………………………131	自律神経失調症 ……………134
障害者自立支援法 ……………126	使用薬剤の購入価格 …………131	自律性 ………………………34
障害者総合支援法 ……………126	常用負荷試験 ………………131	シリンジポンプ ……………48, 135
紹介状なし定額負担 …………126	常用量 ………………………131	痔瘻 …………………………135
障害手当金 …………………127	省令 …………………………131	シロップ ……………………135
障害年金 ……………………127	条例 …………………………131	腎移植術 ……………………135
障害福祉サービス ……………127	上腕 …………………………131	新医薬品 ……………………135
生涯保健事業 ………………127	職域保険 ……………………131	心因反応 ……………………135
障害（補償）給付 ……………127	職員教育 ……………………131	腎盂 …………………………135
紹介予定派遣 ………………127	処遇改善加算 ………………131	新エンゼルプラン ……………135
紹介率 ………………………127	職業安定法 …………………131	心音図検査 …………………135
消化管 ………………………127	職業病 ………………………131	人格及び行動の障害 …………135
消化管間質腫瘍 ………………149	食札 …………………………131	人格検査 ……………………135
消化管経口造影剤 ……………127	食事介助 ……………………131	新型インフルエンザ …………135
消化管造影 …………………127	食事せん ……………………132	新型インフルエンザ等対策特別措置
消化器 ………………………127	職種 …………………………132	法 …………………………135
少額訴訟制度 ………………127	食事療法 ……………………132	新型特別養護老人ホーム ……135
上顎洞 ………………………127	触診 …………………………132	心窩部痛 ……………………135
消化腺 ………………………127	褥瘡 ……………………132, 291	腎癌 …………………………136
松果体 ………………………127	褥瘡危険因子 ………………132	新感染症 ……………………136
消化態栄養剤 ………………127	褥瘡処置 ……………………132	新患率 ………………………136
償還払い …………………83, 128	褥瘡対策チーム ………………132	心悸亢進 ……………………136
上気道感染症 ………………128	褥瘡ハイリスク患者 …………132	心機図 ………………………136
小規模多機能型施設 …………128	褥瘡リスクアセスメント票 …132	心機図検査 …………………136
常勤 …………………………128	食中毒 ………………………132	心機能検査 …………………136
常勤換算 ……………………128	食中毒菌 ……………………132	腎機能検査 …………………136
症候群 ………………………128	食道 …………………………132	腎機能障害 …………………136
上行結腸 ……………………128	食堂加算 ……………………132	鍼灸術 ………………………136
猩紅熱 ………………………272	食道癌 ………………………132	真菌 …………………………136
錠剤 …………………………128	食道鏡検査 …………………133	心筋 …………………………136
小細胞がん …………………222	食道静脈瘤 ………………128, 267	心筋炎 ………………………136
上肢 …………………………128	食道静脈瘤圧迫止血用チューブ 133	心筋梗塞 ……………………136
少子化 ………………………128	食道静脈瘤硬化療法用セット 133	心筋症 ………………………136
硝子体 ………………………128	職能給制度 …………………133	心筋トロポニン ………………137
上室頻拍 ……………………128	職場外研修 …………………304	心腔内除細動 ………………137
照射計画 ……………………128	職場内訓練 …………………304	腎クリアランステスト ………137
照射録 ………………………128	植皮術 ………………………133	シングルピッカー ……………137
症状詳記 ……………………128	植物アルカロイド ……………133	シングルホトンエミッションコンピ
小腸 …………………………129	植物状態 ……………………133	ューター断層撮影 …………137
小腸ファイバースコピー ……129	職別看護 ……………………60	神経筋疾患 …………………137
床頭台 ………………………129	食物アレルギー負荷 …………133	神経系 ………………………137
小児がん拠点病院 ……………129	食物アレルギー ………………133	神経根 ………………………137
小児救命救急センター ………129	除細動 ………………………133	神経症 ………………………137
小児周産期災害リエゾン ……129	除細動器 ……………………133	神経障害性疼痛 ……………137
小児肺高血圧症 ………………129	助産師 ………………………133	神経組織 ……………………137
小児慢性特定疾病医療支援 …129	助産所 ………………………133	神経内視鏡 …………………137
小児用肺炎球菌ワクチン ……129	助産録 ………………………133	神経難病 ……………………137
小児用補助人工心臓 …………129	女性専門外来 ………………133	神経ブロック ……………138, 191
小脳 …………………………129	処置室 ………………………133	腎結石 ………………………138
上鼻甲介 ……………………130	食間・食後・食前 ……………134	新健康フロンティア戦略 ………80
上皮細胞 ……………………130	ショック ……………………134	心原性ショック ………………138
消費者安全調査委員会 ………130	ショックパンツ ………………134	人件費率 ……………………138
消費者契約法 ………………130	ショートステイ ………………126	人工栄養 ……………………138

人工栄養剤 …………………138
人工関節置換術 ……………138
人工肛門 ……………………138
人工肛門造設術 ……………138
人工呼吸関連肺炎 …………138
人工呼吸器 …………………138
人工骨 ………………………138
人工骨頭 ……………………138
人工材料 ……………………139
人工授精 ……………………287
人工心臓 ……………………139
人工腎臓 ……………………139
人工心肺 ……………………139
人工水晶体 …………………139
人工膵臓 ……………………139
進行性核上性麻痺 …………224
進行性筋ジストロフィー症 …139
人工臓器 ……………………139
人工多能性幹細胞（iPS細胞）139
人工的な栄養・水分補給法 …139
人工透析 ……………………139
人口動態統計 ………………139
人工妊娠中絶術 ……………139
人工膀胱 ……………………139
新ゴールドプラン …………138
審査委員会 …………………140
審査支払機関 ………………140
審査事務共助 ………………140
診察券 ………………………140
審査の支部間差異 …………140
心磁計 ………………………140
心室細動 ……………………140
心室・心房 …………………140
心室中隔 ……………………140
心室中隔欠損症 ……………140
心室頻拍 ……………………140
滲出液 ………………………140
浸潤 …………………………140
浸潤麻酔 ……………………140
尋常性乾癬 …………………140
尋常性ざ瘡 …………………140
尋常性白斑 …………………141
腎小体 ………………………141
心身医学療法 ………………141
心身症 ………………………141
心神喪失者等医療観察法 ……141
心神喪失等の状態 …………141
針生検法 ……………………222
新生児 ………………………141
新生児加算 …………………141
新生児治療回復室 …………141
新生児特定集中治療室 ……303
振戦 …………………………141
新鮮血輸血 …………………141
新鮮凍結血漿 …………77, 141
浸煎薬 ………………………141
新全老健版ケアマネジメント方式
………………………………306
心臓 …………………………141
腎臓 …………………………141
心臓カテーテル検査 ………142
心臓血管ドック ……………142
心臓磁気計測システム ……140
腎臓食 ………………………142

心臓性喘息 …………………161
心臓超音波検査 ………142, 310
心臓ペースメーカー ………142
心臓マッサージ ……………142
心臓リハビリテーション指導士 142
迅速ウレアーゼ試験 ………142
靱帯 …………………………142
心大血管疾患リハビリテーション
………………………………142
身体障害者 …………………142
身体障害者生活訓練等事業 …142
身体障害者手帳 ……………142
身体障害者福祉法 …………142
新退棟患者 …………………142
身体表現性障害 ……………143
身体抑制率 …………………273
診断群分類 …………………143
診断群分類6桁コード ……143
診断群別包括支払い方式 …143
診断書 ………………………143
診断穿刺 ……………………143
心タンポナーデ ……………143
診断用オージオメーター …143
診断用薬 ……………………143
シンチグラフィー …………143
シンチレーションカウンター 143
シンチレーションカメラ ……40
心電図 ………………………143
心電図モニター ……………143
人頭払い方式 ………………143
心内膜 ………………………144
新入棟患者 …………………144
心嚢穿刺 ……………………204
塵肺 …………………………144
心肺蘇生法 …………………144
腎盤 …………………………135
腎バンク ……………………144
真皮 …………………………144
真皮欠損用グラフト ………144
真皮縫合 ……………………144
腎不全 ………………………136
心不全 ………………………144
心房細動 ……………………144
心房中隔 ……………………144
心膜 …………………………144
蕁麻疹 ………………………144
新薬創出・適応外薬解消等促進加算
………………………………144
診療科 ………………………145
診療ガイドライン …………145
診療協力支援事業 …………145
診療拒否患者 ………………145
診療圏 ………………………145
診療実日数 …………………145
診療所 ………………………145
診療情報管理士 ……………145
診療情報提供書 ……………145
診療情報提供料 ……………145
診療情報提供料等に関する指針 145
診療費の単価 ………………145
診療部門 ……………………145
診療放射線技師 ……………145
診療報酬請求オンラインシステム
………………………………145

診療報酬請求権の時効 ……145
診療報酬請求事務能力認定試験 146
診療報酬請求書 ……………146
診療報酬制度 ………………146
診療報酬相殺通知書 ………146
診療報酬点数表 ……………146
診療報酬明細書 ……………146
診療密度 ……………………146
診療申込書 …………………146
診療予約制度 ………………146
診療録 ………………………146
診療録管理士 ………………146
診療録管理システム ………146
心理療法士 …………………146

す

膵外分泌酵素 …………………31
水質汚濁防止法 ……………146
水晶体 ………………………146
水腎症 ………………………147
膵臓 …………………………147
膵臓食 ………………………147
スイッチOTC ……………147
膵島 …………………………147
水痘 …………………………147
水頭症 ………………………147
膵ホルモン製剤 ………………25
髄膜 …………………………147
髄膜炎 ………………………147
睡眠時無呼吸症候群 ………147
水薬 …………………………147
スカルペル …………………264
スキルドナーシング施設 …147
スキルミクス ………………147
スクラッチテスト …………147
スクリーニング検査 ………148
スタチン ……………………148
スタッフステーション ……206
スタンダードプリコーション
…………………………68, 148
頭痛 …………………………148
スティーブンス・ジョンソン症候群
………………………………148
ステークホルダー …………148
ステルベン …………………148
ステロイド …………………148
ステロイドパルス療法 ……148
ステント ……………………148
ステントグラフト …………148
ストーマケア ………………148
ストレス関連障害 …………148
ストレスチェック制度 ……148
ストレッチャー ……………148
スニチニブリンゴ酸塩 ……149
スパイログラフィー ………149
スピリチュアルケア ………149
スポーツ医学 ………………149
スポーツ外来 ………………149
スポーツ歯科 ………………149
スポット撮影 ………………149
スマートグラス ……………149
スマート治療室 ……………149
スマートライフプロジェクト 149
スモン ………………………149

せ

成育医療 …………………… 150
生化学的検査 ………………… 150
生活援助 ……………………… 150
生活行為向上リハビリテーション
　……………………………… 150
生活困窮者自立支援法 ……… 150
生活習慣病 …………………… 150
生活不活発病 ………………… 150
生活扶助 ……………………… 150
生活保護法 …………………… 150
生活保護法改正法 …………… 150
生活療養 ……………………… 213
成果目標達成法人 …………… 150
精管 …………………………… 151
性感染症 ……………………… 154
請求権の時効 ………………… 151
請求伝票方式 ………………… 151
請求もれ ……………………… 151
生検 …………………………… 151
生検法 ………………………… 151
整骨術 ………………………… 151
精子 …………………………… 151
静止画像伝送システム ……… 151
清拭 …………………………… 151
正常圧水頭症 ………………… 151
生殖器 ………………………… 151
生殖腺 ………………………… 153
精神科デイ・ケア …………… 151
精神科病院 …………………… 152
精神障害者 …………………… 152
精神障害者社会復帰施設 …… 152
精神神経用剤 ………………… 152
精神通院医療 ………………… 152
精神病 ………………………… 152
成人病 ………………………… 152
成人病検診 …………………… 152
精神病床 ……………………… 152
精神分析療法 ………………… 152
精神保健指定医 ……………… 152
精神保健福祉士 ……………… 152
精神保健福祉センター ……… 152
精神保健福祉法 ……………… 152
精神療法 ……………………… 153
成人Ｔ細胞白血病 …………… 151
性腺 …………………………… 153
性腺負荷試験 ………………… 153
精巣 …………………………… 153
製造物責任法 ………………… 153
生体移植 ……………………… 153
生体肝移植 …………………… 153
生体吸収性ステント（BVS）… 153
生体検査 ……………………… 153
生体情報モニター …………… 153
生体部分肝移植 ……………… 153
正中神経 ……………………… 153
成長ホルモン ………………… 153
成長ホルモン製剤 …………… 154
性同一性障害 ………………… 154
性と生殖に関する健康 ……… 276
成年後見制度 ………………… 154
精嚢 …………………………… 154
性病 …………………………… 154

整復術 ………………………… 154
生物学的製剤 ………………… 154
生物災害 ……………………… 222
成分栄養経管栄養法 ………… 154
成分栄養剤（elemental diet；ED）
　……………………………… 154
成分輸血 ……………………… 154
性別適合手術 ………………… 154
精密眼底検査 ………………… 155
精密検査 ……………………… 155
精密持続注入 ………………… 155
精密持続点滴注射 …………… 155
生命維持監視装置 …………… 155
生命維持管理装置 …………… 155
生命工学 ……………………… 221
生命徴候 ……………………… 223
生命表 ………………………… 155
生命倫理 ……………………… 221
声門 …………………………… 155
生理機能検査 ………………… 153
生理食塩水 …………………… 155
生理的組織接着剤 …………… 155
政令 …………………………… 155
世界保健機関 …………… 155，310
セカンドオピニオン ………… 155
赤芽球癆 ……………………… 155
脊髄 …………………………… 155
脊髄刺激装置植込術 ………… 155
脊髄小脳変性症 ……………… 155
脊髄神経疾患 ………………… 156
脊髄損傷 ……………………… 156
脊髄損傷等の重度障害 ……… 156
脊髄誘発電位測定 …………… 156
脊柱 …………………………… 156
脊柱管狭窄症 ………………… 156
赤沈 …………………………… 157
脊椎 …………………………… 156
脊椎カリエス ………………… 96
脊椎損傷 ……………………… 156
脊椎麻酔 ………………… 156，272
赤痢 …………………………… 156
世帯合算 ……………………… 156
癤 ……………………………… 156
舌下錠 ………………………… 156
舌下免疫療法 ………………… 156
セツキシマブ ………………… 157
赤血球 ………………………… 157
赤血球製剤 …………………… 157
赤血球沈降速度 ……………… 157
赤血球抵抗試験 ……………… 157
赤血球濃厚液 ………………… 157
赤血球不規則抗体検査 ……… 157
赤血球浮遊液 ………………… 157
石膏副木 ……………………… 60
舌根沈下 ……………………… 157
鑷子 …………………………… 157
接触感染 ……………………… 157
摂食機能療法 ………………… 157
摂食障害 ……………………… 157
接触性皮膚炎 ………………… 157
切創 …………………………… 165
絶対的医行為 ………………… 158
切迫流産 ……………………… 158
セデーション・バケーション　158

セルディンガー法 …………… 158
セルフメディケーション …… 158
ゼロ税率 ……………………… 158
線維素原 ……………………… 238
線維素分解産物測定 ………… 158
船員保険法 …………………… 158
善管注意 ……………………… 158
前期高齢者 …………………… 158
前期破水 ……………………… 158
前鋸筋 ………………………… 158
先駆導入加算 ………………… 158
尖圭コンジローム …………… 159
潜血 …………………………… 159
全血製剤 ……………………… 159
潜血反応 ……………………… 159
全血輸血 ……………………… 159
穿孔 …………………………… 159
専攻医 ………………………… 159
全国医学部長病院長会議 …… 159
全国医師連盟 ………………… 159
全国医療費適正化計画 ……… 159
全国介護付きホーム協会 …… 159
全国がん登録 ………………… 159
全国健康保険協会 …………… 159
全国健康保険協会管掌健康保険　160
全国公私病院連盟 …………… 160
全国厚生農業協同組合連合会　160
全国公立病院連盟 …………… 160
全国自治体病院協議会 ……… 160
全国社会保険協会連合会 …… 160
全国保険医団体連合会 ……… 160
全国有床診療所連絡協議会 …… 160
仙骨 …………………………… 160
仙骨神経刺激療法 …………… 160
仙骨部毛巣洞 ………………… 160
潜在看護師 …………………… 160
穿刺液検査 …………………… 160
穿刺排膿 ……………………… 160
専従 …………………………… 160
線条体黒質変性症 …………… 172
戦傷病者特別援護法 ………… 160
染色体異常 …………………… 161
染色体検査 …………………… 161
先進医療 ……………………… 161
先進医療会議 ………………… 161
先進医療Ａ，先進医療Ｂ …… 161
全身感染症 …………………… 161
全身性エリテマトーデス …… 161
全人的医療 …………………… 161
全身麻酔 ……………………… 161
喘息 …………………………… 161
喘息治療 ……………………… 161
選択的セロトニン再取り込み阻害薬
　……………………………… 161
選択メニュー ………………… 162
先端医療開発特区（スーパー特区）
　……………………………… 162
前置胎盤 ……………………… 162
センチネルリンパ節 ………… 162
センチネルリンパ節生検 …… 162
洗腸 …………………………… 162
疝痛 …………………………… 175
選定療養 ………………… 162，253
先天（性）異常 ……………… 162

339

先天性血液凝固因子欠乏症 ······ 162
先天性血液凝固因子障害等治療研究
　事業 ····························· 162
先天性心疾患 ····················· 162
先天性代謝異常等検査 ············· 162
前頭洞 ··························· 162
全日本病院協会（全日病） ········· 163
全日本民主医療機関連合会（民医
　連） ···························· 163
専任 ····························· 163
先発医薬品 ······················· 163
譫妄 ································ 11
専門医 ··························· 163
専門医制度 ······················· 163
専門看護師 ······················· 163
専門薬剤師 ························· 53
前立腺 ··························· 163
前立腺癌 ························· 163
前立腺特異抗原 ··················· 306
前立腺肥大症 ····················· 163
全量交換方式 ····················· 163
線量分布図 ······················· 163
前腕 ····························· 163

そ

増悪 ····························· 163
躁うつ病 ························· 163
造影剤使用撮影 ··················· 163
造影補助剤 ······················· 164
創外固定 ························· 164
総括 ····························· 164
臓器 ····························· 164
臓器移植 ························· 164
臓器移植コーディネーター ········· 164
早期収縮 ··························· 57
早期新生児死亡率 ················· 164
臓器穿刺 ························· 164
臓器提供意思表示カード ··········· 202
臓器の移植に関する法律 ··········· 164
双極性障害 ······················· 164
装具 ····························· 164
造血幹細胞 ······················· 164
造血幹細胞移植 ················97, 164
造血器 ··························· 164
造血器腫瘍遺伝子検査 ············· 164
造血剤 ·······················75, 164
増減点事由 ······················· 164
増減点連絡書 ····················· 165
総合合算制度 ····················· 165
総合機能評価（Comprehensive
　Geriatric Assessment：CGA)
　······························· 165
総合健診 ························· 165
総合診療専門医 ··················· 165
総合診療部，総合診療科 ··········· 165
総合特区 ························· 165
総合病院 ························· 165
総合負荷・貢献度 ················· 165
総コレステロール ················· 165
葬祭費 ··························· 257
早産 ····························· 165
創傷 ····························· 165
創傷処置 ························· 165
創傷処理 ························· 166

相対的医行為 ····················· 166
総蛋白 ··························· 166
相談品目 ························· 166
総報酬割 ························· 166
僧帽弁 ··························· 166
搔痒 ····························· 166
即時入院 ························· 166
塞栓 ····························· 166
続発症 ··························· 166
鼠径部 ··························· 166
鼠径ヘルニア ····················· 166
狙撃撮影 ························· 149
組織試験採取，切採法 ············· 166
組織代用人工繊維布 ··············· 166
組織プラスミノーゲン活性化因子
　······························· 309
ソーシャルマーケティング ····· 258
ソーシャルワーカー ············· 166
蘇生術 ··························· 166
蘇生処置不要指示 ················· 166
措置入院 ··················67, 153, 167
足根骨 ··························· 167
外回り（間接介助）看護師 ········· 167
ソマトスタチンアナログ製剤 ····· 167
ソラフェニブトシル酸塩 ········· 167
ソリューション ··················· 167
ゾロ品 ··························· 167
損益計算書 ······················· 167
損益分岐点 ······················· 167
損害賠償請求 ····················· 167
尊厳死 ··························· 167
ゾンデ ··························· 167

た

ダイアライザー ··················· 167
体位交換 ························· 167
第1公費，第2公費 ··············· 167
第1号被保険者 ··················· 167
第1種社会福祉事業 ··············· 168
退院患者調査 ····················· 168
退院支援 ························· 168
退院時サマリー ··················· 106
退院指示票 ······················· 168
退院時処方 ······················· 168
退院証明書 ······················· 168
退院時要約 ······················· 168
体外式ペースメーカー ············· 168
体外循環 ························· 168
体外衝撃波結石破砕術 ············· 168
体外衝撃波結石破砕装置 ··········· 168
体外照射 ························· 168
体外ペースメーキング ············· 168
大学病院本院群 ··················· 169
大学付属病院 ····················· 169
体幹 ····························· 169
大気汚染防止法 ··················· 169
大胸筋 ··························· 169
体腔 ····························· 169
第三者行為 ······················· 169
第三者行為災害届 ················· 169
第三者提供の禁止義務 ············· 96
胎児医療 ························· 169
胎児ジストレス ··················· 169
胎児診断 ························· 124

代謝拮抗剤 ······················· 169
貸借対照表 ······················· 169
代謝障害 ························· 169
大衆薬 ···························· 14
他医受診 ························· 169
対称器官 ························· 169
帯状疱疹 ························· 169
帯状疱疹後神経痛 ················· 169
対症療法 ·······················79, 170
退職者医療制度 ··················· 170
対診 ····························· 170
耐性菌 ··························· 170
体制評価指数 ····················· 170
代替医療 ························· 170
大腿骨 ··························· 170
大腿骨頸部骨折 ··················· 170
大腿四頭筋 ······················· 170
代替調剤 ························· 170
大腸 ····························· 170
大腸がん ························· 170
大腸ファイバースコピー ··········· 170
耐糖能精密検査 ··················· 171
大動脈 ··························· 171
大動脈解離 ······················· 171
大動脈造影 ······················· 171
大動脈バルーンパンピング法 ····· 171
大動脈弁閉鎖不全 ················· 286
体内照射 ························· 168
第2号被保険者 ··················· 171
第2種社会福祉事業 ··············· 171
大脳 ····························· 171
大脳髄質 ························· 171
大脳皮質 ························· 171
大脳皮質基底核変性症 ············· 224
胎盤 ····························· 171
体表ヒス束心電図 ················· 171
体表面ペーシング法 ··············· 171
大伏在静脈 ······················· 171
タイムアウト ····················· 171
代理によるミュンヒハウゼン症候群
　······························· 302
ダイレーター ····················· 171
ダウン症候群 ····················· 172
ダグラス窩穿刺 ··················· 172
多系統萎縮症 ····················· 172
多剤耐性アシネトバクター ······· 172
多剤耐性結核 ····················· 172
多剤耐性緑膿菌 ··················· 172
多剤投与 ························· 172
ダサチニブ水和物 ················· 172
多数該当 ························· 172
タスクシフティング ··············· 172
タスクフォース（TF) ············· 172
唾石 ····························· 173
多胎妊娠 ························· 173
立入検査 ························· 173
脱水 ····························· 173
脱腸 ····························· 166
脱毛症 ··························· 173
立替払い制度（自動車損害賠償保障
　制度） ·························· 173
建値制度 ························· 173
他動運動 ························· 173
多発外傷 ························· 173

多発性筋炎 …………………173
多発性硬化症 ………………173
多発性骨髄腫 ………………106
ダブルコーディング ………173
ダブルバルーン内視鏡 ……173
ダブルルーメン・カテーテル 173
ターミナル患者 ……………174
ターミナルケア ……………174
ターミナル・ディジット方式 174
タミフル ……………………174
多目的温泉保養館 ……………68
ダーモスコピー ……………174
ダルベポエチン製剤 ………174
単回使用医療機器（SUD） 174
胆管 …………………………174
胆管炎 ………………………174
短期滞在手術等基本料 ……174
短期入所生活介護 …………174
短期入所療養介護 …………174
短期被保険者証 ……………174
短時間正職員 ………………174
胆汁 …………………………175
胆汁酸 ………………………175
胆汁色素 ……………………238
単純血漿交換 ………………208
単純骨折 ……………………246
単純撮影 ……………………175
弾性ストッキング …………175
胆石症 ………………………175
担送患者 ……………………175
断層撮影 ……………………175
炭疽菌 ………………………175
団体保険 ……………………175
短腸症候群 …………………175
胆道 …………………………175
胆道胆管ドレナージ ………175
胆道ファイバースコピー …175
胆嚢 …………………………175
蛋白分画 ……………………175
ダ・ヴィンチ ………………172

ち

チアノーゼ …………………176
地域一般入院基本料 ………176
地域一般病棟 ………………176
地域医療計画 ………………176
地域医療構想 ………………176
地域医療構想アドバイザー …176
地域医療構想区域 …………176
地域医療構想策定ガイドライン 176
地域医療構想策定支援ツール 176
地域医療構想調整会議 ……176
地域医療再生計画 …………176
地域医療支援センター ……176
地域医療支援病院 …………176
地域医療指数 ………………177
地域医療情報システム ……177
地域医療振興債 ……………177
地域医療連携推進法人 ……177
地域医療を守る条例 ………177
地域活性化総合特区 ………177
地域がん診療連携拠点病院 52, 177
地域がん登録 ………………177
地域拠点薬局 ………………177

地域ケア会議 ………………177
地域ケア整備構想 …………177
地域公益活動 ………………178
地域包括ケアシステム ……178
地域包括ケア病棟入院料 …178
地域包括支援センター ……178
地域保険 ……………………178
地域保健法 …………………178
地域密着型介護サービス …178
地域リエゾン ………………178
地域連携 ……………………178
地域連携室 …………………178
地域連携診療計画 …………178
地域連携パス（地域連携クリティカ
　ルパス） …………………178
チェーンストークス呼吸（CSR）
　………………………………178
蓄尿 …………………………178
チクングニア熱 ……………178
治験 …………………………179
治験コーディネーター ……179
治験施設支援機関 …………308
治験薬 ………………………179
恥骨 …………………………179
智歯周囲炎 …………………179
腟 ……………………………179
腟拡大鏡 ………………………99
知的障害者福祉法 …………179
知能検査 ……………………179
痴呆 …………………………179
地方公営企業法 ……………179
地方公営企業法の全部適用 179
地方厚生（支）局 …………179
地方公務員災害補償法 ……179
地方公務員等共済組合 ……179
地方公務員等特定共済組合 179
地方社会保険医療協議会 …119
地方社会保険事務局 ………179
チーマンカテーテル ………179
チーム医療 …………………180
チーム医療推進協議会 ……180
チームナーシング …………180
致命率 ………………………180
チャイルド・ライフ・スペシャリス
　ト ……………………………180
チャイルドレジスタンス（CR）容
　器 …………………………180
チュアブル錠 ………………180
中医協 ………………………180
注意欠陥多動性障害 ………227
中央材料室 …………………180
中央社会保険医療協議会 …180
中央配膳 ……………………180
中間尿 ………………………180
中間法人 ……………………180
中空臓器 ……………………180
中国残留邦人自立支援法 …180
中国残留邦人等の医療支援給付 180
中耳 …………………………181
中耳炎 ………………………181
中耳ファイバースコピー …181
注射薬自動払出システム …181
中心静脈圧測定 ……………181
中心静脈栄養法 ……………181

中心静脈注射 ………………181
虫垂 …………………………181
虫垂炎 ……………………5, 181
中枢神経 ……………………181
中枢神経疾患 ………………181
中枢性睡眠時無呼吸（CSA）181
中性脂肪 ……………………181
中足骨 ………………………181
注腸造影 ……………………181
注腸麻酔 ……………………182
中毒疹 ………………………182
中毒治療薬 …………………182
中脳 …………………………182
中鼻甲介 ……………………182
中皮腫 ………………………182
中鼻道 ………………………182
腸炎ビブリオ ………………182
超音波検査 …………………182
超音波治療法 ………………182
超音波内視鏡 ………………182
超音波内視鏡下穿刺吸引生検法
　（EUS-FNA） ……………182
超音波ネブライザー ………182
超音波メス …………………183
腸管ウイルス …………………93
腸管感染症 …………………183
腸間隔 ………………………183
長期急性期病床（LTAC） …183
長期継続頭蓋内脳波検査 …183
長期高額疾病患者 …………183
長期収載医薬品 ……………183
長期漫然投与 ………………183
超急性期脳卒中加算 ………183
潮紅 …………………………183
調剤 …………………………183
調剤技術基本料 ……………183
調剤ポイント ………………183
調剤薬局 ……………………183
調剤録 ………………………184
腸重積症 ……………………184
聴診 …………………………184
調整係数 ……………………184
聴性脳幹反応検査〔ABR（Audito-
　ry Brain-stem Response）〕…184
調節呼吸 ……………………184
腸チフス ……………………184
腸内フローラ ………………184
貼付剤 ………………………184
腸吻合術 ……………………184
腸閉塞 ………………………184
腸閉塞症 ………………………24
直視下心臓手術 ………………38
直接支払制度 ………………184
直接審査 ……………………184
直接服薬確認療法 …………184
直線加速器 …………………185
直達牽引 ……………………185
直腸 …………………………185
直腸鏡検査 …………………185
直腸子宮窩 …………………172
直腸ブジー法 ………………185
治療食 ………………………185
治療薬物モニタリング ……268
治療用装具 …………………185

341

チンキ剤 …………………………… 185
陳旧性 ……………………………… 185
鎮静休止 …………………………… 158
チンパノメトリー ……………… 185

つ

椎間板 ……………………………… 185
椎間板ヘルニア ………………… 185
椎弓 ………………………………… 185
椎体 ………………………………… 185
通勤災害 …………………………… 185
通所介護 …………………………… 185
通所施設 …………………………… 185
通所リハビリテーション ……… 185
通知 ………………………………… 186
痛風 ………………………… 186, 214
痛風食 ……………………………… 186
通覧（横覧）点検 ……………… 186
付添看護 …………………………… 186
月平均夜勤時間数 ……………… 186
付増請求 …………………………… 186
ツベルクリン反応 ……………… 186
ツリー図 …………………………… 123

て

定位放射線照射 ………………… 186
低栄養状態 ……………………… 186
帝王切開術 ……………………… 186
定額払い方式 …………………… 186
定額負担 …………………………… 187
定期巡回・随時対応型訪問介護看護
……………………………………… 187
定義テーブル …………………… 187
定義副傷病 ……………………… 187
定期補充方式 …………………… 187
デイ・ケア ………………… 185, 187
低血圧麻酔 ……………………… 187
デイサービス …………………… 187
提出データ評価加算 …………… 187
低出力レーザー照射 …………… 187
低所得者 …………………………… 187
低所得者Ⅰ，Ⅱ ………………… 187
低所得世帯 ……………………… 187
定数超過入院 …………………… 187
定数補充方式 …………………… 187
ディスポーザブルカテーテル 187
ディスポーザブル製品 ……… 187
定性検査 …………………………… 188
訂正死亡率 ……………………… 188
低体温麻酔 ……………………… 188
低体温療法 ……………………… 188
低体重児 …………………………… 188
デイ・ホスピタル ……………… 188
定率負担 …………………………… 188
停留精巣 …………………………… 188
定量検査 …………………………… 188
定量評価指数 …………………… 188
デオキシリボ核酸 ……………… 292
適宜増減 …………………………… 188
適時調査 …………………………… 188
適時・適温給食 ………………… 188
適正医療（結核）……………… 188
適切なコーディングに関する委員会
……………………………………… 188

出来高払い方式 ………………… 188
摘便 ………………………………… 188
摘要欄 ……………………………… 189
デジタル映像化処理 …………… 189
デジタル撮影 …………………… 189
デジタル・サブトラクション・アン
　ギオグラフィー ……………… 189
デジタル認知症 ………………… 189
デスエデュケーション ………… 189
テストステロン ………………… 189
テスラ ……………………………… 189
データ提出加算 ………………… 189
データ提出指数 ………………… 189
データベース …………………… 189
データヘルス計画 ……………… 189
鉄剤 ………………………………… 164
徹照法 ……………………………… 189
鉄の肺 ……………………………… 189
デバイス・ラグ ………………… 189
デビットカード ………………… 190
デブリードマン ………………… 190
テモゾロミド …………………… 190
デュアルチャンバ ……………… 190
デュオアクティブ ……………… 190
テレパソロジー ………………… 190
テレメディシン …………………… 32
転医 ………………………………… 190
電解質異常 ……………………… 190
てんかん …………………………… 190
てんかん重積状態 ……………… 190
転帰 ………………………………… 190
電気向流法 ……………………… 294
電気（的）除細動 ………………… 40
電気療法 …………………………… 190
デング熱 …………………………… 190
電子画像管理加算 ……………… 190
電子カルテ ……………………… 190
電子キャビネット ……………… 191
電子健康記録 …………………… 191
電子媒体による保存 …………… 191
電磁波電気治療法 ……………… 191
転床，転棟 ……………………… 191
電子レセプト …………………… 191
伝染性単核（球）症 …………… 191
伝達麻酔 …………………………… 191
点滴 ………………………………… 191
点滴静注胆嚢撮影法 …………… 291
点滴静脈注射 …………………… 270
添付文書 …………………………… 191
テンプレート …………………… 191
天疱瘡 ……………………………… 192
電話再診 …………………………… 192

と

糖衣錠 ……………………………… 192
同一手術野 ……………………… 192
統一ブランド …………………… 192
頭蓋 ………………………………… 192
動悸 ………………………………… 192
当期純利益 ……………………… 192
東京圏高齢化危機回避戦略 …… 192
糖原病 ……………………………… 192
瞳孔 ………………………………… 192
瞳孔散大 …………………………… 108

統合失調症 ……………………… 192
橈骨 ………………………………… 192
橈骨遠位端骨折 ………………… 192
透視診断 …………………………… 192
糖質制限食 ……………………… 193
同種移植 …………………………… 193
動静脈圧測定用カテーテル …… 193
動静脈短絡回路 ………………… 193
透析 ………………………………… 193
痘瘡 ………………………………… 193
等張食塩液 ……………………… 155
疼痛 ………………………………… 193
同定 ………………………………… 193
同定検査 …………………………… 193
導尿 ………………………………… 193
糖尿食 ……………………………… 193
糖尿病 ……………………………… 193
糖尿病足病変 …………………… 193
糖尿病合併症 …………………… 194
糖尿病腎症 ……………………… 194
糖尿病性腎症重症化予防プログラム
……………………………………… 194
糖尿病性網膜症 ………………… 194
糖尿病用剤 ……………………… 194
糖負荷試験 ……………………… 194
東北メディカル・メガバンク 194
動脈 ………………………………… 194
動脈血採取 ……………………… 194
動脈血酸素分圧（PaO2）……… 194
動脈硬化 …………………………… 194
動脈注射 …………………………… 194
動脈内局所持続注入 …………… 194
動脈瘤 ……………………………… 195
投薬限度量 ……………………… 195
投薬薬品使用効率 ……………… 195
投薬量 ……………………………… 195
登録販売者 ……………………… 195
トキシックショック症候群 …… 195
トキソイド ……………………… 195
特異的IgE ………………………… 195
特掲診療料 ………………… 146, 195
特殊撮影 …………………………… 195
特殊専門外来 …………………… 195
特殊縫合糸 ……………………… 195
特殊法人 …………………………… 195
特殊療法 …………………………… 195
特殊療法等の禁止 ……………… 196
特殊MRI撮影，特殊CT撮影 195
ドクターカー …………………… 196
ドクタージェット ……………… 264
ドクターバンク ………………… 196
ドクターフィー ………………… 196
ドクターヘリ …………………… 196
ドクターヘリ法 ………………… 196
特定医療法人 …………………… 196
特定看護師 ……………………… 196
特定患者 …………………………… 197
特定感染症指定医療機関 ……… 197
特定感染症予防指針 …………… 197
特定機能病院 …………………… 197
特定共済組合 …………………… 197
特定共同指導 …………………… 197
特定業務従事者健康診断 ……… 197
特定健康診査 …………………… 197

特定健康保険組合 …………… 197
特定行為の制限 ……………… 197
特定施設入居者等 …………… 197
特定施設入所者生活介護 …… 197
特定疾患 ……………………… 197
特定疾患処方管理加算 ……… 197
特定疾患治療管理料 ………… 198
特定疾患治療研究事業 ……… 198
特定疾患療養管理料 ………… 198
特定疾病療養受療証 ………… 183
特定集中治療室管理料 ……… 198
特定承認保険医療機関 ……… 198
特定除外制度 ………………… 198
特定診療費 …………………… 198
特定生物由来製品 …………… 198
特定接種 ……………………… 198
特定長期入院患者 …………… 198
特定長期入院被保険者 ……… 213
特定内科診療 ………………… 198
特定入院期間 ………………… 198
特定入院料 …………………… 199
特定病原体 …………………… 199
特定フィブリノゲン製剤及び特定血
　液凝固第IX因子製剤によるC型肝
　炎感染被害者を救済するための給
　付金に関する特別措置法 …… 199
特定保険医療材料 …………… 199
特定保健指導 ………… 197, 199
特定保健用食品 ……………… 105
特定薬剤治療管理料 ………… 199
特定療養費制度 ……………… 199
特定B型肝炎ウイルス感染者給付金
　等の支給に関する特別措置法 196
特定C型肝炎ウイルス感染被害者救
　済特別措置法 ……………… 196
特発性 ………………………… 199
特発性間質性肺炎 …………… 199
特発性血小板減少性紫斑病（ITP）
　……………………………… 199
毒物及び劇物取締法 ………… 199
特別医療法人 ………………… 199
特別加入制度 ………………… 199
特別管理産業廃棄物管理責任者 199
特別食 ………………………… 200
特別食加算 …………………… 200
特別審査 ……………………… 200
特別入院基本料 ……………… 200
特別の関係 …………………… 200
特別の料金 …………… 200, 253
特別メニューの食事 ………… 200
特別養護老人ホーム ………… 200
特別療養給付 ………………… 72
特別療養費 …………………… 200
毒薬 …………………………… 200
独立行政法人国立病院機構法 200
独立行政法人日本スポーツ振興セン
　ター法 ……………………… 200
独立行政法人年金・健康保険福祉施
　設整理機構 ………… 201, 307
独立行政法人労働者健康安全機構
　……………………………… 201
特例介護給付費 ……………… 201
特例拡大再算定 ……………… 201
特例許可老人病院（棟）……… 201

特例退職被保険者 …………… 201
床ずれ ………………………… 132
「どこでもMY病院」構想 … 201
閉じ込め症候群 ……………… 201
徒手整復術 …………………… 201
トシリズマブ ………………… 201
ドセタキセル ………………… 201
突合点検 ……………………… 201
突然死 ………………………… 201
ドッツ ………………………… 184
突発性難聴 …………………… 201
都道府県がん診療連携拠点病院
　………………………… 52, 201
都道府県個別指導 …………… 202
都道府県番号 ………………… 202
ドナーカード ………………… 202
ドナー ………………………… 202
トノメーター ………………… 46
ドパミン ……………………… 202
とびひ ………………………… 272
ドプラ法 ……………………… 202
塗抹検査 ……………………… 202
ドライアイ …………………… 243
ドライシロップ ……………… 202
ドライマウス ………………… 202
トラスツズマブ ……………… 202
ドラッグデリバリーシステム 202
ドラッグ・ラグ ……………… 202
トランスポゾン ……………… 202
トリアージ …………………… 203
トリアージタッグ …………… 203
トリアージナース …………… 203
鳥インフルエンザ …………… 203
鳥インフルエンザA（H7N9）203
トリガーポイント注射 ……… 203
トリグリセライド …………… 181
取消処分 ……………………… 203
トリプシン …………………… 203
トリヨードサイロニン ……… 203
ドレッシング材 ……………… 203
トレッドミル ………………… 203
ドレナージ ……………… 40, 204
トレパナチオン ……………… 204
ドレーン ……………………… 203
トローチ剤 …………………… 204
トロンビン時間 ……………… 204
トロンボモデュリンアルファ 204
頓服薬 ………………………… 204
トンボ針 ……………………… 204

な

ナイアシンテスト …………… 204
内眼角 ………………………… 204
内耳 …………………………… 204
内視鏡下手術 ………………… 204
内視鏡下生検法 ……………… 204
内視鏡検査 …………………… 204
内視鏡的粘膜下層剥離術 …… 204
内視鏡的粘膜切除術 ………… 204
内シャント …………………… 205
内臓脂肪症候群 ……………… 264
ナイト・ケア ………………… 205
ナイト・ホスピタル ………… 205
内反足 ………………………… 205

内服薬 ………………………… 205
内部統制 ……………………… 205
内分泌器官（腺）…………… 205
内分泌疾患 …………………… 205
内分泌負荷試験 ……………… 205
内ヘルニア …………………… 205
内瘻 …………………………… 205
ナーシングホーム …………… 205
ナースコール ………………… 205
ナースステーション ………… 205
ナースセンター ……………… 206
ナースバンク ………………… 206
ナースプラクティショナー … 206
ナチュラルキラー（NK）細胞 206
75gOGTT ……………… 193, 194
ナビゲーション ……………… 206
ナルコレプシー ……………… 45
軟口蓋 ………………………… 206
軟膏薬 ………………………… 206
軟骨組織 ……………………… 206
軟属腫 ………………………… 206
難聴 …………………………… 206
難病 …………………………… 207
難病指定医，協力難病指定医 207
難病の患者に対する医療等に関する
　法律（難病法）…………… 207
軟部腫瘍 ……………………… 207

に

2型糖尿病 …………………… 193
肉芽腫 ………………………… 207
肉腫 …………………………… 207
2交代制 ……………………… 207
ニコチン依存症 ……………… 207
二次医療圏 …………………… 19
二次救急 ……………………… 207
二次救命処置 ………………… 207
二次健康診断 ………………… 207
西ナイル熱 …………………… 208
二重請求 ……………………… 208
二重造影法 …………………… 228
二重分類（ダブルコーディング）
　……………………………… 208
二重盲検法 …………………… 179
二重濾過血漿交換 …………… 208
2025年モデル ………………… 208
日常生活自立度判定基準 …… 208
日常生活動作 ………………… 208
日計表 ………………………… 208
ニッシェ ……………………… 208
ニボルマブ …………………… 208
日本医学会 …………………… 208
日本医業経営コンサルタント協会
　……………………………… 208
日本医師会 …………………… 208
日本医師会総合政策研究機構 209
日本医用機器工業会 ………… 209
日本医療機能評価機構 ……… 209
日本医療経営機構 …………… 209
日本医療社会事業協会 ……… 209
日本医療福祉生活協同組合連合会
　……………………………… 209
日本医療法人協会 …………… 209
日本医療保険事務協会 ……… 209

日本栄養士会 ………………209
日本介護支援専門員協会 ………209
日本看護協会 ………………209
日本健康会議 ………………209
日本公的病院精神科協会 ……209
日本国際病院 ………………209
日本作業療法士協会 …………210
日本歯科医師会 ………………210
日本社会医療法人協議会 ……210
日本私立学校振興・共済事業団 210
日本私立病院協会 ……………210
日本腎臓病協会／腎臓病療養指導士
 ………………………………210
日本診療情報管理学会 ………210
日本診療情報管理士会 ………210
日本スポーツ振興センター …210
日本精神科病院協会 …………210
日本製薬工業協会 ……………210
日本赤十字社 ………………210
日本糖尿病療養指導士 ………210
日本年金機構 ………………211
日本版コンパッショネートユース
 （CU） ……………………211
日本版ネウボラ ………………211
日本版ACIP ………………211
日本版CCRC ………………211
日本版EHR ………………211
日本版NIH ………………211
日本病院会 ………………211
日本病院団体協議会 …………211
日本病院薬剤師会 ……………211
日本標準商品分類番号（JSCC）212
日本プライマリ・ケア連合学会 212
日本放射線技師会 ……………212
日本慢性期医療協会 …………212
日本薬剤師会 ………………212
日本薬局方 ………………212
日本理学療法士協会 …………212
日本臨床衛生検査技師会 ……212
日本COPD対策推進会議 ……208
入院オーダ登録システム ……212
入院基本料 ………………212
入院後発症感染率 ……………212
入院指示票（入院予約票） ……212
入院時食事療養費 ……………213
入院時生活療養費 ……………213
入院診療計画 ………………213
入院措置 ………………213
入院付添看護費 ………………213
入院保証金 ………………213
入外比率（入院・外来比率）……213
乳がん ………………213
乳酸デヒドロゲナーゼ ………301
乳児 ………………213
入所施設 ………………213
乳腺 ………………213
乳房再建術 ………………213
乳房切除後疼痛症候群 ………213
乳幼児加算 ………………213
乳幼児突然死症候群 …………302
尿一般検査 ………………213
尿管 ………………213
尿管カテーテル法 ……………214
尿細菌検査 ………………214

尿酸 ………………214
尿中一般物質定性半定量検査 ‥214
尿沈渣顕微鏡検査 ……………214
尿道 ………………214
尿道拡張 ………………214
尿道カテーテル法 ……………214
尿糖検査 ………………214
尿路感染症 ………………214
尿路結石症 ………………214
尿路変更 ………………214
二類感染症 ………………214
ニロチニブ塩酸塩水和物 ……214
任意一括 ………………214
任意継続 ………………214
任意接種 ………………215
任意入院 ………………215
任意保険 ………………215
人間ドック ………………215
人間ドック健診情報管理指導士 215
妊産婦 ………………215
妊娠高血圧症候群 ……………215
妊娠性歯肉炎 ………………215
認知行動療法（CBT） ………215
認知症 ………………215
認知症医療支援診療所 ………215
認知症カフェ ………………215
認知症ケア専門士 ……………215
認知症検査 ………………216
認知症サポーター ……………216
認知症サポート医 ……………216
認知症疾患医療センター ……216
認知症対応型共同生活介護 70, 216
認知療法 ………………216
認定医制度 ………………216
認定遺伝カウンセラー ………216
認定介護福祉士 ………………216
認定看護師 ………………216
認定がん相談支援センター …216
認定個人情報保護団体 ………217
認定疾病 ………………217
認定疾病医療 ………………81
認定匿名加工医療情報作成事業者
 ………………………………217
認定被爆者 ………………217
妊婦加算 ………………217
妊婦健康診査 ………………217

ぬ

ヌクレオチド ………………14

ね

ネガティブリスト方式 …………87
ネクローシス …………………6
寝たきり老人 ………………217
熱傷 ………………217
熱性痙攣 ………………217
熱中症 ………………217
熱電供給 ………………95
ネブライザー ………………217
ネフローゼ症候群 ……………217
ネラトンカテーテル …………193
ネララビン ………………218
粘（滑）液嚢穿刺注入 …………218
年間多数該当 ………………218

年金制度 ………………218
捻挫 ………………218
粘膜下層剥離術 ………………218
粘膜点墨法 ………………218

の

脳 ………………218
脳炎 ………………218
膿痂疹 ………………272
脳下垂体 ………………42
脳幹 ………………218
膿気胸 ………………58
膿胸 ………………218
脳血管疾患 ………………218
脳血管疾患等リハビリテーション
 ………………………………218
脳血管障害 ………………218
脳血管内手術 ………………219
脳血栓 ………………219
濃厚赤血球 ………………157
脳梗塞 ………………219
脳挫傷 ………………219
脳死 ………………219
脳磁図 ………………219
脳死判定マニュアル …………219
脳シャント ………………219
膿腫 ………………219
嚢腫 ………………219
脳出血 ………………219
脳腫瘍 ………………219
能書 ………………191, 219
脳神経 ………………219
脳神経外科手術 ………………219
脳性麻痺 ………………219
脳脊髄液 ………………219
脳脊髄液減少症 ………………243
脳塞栓 ………………220
脳卒中 ………………220
脳卒中ケアユニット …………220
脳卒中集中治療室 ……………307
脳低温療法 ………………220
脳動静脈奇形 ………………220
脳動脈瘤 ………………220
脳動脈瘤クリッピング ………220
脳波検査 ………………220
嚢胞腺腫 ………………219
脳誘発電位検査 ………………220
延べ患者数 ………………220
ノーマライゼーション ………220
ノルアドレナリン ……………220
ノロウイルス ………………220
ノンコンプライアンス ………220
ノンストレステスト …………220

は

肺 ………………221
バイアル瓶 ………………221
排液法 ………………204
肺炎 ………………221
肺炎球菌 ………………221
肺炎球菌ワクチン ……………221
バイオ医薬品 ………………221
バイオエシックス ……………221
バイオクリーンルーム ………221

バイオシミラー ……………… 221	パーセンタイル値 …………… 225	光カード ……………………… 230
バイオセラミックス ………… 221	パーソナリティ障害 ………… 225	光磁気ディスク ……………… 230
バイオテクノロジー ………… 221	パターナリズム ……………… 226	光ディスク …………………… 230
バイオハザード ……………… 222	働き方改革関連法 …………… 226	光トポグラフィー …………… 230
バイオバンク ………………… 222	働き方ビジョン検討会 ……… 226	非観血的 ……………………… 230
バイオプシー ………………… 222	バッカル剤 …………………… 226	ビグアナイド剤 ……………… 194
バイオマーカー ……………… 222	バックボード ………………… 226	鼻腔 …………………………… 230
肺がん ………………………… 222	パッケージソフト …………… 226	鼻腔栄養 ……………………… 231
肺気腫 ………………………… 222	白血球 ………………………… 226	ピークフローメーター ……… 231
廃棄物の処理及び清掃に関する法律	白血球除去 …………………… 226	肥厚性瘢痕 …………………… 231
…………………………… 222	白血病 ………………………… 226	腓骨 …………………………… 231
ハイケアユニット …………… 222	発症前 Rankin Scale ………… 226	尾骨 …………………………… 231
ハイケアユニット入院医療管理料	発生源入力方式 …………… 34, 227	非常勤 ………………………… 231
…………………………… 222	発達障害 ……………………… 227	非小細胞がん ………………… 222
肺結核 ………………………… 222	発達障害者支援センター …… 227	ヒス束 ………………………… 231
敗血症 ………………………… 222	発達障害者支援法 …………… 227	ヒス束心電図 ………………… 231
肺血栓塞栓症 ………………… 222	バッチ処理 …………………… 227	非ステロイド性抗炎症剤 …… 231
肺血栓塞栓症予防管理料 …… 222	パッチテスト ………………… 227	ヒステロスコピー …………… 231
配合禁忌 ……………………… 222	パッドテスト ………………… 227	ヒストグラム ………………… 231
肺高血圧 ……………………… 223	発熱外来 ……………………… 227	微生物核酸検査 ……………… 231
配合不適 ……………………… 223	ハートスコープ ……………… 227	脾臓 …………………………… 231
肺サーファクタント ………… 223	ハート・プラスマーク ……… 227	非対称デジタル加入者回線 … 286
倍散 …………………………… 223	ハートモニター ……………… 227	ビタミン ……………………… 231
肺腫瘍 ………………………… 223	鼻マスク式補助換気法 ……… 227	鼻中隔 ………………………… 231
賠償保険 ……………………… 223	パニック障害 ………………… 227	ピック病 ……………………… 231
肺静脈 ………………………… 223	パネルディスカッション …… 228	ビッグ・ファーマ（巨大製薬企業）
胚性幹細胞 …………………… 294	ハプトグロビン ……………… 228	…………………………… 232
肺塞栓症 ……………………… 223	パラトルモン ………………… 240	必置資格 ……………………… 232
バイタルサイン ……………… 223	パラメディカル ……………… 228	非特異的 IgE ………………… 232
配置図 ………………………… 223	パラメディック ……………… 228	ヒトゲノム …………………… 232
肺動脈 ………………………… 223	バランスト・スコアカード … 228	ヒト自家移植組織 …………… 232
梅毒 …………………………… 223	バリアティブケア …………… 228	ヒト絨毛性ゴナドトロピン 232, 296
排尿障害 ……………………… 223	バリアンス …………………… 228	ヒト心房性ナトリウム利尿ペプチド
排膿法 ………………………… 204	バリウム ……………………… 228	…………………………… 232
バイパス移植術 ……………… 224	はり，きゅうによる施術 …… 228	ヒト胎盤性ラクトーゲン …… 297
ハイブリッド手術 …………… 224	はり・きゅう療養費 ………… 228	ヒトパピローマウイルス …… 232
培養検査 ……………………… 224	針生検法 ……………………… 228	人免疫グロブリン …………… 232
廃用症候群 ……………… 150, 224	バリデーション療法 ………… 228	ヒト免疫不全ウイルス ……… 296
排卵 …………………………… 275	パリビズマブ ………………… 228	一人医師医療法人 …………… 232
ハイリスク妊産婦共同管理 … 224	パルスオキシメーター ……… 229	ヒト TS 細胞 ………………… 232
ハイリスク分娩 ……………… 224	パルスドプラ法 ……………… 229	皮内注射 ……………………… 232
ハインリッヒの法則 ………… 224	ハルトマン手術 ……………… 229	皮内テスト …………………… 232
ハウスキーピング …………… 224	バルーンカテーテル ………… 229	皮内反応検査 …………… 147, 232
パウダーフリー手袋 ………… 224	バルーン内視鏡 ……………… 229	泌尿器 ………………………… 233
パーキンソン症候群 ………… 224	ハローベスト ………………… 229	被爆者医療 …………………… 233
パーキンソン病 ……………… 224	パワーリハビリ ……………… 229	被爆者援護法 ………………… 233
パーキンソン病関連疾患 …… 224	犯罪被害者給付制度 ………… 229	被爆者健康手帳 ……………… 233
白紙委任（柔道整復） ……… 224	半消化態栄養剤 ……………… 229	皮膚 …………………………… 233
白癬 …………………………… 224	絆創膏固定術 ………………… 229	皮膚移植 ……………………… 133
白癬菌 ………………………… 136	ハンチントン病 ……………… 229	皮膚炎 ………………………… 233
白内障 ………………………… 225	半定量検査 …………………… 188	皮膚科光線療法 ……………… 233
パクリタキセル ……………… 225	パンデミック ………………… 229	皮膚かぶれ …………………… 157
バーコード …………………… 225	万能細胞 ……………………… 229	皮膚筋炎 ……………………… 233
橋本病（慢性甲状腺炎） …… 225		皮膚欠損用創傷被覆材 ……… 233
バージャー病 ………………… 225	**ひ**	皮膚バンク …………………… 233
播種性血管内凝固症候群（DIC）		被扶養者 ……………………… 233
…………………………… 225	ピアサポート ………………… 230	ヒブワクチン ………………… 233
播種性血管内凝固（症候群） … 291	非アルコール性脂肪肝炎 …… 230	皮弁（作成）術 ……………… 233
破傷風 ………………………… 107	ヒアルロン酸 ………………… 230	ヒポクラテスの誓い ………… 233
端数処理 ……………………… 225	被害者請求 …………………… 230	被保険者 ……………………… 233
パスツール処理骨 …………… 225	皮下植込型カテーテル ……… 230	被保険者資格証明書 ………… 233
パストラルケア ………… 149, 225	日帰り手術 …………………… 230	非ホジキンリンパ腫 ………… 234
バセドウ病 …………………… 88	皮下骨折 ……………………… 246	飛沫感染 ……………………… 234
バーセルインデックス ……… 60	ピカ新 ………………………… 230	肥満症 ………………………… 234
	皮下注射 ……………………… 230	

345

びまん性	234
日めくりパス	234
百日咳	107
180日超入院	234
日雇特例被保険者	234
ヒヤリ・ハット報告	234
ヒュー・ジョーンズの分類	234
ヒューマンエラー	234
ビュルガー病	225
病衣貸与	234
美容医療	234
病院	234
病院会計準則	234
病院管理	235
病院機能評価	235
病院群輪番制病院	235
病院経営管理指標	235
病院事業管理者	235
病院情報システム	235
病院船	235
病院総合医	235
病院報告	235
病院ボランティア	235
病院前救護体制	235
評価療養	236, 253
標欠医療機関	236
病児保育	236
被用者保険	236
標準病名マスター	236
標準負担額	236
病床回転率	236
病床稼働率	236
病床機能報告制度	236
病状照会	236
病床転換	236
病診連携	236
ひょう疽	236
病態栄養専門師，病態栄養専門医	
	236
費用対効果評価専門部会	236
病棟クラーク	237
病棟調理	180
病棟配膳	180, 237
病棟薬剤師	237
病病連携	237
標榜科目	237
病名くん	237
表面麻酔	237
病理解剖	237
病理学的検査	237
病理診断	237
病理組織顕微鏡検査（病理組織標本	
作製）	237
病理組織迅速顕微鏡検査（術中迅速	
病理組織標本作製）	237
病歴管理システム	237
日和見感染	26
日和見菌	237
びらん	238
ビリルビン	238
鼻涙管ブジー法	238
疲労骨折	238
ピロリ菌	248
貧血	238

品質管理	306
頻脈	238

ふ

ファイバースコープ	238
ファブリー病	238
ファミリーハウス	238
ファロー四徴症	238
フィジカルフィットネス	238
フィステル	282
部位不明・詳細不明コード	238
フィブリノゲン	238
フィブリンモノマー	238
フィールドトリアージ	99
風疹	239
フェーズ1〜6	239
フェーズ1センター	239
フェニルケトン体	239
フェニルケトン尿症	239
フェノールスルフォンフタレイン排	
泄試験	137
フェリチン	239
フェンタニル	239
フォーカスチャーティング	239
フォーミュラ食	239
フォーミュラリー	239
付加給付	239
負荷試験	239
不活化ポリオワクチン（IPV）	239
付加年金	239
不規則抗体	157, 239
腹腔鏡検査	240
腹腔穿刺	240
腹腔内膿瘍	240
複合型サービス	240
副交感神経	240
複合施設	240
副甲状腺	240
副甲状腺機能亢進症	240
副甲状腺ホルモン	240
複合免疫療法	240
複雑骨折	240
複雑性指数	240
副子	117
複視	240
福祉医療機構	240
福祉事務所	240
副子，副木	240
福祉用具購入費	240
福祉用具貸与	241
副傷病	241
副腎	241
副腎疾患	241
副腎皮質刺激ホルモン	241
腹水	241
腹直筋	241
副鼻腔	241
副鼻腔炎	241
副木	117
腹膜	241
腹膜炎	241
腹膜灌流	241
腹膜透析	241
服薬指導	241

賦形剤	242
負債比率	242
浮腫	242
ブジー	242
不随意運動	242
不正請求	242
不整脈	242
復興特区	242
物品管理	242
物流管理	242
物理療法	242
不定愁訴	242
不適合事項	242
ブドウ糖	70, 242
フーバー針	242
不飽和鉄結合能	242
不明熱	243
部門別原価管理	243
プライバシーマーク	243
プライマリ看護	243
プライマリ・ケア	243
プライマリナーシング方式	50
プラグ治療	243
プラスチックカニューレ型静脈内留	
置針	243
プラスミン	243
プラセボ（偽薬）	243
ブラッドアクセス	120, 243
ブラッドパッチ	243
フリーアクセス	243
プリオン病	243
振替請求	243
ブリンクマン指数	244
フルオロウラシル	244
フルオロデオキシグルコース	295
ブルガダ症候群	244
ブルーブック	244
プレアボイド報告	244
フレイル	244
プレゼンティーズム	244
プレート	244
プレパンデミックワクチン	244
プレベナー	129
プログラム法	244
フローサイトメトリー	244
プロスタグランジン製剤	245
プロセス指標	245
プロセスベンチマーク	245
プロテイン	245
プロテーゼ	245
プロトコール	245
ブロードバンド	244
プロトロンビン	245
プロトロンビン時間	245
プロトンポンプ阻害剤（PPI）	245
フローボリュームカーブ	244
プロラクチン	245
吻合術	245
分枝血管	245
分子標的薬	245
文書料	246
分染法	246
分服	246
分娩誘発法	246

噴霧薬 …………………… 246
噴門部 …………………… 246
分離肺換気法 …………… 246
粉瘤 ……………………… 5

へ

ペアン …………………… 246
ペイアズユーゴー原則 … 246
平均在院日数 …………… 246
平均寿命 ………………… 246
平均自立余命 …………… 246
平均通院回数 …………… 246
平均余命 ………………… 246
平衡機能検査 …………… 246
閉鎖骨折 ………………… 246
閉鎖循環式全身麻酔 …… 247
閉塞性血栓性血管炎 …… 225
閉塞性睡眠時無呼吸（OSA）247
平面図 …………………… 247
ペインクリニック …… 193, 247
ペガプタニブナトリウム … 247
ヘガール ………………… 247
へき地医療 ……………… 247
ペグインターフェロン … 247
ベクトル心電図 ………… 247
ペグビソマント ………… 247
ペーシング療法 ………… 168
ペースメーカー ………… 247
ベーチェット病 ………… 247
ベッセルシーリングシステム 247
ベッドコントロール …… 247
ペットボトル症候群 …… 248
ベバシズマブ …………… 248
ヘパリン ………………… 248
ヘパリンロック ………… 248
ペプシン ………………… 248
ペプチドワクチン療法 … 248
ヘマトクリット値 ……… 248
ペメトレキセドナトリウム水和物
 …………………………… 248
ヘモグロビン …………… 248
ヘモフィルター ………… 248
ヘリカルCT ……………… 248
ヘリコバクター・ピロリ … 248
ヘリコバクター・ピロリ除菌療法
 …………………………… 248
ヘルスケア ……………… 248
ヘルスケアネット日本海（日本海ヘ
 ルスケアネット） ……… 248
ヘルスケアリート ……… 249
ベルテポルフィン ……… 249
ヘルニア ………………… 249
ヘルペス ………………… 249
ペン型注入器 …………… 260
返還金 …………………… 249
変形性股関節症 ………… 249
変形性膝関節症 ………… 249
娩出術 …………………… 249
片頭痛 …………………… 249
便潜血反応 ……………… 159
ベンゾジアゼピン ……… 249
胼胝 ……………………… 72
弁置換術 ………………… 249
ベンチマーク分析 ……… 249

ベントカテーテル ……… 249
扁平上皮癌 ……………… 249
弁膜症 …………………… 250
片麻痺 …………………… 250
返戻 ……………………… 250
ペンローズドレーン …… 250

ほ

保育器 …………………… 25
保医発通知 ……………… 250
包括医療 ………………… 250
包括型地域生活支援プログラム 250
包括払い ………………… 250
剖検率 …………………… 250
膀胱 ……………………… 250
膀胱癌 …………………… 250
膀胱鏡検査 ……………… 250
縫工筋 …………………… 250
縫合術 …………………… 250
膀胱洗浄 ………………… 250
報告品目 ……………… 166, 250
房室ブロック …………… 250
放射性同位元素 ………… 251
放射線情報システム …… 251
放射線診断技術の治療的応用 300
放射線治療 ……………… 251
放射線同位元素内用療法 … 251
放射免疫測定法 ………… 274
法人 ……………………… 251
蜂巣炎 …………………… 251
包装格差 ………………… 251
包帯交換 ………………… 251
法定給付 ………………… 251
法的脳死判定マニュアル … 251
乏尿 ……………………… 251
法別番号 ………………… 251
訪問介護 ………………… 251
訪問看護 ………………… 251
訪問看護指示料 ………… 251
訪問看護ステーション … 251
訪問看護療養費 ………… 252
訪問診療 ……………… 33, 252
訪問調査 ………………… 252
訪問入浴介護 …………… 252
訪問リハビリテーション … 252
法律 ……………………… 252
ボーエン病 ……………… 252
ホーエン・ヤールの重症度分類 252
補完代替療法 …………… 252
ポケットドクター ……… 252
保険医 …………………… 252
保健医療2035 …………… 252
保険医療機関 …………… 252
保険医療機関及び保険医療養担当規
 則 ……………………… 253
保険外負担 ……………… 253
保険外併用療養費 …… 161, 253
保険外併用療養費制度 … 253
保健機能食品制度 ……… 105
保険給付 ………………… 253
保険局医療課 …………… 253
保健師 …………………… 253
保険事故 ………………… 253
保健師助産師看護師法 … 253

保険者 …………………… 253
保険者請求 ……………… 253
保険者徴収 ……………… 253
保険者のレセプト事前点検 … 253
保険者番号 ……………… 254
保健所 …………………… 254
保険診療 ………………… 254
保険診療指数 …………… 254
保険請求事務 …………… 254
保険病名 ………………… 281
保険免責制 ……………… 254
保険薬剤師 ……………… 254
保険薬局 ……………… 183, 254
保険優先 ………………… 254
保険料 …………………… 254
保険料率 ………………… 254
母子感染 ………………… 254
ホジキンリンパ腫 ……… 254
母子健康手帳 …………… 255
ポジティブリスト方式 … 87
ポジトロン断層・コンピューター断
 層複合撮影 …………… 255
ポジトロン断層撮影 … 255, 305
母子保健法 ……………… 255
補助呼吸 ………………… 255
補助循環 ………………… 255
補助人工心臓 …………… 255
ポストアキュート ……… 255
ホスピス ………………… 255
ホスピタルフィー …… 196, 255
母性健康管理指導事項連絡カード
 …………………………… 255
補装具 …………………… 255
保存血液輸血 …………… 255
保存療法 ………………… 255
補体蛋白 ………………… 255
母体保護法 ……………… 256
墓地，埋葬等に関する法律 … 256
補聴器周波数特性測定 … 256
発疹 ……………………… 256
ボツリヌス毒素 ………… 256
保発通知 ………………… 256
母斑 ……………………… 256
ホームページ …………… 256
ホームヘルパー ………… 256
ボーラス ………………… 256
ポリオ …………………… 256
ポリグラフ検査 ………… 256
ホリスティック医療 …… 161
ポリープ ………………… 256
ポリファーマシー ……… 256
ポリペクトミー ………… 256
ホルター型心電図検査 … 256
ボルテゾミブ …………… 256
ホルネル症候群 ………… 257
ホルモン製剤 …………… 257
本態性 …………………… 257
ポンペ病 ………………… 257

ま

マイクロカテーテル …… 257
マイクロトロン ………… 276
マイクロ波 ……………… 257
マイクロ波凝固療法 …… 257

347

埋葬費 ……………………… 257	……………………………… 261	メディケイド ………………… 265
埋葬料 ……………………… 257	水ぼうそう ………………… 147	メトトレキサート ………… 265
マイナンバーカード ……… 257	未妥結減算ルール ………… 261	メトロイリンテル ………… 246
マイナンバー法（個人識別番号法）	身近型認知症疾患医療センター 261	メニエール病 ……………… 265
……………………………… 257	ミッテル …………………… 261	めまい ……………………… 265
埋伏歯 ……………………… 257	密封小線源治療 …………… 261	メルセブルグの三徴 ……… 265
マイルス手術 ……………… 257	みなし看護補助者 ………… 261	免疫 ………………………… 265
マグネシウム ……………… 257	水俣病 ……………………… 261	免疫学的検査 ……………… 265
マグネットホスピタル …… 258	ミニメンタルステート検査 … 302	免疫グロブリン検査 ……… 265
マーケティング …………… 258	ミネソタ多面的人格目録検査 302	免疫グロブリン製剤 ……… 265
麻疹 ………………………… 258	脈拍 ………………………… 261	免疫抗体法 ………………… 265
麻疹・風疹混合ワクチン … 258	脈波図 ……………………… 262	免疫染色 …………………… 266
麻酔管理料 ………………… 258	ミラー・アボット管 …… 24, 262	免疫チェックポイント阻害薬 266
麻酔用薬 …………………… 258	未来投資会議 ……………… 262	免疫電気泳動検査 ………… 266
まちなか集積医療 ………… 258	ミラノ基準 ………………… 262	免疫粘着赤血球凝集反応 … 297
まちの保健室 ……………… 258	ミレニアム・ビレッジ・プロジェク	免疫抑制剤 …………… 110, 266
末期医療 …………… 174, 258	ト（MVP） ……………… 262	面積加算 …………………… 266
末梢血液一般検査 ………… 258	民間保険 …………………… 262	面接懇談 …………………… 266
末梢血液像 ………………… 258	民事再生法 ………………… 262	メンタ湿布 ………………… 266
末梢血幹細胞 ……………… 258		メンタルヘルス …………… 266
末梢血幹細胞移植 ………… 258	**む**	面皰 ………………………… 266
末梢神経 …………………… 258	無影灯 ……………………… 262	
末梢神経障害 ……………… 258	無過失補償制度 …………… 262	**も**
末梢動脈疾患（PAD） …… 259	無気肺 ……………………… 262	毛細血管 …………………… 266
マッチュー ………………… 259	無菌製剤処理 ……………… 262	網赤血球 …………………… 266
マッチング ………………… 259	無菌治療室（クリーンルーム） 262	妄想性障害 ………………… 266
マナーエリア ……………… 259	むくみ ……………………… 242	盲腸 ………………………… 266
マネジドケア ……………… 259	ムコ多糖症 ………………… 90	盲腸炎 ……………………… 266
マノメーター ……………… 181	ムコ蛋白 …………………… 263	網膜 ………………………… 266
麻痺 ………………………… 259	無作為化対照試験 ………… 263	網膜電位図検査 …………… 266
麻痺側上肢集中訓練 ……… 259	無資格診療 ………………… 263	網膜剥離 …………………… 266
麻薬 ………………………… 259	むし歯（齲歯） …………… 263	毛様体 ……………………… 267
麻薬及び向精神薬取締法 … 259	無床診療所 ………………… 263	模擬患者 …………………… 308
麻薬処方せん ……………… 259	無診察治療等の禁止 ……… 263	持分 ………………………… 267
マルク ……………………… 259	無診察投薬 ………………… 263	モニタリング制度 ………… 267
マルチスライスCT ……… 259	無侵襲的出生前遺伝学的検査 263	モノクローナル（単クローン）抗体
マルチルーメン・カテーテル 173	むずむず脚症候群 ………… 263	……………………………… 267
マルピギー小体 …………… 141	無痛分娩 …………………… 263	モービルCCU ……………… 267
マンシェット ……………… 259	無動性無言 ………………… 263	モルヒネ …………………… 267
慢性胃炎 …………………… 9, 259	無保険者 …………………… 263	問診 ………………………… 267
慢性維持透析患者 ………… 260	無料低額診療制度 ………… 263	モンスターペイシェント … 267
慢性肝炎 …………………… 260	ムンテラ …………………… 263	問題指向型診療録 ………… 305
慢性呼吸不全 ……………… 260	ムンプスウイルス ………… 264	門脈 ………………………… 267
慢性糸球体腎炎 …………… 260		
慢性疾患 …………………… 260	**め**	**や**
慢性腎臓病 ………………… 260	明細書の無償交付 ………… 264	夜間 ………………………… 267
慢性腎不全 ………………… 260	迷走神経 …………… 240, 264	夜勤時間帯 ………………… 267
慢性疼痛 …………………… 260	迷もう麻酔 ………………… 264	夜勤専従者 ………………… 267
慢性動脈閉塞症 …………… 260	メイヨー台 ………………… 264	薬害肝炎訴訟 ……………… 267
慢性疲労症候群（CFS） … 260	メス ………………………… 264	薬剤一部負担金 …………… 267
慢性不眠症 ………………… 260	メタボリックシンドローム 264	薬剤感受性検査 …………… 267
慢性閉塞性肺疾患 ………… 290	メチシリン耐性黄色ブドウ球菌 264	薬剤管理指導料 …………… 268
慢性扁桃炎 ………………… 120	メディアドクター ………… 264	薬剤給付管理 ……………… 304
万年筆型注入器 …………… 260	メディカル・イノベーション 264	薬剤血中濃度測定 ………… 268
マンモグラフィー ………… 260	メディカルウイング ……… 264	薬剤師 ……………………… 268
	メディカル・オーディット … 69	薬剤性腎障害（DKI） …… 268
み	メディカルコンサルタント … 264	薬剤費比率 ………………… 268
ミエログラフィー ………… 261	メディカルコントロール … 264	薬剤溶出性ステント …… 148, 268
未コード化傷病名 ………… 261	メディカルコントロール（MC）協	薬事・食品衛生審議会 …… 268
未収金 ……………………… 261	議会 ……………………… 265	薬事法 ……………………… 268
未収金の時効 ……………… 261	メディカルジェット ……… 265	薬疹 ………………………… 268
未熟児 ……………………… 261	メディカルスクール ……… 265	薬袋 ………………………… 268
未診断疾患イニシアチブ（IRUD）	メディカルツーリズム …… 265	薬物性胃炎 ………………… 268
	メディケア ………………… 265	薬物相互作用（DDI） …… 268

薬物耐性 …………………… 268	溶連菌 …………………… 272	流行性耳下腺炎 …………… 264
薬物モニタリング ………… 269	抑うつ …………………… 273	硫酸亜鉛混濁試験 …………… 71
薬歴（管理） ……………… 269	翼状針 ……………… 204, 273	粒子線治療 ………………… 276
薬価維持特例 ……………… 269	抑制帯 …………………… 273	留置カテーテル …………… 276
薬価改定 ………………… 269	抑制率 …………………… 273	流動食 …………………… 276
薬価基準収載医薬品コード …… 269	予後 ……………………… 273	療育指導連絡票 …………… 276
薬価基準制度 ……………… 269	予防医療 ………………… 273	療育手帳 ………………… 277
薬価差（益） ……………… 269	予防給付 ………………… 273	療育の給付 ………………… 277
薬価算定方式 ……………… 269	予防接種 ………………… 273	利用施設 ………………… 277
薬価調査 ………………… 269	予防接種健康被害救済制度 …… 273	量子メス ………………… 277
薬局 ……………………… 269	予防接種法 ………………… 273	領収証の交付 ……………… 277
薬局ビジョン ……………… 269	予防的抗菌薬投与 …………… 274	両心室ペーシング ………… 277
薬効分類番号 ……………… 269	与薬 ……………………… 274	両心室ペースメーカー …… 277
	予約診察 ………………… 274	良性腫瘍 ………………… 277
ゆ	4種混合ワクチン（DPT-IPV） 274	療担規則 ………………… 253
有床診療所 ………………… 269	四病院団体協議会 …………… 274	利用目的の特定義務 ………… 96
疣贅 ……………………… 269	四類感染症 ………………… 274	療養介護医療費 …………… 277
遊走腎 …………………… 269		療養型病床群 ……………… 277
誘発筋電図 …………… 68, 269	**ら**	療養型老人保健施設 ……… 277
誘発試験 ………………… 270	来院時心肺停止 …………… 292	療養担当規則（療担規則） …… 277
幽門 ……………………… 270	ライソゾーム病 ……………… 90	療養担当手当 ……………… 277
遊離コレステロール ……… 270	ライフ・イノベーション …… 274	療養の給付 ………………… 277
有料老人ホーム …………… 270	ライム病 ………………… 274	療養費 …………………… 277
輸液 ……………………… 270	ラクナ梗塞 ………………… 274	療養費同意書交付料 ……… 278
輸液点滴セット …………… 270	ラジオアイソトープ ……… 251	療養費払い制度 …………… 278
輸液ポンプ ………………… 270	ラジオアイソトープ（RI） …… 274	療養病床 ………………… 278
輸血 ……………………… 270	ラジオイムノアッセイ …… 274	療養病棟入院基本料 ……… 278
輸血管理料 ………………… 270	ラジオ波焼灼療法 ……… 47, 274	療養（補償）給付 ………… 278
輸血関連急性肺障害 ……… 270	ラチェット規定 …………… 274	緑内障 …………………… 278
輸血拒否 ………………… 270	ラップ療法 ………………… 310	淋菌 ……………………… 278
輸血同意書（輸血承諾書） …… 270	ラテックス凝集（反応）法 …… 301	リンクナース ……………… 278
輸血用血液フィルター …… 270	ラニビズマブ ……………… 274	臨時処方 ………………… 278
輸血療法委員会 …………… 270	ラミナリア ………………… 246	臨床遺伝専門医 …………… 278
ユニット型個室 …………… 270	卵管 ……………………… 274	臨床監査 …………………… 69
ユニットケア ……………… 270	ランゲルハンス島 …………… 147	臨床研究中核病院 ………… 278
ユニバーサル・ヘルス・カバレッジ	卵子核移植 ………………… 274	臨床検査技師 ……………… 278
（UHC） …………………… 271	卵巣 ……………………… 275	臨床研修制度 ……………… 279
ユビキタス健康医療 ……… 271	卵巣がん ………………… 275	臨床研修病院 ……………… 279
ユマニチュード …………… 271	卵胞刺激ホルモン …………… 295	臨床研修病院入院診療加算 …… 279
	卵胞ホルモン ………………… 31	臨床研修評価システム（EPOC）
よ		………………………… 279
よう ……………………… 271	**り**	臨床工学技士 ……………… 279
養育医療 ………………… 271	リウマチ ………………… 275	臨床試験薬 ………………… 279
要介護度 ………………… 271	リウマチ因子スクリーニング 275	臨床指標 ……………… 69, 279
要介護認定 ………………… 271	利益相反（COI） ………… 275	臨床修練制度 ……………… 279
容器包装リサイクル法 …… 271	リエゾンナース …………… 275	臨床試用医薬品 …………… 279
溶血性貧血 ………………… 271	理学的検査 ………………… 275	臨床心理士 ………………… 279
溶血性連鎖球菌 …………… 271	理学療法 ………………… 275	臨床調査個人票 …………… 279
養護老人ホーム …………… 272	理学療法士 ………………… 275	臨床評価指標 ……………… 279
幼児 ……………………… 272	リカバリールーム ………… 275	臨床病理検討会 …………… 279
様式1 …………………… 272	罹患率 …………………… 275	臨床薬学 …………………… 70
様式3 …………………… 272	リキッドバイオプシー …… 275	リンパ管 ………………… 279
様式4 …………………… 272	リザーバー留置 …………… 275	リンパ管腫 ………………… 280
要指示薬 ………………… 272	リスクマネジメント ……… 276	リンパ球 ………………… 280
陽子線治療 ………………… 272	リーズナブルゾーン方式 276, 306	リンパ節 ………………… 280
要指導医薬品 ……………… 272	リツキシマブ ……………… 276	リンパ節郭清 ……………… 280
痒疹 ……………………… 272	リテンションマネジメント …… 276	リンパ節転移 ……………… 280
容積脈波 ………………… 262	リニアック …………… 185, 276	リンパ浮腫 ………………… 280
腰椎 ……………………… 272	リネン室 ………………… 276	倫理委員会 ………………… 280
腰椎穿刺 ………………… 272	リハビリテーション ……… 276	
腰椎麻酔 ………………… 272	リビングウィル …………… 276	**る**
腰痛症 …………………… 272	リフィル処方 ……………… 276	涙管 ……………………… 280
用度課 …………………… 272	リプロダクティブヘルス …… 276	類乾癬 …………………… 280
用法用量変化再算定 ……… 273	リポ蛋白 ………………… 276	涙腺 ……………………… 280

涙点 280
類天疱瘡 280
涙嚢 280
涙嚢ブジー法 280

れ

霊安室 280
暦月 280
暦週 280
レーザーメス 280
レーザー療法 280
レジオネラ症 280
レーシック手術 281
レジデント 281
レシピエント 202, 281
レシピエント移植コーディネーター 281
レジメン 281
レジリエンス 281
レストレスレッグズ症候群 263
レスパイトケア 281
レスピレーター 138, 281
レセスタ 281
レセプト 146, 281
レセプトオンライン請求 281
レセプト開示 281
レセプトコンピュータ 281
レセプト点検 281
レセプト電算処理システム 281
レセプト電算処理マスターコード 281
レセプト病名 281
裂創 165
レナリドミド水和物 281
レニン 282
レノグラム 282
レビー小体型認知症 282
レボホリナートカルシウム 282
連携政策課 282
連続携行式腹膜灌流 282
連帯保証人 282
レントゲン線 282

ろ

瘻孔 282
労災隠し 282
労災指定病院 282
労災診療費算定基準 282
労災二次健診制度 282
老人介護支援センター 282
老人居宅生活支援事業 282
老人診療報酬点数表 283
老人短期入所施設 283
老人デイサービスセンター 283
老人病院（棟）283
老人福祉施設 283
老人福祉センター 283
老人福祉手当 283
老人福祉法 283
老人訪問看護ステーション 283
老人訪問看護制度 283
老人保健拠出金 283
老人保健制度 283
老人保健法 283

老人ホーム 283
労働安全衛生法 283
労働基準監督署（長）283
労働基準法 283
労働災害防止計画 284
労働者災害補償保険 284
労働者派遣契約 284
労働生産性 284
労働分配率 284
労働保険事務組合 284
漏斗胸 284
老年医学 284
老齢基礎年金 284
老齢厚生年金 284
老齢福祉年金 284
ロコモティブシンドローム 284
ロジスティクスシステム 284
ロジスティックチーム 284
露出部 285
ロタウイルス 285
肋間神経 285
肋骨 285
ロービジョン 285
ロボット支援手術 285
ロールシャッハテスト 285
ロールフィルム 285

わ

ワークステーション 285
ワクチン 285
ワーク・ライフ・バランス 285
ワッシャー（座金）285
ワーファリン 285
腕神経叢 285

A

A型肝炎ウイルス 296
A型ボツリヌス毒素 286
Aモード法 286
ABC 286
ABC分析 286
ABI（Ankle-Brachial-Index）286
ABM 286
ACE阻害薬 8
ACLS 207
ACT 250
ACTH 286
ADHD（注意欠如・多動性障害）286
ADL 208, 286
ADL区分 286
ADR 286
adrenocorticotropic hormone 286
A-DROPスコア 286
ADSL 286
AED 62, 116, 286
Af 144
AFP 288
AGA 173
AI 286
AI（artificial intelligence）287
Ai情報センター 287
AI（artificial insemination）287
Ai（autopsy imaging）287

AIDS 29, 287
ALK阻害薬 287
ALL 226
ALS 67
ALT 287
AMDA 287
AML 226
AMR（薬剤耐性）287
AMT（付加製造技術）287
ANH 139
Ann Arbor分類 287
ANP（Atrial Natriuretic Peptide）287
aortic insufficiency 286
APBI 43
APTT 43
ASP 288
AST 288
ASV療法 288
ATL 151, 288, 297
AYA世代（Adolescent and Young Adult）288

α

α_1-アンチトリプシン 288
α_1-マイクログロブリン 288
α_1-AT 288
α_1-MG 288
α線 288
α-フェトプロテイン 288

B

B型肝炎 288
B型肝炎ワクチン 288
B群連鎖球菌感染症（GBS）288
B-細胞 288
Bモード法 288
basal supported oral therapy 289
BCG 186
BFHI 288
BI 60
BIPAP（Biphasic Positive Airway Pressure）289
BISモニター 289
BLS 13, 62
BMI 289
BNP 289
body mass index 289
BOT 289
BPSD 289
BSC 228
BSL4施設 289
Burn Index 289

β

β線 289

C

C1，C2，C3 289
C型肝炎 289
C型肝炎ウイルス 296
C反応性蛋白 289
C-ペプタイド 289
CAD 100

CAPD ～ CT検診

CAPD ··· 282, 289
CAR-T療法 ··· 289
CCPマトリックス ··· 289
CCS分類 ··· 290
CCU ··· 290
CFS ··· 290
CGA ··· 290
CHADS$_2$スコア ··· 290
ChE ··· 98
CHF ··· 113
Child-Pugh分類 ··· 290
CIN ··· 290
CI療法 ··· 259
CK ··· 70
CKD ··· 260
CLL ··· 226
CML ··· 226
Coombs試験 ··· 290
COPD ··· 290
Cotswolds分類 ··· 287
CPC ··· 279
CPR ··· 289
CPS ··· 290
CR ··· 290
CR法 ··· 100
CR容器 ··· 291
CRC ··· 179, 291
CRP ··· 289
CSCATTT ··· 291
CT ··· 291
CT検診 ··· 291

D

D型肝炎ウイルス ··· 296
Dダイマー ··· 291
Dファイル ··· 291
D-Call Net ··· 291
DES ··· 268
DESIGN分類 ··· 291
DI ··· 291
DIC ··· 291
DICOM (Digital Imaging and Communications in Medicine) ··· 291
DiedAi (ダイダイ) ··· 292
DiNQL (ディンクル) ··· 292
DM ··· 292
DMAT ··· 100, 284, 292
DNA ··· 14, 292
DNAR ··· 166
Do処方 ··· 292
DOA ··· 292
DOTS ··· 184, 292
DPAT (災害派遣精神医療チーム) ··· 292
DPC ··· 292
DPC準備病院 ··· 292
DPC対応型クリニカルパス ··· 293
DPC対象病院 ··· 293
DPC特定病院群 ··· 293
DPC標準病院群 ··· 293
DPC/PDPS ··· 292
DPP-4阻害薬 ··· 293
DPT ··· 107

DRG/PPS ··· 293
drug information ··· 16
DSA ··· 189, 293
DSM ··· 152

E

E型肝炎 ··· 293
e-文書法 ··· 293
EBウイルス ··· 293
EBM ··· 293
EBN ··· 293
ECG ··· 143, 294
EDI ··· 294
EDRG ··· 294
EFファイル ··· 294
EGFRチロシンキナーゼ阻害薬 (EGFR-TKI) ··· 294
e-Health ··· 294
EKG ··· 143, 294
ELISA ··· 294
EMG ··· 294
EMIS ··· 294
EMR ··· 190, 204
EMT ··· 294
ER ··· 294
ERAS (イーラス) ··· 294
ERCP ··· 122
ERG ··· 266
ES ··· 294
ES細胞 ··· 294
ESCO ··· 294
ESD ··· 204
ESWL ··· 168, 294
ET ··· 148
EUS ··· 182
EVAHEART ··· 294

F

FDG ··· 295
FFP ··· 77, 141
FIM ··· 295
FIRM ··· 102
FOLFIRI療法 ··· 295
FOLFOX療法 ··· 295
FPIA ··· 295
FSH ··· 295

G

G-CSF ··· 164
GAF尺度 ··· 295
GCS ··· 121, 295
GCU ··· 141
GERD ··· 12
GID ··· 154
GIST ··· 149
Glasgow Coma Scale ··· 295
GOT ··· 288, 295
GPT ··· 287, 295
GVHD ··· 295

γ

γ線 ··· 295
γ-GT ··· 295

H

H$_2$ブロッカー ··· 296
Hファイル ··· 296
HANP ··· 232
HAV ··· 296
HbA1c ··· 69
HBc ··· 296
HBe ··· 296
HBs ··· 296
HBs抗原・抗体検査 ··· 296
HBV ··· 288, 296
HCG ··· 232, 296
HCG-β ··· 232
HCV ··· 296
HDLコレステロール ··· 99
HDS-R (Hasegawa's Dementia Scale-Revised) ··· 296
HDV ··· 296
HER2タンパク ··· 296
HF ··· 75
HIV ··· 296
HLA抗原 ··· 296
HMO ··· 296
HOMAS2 ··· 296
HPKIカード ··· 297
HPL ··· 297
HPV検診 ··· 297
HPVワクチン ··· 297
HTLV-1 ··· 297
HTLV-1抗体 ··· 297
Hugh-Jones分類 ··· 297

I

I-131内用療法 ··· 297
IABP ··· 171
IADL ··· 297
IAHA法 ··· 297
IC ··· 297
ICカード ··· 297
ICD ··· 28, 298
ICD-10-NA ··· 298
ICD-11 ··· 298
ICD-O-3 ··· 298
ICD-9-CM ··· 298
ICF ··· 298
ICG ··· 47, 298
ICS ··· 298
ICT ··· 38, 298
ICU ··· 298
IDカード ··· 298
ID番号 ··· 298
IgA ··· 298
IgD ··· 298
IgE ··· 298
IgG ··· 298
IgM ··· 298
II ··· 299
IL-2R ··· 26
IM ··· 299
IMRT ··· 299
IMV ··· 299
IoT ··· 299
IPPV ··· 299

iPS細胞 ……299	MRI ……110, 302	PET ……305
iPS細胞ストック ……299	mRS ……302	PET-CT ……255
IROOP（アイループ）……299	MRSA ……264, 302	PET-MRI ……305
iRS細胞 ……299	MS ……173	PFI ……305
Is値 ……299	MS法人 ……302	pH測定 ……305
ISD条項 ……299	MSBP ……302	PHR（Personal Health Record）
ISDN ……300	MSW ……21, 73, 302	……305
ISO ……300	MUS ……9	PIVKA-Ⅱ ……305
IV ……300	Muse細胞 ……302	PL法 ……153
IVH ……130, 300	MVV ……302	PMDA ……305

N

IVR ……300	NAG ……302	PMPS ……213
	NASH ……230	POMR ……305

J

JACHI ……300	NBM ……303	POS方式 ……306
Japan Coma Scale ……11	NCD（National Clinical Database）	PPO ……306
JCHO ……300	……303	PRK ……67
JCI認証 ……300	NDB（ナショナルデータベース／	PRL ……245
JCRP ……300	レセプト情報・特定健診等情報デ	PSA ……306
JCS ……11, 121	ータベース）……303	PSPテスト ……137
JHAstis（ジャスティス）……300	NDM-1 ……303	PSW ……152, 306
JMAT ……300	NHA ……94	PT ……275, 306
JSS（脳卒中重症度評価スケール）	NHS ……303	PTC ……72, 306
……300	NICU ……303	PTCA ……72
	NIPT（無侵襲的出生前遺伝学的検	PTCD ……72, 306

K

Killip分類 ……301	査）……303	PTCR ……306
	NMDA受容体拮抗薬 ……7	PTH ……240

L

L-ドパ製剤 ……202	NOTES ……303	PUVA療法 ……84
LA法 ……301	NSAIDs ……231	

Q

LAD ……52	NST ……38, 303	Q助 ……306
LAN ……301	NYHA分類 ……144, 303	QALY（質調整生存年）……306

O

LASIK ……67	OAE ……304	QC ……306
LCA ……52	OCR ……304	QCサークル活動 ……306
LCX ……52	OCT ……304	QOL ……306
LD ……301	OD錠 ……304	

R

LDH ……3	OFF-JT ……304	R4システム ……306
LDLコレステロール ……99	OJT ……304	Rコード ……306
LDR ……301	OJT（on the job training）……304	R幅方式 ……306
LE現象検査 ……301	OMR ……304	RBRVS ……307
LGBT ……301	ORCA ……304	RCA ……52
LH ……301	OS ……304	RCT ……263
LH-RH ……301	OT ……104, 304	RFA ……47
LTAC（Long Term Acute Care）	OTC医薬品 ……14, 304	RFO ……307
……301		Rh式血液型検査 ……307

P

		RI ……251, 307

M

Mモード法 ……301	P4P ……304	RI（放射性同位元素）内用療法
MAST ……134	PA（フィジシャンアシスタント）	……307
MCCベビーテスト ……301	……304	RIS ……251
MD法 ……301	PACS ……16	RMP ……307
MDC ……301	PBM ……304	ROM ……52
MDRP ……172	PCA ……304	RP ……307
MEDIS-DC ……302	PCAPS ……305	RPHA ……307
MEG ……219	PCAS（Post-Cardiac Arrest	RPR法 ……307
MERS ……302	Syndrome）……305	RSウイルス ……307
MML（Medical Markup	PCG ……135	RSウイルス感染症 ……228
Language）……302	PCI ……305	RUG ……307
MMPI ……302	PCPS ……255	

S

MMSE検査 ……302	PDCAサイクル ……305	S状結腸 ……307
modified Rankin Scale ……302	PDT ……89	SARS ……121, 307
MR ……15, 302	PEG ……73	SAS ……147
MRワクチン ……258	PEIT ……47, 305	SCU ……307
MRA ……302	PEM ……186	SDI法 ……307
		SGA ……122

352

Shea の分類 …………………… 307		
SIDS ………………………… 302		
SMO ………………………… 308		
SNF ………………………… 147		
SNOMED-CT ………………… 308		
SOAP 形式 …………………… 308		
Society5.0 …………………… 308		
SOFA スコア ………………… 308		
SOGI ………………………… 308		
SP …………………………… 308		
SP-D ………………………… 308		
SPD …………………… 242, 308		
SPECT ………………… 137, 308		
SSI …………………………… 123		
SSRI ………………………… 161		
ST …………………………… 308		
ST 上昇 ……………………… 308		
Stanford 分類 ………………… 308		
STAP 細胞 …………………… 308		
STD …………………… 154, 159, 278		
STEM7 ……………………… 308		
Swan-Ganz カテーテル ………44		
SWOT 分析 …………………… 308		

T

T 細胞 …………………………65
T 波 …………………………… 309
TAE ……………………… 47, 309
TDM ………………………… 268
THP ………………………… 309
TIA ……………………………13
TiSA ………………………… 309
TKC 医業経営指標 …………… 309
TM …………………………… 309
TNM 分類 …………………… 309
TogoVar ……………………… 309
t-PA ………………………… 309
TPP（環太平洋戦略的経済連携協
定）………………………… 309
TQM 活動 …………………… 310
TRALI ……………………… 270
TSH ……………………………88

U

UCG ………………………… 310
UCG（ultrasound cardio graphy）

……………………………… 310
UICC 病期分類 ……………… 310

V

VAP ………………………… 138
VATS …………………………64
VCG ………………………… 247
VRE ………………………… 310

W

WAM NET …………………… 240
wet dressing ………………… 310
WHO ………………………… 310

X

X 線 ………………………… 310

Z

Z コード ……………………… 310
ZTT ………………………… 310

日本病院事務研究会

　東京を中心とする90の医療機関等（会員150名）が参加して行っている勉強会。「医事のみならず，医療機関の現場の職員が日常業務でわからないことや疑問に思っていることについて，皆で話し合い答えを見つけるための勉強会」として1996年8月に発足した。現在は，月1回都内で開催している。

会長　中林　梓

最新・医療用語 4200　　　　　※ 定価は裏表紙に
　　　　　　　　　　　　　　　　　表示してあります

─────────────────────────────

2002年 9 月10日　　第 1 版第 1 刷発行Ⓒ
2019年 4 月26日　　第 7 版第 1 刷発行

編　著　　日本病院事務研究会
発行者　　小　野　　　章
発行所　　🏥医 学 通 信 社

〒101-0051　東京都千代田区神田神保町 2-6 十歩ビル

電話 03-3512-0251（代表）

FAX 03-3512-0250（注文）

FAX 03-3512-0254（書籍の記述についてのお問い合わせ）

> https://www.igakutushin.co.jp
> ※　弊社発行書籍の内容に関する追加
> 　　情報・訂正等を掲載しています。

装丁デザイン：とくだ あきら
印刷／製本：加藤文明社

> ※本書に掲載されたすべての内容に関する権利は著作者及び医学通信社
> 　が保有します。本書の内容につき，一切の無断使用・転用・転載・
> 　データ化は固く禁じます。
> ※ JCOPY 〈（一社）出版者著作権管理機構　委託出版物〉
> 　本書の無断複製は，著作権法上での例外を除き，禁じられています。
> 　複製される場合は，そのつど事前に（一社）出版者著作権管理機構（電
> 　話03-5244-5088，FAX 03-5244-5089，e-mail：info@jcopy.or.jp）の
> 　許諾を得てください。

落丁，乱丁本はお取り替えいたします。

ISBN978-4-87058-707-6

最新刊 保険審査委員による "保険診療＆請求"ガイドライン

2019年5月刊予定

診療記録＆レセプト請求——最適化のための26章

GUIDELINE

近畿大学名誉教授　進藤　勝久　著

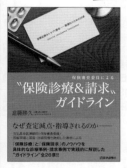

■A5判／約250頁
■2色刷
■価格：2,400円（＋税）

★「保険診療」のルールと範囲，「保険審査」「指導」の実際，「診療報酬点数表」の構造——を明快に解説。類書にありがちな概論や法規の羅列ではなく，「保険診療＆請求」のノウハウを個別具体的な診療・請求事例で実践的に解説した"ガイドライン"全26章!!

★実際の診療・請求事例ごとに保険審査・指導のポイント——なぜ査定減点・指導されるのか，何をどう改めればよいのか——を具体的に解説。点数表だけでは判断のつかないポイントも，確かな医学的根拠や実際の審査規定に基づいて明快な解釈を示しています。

★支払基金医療顧問（保険審査委員）を務め，医療現場と審査・指導現場を熟知した著者が，実際に保険審査に関わってきた経験知と医学・法制度のエビデンスに基づいて書き下ろした，日本で唯一の実践的な「保険診療ガイドライン」と呼べる，稀有にして貴重なる1冊!!

★医師や看護師のための「保険診療入門書」として，医事部門のための「保険請求マニュアル」として，医療機関の全スタッフに必須の1冊。医師研修，医事研修，看護師研修等のテキストとしても最適です!!

目 次

第1部　保険診療——基本ルール
保険診療の約束事／新時代の診療／電子カルテとレセプトと療担規則／傷病名，等

第2部　レセプト審査＆指導監査——実践対策
審査機関とレセプト審査のポイント／厚生局の指導のポイント，等

第3部　保険診療＆レセプト請求——実践ルール300
【算定上の留意点】初・再診料／入院料／医学管理等／在宅医療／検査料／画像診断／投薬料／注射料／リハビリテーション料／精神科専門療法／処置料／手術料／輸血料／麻酔料／放射線治療／病理診断／老健施設入所者診療料／DPC／食事療養，等

【ご注文方法】①HP・ハガキ・FAX・電話等でご注文下さい。②振込用紙同封で書籍をお送りします（料金後払い）。③または書店にてご注文下さい。

〒101-0051 東京都千代田区神田神保町2-6 十歩ビル
tel.03-3512-0251　fax.03-3512-0250
ホームページ https://www.igakutushin.co.jp

医学通信社

標準・傷病名事典 Ver.3.0 【2015年新版】

標準病名完全準拠　全診療科対応3300傷病名　レセプト点検必携

2015年4月刊

全診療科対応／標準病名3300の症状・診断・治療法

1. 前版から5年，最新の医学知見，標準病名，DPCに基づく**2015年新版・Ver.3.0!!** 新たに約300病名を加え，**全診療科3300病名を徹底網羅**。全診療科に登場する，ほぼすべての臨床病名を収録しています。

2. 標準病名をICD-10に従ってコード順に並べ，①**傷病の概要**，②**症状**，③**診断法（検査・画像診断）**，④**治療法（投薬・注射・手術等）**──を解説。

3. 病名はオンライン請求で使われる**標準病名**に統一。2015年新版では，ICD-10コードだけでなく，該当する**DPC（病名・コード）**を新たに全**病名に付記**。DPCの主傷病名・副傷病名の選択・検証の際に役立ちます。

4. さらに今版では，病名ごとの**適応検査・手術・薬剤を徹底的に精緻化!!** 標準病名の別称（臨床病名・学会病名等）も網羅しました。専門医40名が総力を挙げて執筆した，**"実務で使える実用版・傷病名事典"**です!!

東京逓信病院
副院長兼一般・消化器
外科部長
寺島　裕夫　編著
B5判　2色刷
約900頁
価格：4,500円（+税）

【ご注文方法】①HP・ハガキ・FAX・電話等でご注文下さい。②振込用紙同封で書籍をお送りします（料金後払い）。③または書店にてご注文下さい。

☎ 101-0051　東京都千代田区神田神保町2-6　十歩ビル
tel.03-3512-0251　　fax.03-3512-0250
ホームページ　https://www.igakutushin.co.jp

医学通信社

臨床・カルテ・レセプト 略語事典

最新刊　2015年新版　欧文略語・和文略語集

2015年4月刊

傷病・検査・手術・機器・薬剤等の臨床略語28000

★ 医学・臨床の最新略語を徹底収録し，名称・解説も全面的に見直した**2015年新版**。旧版（『カルテ＆レセプト略語16000』）から新たに**12000略語を追加**し，**全28000略語**へと大幅にボリュームアップ!! 質・量ともに万全に!!

★ 臨床の現場，カルテ・レセプト・処方せん・伝票等で使われる欧文略語・和文略語──**傷病名，検査名，手術名，機器名，薬剤名，カルテ略語，処方略号，レセプト略号，その他医療関連略語**──を徹底的に網羅。

臨床現場やカルテ・レセプト・処方せん・伝票等で使われる欧文略語・和文略語を徹底収録した，本格派・医療略語辞典!!

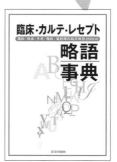

B5判　約400頁
価格 2,800 円
（+税）

【ご注文方法】①HP・ハガキ・FAX・電話等でご注文下さい。②振込用紙同封で書籍をお送りします（料金後払い）。

☎ 101-0051　東京都千代田区神田神保町2-6　十歩ビル
tel.03-3512-0251　　fax.03-3512-0250
ホームページ　https://www.igakutushin.co.jp

医学通信社

【最新刊】 病気と診療のすべてがわかるオールラウンドな解説書　2019年2月刊

病気＆診療 完全解説BOOK 2019年新版

24診療科主要101疾患につき，原因・症状・予防から診断・治療・パス・予後・療養・医療費まで，診療のすべてをオールラウンドに解説した書籍は本書のみ!!

24診療科101疾患──診断・治療・療養・予防から医療費まで

★最新の医学・臨床知見，最新の診療報酬等から全面的に見直した2019年新版!!
★101疾患の①原因，②症状，③予防法，④診断法（検査・画像診断等），⑤治療法（手術・処置・投薬等），⑥クリティカルパス，⑦予後と療養（医学管理等，在宅療養），⑧医療費の具体例──まで，診療の全過程をトータルに解説。
★医療機関スタッフにとっては医療の入門書と臨床マニュアルを兼ねる実用解説書，患者・家族にとっては病気と診療を理解するための診療ガイドブック!!

101疾患（抜粋）
糖尿病，痛風，脂質異常症，急性白血病，貧血，脳梗塞，パーキンソン病，認知症，てんかん，心不全，不整脈，高血圧症，慢性腎臓病，腎不全，胃・十二指腸潰瘍，C型肝炎，胃癌，大腸癌，肝癌，睡眠時無呼吸症候群，気管支喘息，間質性肺炎，うつ病，神経症，胆石症，下肢静脈瘤，痔，乳癌，ヘルニア，虫垂炎，肺癌，くも膜下出血，脳腫瘍，水頭症，骨粗鬆症，変形性膝関節症，脊柱管狭窄症，子宮筋腫，子宮癌，食物アレルギー，白内障，緑内障，アトピー性皮膚炎，帯状疱疹，皮膚癌，前立腺癌，膀胱癌，尿路結石症，花粉症，副鼻腔炎，喉頭癌──その他

東京逓信病院　24診療科／医師81名　編著
■B5判／376頁
■2色刷
■2,400円（＋税）

【ご注文方法】①HP・ハガキ・FAX・電話等でご注文下さい。②振込用紙同封で書籍をお送りします（料金後払い）。③または書店にてご注文下さい。

〒101-0051 東京都千代田区神田神保町2-6 十歩ビル
tel.03-3512-0251　fax.03-3512-0250
ホームページ　https://www.igakutushin.co.jp
医学通信社

【最新刊】 50のケーススタディで学ぶ　2019年2月刊

患者接遇パーフェクト・レッスン 2019年新版
── 患者応対マナーのランクアップ教本

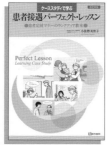

★病院・クリニックの全職種向け患者接遇入門マニュアル。最新の知見，現場の変化等に応じて全面的に見直し，「患者・職員のタイプ別接遇術」の章を新たに設けた2019年新版!!　ケーススタディも新たに加え，50事例に!!

★第1章では，「社会人のマナー」（言葉遣い，挨拶など），「医療者としての接遇」（接遇のプロとしての表情・態度など）を職種別・患者別に解説。

★第2章では，50の「ケーススタディ」（窓口・待合・会計・臨床・病棟，子供・高齢者・障害者の事例など）を，イラストを交えた対応・セリフの「悪例」「好例」で明快解説。第3章では，「スタッフ教育」の要諦とノウハウを解説。

★患者接遇のすべての要点を1冊に凝縮させたレッスン書の決定版!!　専門学校等での接遇教本や医療者自らのスキルアップの書に最適の1冊です!!

医療機関のあらゆる場面のケーススタディを，イラストを多数用いて，明快に解説。医療機関の研修テキストとして最適!!

■小佐野美智子（C-plan代表）著
医療接遇アドバイザー
■B5判／136頁
■1,800円（＋税）

【ご注文方法】①HP・ハガキ・FAX・電話等でご注文下さい。②振込用紙同封で書籍をお送りします（料金後払い）。③または書店にてご注文下さい。

〒101-0051 東京都千代田区神田神保町2-6 十歩ビル
tel.03-3512-0251　fax.03-3512-0250
ホームページ　https://www.igakutushin.co.jp
医学通信社

★2020年改定から2025年へ激変する医療制度と診療報酬——地域包括ケアと地域医療構想，費用対効果・アウトカム評価，混合診療等——の5年後10年後を的確にキャッチして明快に情報分析!!

★①先進的な経営マネジメント・院内改革，②施設基準と医療機能選択のシミュレーション分析，③100％請求・査定減ゼロ対策——など，病院・クリニックの実務全般を最適化する実践知識を満載!!

★①保険診療，②病院・クリニック経営，③業務管理，④医療事務，⑤診療報酬請求，⑥情報管理——に必要な最新情報・専門知識・実践ノウハウを1冊に凝縮。2019年秋からは次期診療報酬改定に向けた連載特集「2020年改定を読み解く」もスタート!!

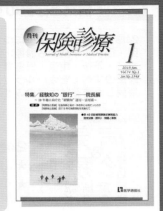

月刊 保険診療
Journal of Health Insurance & Medical Practice

2020年改定から2025年に向けたマネジメントと実務ノウハウを満載!!

本誌特集

【2018年】
1. "10年後"への舵取り
2. 2018年診療報酬改定——新点数全覧
3. 同時改定——全詳報＆シミュレーション
4. 5. 診療点数早見表　2018年4月版
6. 7. 2018年同時改定"完全攻略"〔Ⅰ〕〔Ⅱ〕
8. 「働き方改革」という難題
9. 医療機関コンサルタント大集合！
10. "オンライン"で医療はこう変わる！
11. 「重症度，医療・看護必要度」——最適マネジメント術
12. "政策誘導点数"——現在・過去・未来

【2019年】（予定含む）
1. 経験知の"銀行"——院長編
2. リスクマネジメント徹底解析"66"メソッド
3. "外国人患者"と医療——ケーススタディ40
4. "窓口事務"プロフェッショナル
5. 一歩先をいく"医療広告・広報術"
6. 経験知の"銀行"——事務長の仕事術

本誌の主な連載

日本の元気な病院＆クリニック…先進的な経営事例を徹底取材
視点…医療界キーパーソンの提言・異論・卓説を毎回読切り掲載
ＤＡＴＡ分析"特別捜査官"…各種DATA分析のノウハウを明快解説
プロの先読み・深読み・裏読みの技術…制度と経営戦略の指標
医療界の"不都合な真実"…医療のあり方に警鐘を鳴らす直言
こうして医療機関を変えてきた…病医院改革成功の秘訣とは？
病院＆クリニック経営100問100答…経営改善ノウハウＱ＆Ａ
ＮＥＷＳ縦断…医療界の最新動向から2025年改革をナビゲート
医療事務Openフォーラム…現場の画期的取組み等を紹介
レセプト点検の名探偵…隠れた請求ミスを推理するプロの目
点数算定実践講座…カルテからレセプト作成までを事例解説
オールラウンドＱＡ……点数算定の疑義解釈に明快に解答
実践・ＤＰＣ請求Navi……病名選択・請求点検の事例解説
カルテ・レセプトの原風景…全診療行為のディテール再現
パーフェクト・レセプトの探求…100％請求実現マニュアル
厚生関連資料…最新の法律・告示・通知等を掲載。必読!!
ＮＥＷＳダイジェスト…医療界の重要ＮＥＷＳを的確にキャッチ！
読者相談室…保険診療のあらゆる疑問に答える完全Ｑ＆Ａ

■お申込みはHP・ハガキ・電話・FAXで，何月号から購読されるかお知らせ下さるだけでOK。
■希望者には見本誌をお送りいたします。

■価格：1,800円（+税）
■定期購読（送料無料）　半年：10,800円（+税）
　　　　　　　　　　　　1年：21,600円（+税）
★口座引落による1年契約には割引特典（1割引）→1年：19,440円（+税）

【ご注文方法】①HP・ハガキ・FAX・電話等でご注文下さい。②振込用紙同封で書籍をお送りします（料金後払い）。③または書店にてご注文下さい。

〒101-0051　東京都千代田区神田神保町2-6　十歩ビル
tel.03-3512-0251　fax.03-3512-0250
ホームページ https://www.igakutushin.co.jp

医学通信社